투과전자현미경 이론과 응용

김긍호 · 박주철 · 신기삼 · 이확주 편저

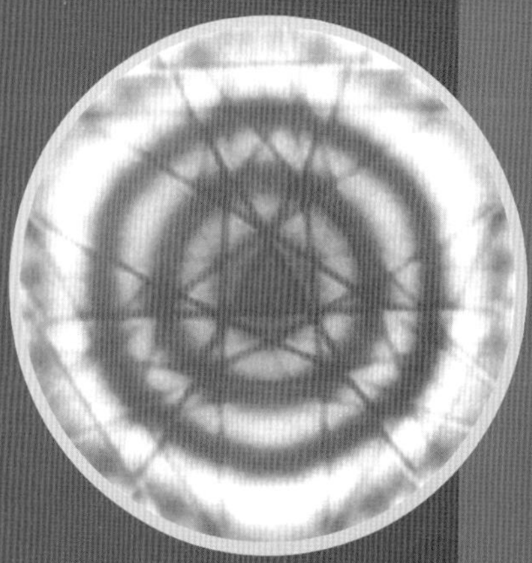

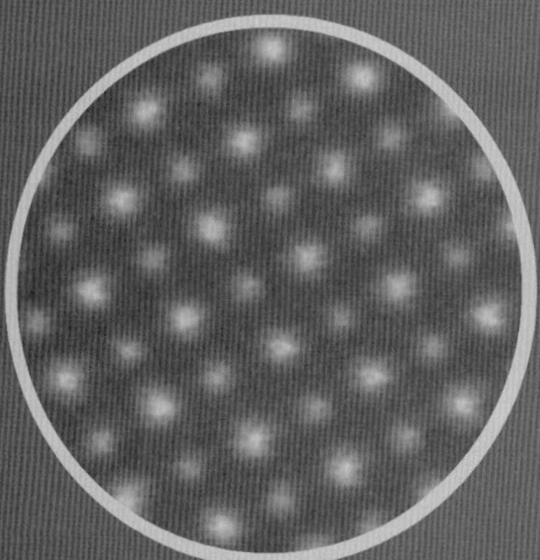

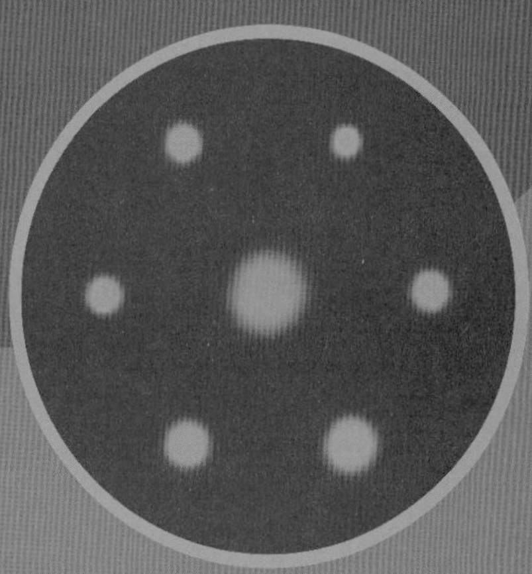

교문사

청문각이 교문사로 새롭게 태어납니다.

머리말

1992년 한국현미경학회 재료분과위원회에서 제1회 투과전자현미경 워크숍을 개최하고, 이어 매년 실시하여 올해 20회를 맞이하게 되었다. 그간 20년은 결코 짧다고 할 수 없는 기간이었으며, 그동안 학내외로 많은 발전을 이룩한 모습을 볼 수 있는 것으로 쉽게 확인할 수 있다. 먼저 눈에 띄는 것은 그간 열정과 사랑으로 학회 발전을 위해 열심히 노력한 회원들이 정년퇴직을 맞이하게 되었고, 새로운 신진 세대에게 그 역할을 넘겨주고 있다. 새로운 세대들의 힘찬 모습은 학회의 눈부신 발전을 기대하게 한다.

투과전자현미경도 하드웨어와 소프트웨어 두 분야에 걸쳐 커다란 변화를 보였다. 하드웨어 분야에서 보면 모든 투과전자현미경이 아날로그 방식을 벗어나 디지털 방식으로 전환되어 더 높은 분해능과 더 많은 정보 처리 능력으로 빠르고 쉽게 새로운 정보를 얻을 수 있게 되었다. 더욱이 EELS와 EDS 기술의 발전으로 미세 영역에서 구조 정보뿐만 아니라 화학적 조성도 함께 알 수 있게 해 주었다.

소프트웨어 분야에 있어서도 그간 전자기파의 광학 이론에서 도입된 영상, 회절 이론이 양자역학 이론으로 대치되고 있다. 양자역학은 전자와 같은 작은 입자의 거동을 연구하는 것인데, 투과전자현미경에서는 시료에 대한 전자의 반응을 연구하는 것이라 당연히 양자역학의 분야를 차지해야 함이 마땅하다. 양자역학에는 그 유명한 Schrödinger 방정식이 있고, 그 해를 구함으로써 이론적 연구를 진행한다. 우리가 사용하는 투과전자현미경의 전자를 간단히 고려해 보면 새로운 사실을 접할 수 있게 된다.

200 kV로 가속된 전자현미경으로부터 가속된 전자는 빛의 속도의 0.695배의 속도로 시편에 들어간다. 이는 저속의 전자를 다루는 Schrödinger 방정식을 넘어 상대성 효과를 고려한 Dirac 방정식을 사용해야 한다. 다행히도 전자의 스핀 효과를 무시하면, 다소 간단한 형태의 Klein-Gordon 식을 사용할 수 있게 된다. 이제 전자총에서 나온 전자빔의 전류를 1 nA라고 하면, 이는 초당 6.25×10^9개의 전자 수에 해당된다. 이제 컬럼을 지나는 전자들이 등간격을 이룬다고 가정하면, 이웃한 전자 간의 거리는 약 30 cm를 유지하게 된다. 이는 보통 1 μm 이하의 시편 두께에 비하여 훨씬 큰 거리로, 시편이 전자와의 반응은 한 개의 전자와의 반응으로 볼 수 있다. 이러한 사실은 복잡한 전자의 비탄성 산란 효과에 대한 연구를 훨씬 간편하게 해 준다. 최근 EELS와 EDS 기술의 발전은 비탄성 산란 효과에 대한 관심을 고조시키고 있다.

이 교재는 더 넓은 이해를 돕고자 그간 워크숍에서 이루어진 강의를 자세한 설명과 함께 책으로 만든 것이다. 짧은 강의 시간을 통하여 이해가 부족한 부분에 대한 이해를 보충해 주는 교재로서 많은 역할을 해 주었으면 하는 것이 저자들의 작은 바램이다. 또한 세계적인 교류체를 이루고 있는 국제현미경학회에서도, 새로운 시대 조류에 맞추어 현미경에 대한 개념을 크게 확장시켜서 전자현미경을 넘어서는 넓은 의미의 현미경들과의 융합과 교류를 위해 전자현미경학회에서 현미경학회로 변신하고 있다. 우리도 2008년에 한국전자현미경학회에서 한국현미경학회로 명칭을 바꾸고 새로운 활동 영역의 변신을 도모하고 있다. 이를 위해서는 다른 현미경에 대한 좀 더 깊은 이해가 우선적으로 요구되고 있다. 이 책의 마지막 장에 소개된 원자 탐침 단층 촬영 분석법(APT)은 다소 생소하지만 이러한 의도에서 소개되었다.

끝으로 본 교재의 출판에 많은 격려와 노고를 아끼지 않고 애써 주신 교문사 류원식 대표님께 심심한 사의를 표하며, 각 장을 맡아서 열심히 원고 작성을 해 주신 공동 저자들에게도 감사를 드리면서 새로이 발간된 이 교재가 여러분 모두의 지식 확장과 학회 발전에 작은 보탬이 되길 기원한다.

2013년 7월 편저자 일동

차례

Part 1
기초 이론 분야

Chapter 01 15

이론적 배경

이확주_한국표준과학연구원

Chapter 02 57

결정에 의한 회절 이론

이확주_한국표준과학연구원

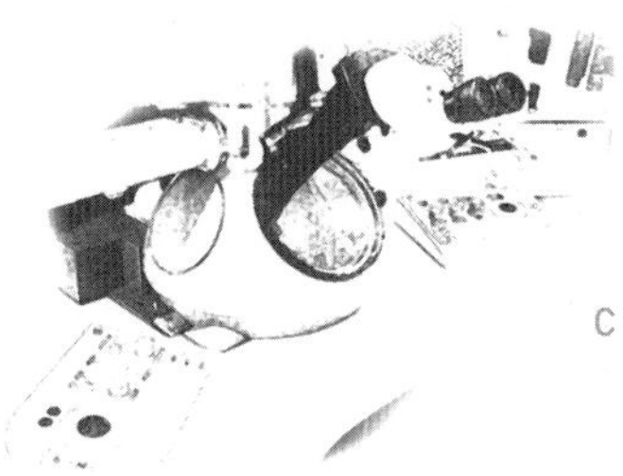

C O N T E N T S

Chapter 05 191

TEM 정렬 및 조작

박주철_서울대학교
신소재공동연구소

Part 2 응용 기술 분야

Chapter 06 217

회 절

신기삼_창원대학교 신소재공학부

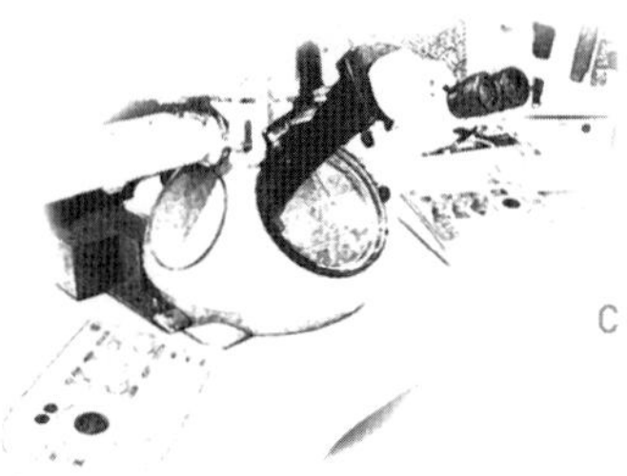

C O N T E N T S

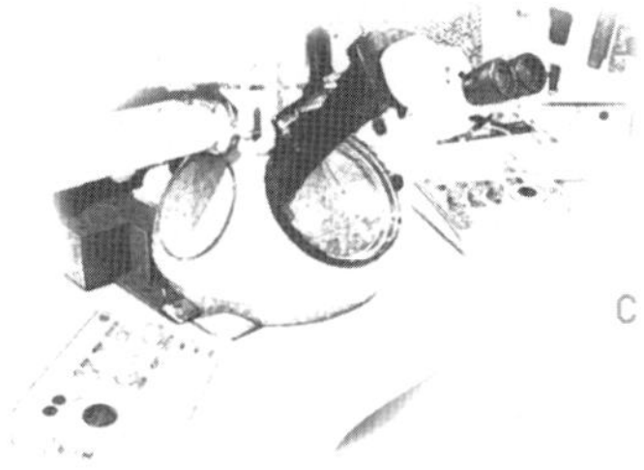

C O N T E N T S

Part

1

기초 이론 분야

Chapter 01

이론적 배경

이확주_한국표준과학연구원

1 | 물리학의 프로그램과 TEM

물리학(physics)의 프로그램은 우주를 이해하는 데에 도움을 주는 개념(concept)과 법칙(laws)을 궁리해 내는 것이다. 이와 같은 물리 법칙들은 인간 마음(mind)의 구축이며, 인간이 자연을 이해함에 있어 노출된 모든 제한에 지배를 받는다. 이들은 반드시 고정되거나, 변경할 수 없다거나 또는 항상 좋을 필요는 없다. 왜냐하면, 우리는 자연으로 하여금 강제로 이들 법칙에 따르게 할 수는 없기 때문이다.

물리학에서 한 법칙은 보통 간결하고 정밀한 수학 용어를 사용하여 물리적인 양들과 물리적인 세계의 움직임에서 영속하는 규칙성을 반영하는 반복 실험에 의해 얻어 낸 결과와의 관계를 언급한다. 좋은 물리 법칙은 가장 큰 일반성(generality), 단순성(simplicity), 그리고 정밀함(precision)을 갖는다. 성공적인 물리 법칙의 최종 기준은 얼마나 정확하게 실험의 결과를 예측할 수 있는가에 달려 있다. 한 예로 만유인력의 근원적인 옳음에 대한 확신은 거의 완벽한 확신으로 달 표면에서의 중력 가속도를 측정하였을 때에 그 값이 1.6 m/s^2에 아주 가깝다고 말할 수 있다. 또한 우리는 임의 법칙이 정당성이 시험된 영역을 벗어난 영역에서의 실험이 그 법칙에서 외삽(extrapolating)된 결과가 우리의 실험과 불일치한 결과를 예측하지 않는 한, 우리의 확신은 거의 완벽(almost complete)하다고 말할 수 있다.

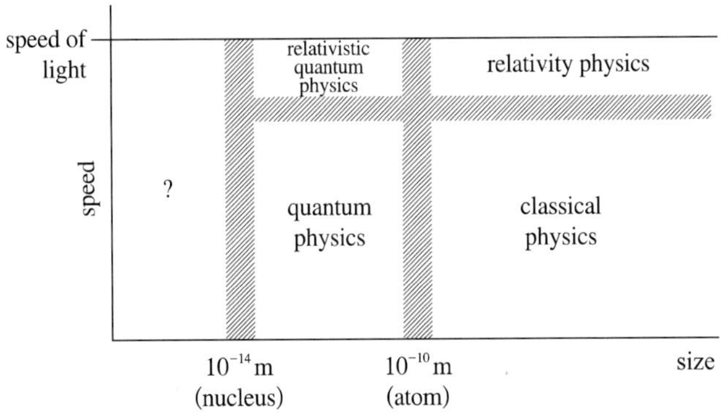

그림 1-1 • Regions of applicability of various physical theories.

역사적으로 물리학이 발전함에 따라 약간의 초기 이론과 법칙들은 이들이 시험되지 않은 현상에 대하여 부적당함이 발견되었다. 이들은 좀 더 일반적이고 사료 깊은 이론과 법칙으로 대치되었는데, 새로운 이론과 법칙은 조사된 이전 영역뿐만 아니라 새로운 영역에서의 현상을 좀 더 적합하게 묘사한다. 그림 1-1은 그간 물리학에서 개발된 영역을 관심 대상 물체의 크기와 속도의 함수로 나타내었다. 그들은 고전물리(classical physics), 상대성 물리(relativistic physics), 양자물리(quantum physics) 그리고 상대성 양자물리(relativistic quantum physics)이다.

고전물리는 보통 크기의 물체가 보통 속도로 움직임에 대한 물리학이다. 이는 뉴턴 역학과 빛의 이론을 포함한 전자기학(electromagnetics)이 포함된다. 만약 물체가 빛의 속도에 접근하는 속도로 운동한다면, 상대성 물리(relativity physics)로 대치된다.

대략 크기가 원자 크기인 10^{-10} m의 물체에 대하여는 고전물리가 양자물리(quantum physic)로 대치되어야 한다. 원자보다 작은 물체가 빛에 가까운 속도로 운동할 때에는 단지 상대론 양자물리(relativistic quantum physics)만이 적합하다. 원자핵의 대략적인 크기인 10^{-14} m 내의 크기에서는 다른 복잡한 현상이 일어나는데, 현재로는 단지 부분적으로 이해되고 있는 실정이다. 위에서 설명한 여러 물리 이론들의 한계는 정확하게 정의될 수 없고 서로 중복된 영역을 갖는다.

원자와 핵의 구조에 대한 이해의 근원은 현대 물리의 두 개의 큰 아이디어인 상대성 이론과 양자론에 근거를 두고 있다. 두 이론은 20세기 초에 시작되었는데, 이 시대에는 크게 개선된 실험 기술로 최초의 작은 크기와 높은 속도와 에너지의 현상을 연구하는 것이 가능하게 되었다. 현대의 물리학에서 상대성 양자물리는 가장 사료 깊고 완전한 이론적 구조를 가지고 있다.

물리학에 대한 공부는 먼저 고전물리에 대한 중요한 이론을 검토한 후에 상대성론과 양자 이론을 공부하고 원자와 핵 구조에 대하여 적용한다. 우리는 고전물리에서 친근한 언급이 적용되지 않는 상황에 접하게 되거나 고전물리가 분명하게 틀리는 상황에 접하게 된다. 그러면 이는 기본적인 고전물리를 공부한 시간과 노력이 허사가 되는 것으로, 상대론과 양자 이론으로 시작하는 것이 더 좋다는 생각을 갖게 되지만, 이는 절대로 그렇지 않다. 실험의 모든 결과가 비록 우리의 일상 경험과 멀리 떨어져 있다 하더라도 이들 결과는 궁극적으로 고전적인 용어로 표현된다. 즉 모멘텀, 에너지, 위치 그리고 시간의 고전적 개념으로 나타낸다. 더욱이 고전물리의 많은 개념과 법칙이 새로운 물리로 약간의 수정을 통하여 이동됨을 알 수 있다.

TEM은 전자를 사용하여 만든 현미경이다. 전자는 작은 입자이므로 저속의 전자와 반응하여 일어나는 현상은 궁극적으로 양자역학으로 설명이 되어야 한다. 더욱이 최신 사용되고 있는 TEM에서 전자(electron)는 빛의 속도 c에 가까운 분율의 속도로 운동한다. 예를 들어 300 kV로 가속된 전자는 $0.777c$의 속도로 운동한다. 따라서 최신 TEM에서 전자와 시료가 반응하여 일어나는 현상은 상대성 양자역학(relativistic quantum mechanics)으로 설명이 되어야 한다. 이 이론을 이해하려면 많은 수학적인 지식이 가미된 전문적인 분야이지만, 앞선 연구자들의 노력으로 그다지 많은 노력이 없이도 TEM에서 일어나는 현상을 해석할 수 있는 방법이 제시되었다. 따라서 이들 물리 영역에 대한 물리 지식을 TEM 이해에 맞추어 간단히 소개하고자 한다. 자세한 내용이 궁금한 독자는 해당 이론의 물리 전문 서적을 참조하기 바란다.

2 | 특수 상대성 이론(special theory of relativity)

1. 서 론

고전물리에서 소개된 뉴턴 역학에서 공간(space)과 시간(time)은 완전히 분리되어 있다는 아이디어와 절대적인 시간의 개념은 좀 더 치열한 분석을 받게 되었을 때에 무너지게 된다. 뉴턴 시스템이 궁극적인 역학 표현으로서의 위치의 최종 파기는 1881~1887년 사이의 Michelson and Morley의 여러 가지 실험의 결과를 통해서이다. 이 실험들의 결과는 빛의 속도는 소스와 관찰자 사이의 임의 상대적인 균일한 운동에 무관하다는 것이다. 이 사실은 유한 크기의 빛의 속도와 연계되어 역학 구조의 근본적인 재조합이 요구되었다. 이 요구는 1904~1905년 사이에 H. Poincare, H.A. Lorentz 그리고 A. Einstein의 연구로 실험적인 사실의 일치하는 표현을 얻기 위한 상대성 이론을 제시하였다. 상대성 이론의 기본은 다음 두 개의 가설 (postulate)을 포함한다. 즉,

Ⅰ. 물리적인 현상에 관한 법칙(laws)은 모든 관성 참조축에서 같다(즉, 단지 관성계의 상대적인 운동만 측정할 수 있다. '절대적인 정지'에 대한 운동의 개념은 의미가 없다).

Ⅱ. (자유 공간에서) 빛의 속도는 만유 공통의 상수로, 소스와 관찰자의 임의 상대적인 운동과는 무관하다.

이 가설을 기반으로 사용하여 아인슈타인은 아름답고 논리적으로 정밀한 상대성 이론을 개발하였다. 이 이론으로 고속에서 일어나며 뉴턴 식으로 해석할 수 없는 다양한 여러 가지 현상을 설명할 수 있었다. 아인슈타인은 가설 I을 상대성의 원리(principle of relativity)라고 불렀는데, 이는 상대성 이론의 기본적인 기초이다. 아인슈타인이 그렇듯이 만약 우리가 Maxwell 식이 물리의 기본 법칙임을 받아들인다면, 가설 II는 빛의 전파에 대한 법칙으로 가설 I로부터 따라온다. Maxwell 식은 진공 상태에서 빛의 속도는 c가 됨을 예측하는데, 아인슈타인은 이는 모든 관성의 참조축에서의 경우라고 믿게 되었다. 우리는 단순히 두 가설이 옳다고 받아들이고 역학에서 이 가설로 인한 결과들을 도출한다. 이곳에서의 논의는 서로 균일한 운동을 하는 관성 참조축만을 고려하는 특수 상대성 이론(special theory of relativity)만 다루고자 한다. 가속된 참조축의 좀 더 일반적인 취급은 일반 상대성 이론(general theory of relativity)의 주제이다.

2. 갈릴리안 불변(Galilean invariance)

뉴톤 역학에서 공간과 시간의 개념은 완전히 분리될 수 있다. 더욱이 시간은 참조축에 무관하게 간단한 정의가 가능한 절대적인 양으로 가정한다. 이 가정들은 다음 형태의 좌표 변환 하에서 역학 법칙의 불변(invariance)을 가져온다.

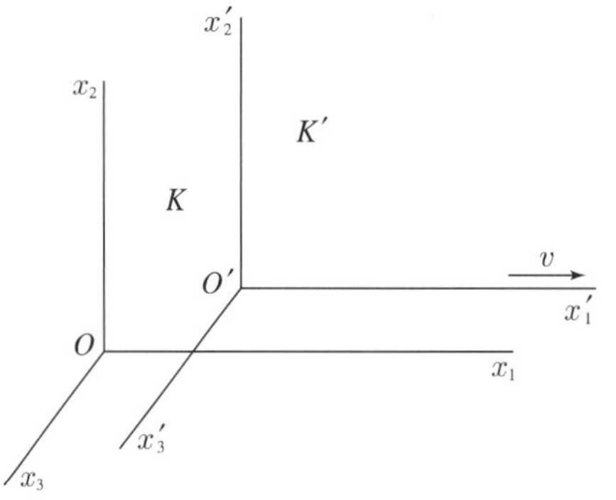

그림 1-2 • Two inertial reference frames K and K' move along their x_1 -and x_1'-axes with a uniform relative velocity v.

그림 1-2와 같이 두 개의 참조축 K와 K'을 고려하자. 여기서 K'축은 x_1과 x_1' 축을 따라 균일한 상대 속도 v로 움직인다고 가정한다. 한 좌표 시스템에서 다른 좌표 시스템으로의 한 점의 좌표 변환은 다음과 같이 나타낼 수 있다.

$$\begin{cases} x_1' = x_1 - vt \\ x_2' = x_2 \\ x_3' = x_3 \end{cases} \tag{1.1a}$$

그리고 또한

$$t' = t \tag{1.1b}$$

식 (1.1)은 갈릴리안 변환(Galilean transformation)을 정의한다. 두 시스템에서 길이의 요소는 같으므로 다음과 같이 주어진다.

$$ds^2 = \sum_j dx_j^2 = \sum_j dx'^2_j = ds'^2 \tag{1.2}$$

뉴턴 법칙이 갈릴리안 변환에서 불변임은 뉴턴의 상대성 원리(principle of Newtonian relativity) 또는 갈릴리안 불변(Galilean invariance)이라고 부른다. 두 시스템에서 뉴턴의 운동식은

$$F_j = m\ddot{x}_j = m\ddot{x}_j' = F_j' \tag{1.3}$$

운동 법칙의 형태는 갈릴리안 변환에서 불변(invariance)이다. 개개의 항은 불변이지만, 그들의 값은 구조(scheme)에 따라 변환되며 이를 공변(covariance)이라고 부른다.

이제 우리는 쉽게 갈릴리안 변환은 가설 II와 일치되지 않음을 알 수 있다. K'시스템에 위치한 한 전구에서 나오는 광 펄스를 고려해 보자. 속도 변환은 식 (1.1a)에서 구할 수 있는데, 여기서 광 펄스는 x_1축을 따른다고 고려하면,

$$\dot{x}_1' = \dot{x}_1 - v \tag{1.4}$$

시스템 K'에서 속도는 $\dot{x}_1' = c$로 측정된다. 따라서 식 (1.4)는 광 펄스의 속도가 $\dot{x}_1 = c + v$가 되어 가설 II를 위반함을 알 수 있다.

3. 로렌츠 변환(Lorentz transformation)

앞서 설명한 갈릴리안 불변의 원리는 상대적인 운동을 하는 두 개의 관성 참조축에서 빛의 속도가 달라짐을 예측한다. 이는 가설 II와 불일치한다. 그러므로 물리 법칙이 상대론적으로 공변(covariance)하는 새로운 변환 규칙이 요구된다. 이와 같은 변환 법칙은 로렌츠 변환이다. 시대적으로 로렌츠 변환의 원래 사용은 아인슈타인 상대성 이론 개발보다 앞서 있으나, 로렌츠 변환은 상대성 이론의 기본 가설로부터 도출할 수 있다. 여기서는 이 방법으로 도출하고자 한다.

식 (1.1)은 옳지 않으므로 그 다음으로 간단한 변환식으로 다음 식을 고려하자.

$$x_1{}' = \gamma(x_1 - vt) \tag{1.5}$$

여기서 γ는 속도 v와 약간의 상수에 의존하는 상수이나 좌표 x_1, $x_1{}'$, t 또는 t'과 무관하다. 식 (1.5)는 선형식이므로 K에서 각각의 사건(event)은 K'에서 단지 하나의 사건에 대응됨을 말해 준다. 또한 앞서의 고전적인 결과와 일치하려면, γ는 1에 가까워야 한다. 시스템이 서로 x_1 방향만 움직이므로 $x_2{}' = x_2$, $x_3{}' = x_3$임을 알 수 있다. 앞에서와 같이 K 시스템의 원점 O의 거동을 K와 K'에서 나타내면,

$$x_1 = \gamma'(x_1{}' + vt') \tag{1.6}$$

여기서 두 시스템의 상대 속도만 변화시켜야 한다. 가설 I에서 물리 법칙은 두 참조 시스템에서 $\gamma' = \gamma$로 같아야 한다. 식 (1.5)의 $x_1{}'$을 식 (1.6)에 대입하여 t'을 구하면,

$$t' = \gamma t + \frac{x_1}{\gamma v}(1-\gamma^2) \tag{1.7}$$

가설 II에서 빛의 속도는 두 시스템에서 같아야 하므로 두 시스템에서 반짝이는 전구의 펄스에 대하여

$$\begin{cases} x_1 = ct \\ x_1{}' = ct' \end{cases} \tag{1.8}$$

이어야 한다. 따라서

$$x_1{}' = \gamma(x_1 - vt) = ct' = c\gamma t + \frac{cx_1}{\gamma v}(1-\gamma^2)$$

$$x_1\left[\gamma - \frac{c}{\gamma v}(1-\gamma^2)\right] = c\gamma t + \gamma vt$$

또한 $x_1 = ct$ 이므로

$$ct\left[\gamma - \frac{c}{\gamma v}(1-\gamma^2)\right] = (c\gamma + \gamma v)t$$

$$c\gamma - \frac{c^2}{\gamma v}(1-\gamma^2) = c\gamma + \gamma v$$

$$-c^2(1-\gamma^2) = \gamma^2 v^2$$

$$\gamma^2(c^2 - v^2) = c^2$$

그러므로 $\gamma^2 = \dfrac{c^2}{c^2 - v^2} = \dfrac{1}{1 - \dfrac{v^2}{c^2}}$

$$\therefore \gamma = \frac{1}{\sqrt{1 - \dfrac{v^2}{c^2}}} \tag{1.9}$$

따라서 로렌츠 변환은

$$x_1{}' = \frac{x_1 - vt}{\sqrt{1 - \dfrac{v^2}{c^2}}} \tag{1.10a}$$

$$x_2{}' = x_2 \tag{1.10b}$$

$$x_3{}' = x_3 \tag{1.10c}$$

$$t' = \frac{t - \dfrac{vx_1}{c^2}}{\sqrt{1 - \dfrac{v^2}{c^2}}} \tag{1.10d}$$

또 역변환(inverse transformation)은 v 대신에 $-v$를 대입하고 prime과 unprime을 바꾼다. 즉,

$$x_1 = \frac{x_1{}' + vt'}{\sqrt{1 - \dfrac{v^2}{c^2}}} \tag{1.11a}$$

$$x_2 = x_2{}' \tag{1.11b}$$

$$x_3 = x_3{}' \tag{1.11c}$$

$$t = \frac{t' + \dfrac{vx_1{}'}{c^2}}{\sqrt{1 - \dfrac{v^2}{c^2}}} \tag{1.11d}$$

다음에 주어진 두 개의 예제를 통하여 상대성 이론의 중요한 결론을 고려해 보자.

예제 1

로렌츠 변환을 사용하여 상대성 길이 축소(relativistic length contraction)를 보여라.

해설 그림 1-2에서 한 관성 시스템 K의 x_1축을 따라 놓인 길이 l의 막대를 고려하자. x_1축을 따라 균일한 속도 v로 움직이는 시스템 K' 내의 한 관찰자는 관찰자의 자체 좌표 시스템으로, 즉 주어진 순간 시간 t'에서 막대 끝의 좌표 차이 $x_1{}'(2) - x_1{}'(1)$을 측정하여 막대의 길이를 결정한다. 변환 식 (1.10)에서

$$x_1'(2) - x_1'(1) = \frac{[x_1(2) - x_1(1)] - v[t(2) - t(1)]}{\sqrt{1 - \frac{v^2}{c^2}}} \tag{1.12}$$

로 나타낼 수 있다. 여기서 $x_1(2) - x_1(1) = l$ 이다. 시간 $t(2)$와 $t(1)$은 K 시스템에서 측정이 이루어지는 시간이다. 이들은 K'에서 관찰자가 막대를 측정하는 순간에 해당되지 않는다. 사실은 $t'(2) = t'(1)$이므로, 식 (1.10d)에서

$$t(2) - t(1) = [x_1(2) - x_1(1)]\frac{v}{c^2} \tag{1.13}$$

이다. 그러므로 시스템 K'에서 측정된 길이 l'은

$$l' = x_1'(2) - x_1'(1)$$

이므로 식 (1.12)는

$$l' = \frac{[x_1(2) - x_1(1)]\left(1 - \frac{v^2}{c^2}\right)}{\sqrt{1 - \frac{v^2}{c^2}}} = l\sqrt{1 - \frac{v^2}{c^2}} \tag{1.14}$$

으로 길이 축소가 일어난다. 그리고 K 시스템에서 정지해 있는 관찰자에게도 K'에 있는 물체는 줄어든다. 결론적으로 물체에 대하여 상대적인 운동을 하는 관찰자에게 물체의 치수는 운동하는 방향으로 인자 $\sqrt{1-\beta^2}$ 만큼 줄어든다. 여기서 $\beta = \frac{v}{c}$ 이다.

예제 2

로렌츠 변환을 이용하여 시간 팽창(time dilation) 효과를 보여라.

해설 K 시스템에서 어떤 위치 x_1에 시간격 $\Delta t = t(2) - t(1)$으로 신호 표시를 하는 고정된 시계를 고려하자. 식 (1.10d)에서 운동하는 시스템 K'에서 한 관찰자는 같은 시계에서 시간격 $\Delta t'$을 다음과 같이 측정한다.

$$\Delta t' = t'(2) - t'(1) = \frac{\left[t(2) - \frac{vx_1(2)}{c^2}\right] - \left[t(1) - \frac{vx_1(1)}{c^2}\right]}{\sqrt{1 - \frac{v^2}{c^2}}} \tag{1.15}$$

K 시스템에서 시계는 고정되어 있으므로 $x_1(2) = x_1(1)$이므로

$$\Delta t' = \frac{t(2) - t(1)}{\sqrt{1 - \frac{v^2}{c^2}}} = \frac{\Delta t}{\sqrt{1 - \frac{v^2}{c^2}}} \tag{1.16}$$

따라서 시계에 대하여 운동하는 관찰자에게는 시간격이 늘어난 것으로 나타난다. 이로부터 "움직이는 시계는 좀 더 느리게 간다."라고 말할 수 있다. 움직이는 시계에서 측정된 시간격은 늘어나므로 실제로 시계는 더 느리게 간다. 시계는 K 시스템에서 고정되어 있으므로 $x_1(2) = x_1(1)$이나 K' 시스템에서는 $x_1'(2) \neq x_1'(1)$임을 주지하라. 위의 논의에서 상황이 반전되어 시계가 K' 시스템에 고정되었다고 하자. 이 경우에도 같은 결과를 얻게 된다. 즉, 움직이는 시계는 더 느리게 작동된다. 이 효과를 시팽창이라고 부른다.

한 시스템에서 두 사건에 관여하는 고정된 시계에서 측정된 시간은 Proper time이라고 부르며 기호 τ로 표기한다. 예를 들면, K 시스템에서 고정된 한 시계가 두 사건 $x_1(2), x_1(1)$에서 존재할 때에는 식 (1.16)은

$$\Delta t' = \gamma \Delta \tau \tag{1.17}$$

이 된다. Proper time은 항상 두 사건 사이의 최소 측정할 수 있는 시간격이다. 운동하는 관찰자는 항상 더 긴 시간 주기를 측정한다. 반면 Δt는 normal time으로 부른다.

이제까지 v는 참조축 K'의 속도를 나타냈다. 각각의 시스템에서 운동하는 입자의 속도 u를 고려해 보자. 즉,

$$\begin{cases} u_i = \dfrac{dx_i}{dt} \\ u_i' = \dfrac{dx_i'}{dt_i'} \end{cases} \tag{1.18}$$

식 (1.10)을 사용하여

$$u_1' = \frac{dx_1'}{dt_1'} = \frac{dx_1 - vdt}{dt - \dfrac{v^2}{c^2}dx_1}$$

따라서

$$u_1' = \frac{u_1 - v}{1 - \dfrac{u_1 v}{c^2}} \tag{1.19a}$$

유사하게

$$u_2' = \frac{u_2}{\gamma\left(1 - \dfrac{u_1 v}{c^2}\right)} \tag{1.19b}$$

$$u_3' = \frac{u_3}{\gamma\left(1 - \dfrac{u_1 v}{c^2}\right)} \tag{1.19c}$$

으로 나타낼 수 있다. 이제 가설 II가 만족되는가를 확인할 수 있다. 시스템 K에서 한 관찰자가 x_1-방향으로 전구의 광 펄스의 속도 $u_1=c$로 측정하였다면, 식 (1.19a)에서 K' 시스템에서 관찰자가 측정한 속도는

$$u_1{}'=\frac{c-v}{1-\frac{cv}{c^2}}=c\left(\frac{c-v}{c-v}\right)=c$$

로 가설 II에서 요구된 대로 시스템의 상대 속도 v에 무관하게 c임을 알 수 있다.

4. relativistic momentum 그리고 relativistic energy

뉴턴의 제2법칙, $\boldsymbol{F}=\frac{d\boldsymbol{p}}{dt}$는 갈릴리안 변환에서는 공변이나 로렌츠 변환에서는 공변이 아니다. 따라서 우리가 고전물리에서 모멘텀을 사용한다면, 선형 모멘텀(linear momentum)은 특수 상대성 이론에서 보존되지 않는다. 다행히도 고전적 모멘텀 $m\boldsymbol{u}$에 다음과 같은 상수를 곱하면, 보존 법칙과 뉴턴의 제2법칙을 유지할 수가 있다. 즉,

$$\boldsymbol{P}=\frac{1}{\sqrt{1-\frac{u^2}{c^2}}}m\boldsymbol{u}=\gamma m\boldsymbol{u} \tag{1.20}$$

주의할 것은 같은 기호 γ를 사용하나 앞에서의 로렌츠 변환에서의 v가 아니라 입자의 임의의 속도 $\boldsymbol{u}$를 나타냄이다. 이 차이를 잘 숙지하여 불필요한 오해가 생기지 않게 해야 한다. 식 (1.20)을 상대론적 모멘텀이라고 부른다.

위의 표현에서 normal time t 대신 proper time τ을 사용하면, 상대론적 모멘텀을 쉽게 계산할 수 있다. 이 경우,

$$\boldsymbol{P}=m\frac{d\boldsymbol{x}}{d\tau}=m\frac{d\boldsymbol{x}}{dt}\frac{dt}{d\tau}=m\frac{d\boldsymbol{x}}{dt}\frac{1}{\sqrt{1-\frac{u^2}{c^2}}}$$

따라서 $\boldsymbol{P}=\frac{1}{\sqrt{1-\frac{u^2}{c^2}}}m\boldsymbol{u}=\gamma m\boldsymbol{u}$

이다. 여기서 $\boldsymbol{u}=\frac{d\boldsymbol{x}}{dt}$로 고전역학에서의 사용을 유지하였다. 비록 모든 관찰자가 $\frac{d\boldsymbol{x}}{dt}$는 동의하지 않더라도 $\frac{d\boldsymbol{x}}{d\tau}$는 동의하게 된다. 여기서 proper time $d\tau$는 움직이는 물체 그 자체에서 측정된다. 관계식 $\frac{d\boldsymbol{x}}{d\tau}$는 식 (1.17)에서 얻어진다.

새로이 정의된 상대론적 모멘텀을 나타내는 식 (1.20)에서 u/c 값이 작아지면, 고전역학에서의 모멘텀으로 됨을 주지하라. 옛날 관습으로 식 (1.20)의 질량을 정지 질량(rest mass) m_0와 다음 식의 질량

$$m = \frac{m_0}{\sqrt{1 - \frac{u^2}{c^2}}} \tag{1.21}$$

을 상대론적 질량(relativistic mass)이라고 불렀다. 정지 질량이라 함은 식 (1.20)에서 $u=0$일 때의 질량이고, 고전역의 모멘텀 $\boldsymbol{P}=m\boldsymbol{u}$로 복원된다.

과학자들은 고속에서 질량이 증가한다고 말한다. 우리는 질량의 개념을 물질의 고유 특성으로 불변(invariant)이라는 개념을 유지하는 것을 선호한다. 그래서 비록 두 개의 항이 가끔 사용되긴 해도 두 개의 항, 상대성 질량과 정지 질량을 옛 관습(old-fashioned)으로 간주한다. 우리는 새로운 개념으로 항상 질량 m을 언급하는데, 이는 정지 질량과 같다. 상대론적 질량은 고전적인 표현을 사용할 때에 실수를 유발함을 주의해야 한다.

이제 에너지항을 고려해 보자. 운동 에너지(kinetic energy)는 한 입자에 가해진 일(work)로 정의된다. 이는

$$W_{12} = \int_1^2 \boldsymbol{F} \cdot d\boldsymbol{r} = T_2 - T_1 \tag{1.22}$$

뉴턴의 제2법칙은 새로운 선형 모멘텀에 대하여 약간 수정되어

$$\boldsymbol{F} = \frac{d\boldsymbol{p}}{dt} = \frac{d}{dt}(\gamma m \boldsymbol{u}) \tag{1.23}$$

로 나타낼 수 있다. 정지 상태에서 출발하여($T_1 = 0$), 속도 $\boldsymbol{u}$는 초기의 힘의 방향으로 향한다면,

$$W = T = \int \frac{d}{dt}(\gamma m \boldsymbol{u}) \cdot \boldsymbol{u} dt = m \int_0^u u\, d(\gamma u) \tag{1.24}$$

로 나타낼 수 있다. 식 (1.24)를 부분적분하면,

$$\begin{aligned} T &= \gamma m u^2 - m \int_0^u \frac{u du}{\sqrt{1 - \frac{u^2}{c^2}}} \\ &= \gamma m u^2 + mc^2 \sqrt{1 - \frac{u^2}{c^2}} \Big|_0^u \\ &= \gamma m u^2 + mc^2 \sqrt{1 - \frac{u^2}{c^2}} - mc^2 \end{aligned} \tag{1.25}$$

이를 정리하면, 식 (1.25)는

$$T = \gamma mc^2 - mc^2 \tag{1.26}$$

으로 정리된다. 이 T를 상대론적 운동 에너지(relativistic kinetic energy)라고 부른다. 식 (1.26)은 고전적인 운동 에너지 $T = \frac{1}{2} m u^2$과 전혀 다르게 보이지만, 다음 예제에서 보듯이 작은 속도일 때에는 $T = \frac{1}{2} m u^2$으로 표현된다.

예제 3

식 (1.26)이 $u \ll c$일 때 고전적인 결과로 표현됨을 보여라.

해설 식 (1.26)에서 첫 번째 항은 power series로 나타낼 수 있다. 즉,

$$T = mc^2\left(1 - \frac{u^2}{c^2}\right)^{-1/2} - mc^2$$

$$= mc^2\left(1 + \frac{1}{2}\frac{u^2}{c^2} + \cdots\right) - mc^2$$

여기서 $\left(\frac{u}{c}\right)^4$과 더 큰 차수의 항은 작으므로 무시하면,

$$T = mc^2 + \frac{1}{2}mu^2 - mc^2 = \frac{1}{2}mu^2 \tag{1.27}$$

으로 고전적인 결과와 일치한다.

앞서 언급하였듯이 식 (1.26)에서 mc^2은 정지 에너지 E_0로 표기한다.

따라서 식 (1.26)은

$$\gamma mc^2 = T + mc^2$$

따라서 이는

$$E = T + E_0 \tag{1.28}$$

로 나타낸다. 여기서 $E = \gamma mc^2$으로 전체 에너지(total energy)를 나타낸다. 즉, 전체 에너지는 운동 에너지와 정지 에너지의 합으로 정의된다. 이 식은 아인슈타인의 유명한 질량과 에너지는 동등하다(에너지$\equiv mc^2$)는 상대론 결과의 근원이다. 물체가 운동하지 않을 때에는($u = 0 = T$) 식 (1.28)에서 전체 에너지는 정지 에너지와 같다.

물리학자들은 모멘텀이 운동 에너지보다 좀 더 근원적인 개념으로 믿기 때문에(예를 들면, 운동 에너지 보존에 대한 일반적인 법칙은 없다), 위에서 언급된 mass-energy를 운동 에너지 대신에 모멘텀이 표현된 식으로 표현하고자 한다.

모멘텀에 대한 식 (1.20)을 이용하면,

$$p = \gamma mu$$

그러면, $$p^2c^2 = \gamma^2 m^2 u^2 c^2 = \gamma^2 m^2 c^4\left(\frac{u^2}{c^2}\right) \tag{1.29}$$

으로 나타낸다. 그러면, $\frac{u^2}{c^2} = 1 - \frac{1}{\gamma^2}$ 이므로 식 (2.29)는

$$p^2c^2 = \gamma^2 m^2 c^4\left(1 - \frac{1}{\gamma^2}\right) = \gamma^2 m^2 c^4 - m^2 c^4 = E^2 - E_0^2$$

따라서 $$E^2 = p^2c^2 + E_0^2 \tag{1.30}$$

식 (1.30)은 아주 유용한 식이다. 이는 입자의 전체 에너지를 모멘텀과 정지 에너지와의 관계를 이어 준다. 광자(photon)는 질량이 없으므로 식 (1.30)에서

$$E = pc \tag{1.31}$$

로 나타난다. 따라서 광자가 정지 상태에 있는 경우는 존재하지 않는다.

3 양자역학

1. 서 론

Schrödinger(1926)의 파동역학(wave mechanics)과 동등한 표현인 Heisenberg(1926)에 의한 matrix 나타냄은 현대 물리학(modern physics)으로 알려진 양자역학의 기반이다. 예외 없이 이 두 표현은 원자 크기와 분자 레벨에서 전 범위의 물리학에 걸쳐 고전역학을 대체하거나 포함시키는 데 성공하였다. 그러나 기본 입자 물리학에서 아주 높은 에너지 현상은 많은 어려움을 나타내고 있다.

이 절에서는 슈뢰딩거 파동역학을 소개하고 물질의 파동-입자(wave-particle) 이중성(duality)을 논의한다. 이중성은 처음으로 전자기파 방사에서 확립되었으나, 평행하게 재료 입자의 파동 특성에서도 확립되었다. 이것이 역사적으로 20세기 물리학의 기본을 이루었다.

2. 현대 양자 이론의 근원

19세기에 고전적인 전자기파 이론과 함께 간섭(interference)과 회절(diffraction) 실험은 빛의 파동 특성에 의심의 여지가 없었으나, 입자 특성은 1901년 흑체 복사의 실험적으로 얻어진 곡선을 설명하기 위한 Planck의 시도에서 시작된다. 그는 주파수 ν의 전자기파 진동자(oscillator)는 구별되는(discrete) 에너지 $nh\nu$를 갖는다고 가정하였다. 여기서 n은 정수이고 h는 Planck 상수이다. 이로부터 25년이 지나 새로운 양자역학이 공식적으로 도출되었다.

X-선은 1895년에 Röntgen에 의해 발견되었다. X-선의 파동 특성은 1912년 von Laue에 의한 회절 실험에서 제시되었고, 이의 전자기파 특성은 곧 증명되었다. 1897년에 J.J. Thomson이 음극선 실험에서 음의 전하를 띤 하전 입자의 파동 특성을 나타내는 데에는 더 많은 시간이 지난 후였다. 1927년이 되어서야 Davisson과 Germer가 회절되거나 산란된 전자로부터 간섭 효과가 있음이 발견되었다. 1928년 G.P. Thomson은 얇은 막을 통하여 전자를 발사하여 동심의 ring pattern을 얻어냈다.

반면에 1906년에 아인슈타인은 Planck의 아이디어를 사용하여 광전 효과(photoelectric effect)를 설명하고자 하였다. 이는 주어진 재료 표면에 입사한 빛은 전자를 축출한다. 아인슈타인은 광의 빔을 개개의 광자(photon), 즉 빛의 양자(quanta)로 간주하였고 이들은 $h\nu$의 에너지를 갖는다. 이 양자와 재료 내의 전자 사이의 충돌은 전자가 표면을 탈출하는 데에 충분한 에너지를 제공한다.

1912년 러더퍼드(Rutherford)에 의한 α 입자 산란 실험으로, 원자는 아주 적은 양으로 하전된 핵(nucleus)과 그 주위를 음으로 하전된 전자로 둘러싸여 있어 원자는 전기적으로 중성이 되어야 한다고 제안하였다. 이 원자는 Bohr-Sommerfeld가 구 양자 이론에서 사용한 모델로, 고전역학과 양자 가설의 혼합체로 여러 가지 일 중에서 특히 방사되는 원자의 분광학적인 시리즈의 규칙성을 설명하고자 하였다. 전자들은 유한 크기의 에너지 레벨에서 핵을 도는 것이 요구되었고(태양 주위를 도는 위성들처럼) 전자가 더 높은 에너지에서 에너지 차이 $\Delta E = h\nu$를 가지고 낮은 에너지 궤도로 이동할 때에는 포톤이 고정된 주파수 ν로 방사된다. 이 궤도들은 안정된 또는 정상 상태 궤도로 양자화된, 즉 각온동량과 허용된 에너지를 갖는 것이 요구된다. 이전까지 고전 전자기학에서 가속된 하전 입자(궤도에 있는 전자)는 방사의 소스가 된다는 사실이 해결이 안 된 어려움으로 남아 있었다.

1920년 아인슈타인은 좀 더 발전을 위한 중요한 두 가지 도구를 제공하였다. 한 가지는 방사선의 양자는 에너지 $E = h\nu$를 가지고, 두 번째는 모멘텀 $p = mv$와 정지 질량 m_0를 갖는 입자는 상대론적인 에너지 E를 갖는다. 그 관계식은

$$E^2 = p^2c^2 + (m_0c^2)^2 \tag{1.32}$$

이다. 이 식은 앞서 언급한 대로 물질(matter)과 에너지는 동등하다는 것을 확립시켜 주었다. 정지해 있는 입자는 $v = 0$이고 에너지는 $E = m_0c^2$을 갖는다.

현대 양자 이론의 마지막 단계는 두 과학자에 의해 확립되었다. 첫 번째는 Compton(1922~23)과 두 번째는 1924년에 de Broglie에 의해서이다. Compton은 알고 있는 주파수의 X-선을 얇은 막에 입사하여 산란된 방사선의 주파수 ν는 막의 재로에 무관함을 관찰하였다. 이 사실은 산란은 에너지 $h\nu$의 X-선 양자와 타깃 재료 내의 전자와의 충돌 결과임을 암시한다. 더불어 입사한 주파수의 산란에 더하여 더 작은 주파수가 항상 발견되었는데, 이는 산란 입자(전자)의 질량과 산란각에 의존함이 발견되었다. Compton은 이 결과는 만약 모멘텀과 에너지가 두 입자 사이, 즉 전자와 정지 질량 $m_0 = 0$과 에너지 $h\nu$의 X-선 사이의 탄성 충돌에서 보존된다면, 모멘텀은 아인슈타인의 상대론적 에너지 식 (1.32)에서

$$p = \frac{E}{c} = \frac{h\nu}{c} = \frac{h}{\lambda} \tag{1.33}$$

와 일치됨을 보였다. 여기서 $c = \nu\lambda$이다.

1924년 de Broglie는 만약 전자기장의 이중성 파장-입자 특성이 입자의 모멘텀 $p = \frac{h}{\lambda}$가 요구된다면, 모멘텀 $p = mv$의 임의 입자와 관련된 "matter" field의 파장 λ는 또한 $p = \frac{h}{\lambda}$의 관계식을 갖는다고 제안하였다. 그의 주장은 다음과 같다.

만약 이와 같은 물질 파동의 위상 속도(phase velocity)가 다음과 같은 보통의 관계를 따른다면, (즉 $v_p = \nu\lambda$), 임의 입자는 모멘텀 $p = \frac{h}{\lambda}$와 아인슈타인 관계식 $E = h\nu$와 함께

$$v_p = \frac{E}{p} \tag{1.34}$$

가 된다. 상대성 이론에서 정지 질량 m_0와 속도 v의 입자에 대하여 에너지는 $E = mc^2$이고 모멘텀은 $p = mv$가 된다. 여기서

$$m = \frac{m_0}{\sqrt{1 - \frac{v^2}{c^2}}} \tag{1.35}$$

는 속도 v에서의 입자의 질량이다. 이와 같은 입자의 phase velocity는

$$v_p = \frac{E}{p} = \frac{c^2}{v} \tag{1.36}$$

즉, $$v v_p = c^2 \tag{1.37}$$

이 식은 $v_p > c$임을 나타낸다. 왜냐하면, $v < c$이기 때문이다. 그러나 de Broglie 파동에서 에너지는 군속도(group velocity)로 이동된다. 즉,

$$v_g = \frac{\partial \omega}{\partial k} \tag{1.38}$$

또한 $2\pi\nu = \omega$ 이므로

$$E = h\nu = \frac{h}{2\pi}\omega, \quad p = \frac{h}{\lambda} = \frac{h}{2\pi}k \tag{1.39}$$

따라서

$$v_g = \frac{\partial \omega}{\partial k} = \frac{\partial E}{\partial p} \tag{1.40}$$

로 나타낼 수 있다.

이와 같은 입자는 상대론적 에너지 식 (1.32)를 만족하므로 p에 대하여 미분하면,

$$2E\frac{\partial E}{\partial p} = 2pc^2 \tag{1.41}$$

즉, $$v_g = \frac{\partial \omega}{\partial k} = \frac{\partial E}{\partial p} = \frac{pc^2}{E} = \frac{vc^2}{c^2} = v \tag{1.42}$$

그러므로 de Broglie 물질 파동의 군속도는 입자 속도 v에 해당된다.

de Broglie 가설은 Bohr-Sommerfeld의 구 양자 이론에 무언가 의미를 부여한다. Bohr-Sommerfeld의 가설에 의하면, 정상 상태 궤도에서의 각운동량은 단위 각운동량, h의 정수배로 제한된다는 것으로 반지름 r의 원형 궤도에 있어서

$$2\pi r p = nh$$

즉, $$2\pi r = \frac{nh}{p} = n\lambda \tag{1.43}$$

따라서 정상 상태의 원둘레는 standing wave 시스템이고, de Broglie 파장 λ의 정수 배 n을 포함한다.

그 이후 3년 이내에 이와 같은 양자수는 가정이 아니었다. 이들은 Schrödinger와 Heisenberg의 새로운 양자 이론의 자연스런 결과가 되었다.

3. Schrödinger wave equation

구 양자 이론은 불연속(discrete)의 주파수와 에너지 레벨의 존재에 대한 규칙을 확립하고자 하였다. de Broglie 반파장의 정수배는 원형의 Bohr 궤도 둘레를 감싼다. 이 사실은 강한(rigid) 경계 사이에 파동이 완전히 반사될 때에 형성되는 고전적인 정상파(standing wave) 시스템과 일치한다.

양 끝이 고정된 길이 l의 줄에서의 횡단 변위(transverse displacement)는 다음의 파동 방정식을 만족한다.

$$\frac{\partial^2 y}{\partial x^2} - \frac{1}{v_p^2}\frac{\partial^2 y}{\partial t^2} = 0 \tag{1.44}$$

여기서 v_p는 파동 속도이다.

정상 파동의 해에서 변수 x와 t는 분리될 수 있어서 다음과 같이 나타난다.

$$y(x,t) = A\sin\frac{\omega_n x}{v_p}\sin\omega_n t \tag{1.45}$$

여기서 n은 정수 $n=1,\ 2,\ 3,\ \ldots$ 등으로 불연속의 고유 주파수(eigen frequency)

$$\omega_n = \frac{n\pi v_p}{l} \tag{1.46}$$

주어진 ω_n에 해당되는 해 $y(x,\ t)$는 고유함수(eigen function) 또는 파동함수(wave function)라고 부른다.

입자의 거동에 적용되는 Schrödinger 파동 방정식의 개발에 있어서는 다음에 기술되는 주장을 사용한다. 이는 증명을 포함하지 않고 있다. 왜냐하면, 파동역학은 고전역학에서 유도할 수 없기 때문이다. 파동역학은 어떤 가설에 근거하는데, 그의 정당성은 예측된 결과의 정확성으로 확정된다.

앞 절에서 에너지 $E=\hbar\omega$, 모멘텀 $p=\hbar k$ 그리고 속도 $v_g = \frac{\partial\omega}{\partial k}$를 갖는 입자를 물질 파동으로 나타내었다. 파동역학에서 위치 x와 시간 t에서 물질 파동의 진폭을 다음과 같이 나타낸다.

$$\Psi(x,t) = \Psi_0 e^{-i(\omega t - kt)} = \Psi_0 e^{i(px - Et)/\hbar} \tag{1.47}$$

주의를 요하는 것은 양자역학의 모든 책에서 사용되는 위상에 대한 표현 관습은 지수함수에서의 지수가 이전 관습에 반대 부호를 나타낸다는 것이다. 이는 고전 표현의 기호와 단지 πrad 위상 차이를 보이게 된다. 따라서 다른 문헌과의 혼란을 피하기 위하여 새로운 관습을 따르고자 한다.

고전역학에서 보존 법칙이 성립되는 포텐셜 V의 장에 위치한 질량 m, 모멘텀 p를 갖는 한 입자의 전체 에너지는

$$E = \frac{p^2}{2m} + V \tag{1.48}$$

로 나타낸다. 식 (1.47)을 x에 대하여 두 번 미분하면,

$$\frac{\partial^2 \Psi(x,t)}{\partial x^2} = \frac{-p^2}{\hbar^2}\Psi(x,t) \tag{1.49}$$

여기서 p^2을 구하여 식 (1.48)에 대입하면,

$$\frac{\hbar^2}{2m}\frac{\partial^2 \Psi(x,t)}{\partial x^2} + (E-V)\Psi(x,t) = 0 \tag{1.50}$$

이 얻어진다. 만약 $\Psi(x,t) = \psi(x)e^{-i\omega t}$로 표시한다면, 식 (1.50)은

$$\frac{\hbar^2}{2m}\frac{\partial^2 \psi(x)}{\partial x^2} + (E-V)\psi(x) = 0 \tag{1.51}$$

으로 표현된다. 이는 시간에 무관한 파동 방정식을 나타내며, 일정한 주파수의 상태, 즉 일정한 에너지를 갖는 상태를 나타낸다. 이를 시간에 독립적인 Schrödinger 방정식이라고 부른다.

일정한 에너지 상태가 아님은 시간에 대한 의존성을 나타낸다. 식 (1.47)을 시간 t에 대하여 한 번 미분하면,

$$\frac{\partial \Psi(x,t)}{\partial t} = \frac{-iE}{\hbar}\Psi(x,t) \tag{1.52}$$

의 관계가 얻어진다. 여기서 E를 구하여 식 (1.48)에 대입하면,

$$-\frac{\hbar^2}{2m}\frac{\partial^2 \Psi(x,t)}{\partial x^2} + V\Psi(x,t) = i\hbar\frac{\partial}{\partial t}\Psi(x,t) \tag{1.53}$$

가 얻어진다. 이 식을 time-dependent Schrödinger wave equation이라고 부른다.

4 | TEM에서 전자의 특성

1. 전자의 파장 및 파라미터들

앞 절에서 소개된 바와 같이 아인슈타인에 의하면 고속으로 운동하는 전자의 상대론적인 전체 에너지는

$$E_t = mc^2 = \gamma m_0 c^2 \tag{1.54}$$

으로 나타내며, 전체 에너지는 운동 에너지와 정지 에너지의 합으로 나타낼 수 있다. TEM에서 전자총에서 나온 전자는 전위차가 E(Volt)인 컬럼에서 가속된다. 이때 전자는 가속되면서 eE에 해당되는 포텐셜 에너지를 얻게 되며, 전기장을 벗어나면 이 에너지는 운동 에너지로 변환된다. 주의할 것은 앞 절에서 에너지를 나타내는 E(joule)과 이 절에서 사용되는 가속 전압 E(Volt)는 비록 같은 기호로 사용되지만 전혀 다른 의미임을 구별하기 바란다. 따라서 다음과 같은 식이 얻어진다.

$$eE = (m-m_0)c^2 = (\gamma - 1)m_0c^2 \tag{1.55}$$

따라서 $\gamma = 1 + \frac{eE}{m_0 c^2} = 1 + \omega$ (1.56)

여기서 m_0c^2은 전자의 정지 에너지로 5.109×10^8 eV(1 eV=1.602×10^{-19} J)이다. 구해진 γ로부터 전자의 속도를 구할 수 있다. 즉,

$$\gamma = \frac{1}{\sqrt{1-\frac{v^2}{c^2}}} \text{에서}$$

$$v = c\sqrt{1-\frac{1}{\gamma^2}} = \frac{c}{1+\omega}\sqrt{(1+\omega)^2-1} = \frac{c}{1+\omega}\sqrt{2\omega+\omega^2} \quad (1.57)$$

그리고 전자의 모멘텀 p는

$$p = mv = \gamma m_0 v = (1+\omega)m_0 v = m_0 c\sqrt{2\omega+\omega^2}$$

$$= \sqrt{2m_0 eE\left(1+\frac{eE}{2m_0c^2}\right)} \quad (1.58)$$

이제 deBroglie 관계식을 사용하면,

$$\lambda = \frac{h}{p} = \frac{h}{\sqrt{2m_0 eE\left(1+\frac{eE}{2m_0c^2}\right)}} \quad (1.59)$$

이를 좀 더 정리하면,

$$\lambda = \frac{1226.39}{\sqrt{E+0.97845\times10^{-6}E^2}} \quad (1.60)$$

여기서 E가 Volt 단위이면, λ는 picometer(pm)이다. 표 1-1에 여러 가지 사용되는 가속 전압에 대한 잔자의 파장을 나타내었다. 가속 전압이 증가하면 상대론적 속도와 질량은 증가한다. E=400 kV에서 전자는 빛의 83% 속도가 되고, 질량은 정지 질량의 78% 더 증가한다. eE=3 MeV에서 전자의 질량은 거의 700%에 달한다.

표 1-1 • Relativistic acceleration potential $\hat{\Psi}$, electron wavelength λ, wavenumber K_0 =1/λ, mass ration $\gamma = m/m_0$, relative velocity $\beta = \nu/c$, and interaction constant σ for various accelertion voltages u_0.

E (kV)	$\hat{\Psi}$ (V)	λ (pm)	K_0 (nm^{-1})	m/m_0	$\beta = \nu/c$	σ (V^{-1} nm^{-1})
100	109 784	3.701	207.165	1.196	0.548	0.009 244
120	134 090	3.349	298.577	1.235	0.587	0.008 638
200	239 139	2.508	398.734	1.391	0.695	0.007 288
300	388 062	1.969	507.937	1.587	0.777	0.006 526
400	556 556	1.644	608.293	1.783	0.828	0.006 121
800	1 426 224	1.027	973.761	2.566	0.921	0.005 503
1,000	1 978 475	0.872	1,146.895	2.957	0.941	0.005 385
1,250	2 778 867	0.736	1,359.228	3.446	0.957	0.005 296
2,000	5 913 900	0.504	1,982.876	4.914	0.979	0.005 176
3,000	11 806 277	0.357	2,801.657	6.871	0.989	0.005 122

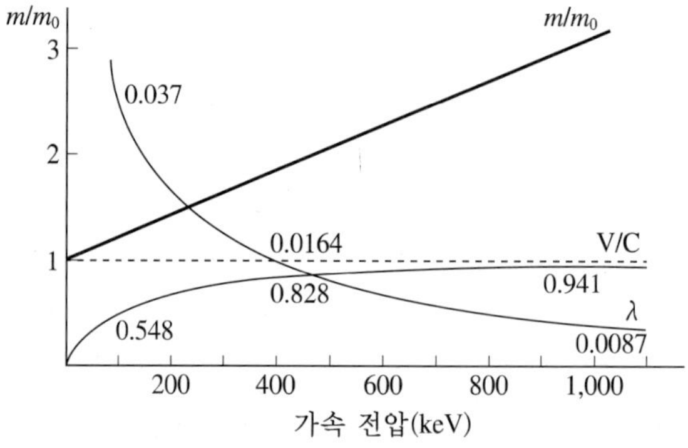

그림 1-3 • 가속 전압에 따른 질량, 속도 그리고 파장의 변화

그림 1-3에 이들 변화를 도식적으로 나타내었다.

상대론적으로 교정된 가속 전압(relativistically corrected accelerated potential)을 새로운 기호로 사용하는 것이 편리하다. 즉,

$$\widehat{\Psi} \equiv E\left(1+\frac{e}{2m_0c^2}E\right)=E+\varepsilon E^2 \tag{1.61}$$

으로 정의되며, 이때 $\varepsilon = 0.97845 \times 10^{-6}\ V^{-1}$이다. 200 kV의 가속 전압에서 전자는 상대론적으로 가속된 전압 239.1 kV를 인지하게 된다. 위에서 소개된 기호 γ, ω, ε는 고전압으로 입자를 가속하는 분야에서 표준으로 사용되는 파라미터들이다.

새로운 파라미터로 반응상수(interaction) σ를 다음과 같이 정의한다.

$$\sigma \equiv \frac{2\pi\gamma m_0 e\lambda}{h^2} \tag{1.62}$$

이는 $V^{-1}\mathrm{nm}^{-1}$의 차원을 갖는다. 이는 동력학적(dynamic) 회절 이론을 소개할 때에 유용하다. 표 1-1에서 σ는 가속 전압 E가 증가함에 따라 일정한 값에 접근함을 알 수 있다. 이 극한값은 다음과 같이 계산된다.

$$\lim_{E\to\infty}\sigma=\frac{2\pi m_0 e}{h^2}\lim_{E\to\infty}\gamma\lambda=\frac{2\pi m_0 e}{h^2}\frac{h}{m_0c}\lim_{\omega\to\infty}\sqrt{\frac{(1+\omega)^2}{2\omega+\omega^2}}=\frac{e}{\hbar c} \tag{1.63}$$

이 극한값은 0.00506773 $V^{-1}\mathrm{nm}^{-1}$이다.

$\frac{h}{m_0c}$는 Compton 파장이라고 부르며, 전자의 경우 $\lambda_C = 2.4263\,\mathrm{pm}$이다. Compton 파장은 빛의 속도로 운동하는 전자의 비상대론적인 전자, 즉 $p = m_0c$를 갖는 전자의 파장이다.

2. 전자의 운동을 지배하는 방정식의 상대론적 교정

Dirac은 처음으로 Schrödinger 방정식은 로렌츠 변환에서 불변이 아님을 밝히고, 그의 이름을 따라 이름 지어진 Dirac equation을 도출하였다. 전자의 spin 존재와 양전자(positron), 그리고 일반적으로 반물질

의 존재가 이 이론의 직접적인 결론이다. 결정인 시료에 입사한 상대론적 평면파는 Dirac 방정식을 풀어 그 해를 구할 수 있으나 수학적인 내용이 많이 포함되어 있어 TEM을 공부하는 사람들에게 너무 부담이 되고 있다. 다행히도 이어진 Fujiwara [Fuji61]의 연구에서는 높은 에너지를 갖는 전자의 산란 반응에 있어서는 Dirac 방정식을 단순화시킬 수 있으며, 또한 스핀을 무시할 수 있음을 밝혔다. 그는 전자의 파장과 질량이 상대론적으로 교정되어 사용된다면, 시간에 무관한 Schrödinger 방정식을 고에너지 전자의 산란을 나타내는 데에 사용될 수 있다고 결론지었다. 자세한 내용은 [FHS96]을 참조하라.

여기에서는 또 다른 유도 방식을 따르는데, 이는 wave number K_0를 갖는 시간에 무관한 Schrödinger 방정식에 대한 다음의 일반적인 표현(이는 Helmholz 방정식으로 알려짐)에서 시작한다. 즉,

$$\nabla^2 \Psi + 4\pi^2 K_0^2 \Psi = 0 \tag{1.64}$$

이 방정식은 wave number K_0를 갖는 전자기파 방사(radiation)에 유효하다. 그러나 이 식은 또한 전자 산란 과정에 대한 상대론적으로 교정된 schrödinger 방정식을 유도하는 데에 사용될 수 있다[Rei93].

전자의 광학(electron-optical) 굴절률(index) n은 결정 밖에서의 전자 파장과 결정 내에서의 전자 파장의 비로 정의한다. 만약 결정이 양의 포텐셜 에너지항 V로 나타낸다면, 결정 내에서 전자 포텐셜은 $E+V$가 된다. 그리고 전자의 파장은 상대론적으로 가속된 포텐셜의 항으로 다음과 같이 쓸 수 있다.

$$\lambda = \frac{h}{\sqrt{2m_0 e\hat{\Psi}}}, \quad \lambda_C = \frac{h}{\sqrt{2m_0 e\hat{\Psi}_C}} \tag{1.65}$$

여기서 $\hat{\Psi}_C$는 결정 내부에서의 상대론적 가속 전압이다. $\hat{\Psi}_C$의 계산은 다음과 같다. 식 (1.61)에서

$$\begin{aligned}\hat{\Psi}_C &= (E+V)+\varepsilon(E+V)^2 \\ &= E+\varepsilon E^2+V(1+2\varepsilon E)+\varepsilon V^2 \\ &\approx \hat{\Psi}+\gamma V\end{aligned} \tag{1.66}$$

여기서 작은 값의 εV^2은 생략하였다. 포텐셜 V는 결정 내에서 위치에 의존하므로 $\hat{\Psi}_C$ 또한 위치에 의존한다. 따라서 전자의 광학(electron-optical) 굴절률은 다음과 같이 정의된다.

$$n = \frac{\lambda}{\lambda_C} = \sqrt{\frac{\hat{\Psi}_C}{\hat{\Psi}}} = \sqrt{1+\frac{\gamma V}{\hat{\Psi}}} \tag{1.67}$$

굴절(refraction)이 존재하면(즉, n이 1이 아닌 경우), 식 (1.64)의 K_0^2항은 $n^2K_0^2$으로 대치된다. 그러므로

$$\nabla^2\Psi + 4\pi^2 n^2 K_0^2 \Psi = \nabla^2\Psi + 4\pi^2\left(1+\frac{\gamma V}{\hat{\Psi}}\right)\frac{2m_0 e}{h^2}\hat{\Psi}\,\Psi = 0 \tag{1.68}$$

$m=\gamma m_0$ 관계식을 사용하면,

$$\nabla^2\Psi + 4\pi^2 K_0^2\Psi = -4\pi^2 U(r)\Psi \tag{1.69}$$

여기서 $K_0 = \dfrac{1}{\lambda}$이고

$$U(r) \equiv \frac{2me}{h^2} V(r) = \frac{\sigma}{\pi\lambda} V(r) \tag{1.70}$$

식 (1.69)는 자세한 이론적인 도출에서 출발점이 된다. 어떤 저자는 정전기적 포텐셜을 음으로 정의한다[Rei93]. 이 경우, 식 (1.69)에서 부호가 (−)로 됨을 주지하라. 표준의 비상대론적인 Schrödinger 식 (1.51)과 식 (1.69)와의 차이는 전자의 질량과 파장은 상대론적으로 교정된 값이 사용된 점이다. 기술적으로 식 (1.69)는 Schrödinger 방정식이 아니고 Dirac 방정식의 scalar 형태인 Klein-Gordon 방정식으로 알려져 있으며, 표준 Schrödinger 방정식 같이 보여 Schrödinger-like equation이라고도 부른다. 식 (1.69)는 높은 에너지를 가진 전자의 산란과 관련된 모든 상대론적인 효과를 정확하게 포함한다. 이 식은 후에 회절 및 영상 이론에 활용된다.

3. 비상대론(non-relativistic) 전자의 파장

전자가 정전기 포텐셜 E Volt로 가속될 때에 포텐셜 에너지는 eE이고, 전기장을 떠나면 운동 에너지로 바뀐다. 즉,

$$T = \frac{p^2}{2m_0} = eE \tag{1.71}$$

여기서 m_0는 전자의 정지 질량이고, 비상대론적인 전자의 파장은 deBroglie 식에서

$$\lambda_{nr} = \frac{h}{p} \tag{1.72}$$

그리고 $eE = \dfrac{h^2}{2m_0\lambda_{nr}^2}$

그러므로 $$\lambda_{nr} = \frac{h}{\sqrt{2m_0eE}} = \frac{1226.39}{\sqrt{E}} \tag{1.73}$$

가속 전압이 Volt로 주어지면, 파장의 단위는 pm가 된다. 계산된 파장값을 표 1-2에 나타내었다. 비교를 위하여 상대론적으로 교정된 파장값도 제시되었다. 표에서 보듯이 이들 사이의 차이는 아주 작음을 알 수 있다. 이 경우는 낮은 가속 전압(약 10,000 V까지)에서 적용된다. SEM에서의 가속 전압은 이 영역의 가속 전압을 사용하므로, 이 경우 비상대론적인 파장값을 사용하는 것은 합리적인 근사이다.

표 1-2 • Non-relativistic electron wavelengths(in pm) for selected acceleration voltages E(in volts). The relativistic values are given in the last column.

E (volt)	λ_{nr} (pm)	λ (pm)
100	122.64	122.63
500	54.84	54.83
1,000	38.78	38.76
5,000	17.34	17.30
10,000	12.26	12.20
20,000	8.67	8.59

5 양자역학에서 기본 개념의 수학적 공식화

1. 서 론

고전물리(classical physics)는 외부 힘이 가해졌을 때에 어떻게 거시적인(macroscopic) 물체가 거동하는가를 설명한다. 물체의 특성, 즉 질량, 질량 분포, 크기 그리고 형태 등과 물체에 작용하는 힘을 알고 있다면, 우리는 고전물리의 식을 사용하여 물체가 시간의 함수에 따라 어떻게 거동하는가를 계산할 수 있다. 즉, 시간의 어느 순간에서 물체의 위치와 범위를 계산할 수 있다. 좀 더 중요하게 우리가 적합한 측정 도구를 가지고 물체의 위치, 모멘텀, 각운동량 그리고 에너지를 동시에(simultaneously) 측정할 수 있다. 그러므로 고전물리를 운명적(deterministic)이라고 말할 수 있다. 왜냐하면 어느 시간 한 점에서 관찰(observable)이 이루어졌다면, 이때 얻어진 정보로 이전의 시간(또는 이후의 시간)에서의 운동 방정식을 적분할 수 있다.

고전물리의 수학적인 공식은 Lagrangian 또는 Hamiltonian 운동 방정식을 사용하여 여러 가지 레벨에서 공식화할 수 있다. 고전물리의 모든 것은 최소 작용의 원리(principle of least action)에서 도출된다.

영자역학의 발견으로 고전물리 법칙은 원자 크기의 작은 영역에서는 더 이상 유효하지 않음이 분명해졌다. 고전물리와 양자역학의 근본적인 차이는 물리적인 관찰은 항상 절대적인 확실성을 가지고 측정할 수 없다는 것이다. 대신 입자가 어떤 선형 운동량, 각운동량을 가지고 어떤 위치에 있을 확률(probability)만을 계산할 수 있다. 양자역학에서 물리적인 관찰(physical observables)은 더 이상 운명론적인 식을 만족하지 않으므로 입자 궤적(particle trajectory)의 고전적인 개념은 더 이상 유효하지 않다. 물리적 관찰의 확률 또는 기댓값은 Schrödinger 방정식의 해인 함수로부터 구해진다. 이 함수는 시스템의 파동함수(wave function)이다.

2. 함수 사이의 스칼라 곱

양자역학의 수학적 공식화의 기초는 N개의 입자로 구성된 시스템의 상태는 결정적(definite)이고 일반적으로 복소수로 표시된 입자의 좌표 r_i ($i=1, 2, \cdots, N$)의 함수 Ψ로 나타낼 수 있다는 제안에 근거한다. 이 함수의 계수(modulus)의 제곱, $|\Psi|^2$은 좌표값의 확률분포를 나타낸다. 이 Ψ는 시스템의 파동함수라고 부르며, 그것은 확률 진폭(probability amplitude)을 나타낸다. 모든 물리적인 관찰은 Ψ와 그의 복소수 공액인 Ψ^*의 bilinear로 나타낸다. 양자역학의 주된 목표는 주어진 입자 시스템에서의 파동함수 Ψ를 구하는 것이다. 이는 Schrödinger 방정식의 해를 구하여 얻어진다.

만약 한 관찰이 기호 f로 나타낸다면, f의 기댓값은 다음과 같이 주어진다.

$$< f > = \iiint \Psi^*(r) f \Psi(r)\, dr \tag{1.74}$$

여기서 적분은 공간의 모든 범위로 확장된다. 일단 파동함수가 얻어지면, 모든 물리적인 관찰의 기댓값은 식 (5.1)과 같이 얻어진다. 주지할 것은 파동함수 Ψ는 $e^{i\alpha}$(α는 실수)의 일정한 위상인자를 포함하여 구해진다는 점이다. 왜냐하면, 관찰의 기댓값을 구할 때에는 위상인자는 상쇄되기 때문이다.

양자역학 계산에서 식 (1.74)와 같은 적분이 많이 포함되므로 보다 간결한 기호로 표시하는 것이 바람직하다. 이는 Dirac이 처음으로 bra-ket 기호를 다음과 같이 제안하였다.

$$< \Phi | f | \Psi > = \iiint \Phi^* f \Psi \tag{1.75}$$

기호 $<| \ |>$는 bra-ket으로 부른다. 좌표에 대한 언급은 전혀 없다. 정의 (5.2)는 파동함수를 나타낸 특별한 나타냄이나 기저(basis)에 의존하지 않음을 주지하라. bra-ket 기호는 다소 두 벡터 사이의 스칼라 곱(dot product)의 기호와 유사하다. 기호 $< \Phi | f | \Psi >$의 의미는 ket 함수 $|\Psi>$을 취하고, 그것에 연산자(operator) f를 작동시키고, 그 결과를 bra 함수 $< \Phi|$에 투영하는 절차를 의미한다.

연산자 f가 없을 때에는 두 함수 Φ, Ψ의 스칼라 곱을 다음과 같이 정의한다. 즉, $f=1$로 잡고

$$< \Phi | \Psi > = \iiint \Phi^* \Psi \tag{1.76}$$

으로 나타낸다. 만약, $< \Phi | \Psi >= 0$이면, 함수 Φ, Ψ는 서로 직교 (orthogonal)를 이루는 함수라고 말한다. 이는 두 벡터, p와 q가 $p \cdot q=0$일 때서로 직교를 이룸과 유사하다. 더불어 $< \Phi | \Phi >= 1$과 $< \Psi | \Psi >= 1$을 맞고 하면, 함수 Φ, Ψ는 orthonormal 함수라고 한다.

3. 연산자와 물리적인 관찰

양자역학에서 모든 물리적인 양(quantity)은 연산자 $\hat{f}$으로 나타낸다. 연산자의 종류는 간단히 한 숫자를 곱하거나 또는 편미분 또는 적분의 조합으로 나타난다. 이 물리적인 양의 허용된 값은 연산자의 고유치(eigenvalue)라고 부른다. 고유치의 스펙트럼(spectrum)은 구별되는(즉, 수소 원자의 구속 레벨의 에너지 레벨과 같은) 것과 연속적인(자유 입자의 모멘텀 같은) 것이 있다. 어떤 물리적인 관찰의 값을 계산하기 위하여 해당되는 연산자의 고유함수는 어떠한 함수인가를 결정해야 한다. 즉, 우리는 다음과 같은 방정식을 풀어야 한다.

$$\hat{f} |\Psi_n > = f_n |\Psi_n > \qquad n=1,\ 2,\ \cdots \tag{1.77}$$

이 식의 해는 고유치 f_n을 갖는(가능하면 복소수이면서 무한대의 고유함수의 집합 $|\Psi_n>$이 된다. 시스템의 실제 물리적인 상태는 이 모든 고유 상태의 선형적인 중첩(linear superposition)으로 나타낸다. 즉,

$$|\Psi> = \sum_n c_n |\Psi_n > \tag{1.78}$$

여기서 c_n은 복소수이다. $|\Psi>$ 상태에 있는 시스템에 대한 연산자 $\hat{f}$의 기대치는

$$< \hat{f} > = \sum_m c_m^* < \Psi_m | \hat{f} \sum_n c_n |\Psi_n > \tag{1.79}$$

식 (4.4)를 사용하면,

$$< \hat{f} > = \sum_m \sum_n c_m^* c_n < \Psi_m | \hat{f} \ |\Psi_n > = \sum_{m,n} f_n c_m^* c_n < \Psi_m | \Psi_n > \tag{1.80}$$

만약 고유함수 Ψ_n의 집합이 complete이고 orthonormal이면, 최종 bra-ket은 다음과 같이 쓸 수 있다.

$$< \Psi_m | \Psi_n > = \delta_{mn} \tag{1.81}$$

따라서

$$< \hat{f} > = \sum_{m,n} f_m c_m^* c_n \delta_{mn} = \sum_n f_n |c_n|^2 \tag{1.82}$$

그러므로 물리적인 관찰 $\hat{f}$의 기대치는 계수 c_n의 moduli의 제곱에 연산자 $\hat{f}$의 가중치를 곱한 것의 합이 된다. 이는 모든 연산자에 유효한 일반적인 결과이다.

6 | Fourier 변환(transformation)과 convolution

1. 정 의

파동함수 $\Psi(\boldsymbol{r})$로 나타내는 한 입자를 고려하자. 일반적으로 이 파동함수는 다른 모멘텀 상태의 중첩으로 나타내는데, 각각은 자체의 모멘텀 고윳값 p를 갖는다. deBroglie 관계식에서 모멘텀 p와 wave vector $\boldsymbol{k}$ 사이의 관계가 확립되었으므로 이제부터는 wave vector를 계속 사용하기로 한다. 가령 다음과 같은 질문을 해 보자. 어떤 wave vector $\boldsymbol{k}$는 파동함수 $\Psi(\boldsymbol{r})$에 얼마만큼이나 기여하는가? 달리 말하자면, 파동함수 $\Psi(\boldsymbol{r})$은 모멘텀 고유함수의 중첩이므로 파동벡터 $\boldsymbol{k}$를 가진 고유함수가 파동함수에 기여하는 가중치 $\Psi(\boldsymbol{k})$는 얼마인가?

이에 대한 답변은 벡터와의 유사성을 고려하여 찾을 수 있다. 즉, 주어진 벡터 $\boldsymbol{t}$가 있다면, 기저 벡터(basis vector), $\boldsymbol{e}_1$이 벡터 $\boldsymbol{t}$에의 기여는 얼마일까?

벡터의 특성에서 벡터의 성분은 이 벡터를 3개의 성분으로 투영(projection), 즉 내적 (dot product)으로 구할 수 있다. 그래서

$$\begin{aligned} \boldsymbol{t} \cdot \boldsymbol{e}_1 &= (u\boldsymbol{e}_1 + v\boldsymbol{e}_2 + w\boldsymbol{e}_3) \cdot \boldsymbol{e}_1 \\ &= u \end{aligned} \tag{1.83}$$

따라서 한 벡터의 성분은 기저 벡터에 대하여 내적을 통하여 구할 수 있다. 이 성분의 결정을 위해서 필요한 것은 독립적인 기저 벡터 set $\boldsymbol{e}_i$이다.

내적은 또한 연속함수에 대하여 정의할 수 있다. bra-ket 관계식을 이용하여 단위 진폭의 평면파에 대하여 적용하면 다음과 같이 표현된다.

$$< e^{2\pi i \boldsymbol{k} \cdot \boldsymbol{r}} | e^{2\pi i \boldsymbol{k}' \cdot \boldsymbol{r}} > = \iiint e^{2\pi i (\boldsymbol{k}' - \boldsymbol{k}) \cdot \boldsymbol{r}} = \delta(\boldsymbol{k}' - \boldsymbol{k}) \tag{1.84}$$

그러므로 위에서 언급된 물음, 파동함수 $\Psi(\boldsymbol{r})$에의 파동벡터 $\boldsymbol{k}$의 기여에 대한 답변은 $\Psi(\boldsymbol{r})$을 $\boldsymbol{k}$에 해당되는 모멘텀 고유함수에로의 투영으로 결정한다. 즉,

$$\Psi(\boldsymbol{k}) = < e^{2\pi i \boldsymbol{k} \cdot \boldsymbol{r}} | \Psi(\boldsymbol{r}) > \tag{1.85}$$

으로 표현된다. 따라서 함수 $\Psi(\boldsymbol{r})$과 $\Psi(\boldsymbol{k})$ 사이에 다음과 같은 적분 관계를 얻게 된다. 즉,

$$\Psi(\boldsymbol{k}) = \iiint e^{-2\pi i\,\boldsymbol{k}\cdot\boldsymbol{r}}\,\Psi(\boldsymbol{r})\,d\boldsymbol{r} \tag{1.86}$$

이 관계를 함수 $\Psi(\boldsymbol{r})$의 direct Fourier transform(DFT)라고 정의한다. 즉,

$$\Psi(\boldsymbol{k}) = \Im[\Psi(\boldsymbol{r})] \equiv \iiint \Psi(\boldsymbol{r})\,e^{-2\pi i\,\boldsymbol{k}\cdot\boldsymbol{r}}\,d\boldsymbol{r} \tag{1.87}$$

여기서 적분은 3차원에 걸쳐 행해진다. 연산자 $\Im$는 DFT를 나타낸다.

또한 이에 대한 Inverse Fourier transform(IFT)는

$$\Psi(\boldsymbol{r}) = \Im^{-1}[\Psi(\boldsymbol{k})] \equiv \iiint \Psi(\boldsymbol{k})\,e^{2\pi i\,\boldsymbol{k}\cdot\boldsymbol{r}}\,d\boldsymbol{k} \tag{1.88}$$

으로 나타낸다.

그러므로 Fourier transform은 direct space에서의 파동함수를 역공간(reciprocal space)으로 변환하여 그와 동등한 파동함수로 전환시키는 도구이다. 이 역공간은 그 함수의 모멘텀 공간을 나타낸다. 여기서 $\Psi(\boldsymbol{r})$과 $\Psi(\boldsymbol{k})$는 푸리에 변환쌍(Fourier transform pair)을 이룬다.

이들 기호 표시에 있어서 문헌상에 다른 표현 방식이 존재함을 주의해야 한다. 먼저 식 (1.76)에서 함수의 순서를 바꾸는 것이 가능하다. 이는 DFT에서 지수의 (−)부호가 (+)로 바뀌고 IFT에서 (+)에서 (−)로 바뀐다. 이는 결정학에서 사용되는 관습이다. 두 가지 관습이 존재하므로 문헌을 읽을 때에 주의를 요한다. 또한 고체물리학자들은 파동 벡터의 정의에서 2π를 사용한다. 즉, $|\boldsymbol{k}| = \dfrac{2\pi}{\lambda}$이다. 달리 말하면, 그들은 역공간을 2π로 스케일시킴을 의미한다. 이는 역공간에서의 기저벡터에 2π를 곱하고 deBroglie 관계식에서 h 대신에 $\hbar$를 사용함을 의미한다. 마지막으로 인자 2π는 Fourier 적분 앞에서 $\dfrac{1}{(2\pi)^{D/2}}$의 형태로 사용된다. 여기서 D는 관심의 광간 차원이다. 따라서 문헌상에 정의되는 Fourier 변환은 여러 가지가 있으며, 연이은 계산이 일치하는 방법으로 수행되면 이들은 모두 옳다. 여기에서는 양자역학적 기호 관습을 따르도록 한다.

2. Dirac delta function

Dirac 델타함수는 다소 이상한 수학적인 관심 대상이다. 왜냐하면 이는 정상적인 함수가 아니므로 함수의 연속성과 미분 가능성이 허용되지 않기 때문이다. 여러 가지 복잡한 정의와 다양한 사용이 있으나 여기서는 간단한 정의와 특징에 대하여 논의한다.

Dirac 델타함수는 다음과 같이 정의된다.

$$\delta(\boldsymbol{r}-a) = \begin{cases} 0 & \boldsymbol{r} \neq a \\ \infty & \boldsymbol{r} = a \end{cases} \tag{1.89}$$

이는 위치 $\boldsymbol{r} = a$에서 무한대 크기의 높이를 갖는 좁은 피크를 나타내고 이 피크 아래의 면적은 1이 된다. 이를 적분으로 나타내면,

$$\iiint \delta(\boldsymbol{r}-\boldsymbol{r}_a)\,d\boldsymbol{r} = 1 \tag{1.90}$$

로 표현된다. 만약 델타함수에 상수 C를 곱하면, 함수 $C\,\delta(\boldsymbol{r}-\boldsymbol{r}_a)$는 가중치(weight) C의 델타함수가 된다.

델타함수는 가우시안 분포의 극한 경우로 고려할 수 있는데, 이는 분포의 폭(width)이 0으로 가까이 접근하고 진폭이 무한대로 커지며, 곡선 하의 면적은 정규화된 상태(즉, 면적이 1)로 유지된다. 1차원의 경우,

$$\delta(x) = \lim_{a\to\infty}\left[\frac{a}{\sqrt{\pi}}e^{-a^2x^2}\right] \tag{1.91}$$

으로 표현된다.

또 다른 유용한 특성은 델타함수의 복소수 나타냄이다. 즉,

$$\delta(\boldsymbol{k}) = \Im[1] = \iiint e^{-2\pi i\boldsymbol{k}\cdot\boldsymbol{r}}\,d\boldsymbol{r} \tag{1.92}$$

이를 DFT와 비교하면, 상수 1의 Fourier 변환은 $\delta(\boldsymbol{k})$이다. 상수 C의 Fourier 변환은 가중치 C의 델타함수이다. 즉, $\Im[c] = c\,\Im[1] = c\,\delta(\boldsymbol{k})$이다.

3. Convolution product

두 함수 $f(\boldsymbol{r})$과 $g(\boldsymbol{r})$의 convolution 곱(이는 또한 folding 또는 faltung이라 함), $C(\boldsymbol{r})$은 다음과 같이 정의된다.

$$C(\boldsymbol{r}) \equiv f(\boldsymbol{r})\otimes g(\boldsymbol{r}) = \iiint f(\boldsymbol{R})\,g(\boldsymbol{r}-\boldsymbol{R})\,d\boldsymbol{R} \tag{1.93}$$

Dirac 델타함수는 콘볼루션 곱의 연산에서는 항등 연산자(identity operator)로 작용한다. 왜냐하면,

$$f(\boldsymbol{r})\otimes\delta(\boldsymbol{r}) = \iiint f(\boldsymbol{R})\,\delta(\boldsymbol{r}-\boldsymbol{R})\,d\boldsymbol{R} = f(\boldsymbol{r}) \tag{1.94}$$

으로 이를 델타함수의 sifting 특성이라고 부른다. 앞으로의 fourier 변환의 논의에 있어 다음의 두 이론은 아주 유용하다.

- **곱의 이론(multiplication theorem):** $\Im[f(\boldsymbol{r})g(\boldsymbol{r})] = F(\boldsymbol{k})\otimes G(\boldsymbol{k})$ (1.95)
- **콘볼루션 이론(convolution theorem):** $\Im[f(\boldsymbol{r})\otimes g(\boldsymbol{r})] = F(\boldsymbol{k})\,G(\boldsymbol{k})$ (1.96)

즉, 두 함수의 곱의 Fourier 변환은 각각의 변환의 컨볼루션 곱이 되고 두 함수의 컨볼루션 곱의 fourier 변환은 각각의 변환의 곱이 되어 보다 쉽게 Foureir 변환을 하기 위하여 자주 활용된다.

콘볼루션의 개념은 많은 실험에서 기본이 되는 개념이다. 일반적인 예로 다음과 같은 실험을 고려해 보자. 여기 어떤 광학적 특성을 알고자 하는 한 재료가 있다고 하자. 이를 위하여 한 참조 신호 $\boldsymbol{R}$을 만들어 재료에 입사시킨다. 이 신호는 전자빔, 또는 단색광, 또는 열펄스, 또는 그 어떤 것일 수 있다. 그러면 재료는 이 참조 신호를 $\boldsymbol{R}'$으로 수정시키고 이 신호는 이어서 검출기로 감지된다. 우리는 가능한 한 수정된 신호 $\boldsymbol{R}'$이 얻어지기를 희망한다. 그러나 실제 검출 시스템은 이를 변화시켜 자체의 흔적을

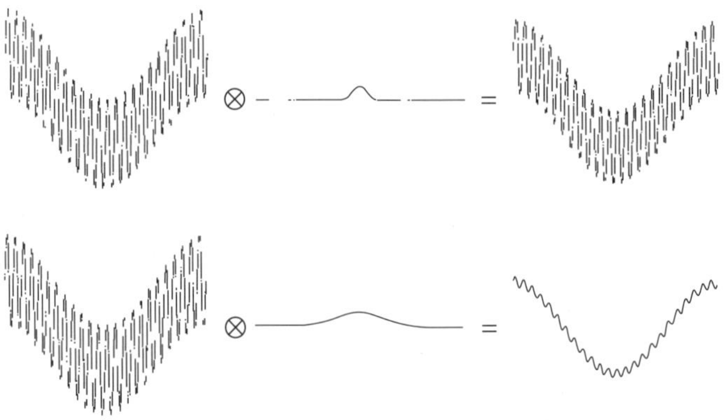

그림 1-4 • Illustration of the convolution product of two functions. The resulting convolution product significantly reduces(blurs) the high frequency detail of the original function.

R'에 더해 주게 된다. 이 더해지는 경우는 간단한 경우, R'과 관계식은 선형 관계를 이루나, 많은 경우 관계식은 비선형(non-linear)이고 신호를 R''으로 변환시킨다. 이 과정을 검출기의 instrument point spread function인 함수 T와의 컨볼루션으로 나타낸다.

$$R'' = T \otimes R' \tag{1.97}$$

이 식의 의미는 거의 변함없이 임의 장치는 분해 한계(resolution limit)를 갖게 됨을 의미한다. 즉, 신호 R'의 가장 작은 세세함은 흐려지게(blurring) 된다. 이와 같은 흐려짐 효과의 예를 그림 1-4에 나타내었다. 이는 고주파 신호가 두 개의 point spread function(PSF)와의 컨볼루션 효과를 나타낸다. 하나는 폭이 좁은 함수의 PSF와 또 하나는 폭이 넓은 PSF를 나타낸다. 고주파수의 자세함은 더 넓은 폭을 가진 PSF에 의해 더 억제됨을 나타낸다.

위에서 소개된 Dirac의 델타함수는 컨볼루션 곱에서 항등 연산자임을 알았다. 그래서 이상적인 검출기로 신호 R'에 지문을 남기지 않는 PSF는 델타함수이어야 한다. 이는 이상적인 함수로 실현 불가능한 함수이나 TEM에서 모든 검출기는 가능한 한 신호 R'에 최소의 충격을 주는 장치로 설계되어야 한다. 후에 알게 되지만, 사용자는 전자의 파동함수가 시료를 떠난 후 현미경에 의하여 어떻게 변화되는가를 잘 알아야 한다.

만약 함수 T를 충분히 알고 있다면, R''의 측정하여 이어 deconvolution 작업으로 R'을 구할 수 있다. 즉,

$$R' = \Im^{-1}\left[\frac{\Im[R'']}{\Im[T]}\right] \tag{1.98}$$

으로 나타낼 수 있다.

7 | 전자 산란(electron scattering)의 특성

1. 서 론

고체 내에서 전자 반응 이론을 고려할 때에는 보통 한 개의 고립된 원자에 의한 전자의 산란을 고려하고, 이어 점차적으로 원자의 집합체에 의한 전자의 산란을 다룬다. 다루는 물질도 먼저 비정질 고체를 다루고 이어서 결정 고체를 다룬다. 이를 순서대로 고려해 보자.

한 전자가 한 개의 고립된 원자와 반응할 때에는 여러 가지 방법으로 산란하게 된다. 우선 간단히 그림 1-5와 같이 전자가 입사빔 방향에서 각도 θ radians을 통해 solid angle Ω(steradians)으로 산란된 경우를 고려해 보자.

흔히 θ는 아주 작아서 $\sin\theta \approx \tan\theta \approx \theta$로 근사한다. 편리한 이 작은 각도의 정의는 10 mrad이다. 이는 약 0.5°이다.

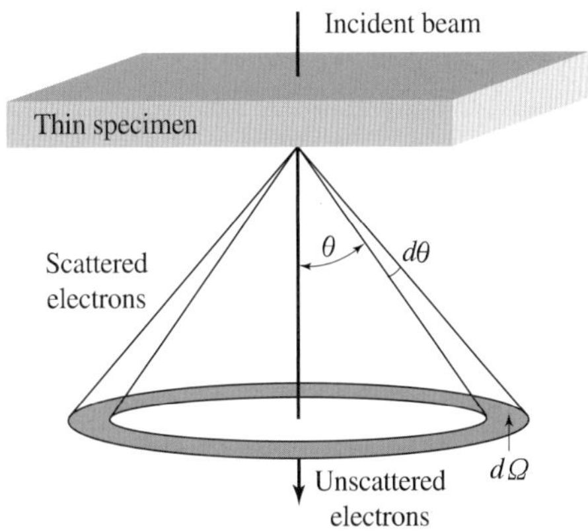

그림 1-5 • Electron scattering by a single isolated atom. The electrons are scattered through a semiangle θ and the total solid angle of scattering is Ω. An incremental increase in scattering angle $d\theta$ gives an incremental increase in a solid angle $d\Omega$.

2. 반응 단면적(interaction cross section)

한 전자가 원자와 임의 반응을 하는 기회는 반응 단면적에서 알 수 있다. 각각의 반응들은 다른 단면적을 갖는데, 이는 입자의 에너지에 의존한다. 단면적은 Q 또는 σ로 표시되고 면적의 단위를 가지며, barn이라는 단위로 표시된다(1 barn $= 10^{-28}$ m^2). 단면적은 물리적인 면적(area)을 나타내는 것은 아니다. 단면적을 원자의 실제 면적으로 나누면, 그 산란 반응이 일어날 수 있는 확률을 나타낸다. 그래서 단면적이 크면 클수록 산란 기회가 더 많아진다.

산란 현상은 동등한 두 가지의 다른 방법으로 분석할 수 있다. 먼저 Hall 방식으로 고립된 원자의 전체 산란 단면적 σ_T는 탄성 산란과 비탄성 산란 단면적의 합으로 나타낼 수 있다. 즉,

$$\sigma_T = \sigma_{el} + \sigma_{in\,el} \tag{1.99}$$

이고 단면적은 산란 중심의 효과적인 반지름 r의 항으로 다음과 같이 나타낼 수 있다. 즉,

$$\sigma = \pi r^2 \tag{1.100}$$

여기서 r은 각각의 산란 과정에 대하여 다른 값을 갖는다. 예를 들어 탄성 산란에서의 반지름은

$$r_{el} = \frac{Ze}{V\theta} \tag{1.101}$$

여기서 V는 입사 전자의 포텐셜, e는 전하로 원자 번호 Z의 원자에 의하여 θ보다 큰 각도로 산란된다. 이 식에서 TEM에서의 전자의 일반적인 거동을 알 수 있다. 즉, 전자는 높은 kV와 큰 각도에서 덜 산란되고 경원자보다 중원자에 의해 더 산란됨을 알 수 있다.

두 번째 방법은 Heidenreich(1964)에 의한 것으로, 만약 우리가 단위 부피당 N개의 원자를 포함하는 시료를 고려한다면 시편으로부터 산란에 대한 단면적은

$$Q_T = N\sigma_T = \frac{N_0 \sigma_T \rho}{A} \tag{1.102}$$

여기서 N_0는 아보가드로수, A는 시료 내의 원자의 원자량, ρ는 밀도이다. $NA = N_0 \rho$ 의 관계가 성립된다. 따라서 Q는 전자가 시편을 이동하는 단위 거리당 산란 사건의 수로 볼 수 있다. 만약 시편의 두께가 t라면, 시편에서 산란에 대한 확률은

$$Q_T t = \frac{N_0 \sigma_T (\rho t)}{A} \tag{1.103}$$

로 나타낼 수 있다. ρ와 t의 곱, ρt는 시료의 질량-두께(mass-thickness)라고 부른다.

실제 시료에서 산란에 대한 더 좋은 근삿값을 구하기 위하여 좀 더 수정됨에 따라서 단면적에 대한 표현은 더 복잡해진다. 예를 들면, 식 (1.100)에서 원자 번호 Z 효과를 줄이는 핵 주변의 전자구름에 의한 스크린 효과가 무시되었다. 그러나 다행히도 좀 더 복잡한 식들도 위의 간단한 표현에서 예측되는 기본적인 산란 거동을 변화시키지 않는다.

TEM에서 사용되는 전자 에너지에서는 항상 탄성 단면적이 전체에서 대부분을 차지한다. 100 keV 전자로 투과된 금속에서 단면적은 $\sim 10^{-22}$ m^2이다. 비탄성 산란은 $\sim 10^{-22}$ m^2에서 $\sim 10^{-26}$ m^2에 해당된다.

3. 평균 자유 행로(mean free path)

반응을 묘사하기 위하여 면적의 사용 대신에 길이를 사용할 수 있다. 왜냐하면, 원자와의 반응 사이에 전자가 운동한 거리는 분명히 중요한 개념이 되기 때문이다. 산란에 대한 전체 단면적은 평균 자유 경로 λ의 역수로 표현될 수 있다. 이 새로운 파라미터는 산란 사건 사이에 전자가 이동한 평균 거리가 된다. 이 거리는 아주 중요하다. 왜냐하면, 만약 이를 알고 있다면, 시편을 이보다 얇게 만들어 복수(plural) 산란이 현저해지지 않게 하여 영상과 분광 데이터의 해석을 더 쉽게 만들 수 있기 때문이다.

Q의 차원이 (길이)$^{-1}$이므로 길이를 단위로 하는 간단한 표현을 얻을 수 있다. 즉,

$$\lambda = \frac{1}{Q} = \frac{A}{N_0 \sigma_T \rho} \tag{1.104}$$

로 나타낼 수 있다. TEM에서 사용되는 전압에서 산란에 관한 λ의 전형적인 값은 수십 nm이고, 이 크기의 시편 두께에서 단 한 번의(single) 산란 근사를 사용할 수 있다. 자유 경로에 대한 표시를 λ로 나타내는 것은 관습으로, 이는 전자의 파장과 혼동하지 않기를 바란다. 이 식에서 전자가 시편 두께 t를 지날 때에 산란의 확률 P를 다음과 같이 정의할 수 있다.

$$P = \frac{1}{\lambda} = \frac{N_0 \sigma_T (\rho t)}{A} \tag{1.105}$$

이는 바로 식 (6.5)의 $Q_T t$이다.

4. 미분(differential) 단면적

산란각의 중요성 때문에 미분 단면적, $\frac{d\sigma}{d\Omega}$의 개념을 도입하는 것이 필요하다. 이 항은 원자로부터의 산란각의 분포를 나타낸다. 그림 1-5에서 전자는 각도 θ를 통하여 solid angle Ω로 산란되고, θ와 Ω 사이에는 다음과 같은 간단한 관계식이 성립된다.

$$\Omega = 2\pi(1 - \cos\theta) \tag{1.106}$$

따라서 $$d\Omega = 2\pi \sin\theta \, d\theta \tag{1.107}$$

그러므로 $$\frac{d\sigma}{d\Omega} = \frac{1}{2\pi \sin\theta} \frac{d\sigma}{d\theta} \tag{1.108}$$

이 식을 적분하여 θ보다 더 큰 각도로의 산란에 대한 단면적을 구하면,

$$\sigma_\theta = \int_\theta^\pi d\sigma = 2\pi \int_\theta^\pi \frac{d\sigma}{d\Omega} \sin\theta \, d\theta \tag{1.109}$$

적분의 한계에 있어서 구체적인 산란 형태에 따라서 θ값은 0에서 π까지 변할 수 있다. 적분을 하면, σ는 θ가 증가하면서 감소함을 보인다. 실험적으로 $\frac{d\sigma}{d\Omega}$를 측정하므로 식 (1.109)가 시편 내의 원자에 대한 σ를 구하는 쉬운 방법이 된다. 이 값에서 식 (1.102)를 이용하면, 전체 시편에서의 전체 산란 단면적을 구할 수 있다. 특히 100~400 keV 빔에너지에서 σ와 λ의 값은 아주 근사적인 값이다.

우리는 산란에 관한 모든 지식을 이용하여 얇은 시편 내에서 전자의 경로를 예측할 수 있다. 이는 몬테칼로 전산 모사로 알려진다. 이 방법에서는 무작위 수를 사용하며 결과는 항상 통계적으로 예측할 수 있게 해 준다.

산란에 영향을 미치는 다른 인자로 가속 전압과 시편의 원자 번호를 들 수 있다. 가속 전압은 전자 에너지, E_0(eV)를 결정하고 E_0가 증가하면 전체 단면적은 감소한다. 300 kV에서 전자의 산란은 100 kV에서보다 더 작아진다. 시료의 원자 번호(Z)가 증가하면, 탄성 산란이 더 지배적이다. 이는 폴리머와 같은 작은 값의 Z에서 산란을 증진시키는 방법을 고려할 때 도움이 된다.

5. X-선 회절과의 비교

현미경에서 전자를 사용하는 아주 좋은 이유가 전자는 물질과 적합한 반응을 한다는 것이다. 전자와 물질과의 반응에 대한 묘사는 산란(scattering)에 근거한다. 이에는 운동학적인(kinematical) 산란, 동력학적인(dynamical) 산란, 탄성 산란, 비탄성 산란 등이 있다. 산란 과정은 시편의 구조나 조성에 따라 변화하므로 이는 궁극적으로 미세 구조, 회절 패턴 또는 스펙트럼을 얻을 수 있게 해 준다.

역사적으로 재료의 결정학적 정보를 제공해준 회절 연구에는 X-선이 사용되었다. 이것이 왜 X-선 회절이 과학 문헌에 잘 정리되어 있는 이유이다. X-선 회절을 잘 이해함은 전자 회절을 또한 잘 이해할 수 있다. 그러나 전자가 산란되는 주된 과정은 X-선이 산란되는 과정과 아주 다르다.

X-선 회절은 재료 내의 전자가 입사한 X-선의 전자기장과의 반응을 통하여 산란된다. 시료 내의 전자는 가해 준 X-선 flux에 반응하여 X-선 빔의 주기로 진동한다. 이 가속된 하전 입자는 그들 자체의 전자기장을 방출하는데, 이는 입사한 X-선의 파장과 위상이 같다. 산란 소스에서 방사 방향으로 전파되는 최종 장은 산란 파동이라고 부른다.

전자는 재료 내의 전자와 핵에 의하여 산란된다. 입사하는 음의 하전 입자는 시료의 국부적인 전자기장과 반응한다. 따라서 입사한 전자는 시료에 의해 직접 산란된다. 그것은 X-선처럼 field-to-field 교환이 아니다. 따라서 전자는 X-선보다 더 강하게 산란된다.

8 | 탄성 산란과 비탄성 산란

1. 입자와 파동의 견해

TEM에서 전자빔이 시편과 어떻게 반응하는가를 바라보는 데에는 두 가지 다른 방법이 있음을 알 수 있다. 전자빔을 입자(particle)의 연속으로 도는 다수의 파동(wave)으로 고려하는 경우이다. 이 두 관점을 정리하면 다음과 같다.

전자는 입자로 다음과 같은 특성을 갖는다.

- 이들은 산란 단면적과 미분 산란 단면적을 갖는다.
- 이들은 특별한 각도를 통하여 산란된다.
- 전자는 Coulomb 힘을 통하여 핵과 반응한다.
- 이 과정은 α 입자의 산란과 관련시킬 수 있어 다른 시스템에서 많은 분석을 수행할 수 있다. 우리가 X-선과 전자의 spectrometry를 논의할 때에는 입자 표현을 사용해야 한다.

두 번째 견해는 전자는 파동 특성을 가지며 전자빔은 거의 평면 파동이다. 따라서,

- 파동은 원자나 산란 중심에 의해 회절된다.
- 파동이 원자에 의해 얼마나 강하게 산란되는가는 원자 산란 진폭(atomic scattering amplitude)으로 결정된다.
- 이 과정은 X-선 산란과 관련시킬 수 있어 많은 양의 분석이 존재한다. 우리가 영상 형성, 회절 패턴을 논의할 때에는 파동 표현을 사용해야 한다.

Collins 사전에서 회절(diffraction)은 파동이 경로상에 있는 장애의 끝에서 파동의 방향이 편향됨으로 정의한다. 반면 산란(scattering)은 입자 또는 원자가 충돌의 결과로 편향됨으로 정의한다. 따라서 산란은 입자에, 회절은 파동에 적용한다. 두 용어가 모두 전자에 적용된다. 다음으로 먼저 탄성 산란 그리고 비탄성 산란 순으로 산란을 고려해 보자.

2. 탄성 산란 기구(mechanisms of elastic scattering)와 묘사 방법

탄성 산란 기구를 두 가지 주된 형태로 나누는 것이 편리하다. 즉, 고립된 한 개의 원자에서의 탄성 산란과 많은 원자가 있는 시편 내에서의 원자로부터 집합적으로 일어나는 산란이다. 이러한 상황에서 탄성 산란은 다음의 두 가지 방법 중 하나로 일어날 수 있는데, 이들 모두는 Coulomb 힘을 포함한다.

그림 1-6에서 보듯이 전자는 Coulomb 힘 반응으로 원자의 전자구름과 반응하여 작은 각도의 편향을 보인다. 또 다른 방법으로 전자가 전자구름을 통과하여 핵에 가까이 접근하면, Coulomb 힘의 끌어당김으로 전자를 강하게 끌어들여 더 큰 각도로 산란하게 된다. 사실 많은 전자 대 전자의 반응은 비탄성 산란이다. 시료에서 나오는 전자의 산란각이 크면 클수록 비탄성 산란 기회가 많아진다. 이럼에도 불구하고 비탄성 산란 효과를 무시하여 고찰한다.

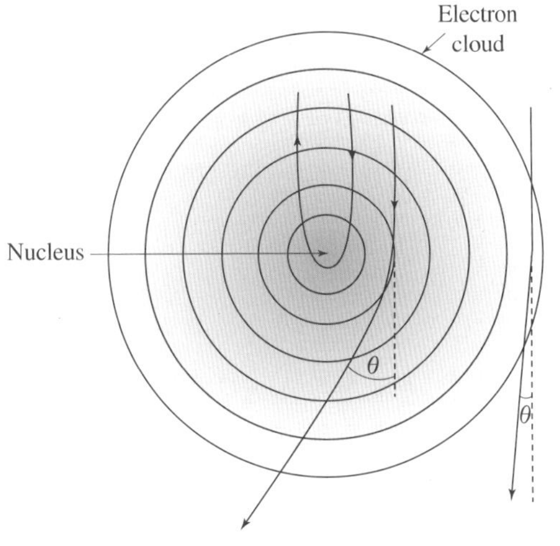

그림 1-6 • Two mechanisms by which a high energy electron is scattered by an isolated atom.

탄성 산란의 두 번째 중요한 형태는 전자 파동이 전체적으로 시료와 반응할 때에 일어난다. 이는 회절(diffraction) 형태로 언급하였는데, 이는 작은 각도에서의 산란에 중요하다. 회절을 이해하기 위해서는 전자를 입자라기보다는 파동으로 인식하는 것이 중요하다. 가시광선의 회절에 대한 호이겐스의 원래 접근 방식에 따라 시료 내의 각각의 원자는 2차적인 구면 파동의 소스로 작동하여 어떤 방향에서는 서로 보강되거나 소멸된다. 그러므로 작은 각도의 탄성 산란 분포는 시료의 결정 구조로 인하여 수정되어 어떤 각도에서 강한 회절빔이 된다. 이제 이들에 대하여 차례로 고찰해 보자.

3. 고립된 원자에서의 산란

탄성 전자-전자 반응은 보통 비교적 작은 산란각을 갖는 반면, 전자-핵의 반응은 큰 각도의 산란각을 야기시킨다. 만약 전자의 전하가 e이고 하나의 고립된 원자에서 산란을 고려하면 전자-전자 산란 단면적과 전자-핵 산란 단면적은 다음의 식으로 표현된다[Hal53].

$$\sigma_{el} = \pi r_e^2 = \pi\left(\frac{e}{V\theta}\right)^2 \tag{1.110}$$

$$\sigma_{nucl} = \pi r_n^2 = \pi\left(\frac{Ze}{V\theta}\right)^2 \tag{1.111}$$

이는 당구공 모델을 사용한 것으로 r_e와 r_n은 각각 전자구름과 원자핵의 반지름을 나타낸다.

원자의 원자 번호 Z는 핵과의 탄성 반응에 관여하고 전자-전자 산란은 입사빔 에너지(V in Volt)의 함수임을 알 수 있다. 폴리머나 바이오 재료와 같은 원자 번호가 작은 재료에서 원자 번호 Z의 강한 효과는 영상 콘트라스트를 향상시키는 데 중요하다. 전자가 핵 주위에 가까이 지나갈 때에는 산란각 θ는 커짐을 주지하라. 이 또한 TEM 영상에 영향을 주게 된다. 이제 작은 각도의 전자구름과의 산란 대신에 핵에 의한 산란을 고려해 보자.

4. Rutherford cross section

큰 각도의 전자-핵의 반응은 얇은 금속 시편으로부터의 α 입자의 후방 산란의 경우와 비슷하다. Rutherford[Rut11]은 이 종류의 산란에 대한 미분 단면적을 다음과 같이 도출하였다.

$$\frac{d\sigma(\theta)}{d\Omega} = \frac{e^4 Z^2}{16E_0^2 \sin^4\frac{\theta}{2}} \tag{1.112}$$

이 식은 입사한 전자가 비탄성 산란 중에 현저한 에너지를 잃지 않고 전자 에너지가 E_0로 고정됨을 가정하였다. 이는 TEM에서 좋은 근사이다. 이 식을 θ에서 π까지 적분하면 전체 단면적을 얻는다. 즉,

$$\sigma_{nucl} = 1.62 \times 10^{-24}\left(\frac{Z}{E_0}\right)^2 \cot^2\left(\frac{\theta}{2}\right) \tag{1.113}$$

이 식을 시편 두께가 t인 한 개의 고립된 원자에 대한 표현으로 나타내면,

$$Q_{nucl}t = \left(N_0 \frac{\rho}{A} t\right)\sigma = 1.62 \times 10^{-24}\left(N_0 \frac{\rho}{A} t\right)\left(\frac{Z}{E_0}\right)^2 \cot^2\left(\frac{\theta}{2}\right) \tag{1.114}$$

이는 질량-두께 ρt와 Z에 대한 강한 의존성을 가지고 있음을 알 수 있다.

5. 수정된 Rutherford cross section

위에서 도출된 식은 전자구름에 대한 주위의 차단(screening) 효과를 무시한 식이다. 이 효과는 미분 단면적을 더 작게 한다. 달리 말하면, 전자가 핵에 가까이 통과하지 않을 때에는 차폐 효과로 산란각은

더 작아지게 된다(말하자면, $< 5°$).

이 차폐 효과를 고려하면, $\sin^2\frac{\theta}{2}$ 항은 $\left[\sin^2\frac{\theta}{2}+\left(\frac{\theta_0}{2}\right)^2\right]$ 으로 바꾸면 된다. 여기서 θ_0는 다음 식으로 주어지는 차폐 파라미터(screening parameter)이다. 즉,

$$\theta_0 = \frac{0.117\,Z^{1/3}}{E_0^{1/2}} \tag{1.115}$$

여기서 θ_0의 단위는 keV이다. 차폐 파라미터는 한 특별한 산란각 θ_0로 나타낼 수 있다. 산란각이 θ_0보다 클 때에는 전자-전자 반응은 무시되고 핵과의 반응이 지배적인 항이 된다. 100 keV에서 θ_0값은 Cu와 그 외 경원소에서 단지 5°이다. 따라서 이 각도보다 큰 각도에서 모든 산란은 러더퍼드 형태의 high angle 산란으로 나타낼 수 있다.

좀 더 정확한 단면적을 구하기 위해서는 입사 전자의 상대론적 교정을 해 주어야 한다. 교정된 전자의 파장을 λ_R로 표시하고 산란 원자의 Bohr 반지름을 a_0로 나타내면, $a_0 = \frac{h^2\varepsilon_0}{\pi m_0 e^2}$이고

$$\frac{d\sigma(\theta)}{d\Omega} = \frac{\lambda_R^4 Z^2}{64\pi^4 a_0^2\left[\sin^2\frac{\theta}{2}+\left(\frac{\theta_0}{2}\right)^2\right]^2} \tag{1.116}$$

이 식이 screened relativistic Rurherford cross section에 관한 식이다. 비록 높은 TEM 전압(300~400 kV)과 중원소($Z>30$)에서 특별한 제약이 있음에도 불구하고, 이 식은 TEM 계산에 가장 널리 사용되는 식이다. 위의 제약이 있는 경우 큰 산란각을 야기시키는데, 이 경우는 Mott cross section과 같은 또 다른 단면적을 고려해야 한다.

단면적에 대한 특성을 요약하여 알아볼 수 있는 가장 좋은 방법은 약간의 데이터를 고려해 보는 것이다. 그림 1-7은 다른 3개의 원소와 2개의 다른 빔에너지의 경우를 나타낸 것이다. 그림 1-7에서 보듯이 산란각이 0~180° 변화하는 동안 10^6 barn에서 10 barn까지 크게 변화됨을 알 수 있다. 기대한 대로 전방 방향(forward) 반응(θ가 0°에 가깝게)으로 산란이 쉽게 일어남을 알 수 있다.

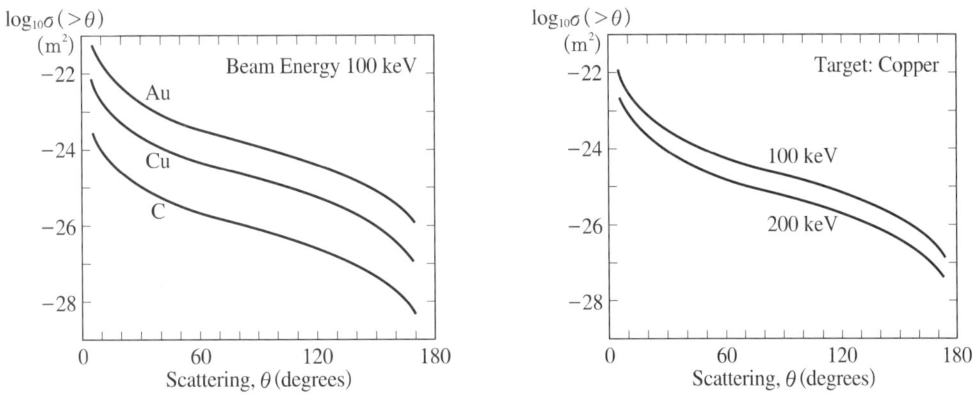

(a) for different elements at 100 keV　　(b) for Cu at different voltages

그림 1-7 • The variation of the logarithm of the screened relativistic Rutherford cross section with scattering angle.

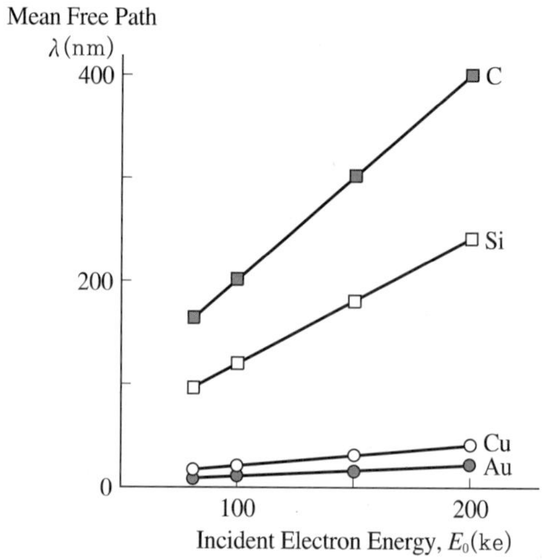

그림 1-8 • The mean free paths of elastic scatter for 4 different elements as a function of the mean energy.

전자 에너지를 2배로 증가시키면, 단면적은 2 또는 3 factor만큼 감소하는데 이는 더 높은 에너지의 전자는 덜 산란됨을 알 수 있다. 그림 1-8은 탄성 산란에서 관련된 평균 자유 경로를 나타낸다. 여기서 시편의 두께가 100 nm 이하에서는 큰 각도의 산란은 거의 일어나지 않음을 알 수 있다. 즉, 얇은 시편에서 이상적인 한 번의 산란이 일어나게 됨을 알 수 있다.

6. 원자 산란인자(atomic scattering factor)

고전적인 러더퍼드 미분 단면적은 산란 단면적을 정확하게 계산하는 데에 사용될 수 없다. 왜냐하면, 그 식은 전자빔의 파동 특성을 무시하였기 때문이다. 정확한 취급은 파동 역학을 사용해야 한다. 단면적에 대하여 파동 접근 방식의 가장 친근한 관점은 원자 산란인자, $f(\theta)$의 개념이다. 원자 산란인자는 미분 탄성 산란 단면적과 관련되어 다음과 같이 나타낸다.

$$|f(\theta)|^2 = \frac{d\sigma(\theta)}{d\Omega} \tag{1.117}$$

$f(\theta)$는 고립된 한 원자로부터 산란된 전자 파동의 진폭의 척도이고, $|f(\theta)|^2$은 산란된 파동의 세기에 비례한다. 이 개념은 러더퍼드 미분 산란 단면적과 상호 보완 관계를 이룬다. 왜냐하면, 이는 러더퍼드 모델이 부정확한 작은 각도의 탄성 산란을 나타내는 데 가장 적합하기 때문이다.

원자 산란인자는 다음과 같이 정의된다.

$$f(\theta) = \frac{\left(1 + \frac{E}{E_0}\right)}{8\pi^2 a_0} \left(\frac{\lambda}{\sin\frac{\theta}{2}}\right)^2 (Z - f_X) \tag{1.118}$$

여기서 f_X는 X-선에 대한 원자 산란인자이다.

$f(\theta)$의 각도 변화에 따른 변화를 그림 1-9에 나타내었다. 주요 결론은 다음과 같다.

- θ가 증가함에 따라($\theta = 0°$는 입사빔 방향) $f(\theta)$는 감소한다.

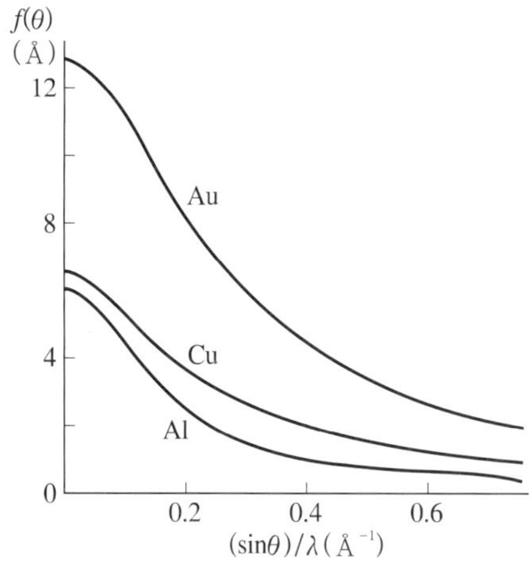

그림 1-9 • Atomic scattering factor as a function of scattering angle θ.

- 파장 λ가 감소함에 따라 $f(\theta)$는 감소한다.
- 임의의 θ값에서 Z의 증가에 따라 $f(\theta)$는 증가한다.

주지할 것은 미분 산란 단면적과 원자 산란인자는 θ의 변화에 따라 전자의 산란 세기가 어떻게 변화되는가에 대한 한 척도가 된다는 점이다. 식 (7.9)의 $f(\theta)$에 대한 표현은 탄성 핵산란(Z항)과 탄성 전자 구름과의 산란(f_X항)을 모두 포함하고 있다. 만약 f_X항을 무시하면, $|f(\theta)|^2$은 수학적으로 큰 각도의 러더퍼드 단면적과 같아진다.

이제 정성적인 방법으로 회절이 어떻게 그림 1-9로 나타난 작은 각도에 있어서의 $f(\theta)$의 산란 분포에 영향을 주는가를 고찰해 볼 수 있다. 시편 내에서 원자의 규칙적인 배열에 따른 효과를 고려할 때에는 그림 1-9는 수정되어야 한다. 비정질 시편에 대하여 원자들이 거의 무작위로 배열되어 있다. 무작위 배열은 그림 1-9와 같이 유사한 그림을 보여주나 비정질 시료에도 어떤 원자간 간격이 있게 된다. 즉, 첫 번째와 두 번째 이웃 원자간 간격이 잘 정의되어 있다. 결국 회절의 진폭(따라서 세기)은 어떤 각도에서 더 강해진다. 그래서 회절 패턴에서 세기가 큰 환(ring) 패턴이 나타난다. 시료가 결정이면 회절빔의 세기는 고정된 면간 거리 때문에 특별한 각도(Bragg 각도)에서 최대가 된다. 이는 회절 문제에서 자세히 다루게 된다.

입사한 전자 파동은 진폭이 Ψ_0이고, 위상이 $2\pi kr$인 파동으로 나타낼 수 있다. 즉,

$$\Psi = \Psi_0 e^{2\pi kr} \tag{1.119}$$

이 파동이 원자인 점 하전(point charge)에 의해 산란되면, 구면파의 산란 파동이 형성된다. 이는

$$\Psi_{sc} = \Psi_0 f(\theta) \frac{e^{2\pi kr}}{r} \tag{1.120}$$

로 나타낼 수 있다. 이 식에서 $\Psi_0 = 1$이라면, $f(\theta)$는 진폭이 된다. 즉, 원자 산란 진폭(atomic scattering amplitude)이다.

$f(\theta)$는 원칙적으로 항상 Schrödinger 식에서 계산할 수 있다. 원자를 점 하전 입자로 본 모델에 의한 산란 과정을 나타낸 파동은

$$\Psi_{sc} = \Psi_0 \left[e^{2\pi k_I \cdot r} + \mathrm{i}\, f(\theta) \frac{e^{2\pi kr}}{r} \right] \tag{1.121}$$

로 나타낼 수 있다. 이는 보통 Huygen's wavelet에는 입사빔과 산란빔 사이에 90° phase shift가 있기 때문이다. 따라서 $f(\theta)$는

$$f(\theta) = |f(\theta)| e^{i\eta(\theta)} = |f(\theta)| \{\cos\eta(\theta) + i\sin\eta(\theta)\} \tag{1.122}$$

로 나타낼 수 있는데, 이때 위상 $\eta(\theta)$는 θ에 의존한다.

9 비탄성 산란(inelastic scattering)

1. TEM에서 비탄성 산란의 종류

높은 에너지를 가진 전자가 한 원자와 만날 때에는 먼저 원자의 외부에 약하게 결합되어 있는 전자 그룹을 통과하고, 그 다음으로 내부의 좀 더 강하게 결합된 core shell 전자들을 만나고, 마지막으로 핵을 만나게 된다.

전자가 더 깊게 원자 속으로 들어가면, 전자는 더 많은 에너지를 잃게 된다. 아주 희귀하지만 전자는 한 번의 핵반응에서 모든 에너지를 잃어버릴 수도 있다. 비탄성 산란의 범위는 산란 각도의 범위를 만드나 에너지 손실과 산란각 사이에는 간단한 관계가 없다. 비탄성 산란 과정은 다음의 세 가지 종류로 분리할 수 있다.

- X-선을 발생시키는 과정
- 다른 (2차) 전자를 발생시키는 과정
- 많은 원자와 집합적인 반응에서 생겨나는 과정

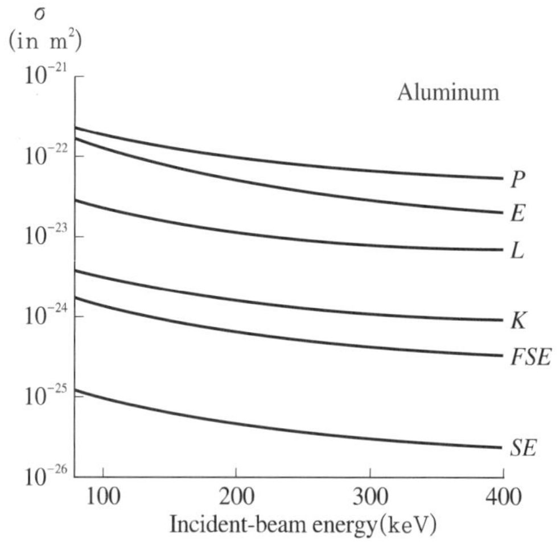

그림 1-10 • Cross sections for the various inelastic processes in Al as a function of the incident electron energy, assuming a small angle scatter($\theta \sim 0°$); plasmon(P), K and L-shell ionization(K, L), fast and slow secondary electron generation(FSE, SE). The values are relatively insensitive to the beam energy.

우리는 첫 번째와 두 번째에 대하여 비교적 잘 알고 있으나, 세 번째에 대하여는 잘 알고 있지 못하다. 그림 1-10은 중요한 비탄성 산란 과정에 대한 단면적을 나타낸 것이다. 이 단면적은 크기에 있어 several orders of magnitude로 변화된다.

2. X-ray emission

우리는 X-선 방출을 우선 고려하는데, 이는 시편 내에서 가장 중요한 2차적인 신호이기 때문이다. 두 종류의 X-선이 형성되는데, 이는 특성 X-선과 Bremsstrahlung X-선이다. X-선으로부터 구성 원소를 확인하고 정량적인 분석도 가능해진다. 대부분의 자세한 내용은 EDS 분석에서 다루어진다. 중복을 피하기 위하여 여기서는 기초적인 이론 부분만 다룬다.

(1) 임계 이온화 에너지(critical ionization energy)

원자를 이온화시키기 위하여 전자빔은 inner-shell 전자에게 임계값보다 더 큰 에너지를 전달해야 한다. 이 에너지를 임계 이온화 에너지(E_c)라고 부른다. 따라서 X-선을 발생시키려면, 빔에너지, E_0는 E_c보다 더 커야 한다. 전자가 핵에 더 단단히 결합된 경우에는 E_c값은 증가한다. 따라서 inner-most K shell은 L shell보다 더 큰 값을 갖는다. 더 큰 Z를 갖는 원자는 좀 더 많은 프로톤을 가져 더 큰 E_c를 갖는다. 많은 shell과 많은 원자들이 있으므로 임계 이온화 에너지의 열거된 예는 많다. 이는 $EELS$에서도 가치가 있다. 왜냐하면, E_c값은 에너지 손실 스펙트럼에서 피크의 위치가 되기 때문이다.

이온화에 대한 단면적, σ는 그림 1-10에 K와 L shell 전자에 대하여 나타내었다. 이는 에너지의 강한 함수가 아니고 비교적 큰 값을 가져서 모든 TEM에서 발생된 X-선을 검출할 것으로 기대된다. 고려해야 할 파라미터는 과전압(overvoltage), U이다. 이는 E_0/E_c의 비를 나타낸다. 단면적은 그림 1-11에서와 같이 U의 함수로 변화된다.

E_0가 E_c에 가까우면 이온화 기회가 적어진다. TEM에서 $E_0 \geq 100$ keV이고 $E_c < 20$ keV이므로 U 값은 5보다 커서 이온화 단면적은 거의 일정하다.

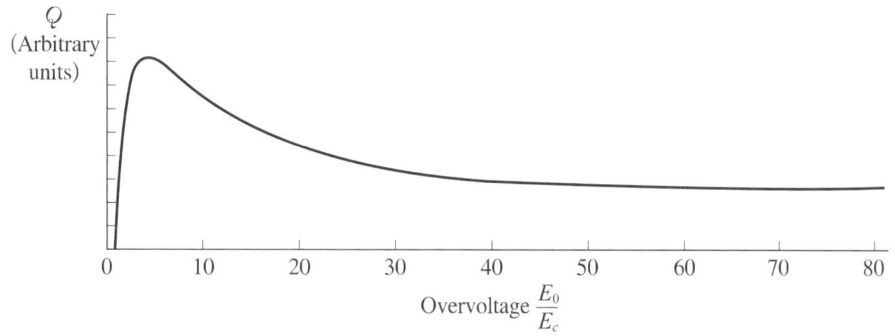

그림 1-11 • The variation of the ionization cross section with overvoltage. Ionization is most probable if the beam energy is 5 times the critical ionization energy.

(2) 이온화에 대한 단면적

1930년에 Bethe는 전체 이온화 단면적에 대한 다음의 표현을 도출하였다.

$$\sigma_T = \left(\frac{\pi e^4 b_s n_s}{E_0 E_c} \right) \log \left(\frac{c_s E_0}{E_c} \right) \tag{1.123}$$

여기서 n_s는 이온화된 shell에서 전자의 수이고 b_s와 c_s는 그 shell에 대한 상수이다. 원자를 이온화시키는 전자는 단지 작은 각도(<~10 mrad)로만 편향된다. 생겨난 특성 X-선은 4파이 sr.(steradian)에 걸쳐 균일하게 방출된다. 상대론적 효과는 $\beta\left(= \frac{v}{c}\right)$항을 첨가하여 다음과 같이 표현된다.

$$\sigma_T = \left(\frac{\pi e^4 b_s n_s}{\frac{m_0 v^2}{2} E_c} \right) \log \left[\left(\frac{c_s m_0 v^2}{2E_c} \right) - \log(1-\beta^2) - \beta^2 \right] \tag{1.124}$$

(3) X-선 에너지 그리고 파장

X-선은 전자기 방사(radiation)이므로 보통 파장 λ를 가진 파동으로 생각한다. 그러나 X-선도 전자와 같이 입자와 같은 특성을 가지고 있어 E_K 또는 E_L과 같은 구체적인 에너지를 갖는 광자(photon)로 표현된다.

X-선의 파장과 에너지 사이에는 전자에서와 같은 유사한 역관계식이 있으나 이들 사이에는 기억해야 할 커다란 차이점이 있다. X-선은 전자기 에너지의 광자이어서 전자의 에너지 표현에 있는 정지 질량 및 모멘텀과 관련이 없다. X-선은 질량이 없다. X-선은 전자기 방사선과 같이 진공에서 빛의 속도로 운동하므로 에너지 증가에 따른 상대론적 교정을 해 줄 필요가 없다. 그래서 양자화된 X-선 에너지는 바로 $h\nu$이다. 여기서 ν는 주파수(frequency)를 나타낸다. 그래서

$$E = h\nu = \frac{hc}{\lambda} \tag{1.125}$$

따라서 λ는 nm, E는 keV 단위로 나타내면,

$$\lambda = \frac{1.24}{E} \tag{1.126}$$

이 된다. 이 식은 전자에서 상대론적 교정이 안 된 ($\lambda = 1.22/\sqrt{E}$, E in eV)식과 유사하다.

X-선 에너지는 inner-shell 에너지에서의 차이에 의존하고 이 차이는 Z에 따라 단조로이 증가하므로, 구체적인 에너지를 갖는 특성 X-선의 검출로 시료 내의 한 원소의 존재를 확인하는 데에 사용할 수 있다.

시료의 원자 번호(Z)와 X-선 에너지/파장과의 관계는 Moseley 식으로 알 수 있다. 이는

$$\lambda = \frac{B}{(Z-C)^2} \tag{1.127}$$

여기서 B와 C는 상수이다. 그래서 원자의 전이와 관련된 X-선 에너지를 열거할 수 있다. E_c와 함께 완전한 리스트가 완성되었다.

E_c와 X-선 에너지를 비교하면 이들은 일치하지 않고 E_K 또는 E_L의 X-선 에너지는 E_c보다 작다. 이는 원자는 X-선이 방출될 때에 완전히 바닥 상태로 돌아오지 않기 때문이다. 원자 구조의 복잡성에 따라 여러 가지 전이를 거쳐 바닥 상태에 도달하기 때문이다.

(4) Fluorescent yield

이온화된 원자는 에너지를 잃는 데에 있어 특성 X-선을 방출하는 것뿐만 아니라 Auger 전자를 방출한다. X-선 방출과 Auger 전자 방출의 확률은 fluorescence yield ω로 나타내는데, 이는 X-선 방출과 inner-shell 이온화와의 비로 나타낸다. ω는 그림 1-12에서 보는 바와 같이 원자 번호에 강한 함수이다. 원자 번호가 증가함에 따라 Z^4에 비례하는 비율로 감소한다.

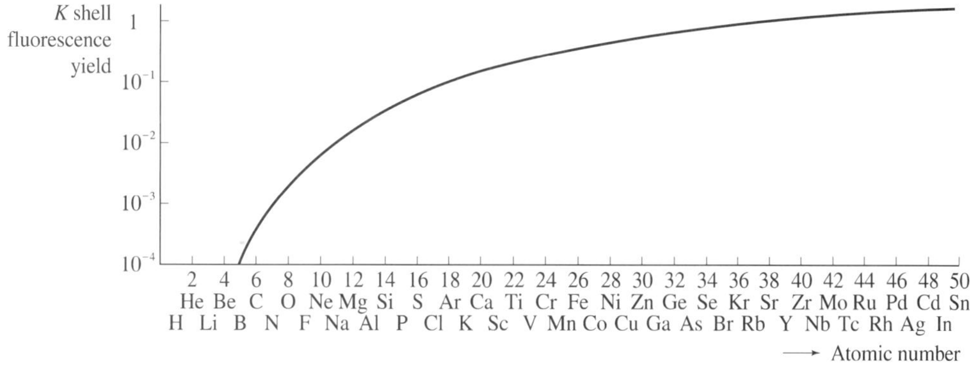

그림 1-12 • Fluorescence yields for K shell X-rays as a function of atomic number. X-rays from elements below Be are undetectable.

ω에 대한 근사적인 식은

$$\omega = \frac{Z^4}{a + Z^4} \tag{1.128}$$

여기서 a는 K-shell에서 대략 10^6이다. 이 식은 근사적이나 여전히 Z에 대한 의존성이 크다. 탄소($Z=6$)의 경우 $\omega \sim 10^{-3}$이고, Ge($Z=32$)의 경우 $\omega \sim 0.5$이다. 이는 한 개의 C K_α X-선을 발생시키려면, 1,000개의 원자가 이온화되어야 한 Ge의 경우 단지 2개의 원자가 필요하다. 그래서 경원소 원자가 이온화되면, EDS보다 EELS를 사용하여 검출하는 것이 바람직하다.

3. 2차 전자 방출(secondary electron emission)

2차 전자(SE)란 전자빔에 의하여 축출된 시료 내의 전자를 말한다. 이들은 다음의 세 가지 그룹으로 분류된다.

- 만약 전자가 전도 띠(conduction band)나 원자가 띠(valence band)에 있다면, 이를 축출하는 데에 많은 에너지가 요구되지는 않는다. 이들은 느린 2차 전자(slow SE)라고 부르며 전형적으로 약 50 eV 이하의 에너지를 갖는다.
- 만약 전자가 inner-shell에 강하게 구속되어 있다면, 이 전자는 쉽게 축출되지는 않으나 이들이 shell에서 벗어나면 빔에너지의 현저한 부분(약 50%까지)을 가져간다. 이들을 빠른(fast) 2차 전자(FSE)라고 부른다.
- 만약 전자가 X-선의 작용에 의해 외부 shell 전자에게 에너지를 전달한다면, 이 2차 전자를 Auger 전자라고 부르며 이때의 전이를 non-radiative 전이라고 부른다.

최근까지 2차 전자는 시료의 표면을 관찰하는 SEM과 관련하여 고려되었다. SE는 에너지가 작으므로 이들이 시료 표면에 있을 때에만 탈출이 가능하다. 그래서 SEM에서 시료의 표면 관찰에 많이 사용되었다. 최근 STEM에서 SE에 대한 사용이 증가하였다. 왜냐하면, 시료 표면에서의 고분해능 topographic 영상을 제공하기 때문이다. 30 kV SEM에서 분해능이 1 nm, 100 kV STEM에서 이보다 더 좋은 분해능을 제공한다.

FSE는 보통 피할 수 없고 또한 원하지도 않는 성분으로 간주되었다. 이들은 영상을 형성하거나 분광학적인 데이터를 제공하지 않는다. 이들은 보통 분광학적인 데이터의 질을 저하시킨다.

Auger 과정은 경원소와 같이 작은 결합 에너지를 갖는 원자에서 잘 일어난다. 전형적인 Auger 전자의 에너지는 수백 eV에서 수 keV 범위이어서 시료 내에서 강하게 흡수되어 표면에 가까이 있는 전자만이 시료의 탈출이 가능하다. 따라서 시료 표면에서 화학적인 정보를 얻는 데 사용된다.

4. electron-hole pair and cathodoluminescence(CL)

반도체 재료와 같이 에너지 gap을 갖는 재료에서 입사한 전자빔이 원자가띠의 전자에 반응하여 에너지를 전달하여 이 전자를 여기시키면, 이 전자는 전도띠 내로 이동되고 원자가띠에는 hole을 남긴다. 이 hole이 다시 전도띠 내의 전자와 결합하면, 밴드 갭의 에너지를 갖는 빛(photon)이 방출되다. 이 과정을 cathodoluminescence(CL)이라고 부른다.

만약 밴드 갭 에너지가 어떤 이유에서 변화되었다면, 빛의 세기도 변하게 된다. 따라서 CL spectoscopy는 반도체와 불순물의 효과에 대한 연구에 응용될 수 있다. 만약 시료에 바이어스를 걸어주면, 전자와 hole이 내부 바이어스에 의해 분리될 수 있다. 시료를 picoammeter로 접지시키면 신호를 검출할 수 있다. 이 경우 시편은 자체 검출기로 작동된다. 검출된 전류는 EBIC(electron beam induced current) 신호라고 부른다. 이 전류를 검출하여 영상을 형성하는 데 사용하면, 이는 CCM(charge-collection microscopy)이라고 부른다. CL과 CCM 작동 모드는 SEM에서 반도체 재료의 bulk 시료를 특성화하는 표준 방법으로 사용하고 있다.

5. plasmons and phonons

plasmon은 입사 전자빔이 자유 전자 기체 사이를 지나갈 때 발생하는 자유 전자의 집합적인(collective) 진동(oscillation)이다. 우리는 plasmon을 음파(sound wave)와 유사하게 고려할 수 있다. 왜냐하면, 이들은 전자 밀도를 변화시키는 영역을 만드는 종파의 진동이기 때문이다. 이들 진동은 femto-second보다 적은 시간에 감쇠되고 파동은 10 nm 내에서 국소화(localized)된다.

plasmon 과정은 가장 큰 단면적을 가지고 있고 지금까지 재료 내에서 일어나는 가장 공통적인 비탄성 반응으로 알려진다. 플라스몬 진동은 양자화되고 평균 자유 경로는 100 nm 크기이다. 이 과정은 많은 수의 플라스몬 여기를 야기시켜 시료의 두께를 측정하는 데 유용한 방법으로 사용되고 있다.

플라스몬 여기에 대한 미분 단면적은 Ferrel(1958)에 의해 다음과 같이 제시되었다.

$$\frac{d\sigma(\theta)}{d\Omega} = \frac{1}{2\pi a_0}\left(\frac{\theta_E}{\theta^2+\theta_E^2}\right) \tag{1.129}$$

여기서 a_0는 Bohr 반지름이고 θ는 산란각, θ_E는 characteristic scattering angle로 $E_p/2E_0$로 주어진다. 플라스몬 에너지(E_p)는 거의 고정되어 있으므로(~15-25 eV), 단면적은 θ의 강한 함수로 10 mrad 위에서 급격히 0으로 떨어진다. 이는 전자의 강한 전방 산란(forward scattering)임을 나타낸다.

높은 에너지의 입사 전자가 시료 내의 원자를 때리면, 격자는 마치 체인으로 연결된 fence를 때릴 때처럼 흔들리게 된다. 결정격자에서 모든 원자가 집합적으로 진동하는 곳에서 양자화되어 포논(phonon)이 형성된다. 이와 같은 원자의 진동은 시료의 가열(heating)과 같게 된다. 따라서 시편을 냉각시키면 시료 내의 포논의 수를 줄일 수 있다.

또한 포논은 원자에서 일어나는 비탄성 산란 과정에서 생길 수 있다. 예를 들면, Auger 또는 X-선 방출 그리고 밴드 간 전이에서의 에너지가 내부적으로 격자 진동으로 전환될 수 있다. 입사빔은 결정구조가 없는 비정질 고체 등의 임의 고체에서 포논을 발생시킬 수가 있다. 포논 산란 단면적은 $Z^{3/2}$으로 Z가 증가함에 따라 증가하는데, 이는 탄성 산란보다 다소 크다. 원자 진동에 대한 온도 영향으로 포논 산란은 온도가 증가함에 따라 증가한다. 포논의 평균 자유 경로는 상온에서 Au에서 수 nm로부터 Al에서 350 nm까지 변화되며, 액체 He 온도에서는 2~3배 증가된다.

전형적으로 포논 진동은 아주 작은 에너지 손실(< 0.1 eV)을 가져오나 포논에 의해 산란된 전자는 아주 큰 각도(5~15 mrads)로 산란되어 회절 패턴 사이에서 존재하는 확산된 배경 세기(diffuse background intensity)를 야기시킨다. 포논으로 산란된 전자는 아무런 유용한 microchemical 정보를 갖지 않으며, 유용한 콘트라스트도 제공하지 않는다.

참고문헌

[Bet28] H.A. Bethe. Theorie der Beugung von Elecktronen an Kristallen. *Ann. d. Physik*, 87: 55-129, 1928.

[Fer56] C.R. Ferrel. Phys. Rev. 101, 554, 1956.

[Gra03] M.D. Graef. *Introduction to Conventional Transmission Microscopy.* Cambridge University Press, 2003.

[JRG86] D.C. Joy, A.D. Romig,Jr. and J.I. Goldstein. *Principles of Analytical electron microscopy.* Plenum Press, New York, 1986.

[HGJ79] J.I. Hren, J.I. Goldstein and D.C. Joy. *Introduction to Analytical Electron microscopy.* Plenum Press, New York, 1979.

[TM04] S.T. Thornton and J.B. Marion. *Classical Dynamics of Particles and Systems.* 5th ed. Thomson Brooks/Cole, 2004.

[Wan95] Z.L. Wang. *Elastic and Inelastic Scattering in electron Diffraction and Imaging.* Plenum Press, New York, 1995.

Chapter

02 결정에 의한 회절 이론

이확주_한국표준과학연구원

1 | 서 론

X-방사선은 파장이 0.1~500 Å인 전자기 스펙트럼의 부분에 해당되는 이름으로, 이는 더 짧은 파장의 γ-radiation과 더 긴 파장의 자외선(ultraviolet) 파동의 중간에 위치한다. 물질파인 전자를 사용한 TEM에서의 회절 현상은 전자기파의 일종인 X-선의 회절 현상과 같은 원리로 작동됨은 쉽게 이해할 수 있다. 더욱이 재료 특성 실험에서 X-ray diffraction(XRD) 실험과 TEM 실험은 상호 보완적인 관계를 이룬다. 따라서 이 장에서는 전반부에 결정학적인 목적으로 사용되는 0.1~2.5 Å의 X-선 소스의 물질과의 반응, 특히 결정성의 고체와의 반응 특성을 살펴보고 이어 후반부에 TEM에서의 전자에 의한 회절 특성을 고려하고자 한다.

2 | X-선의 물질과의 반응

X-선빔이 재료의 매체를 통과할 때에 그 세기는 여러 가지 효과에 의하여 감소된다. 이는 두 가지 주제, 즉 흡수(absorption)와 산란(scattering)의 효과로 설명할 수 있다.

한 원자에 의한 X-선 광자(photon)의 흡수는 다른 효과 가운데에서 원자의 내부 껍질(inner shell) K, L, 또는 M각에서 전자의 축출을 가져오고, 이어서 그 동공을 메우기 위하여 더 높은 에너지 레벨(즉, 음의 에너지값이 적은)의 전자가 떨어지게 된다. 이와 같은 전자의 전이는 유한 크기의 파장의 X-선을 방출하게 되는데, 이는 내부 껍질의 동공을 채우는 전자의 초기와 최종 에너지 차이로 결정된다. 이와 같은 형광(fluorescent) X-선은 다른 원자에 의해 재차 흡수되어 더 높은 에너지의 전자를 축출하고, 이어서 더 높은 에너지의 전자의 강하를 가져오고 더 작은 에너지의 형광 X-선을 방출한다. 흡수 현상은 X-선 형광 분석을 포함하여 여러 가지 방법으로 유용된다.

한 원자에 의한 X-선의 산란은 두 가지 방법 중의 하나로 일어나는데, 두 방법 모두에는 X-선과 원자핵 밖의(extra-nuclear) 전자와의 반응이 포함된다. 재료 매체의 구성 원자의 하나에 속하는 한 개의 전자에 가까이 지나는 X-선 광자는 전자의 전자기장에 의하여 편향되어 일부 에너지를 운동 에너지로 전자에 전해 준다. 따라서 회절되는 X-선 광자의 에너지는 감소되고 파장은 증가한다. 이것이 결이 맞지 않는 산란(incoherent scattering) 현상으로, 지금의 우리의 관심사는 아니다.

원자에 의해 X-선이 산란되는 두 번째 방법은 입사하는 X-선빔을 평면 파동 파두(plane wave front)로 취급하여 고려한다. 재료 매체의 한 원자에 속하는 원자핵 밖의 전자를 지나는 X-선은 평면 파동 파두로서 전자의 진동을 일으킨다. 진동하는 전자는 입사빔과 같은 진동수의 X-선을 방출한다. 이와 같이 진동하는 전자는 고정된 파장의 X-선의 2차원(secondary source)으로 작용하고 간섭 효과를 일으키게 한다. 이와 같은 결맞는 산란(coherent scattering)과 관련된 간섭 현상은 X-선 결정학의 기초가 되며, 이 장에서 다루는 주요 관심사이다.

결정 고체에 입사하는 0.5~2.5 Å 범위의 파장에서의 X-선이 회절 패턴을 만드는 것은 결정 고체에서 이웃한 원자간의 거리가 같은 스케일이고, 고체 물질의 구성 원자의 원자핵 밖의 전자로부터 결맞는 산란이 일어나기 때문이다. 동시에 결이 맞지 않는 산란도 일어나는데, 이는 파장의 변화로 일어나는 산란으로, 회절 패턴의 배경(background)에 기여한다. 결정 재료에 입사하는 X-선에 의해 생성된 회절 패턴의 연구는 단결정의 경우, 해당되는 단위포의 크기와 형태와 단위포 내의 원자의 좌표를 결정하는 것이 가능하게 해 준다. 이 장에서는 단결정에 의한 X-선 회절의 기초적인 취급을 다룬다.

1. 단순화를 위해 도입된 가정들

대부분 물질의 굴절률은 1에서 10^{-6} 정도로 작아서 air/시료 결정 계면에서 입사와 산란된 X-선의 굴절은 아주 정밀한 단위포의 치수가 요구되는 측정 외에는 무시된다.

입사와 산란된 방사선에 의한 흡수는 산란빔의 세기와 방향에 영향을 미친다. 결정의 구성 원자들의 열적 진동은 또한 산란된 X-선 세기를 변화시킨다. 두 효과에 대한 교정은 구조 결정에 필요하고 쉽게 적용할 수 있다. 산란빔의 각도 배열을 아주 정확하게 측정하고자 할 때에는 흡수에 대한 교정이 필요하다. 이 장에서 주어진 기초적인 취급에서는 흡수는 무시할 만하고 결정의 모든 구성 원자들은 정지 상태에 있는 것으로 가정한다. 산란된 X-선빔은 결정을 지나는 동안 두 번째로 산란될 수 있으나 현저한 세기의 최종 빔이 얻어지는 것은 어떤 특별한 경우뿐이다.

일반적으로 산란된 X-선빔은 이들을 발생시킨 입사빔과 상대적으로 위상차 π를 갖는다. X-선의 파장이 결정 물질의 구성 원소들의 하나의 흡수단(absorption edge)에 가까울 때에만 산란빔이 그 경우에서 벗어나게 된다. 본 기초적인 취급에서 산란빔은 항상 위상 차이 π를 가져오는 것으로 가정한다. 왜냐하면, 위상 차이는 모든 산란빔에 대하여 같으므로 무시할 수 있기 때문이다. 산란에서 위상 변화의 원천은 뒷부분에서 논의된다.

마지막으로 결정에 의한 X-선의 결맞는 산란의 효과는 결정으로부터 X-선 파장에 비하여 먼 거리에서 관찰된다. 즉, Fresnel 회절(diffraction)과 구별되어 Fraunhoffer 회절을 취급하게 된다.

2. X-선의 중첩

파장이 λ, 각 주파수(angular frequency)가 ω, 그리고 진폭이 a인 x 방향으로 진행하는 좁은 다발의 단색(monochromatic) X-선을 고려하자. 점 x에서 교란(disturbance)은 다음과 같이 나타낸다.

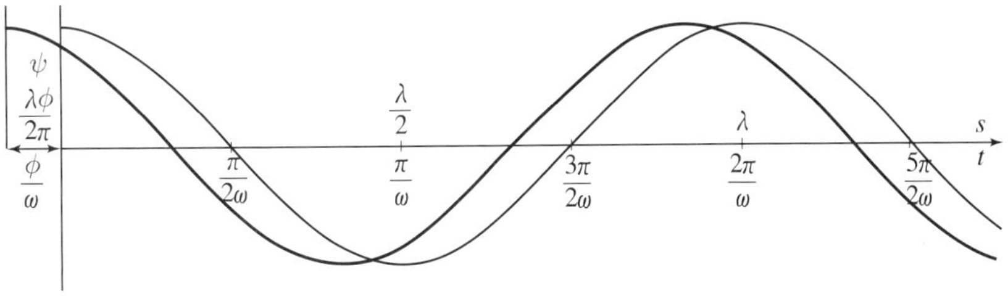

그림 2-1 • 같은 주파수와 속도를 가진 두 사인 파동의 운동. 두 파동은 위상차 ϕ, 시간차 ϕ/ω, 경로차 $\lambda\phi/2\pi$를 보인다.

$$\psi = a\cos(wt + \phi) \tag{2.1}$$

여기서 ψ는 시간 t에서 전자 방향에 수직한 면에서 변위(displacement)이다. 그리고 ϕ는 $t=0$일 때 파동의 위상이다. 그림 2-1에서 위상 ϕ를 가진 파동은 $\phi=0$의 파동보다 앞서 있음이 확실하다.

이제 이와 같은 단색 X-선의 빔이 2개의 빔, 즉 위상이 0인 빔(이는 단지 시간 스케일의 영점의 정확한 선택이 요구됨)과 다른 빔은 ϕ를 갖는 빔으로 갈라졌다고 가정하자. 두 번째 빔은 $\dfrac{\lambda}{2\pi}\phi$에 해당되는 양만큼 첫 번째보다 더 짧은 거리를 진행하고 있다.

이제 이와 같은 파동의 N개가 주어진 점에 동시에 도달되었다고 한다면, 최종 파동은 중첩 원리(principle of superposition)에 의하여 개개 파동들의 합으로 주어진다. 그래서 그 점에 동시에 도달된 파동들 ψ_1, ψ_2, …, ψ_{N-1}, ψ_N의 최종 파동 ψ_R은 만약 모든 파동이 같은 주파수 ω를 갖는다면,

$$\begin{aligned}
\psi_R &= \psi_1 + \psi_2 +, \;\cdots, \; + \psi_{N-1} + \psi_N = \sum_1^N \psi_n = \sum_1^N a_n\cos(wt + \phi_n) \\
&= \sum_1^N (a_n\cos wt\,\cos\phi_n - a_n\sin wt\,\sin\phi_n) \\
&= \cos wt\sum_1^N a_n\cos\phi_n - \sin wt\sum_1^N a_n\sin\phi_n
\end{aligned} \tag{2.2}$$

그리고 최종 파동은

$$\psi_R = a_R\cos(wt + \phi_R) = a_R\cos wt\,\cos\phi_R - a_R\sin wt\,\sin\phi_R \tag{2.3}$$

으로 나타낼 수 있으므로 두 개의 식에서

$$a_R\cos\phi_R = \sum_1^N a_n\cos\phi_n, \quad a_R\sin\phi_R = \sum_1^N a_n\sin\phi_n$$

이 된다. 이제 두 식을 각각 제곱하여 더하고 $\cos^2\phi_R + \sin^2\phi_R = 1$을 이용하면,

$$a_R^2 = \left(\sum_1^N a_n\cos\phi_n\right)^2 + \left(\sum_1^N a_n\sin\phi_n\right)^2 \tag{2.4}$$

그리고

$$\tan\phi_R = \frac{\sum_1^N a_n \sin\phi_n}{\sum_1^N a_n \cos\phi_n} \tag{2.5}$$

굴절된 X-선을 다룰 렌즈가 없으므로 결정에 의해 산란된 X-선으로 결정 구조를 영상화하는 것은 불가능하고, 실제로 할 수 있는 것은 산란된 X-선빔의 세기와 각도 배열을 측정할 수 있을 뿐이다. 식 (2.4)는 N 파동의 최종 세기 I_R에 대하여

$$I_R = a_R^2 = \left(\sum_1^N a_n \cos\phi_n\right)^2 + \left(\sum_1^N a_n \sin\phi_n\right)^2 \tag{2.6}$$

으로 나타낸다. 따라서 최종 X-선빔의 세기를 계산하기 위하여 주어진 방향에서 결정의 모든 전자에 의해 산란된 X-선의 진폭과 위상을 알 필요가 있다.

이제 우리의 최종 관심사는 입사된 단색 X-선빔과 단결정과의 반응에 의하여 생긴 회절 패턴의 계산이고, 이것은 결정에서 모든 전자에 의해 산란된 파동을 모든 방향으로 합하여 이루어진다. 그 합은 네 가지 단계를 거쳐 수행된다. 첫 번째 단계는 X-선빔과 한 개의 전자와의 반응을 고려한다. 두 번째 단계는 결정 내에 있는 각각의 원자 종과 관련된 모든 전자에 의해 생성된 산란을 고려한다. 세 번째 단계는 단위포 내의 모든 원자에 의해 생성된 산란으로, 그들의 다른 특성과 단위포 내의 공간 분포를 고려한다. 네 번째인 최종 단계는 한 단위포의 산란 효과를 결정의 모든 단위포에 걸쳐 더하는 것이다. 이 단계적인 논리에는 첫 번째 근사로 결정의 각 전자는 특별한 원자에 속하는 것으로 가정한다. 이는 엄격하게 말하면 맞는 것은 아니다. 왜냐하면, 원자 전자(valence electron)는 결합 형성에 관련되어 결국은 원자간에 공유되기 때문이다. 그러나 결정에서 전자의 대부분은 core electron으로 각각은 분명하게 특별한 원자에 속한다. 그래서 그 근사는 적어도 첫 번째 근사로 유효하게 사용될 수 있다.

위에서 언급한 절차는 상당히 논리적이나 분석의 어려움은 단계별로 가중되지는 않는다. 특히 마지막 단계는 비교적 쉽고 결정학적으로 기본적이어서 전체 합이 이루어지기 전에 즉각적으로 유용한 결과를 가져올 수 있다. 그러므로 마지막 단계를 첫 번째로 선택하여 단위포의 정규적인 3차원 배열의 결정의 회절 패턴의 의미를 고려한다.

3. 라우에 식(Laue equation)

한 결정은 단위포의 규칙적인 배열이므로 결정은 X-선에 대하여 3차원 회절격자(diffraction grating)로 작용될 수 있다고 볼 수 있다. 격자(grating) 효과는 관찰될 수 있는 회절빔이 생기는 방향을 제한한다. 결정에 의해 회절된 X-선빔의 방향은 단위포의 치수와 세기 그리고 단위포 내의 원자의 배열에 의존한다.

격자에 의한 회절의 잘 알려진 특성은 회절된 세기의 최댓값(intensity maxima)은 각각의 격자 원소에서 해당되는 점들에 의해 산란된 파동이 같은 위상을 이루는 방향에서만 일어나는 것이다. 다른 모든 방향에서 산란된 파동은 다소 소멸적으로(destructively) 간섭된다. 달리 말하면, 격자의 다른 원소에 있

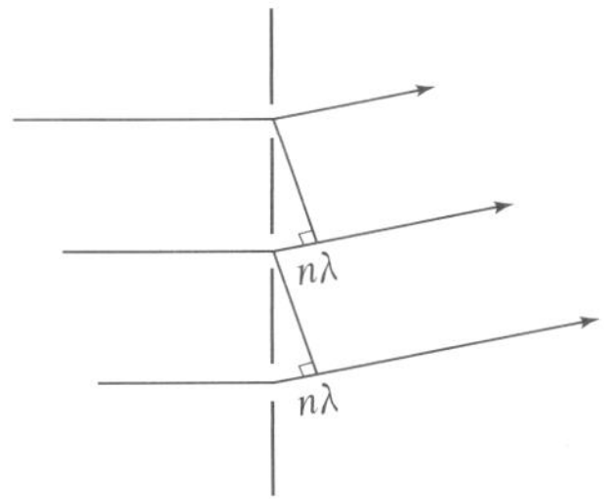

그림 2-2 • 회절 grating의 각각의 원소에서 해당되는 점들에 대해 산란된 파동 사이의 경로차는 파동의 정수배이다.

는 해당되는 점들에 의해 산란된 파동 사이에 세기의 최댓값의 방향에서의 경로차이(path difference)는 모든 원소에 대하여 파장의 정수배이다(그림 2-2 참조).

격자 원소에서 해당 점들과 유사하게 해당되는 점들을 결정의 각각의 단위포에서 하나씩 잡아서 격자점의 배열을 얻을 수 있다. 그러므로 결정에 의하여 회절된 X-선 세기의 최댓값의 각도 배열만에 관심을 갖는다면, 산란은 격자점들의 모델로 국부적인 세기의 최댓값의 상대적인 세기에 대해 아무런 정보를 줄 수 없는 극히 제한적인 모델이나 지금 원하는 목적에는 적합하다.

회절빔은 X-선이 모든 격자점에 의해서 같은 위상을 이루는 방향으로 일어나고 격자는 규칙적인 3차원 격자점의 배열이므로 이 조건은 3개의 같은 면의 열에 놓인 이웃한 격자점의 쌍에 의해 산란된 X-선이 같은 위상일 때 만족된다.

이제 파장이 λ인 X-선빔이 간격이 t인 격자점의 한 열(row of lattice points)에 각도 i로 입사하고, 격자열에 각도 δ로 산란 방향을 이룬다고 가정하자(그림 2-3).

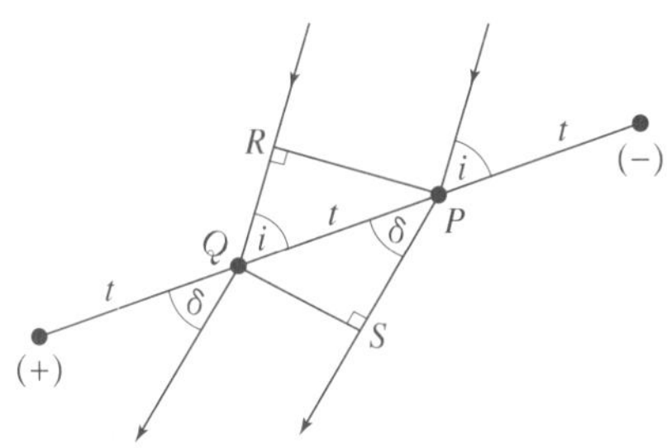

그림 2-3 • 간격 t의 격자열에 입사한 파장 λ의 평행빔

각도 i와 δ는 격자열의 반대 방향에 대하여 측정하는 것이 보통이다. 관습으로 i를 입사빔과 격자점의 한 열과의 음의 방향과 이루는 각으로 잡고 회절빔과 격자열의 양의 방향과의 각도는 δ로 잡는다.

그러면, 그림 2-3에서 이웃한 격자점에 의하여 산란된 X-선의 경로차는

$$PS - RQ = PQ(\cos\ \delta - \cos\ i) = t\ (\cos\ \delta - \cos\ i) \tag{2.7}$$

로 된다. 회절빔이 발생되려면, 이웃한 격자점에 의하여 산란된 X-선은 같은 위상이어야 한다. 즉, 경로차는 파장의 정수배이어야 한다. 그러므로 격자점 열에 의한 회절 조건은 $t\ (\cos\ \delta - \cos\ i) = n\lambda$이다. 여기서 n은 정수이다. 그림 2-4는 n의 값에 대한 여러 가지 경우를 나타낸 것이다.

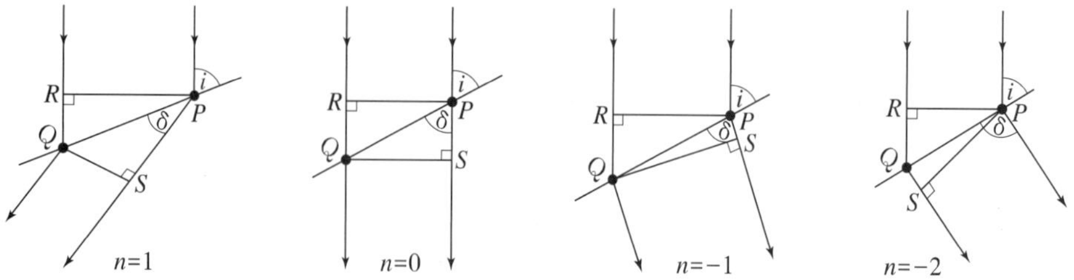

그림 2-4 ● 한 격자열의 이웃한 두 개의 격자점 P와 Q에 의해 산란된 X-선에서 세기 maxima에 대한 조건

회절빔의 허용되는 방향은 물론 입사빔과 격자점열로 정의되는 면에 한정되지는 않는다. 회절 조건 $t(\cos\delta - \cos i) = n\lambda$는 격자열과 각도 δ를 이루는 임의의 조건에서 만족된다. 그래서 주어진 값 n에 대하여 회절된 X-선은 반각(semi-angle) δ를 갖는 원뿔(cone)의 표면으로 제한된다. 격자열에 대하여 동축을 이루는 한 세트의 원뿔은 $n=0, \pm1, \pm2$ 등(그림 2-5)에 대한 회절 조건의 해를 나타낸다.

이제까지 회절은 하나의 점열에 대하여 고려하였으나, 격자는 점의 3차원 배열이므로 이와 같은 조건은 구체적으로 3개의 한 평면 내에 있지 않은(non-coplanar) 방향에서 이웃한 격자점의 떨어진 거리로 나타낼 수 있다. 이 3개의 축을 x, y, z로 나타내고 각각에 다른 격자점의 분리를 a, b, c라고 한다. x축에 평행한 간격 a의 점열에 대하여 회절 조건은 $a(\cos\delta_a - \cos i_a) = h\lambda$로 여기서 i_a, δ_a는 각각 x축과 입사빔 그리고 회절빔과의 사이의 각도이고 h는 정수이다. 만약 이와 같은 점열이 연속으로 y축에 평행한 병진 b에 대하여 반복되면, 이와 같은 점열은 grating 원소가 되고 이 grating의 회절 조건은 $b(\cos\delta_b - \cos i_b) = k\lambda$이다. 만약 이와 같은 격자면이 z축과 평행한 병진 c로 반복된다면, 각 면은 회절 조건이 $c(\cos\delta_c - \cos i_c) = l\lambda$로 l은 정수인 세 번째 linear diffraction grating의 요소를 이룬다.

3차원 격자의 모든 격자점들에 의한 관찰할 만한 회절빔이 만들어지려면 세 가지 조건에 대한 동시 만족이 필요하다. 이는 만약 3차원 격자에서 임의의 이웃한 격자점의 쌍에 의하여 산란된 X-선이 같은 위상을

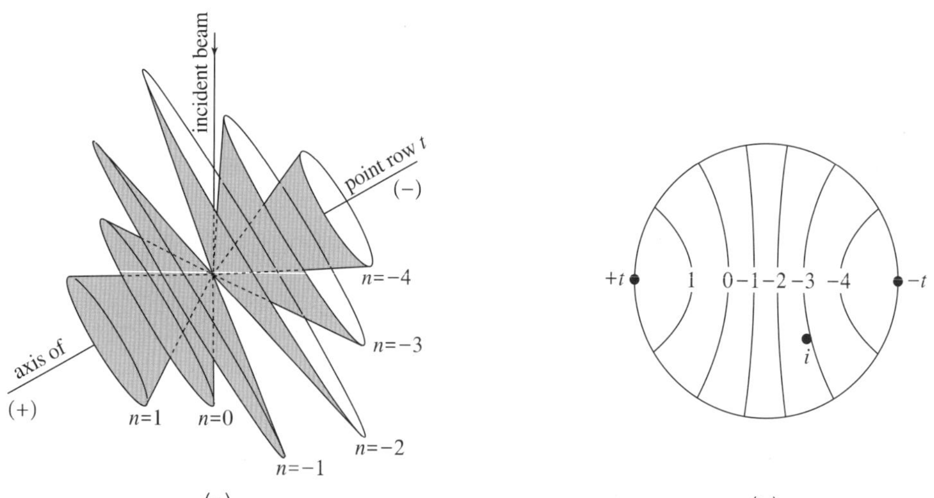

그림 2-5 ● (a) 라우에 식에서 여러 가지 n값에 대한 원뿔 세트 (b) 원뿔에 대한 stereogram. i는 입사빔 방향을 나타낸다.

이루면 기준축의 각각을 따른 이웃한 격자점에 의해 산란된 X-선은 반드시 같은 위상이어야 하고, 이것은 격자점의 3차원 배열에 의한 회절에 대한 필요충분조건이 된다. 3차원 격자에 대한 회절 조건은

$$\begin{aligned} a(\cos\delta_a - \cos i_a) &= h\lambda \\ b(\cos\delta_b - \cos i_b) &= k\lambda \\ c(\cos\delta_c - \cos i_c) &= l\lambda \end{aligned} \tag{2.8}$$

여기서 입사빔과 회절빔은 x, y, z축에 대하여 i_a, i_b, i_c와 δ_a, δ_b, δ_c의 각을 이룬다. λ는 X-선 파장이고 h, k, l은 정수이다. 이 3개의 식 (2.8)은 Laue equation으로 1912년에 결정은 X-선에 대하여 diffraction grating으로 작용해야 함을 제한한 Max von Laue를 따라 이름 지어진 것이다.

첫 번째 Laue 식, $a(\cos\delta_a - \cos i_a) = h\lambda$은 관찰할 만한 회절빔의 방향이 x축에 대하여 동축의 반각(semi-angle)이 δ_a인 한 세트의 원뿔의 표면에 제한된다. 이를 그림 2-5에 나타내었는데, 이는 입사빔의 주어진 방향 i에 대하여 회절빔의 방향에 대한 라우에 식의 제한은 x축에 대하여 중심을 둔 반지름 δ_a의 작은 원의 세트로 나타낸다. 두 번째 라우에 식, $b(\cos\delta_b - \cos i_b) = k\lambda$는 y축에 대하여 반지름, δ_a의 작은 원의 세트로 더 제한된다. 이 두 개의 라우에 식의 동시 만족은 특별한 방향에서 입사한 X-선에 의해 생성된 관찰할 만한 회절빔은 작은 원의 쌍의 교점으로 제한된다. 하나는 작은 원의 위치 h와 다른 것은 k에 의존한다. h, k의 각각의 쌍은 일반적으로 두 개의 공통 방향을 준다. 세 번째 식, $c(\cos\delta_c - \cos i_c) = l\lambda$은 또 하나의 제한을 주는데 관찰할 만한 회절빔이 일어나려면 z축에 중심을 둔 반지름 δ_c의 세트의 작은 원이 x, y 세트의 작은 원의 교점을 지나야 한다. 관찰되는 회절빔은 3 개의 원뿔의 공통 방향에 놓이는데, 각각은 기준축의 하나와 동축이고 적합한 라우에 식과 일치하는 반각과 축에 동축이다. 주어진 격자와 주어진 파장 λ의 X-선에 대하여 정수 h, k, l로 이와 같은 방향은 완전히 규정된다. 그림 2-6에서 보인 X-선빔의 방위는 3개의 작은 원, $h = k = l = 0$, h =2, k =0, l =2 그리고 h =3, k =1, l =2인 3개의 작은 원을 만든다. 라우에 식의 첫 번째 식, $h = k = l = 0$은 의미가 없는(trivial) 것으로 단지 입사빔의 전방 방향을 나타낸다.

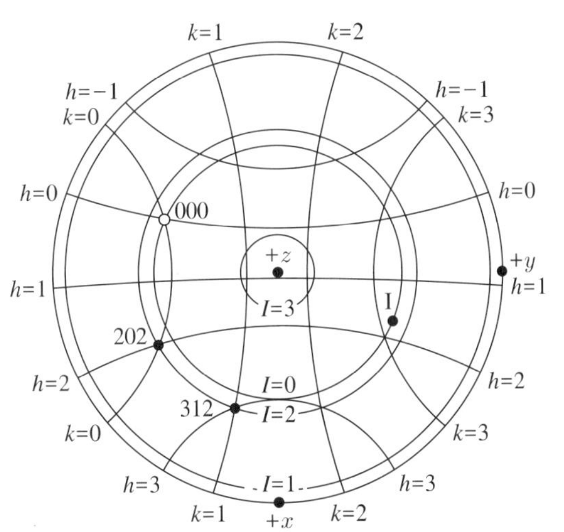

그림 2-6 • $h = k = l = 0$, h =2, k =0, l =2 그리고 h =3, k =1, l =2에 대한 3차원 orthorhombic 격자에 대한 라우에 식의 해. 입사빔의 방향은 pole I로 나타내었다.

이 시점에서 주지할 것은 결정과 같은 3차원 grating은 입사빔의 임의의 특별한 방향에 의하여 형성된 작은 수의 회절빔에서의 1차원 또는 2차원 grating과 다름을 주지할 필요가 있다. 다른 회절 maxima는 결정학적인 기준축에 대하여 입사빔의 방위를 변화시켜 얻을 수 있다. 실제의 X-선 결정학에서는 결정을 회전시키고 입사빔의 위치를 고정시켜서 가장 편리하게 수행할 수 있다.

4. 브래그 식(Bragg equation)

비록 라우에 식이 결정에 의한 X-선 회절의 정교한 취급을 제공하더라도 다루기가 어려워서 회절 조건은 대부분 목적에 편리한 브래그 식을 사용한다. 브래그 식의 근원적인 단순화 특징은 특별한 회절빔은 입사빔이 특별한 격자면(lattice plane)에 의한 회절로 나타남이다. '회절'은 식에서 주어진 어떤 각도에만 일어나는 것이다.

1912년에 W.L. Bragg는 식 (2.9)와 같은 Bragg equation을 유도한다.

$$\lambda = 2d_{hkl}\sin\theta \tag{2.9}$$

이는 회절빔의 방향은 입사빔과 회절빔은(hkl) 격자면의 세트에 원점에서의 법선(plane normal)과 함께 같은 면을 이루고 동등하게 $90° - \theta$로 기울어져 있고, 각도 θ(보통 브래그 각도로 부름)는 방사선 λ의 파장과 식 (2.9)에서의 격자면의 간격 d_{hkl}에 관련된다.

그림 2-7에서 브래그 식은 격자에 의한 X-선 회절을 다른 방법으로 보여준다. 회절빔은 입사빔이 (hkl) 격자점의 회절로 간주하여 회절은 입사빔이 격자면에 기울어진 각도, 즉 브래그 각도 θ, 면간거리와 X-선 파장은 식 $\lambda = 2d_{hkl}\sin\theta$를 만족하여 일어난다.

Bragg는 그의 식 유도에서 먼저 면(hkl)에 있는 모든 격자점에 의해 산란된 X-선이 같은 위상이 되고, 그 다음(hkl)에 평행한 모든 격자점에 의해 산란된 X-선이 같은 위상의 조건을 학립하였다. 입사하는 파두(wave front)가 격자면에서 점의 세트를 지남에 따라(이는 격자점이거나 규칙적인 간격을 이루지 않아도 된다.) 2차 작은 파동(wavelet)이 광학(optics)에서와 유사한 Huygens 구축에 따라 회절된 파두를 만든다. 입사 파동 운동의 작은 부분 에너지는 회절 파동 운동으로 이전되나 대부분은 통과한다. 광학적(optical) 회절 조건은 입사 각도는 회절 각도와 같은 곳에서 격자면에서 모든 점에 의한 산란된 파동은 서로 같은 위상을 이룬다(그림 2-8 (a)).

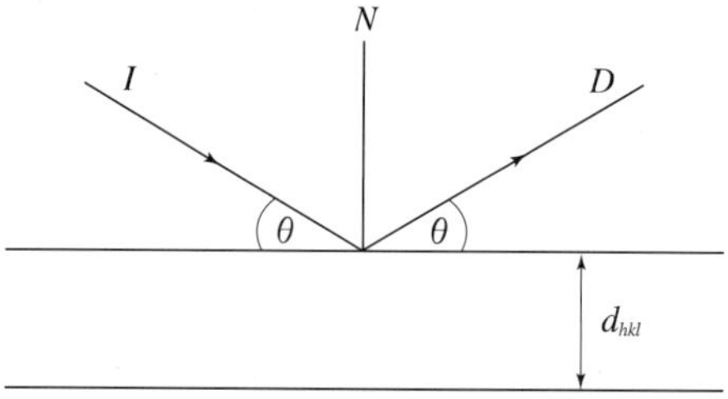

그림 2-7 • Bragg 식의 유도를 위한 입사빔과 회절빔 그리고 결정과의 관계

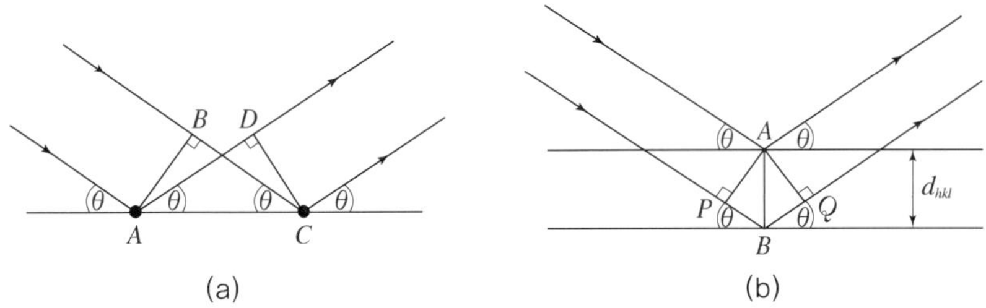

그림 2-8 • (a) Bragg 회절 조건 (b) 광학에서의 경우와 유사성

일반적으로 연속적인 격자면으로부터 회절된 파동은 같은 위상이 아니다. 이웃한 격자면으로 입사한 평면 파동의 파두는 그림 2-8 (b)에 나타내었는데, 여기서 격자면은 수평선으로 나타내었다. 상부 면에서 회절되는 파동은 하부면에서 회절되는 파동의 경로보다 $PB+BQ=2d_{hkl}\sin\theta$만큼 더 짧다. 보강되는 합이 되기 위해서는 경로차는 파장의 전체 수가 되어야 한다. 그러므로 회절빔이 관찰되기 위해서는

$$n\lambda = 2d_{hkl}\sin\theta \tag{2.10}$$

이 된다.

식 (2.10)은 분광학(spectroscopy)에서 널리 사용되는 브래그 식이다. 결정학적인 사용에서 이 식은

$$\lambda = \frac{2d_{hkl}}{n}\sin\theta = 2\,d_{nh,nk,nl}\sin\theta \tag{2.11}$$

로 쓰고 지수는 공통인자 n으로 나누어 식 (2.10)에서 $\lambda = 2d_{hkl}\sin\theta$의 형태를 얻는다. 라우에 식에서 식 (2.9)의 유도에서 h, k, l의 값에 대한 제한은 이들이 정수이어야 한다는 것이다. 그들이 공통인자를 갖는 것이 금지되지는 않는다. 그러나 면(hkl)의 지수가 공통인자 n을 갖는 경우, 격자면은 엄격하게 격자면이 아니고 격자면의 n번째 간격을 갖는 격자면, $\left(\frac{h}{n}, \frac{k}{n}, \frac{l}{n}\right)$에 평행한 한 set의 면이 된다. 이러한 점을 그림 2-9에 나타내었다. 여기서 orthorhombic 격자의 (210) 격자면, (420)면과 (630)면을 나타내었다. 모든 (210) 격자면은 격자점을 지나고 모든 면은 동등하다. 그러나 (420) set는 어떤 면은 격자점을 지나고 다른 면은 지나지 않는다. 결국 모든 면들이 동등하지 않다. 마찬가지로 면 (630)도 동등하지 않다. 단지 격자점을 지나는 면은 3개 중의 하나이다. 그림 2-9에서 브래그 조건을 만족하는 입사와 회절빔을 각각의 면의 set에 대하여 나타내고 이 점에서 이미 암시된 전체에 대하여 연결하는 것은 편리하다. 즉, 회절된 X-선빔은 보통 X-ray 회절 (reflection)로 알려진다. 이 '회절'은 브래그 식의 해를 의미하고 입사의 구체적인 각도를 의미한다. 그림 2-9에서 보인 회절빔은 210, 420 그리고 630 회절로 나타내고 회절 지수는 bracket( )를 생략하여 면의 지수와 구별한다. 회절은 지수 매김을 하면 이웃한 면에 의해 산란된 X-선의 경로차는 λ가 되는데, 이를 후에 다시 논의한다. 특별한 회절빔이 주어진 치수의 격자에 대하여 파장 λ의 X-선에 대한 hkl 회절이라는 진술은 입사빔과 회절빔 사이의 각도 관계를 완벽하게 규정짓는다. 즉, 입사빔은 (hkl)면의 법선에 대해 $90° - \theta$의 반각을 갖는 원뿔 표면에 놓이고 회절빔도 같은 원뿔 표면에 놓여서 (hkl)면의 법선과 입사빔이 같은 면에 놓이도록 요구된다.

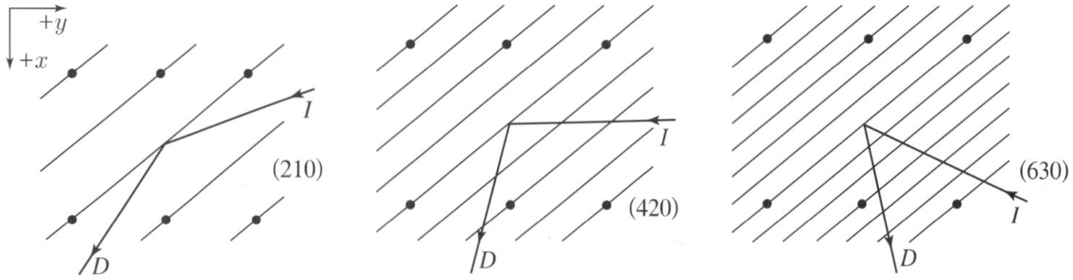

그림 2-9 • 브래그 식과 여러 가지 면들

따라서 브래그 식은 결정에 의한 X-선 회절의 기하학적 배열에 대하여 간단하고 편리한 진술을 제공한다. 그것은 X-선 결정학에서 기본적인 방정식이다. 여러 가지 다양한 상황에서 응용된다.

Bragg 식과 라우에 식은 서로 동등한 표현임이 밝혀졌다. 즉, 이들 중 임의 식에서 다른 식이 도출될 수 있음을 의미한다.

5. X-선 회절의 세기와 원자 산란인자

(1) X-선 회절의 세기

결정에서 원자들의 규칙적인 배열은 회절된 세기의 최댓값이 어떤 방향으로 제한되도록 하는데, 이는 라우에 식을 만족시키는 방향이거나 또는 격자면에서 회절이 브래그 식을 만족시키는 방향으로 나타낸다. 그러므로 우리는 X-선 회절의 방향으로 산란된 방사선의 세기만 관심이 있는 경우가 있는데, 이는 임의 방향으로 산란된 방사선의 세기를 알아보는 것보다 아주 간단한 문제가 된다.

한 결정에 의하여 형성된 산란은 대부분 X-선과 전자 사이의 반응 때문이므로 단위포에서 점 x, y, z에서 산란 물질의 밀도는 그 점에서 전자 밀도와 같게 놓을 수 있다. 엄격하게 말하면, 전자 밀도는 단위포를 통하여 연속적으로 변화하는 것으로 간주할 수 있으나 약간의 단순화를 위한 가정을 만들 수 있다. 원자와 관련된 전자 밀도는 원자의 중심에서 거리에 따라 급격히 감소하므로, 임의의 원자와 관련된 전자구름은 다른 원자에 속하는 것과 중복되지 않고 더욱이 구형의 대칭을 이룬다고 가정한다. 같은 상태의 이온화에서 주어진 원소의 모든 원자들은 같은 전자 밀도의 분포를 가지고 유사하게 X-선을 산란시킨다. 첫 단계 근사로 의도적으로 결합(bonding) 형성에 관여되는 원자가 전자(valence electron)를 무시한다. 왜냐하면, 이들의 수는 분명하게 한 개의 원자핵과 관련된 핵심 전자(core electron)와 비교하여 아주 작은 약간의 수이기 때문이다. 요약하면, 핵심 전자가 지배적으로 X-선 산란에 책임이 있으며 결국 원자에 의하여 산란된 방사선은 그의 환경과는 무관하게 된다. 그래서 주어진 이온화에서 주어진 원소의 원자에 의하여 형성된 산란은 그것이 놓인 단위포 내에서 같고 그 원소가 존재하는 모든 물질에서 같다.

앞에서는 한 원자에 의해 산란된 방사선에 대하여 정성적으로 언급하였다. 실제로 한 개의 자유로운 전기 전하에 의한 X-선의 산란은 고전적인 전기 동력학(electrodynamic)으로 이를 정량적으로 다룬다.

한 파동이 전기 전하에 떨어지면, 파동은 전하를 진동시키고 같은 주파수의 파동의 2차 소스로 작용하게 하여 전하는 그것에 입사하는 방사선의 작은 분율을 산란시키는 소스로 간주할 수 있다. 만약에 진폭이 A이고 파장이 λ인 편극이 안 된(unpolarized) 방사선이 전하가 e이고 질량이 m인 자유로운

고전적인 전자에 입사하면, 전자에서 거리 $R(R \gg l)$에서 산란된 방사선의 진폭은

$$\frac{A}{R}\frac{e^2}{mc^2}\left(\frac{1+\cos^2 2\theta}{2}\right)^2 \quad (2.12)$$

으로 나타내며 여기서 c는 빛의 속도이고 2θ는 산란빔과 입사빔의 전방 방향과의 각도이다. 인자 $\left(\frac{1+\cos^2 2\theta}{2}\right)^2$은 산란된 빔의 부분적인 편극(polarization)에서 야기되는데, 이는 입사 파동과 π만큼 위상 차이가 있다.

(2) 원자 산란인자(atomic scattering factor)

이제 한 원자의 산란인자 f를 한 특별한 방향에서 자유로운 고전적인 전자가 산란된 진폭과 그 원자에 의하여 그 방향으로 산란된 진폭과의 비로 정의한다. 그래서 한 원자에 의하여 산란된 X-방사선의 진폭은

$$\frac{A}{R}\frac{e^2}{mc^2} f \left(\frac{1+\cos^2 2\theta}{2}\right)^2 \quad (2.13)$$

이 된다. 이상적이나 실제로는 불가능한 점 원자(point atom)의 경우에는 원자의 핵과 관련된 모든 전자는 한 점으로 보게 되는데, 이때 원자의 산란인자는 그의 원자 번호(atomic number)가 된다. 원자 번호는 핵에서의 전하인데, 이는 중성 원자에서 원자핵 밖의 전자의 수와 같다. 여기서 관련된 것은 원자핵 밖의 전자의 수이고 이 수를 Z라고 정의한다. 이온에 대하여 Z는 이온의 공식적인 전하보다 적은 핵에서의 전하와 같다. 실제로 원자의 핵과 관련된 전자는 유한한 부피를 차지하고 그의 치수는 X-선의 파장과 같은 크기이다. 원자의 전자구름 내의 부피 ΔV의 작은 각각 원소는 $\rho(r)\Delta V$에 비례하는 진폭의 산란된 X-방사선을 야기시킨다. 여기서 $\rho(r)$은 원자의 중심에서 거리 r에 위치한 부피 ΔV에 걸쳐 평균 전자 밀도이다.

일반적으로 전자구름 내에 임의 쌍의 부피 원소에 의해 산란된 X-선 사이에 경로차가 있게 되고 이 경로차이는 산란각에 따라 변화된다. 그림 2-10은 원자의 전자구름 내에 있는 두 부피 요소 A와 B에 의해 산란된 X-선 사이의 경로차가 산란각 2θ에의 의존성을 나타내었다. 원자의 전자구름의 경계 표면은 큰 원으로 나타내었다. 그림 2-10 (a)는 $2\theta=0$의 경우로 경로차 $\Delta = DA - BC = 0$이고 (b)는 2θ가 작은 경우로 $\Delta = DA - BC$이다. 그리고 (c)는 2θ가 큰 경우로 $\Delta = DA + AC$이다. $2\theta=0$에서

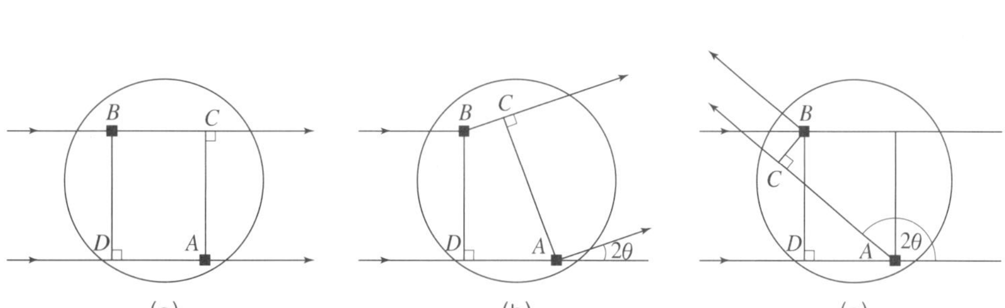

그림 2-10 • 원자의 전자구름 내의 두 부피 요소 A와 B에 의해 산란된 X-선 사이의 경로차의 2θ 의존성

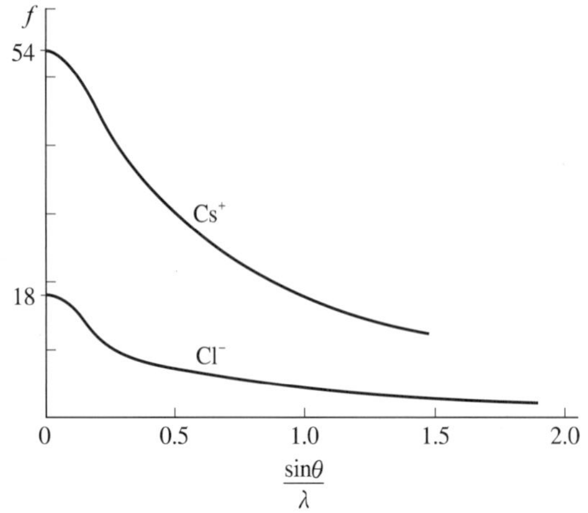

그림 2-11 • 양이온 Cs^+와 음이온 Cl^-에 대한 atomic scattering factor의 sin θ/λ 의존성

경로차는 0이고 2θ가 증가함에 따라 부드럽게 증가한다. 이제 원자의 전자구름의 모든 부피 요소에 의하여 산란된 방사선을 산란각 2θ의 방향에서 합한다고 가정하자. $2\theta=0$인 경우 소멸적인 간섭이 없어서 원자에 대한 원자 산란인자 f는 원자 번호 Z와 같게 된다. 작은 산란각에서 모든 경로차는 작게 되고 거의 소멸 간섭이 없어서 f는 단지 Z보다 약간 작게 된다. 산란각이 증가됨에 따라 임의 부피 원소쌍에 대한 경로차이는 증가되어, 일반적으로 소멸적인 간섭이 더 일어나게 되어 f는 θ가 증가함에 따라 점차적으로 감소하여 큰 값의 θ에서 $f \ll Z$가 된다. 전자가 핵에 더 강하게 결합될수록 원자의 중심을 향한 전자 밀도의 농도는 더 크게 되어 주어진 θ에서 더 작은 소멸 간섭이 가능하다. 양이온(cation), 특히 높은 공식적인 전하를 띠는 양이온에서 f값은 원자핵 밖의 유사한 값을 갖는 음이온보다도 더 큰 θ값에서 Z에 가깝게 남아 있게 된다. f의 크기 변화를 구하는 데 있어서 주어진 경로차에서 결과적인 경로차는 입사 방사선의 파장 λ에 의존함을 기억하라. 만약 λ가 작으면, 주어진 θ에서 좀 더 많은 부피 원소의 쌍이 소멸적인 간섭을 일으키게 된다. 일반적으로 모든 원소와 이온의 원자 산란인자는 $\frac{\sin\theta}{\lambda}$로 유사하게 변화하고, f는 $\theta=0$에서의 Z값에서 강하게 결합된 양이온에서 좀 더 확산된(diffuse) 전자구름을 가진 음이온보다 더 느리게 감소한다.

원자 내의 전자 밀도 분포의 계산은 양자역학의 문제이다. 이와 같은 방법으로 계산된 X-방사선에 대한 원자 산란인자 f는 International tables for X-ray Crystallography, vol. III에 $\frac{\sin\theta}{\lambda}$의 함수로 주어졌다. f의 $\frac{\sin\theta}{\lambda}$에 대한 의존도는 그림 2-11에 두 가지 예로 주어졌는데, 이는 양이온 Cs^+로 전자는 다소 강하게 결합되어 있고 음이온 Cl^-에서 전자는 비교적 약하게 결합되어 있다.

(3) 구조인자(structure factor)

이제 비록 단위포에서 각각의 원자에 의해 산란된 X-선의 진폭이 그의 atomic scattering factor에 비례하더라도, 각각의 원자에 의해 산란된 X-선의 위상을 알고 그것이 단위포에서 위치에 의존하는 것을 알 때까지 전체 단위포에 의하여 산란된 X-선의 진폭을 말할 수 없다. 단위포의 원점을 위상에 대한

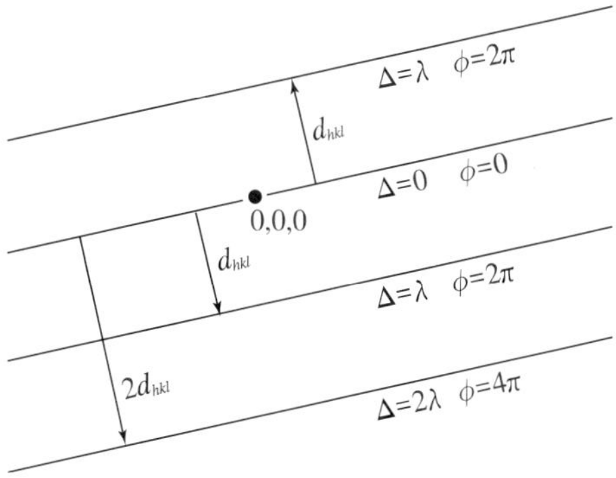

그림 2-12 • 연속적인(hkl) 격자면에 의하여 hkl 회절로 산란된 파장 λ의 X-선 사이의 위상차 ϕ

기준점으로 잡고 원점에서 한 원자에 의하여 산란된 X-선은 $\phi=0$인 위상을 갖는다고 가정하자. 좌표 x, y, z를 갖는 한 원자에 의해 산란된 X-선의 위상은 다음과 같은 논리로 브래그 식에서 도출할 수 있다.

그림 2-12는 연속적인 (hkl) 격자면에 의해 hkl 회절로 산란된 파장 λ의 X-선 사이의 위상차 ϕ를 나타낸다. 격자면 (hkl)은 지면에 수직이다. 원점을 통하여 (hkl)면에 놓인 원자들에 의해 산란된 X-선의 hkl 회절에의 기여는 $\phi=0$인 원점에서 원자에 의해 산란된 X-선과 같은 위상이다. 왜냐하면, 이와 같은 면의 임의 점에 의하여 산란된 X-선 사이에 경로차 Δ는 0이기 때문이다. hkl 회절에 대한 조건은 이웃한 (hkl) 격자면에서 산란된 X-선은 경로차 $\Delta=\lambda$를 가져야 하는데, 이는 위상의 양으로 위상차 $\phi=2\pi$이므로 원점에서부터 첫 번째 (hkl)면에서 산란된 X-선은 원점에서 산란된 hkl면에서 산란된 경로보다 λ만큼 짧은 경로를 갖는다. 그래서 이들의 위상차는 결국 $\phi=2\pi$가 된다. 유사하게 2차면에서 산란된 X-선의 경로 길이는 λ만큼 작아서 phase는 4π가 된다. 일반적으로 원점에서 n번째 면에서 산란된 X-선의 경로 길이는 $n\lambda$만큼 짧고 그들의 위상은 $2\pi n$이 된다. 그러나 산란은 원자에 의하여 이루어지지 격자면에 의하여 이루어지지 않는다. 그리고 아주 간단한 구조를 제외하고 단위포의 모든 원자들은 모든 관찰 가능한 회절에 해당되는 격자면에 놓이지는 않는다.

그러나 그림 2-13에서와 같이 일반적인 좌표 x, y, z를 갖는 한 원자에 의해 산란된 X-선의 위상은 x, y, z를 통하여 (hkl) 격자면에 평행하게 면을 그리고 원점에서 그 면까지 수직 거리를 D_{hkl}을 취하여 쉽게 구할 수 있다. 그러면 만약 (hkl)면의 간격이 d_{hkl}이라면, x, y, z에 위치한 원자에 의하여

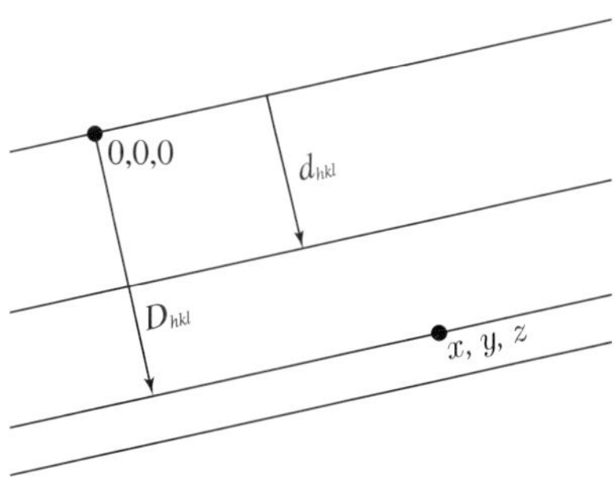

그림 2-13 • 위상차를 나타낸 그림

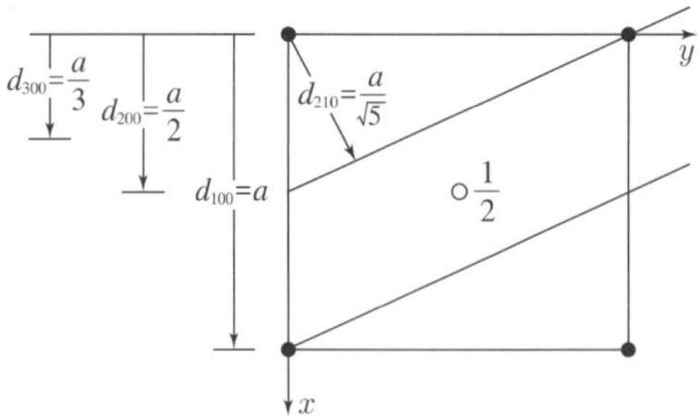

그림 2-14 • (001)면으로 투영된 CsCl 구조

산란된 X-선과 원점에 위치한 원자에 의한 X-선 사이의 경로차는 $\left(\frac{D_{hkl}}{d_{hkl}}\right)\lambda$이고 x, y, z 좌표에 있는 원자에 의한 X-선 산란의 위상은 $2\pi\left(\frac{D_{hkl}}{d_{hkl}}\right)$이 된다.

여기서 간단한 구조, CsCl에 대한 위상 계산을 자세하게 고려하는 것이 바람직하다. 이 구조는 그림 2-14에 나타낸 바와 같이 단위포에 단지 2개의 원자를 갖는데, 000에 Cs 그리고 $\frac{1}{2}$, $\frac{1}{2}$, $\frac{1}{2}$에 Cl 원자가 위치한다. 먼저 100 회절을 고려하자.

Cs 원자는 원점에 위치하며 원점을 통한 (100) 격자면에 놓여서 그것에 의해 산란된 X-선의 위상은 0이다. 따라서 Cs 원자에 의해 산란된 X-선의 진폭은 간단히 f_{Cs}에 비례한다. 더욱이 이는 모든 X-선 회절에 그러하다. 왜냐하면, Cs 원자는 원점에 놓이기 때문이다. 그러나 Cl 원자는 원점을 통한 (100)면에 놓이지 않는다. 그러나 그 면에서 수직 거리 $\frac{1}{2}d_{100} = \frac{1}{2}a$에 있으므로 Cl 원자에 의한 산란된 X-선은 $\frac{\lambda}{2}$의 경로 차이를 가지고, Cs 원자에 의해 산란된 X-선에 비하여 위상차 π를 갖는다. Cl 원자에 의하여 산란된 X-선의 진폭은 물론 f_{Cl}에 비례한다. 중첩 원리에 의하여 일반적으로 한 개의 단위포에 의해 산란된 X-선의 세기는

$$I(hkl) = \left(\sum_{1}^{N} f_n \cos\phi_n\right)^2 + \left(\sum_{1}^{N} f_n \sin\phi_n\right)^2 \tag{2.14}$$

그리고 CsCl의 100 회절에 대하여

$$\begin{aligned} I(100) &= (f_{\text{Cs}}\cos 0 + f_{\text{Cl}}\cos\pi)^2 + (f_{\text{Cs}}\sin 0 + f_{\text{Cl}}\sin\pi)^2 \\ &= (f_{\text{Cs}} - f_{\text{Cl}})^2 \end{aligned} \tag{2.15}$$

합을 단지 $n=2$까지 취한 것에 주지해야 한다. 왜냐하면, 단위포 내에 2개의 원자가 있어 하나는 Cs이고 다른 하나는 Cl이기 때문이다.

이제 (200) 회절을 고려해 보자. (200) 격자면은 면간 간격이 $d_{200} = \frac{1}{2}d_{100}$이어서 Cl 원자는 위상이 $2\pi\left(\frac{a}{2}/\frac{a}{2}\right) = 2\pi$의 X-선을 200 회절에 산란시킨다. Cs 원자에 의해 산란된 X-선의 위상은 0으로 남

아 있다. 따라서 200 회절의 세기에 대한 표현은

$$I(200) = (f_{Cs}\cos 0 + f_{Cl}\cos 2\pi)^2 + (f_{Cs}\sin 0 + f_{Cl}\sin 2\pi)^2$$
$$= (f_{Cs} + f_{Cl})^2 \qquad (2.16)$$

Cl 원자는 (210)면의 중간에 놓여서 $D_{210} = \frac{3}{2}d_{210}$이다. 그래서 $\frac{1}{2}, \frac{1}{2}, \frac{1}{2}$에 있는 Cl 원자에 의한 210 회절로 산란된 X-선의 위상은 $2\pi \cdot \frac{3}{2} = 3\pi$이다. 201 회절의 세기는

$$I(210) = (f_{Cs}\cos 0 + f_{Cl}\cos 3\pi)^2 + (f_{Cs}\sin 0 + f_{Cl}\sin 3\pi)^2$$
$$= (f_{Cs} - f_{Cl})^2 \qquad (2.17)$$

이제 CsCl의 3가지 회절 100, 200, 210을 Cs와 Cl의 atomic scattering factor, f_{Cs}와 f_{Cl} 항으로 나타내었다. 그러나 기억해야 할 것은 atomic scattering factor는 관련된 표현으로 $\sin\theta/\lambda$와 브래그 식에서 $\frac{\sin\theta}{\lambda} = \frac{1}{2}d$에 의존한다. 표 2-1에서 CsCl의 cell edge a와 100, 200, 210을 포함한 회절의 선택에 대한 $\frac{1}{2}d$, 그림 2-11에서 각각의 회절에 대한 f_{Cs}와 f_{Cl} atomic scattering factor curve 그리고 각각의 회절에 대한 세기 $I(hkl)$를 나타낸다.

위에서 언급한 결정 구조의 여러 가지 원자들에 의한 X-선 산란의 위상을 구하는 절차는, 가장 간단한 구조를 제외하고는 복잡하여 불가능하고 아주 간단한 지수의 회절에만 편리하다. 일반적으로 해석적인 접근이 좀 더 효과적이어서 이어 이를 논하고자 한다.

일반적인 hkl 회절을 고려할 때 앞에서 구한 두 가지 중요한 점을 기억하자. 즉, 원점을 지나는 (hkl)면에 놓인 원자에 의해 산란된 X-선의 위상은 0으로 잡는다. 원점에서 벗어난 첫 번째 (hkl)면에 놓인

표 2-1 • Intensitles of come reflexions of CsCl

$a = d123$ Å		Cs : 0, 0, 0			Cl : $\frac{1}{2}, \frac{1}{2}, \frac{1}{2}$
hkl	d_{hhl}	$\frac{\sin\theta}{\lambda} = \frac{1}{2d_{hkl}}$	f_{Cs}	f_{Cl}	$I(hkl)$
100	a	$\frac{1}{2a} = 0.12$	50	15	$(f_{Cs} - f_{Cl})^2 - (35)^2 = 1{,}225$
200	$\frac{a}{2}$	$\frac{1}{a} = 0.24$	42	11	$(f_{Cs} - f_{Cl})^2 - (53)^2 = 2.809$
300	$\frac{a}{3}$	$\frac{3}{2a} = 0.36$	36	8	$(f_{Cs} - f_{Cl})^2 - (28)^2 = 784$
310	$\frac{a}{\sqrt{5}}$	$\frac{\sqrt{5}}{2a} = 0.27$	41	10	$(f_{Cs} - f_{Cl})^2 - (31)^2 = 961$
420	$\frac{a}{2\sqrt{5}}$	$\frac{\sqrt{5}}{a} = 0.54$	28	7	$(f_{Cs} - f_{Cl})^2 - (35)^2 = 1{,}225$

The amplitude of the X-rays scattered by a free electrod is taken as unity. Atomic scattering factors for the ions Cs and Cl are used rather than those for the neutral atoms because the structure is known to be ionic.

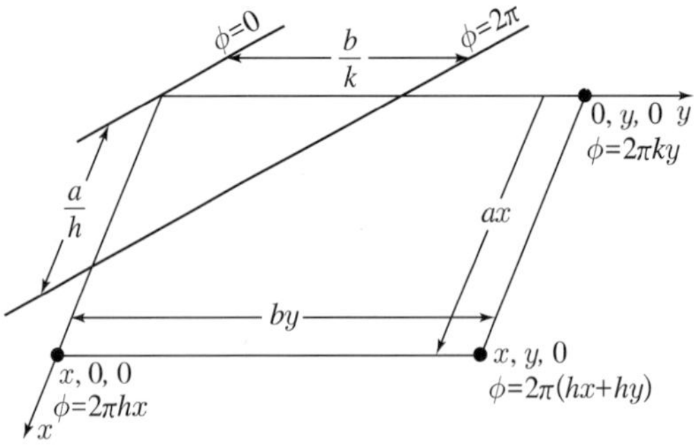

그림 2-15 • x00, 0y0의 위치에 있는 원자의 산란

원자에 의해 산란된 X-선의 위상은 2π이다. 그림 2-15는 좌표 $x00$, $0y0$, 그리고 $xy0$에 놓인 원자들과 원점을 지나는 (hkl)면과 원점에서 벗어난 첫 번째 (hkl)면을 나타낸다.

원점에서 벗어난 첫 번째 (hkl)면은 x축과 $\frac{a}{h}$에서 교점을 만들고 위상 차이는 2π에 해당되므로 비례에 의하여 간단히 x축을 따른 병진 ax를 위상차 $2\pi\left(ax/\frac{a}{h}\right)= 2\pi hx$와 관련시킬 수 있다. 그래서 좌표 x, 0, 0을 갖는 원자는 위상 $2\pi hx$의 X-선을 hkl 회절로 산란시킨다.

유사하게 좌표 $0y0$을 갖는 원자는 위상이 $2\pi ky$의 X-선을 hkl 회절로 산란시킨다. 이 아이디어는 그림 2-15의 좌표 $xy0$의 원자로 확장한다. 이와 같은 원자는 x축을 따라 병진 ax 그리고 y축을 따라 병진 by, 그래서 그것에 의해 산란된 X-선의 위상은 $\left[\frac{2\pi xa}{a/h}\right]+\left[\frac{2\pi yb}{a/k}\right]= 2\pi(hx+ky)$이다. 이를 3차원으로 확장하여 좌표 x, y, z를 갖는 원자에 의해 산란된 X-선의 위상은 $2\pi(hx+ky+lz)$이고 산란된 파동 운동의 진폭은 x, y, z에 있는 원자의 원자 산란인자 f에 비례한다. 이제 중첩의 원리를 원자 산란인자가 f_1, f_2, ⋯, f_N 그리고 좌표가 x_1, y_1, z_1, x_2, y_2, z_2, ⋯, x_N, y_N, z_N의 N개의 원소의 원자가 들어 있는 단위포에 적용할 수 있다. hkl 회절의 세기는

$$\begin{aligned} I(hkl) &= \{f_1\cos 2\pi(hx_1+ky_1+lz_1)+\ldots+f_N\cos 2\pi(hx_N+ky_N+lz_N)\}^2 \\ &+\{f_1\sin 2\pi(hx_1+ky_1+lz_1)+\ldots+f_N\sin 2\pi(hx_N+ky_N+lz_N)\}^2 \end{aligned} \tag{2.18}$$

그러므로

$$\begin{aligned} I(hkl) &= \left\{\sum_1^N f_n\cos 2\pi(hx_n+ky_n+lz_n)\right\}^2 \\ &+\left\{\sum_1^N f_n\sin 2\pi(hx_n+ky_n+lz_n)\right\}^2 \end{aligned} \tag{2.19}$$

여기서 합은 한 단위포의 모든 N 원자에 대하여 취하였다.

식 (2.17)에서 임의 X-선 회절의 세기는 단위포 내의 좌표와 관련된 모든 원자들의 원자 산란인자가 알려지면 계산될 수 있다. 다시 CsCl을 예로 살펴보면, 우리는 단위포 내의 2개의 원자, 즉 000에 Cs 원자, 1/2,1/2,1/2에 Cl 원자가 있다. 일반적인 회절의 세기에 대한 표현은

$$I(hkl) = \left\{f_{\text{Cs}} \cos 2\pi(h0 + k0 + l0) + f_{\text{Cl}} \cos 2\pi\left(h\frac{1}{2} + k\frac{1}{2} + l\frac{1}{2}\right)\right\}^2$$
$$+ \left\{f_{\text{Cs}} \sin 2\pi(h0 + k0 + l0) + f_{\text{Cl}} \sin 2\pi\left(h\frac{1}{2} + k\frac{1}{2} + l\frac{1}{2}\right)\right\}^2$$
$$= \left\{f_{\text{Cs}} + f_{\text{Cl}} \cos 2\pi\left(\frac{h+k+l}{2}\right)\right\}^2 \tag{2.20}$$

예를 들어 420 회절의 세기는 바로

$$I(420) = \left\{f_{\text{Cs}} + f_{\text{Cl}} \cos 2\pi\left(\frac{6}{2}\right)\right\}^2 = (f_{\text{Cs}} + f_{\text{Cl}})^2 \tag{2.21}$$

으로 이는 표 2-1에서 구하였다.

CsCl에서 $I(hkl)$의 표현에는 sine항들이 없어진다. 왜냐하면, p의 정수값에 대하여 sin $p\pi = 0$이기 때문이다. 이는 일반적인 경우보다 다소 특별한 경우이다. 즉, centro-symmetrical 구조의 단위포의 원점이 대칭의 원점으로 잡으면, $I(hkl)$에 대한 표현에서 sine항이 사라진다. 원점이 대칭 중심에 놓이면, 단위포에서 원자들은 쌍으로 관련되어 만약 특별한 원소의 한 원자가 x_n, y_n, z_n 좌표를 가지면 같은 원소의 원자는 $\overline{x_n}$, $\overline{y_n}$, $\overline{z_n}$에 놓이게 된다. 그러므로 $f_n \sin 2\pi(hx_n + ky_n + lz_n)$의 모든 항에 대하여

$$f_n \sin 2\pi(-hx_n - ky_n - lz_n) = -f_n \sin 2\pi(hx_n + ky_n + lz_n)$$

그런데 $\sum_1^N f_n \sin 2\pi(hx_n + ky_n + lz_n) = 0$

그러므로 세기의 표현은

$$I(hkl) = \left\{\sum_1^N f_n \cos 2\pi(hx_n + ky_n + lz_n)\right\}^2 \tag{2.22}$$

으로 된다. CsCl의 경우 두 원자들이 대칭의 중심에 놓이므로 명백한 쌍은 없으나 sine 항은 즉각 사라진다.

세기 표현의 삼각함수 형태의 식 (2.18)은 다루기에 다소 성가신 점이 있다. 좀 더 우아하고 편리한 공식은 복소수 기호를 사용하여 만들 수 있다. 다음의 표현

$$\psi = a\cos(wt + \phi) \tag{2.23}$$

의 실수 부분은 입사한 파동 운동에 의하여 주어진 점에서 생성된 교란에 대한 것이다. 즉,

$$\psi = |a|e^{i(wt+\phi)} = |a|e^{i\phi}e^{iwt}$$

우리는 일정한 주파수의 방사선을 다루므로 e^{iwt}는 더 이상 고려하지 않는다. 복소수 진폭 $|a|e^{i\phi}$는 교란에 대한 진폭 $|a|$와 위상 ϕ를 나타낸다. 그림 2-16에서의 복소수 평면에서 길이 $|a|$와 실수축과 각도 ϕ로 나타낸다. x와 y를 실수부와 허수부로 정리하면,

$$a = x + iy = |a|\cos\phi + i|a|\sin\phi \tag{2.24}$$

a의 계수(modulus) $|a|$는 파동 운동의 진폭을 나타낸다. 즉,

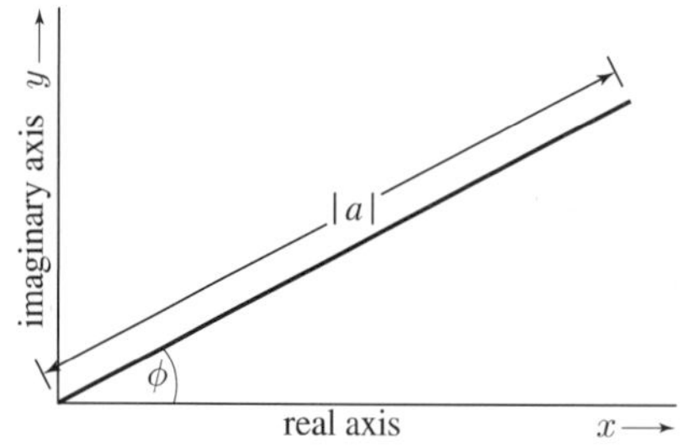

그림 2-16 • 파동의 복소수 표현

$$|a| = \sqrt{x^2 + y^2}$$

이고 그의 세기는 aa^*으로, $a^* = x - iy$는 a의 complex conjugate이다. 즉,

$$aa^* = (x + iy)(x - iy) = x^2 + y^2 = |a|^2$$

파동 운동의 위상 ϕ는 $\tan\phi = \dfrac{y}{x}$이다.

중첩 원리의 적용은 한 점에서 최종 교란 ψ_R은 동시에 그 점에 도착하는 N개의 교란 파동 ψ_1, ⋯, ψ_N의 합으로 주어진다. 그러므로

$$a_R = \sum_1^N a_n = \sum_1^N |a_n| e^{i\phi_n} = \sum_1^N |a_n| \cos\phi_n + i\sum_1^N |a_n| \sin\phi_n \tag{2.25}$$

이제 좌표 x_n, y_n, z_n을 갖는 원자에 의해 산란된 파동 운동은 관련된 원소의 atomic scattering factor f_n에 비례하는 진폭과 위상 $2\pi(hx_n + ky_n + lz_n)$을 가져 파동 운동은 $f_n e^{2\pi i(hx_n + ky_n + lz_n)}$으로 나타낸다. 한 단위포에서 모든 원자들이 hkl 회절로 산란된 파동 운동은 다음과 같이 나타낸다.

$$F(hkl) = \sum_1^N f_n e^{2\pi i(hx_n + ky_n + lz_n)} \tag{2.26}$$

$$= \sum_1^N f_n \cos 2\pi(hx_n + ky_n + lz_n) + i\sum_1^N f_n \sin 2\pi(hx_n + ky_n + lz_n)$$

여기서 $F(hkl)$은 구조인자(structure factor)라고 부른다. 최종 파동 운동의 진폭은 $|F(hkl)|$에 비례하는데, 이는 구조 진폭(structure amplitude)이라고 알려진다. 한 원소의 원자 산란인자는 그 원소의 한 원자가 hkl 회절로 산란되는 진폭과 자유로운 고전 전자에 의해 산란된 진폭과의 비이므로, 구조 진폭 $|F(hkl)|$은 한 단위포의 내용물에 의하여 hkl 회절에 산란된 진폭과 같은 방향으로 자유로운 고전 전자에 의하여 산란된 진폭과의 비이다. 그래서 두 양 f_n과 $|F(hkl)|$은 순수 숫자로 그 한 점에 위치한 전자의 수이고 가능하다면 한 경우 한 원자가 다를 경우, 단위포의 전체 원자수에 의하여 산란된 진폭의 회절파를 만든다.

한 단위포에서 hkl 회절로 산란된 X-선의 세기는

$$I(hkl) = |F(hkl)|^2$$
$$= \left\{\sum_{1}^{N} f_n \cos 2\pi(hx_n + ky_n + lz_n)\right\}^2 + \left\{\sum_{1}^{N} f_n \sin 2\pi(hx_n + ky_n + lz_n)\right\}^2 \quad (2.27)$$

이 식은 식 (2.17)과 같음을 알 수 있는데, 이는 복소수로 진행하지 않고 유도된 것이다. centro-symmetric 구조의 단위포의 원점을 대칭의 중심으로 잡으면, x_n, y_n, z_n과 $\overline{x_n}$, $\overline{y_n}$, $\overline{z_n}$에서 같은 원소의 원자가 있게 된다. 그러면 구조인자는

$$F(hkl) = \sum_{1}^{N/2} f_n \left\{e^{2\pi i(hx_n + ky_n + lz_n)} + e^{2\pi i(-hx_n - ky_n - lz_n)}\right\}$$

즉, $F(hkl) = 2\sum_{1}^{N/2} f_n \cos 2\pi(hx_n + ky_n + lz_n)$

따라서 $F(hkl) = \sum_{1}^{N} f_n \cos 2\pi(hx_n + ky_n + lz_n)$ (2.28)

으로 마지막 형태가 선호된다. 왜냐하면, 대칭 중심에 위치한 원자를 두 번 계산하는 위험을 없애 주기 때문이다. 식 (2.28)의 중요한 결과는 centro-symmetric 구조에서 structure factor는 항상 실수이고 hkl 회절로 산란된 X-선의 위상은 0 또는 π만을 갖게 된다. 일반적으로 X-선 회절의 세기는 수치적인 값이 요구되는 것을 제외하고 세기 $I(hkl)$보다 structure factor $F(hkl)$의 합으로 논의하는 것을 선호한다.

6. non-primitive 격자에서 체계적인 회절 부재(systematic absence)

앞 절의 X-선 회절의 세기에 대한 논의에서는 암묵적으로 primitive 단위포를 취급하고 있음이 가정되었다. 이는 한 개의 원자를 반복 단위로 갖는 단위포이다. 회절빔의 세기 최댓값은 반복 단위에서 해당되는 점에 의해 산란된 X-선들이 파장의 정수배의 경로차를 갖는 방향으로만 일어남을 알았다. 이는 그와 같이 해당되는 점들이 격자를 이루고 그 격자점들이 산란 원으로 간주할 수 있다는 간단한 가정을 정당화시켜 준다. 회절빔 세기의 최댓값의 방향은 격자면에 평행해야 하나 격자면의 평행한 set의 면간 거리의 간단한 sub-multiple인 면간 거리를 갖는 한 세트의 면에 속할 수 있는 면으로 입사빔의 회절인데, 그 회절은 브래그 식 $\lambda = 2d\sin\theta$를 만족하는 각도에 제한된다.

관련된 면의 간격 d_{hkl}은 단위포 선택에 무관하나 면의 지수 (hkl)은 단위포의 선택에 의존한다. 결정에 의해 형성된 회절 패턴은 분명히 임의의 단위포 선택에 영향을 받지 않는다. 단위포는 항상 primitive로 나타내야 한다. 만약 관습적이지 않다면, 모든 회절점들은 primitive 단위포에 지수를 매긴 면에서 회절이라고 말할 수 있다.

그림 2-17에 P-cell과 C-cell, 두 단위포의 격자를 나타내었다. 축 x_C, y_C, z_C를 갖는 C-cell이 x_p, y_p, z_p축의 primitive 단위포와 axial matrix로 다음과 같이 관련된다고 하자.

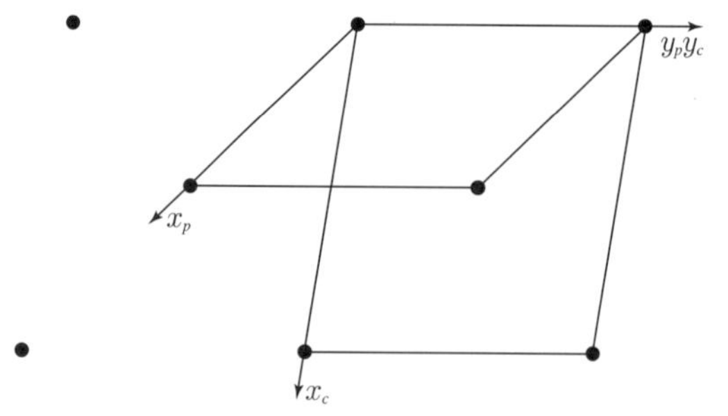

그림 2-17 • (001)면에 투영된 C-cell과 P-cell 사이의 관계를 나타낸 그림

$$\begin{matrix} 2 & 1 & 0 \\ 0 & 1 & 0 \\ 0 & 0 & 1 \end{matrix}$$

C-cell에서 P-cell로의 transformation matrix는

$$\begin{matrix} \frac{1}{2} & -\frac{1}{2} & 0 \\ 0 & 1 & 0 \\ 0 & 0 & 1 \end{matrix}$$

axial transformation에서 P-cell로 나타낸 면의 set($h_p k_p l_p$)를 C-cell의 지수로 나타내면

$$h_p = \frac{1}{2}(h_C - k_C)$$

$$k_p = k_C$$

$$l_p = l_C$$

결정 구조에 의해 형성된 회절빔은 index가 P-cell로 나타낸 면들의 세트로부터 회절은 정수이므로 모든 X-선 회절은 $h_p k_p l_p$ 회절로 나타낼 수 있어야 한다. 만약 h_p가 정수이면, $h_C - k_C$는 짝수이어야 하고 따라서 $h_C + k_C$는 짝수이어야 한다. 회절이 C-cell의 항으로 지수 매겨지면, $h_C + k_C$가 홀수인 경우 회절은 일어나지 않게 된다. 즉, 회절 100, 010, 120 등은 체계적인 회절 부재(systematically absent)이다. 그래서 C-격자는 $h+k=2n+1$의 회절에 대하여 체계적인 회절 부재(absence) 또는 소멸(extinction)을 나타낸다고 말한다. 여기서 n은 정수이다.

격자 형태에 따른 이와 같은 체계적인 회절 부재를 다른 방법으로 접근할 수 있다. 각각의 격자점은 그를 나타내는 원자에 의해 산란된 최종 파동과 동등한 파동을 산란하고 격자점들의 배열을 격자면과 관련시켜 고려해 보자.

그림 2-18은 C-격자의 (001) 투영으로 (100), (200), 그리고 (120)면들의 흔적(trace)을 나타내었다. C-cell의 코너에서 격자점들은 (100)면에 놓여 있으나 단위포의 (001)면의 중심에 있는 격자점은 (100) 면들의 중간에 놓여 있다. 100 회절의 발생 조건은 이웃한 (100) 격자면에서 회절된 X-선은 2π의 위상차를 가져야 한다. 그러나 (001)면의 중앙 격자점들에 의해 산란된 X-선은 단위포의 코너에 있는 격자점에 의해 산란된 X-선보다 π만큼 위상차를 갖는다. 따라서 소멸적인 간섭이 일어나고 효과적으로 무한대의 격자에서 두 종류가 같은 수만큼 있으므로 100 회절의 세기는 0이 된다. 같은 격자 투영에서

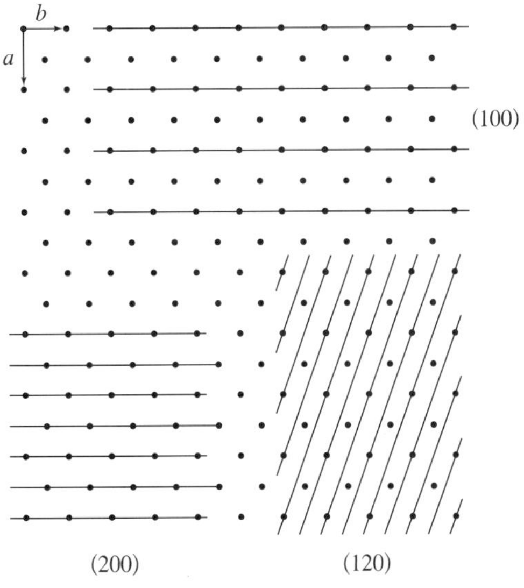

그림 2-18 • Orthorhombic C-lattice의 (001)면으로의 투영된 여러 가지 면의 trace

(200)의 trace로부터 모든 격자점은 (200)면에 놓이고 이 면에 놓인 격자점에 의해 산란된 X-선은 같은 위상이다. 따라서 200 회절은 우연하게도 격자점과 관련된 원자에 의해 새 방향으로 산란된 X-선이 0의 진폭을 갖지 않는 한 관찰된다. 그림 2-18은 또한 같은 투영에서 (120) set 면들의 trace를 보여 준다. 이 경우, (001) 면심 격자점들은 세트면 사이 중간에 놓이고 X-선은 120 회절로 코너 격자점에 의해 산란된 X-선과 비교하여 $2\pi\frac{3}{2}$의 위상을 갖는다. 소멸 간섭이 일어나고 120 회절은 0의 세기를 갖는다. 그러나 (200)면에서의 경우처럼 모든 격자점은 (240)면에 놓인다. 왜냐하면, $d_{240} = 1/2d_{120}$이고 240 회절은 일반적으로 유한 크기의 세기를 가질 것이다.

이와 같은 논의는 일반적인 hkl 회절로 확장시킬 수 있다. 회절 hkl은 모든 격자점들이 (hkl)면에 놓여 있을 때에만 0이 아닌 세기를 갖는다. 한 세트의 (hkl)면에 대한 식은 교차점 형태로

$$\frac{h}{a}x + \frac{k}{b}y + \frac{l}{c}z = n \tag{2.29}$$

여기서 n은 정수(양, 0, 또는 음)이다. 좌표 x_n, y_n, z_n을 갖는 격자점이 (hkl)면에 놓일 조건은

$$hx_n + ky_n + lz_n = n \tag{2.30}$$

이다. 만약 이 조건이 모든 격자점에 의해 만족되면, hkl 회절은 0이 아닌 세기를 갖는다. 만약 이 식이 만족되지 않으면, 체계적인 회절 부재가 일어난다. C-격자의 경우 000과 1/2 1/2 0의 격자점이 있다. 원점에서 격자점들은 반드시 모든 세트면에 놓여야 한다. 즉, 1/2 1/2 0에서 $1/2h + 1/2k$가 정수인 면에만 놓인다. 즉, $h+k$가 짝수인 면상에서이다. 그래서 $h+k$가 홀수를 갖는 회절에서는 체계적인 회절 부재가 일어난다. body centered 격자는 000과 1/2 1/2 1/2에서 격자점을 갖는다. 체심 격자점이 (hkl)면에 놓일 조건은 $\frac{1}{2}(h+k+l) = n$이다. 여기서 n은 정수로, 즉 hkl 회절이 0이 아닌 세기를 가지려면 $h+k+l$은 짝수이어야 한다. 체심-격자는 $h+k+l$이 홀수일 때 체계적인 회절 부재를 가져온다.

표 2-2 • Systematic absences displayed by conventional lattice types

구 분	Coordinates of lattie points	Systematic absence
P	0, 0, 0	None
A	0, 0, 0 ; 0, 1/2, 1/2	$k+l=2n+1$
B	0, 0, 0 ; 1/2, 0, 1/2	$h+l=2n+1$
C	0, 0, 0 ; 1/2, 1/2, 0	$h+k=2n+1$
F	0, 0, 0 ; 0, 1/2, 1/2 ; 1/2, 0, 1/2 ; 1/2, 1/2, 0	h, k, l *neither* all odd *nor* all even
I	0, 0, 0 ; 1/2, 1/2, 1/2	$h+k+l=2n+1$
R(hexagonal axes)	0, 0, 0 ; 2/3, 1/3, 1/3 ; 1/3, 2/3, 2/3	$-h+k+l=3n\pm 1$
R(rhombohedral axes)	0, 0, 0	None

모든 non-primitive 단위포는 이와 같은 체계적인 회절 부재를 보이고, 전통적인 non-primitive 단위포에서 일어나는 체계적인 회절 부재를 표 2-2에 나타내었다.

만약 non-primitive 단위포로 나타낸 한 회절이 0이 아닌 세기를 만족하는 조건은 structure factor에 대한 표현에서 공식적으로 유도할 수 있다. 만약 격자가 C-cell로 나타나면, 단위포 내의 N 원자는 2개의 동등 그룹으로 나뉘어 각각은 $M=1/2N$ 원자를 함유하고 병진 $\frac{a}{2}+\frac{b}{2}$로 관련된다.

좌표 x_n, y_n, z_n을 갖는 모든 원자에 대하여 좌표 $\frac{1}{2}+x_n$, $\frac{1}{2}+y_n$, z_n을 갖는 같은 원소의 원자가 있다. structure factor에 대한 표현은

$$\begin{aligned} F(hkl) &= \sum_1^N f_n\, e^{2\pi i(hx_n+ky_n+lz_n)} \\ &= \sum_1^M f_n \left[e^{2\pi i(hx_n+ky_n+lz_n)} + e^{2\pi i\left\{h\left(x_n+\frac{1}{2}\right)+k\left(y_n+\frac{1}{2}\right)+lz_n\right\}}\right] \\ &= \sum_1^M f_n\, e^{2\pi i(hx_n+ky_n+lz_n)}\left[1+e^{2\pi i\frac{h+k}{2}}\right] \end{aligned} \tag{2.31}$$

이제 $e^{2\pi i\frac{h+k}{2}} = \cos\pi(h+k)+i\sin\pi(h+k)=(-1)^{h+k}$ 이다.

왜냐하면, h와 k는 정수이기 때문이다. 그러므로

$$F(hkl)=\sum_1^M f_n\, e^{2\pi i(hx_n+ky_n+lz_n)}\left[1+(-1)^{h+k}\right]$$

따라서 $h+k=2n$에 대하여

$$F(hkl)=2\sum_1^M f_n\, e^{2\pi i(hx_n+ky_n+lz_n)} \tag{2.32}$$

이고 $h+k=2n+1$에 대하여

$$F(hkl)=0 \tag{2.33}$$

이 된다. 그래서 $h+k=$ 홀수일 때 systematic absence가 있고 $h+k=$ 짝수일 때 한 개의 단위포에 의해 산란된 파동의 진폭은 임의 격자점과 관련된 원자에 의해 산란된 파동의 최종 진폭의 2배이다.

면심(face-centered) F-격자는 4개의 격자점을 가져서 $x_n,\ y_n,\ z_n$ 에서 한 원자는 같은 원소의 원자를 $x_n,\ \frac{1}{2}+y_n,\ \frac{1}{2}+z_n;\ \frac{1}{2}+x_n,\ y_n,\ \frac{1}{2}+z_n;\ \frac{1}{2}+x_n,\ \frac{1}{2}+y_n,\ z_n$ 위치에 동반한다. 각각의 격자점에 관련된 원자수가 $M=\frac{N}{4}$ 이라면, structure factor는

$$F(hkl)=\sum_1^M f_n\left[e^{2\pi i(hx_n+ky_n+lz_n)}+e^{2\pi i\left\{hx_n+k\left(\frac{1}{2}+y_n\right)+l\left(\frac{1}{2}+z_n\right)\right\}}\right.$$
$$\left.+e^{2\pi i\left\{h\left(\frac{1}{2}+x_n\right)+ky_n+l\left(\frac{1}{2}+z_n\right)\right\}}+e^{2\pi i\left\{h\left(\frac{1}{2}+x_n\right)+k\left(\frac{1}{2}+y_n\right)+lz_n\right\}}\right]$$
$$=\sum_1^M f_n\,e^{2\pi i(hx_n+ky_n+lz_n)}\times\{1+e^{\pi i(k+l)}+e^{\pi i(h+l)}+e^{\pi i(h+k)}\}$$
$$=\sum_1^M f_n\,e^{2\pi i(hx_n+ky_n+lz_n)}\times\{1+(-1)^{k+l}+(-1)^{h+l}+(-1)^{h+k}\}$$

만약 $h,\ k,\ l$ 이 모두 홀수 또는 짝수이면, $k+l,\ h+l$ 그리고 $h+k$는 모두 짝수이고

$$F(hkl)=4\sum_1^M f_n\ e^{2\pi i(hx_n+ky_n+lz_n)} \tag{2.34}$$

이다. 그러나 만약 $h,\ k,\ l$ 이 모두 홀수 또는 짝수가 아니면, 두 개의 합 $k+l,\ h+l$ 그리고 $h+k$는 모두 홀수이고 3번째는 짝수이므로

$$F(hkl)=0 \tag{2.35}$$

이 된다. 그래서 $h,\ k,\ l$ 이 모두 홀수이거나 모두 홀수가 아니면, systematic absence가 있으나 $h,\ k,\ l$ 이 모두 홀수이거나 짝수이면, structure factor는 한 개의 격자점과 관련된 원자 그룹의 그것에 4배가 된다.

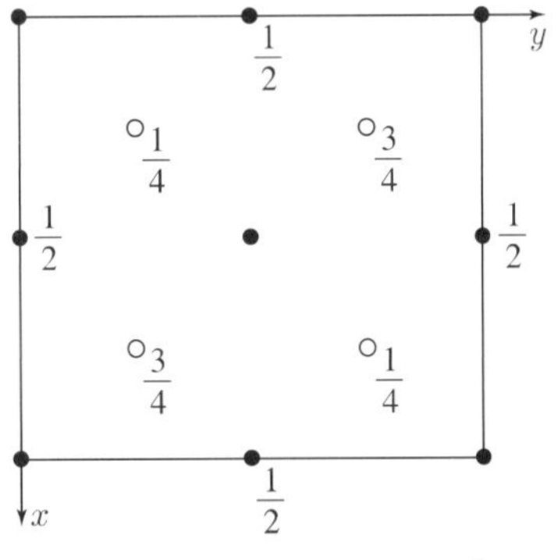

그림 2-19 • Blende(ZnS) 구조의 (001)상에 투영. Solid circle은 Zn, open circle은 S를 나타낸다.

분명히 non-primitive 단위포에 대한 structure factor 진폭을 계산하는 노력은, 만약 격자 병진으로 관련된 모든 원자들이 먼저 함께 그룹이 된다면 현저하게 줄어들게 된다. 예로서 ZnS의 cubic 형태를 고려하자. 이는 광물 blend로 단위포 내에 4개의 formula를 가지고 F-격자(그림 2-19)를 갖는다. 한 개의 formula unit은 반드시 각 격자점과 관련되고 반복 단위로 Zn 원자를, 원점에 S 원자를 1/4 1/4 1/4에 선택한다. F 격자 회절을 취급하므로 0이 아닌 세기는 h, k, l 모두가 홀수 또는 모두 짝수일 때 일어난다. structure factor는

$$F(hkl) = 4\sum_{1}^{M} f_n \ e^{2\pi i(hx_n + ky_n + lz_n)}$$

으로 여기서 M=2이므로

$$F(hkl) = 4\left\{f_{\mathrm{Zn}}\, e^{2\pi i \cdot 0} + f_{\mathrm{S}}\, e^{2\pi i \frac{h+k+l}{4}}\right\} \tag{2.36}$$

그러므로

$$\begin{aligned} |F(hkl)|^2 &= 16\left\{\left(f_{\mathrm{Zn}}\cos 0 + f_{\mathrm{S}}\cos 2\pi\frac{h+k+l}{4}\right)^2 + \left(f_{\mathrm{Zn}}\sin 0 + f_{\mathrm{S}}\sin 2\pi\frac{h+k+l}{4}\right)^2\right\} \\ &= 16\left\{\left(f_{\mathrm{Zn}} + f_{\mathrm{S}}\cos 2\pi\frac{h+k+l}{4}\right)^2 + \left(f_{\mathrm{S}}\sin 2\pi\frac{h+k+l}{4}\right)^2\right\} \end{aligned} \tag{2.37}$$

으로 단지 3가지 가능성이 야기된다.

만약 $h+k+l=4n$이면, $|F(hkl)|^2 = 16(f_{\mathrm{Zn}} + f_{\mathrm{S}})^2$ (2.38a)

만약 $h+k+l=4n+2$이면, $|F(hkl)|^2 = 16(f_{\mathrm{Zn}} - f_{\mathrm{S}})^2$ (2.38b)

만약 $h+k+l=2n+1$이면, $|F(hkl)|^2 = 16(f_{\mathrm{Zn}}^2 + f_{\mathrm{S}}^2)$ (2.38c)

앞으로 여러 가지 격자 타입에 대한 structure factor를 조사하여 격자 형태에 의한 systematic absence를 조사하고자 한다. systematic absence의 리스트(표 2-2)는 systematic absent 회절에 대한 회절 패턴을 검사하여 결정 물질의 격자 형태를 결정하는 수단을 제공한다. 또한 translational symmetry 요소의 존재에 의해 생겨나는 회절 부재도 재차 고려한다.

7. X-선 회절의 대칭성

(1) Friedel's law

X-선 회절의 세기는 단위포 내의 원자의 위치에 의존하고 이것은 결정에 의해 생성된 회절 패턴은 단위포 내의 원자의 배열과 관련된 대칭을 보인다. 이와 같은 관계는 이의 diffraction pattern의 조사에서 원자 배열의 대칭성을 결정하는 수단을 제공한다. 그러나 이에는 어려움이 존재한다. X-선 회절의 상대적인 위상을 결정하는 알려진 수단이 없다. X-선 회절에 대하여 결정할 수 있는 모든 것은 이의 세기와 이의 각도 위치이다. 결정에서 원자 배열의 대칭에 대한 정보는 결국 제한된다.

X-선 회절의 세기는 이와 관련된 structure factor와 이 복소수 conjugate와의 곱이라는 것을 보였다. 즉,

$$F(hkl)=\sum_{1}^{N} f_n \cos 2\pi(hx_n+ky_n+lz_n)+i\sum_{1}^{N} f_n \sin 2\pi(hx_n+ky_n+lz_n)$$

그리고

$$F(hkl)^*=\sum_{1}^{N} f_n \cos 2\pi(hx_n+ky_n+lz_n)-i\sum_{1}^{N} f_n \sin 2\pi(hx_n+ky_n+lz_n)$$

그러나 $\cos(-\theta)=\cos\theta$이고 $\sin(-\theta)=-\sin\theta$이므로 $-\theta$를 대입하면,

$$F(hkl)^*=\sum_{1}^{N} f_n \cos 2\pi(-hx_n-ky_n-lz_n)+i\sum_{1}^{N} f_n \sin 2\pi(-hx_n-ky_n-lz_n)$$

이는 $F(\bar{h}\bar{k}\bar{l})$을 나타낸다. 그리고 또한 유사하게 $F(hkl)=F(\bar{h}\bar{k}\bar{l})$임을 알 수 있다. 그러므로

$$I(hkl)=F(hkl)\,F(hkl)^*=F(\bar{h}\bar{k}\bar{l})^*\,F(\bar{h}\bar{k}\bar{l})=I(\bar{h}\bar{k}\bar{l}) \qquad (2.39)$$

따라서 hkl과 $\bar{h}\bar{k}\bar{l}$의 세기는 반드시 같고 결국 X-선 회절 패턴은 항상 center of symmetry를 보인다. 달리 말하자면, (hkl)면의 세트는 둘 중 어느 쪽으로의 회절은 변함없이 세기에 있어서 같다(그림 2-20). 이를 Friedel's law라고 한다. 만약 결정 구조가 center of symmetry를 갖지 않는다면, 비록 hkl과 $\bar{h}\bar{k}\bar{l}$의 세기가 같아도 그들의 위상은 같지 않다. 그림 2-20 (a)에서 제시한 blende의 111과 $\bar{1}\bar{1}\bar{1}$을 고려하자. 이 형태의 ZnS(그림 2-19)의 구조는 non-centrosymmetric으로 반복되는 단위가 Zn이 000에 S가 1/4 1/4 1/4로 구성된다. Zn에 의하여 모든 회절로 산란되는 파동은 0 phase와 진폭 f_{Zn}을 갖는 반면, S에 의해 산란되는 파동은 위상이 $(h+k+l)/4$와 진폭이 f_{S} 이다. (111)과 $(\bar{1}\bar{1}\bar{1})$는 같은 세트이므로 Zn과 S의 atomic scattering factor는 두 경우 같게 된다. 그림 2-20 (b)와 (c)에서 111과 $\bar{1}\bar{1}\bar{1}$ 회절의 진폭과 세기는 같고 그들의 위상은 크기가 같으나 부호에서 반대가 된다.

Friedel 법칙은 구조에서 모든 원자가 위상 변화 π를 가지고 위상차의 X-선을 산란시키는 가정이 성립되는 한 해당된다. 그 가정은 X-선 파장이 결정의 구성 원자 중의 하나의 absorption edge에 가까울 때만 성립되지 않는다.

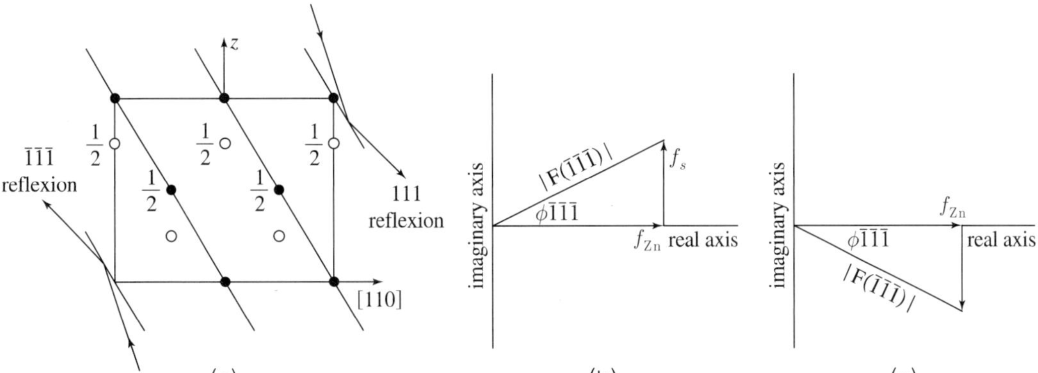

(a) (b) (c)

(a) ZnS 구조의 (001)으로의 투영 (b), (c) 111과 $\bar{1}\bar{1}\bar{1}$ ssss회절의 진폭과 위상

그림 2-20 • Friedel's law

(2) 라우에 대칭(Laue symmetry)

만약 2개 또는 그 이상의 면들이 대칭으로 관련된다면, 그들이 일으키는 X-선 회절은 같은 브래그 각도(그러나 일반적으로 입사 X-선빔의 다른 방위를 요구함)와 같은 세기이다. 그러므로 결정에 의해 생성된 전체 회절 패턴의 대칭성의 조사는 결정의 point group에 대한 정보를 제공한다. 그러나 회절 패턴은 Friedel 법칙에 의하여 반드시 centro-symmetric이어야 하므로 유일한 point group의 결정은 가능하지 않다. 회절 패턴의 점 그룹 대칭은 만약 그 결정이 centro-symmetric이면, 그 결정의 대칭과 같다. 그러나 만약 결정이 non-centro-symmetric이면, 회절 패턴의 점 그룹은 결정의 점 그룹에 center of symmetry를 더하여 얻어지는 점 그룹이 될 것이다. 예를 들면, crystal class 4로 생성되는 회절 패턴의 대칭성은 점 그룹 $\frac{4}{m}$의 대칭성이 된다(그림 2-21). 역으로 만약 결정의 회절 대칭성이 $\frac{4}{m}$라면, 결정의 점 그룹은 $\frac{4}{m}$ 또는 center of symmetry를 더하면 $\frac{4}{m}$가 되는 점 그룹이다. 이에 해당되는 non-centro-symmetric 점 그룹은 4와 $\bar{4}$이다. 이와 같은 결정은 Laue class $\frac{4}{m}$에 속한다고 말한다. 이는 결정의 점 그룹은 4또는 $\bar{4}$ 또는 $\frac{4}{m}$를 의미한다.

11개의 centro-symmetric의 결정학적 점 그룹이 있고 32개 점 그룹에서 21개의 non-centro-symmetric 점 그룹에 center of symmetry를 더하면, 11개 중의 하나가 된다. centro-symmetric 점 그룹과 center of symmetry만 더하면 같아지는 non-centro-symmetric 점 그룹은 Laue class라고 부른다. 각각의 이와 같은 점 그룹은 이의 centro-symmetric 점 그룹의 기호를 준다. 이와 같은 Laue class 기호는 Laue class에서 임의의 점 그룹의 결정에 의하여 생겨나는 회절 패턴의 점대칭(point symmetry)을 말한다. 결정에 의하여 생겨나는 회절 패턴의 점 그룹은 결정의 Laue symmetry로 알려진다. 그의 회절 패턴의 대칭성을 조사하면, 단지 하나의 결정은 특별한 Laue class로 할당하고 crystal system의 점 그룹을 결정할 수 없다. 11개의 Laue class를 표 2-3에 나타내었다.

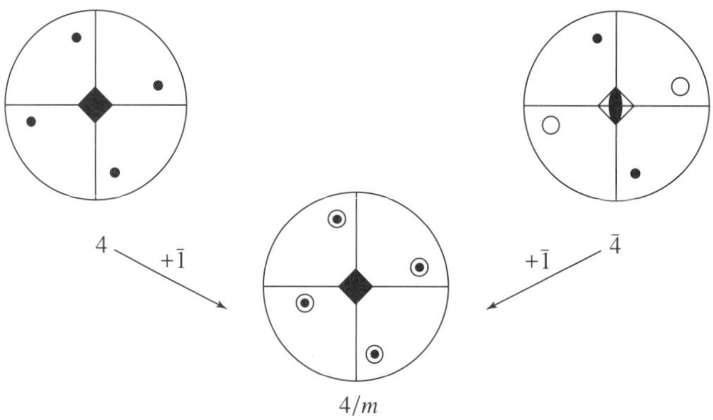

그림 2-21 • Laue class 4/m

표 2-3 • The eleven Laue Classes

System	Laue class	Constituent point groups if the Laue group			
Triclinic	$\bar{1}$	1	$\bar{1}$		
Monoclinic	$2/m$	2	m	$2/m$	
Orthorhombic	mmm	222	$mm2$	mmm	
Trigonal	$\bar{3}$	3	$\bar{3}$		
	$\bar{3}mm$	32	$3m$	$\bar{3}m$	
Tetragonal	$4/m$	4	$\bar{4}$	$4/m$	
	$4/mmm$	422	$4mm$	$\bar{4}2m$	$4/mmm$
Hexagonal	$6/m$	6	$\bar{6}$	$6/m$	
	$6/mmm$	622	$6mm$	$\bar{6}m2$	$6/mmm$
Cubic	$m3$	23	$m3$		
	$m3m$	432	$\bar{4}3m$	$m3m$	

3 | 역격자(reciprocal lattice)

1. 서 론

역격자 개념은 결정학 연구에서 결정면의 기하학적 연구 과정에서 도출되었다. 다음 절에서 논의되듯이 역격자는 회절과 연결되어 중요한 개념이 되었다. 먼저 역격자의 정의와 그 중요성에 대하여 살펴보자.

결정학에서 결정면은 Miller 지수 (hkl)로 표시된다. 잘 알고 있듯이 결정에는 7개 결정 시스템(즉, triclinic, monoclinic, hexagonal, rhombohedral, orthorhombic, tetragonal, 그리고 cubic)이 존재한다. 우리는 결정에서 방향을 나타내는 방향벡터와 같이 면을 나타내는 밀러지수 (hkl)도 간단히 다음과 같은 방향 벡터로 생각할 수 있다. 즉,

$$n = h\mathbf{a} + k\mathbf{b} + l\mathbf{c} \tag{2.40}$$

그러나 이 벡터 식은 좋은 결과를 만들지는 못한다. 그 경우를 그림 2-22에 나타내었다.

특별한 경우인 cubic 시스템을 제외하고는 이 표현은 면을 나타내는 법선(normal)과 아무런 관계를 이루지 않음을 볼 수 있다. 달리 말하면, 밀러지수는 direct 기저벡터 a_i에 대한 성분으로는 일반화된 표현을 할 수 없다는 것이다. 그래서 direct 기저벡터 a_i와 관련된 새로운 기저벡터, a^*, b^*, c^*로 구성된 새로운 시스템을 만들어 그 시스템의 일반적인 벡터 $g = h\mathbf{a}^* + k\mathbf{b}^* + l\mathbf{c}^*$는 면 (hkl)을 나타내는 관계식을 도출하는 시스템이 존재하는가의 질문을 하게 된다. 결과는 이와 같은 시스템은 존재하며, 그 시스템은 역격자(reciprocal lattice)라고 부른다. Direct lattice의 기저벡터 a, b, c와 구별하여 a^*, b^*, c^*로 나타낸다.

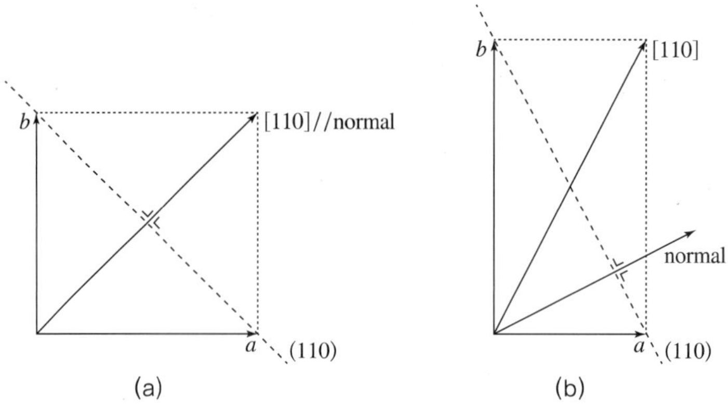

그림 2-22 • (a) 입방정 격자(cubic(square) lattice)에서 방향벡터 [110]은 Miller 지수 (110)면에 수직이다.
(b) 그러나 이 관계는 다른 결정 시스템에서 성립되지 않는다.

2. 역격자의 정의

역격자 기저벡터는 다음과 같이 정의한다.

$$\boldsymbol{a}_i \cdot \boldsymbol{a}_j^* \equiv \delta_{ij} \tag{2.41}$$

여기서 δ_{ij}는 Kronecker 델타이다. 이식은 $\boldsymbol{a}_i^*$를 $\boldsymbol{b}$와 $\boldsymbol{c}$의 모두에 수직이고 $\boldsymbol{a} \cdot \boldsymbol{a}^* = 1$임을 의미한다. 첫 번째 조건은 $\boldsymbol{a}^*$가 $\boldsymbol{b}$와 $\boldsymbol{c}$의 벡터 곱(cross product)에 평행하면 만족된다. 이는

$$\boldsymbol{a}^* = K(\boldsymbol{b} \times \boldsymbol{c}) \tag{2.42}$$

이고 K는 상수이다. 두 번째 조건을 이용하여 K값을 구한다.

$$\boldsymbol{a} \cdot \boldsymbol{a}^* = K\,\boldsymbol{a} \cdot (\boldsymbol{b} \times \boldsymbol{c}) = 1 \tag{2.43}$$

따라서 $$K = \frac{1}{\boldsymbol{a} \cdot (\boldsymbol{b} \times \boldsymbol{c})} = \frac{1}{\Omega} \tag{2.44}$$

이다. 여기서 Ω은 벡터 $\boldsymbol{a}_i$로 형성되는 단위포의 부피를 나타낸다. 나머지 성분도 유사하게 유도하여 다음과 같이 나타낼 수 있다.

$$\boldsymbol{a}^* = \frac{\boldsymbol{b} \times \boldsymbol{c}}{\boldsymbol{a} \cdot (\boldsymbol{b} \times \boldsymbol{c})} \tag{2.45a}$$

$$\boldsymbol{b}^* = \frac{\boldsymbol{c} \times \boldsymbol{a}}{\boldsymbol{a} \cdot (\boldsymbol{b} \times \boldsymbol{c})} \tag{2.45b}$$

$$\boldsymbol{c}^* = \frac{\boldsymbol{a} \times \boldsymbol{b}}{\boldsymbol{a} \cdot (\boldsymbol{b} \times \boldsymbol{c})} \tag{2.45c}$$

이 기저벡터로 형성된 격자를 dual lattice라고 부르며, 회절 이론에서는 역격자라고 부른다. 이 역격자에서 일반적인 벡터는

$$\boldsymbol{g} = h\boldsymbol{a}^* + k\boldsymbol{b}^* + l\boldsymbol{c}^* = \sum_i g_i \boldsymbol{a}_i^* = g_i \boldsymbol{a}_i^* \tag{2.46}$$

로 나타낸다. 이제 이들 특성을 구해 보자.

3. 역격자 벡터의 특성

direct space에서 성분이 $(x,\ y,\ z)$인 벡터 $\boldsymbol{r}$과 수직을 이루는 벡터 $\boldsymbol{g}$를 구해 보자. 이는 이들 벡터의 스칼라 곱이 0임을 의미한다.

$$0=\boldsymbol{r}\cdot\boldsymbol{g}=(r_i\boldsymbol{a}_i)\cdot(g_i\boldsymbol{a}_j^*)=r_i(\boldsymbol{a}_i\cdot\boldsymbol{a}_j^*)g_j \tag{2.47}$$

식 (2.41)에서

$$\boldsymbol{r}\cdot\boldsymbol{g}=r_i\delta_{ij}g_j=r_1g_1+r_2g_2+r_3g_3=hx+ky+lz=0 \tag{2.48}$$

식 $hx+ky+lz=0$은 direct 결정격자의 원점을 지나는 한 평면을 나타내는 식이다. 만약 한 평면이 기저벡터 a_i축의 s_i에서 만난다면, 그 평면에 관한 식은

$$\frac{x}{s_1}+\frac{y}{s_2}+\frac{z}{s_3}=1 \tag{2.49}$$

이 된다. 따라서 $(x,\ y,\ z)$는 평면상에 있는 임의 점이다.

식 (2.49)의 오른쪽 항은 우리가 그 평면을 법선에 따라 움직일 때마다 다른 값을 갖는다. 특히 그 평면이 원점을 지날 때에는 그 값은 0이 된다. 식 $hx+ky+lz=0$과 식 $\frac{x}{s_1}+\frac{y}{s_2}+\frac{z}{s_3}=0$을 비교하면, 정수 $h,\ k,\ l$은 한 평면이 기저벡터와의 교점의 역수가 됨을 알 수 있다. 이는 바로 그 평면의 밀러지수를 나타내는 정의이다. 그래서 다음과 같은 결론을 얻는다.

성분 $(\boldsymbol{h},\ \boldsymbol{k},\ \boldsymbol{l})$를 갖는 역격자 벡터 $\boldsymbol{g}$는 밀러지수 $(\boldsymbol{h},\ \boldsymbol{k},\ \boldsymbol{l})$을 갖는 평면에 수직이다.

이와 같은 이유로 역격자 벡터는 밀러지수를 하부 첨자에 나타내어 $\boldsymbol{g}_{hkl}$로 표시한다.

벡터 $\boldsymbol{g}=g_i\boldsymbol{a}_i^*$는 밀러지수 $g_i=(hkl)$을 갖는 평면에 수직이므로 이 평면의 단위 법선(normal)은

$$\boldsymbol{n}=\frac{\boldsymbol{g}_{hkl}}{|\boldsymbol{g}_{hkl}|} \tag{2.50}$$

원점 O에서 면 (hkl)로의 수직 거리는 원점에서 출발하여 평면의 임의의 한 점에서 끝나는 임의의 벡터 $\boldsymbol{t}$를 벡터 $\boldsymbol{n}$으로의 투영에 의하여 얻어진다. 이 거리는 면간 거리(interplanar distance) d_{hkl}로 정의된다. 그래서

$$\boldsymbol{t}\cdot\boldsymbol{n}=\boldsymbol{t}\cdot\frac{\boldsymbol{g}_{hkl}}{|\boldsymbol{g}_{hkl}|}\equiv d_{hkl} \tag{2.51}$$

이제 임의로 $\boldsymbol{t}=\dfrac{\boldsymbol{a}}{h}$로 잡으면,

$$\boldsymbol{t}\cdot\boldsymbol{g}_{hkl}=\frac{\boldsymbol{a}}{h}\cdot(h\boldsymbol{a}^*+k\boldsymbol{b}^*+l\boldsymbol{c}^*)=d_{hkl}|\boldsymbol{g}_{hkl}|$$

그러므로 $$|\boldsymbol{g}_{hkl}|=\frac{1}{d_{hkl}} \tag{2.52}$$

이 된다. 그래서 다음과 같은 중요한 결론을 얻는다.

역격자 벡터의 길이는 해당되는 격자면 사이의 면간 거리의 역수이다.

따라서 역격자의 모든 벡터 $\boldsymbol{g}_{hkl}$은 밀러지수 (hkl)을 갖는 평면의 법선에 평행하고, 그 길이는 면간 거리의 역수이다.

4 | 역격자(reciprocal lattice)와 회절구(reflecting sphere)

1. 서 론

라우에 식이나 브래그 식을 직접 사용하여 X-선 회절 패턴을 해석하는 것은 상당히 지루할 수 있다. 하지만 역격자와 회절구의 개념으로 사용하기에 정교하고 강력한 해석 방법을 개발할 수 있다.

먼저 N개의 교란 파동 $\psi_1, \cdots, \psi_N$이 한 점에 동시에 도착할 때에 생겨나는 최종 교란 파동 ψ_R의 복소수 진폭 $a_R = \sum_1^N a_n = \sum_1^N |a_n| e^{i\phi_n}$에 대한 일반적인 표현을 고려하자. 이미 일반적인 표현이 결정에 의한 방사선의 산란의 경우 구조인자는 다음과 같이 유도됨을 밝혔다.

$$F(hkl) = \sum_1^N f_n\, e^{2\pi i(hx_n + ky_n + lz_n)} \tag{2.53}$$

식 (4.1) 형태의 이 관계식은 구조인자 계산에 적합하다. 그리고 이를 벡터 형태로 다시 쓰면, 결정이 입사 X-선과 회절빔과의 방위 관계를 나타내는 데 좋은 방법이 도출됨을 논의하고자 한다.

원점 O에서 거리 r에 있는 한 점 P에서 산란된 방사선의 위상은 점 P와 O에서 산란된 파동 사이의 경로차에서 구할 수 있다. 그림 2-23에서 경로차 Δ는

$$\Delta = OQ - RP = OP(\cos\delta - \cos i) \tag{2.54}$$

입사빔의 방향을 벡터 $\boldsymbol{s}_0$에 평행하게 잡고 회절빔은 벡터 $\boldsymbol{s}$에 평행하게 잡으며 두 산란 점 사이의 거리 OP는 $\boldsymbol{r}$로 나타내면, 경로차는 두 스칼라량의 곱의 차이로 나타낼 수 있다. 즉,

$$\Delta = OP(\cos\delta - \cos i) = \frac{1}{|\boldsymbol{s}|}\boldsymbol{r}\cdot\boldsymbol{s} - \frac{1}{|\boldsymbol{s}_0|}\boldsymbol{r}\cdot\boldsymbol{s}_0 \tag{2.55}$$

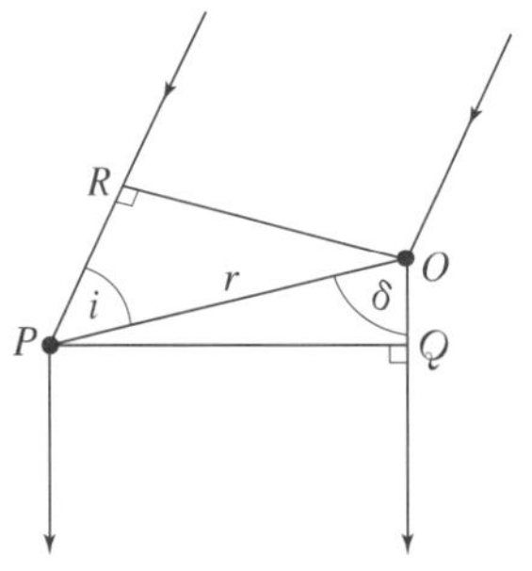

그림 2-23 • 점 P와 Q에서 산란된 파동의 경로차

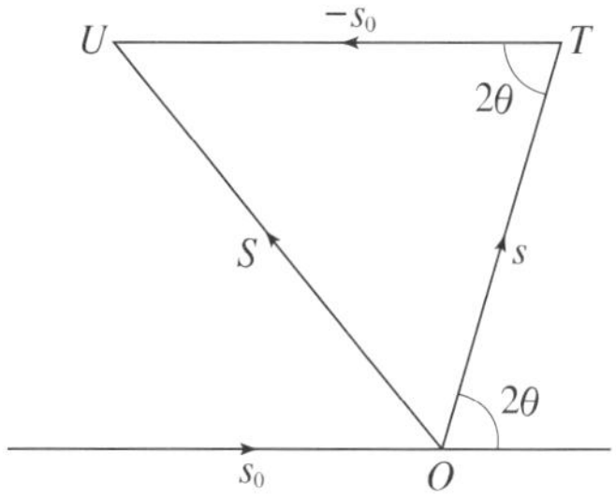

그림 2-24 • Scattering vector S의 정의

이다. 여기서 $|\boldsymbol{s}| = |\boldsymbol{s}_0|$로 놓으면, $\Delta = \frac{1}{|s|}\boldsymbol{r}\cdot(\boldsymbol{s}-\boldsymbol{s}_0)$가 되고 $S = s - s_0$으로 놓으면, 더 간단히 되어 $\Delta = \frac{1}{|s|}\boldsymbol{r}\cdot\boldsymbol{S}$로 된다.

그러면, 원점 O로부터 산란된 파동에 비하여 점 P에서 산란된 파동의 위상 ϕ는

$$\phi = \frac{2\pi}{\lambda}\cdot\Delta = \frac{2\pi}{\lambda}\cdot\frac{1}{|s|}\boldsymbol{r}\cdot\boldsymbol{S}$$

그리고 만약 $|s| = \frac{1}{\lambda}$로 잡으면,

$$\phi = 2\pi\,\boldsymbol{r}\cdot\boldsymbol{S} \tag{2.56}$$

이고 식 (4.1)의 구조인자는

$$F(S) = \sum_{1}^{N} f_n e^{2\pi i\, r\cdot S} \tag{2.57}$$

벡터 $\boldsymbol{S}$는 산란벡터(scattering vector)로 알려지고, 그림 2-24에는 입사빔과 회절빔 사이의 유용한 관계를 제공한다. $|\boldsymbol{s}| = |\boldsymbol{s}_0| = \frac{1}{\lambda}$로 놓았으므로 삼각형 OTU는 이등변삼각형이다. 만약 입사빔과 회절빔 사이의 각도인 산란각을 2θ로 놓으면,

$$|\boldsymbol{S}| = 2|s|\sin\theta = \frac{2\sin\theta}{\lambda} \tag{2.58}$$

의 관계가 성립된다. 더욱이 입사빔과 회절빔은 $\boldsymbol{S}$에 대하여 $90° - \theta$로 같은 각도로 기울어져 있고 물론 $\boldsymbol{S}$와 한 평면 내에 있다.

2. 회절구(reflecting sphere)

입사빔 s_0의 방향이 고정되면, 결과적으로 산란벡터 $\boldsymbol{S}$에 제한이 가해진다. 회절빔 $\boldsymbol{s}$는 모든 방향으로 놓일 수 있으나 크기는 $|\boldsymbol{s}| = |\boldsymbol{s}_0| = \frac{1}{\lambda}$로 고정된다. 그러므로 만약 모든 가능한 벡터 $\boldsymbol{s}$들이 공통점 Q에서 그려지면, 그들의 끝은 반지름이 $|s| = \frac{1}{\lambda}$이고 중심이 Q인 구의 표면에 놓이게 된다. 만약

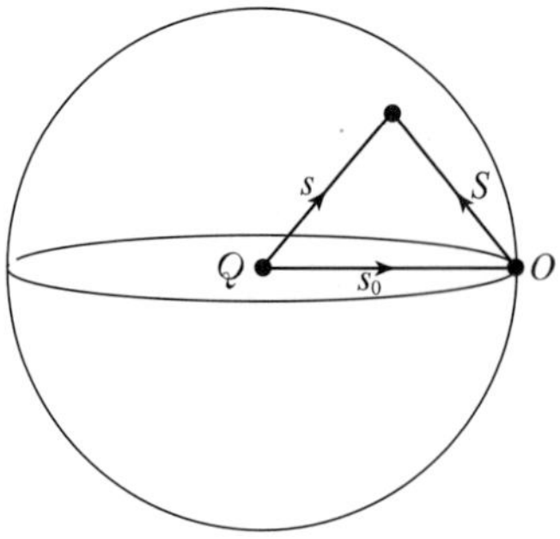

그림 2-25 • Reflecting 또는 Ewald sphere의 정의. 중심 Q, 반지름이 $1/\lambda$이다.

입사빔을 $QO = \boldsymbol{s}_0$로 구체적으로 나타내면 점 O는 구에 놓이고(그림 2-25), 산란벡터 $\boldsymbol{S} = -\boldsymbol{s}_0 + \boldsymbol{s}$는 두 끝이 구 표면에 놓이는데, 하나는 O에 놓이고 다른 하나는 구의 표면에 놓인다.

벡터 $\boldsymbol{s}$, $\boldsymbol{s}_0$ 그리고 $\boldsymbol{S}$의 계수는 각각 $1/\lambda$, $1/\lambda$, $2\sin\theta/\lambda$이다. 물리적인 차원은 L^{-1}이고 역격자 공간에서의 벡터들이라고 말할 수 있다. 주어진 입사빔의 방향에 대하여 원점 O에서 그려진 산란 벡터 $\boldsymbol{S}$는 앞에서 보인대로 원점 O를 지나도록 입사빔을 지름으로 그린 반지름 s_0를 갖는 구의 한 현(chord)으로 된다. 이 구를 reflecting sphere 또는 처음으로 역격자 이론을 X-선 회절에 적용한 P.P. Ewald를 따라 Ewald sphere라고 부른다.

3. 역격자와 라우에 식

3차원 격자의 회절 조건은

$$a(\cos\delta_a - \cos i_a) = h\lambda \tag{2.59a}$$

$$b(\cos\delta_b - \cos i_b) = k\lambda \tag{2.59b}$$

$$c(\cos\delta_c - \cos i_c) = l\lambda \tag{2.59c}$$

여기서 입사빔은 x, y, z축의 음의 방향과 각각 i_a, i_b, i_c의 각도를 이루고 회절빔은 x, y, z축의 양의 방향과 각각 δ_a, δ_b, δ_c의 각도를 이룬다. 첫 번째 라우에 식은

$$\frac{a}{\lambda}(\cos\delta_a - \cos i_a) = h \tag{2.60}$$

여기서 입사빔은 $\boldsymbol{s}_0$, 회절빔은 $\boldsymbol{s}$로 놓고 계수가 모두 $\dfrac{1}{\lambda}$이므로

$$\boldsymbol{a}\cdot(\boldsymbol{s} - \boldsymbol{s}_0) = h$$

즉, $\boldsymbol{a}\cdot\boldsymbol{S} = h$

따라서 라우에 식을 벡터 형태로 나타내면,

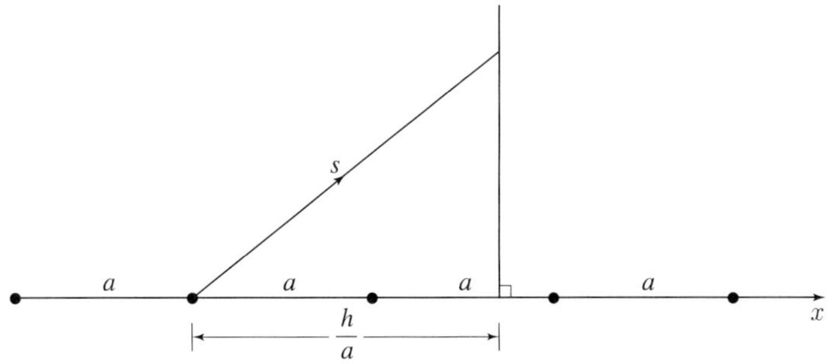

그림 2-26 • 첫 번째 라우에 식에 의한 산란벡터 S의 제한

$$\boldsymbol{a}\cdot\boldsymbol{S}=h \tag{2.61a}$$

$$\boldsymbol{b}\cdot\boldsymbol{S}=k \tag{2.61b}$$

$$\boldsymbol{c}\cdot\boldsymbol{S}=l \tag{2.61c}$$

식 (3.9)에서 라우에 식은 산란벡터에 제한을 주고 있음을 알 수 있다. 첫 번째 라우에 식은 $\boldsymbol{S}$의 x축으로의 투영은 $\boldsymbol{S}\cdot\dfrac{a}{|a|}=\dfrac{h}{a}$(그림 2-26)이 되도록 제한한다. $h=0$일 때 $\boldsymbol{S}$는 x축에 수직이고 $h=1$일 때 x축에의 투영은 $1/a$이다(그림 2-27). 그래서 $\boldsymbol{S}$가 원점에서 그려질 때에 첫 번째 라우에 식은 모든 가능한 산란벡터는 x축에 수직이고 면 간격이 $1/a$인 평행한 면들의 세트로 끝나야 함을 의미한다. 마찬가지로 두 번째 라우에 식은 산란벡터 $\boldsymbol{S}$가 y축에 수직한 면의 set에서 끝나야 함이 요구되고 면간 거리는 $1/b$이다. 세 번째 라우에 식은 $\boldsymbol{S}$가 면간 거리가 $1/c$인 z축에 수직한 면들의 set에서 끝나야 함이 요구된다. 그래서 공통의 원점에서 그려진 모든 가능한 벡터 $\boldsymbol{S}$는 격자를 만들고 격자의 점들은 평행한 면들의 3가지 세트의 서로 교차하는 점에 위치하게 된다.

실격자와 역격자 사이의 관계는 역격자점들이 면간 거리가 $\dfrac{1}{t_{[UVW]}}$인 zone axis $[UVW]$에 수직한 면들에 놓이는 관계이다. $\boldsymbol{S}$의 가능한 모든 값들이 면간 간격이 $1/a$, $1/b$, $1/c$인 x, y, z축에 수직한 면에 놓이므로 주어진 hkl값의 세트에 대하여 $\boldsymbol{S}$의 가능한 산란벡터는 정수 hkl의 같은 set에 대한 역격자 벡터 $d^*=ha^*+kb^*+lc^*$를 라우에 식에 차례로 대입하여 보면 알 수 있다. 즉,

$$\boldsymbol{a}\cdot\boldsymbol{S}=\boldsymbol{a}\,(ha^*+kb^*+lc^*)=h \tag{2.62a}$$

왜냐하면, $a\cdot a^*=1,\ a\cdot b^*=a\cdot c^*=0$

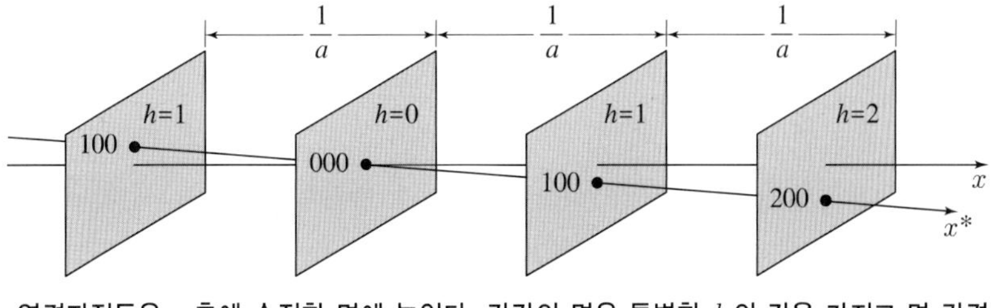

그림 2-27 • 역격자점들은 x축에 수직한 면에 놓인다. 각각의 면은 특별한 h의 값을 가지고 면 간격은 $1/a$이다.

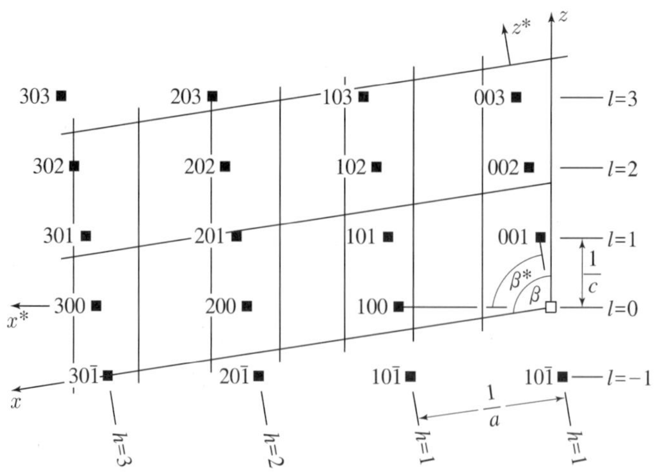

그림 2-28 • Primitive monoclinic 격자의 xz 면에서 역격자점과 실공간 격자와의 관계

$$\boldsymbol{b}\cdot\boldsymbol{S}=\boldsymbol{b}\cdot(ha^*+kb^*+lc^*)=k \tag{2.62b}$$

왜냐하면, $b\cdot b^*=1,\ b\cdot a^*=b\cdot c^*=0$

$$\boldsymbol{c}\cdot\boldsymbol{S}=\boldsymbol{c}\cdot(ha^*+kb^*+lc^*)=l \tag{2.62c}$$

왜냐하면, $c\cdot c^*=1,\ c\cdot b^*=c\cdot a^*=0$

실격자와 역격자와의 관계는 그림 2-28에 전형적인 primitive monoclinic 격자의 (001)면의 경우를 나타내었다. 격자점, $00l$, $10l$, $20l$, 그리고 $30l$은 x축에 수직이고 간격이 $1/a$이다. 유사하게 역격자점들의 라인들 $h0\bar{1}$, $h00$, $h01$, $h02$ 그리고 $h03$은 z축에 수직이고 면간 간격이 $1/c$이다. 허용되는 산란벡터 $\boldsymbol{S}$는 역격자 벡터 ha^*+lc^*로 a^*와 c^*는 역격자의 base 벡터이다.

회절 문제의 해에 있어서 역격자점을 실격자와 관련하여 정밀하게 그리는 것이 필요하다. 이는 cubic, tetragonal, orthorhombic에서는 문제가 없다. 왜냐하면, x^*, y^*, z^*가 x, y, z에 평행하고 $a^*=1/a$, $b^*=1/b$, $c^*=1/c$이기 때문이다(그림 2-29).

그러나 hexagonal, trigonal 그리고 monoclinic 시스템에서는 다른 두 실격자축에 수직한 실격자축만이 해당되는 역격자축에 평행하다. 그래서 hexagonal과 trigonal 시스템에서는 z는 x와 y에 수직이고, 일반적으로 $c^*\cdot a=c^*\cdot b=0$이므로 z^*는 z와 평행하다. 다른 두 역격자축 x^*와 y^*는 z에 수직이다. x^*의 방향은 y와 z축에 수직하게 놓아 구할 수 있다. 즉, (10.0)면에 수직이다. $a\cdot a^*=1$이므로 $a^*=\dfrac{1}{a}\cos 30°$이다. 그래서 a^*의 크기는 (10.0)면의 간격의 역수이다. 마찬가지로 y^*는 x와 z에 대하여 수직이고 결국 (01.0)면에 수직이다. $b\cdot b^*=1$이고 $b=a$이므로 $b^*=\dfrac{1}{a}\cos 30°=\dfrac{1}{d_{(10.0)}}$이다.
monoclinic 시스템에서 y는 x와 z에 수직이어서 y^*는 y에 평행하고 $b^*=1/b$이다. 다른 두 역격자축은 y에 수직이고 그림 2-29에서 보인 대로 (010)면에 놓인다. x^*는 z축에 수직이고 $a\cdot a^*=1$, 그래서 $a^*=\dfrac{1}{a}\sin\beta$이므로 x^*는 (100)면의 법선에 평행하고 a^*는 (100)면의 간격의 역수이다. 유사하게 z^*

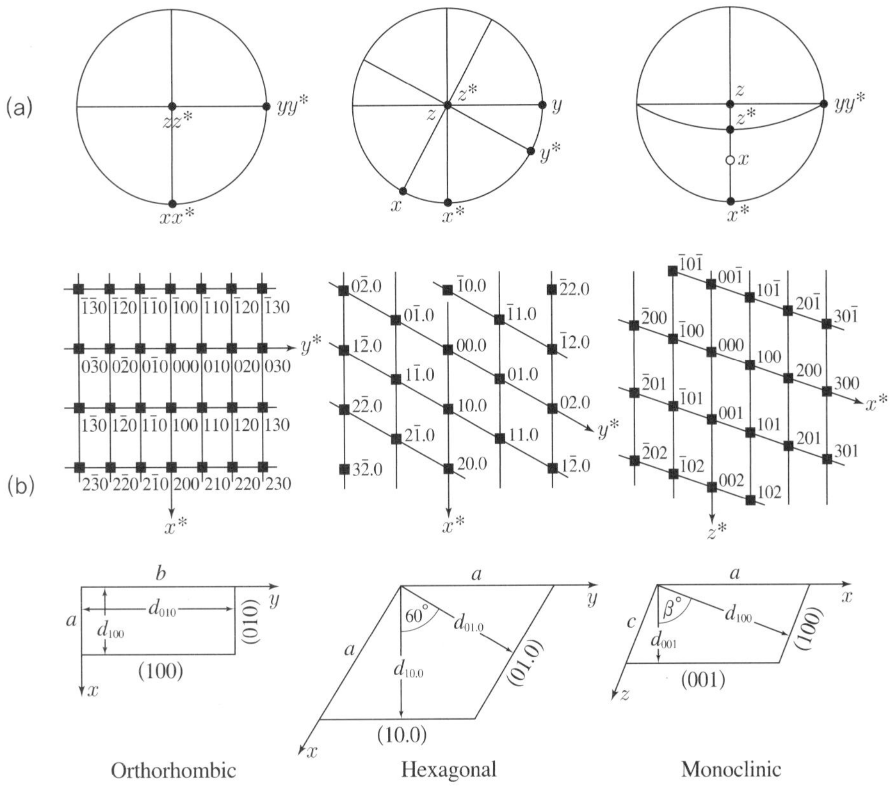

그림 2-29 • Orthorhombic, hexagonal, monoclinic 시스템에서의 역격자축과 실격자축과의 관계.
(a) stereograms (b) 격자

는 x에 수직이고 (001)에 수직이다. $c^* = \frac{1}{c}\sin\beta = \frac{1}{d_{(001)}}$이다. Triclinic 시스템에서 역격자축은 일반적으로 임의 실격자쌍과 같은 평면에 있지 않으며 또는 그 역도 성립된다. 결국 각각의 회절 문제의 다른 결정 시스템에서의 논의는 특별한 경우로 취급된다.

4. 라우에 식과 브래그 식

라우에 식을 다음과 같이 다시 쓰면,

$$\frac{1}{h}\boldsymbol{a}\cdot S = 1 \tag{2.63a}$$

$$\frac{1}{k}\boldsymbol{b}\cdot S = 1 \tag{2.63b}$$

$$\frac{1}{l}\boldsymbol{c}\cdot S = 1 \tag{2.63c}$$

이들은 식 $\boldsymbol{t}\cdot\boldsymbol{S}=1$의 가능한 해를 나타낸다. 여기서 $\boldsymbol{S}$는 평면에 수직이고 $\boldsymbol{t}$는 원점에서 그 면으로의 벡터이다. 더욱이 $\boldsymbol{S}$는 x, y, z축과의 교점 $\frac{a}{h}$, $\frac{b}{k}$, $\frac{c}{l}$를 만드는 면에 수직이다(그림 2-30). 즉, 격자면 (hkl)에 수직이다. $\boldsymbol{S}=\boldsymbol{s}-\boldsymbol{s}_0$이므로 $\boldsymbol{S}$, $\boldsymbol{s}$, $\boldsymbol{s}_0$는 같은 면에 있어야 하고 $\boldsymbol{s}$, $\boldsymbol{s}_0$는 $\boldsymbol{S}$와 $90°-\theta$의 각을

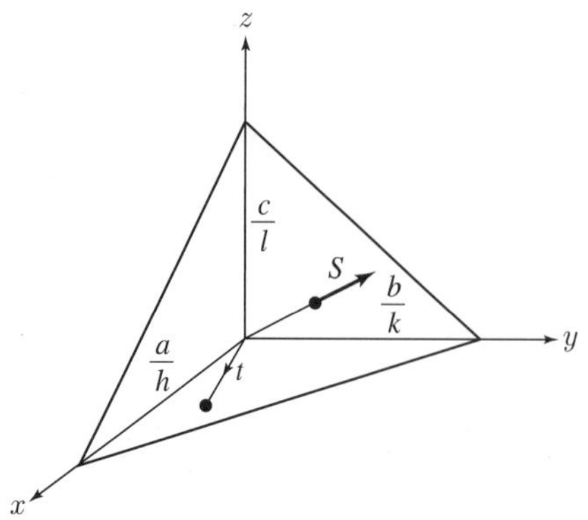

그림 2-30 • 라우에 식이 $t \cdot S=1$의 가능한 해임을 보여 주는 그림

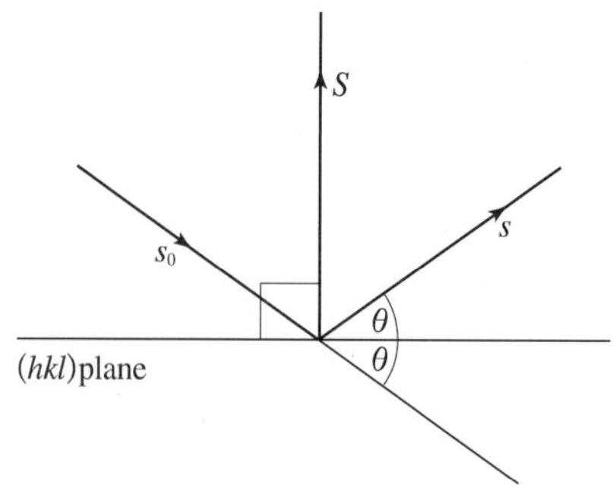

그림 2-31 • 벡터 S, s, s_0의 관계를 나타내는 그림

이룬다. 그러므로 $\boldsymbol{s}$, $\boldsymbol{s}_0$ 모두는 면 (hkl)에 θ만큼 기울어져 있다(그림 2-31).

이제 식이 $\boldsymbol{t} \cdot \boldsymbol{S}=1$인 면은 원점에서 $t \cdot \hat{n}$ 거리에 있다. 여기서 $\hat{n}$은 면에 수직한 단위벡터이다. 그러므로 (hkl) 세트의 면간 거리를

$$d_{(hkl)} = \frac{\boldsymbol{t} \cdot \boldsymbol{S}}{|\boldsymbol{S}|} = \frac{1}{|\boldsymbol{S}|} = \frac{\lambda}{2\sin\theta} \tag{2.64}$$

즉, $\lambda = 2d_{hkl}\sin\theta$로 이는 브래그 식이다. 특별한 값의 정수 h, k, l에 대한 라우에 식의 해에 해당되는 벡터 $\boldsymbol{S}$는 (hkl)면에 수직이고 계수는 $1/d_{hkl}$이다.

회절빔이 발생하려면, $\boldsymbol{S}$는 역격자 벡터이어야 한다. 그러나 $\boldsymbol{S}$는 또한 $\boldsymbol{s}_0$에 의존하는 벡터로 원점에서 회절구의 표면의 한 점까지의 벡터로, 그 구는 입사빔을 지름으로 반지름이 $1/\lambda$의 구이다. 주어진 입사빔의 방향에 대하여 라우에 식은 그림 2-32에서 나타냈듯이 회절구의 표면에서 끝나는 OP와 같은 역격자 벡터이다. 회절빔 $\boldsymbol{S}$의 방향은 역격자점 P를 통한 회절구의 반지름으로 주어진다. 그래서 역격자와 회절구의 개념은 라우에 식과 브래그 식을 푸는 간단한 실용적인 수단을 제공한다. 예를 들어 만약 X-선빔이 orthorhombic 결정에서 $+x, +y$와 13° 기울어진 xy면에 입사한 X-선에 대하여 회절이 가능한 $hk0$ 회절을 구하고자 한다면, 간단히 $hk0$ 역격자면을 그리고 입사빔의 방향을 표시한다(그림 2-33).

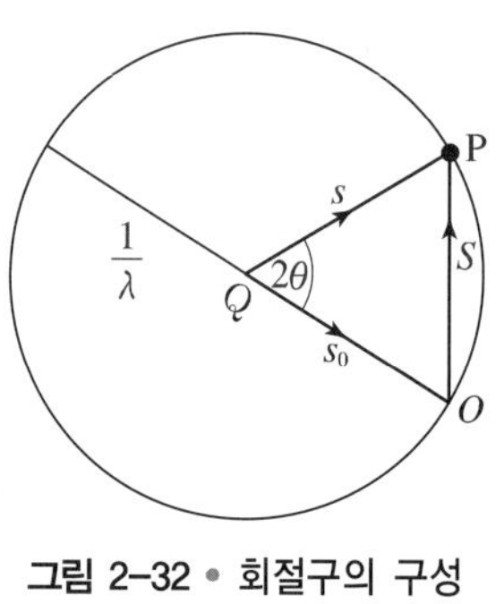

그림 2-32 • 회절구의 구성

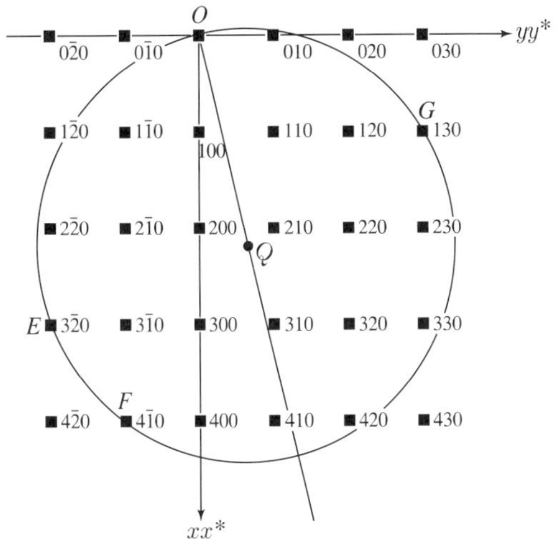

그림 2-33 • Orthorhombic crystal의 $hk0$ 역격자면과 입사빔의 Ewald구와의 교점

회절구는 원점 O를 지나고 반지름 $1/\lambda$을 갖는다. 그의 중심은 Q에서 들어오는 입사빔상에 놓이고 $OQ=1/\lambda$이다. $hk0$ 역격자면과 회절구의 교점의 원을 그리면 역격자점 $3\bar{2}0$, $4\bar{1}0$ 그리고 130이 회절구에 놓여 있음을 알 수 있다. 이 입사빔의 배열에서 일어날 수 있는 $hk0$ 회절은 $3\bar{2}0$, $4\bar{1}0$ 그리고 130이다. 회절빔의 방향은 해당되는 격자점 QE, QF 그리고 QG에 해당되는 반지름으로 주어진다.

5. 구조인자

앞에서 구조인자를

$$F(\boldsymbol{S}) = \sum_{1}^{N} f_n\, e^{2\pi i\, \boldsymbol{r}\cdot\boldsymbol{S}}s \tag{2.65}$$

로 나타내었다. 여기서 $\boldsymbol{r}$은 원점에서 n번째 원자까지의 거리이고, $\boldsymbol{S}$는 hkl 회절의 산란벡터이다. 이제 단위포 내의 n번째 원자에 대하여 $r = x_n a + y_n b + z_n c$ 이고 x_n, y_n, z_n은 격자의 base 벡터 a, b, c의 분율로 나타낸 좌표이다. 결정에서 $\boldsymbol{S}$는 방향 $ha^* + kb^* + lc^*$와 관련되므로

$$\begin{aligned}\boldsymbol{r}\cdot\boldsymbol{S} &= (x_n a + y_n b + z_n c)\cdot(ha^* + kb^* + lc^*)\\ &= hx_n + ky_n + lz_n\end{aligned} \tag{2.66}$$

그래서 하나의 단위포에서 산란된 파동은

$$F(hkl) = \sum_{1}^{N} f_n\, e^{2\pi i\,(hx_n + ky_n + lz_n)} \tag{2.67}$$

으로 앞서 기하학적인 논의에서 유도된 식과 일치한다.

5 정전기적 격자 포텐셜(electrostatic lattice potential)

1. 서 론

앞 절에서 결정에 의한 X-선 산란에 관한 이론을 논의하였고 이제부터는 결정 내에 전자의 회절에 대해 논의하고자 한다. Schrödinger 방정식에는 중요한 두 가지 항의 기여가 있다. 하나는 운동 에너지로, 실험적으로 전자 현미경의 가속 전압으로 결정된다. 그리고 다른 하나는 정전기적 격자 포텐셜 $V(\boldsymbol{r})$로 이것은 시료와 전자빔과의 반응을 나타낸다. 주어진 결정 구조에서 정확한 포텐셜을 구하는 것은 고체물리에서 좀 더 근원적인 문제이고, 소위 first principle의 대부분은 이 포텐셜을 구하는데, 흔히 self-consistent iteration의 결과로 얻어진다.

전자 현미경에 있어서는 전자의 원자 산란인자(atomic scattering factor), $f^e(s)$로 나타내는 구형의 점 산란자(spherical point scatters)로 구성된 고체를 고려한다. 참된 격자 포텐셜은 구형 산란자에 더하여 원자간 결합에 기여하는 포텐셜의 합이나 대부분의 TEM 응용에 있어서는 결합에 관한 항은 무시하고 단지 고체는 고립된 구형 산란자로 구성되었다고 가정해도 무방하다. 이 절의 구성은 먼저 이 원자 산란인자를 정의하고, 그 다음에 크기가 무한대인 결정과 유한 크기의 결정에 대한 정전기적 격자 포텐셜의 Fourier 변환에 대한 표현을 논의한다. 우리는 단지 파동벡터의 크기는 변하지 않고 방향만 변화하는 탄성 산란만을 고려한다.

2. 개개의 원자에 의한 전자의 탄성 산란

한 개의 원자에 의한 전자의 산란은 그 원자 전체 전하 분포에 의하여 결정된다. 전하는

$$\rho(\boldsymbol{r}) = |e|\,[\rho_n(\boldsymbol{r}) - \rho_e(\boldsymbol{r})] \tag{2.68}$$

로 나타낸다. 여기서 ρ_n은 핵전하 분포(nuclear charge distribution)이고, ρ_e는 전자의 전하 분포이다. 정전기적 원자 포텐셜(electrostatic atom potential) $V^a(r)$은 Poisson's equation을 통해 전체 전하와 관련된다. 즉,

$$\nabla^2 V^a(\boldsymbol{r}) = -\frac{|e|}{\epsilon_0}[\rho_n(\boldsymbol{r}) - \rho_e(\boldsymbol{r})] \tag{2.69}$$

여기서 ∇^2은 Laplace operator이다. 한 전자가 어떤 방향으로 산란되는 확률 진폭(probability amplitude)은 bra-ket 개념으로 계산할 수 있다. 즉, wave vector $\boldsymbol{k}$를 가진 입사 평면파가 atomic potential $V^a(r)$에 의하여 $\boldsymbol{k}'$으로 산란될 확률 진폭 P는

$$P = < e^{2\pi i \boldsymbol{k}'\cdot \boldsymbol{r}}\,|V^a(\boldsymbol{r})|\,e^{2\pi i \boldsymbol{k}\cdot \boldsymbol{r}} > \tag{2.70}$$

으로 나타낼 수 있다. 원자 산란 진폭(atomic scattering amplitude) $f^e(\Delta k)$는 이 확률 진폭과 같은데, 동등하게 말해서 원자 포텐셜 분포(atomic potential distribution) $V^a(r)$의 Fourier transform으로 정의한다. 즉,

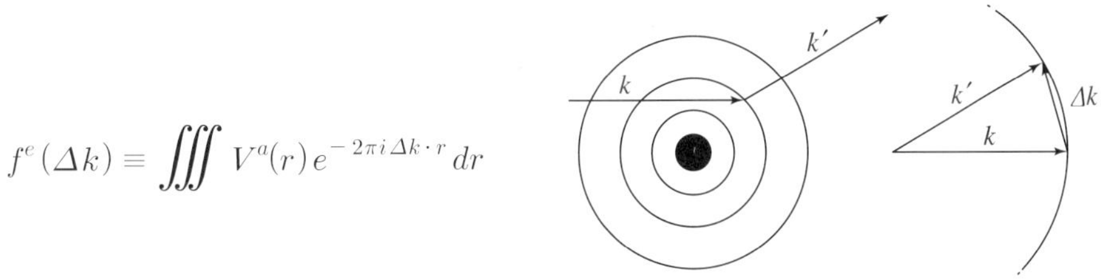

그림 2-34 • 입사한 전자의 원자에 의한 탄성 산란과 원자 산란인자

$$f^e(\Delta k) \equiv \iiint V^a(r) e^{-2\pi i \Delta k \cdot r} dr \tag{2.71}$$

여기서 $\Delta \boldsymbol{k} = \boldsymbol{k}' - \boldsymbol{k}$ 는 모멘텀 전이(transfer vector)이다. 그림 2-34에는 이들 벡터 사이의 관계를 나타낸다. 따라서 원자 산란 진폭은 입사한 전자의 모멘텀이 원자에 의해 어떻게 산란되는가를 나타낸다. 원자 산란인자(atomic scattering factor)는 어떤 탄성 모멘텀 전달(elastic momentum transfer)이 일어나는 확률 진폭을 나타낸다.

X-ray 산란 진폭(scattering amplitude), $f^X(\Delta k)$는 전자 전하 밀도(electron charge density), $\rho_e(r)$의 Fourier transform으로 정의된다. 왜냐하면, 핵전하의 X-ray photon 산란에의 기여는 궤도상에 있는 전자 하전의 기여보다 several orders of magnitude가 더 작기 때문이다. 이는 전자와 핵과의 질량 차이에 기인한다. 그리고 핵전하 밀도를 원점에 위치한 가중치(weight) Z(원자 번호)의 델타함수로 근사하여 Poisson 식에 inverse Fourier transform을 취할 수 있다. 즉,

$$\nabla^2 \left[\iiint f^e(\Delta k) e^{2\pi i \Delta k \cdot r} d\Delta k \right] = \frac{|e|}{\epsilon_0} \iiint [f^X(\Delta k) - Z] e^{2\pi i \Delta k \cdot r} d\Delta k \tag{2.72}$$

Lapalcian operator(r에 대하여 작동함)를 적분 내부에 넣어 적용하고 적분을 제거하면,

$$f^e(\Delta k) = \frac{|e|}{4\pi^2 \varepsilon_0 |\Delta k|^2} [Z - f^X(\Delta k)] \tag{2.73}$$

이 관계식은 고립된 원자에 성립된다. 우리는 원자가 규칙적인 배열을 하고 있는 결정을 연구하므로 이를 구별하기 위하여 산란벡터(scattering vector) Δk를 $\Delta k = 2\boldsymbol{s}$로 종종 사용한다. 따라서 Bragg 조건에서는 $\boldsymbol{k}' = \boldsymbol{k} + \boldsymbol{g}$, 또는 동등하게 $\boldsymbol{s} = \boldsymbol{g}/2$이다. Bragg 식을 사용하면, $\boldsymbol{s}$의 크기는

$$|s| = \frac{1}{2d_{hkl}} = \frac{\sin\theta}{\lambda} = \frac{|g_{hkl}|}{2} \tag{2.74}$$

이는 주어진 결정에서 원자 산란인자는 역격자 벡터의 절반에 해당되는 scattering vector $\boldsymbol{s}$에서만 구해짐을 의미한다. $\boldsymbol{s}$는 전자의 파장에 무관하므로($1/2d_{hkl}$는 주어진 결정 구조에서 상수), 원자 산란인자에 대한 다음 표현은 실험 조건과 무관하다.

$$f^e(s) = \frac{|e|}{16\pi^2 \varepsilon_0 |s|^2} [Z - f^X(s)] \tag{2.75}$$

이를 Mott-Bethe 공식이라고 부른다. 그림 2-35는 Cu 원자에 대한 전자 산란을 나타낸다. 수직선은 fcc Cu 구조($a = 0.36147$ nm)에 대한 역격자 간격을 나타낸다.

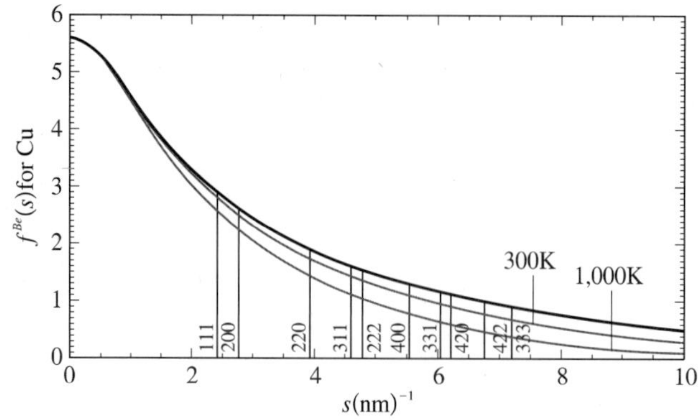

그림 2-35 • Cu에 대한 원자 산란인자. 점선은 300K와 1,000K에 관한 값을 나타낸다. [G99]

전자의 원자 산란인자, $f^e(s)$는 많은 연구자에 의하여 연구되고 계산되어 power series 또는 exponential expansion으로 파라미터화하였다. 작은 원자 번호 원자에 대하여 이 계산은 아주 어렵지 않고 더 무거운 원자에 대하여는 교정이 중요하고 $f^e(s)$ 계산은 더 많이 복잡하다. 문헌에서 electron and/or X-ray 산란인자의 여러 가지 파라미터가 존재한다. 이들은 ① Smith and Burge[SB62], ② Doyle and Turner[DT68], ③ Weickenmeier and Kohl[WK91], ④ Rez, Rez and Grant[RRG94]이다.

Doyle-Turner와 Smith-Burge parametrization 모두는 다음 형태의 지수함수의 전개이다.

$$f^e(s) = \frac{|e|}{16\pi^2\epsilon_0|s|^2}[Z - f^X(s)] = 0.04787801\sum_{j=1}^{N} a_j^i e^{-b_j^i s^2} \tag{2.76}$$

여기서 Doyle-Turner는 $N=4$이고, Smith-Burge parameter에는 $N=3$이다. 그러면 $f^e(s)$의 단위는 $V\,nm^3$이다. 이 전개는 s가 약 20 nm^{-1}의 값에 이르기까지 정확하다.

예제 1

격자상수 $a=0.36147$ nm를 갖는 Cu (111)면에 대한 electron scattering factor, $f^e_{\mathrm{Cu}}(s)$를 구하여라.

해설 먼저 scattering parameter $s = \sin\theta/\lambda = 1/2d$를 구한다.

$$d_{hkl} = \frac{a}{\sqrt{h^2+k^2+l^2}}$$

이므로 $d_{111} = 0.36147/\sqrt{3} = 0.208695$ nm이다. 따라서 $s=2.3958$ nm^{-1}이다.

이 값과 a_j, b_j 값을 대입하면,

$$\begin{aligned} f^e_{\mathrm{Cu}}(2.3958) &= 0.04787801 \times [1.579\,e^{-1.820\times(2.3958)^2} + 1.820\,e^{-0.12453\times(2.3958)^2} \\ &\quad + 1.658\,e^{-0.02504\times(2.3958)^2} + 0.532\,e^{-1.00333\times(2.3958)^2}] \\ &= 0.04787801 \times 2.891086 = 0.13842\ V\mathrm{nm}^3 \end{aligned}$$

주지할 것은 이 값은 사용된 전자의 파장과는 무관하다. 왜냐하면, 격자면 간격은 파장에 무관하기 때문이다.

The International Tables for Crystallography는 모든 원소들과 이들의 가장 흔한 이온들에 대한 electron scattering factor에 대한 표를 제시한다[WP99, pp.226-244]. 위의 수치값을 얻기 위해서는 이 표들의 값들에 0.04787801을 곱해야 한다. 그림 2-36의 Cu에 대한 scattering factor는 이 상수를 곱하여 단위 $V\ \mathrm{nm}^3$을 갖도록 해야 한다. 여러 가지 소스에서 산란인자를 비교할 때에는 각 소스에서 어떻게 그 인자가 정의되었는가를 확인해야 한다.

The International Tables for Crystallography 구판[HL52]은 electron scattering factor에 대한 다른 정의를 사용하였음을 주지하라. 그들은 보통 f^B(B는 Born approximation)으로 표기되고 현재의 정의와 다음과 같이 연결된다.

$$f^B(s) = \frac{2\pi\gamma m_0 e}{h^2} f^e(s) \tag{2.77}$$

이 공식의 단점은 이 산란인자들은 가속 전(γ 값을 통하여)에 의존하는 것이다. 인자 f^B는 s가 nm^{-1}일 때 nm로 표현된다. 두 집합 사이의 자세한 관계는 [SZ92, pp.30-35]을 참조하라.

Weickenmeier-Kohl 전개는 neutral atom의 탄성 산란 amplitude에 대하여 7개의 fitting 파라미터를 사용한다. Fitting 함수는

$$f^e(s) = \frac{1}{s^2}\sum_{i=1}^{6} A_i(1-e^{-B_i s^2}) \tag{2.78}$$

여기서, $A_1 = A_2 = A_3 = 0.02395\,\frac{Z}{3(1+V)}\,\text{Å}^{-1}$,

$A_4 = A_5 = A_6 = VA_1$

A_1의 구체적인 정의는 큰 s에 대한 산란 진폭의 asymptotic 거동은 정확한 형태를 가짐을 보장한다.

3. 무한 크기 결정에 의한 탄성 산란(elastic scattering by an infinite crystal)

무한 크기의 point lattice는 격자점에 놓인 단위 크기의 가중치를 가진 델타함수의 집합으로 나타낼 수 있다. 즉,

$$T(\boldsymbol{r}) = \sum_{u,v,w=-\infty}^{\infty} \delta(\boldsymbol{r} - \boldsymbol{t}_{uvw}) \tag{2.79}$$

각각의 델타함수는 격자의 한 개의 단위포(unit cell)에 해당된다. 모든 단위포는 위치 r_j에서 N개의 원자를 포함하고 한 개의 unit cell의 potential은 이들은 합,

$$V_{cell} = \sum_{j=1}^{N} V_j^a(\boldsymbol{r} - \boldsymbol{r}_j) \tag{2.80}$$

으로 나타낸다. 완전한 격자의 potential은 한 개의 unit cell이 가지고 있는 potential을 모든 격자 자리에 복사시키면 완성된다. 이러한 작업은 수학적으로 convolution product로 나타낼 수 있다. 즉,

$$V(\boldsymbol{r}) = V_{cell}(\boldsymbol{r}) \otimes T(\boldsymbol{r}) \tag{2.81}$$

로 나타낼 수 있다. 이와 같이 구축된 potential $V(\boldsymbol{r})$은 Bravais lattice의 주기성을 갖는다. 이는 potential을 discrete Fourier series로 전개시킬 수 있음을 의미한다. 이는 근본적으로 평면 파동(plane wave)의 전개이다. 여기서 plane은 역격자 벡터 $\boldsymbol{g}$로 나타내는 실제의 격자면이다. 즉,

$$V(\boldsymbol{r}) = \sum_{g} V_g \, e^{2\pi i \, \boldsymbol{g} \cdot \boldsymbol{r}} \tag{2.82}$$

이다. 계수 V_g는 electrostatic lattice potential의 Fourier 계수이다. 결정에서 각각 plane set에 대하여 한 개의 계수(일반적으로 복소수)가 존재한다. Potential $V(\boldsymbol{r})$은 실수이므로 $V_{-g} = V_g^*$ 이어야 한다. 더불어 만약 원점에 inversion center가 놓인다면, Fourier 계수는 모두 실수이고 $V_{-g} = V_g$ 이다.

무한 크기 결정에서 격자 potential의 Fourier transform은 역격자 위치에서 discrete peak로 구성된다. 하지만 유한 크기 결정에서는 그러한 상황이 성립되지 않는다. Fourier 계수는 역격자 벡터 $\boldsymbol{q}$의 연속함수가 된다. 즉,

$$V(\boldsymbol{q}) = \frac{1}{\Omega} \iiint V(\boldsymbol{r}) \, e^{-2\pi i \, \boldsymbol{q} \cdot \boldsymbol{r}} \, d\boldsymbol{r} \tag{2.83}$$

으로 된다. 이는

$$V(\boldsymbol{q}) = \frac{1}{\Omega} \Im [V(\boldsymbol{r})] \tag{2.84}$$

으로 표현할 수 있고 앞의 potential 표현과 convolution theorem을 적용하면,

$$V(\boldsymbol{q}) = \frac{1}{\Omega} \Im [V_{cell}(\boldsymbol{r})] \, \Im [T(\boldsymbol{r})] \tag{2.85}$$

식 (5.18)의 오른쪽 항의 첫 번째 인자는 한 개의 단위포의 기여를 나타낸다. 이를 구조인자(structure factor)라고 부른다. 이를 원자 산란인자를 사용하여 나타내면,

$$\Im [V_{cell}(\boldsymbol{r})] = \sum_{j=1}^{N} f_j^e \; e^{-2\pi i \boldsymbol{q} \cdot \boldsymbol{r}_j} \tag{2.86}$$

이다. 두 번째 인자는 역격자 위치에서 델타함수의 합으로 재차 쓸 수 있다[Cow81, p.43].

$$\Im [T(\boldsymbol{r})] = \sum_{g} \delta(\boldsymbol{q} - \boldsymbol{g}) \tag{2.87}$$

따라서 electrostatic lattice potential의 Fourier 계수를 다음과 같이 정의한다.

$$V_g \equiv \frac{1}{\Omega} \sum_{j=1}^{N} f_j^e \; e^{-2\pi i \boldsymbol{q} \cdot \boldsymbol{r}_j} \tag{2.88}$$

그리고 potential의 Fourier transform은

$$V(\boldsymbol{q}) = \sum_{g} V_g \, \delta(\boldsymbol{q} - \boldsymbol{g}) \tag{2.89}$$

앞에서 언급하였듯이 무한 크기 결정에 대한 Fourier transform은 역격자점에서만 0이 아닌 discrete function이다. 이제 몇 가지 중요한 결과의 도출을 고려하기 위하여 여러 개의 예제 풀이를 통하여 고찰해 보자.

예제 2

전자가 주기적인 electrostatic potential $V(r)$에 의하여 wave vector $\boldsymbol{k}$를 가진 상태에서 wave vector $\boldsymbol{k}'$으로의 상태로 산란될 경우의 probability 진폭 P를 계산하여라.

해설 주기적인 potential $V(r)$은 다음의 Fourier series로 쓸 수 있다.

$$V(\boldsymbol{r}) = \sum_g V_g \, e^{2\pi i \boldsymbol{g}\cdot\boldsymbol{r}}$$

Probability P는 bra-ket으로 나타낼 수 있다.

$$\begin{aligned} P &= < e^{2\pi i \boldsymbol{k}'\cdot\boldsymbol{r}} \,|\, V(\boldsymbol{r}) |\, e^{2\pi i \boldsymbol{k}\cdot\boldsymbol{r}} > \\ &= \sum_g V_g < e^{2\pi i \boldsymbol{k}'\cdot\boldsymbol{r}} \,|\, e^{2\pi i \boldsymbol{g}\cdot\boldsymbol{r}} \,|\, e^{2\pi i \boldsymbol{k}\cdot\boldsymbol{r}} > \\ &= \sum_g V_g \, \delta(\boldsymbol{k}+\boldsymbol{g}-\boldsymbol{k}') \end{aligned}$$

이 식은 $\boldsymbol{k}+\boldsymbol{g}=\boldsymbol{k}'$일 때만 0이 아니다. 이는 역격자 공간에서 Bragg 식이다.
이와 같은 probability P는 Fourier 계수, V_g와 같다.

예제 3

FCC lattice 구조에서 Fourier 계수, V_g가 0이 되는 역격자 벡터 g를 구하여라.

해설 단위포에서 합은 1/4에서만 합하고 모든 원자에 걸친 합은 Bravais lattice N_c centering vector, R_k에 의해 진행된다. 즉,

$$\begin{aligned} V_g &= \frac{1}{\Omega} \sum_{j=1}^{N} f_j^e \; e^{-2\pi i g\cdot r_j} \\ &= \frac{1}{\Omega} \sum_{j=1}^{N/4} f_j^e \; e^{-2\pi i g\cdot r_j} \sum_{k=1}^{N_c} e^{-2\pi i g\cdot R_k} \\ &= \frac{1}{\Omega} \sum_{j=1}^{N/4} f_j^e \; e^{-2\pi i g\cdot r_j} [1 + e^{-\pi i g\cdot(a+b)} + e^{-\pi i g\cdot(a+c)} + e^{2\pi i g\cdot(b+c)}] \\ &= [1 + (-1)^{h+k} + (-1)^{h+l} + (-1)^{k+l}] \frac{1}{\Omega} \sum_{j=1}^{N/4} f_j^e \; e^{-2\pi i g\cdot r_j} \end{aligned}$$

여기서 $g\cdot(a+b) = h+k$와 $e^{-\pi i n} = (-1)^{-n} = (-1)^n$을 이용하였다. Mixed parity를 갖는 Miller 지수의 격자점들은 V_g가 0이 된다. 그래서 회절빔을 일으키지 않는다.

Bravais lattice centering symmetry 때문에 회절이 일어나지 않는 것을 systematic absence 또는 systematic extinction이라고 부른다.

4. 유한 크기 결정의 size effects

결정의 shape function $D(r)$을 다음과 같이 정의한다.

$$D(r) = \begin{cases} 1 & inside\ the\ crystal \\ 0 & outside \end{cases} \tag{2.90}$$

그러면, 유한 크기 결정의 potential $V_f(r)$은 무한 크기 결정 potential $V(r)$과 shape function과의 곱으로 나타낼 수 있다.

$$V_f(\boldsymbol{r}) = V(\boldsymbol{r})\, D(\boldsymbol{r}) \tag{2.91}$$

그러면, 유한 크기 결정의 특성이 lattice potential의 Fourier transform에 어떤 영향을 줄 것인가를 결정하기 위하여 multiplication theorem을 적용한다.

$$V_f(\boldsymbol{q}) = \Im[V(\boldsymbol{r})] \otimes \Im[D(\boldsymbol{r})] \tag{2.92}$$

Convolution product에 대하여 델타함수는 identity operator이므로 식 (2.92)의 치환 후에는

$$V_f(\boldsymbol{q}) = \sum_g V_g\, D(\boldsymbol{q} - \boldsymbol{g}) \tag{2.93}$$

따라서 유한 크기 결정의 lattice potential의 Fourier transform은 역격자점들이 역격자 공간에서 어떤 형태를 갖는 것을 제외하고는 무한 크기 결정에서의 공식과 유사하다. 이 부피의 정확한 형태는 결정의 외부 형태에 의존한다. 전자 현미경에서 중요한 2가지 예는 평면 박막(planar thin foil)과 유한 크기의 직사각형 결정(rectangular crystal)이다.

예제 4

Shape amplitude라고 알려진 reciprocal shape function $D(q)$를 두께가 z_0이고 상부와 하부면이 평행인 thin foil에 대하여 구하여라.

해설 Reference frame의 원점을 foil 중앙에 잡고 z-방향을 foil의 법선 방향으로 잡으면, reciprocal shape function은

$$D(\boldsymbol{q}) = \int_{-\infty}^{\infty} e^{-2\pi i q_x x} dx \int_{-\infty}^{\infty} e^{-2\pi i q_y y} dy \int_{-z_0/2}^{z_0/2} e^{-2\pi i q_z z} dz$$

$$= -\delta(q_x)\delta(q_y)\left[\frac{e^{-2\pi i q_z z}}{2\pi i\, q_z z}\right]_{-z_0/2}^{z_0/2}$$

따라서

$$D(\boldsymbol{q}) = z_0\, \delta(q_x)\delta(q_y)\frac{\sin(\pi q_z z_0)}{\pi q_z z_0}$$

그림 2-37 (a)은 함수 $D(0, 0, q_z)/z_0$과 그 제곱을 나타낸다.

예제 5

치수 A, B, C를 갖는 rectangular crystal에 대한 reciprocal shape function $D(q)$를 구하여라.

해설 앞의 예와 같이 같은 reference frame을 사용하고 3개의 같은 적분을 수행하면,

$$D(q) = \int_{-A/2}^{A/2} e^{-2\pi i q_x x} dx \int_{-B/2}^{B/2} e^{-2\pi i q_y y} dy \int_{-C/2}^{C/2} e^{-2\pi i q_z z} dz$$
$$= ABC \frac{\sin(\pi A q_x)}{\pi A q_x} \frac{\sin(\pi B q_y)}{\pi B q_y} \frac{\sin(\pi C q_z)}{\pi C q_z}$$

이 함수의 제곱은 그림 2-36 (b)에 contour plot $D^2(q_x, q_y, 0)$으로 나타내었다.

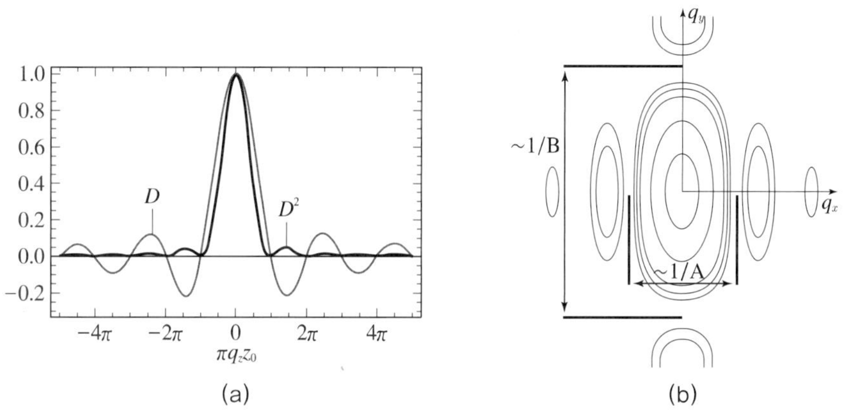

그림 2-36 • (a) 시료 표면에 수직한 방향을 따라 두께가 z_0인 시편의 D와 D^2
(b) 직사각형 역격자 형태(shape) 함수 $D^2(q_x, q_y, 0)$의 contour plot

거의 모든 TEM 관찰은 원형의 전자빔을 사용한다. 달리 말하면, 시료에서 조사된 부피는 좋은 근사로 상부와 하부면이 반드시 평편하거나 평행일 필요가 없는 cylinder 형태이다. 조사된 부피는 항상 유한 크기이나 지름은 빔 지름에 의존하므로 역격자점의 부피와 형태는 입사빔 형태에 따라 변하고 shape function $D(r)$은 입사빔과 시료와의 교차로 결정된다. TEM에서 사용되는 전형적인 얇은 박막에서 세 번째 치수(보통 z−axis)는 측면 치수보다 아주 작다. 따라서 역격자점들은 길이축이 foil에 수직한 rod 형태가 된다. 이 rod 들은 역격자 공간에 자리 잡고 있으므로 이들을 reciprcal lattice rods 또는 relrod 라고 부른다.

위의 예에서 결론을 내면 다음과 같다. 유한 크기의 결정에서 모든 역격자점은 역공간에서 무한대로 확장된다. 그러나 이 함수의 급격하게 감소하는 특성 때문에 각 점은 공간에서 유한 크기의 부피로 근사할 수 있다. 이 부피의 형태는 non-rectangular 형태의 시료에서는 아주 복잡하다.

유한 크기 결정의 또 다른 중요한 결론은 회절에 대한 Bragg 조건은 완화될 수 있다는 점이다. 무한 크기 결정의 회절은 수학적인 점이 회절구와 만남을 요구하나(이는 다소 불가능한 일), 유한 크기 결정에 의한 회절은 역격자점의 확장으로 더 가능해진다. 이에 대하여 다음 절에서 좀 더 자세히 고려해 보자.

6 | 역격자 공간에서 Bragg 식(Bragg equation in reciprocal space)

1. 역격자 공간에서 Bragg 식 도출

한 평면 파동은 그의 momentum vector $\boldsymbol{p}$ 또는 de Broglie 관계식을 이용하여 그의 wave vector $\boldsymbol{k}$로 나타낼 수 있다. $\boldsymbol{k}$는 역격자 공간에서 결정의 참조 축에 대하여 한 평면 파동의 방향과 파장을 완전히 특성화시켜 주는 vector이다. 면 (hkl)은 역격자 공간에서 vector $\boldsymbol{g}_{hkl}$으로 나타내므로 Bragg 식의 역격자 공간에서의 해당되는 식을 유도할 수 있다.

그림 2-37 (a)에서 도식적인 그림을 그려 보자. 이는 입사와 회절 파동의 방향에 해당되는 wave vector를 나타낸다. 또한 역격자 vector $\boldsymbol{g}_{hkl}$이 적합한 위치에 표시되어 있다. 벡터는 그에 평행하게 이동시킬 수 있으므로 vector $\boldsymbol{k}'$을 그 시작점이 $\boldsymbol{k}$ 벡터의 시작점 C와 일치하도록 그림 2-38 (b)와 같이 이동시킨다. 그러면, 3개 vector 간의 관계는

$$\boldsymbol{k}' = \boldsymbol{k} + \boldsymbol{g} \tag{2.94}$$

로 나타낼 수 있다. 탄성 산란에서는 wave vector의 길이는 일정하므로 이 벡터 관계식이 direct space Bragg 식과 동등함을 알 수 있다. 이 식의 각각의 벡터를 $\boldsymbol{g}$에 projection시키면,

$$\boldsymbol{k}'\boldsymbol{g} = \boldsymbol{k}\boldsymbol{g} + \boldsymbol{g}\cdot\boldsymbol{g} \tag{2.95}$$

$$|k||g|\sin\theta = -|k||g|\sin\theta + |g|^2 \tag{2.96}$$

$$\frac{\sin\theta}{\lambda} = -\frac{\sin\theta}{\lambda} + \frac{1}{d_{hkl}}$$

로 Bragg equation이 된다. 따라서 Bragg 관계식은 그림 2-37 (b)의 점 C가 vector $\boldsymbol{g}$의 수직의 bisector plane 상에 놓이면 만족됨을 알 수 있다.

Vector $\boldsymbol{g}_{hkl}$의 수직의 bisector plane은 역격자 공간의 원점과 역격자점 hkl에서 같은 거리에 있는 모든 점으로 구성된다. 이 특성을 이용하여 입사 파동벡터와 결정의 방위가 주어지면, 회절 파동의 방향에 대한 간단한 기하학적인 구축을 만들 수 있다. 이 구축 방법을 Ewald sphere construction이라고 한다. 이를 그림 2-38에 나타내었다.

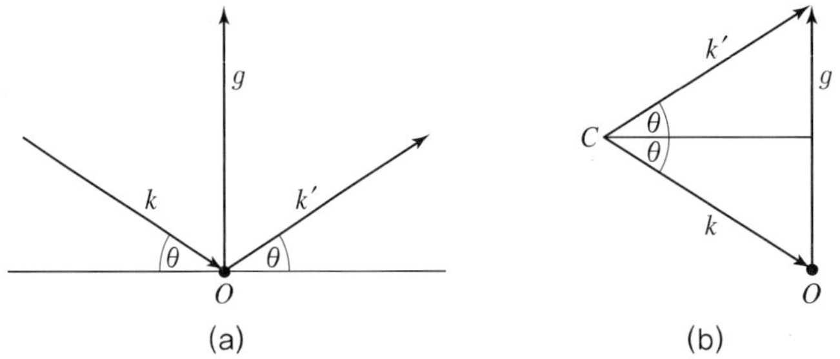

그림 2-37 • (a) 역격자 공간의 Bragg 식을 도출하는 기하학적인 구축
(b) 회절된 파동벡터는 병진 이동하여 벡터의 합 $k' = k + g$를 이룬다.

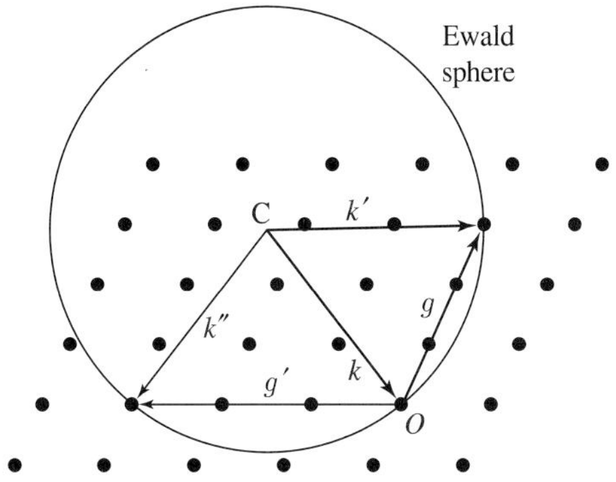

그림 2-38 • Ewald 구의 구축

먼저 원점 O의 역격자를 그린다. 그 다음 입사 파동벡터 k를 끝점이 O와 일치하도록 그린다. 그러면, 시작점 C는 반지름이 $|k| = \dfrac{1}{\lambda}$인 sphere(Ewald sphere)의 중심이 된다. 역격자점들이 이 구에 놓일 때마다 Bragg 조건은 만족되고 $\boldsymbol{k}+\boldsymbol{g}$라는 wave vector를 갖는 회절 파동이 발생한다. 그림 2-38에서는 2개의 역격자점들이 있는데, 이는 방향 $\boldsymbol{k}'$과 $\boldsymbol{k}''$으로의 2개의 회절빔이 존재함을 의미한다.

de Broglie 관계식에서 momentum vector와 wave vector는 scale 인자만 빼고는 같음을 나타낸다. 역격자 공간에서 Bragg equation은

$$p' = p + hg = p + \Delta p \tag{2.97}$$

로 나타낸다. Momentum $\boldsymbol{p}$의 입사 전자는 $h\boldsymbol{g}$에 해당되는 방향 변화를 겪게 된다. 따라서 역격자 벡터는 주어진 결정 구조에서 허용되는 탄성 모멘트 변화(Planck 상수의 단위로)에 해당된다. 놀라운 일은 탄성 산란에 있어서 허용된 모멘텀 변화는 입사 radiation의 에너지 형태에 의존하는 것이 아니라 완전히 결정 구조에 의하여 결정된다. 역격자는 결정면과 면간 거리로 나타낼 뿐만 아니라 탄성 산란에서 허용된 모멘텀 변화를 결정한다.

예제 6

Al에서 (220)면으로부터 전자의 탄성 산란에서의 momentum transfer를 계산하여라.

해설 Fcc Al의 격자상수는 a =0.4049 nm이다.

$$|g_{220}| = \sqrt{8}/a = 6.9855\ \text{nm}^{-1}$$

Planck 상수를 곱하면, Δp =4.628×10^{-24} kg m/s

Ewald sphere construction에서 보면, 회절은 다소 불가능한 일로 볼 수 있다. 이는 수학적인 점(zero volume)이 두께가 0인 구의 shell에 놓여야 하기 때문이다. 실제 결정과 현실적인 radiation type에서 보면 역격자점들은 잘 정의된 형태를 갖는 유한 크기의 부피를 가지며, Ewald 구 또한 radiation의 파장의 분산 때문에 유한 크기의 두께를 갖는다. 이 두 인자로 회절은 아주 더 가능하게 해 준다. 대부분의 회절 실험에서 입사빔 방향을 이동시키거나(이는 Ewald 구를 역격자 사이로 이동시킴) 또는 정지된 입

사빔 방향에서 결정을 움직일 수 있다(Ewald 구 사이로 역격자의 움직임에 해당). TEM에서는 두 가지 방법이 가능하다. Beam tilt control을 사용하여 작은 범위의 방위 내에서 입사빔 방향을 변화시키고 시료는 하나 또는 그 이상의 축으로 경사시켜 입사빔에 대한 결정격자의 반위를 변화시킬 수 있다.

2. 전자 회절의 기하학(geometry of electron diffraction)

Ewald 구에 대한 수학적인 표현은 아주 유용하다. 구에 대한 일반적인 식은 벡터 형태로 다음과 같이 쓸 수 있다.

$$(r-r_0)\cdot(r-r_0)=R^2 \tag{2.98}$$

여기서 R은 반지름이고, r_0는 구의 중심이 놓인 벡터이다. 이 식은 모든 참조(reference) frame에서 유효하다. 간단한 직각 좌표에서는

$$(x-x_0)^2+(y-y_0)^2+(z-z_0)^2=R^2 \tag{2.99}$$

으로 나타낸다.

실격자 공간에서 position vector $\boldsymbol{r}$은 역격자 공간 벡터 $\boldsymbol{q}$로 대치된다. Ewald 구의 중심은 $-\boldsymbol{k}$로 주어지는 위치에 놓이고 반지름은 차장의 역수와 같다. 즉, $R=1/\lambda$이다. 따라서

$$(\boldsymbol{q}+\boldsymbol{k})\cdot(\boldsymbol{q}+\boldsymbol{k})=\frac{1}{\lambda^2}$$

$|k|=\dfrac{1}{\lambda}$이므로 이 식은

$$\boldsymbol{q}\cdot(2\boldsymbol{k}+\boldsymbol{q})=0 \tag{2.100}$$

이다. 이것이 Ewald sphere에 대한 식이다. 이는 벡터 $(2\boldsymbol{k}+\boldsymbol{q})$에 수직한 모든 벡터 $\boldsymbol{q}$는 Ewald sphere에서 끝나야 함을 의미한다. $\boldsymbol{q}$가 Ewald 구 안에서 끝나면 dot product는 음이고, 구의 밖에서 끝나면 양이 된다. 이를 그림 2-39 (a)에 나타내었다. 따라서 역격자 공간에서 Bragg 식을 lattice vector $\boldsymbol{g}$로 다시 쓰면,

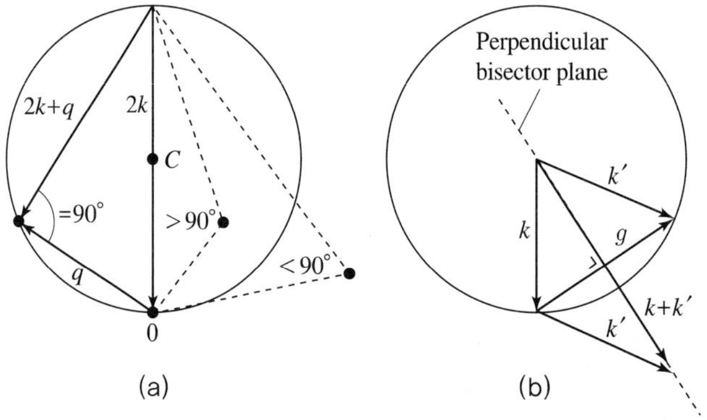

그림 2-39 • (a) Ewald sphere에 관한 벡터 식 (2.100)의 나타냄 (b) Bragg orientation for the planes g

$$g \cdot (2k+g) = g \cdot (k+k') = 0 \tag{2.101}$$

으로 된다. 이 관계식은 g의 bisector plane은 exact Bragg 방위에 대한 vector $(k+k')$을 포함해야 함을 의미한다(그림 2-39 (b)).

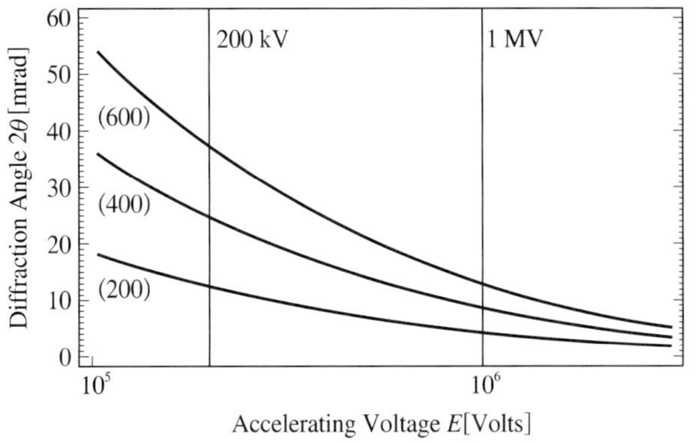

그림 2-40 • Log-linear plot of diffraction angle 2θ(mrad) for the some diffraction planes in Al. [Gra03]

그림 2-40은 Al(a = 0.4049 nm)에서 (200), (400) 그리고 (600) 격자면에 대한 회절 각도 2θ(in mrad)를 가속 전압 E의 함수로 나타낸 것이다. 1 mrad = 0.0572958° = 3′ 26″이다. 수직선은 E = 200 kV와 E = 1 MV이다. 표 2-3은 해당되는 회절각을 나타낸 것이다. 이들은

$$2\theta_{hkl} = 2\sin^{-1}\left(\frac{\lambda}{d_{hkl}}\right) \tag{2.102}$$

에서 계산하였다. 비교를 위하여 Cu-K_α X-ray의 경우를 나타내었다. TEM의 경우, sin θ는 θ로 대치하는 것은 좋은 근사이다. 왜냐하면, 회절 각도는 $|g_{hkl}|$에 거의 선형으로 증가하고 있기 때문이다.

표 2-4에는 wave vector K_0의 길이(즉, Ewald 구의 반지름)를 나타낸다. 이 값은 역격자 벡터 g_{hkl}의 길이보다 2 or 3 orders of magnitude 더 크다. 이는 Ewald 구는 역격자의 치수보다 아주 큰 반지름을 가짐을 의미한다. 역격자 공간의 원점 근처에서 그림 2-41에서 보듯이 Ewald 구는 거의 평면이다. 이는 격자 파라미터 a^* = 2.5 nm^{-1}를 갖는 정사각형 역격자이다. 가속 전압이 200 kV와 1 MV에 해당되는 Ewald 구가 그림에 중첩되어 그려져 있다. Ewald 구의 반지름은 340과 977 nm^{-1}이다. 따라서 회절빔은 회절각 2θ가 1° 이내에서 입사빔에 거의 평행이다. 그러므로 고에너지 전자의 회절은 근본적으로 forward scattering process이다. 그리고 대부분의 전자 궤적은 입사빔에 대하여 작은 각도로 배열된다.

표 2-4 • Diffraction angles 2θ for the (200), (400) and (600) lattice planes in aluminum for E=200 kV and E=1 MV in mrad(degrees). The last column shows the correspondig angles for X-ray diffraction using Cu-K_α radiation with λ = 0.1542838 nm; the (600) planes do not give rise to a diffracted beam for tuis wavelength.

Plane	$2\theta_{200\ \mathrm{kV}}$	$2\theta_{1200\ \mathrm{MV}}$	Cu-K_α X-rays
(200)	12.38 (0.71)	4.31 (0.25)	781.31 (44.76)
(400)	24.77 (1.42)	8.61 (0.49)	1731.52 (99.21)
(600)	37.16 (2.13)	12.92 (0.74)	–

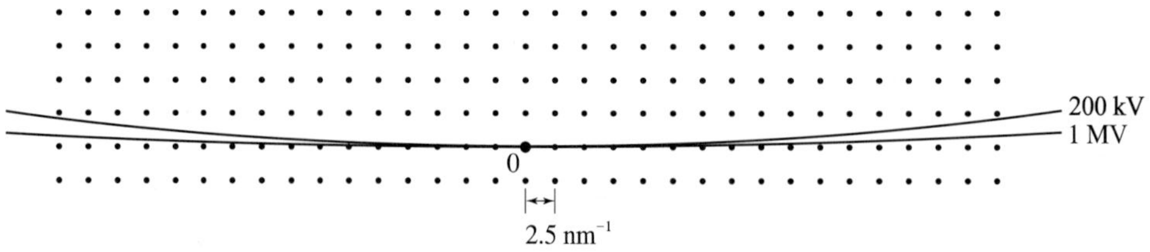

그림 2-41 • 격자 파라미터가 0.4 nm인 결정에 200 kV와 1 MV로 가속된 전자빔이 만드는 Ewald sphere.

3. The excitation error 또는 deviation parameter s_g

유한 크기의 결정에서는 Bragg 관계가 정확히 만족되지 않아도 회절이 일어나는 것이 가능하므로 정확한 Bragg 위치에서 벗어남을 측정하는 파라미터를 정의하는 것은 유용하다. 얇은 막에서는 shape function의 Fourier 변환은 relrod로 근사할 수 있다. 그래서 Bragg 배열에서 벗어남은 역격자점에서 relrod의 주축, 즉 foil normal을 따라 Ewald sphere 사이의 거리로 측정할 수 있다. 이 거리를 벡터 $\boldsymbol{s}=s e_z$로 나타낸다. 여기서 e_z는 foil normal 방향의 단위벡터로 현미경의 viewing screen을 향하는 방향이 양이다.

벡터 $\boldsymbol{s}$의 길이는 다음과 같이 계산한다. Ewald 구에 관한 식 (2.102)에서

$$(\boldsymbol{g}+\boldsymbol{s})\cdot(2\boldsymbol{k}+\boldsymbol{g}+\boldsymbol{s})=0$$

$(\boldsymbol{g}+\boldsymbol{s})$는 Ewald 구에서 끝난다. 이 관계식은

$$2(\boldsymbol{k}+\boldsymbol{g})\cdot\boldsymbol{s}+s^2=-\boldsymbol{g}\cdot(2\boldsymbol{k}+\boldsymbol{g}) \tag{2.103}$$

오른쪽 항은 Ewald 구에 관한 식임을 알 수 있다. 만약 $(\boldsymbol{k}+\boldsymbol{g})$와 foil normal 사이의 각도를 α라고 하면,

$$s+\frac{s^2}{2|k+g|\cos\alpha}=\frac{-g\cdot(2k+g)}{2|k+g|\cos\alpha}\equiv s_g \tag{2.104}$$

여기서 새로운 변수 s_g를 excitation error 또는 deviation parameter로 정의한다. 이는 거리의 역수(reciprocal distance) 단위를 갖는다. 왜냐하면, 이것은 역공간에서 측정되기 때문이다. Relativistic electron에서 $|k+g|\approx|k|$으로 수백 nm^{-1}의 크기이다. 식 (6.10)의 왼쪽 항의 두 번째 항은 아주 작아서 무시할 수 있다. 그러면 deviation parameter는 relrod를 따라 역격자점 $\boldsymbol{g}$와 Ewlad 구 사이의 거리 s로 근사할 수 있다. s_g와 s 사이의 차이는 가속 전압이 감소함에 따라 증가하여 low energy electron diffraction에서 중요하게 된다.

그림 2-42에서 $\boldsymbol{g}$가 Ewald 구 안에 있으면, $\boldsymbol{g}\cdot(2\boldsymbol{k}+\boldsymbol{g})$는 음이 되는데, 이때 excitation error, s_g는 양의 값이 된다. 반면, $\boldsymbol{g}$가 Ewald 구 밖에 있으면 음이 되고, Bragg 조건이 만족되면 0이 된다. Deviation parameter는 전적으로 Ewald 구에 대하여 결정격자의 위치로 결정되며 이는 실험 파라미터이다. 현미경 작동자는 deviation parameter의 크기와 부호를 충분히 제어할 수 있다. s_g의 변화는 크기는 관찰에 사용되는 specimen holder의 형태로 결정된다. TEM에서 deviation parameter는 가장 중요한 파

라미터이다. 완전 결정과 결함에 대한 영상 contrast는 s_g의 값에 의하여 크게 변한다.

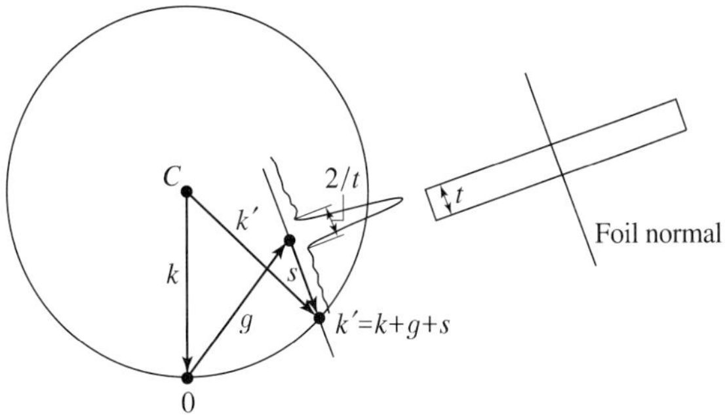

그림 2-42 • 입사 파동(k)과 회절 파동 벡터(k') 그리고 역격자 벡터 g의 항으로 정의되는 편차 파라미터 s

참고문헌

[Cow81] J.M. Cowley. *Diffraction Physics.* North-Holland, Amsterdam, 2nd ed., 1981.

[DT68] P.A. Doyle and P.S. Turner. Relativistic Hartree-Fock X-ray and Electron Scattering Factors. *Acta Crystall.* A, 24:390-397, 1968.

[GBA66] R. Gevers, H. Blank and S. Amelinckx. Extension to the Howie-Whelan Equations for Electron Diffraction to Non-Centro Symmetrical Crystals. *phy. stat. sol.*, 13: 449-465, 1966.

[Gra03] M.D. Graef. *Introduction to Conventional Transmission Electron Microscopy.* Cambridge University Press, 2003.

[GP99] H.X. Gao and L.M. Peng. Parametrization of the Temperature Dependence of the Debye-Waller Factors. *Acta Crystall.* A,55:926-932, 1999.

[HL52] N.F.M. Henry and D. Londsdale, editors. *International Tables for Crystallography.* Kynoch Press, Birmingham, 1952.

[HS80] F. Herman and S. Skillman. *Atomic Structure Calculations.* Prentice Hall, Englewood Cliffs, NJ, 1980.

[MM86] D. McKie and C. Mckie. *Essentials of Crystallography.* blackwell scientific Publication, 1986.

[RRG94] D. Rez, P. Rez, and I. Grant. Dirac-Fock Calculations of X-ray Scattering Factors and Contributions to the Mean Inner Potential for Electron scattering. *Acta Crystall.* A, 50: 481-497, 1994.

[SB62] G.H. Smith and R.E. Burge. The Analytical Representation of Atomic Scattering Amplitude for Electrons. *Acta Crystall.* A15:182-186, 1962.

[Shm96] U. Shmueli, editors. *International Tables for Crystallography, Volume B: Reciprocal Space.* Kluwer, Dordrecht, 1996.

[SZ92] J.C.H. Spence and J.M. Zuo. *Electron Microdiffraction.* Plenum Press, New York, 1992.

[WK91] A. Weickenmeier And H. Kohl. Computation of absorptive form Factors for High Energy Electron Diffraction. *Acta Crystall.,* A,47: 590-597, 1991.

[WP99] A.J.C. Wilson and E. Prince, editors. *International Tables for Crystallography, Volume C: Mathmatical, Physical and Chemical Tables (2nd ed.).* Kluwer, Dordrecht, 1999.

Chapter 03

결정에서의 동적 영상 이론

(Dynamic electron scattering in perfect crystals)

이확주_한국표준과학연구원

1 | 서 론

투과 전자 현미경(TEM) 분석을 위해서는 TEM 작업으로 얻어진 TEM 영상(images)과 회절 패턴(diffraction patterns)에 나타난 콘트라스트 기구를 이해해야 한다. 앞의 제1장에서 이와 관련된 Schrödinger-like 방정식을 도출하였다. 따라서 결정 내의 정전기적 격자 포텐셜(electrostatic lattice potential)과 임의의 전자 파장에 대하여 이 방정식의 해를 구하는 일이 남아 있다. 이 장에서는 해를 구하는 과정에서 여러 가지 가정과 접근 방식을 논의한다.

2 | Empty crystal approximation

앞 장에서 유도하였듯이 상대론적인 전자 산란(relativistic electron scattering)에 대한 일반적인 방정식은 다음과 같이 나타낸다.

$$\nabla^2\Psi + 4\pi^2 K_0^2 \Psi = -4\pi^2 U(r)\,\Psi = -\frac{8\pi^2 me}{h^2} V_c(r)\Psi \tag{3.1}$$

으로 나타낸다. 좀 더 일반적인 방법으로 흡수 현상을 설명하기 위하여 정전기 격자 포텐셜 $V(\boldsymbol{r})$은 복소수 potential $V_c = V + iW$로 나타낸다. 복소수 potential에 대한 Fourier 변환은

$$\begin{aligned} V_c(\boldsymbol{r}) &= V_0 + V'(\boldsymbol{r}) + iW(\boldsymbol{r}) \\ &= V_0 + \sum_{g\neq 0} V_g e^{2\pi i\, \boldsymbol{g}\cdot\boldsymbol{r}} + i\sum_g W_g e^{2\pi i\, \boldsymbol{g}\cdot\boldsymbol{r}} \end{aligned} \tag{3.2}$$

로 주어진다. 여기서 zero-frequency 성분 V_0는 나머지 Fourier 시리즈에서 따로 분리하여 표시하였다. V_0는 평균 내부 포텐셜(mean inner potential)을 나타내며, 보통 결정 내에서 5~20 eV 크기이다. 이 값은 양이므로 입사 전자가 결정 내에 들어왔을 때에 이 potential은 전자를 가속시키므로 전자의 상대론적으로 교정된 가속 전압은

$$\widehat{\Psi_C} = \hat{\Psi} + \gamma V_0 \tag{3.3}$$

로 된다. 이 가속은 굴절(refraction)로 알려지며, 이는 광자(photon)가 굴절률이 진공과 다른 투명한 물체를 통과할 때에 빛의 속도 변화와 동등하다. 이때 빛의 속도는 굴절률이 1보다 큰 매체에서 속도는 줄어드나 전자의 속도는 결정에 들어오면 더 증가한다.

파동벡터(wave vector) k_0는 다음과 같이 정의한다.

$$k_0 \equiv \frac{\sqrt{2me\widehat{\Psi_C}}}{h} \tag{3.4}$$

그리고 정전기 포텐셜(electrostatic potential)에 대하여 다음과 같이 간략한 기호를 사용한다.

$$U(\boldsymbol{r}) + iU'(\boldsymbol{r}) \equiv \frac{2me}{h^2}[V'(\boldsymbol{r}) + iW(\boldsymbol{r})] \tag{3.5}$$

달리 표현하면,

$$U(\boldsymbol{r}) = \frac{2me}{h^2}\sum_{g\neq 0} V_g e^{2\pi i\, \boldsymbol{g}\cdot\boldsymbol{r}} \tag{3.6a}$$

$$U'(\boldsymbol{r}) = \frac{2me}{h^2}\sum_{g} W_g e^{2\pi i\, \boldsymbol{g}\cdot\boldsymbol{r}} \tag{3.6b}$$

주지할 사항은 $U'(r)$항은 W_0항을 포함하는 반면, $U(r)$은 zero-frequency 성분을 포함하지 않는다. 식 (3.4)를 이용하면

$$\nabla^2\Psi + 4\pi^2 k_0^2\Psi = -4\pi^2[U + iU']\Psi \tag{3.7}$$

이 식이 이장에서 논의할 산란 이론의 출발 방정식이다.

평균 내부 포텐셜(mean inner potential) V_0 이외에 결정의 potential이 존재하지 않고 흡수를 무시한다면, $U + iU' = 0$이 된다.

이를 empty crystal 근사(approximation)라고 한다. 이로써 얻어진 homogeneous equation에 대한 해는

$$\Psi_0 = e^{2\pi i\, \boldsymbol{k}_0\cdot\boldsymbol{r}} \tag{3.8}$$

로 굴절(refraction)에 의한 수정된 평면 파동 (plane wave)이다. 이는 식 (3.7)에 대입하면 방정식의 해임을 알 수 있다.

다음 단계로 전자빔의 진행 방향을 z축의 양의 방향으로 잡는다. 즉, $k_0 = |k_0|\,\boldsymbol{e}_z$이다. 그 다음에 역격자 벡터의 하나, 즉 $\boldsymbol{g}$의 optical axis에 수직한 면에 투영한 것을 따라 $\boldsymbol{e}_x$축이 놓이는 것으로 가정한다. 이는 수학적으로

$$\boldsymbol{e}_x \parallel (k_0 \times g) \times k_0 \tag{3.9}$$

로 나타낸다. 더욱이 결정은 평면으로 상부 표면과 하부면은 평행하고 결함이 없는 것으로 가정한다.

3 | DHW(Darwin-Howie-Whelan) equation의 일반적인 식의 도출

Bragg 법칙에서 전자는 Ewald 구상에 있는 모든 역격자점 g에 대하여 k_0+g로 주어지는 k' 방향으로 회절됨을 알 수 있다. 따라서 결정의 출구면에서 전체 파동함수는 Bragg 식에서 예측되는 각 방향으로의 평면파들의 중첩이 될 것으로 기대된다. 계산해야 할 것은 이 회절된 파동의 복소수 진폭이다. 식 (3.7)의 일반해는 다음의 형태가 된다. 즉,

$$\Psi(r)=\sum_g \Psi_g e^{2\pi i(k_0+g)\cdot r} \tag{3.10}$$

이는 중요한 가정임을 주지하라. 위 식은 일반적인 경우의 momentum 고유함수의 중첩으로서의 전체 파동함수가 아니라, 허용되는 momentum 상태를 Bragg 식을 만족하는 상태로 제한하였다. 7절의 Block wave 이론에서는 이러한 가정을 없애고 처음부터 이를 노출하여 결정 내에서 허용되는 파동벡터를 계산한다. 지금 단계에서는 결정 내에서 일어나는 일에는 관심이 없다. 단지 결정에서 멀리 산란된 파동의 거동에만 관심이 있다. 결정의 후방면에서 나오는 회절빔에 대한 기하학적 고려는 Laue case로 알려지고, 결정의 같은 면에서 산란된 파동에 관심을 갖는 기하학적 고려는 Bragg case로 알려진다.

식 (3.10)의 $\Psi(r)$을 식 (3.7)에 대입하면,

$$\begin{bmatrix} \nabla\Psi=(\nabla\Psi_g)e^{2\pi i(k_0+g)\cdot r}+\Psi_g 2\pi i(k_0+g)\cdot re^{2\pi i(k_0+g)\cdot r}; \\ \nabla^2\Psi=(\nabla^2\Psi_g)e^{2\pi i(k_0+g)\cdot r}+\nabla\Psi_g\cdot\{2\pi i(k_0+g)\cdot r\}e^{2\pi i(k_0+g)\cdot r} \\ +\nabla\Psi_g\cdot\{2\pi i(k_0+g)\cdot r\}e^{2\pi i(k_0+g)\cdot r}+\Psi_g\{2\pi i(k_0+g)\}^2 e^{2\pi i(k_0+g)\cdot r} \end{bmatrix}.$$

$$=\left[\nabla^2\Psi_g+\nabla\Psi_g\cdot\{4\pi i(k_0+g)\}-4\pi^2(k_0+g)^2\Psi_g\right]e^{2\pi i(k_0+g)\cdot r}$$

$$\sum_g\left[\nabla^2\Psi_g+4\pi i(k_0+g)\cdot\nabla\Psi_g+4\pi^2\{k_0^2-(k_0+g)^2\}\Psi_g\right]\ e^{2\pi i(k_0+g)\cdot r} \tag{3.11}$$

$$=-\ 4\pi^2\sum_g[U+iU']\ \Psi_g\ e^{2\pi i(k_0+g)\cdot r}$$

로 나타난다. 이 식에서 첫 번째 항(∇^2)은 high-energy 입사 electron에서는 무시할 만하다. 이를 소위 high-energy approximation 또는 동등하게 forward scattering approximation이라고 부른다[VD76]. Van Dyck[VD76]은 결정의 평균 원자 번호에 의존하여 수백 nm까지의 결정 두께에서 high-energy 근사는 좋은 근사임을 보였다.

완벽한 평면의 slab 재료에 대하여 파동함수 성분 Ψ_g는 x, y 성분에 의존하지 않으므로 gradient, $\nabla\Psi_g$는 단지 z에 대한 미분값만 포함한다. 따라서 두 번째 합은

$$(k_0+g)\cdot\nabla\Psi_g=|k_0+g|\cos\alpha\frac{d\Psi_g}{dz} \tag{312}$$

여기서 α는 벡터 e_z와 (k_0+g) 사이의 각도이다. 가끔 cos α는 1로 근사된다. 왜냐하면, high energy 전자에 대한 회절 각도는 수 mrad이기 때문이다. 근사를 적용하여 항을 정돈하면,

$$\sum_g \left[\frac{d\Psi_g}{dz} - i2\pi \frac{k_0^2 - (k_0+g)^2}{2|k_0+g|\cos\alpha} \Psi_g \right] e^{2\pi i(k_0+g)\cdot r}$$

$$= \sum_g i\pi \frac{[U + iU']}{|k_0+g|\cos\alpha}\, \Psi_g\, e^{2\pi i(k_0+g)\cdot r} \tag{3.13}$$

로 된다. 이제 해야 할 것은 potential $U+iU'$의 r 의존성을 제거해야 한다. 그래서 r에 대한 의존성은 단지 평면 파동에만 있게 해야 한다. 이를 위하여 Fourier 전개를 하면,

$$U + iU' = \sum_q (U_q + iU'_q) e^{2\pi i q\cdot r} \tag{3.14}$$

로 나타낼 수 있다. $U_0 = 0$이다. 왜냐하면, V_0는 이미 따로 분리되었기 때문이다. 이제 식 (3.13)의 왼쪽 항은 간단히 '왼쪽 항'이라 하고 오른쪽 항을 자세히 고려해 보자.

$$\text{왼쪽 항} = i\pi \sum_g \sum_q \frac{[U_q + iU'_q]}{|k_0+g|\cos\alpha}\, \Psi_g\, e^{2\pi i(k_0+q+g)\cdot r} \tag{3.15}$$

q는 임의의 역격자 벡터이므로 다른 임의의 역격자 벡터로 대치할 수 있다. 즉 $q = g' - g$, 따라서

$$\text{왼쪽 항} = i\pi \sum_g \sum_{g'} \frac{[U_{g'-g} + iU'_{g'-g}]}{|k_0+g|\cos\alpha}\, \Psi_g\, e^{2\pi i(k_0+g')\cdot r} \tag{3.16}$$

최종적으로 g와 g' 모두는 합의 변수이므로 합의 결과를 변화시키지 않고 서로 교환할 수 있다. 즉,

$$i\pi \sum_{g'} \sum_g \frac{[U'_{g-g} + iU'_{g-g'}]}{|k_0+g|\cos\alpha}\, \Psi_{g'}\, e^{2\pi i(k_0+g)\cdot r} \tag{3.17}$$

이를 식 (3.13)에 대입하면,

$$\sum_g \left[\frac{d\Psi_g}{dz} - i2\pi \frac{k_0^2 - (k_0+g)^2}{2|k_0+g|\cos\alpha} \Psi_g \right] e^{2\pi i(k_0+g)\cdot r}$$

$$= \sum_g \left[i\pi \sum_{g'} \frac{[U_{g-g'} + iU'_{g-g'}]}{|k_0+g|\cos\alpha}\, \Psi_{g'} \right] e^{2\pi i(k_0+g)\cdot r} \tag{3.18}$$

으로 된다. 이제까지의 진행을 요약하면, 다음과 같다. 식 (3.7)에서 시작하여 Bragg 법칙에 근거하여 파동함수에 대한 plane wave 전개를 소개하였다. 복소수 격자 potential $U+iU'$에 대한 Fourier expansion을 도입하였다. 그 다음 high energy 근사법을 적용하였고 완전 결정을 가정하였다. 식 (3.18)은 모든 r에 대하여 성립되어야 하므로 합 부호 안의 각 항은 같아야 한다. 즉,

$$\frac{d\Psi_g}{dz} - i2\pi \frac{k_0^2 - (k_0+g)^2}{2|k_0+g|\cos\alpha} \Psi_g = i\pi \sum_{g'} \frac{[U_{g-g'} + iU'_{g-g'}]}{|k_0+g'|\cos\alpha}\, \Psi_{g'} \tag{3.19}$$

하나의 g에 대해 한 방정식이 되는 이 세트 방정식은 회절 파동 Ψ_g의 결정 깊이 z에 대한 진폭의 변화(좌변 첫째 항)는 ① 현재의 진폭 크기(좌변의 두 번째 항)와 ② 다른 모든 파동의 진폭 $\Psi_{g'}$으로 결정된다. 파동 사이의 반응의 크기(strength)는 복소수 electrostatic lattice potential의 Fourier 계수로 정해진다. 달리 말하면, 주어진 임의의 회절 파동의 진폭은 모든 다른 파동의 진폭으로 결정되고

electrostatic lattice potential은 이 반응, 즉 coupling이 얼마나 강한가를 결정한다.

유한 크기의 결정에서는 shape function 때문에 역격자점이 Ewald 구에 정확하게 놓이지 않아도 회절이 일어나게 된다. 여기서 geometrical parameter s_g, excitation error 또는 deviation parameter를 도입한다. 이는 foil normal(또는 relrod)의 방향을 따라 역격자점과 Ewald 구 사이의 거리로 정의된다. refraction을 허용하여 K_0를 k_0로 대치하고 s_g를 사용하면, 식 (3.19)는

$$\frac{d\Psi_g}{dz} - 2\pi i s_g \Psi_g = i\pi \sum_{g'} \frac{[U_{g-g'} + iU'_{g-g'}]}{|\boldsymbol{k}_0 + \boldsymbol{g}'|\cos\alpha} \Psi_{g'} \tag{3.20}$$

으로 간결하게 나타낼 수 있다. 결정의 위치를 변화시키거나 또는 입사빔을 tilting하여 Ewald 구를 통한 역격자점들을 이동시킬 수 있다. 즉, Ewald 구까지의 거리를 변화시킬 수 있다. 그러므로 파라미터 s_g는 실험 변수이고 실험자에 의하여 변화시킬 수 있다. 여러 가지 s_g는 서로 독립적이지 않음을 주지하라. 사실 2개의 non-collinear vector $\boldsymbol{g}$와 $\boldsymbol{g}'$의 s_g가 선택되면, 다른 모든 s_g는 주어진 전자 파장에서 고정된다.

식 (3.20)에서 첫 번째 항은 길이의 역수이므로 오른쪽 항도 같은 차원을 가져야 한다. 그러므로 길이의 차원을 갖는 2개의 파라미터를 더 정의한다. 이들은 소멸 거리(extinction distance) ξ_g와 흡수 길이(absorption length) ξ'_g이다. Electrostatic lattice potential의 실수부와 허수 부분은 modulus와 phase angle의 항으로 나타낼 수 있다. 즉,

$$U_g = |U_g| e^{i\theta_g}, \quad U'_g = |U'_g| e^{i\theta'_g}$$

centrosymmetric crystal(이는 실수 Fourier 계수를 갖는다.)에서는 위상인자 θ_g는 Fourier 계수 U_g의 값이 양과 음에 따라 0과 π의 값을 갖는다. non-centrosymmetric crystal에서는 U_g와 U'_g에서 위상인자가 같아야 한다는 이유가 없게 된다.

이 Foureir 계수의 moduli를 사용하여 소멸 거리와 흡수 길이를 정의한다.

$$(\text{extinction distance})^{-1} \rightarrow \frac{1}{\xi_g} \equiv \frac{|U_g|}{|\boldsymbol{k}_0 + \boldsymbol{g}|\cos\alpha} \tag{3.21}$$

$$(\text{absorption length})^{-1} \rightarrow \frac{1}{\xi'_g} \equiv \frac{|U'_g|}{|\boldsymbol{k}_0 + \boldsymbol{g}|\cos\alpha} \tag{3.22}$$

적합한 근사로 $|\boldsymbol{k}_0 + \boldsymbol{g}| \approx |\boldsymbol{k}_0 + \boldsymbol{g}'| \approx |\boldsymbol{k}_0|$을 사용할 수 있다. 그러므로

$$\frac{(U_{g-g'} + iU'_{g-g'})}{|\boldsymbol{k}_0|\cos\alpha} = \frac{e^{i\theta_{g-g'}}}{\xi_g} + \frac{ie^{i\theta'_{g-g'}}}{\xi'_g} = e^{i\theta_{g-g'}} \left\{ \frac{1}{\xi_g} + i\frac{e^{i(\theta'_{g-g'} - \theta_{g-g'})}}{\xi'_g} \right\} \tag{3.23}$$

으로 나타나는데, 좀 더 편한 기호로

$$\frac{1}{q_g} \equiv \frac{1}{\xi_g} + i\frac{e^{i\beta_g}}{\xi'_g} \tag{3.24}$$

$$\beta_g = \theta'_g - \theta_g$$

를 사용한다. 주지할 것은 $U_0=0$ (따라서 $\xi_0=\infty$)이고 U'_0은 실수이므로,

$$\frac{1}{q_0}=\frac{1}{\xi_0}+i\frac{e^{i\beta_0}}{\xi'_0}=\frac{i}{\xi'_0} \tag{3.25}$$

최종적으로 식 (3.20)을 다음과 같이 쓸 수 있다.

$$\frac{d\Psi_g}{dz}-2\pi i s_g\Psi_g=i\pi\sum_{g'}\frac{e^{i\theta_{g-g'}}}{q_{g-g'}}\Psi_{g'} \tag{3.26}$$

식 (3.26)은 다중 빔 동력학적 전자 회절(multi-beam dynamical electron diffraction) 이론의 Darwin-Howie-Whelan equation(DHW equation)으로 알려진다[HW61]. 이 식은 임의의 수의 회절빔에 적용되고 결정에서 깊이에 따른 회절빔이 어떻게 변화되는가를 나타낸다. 이 변화들은 Bragg 조건이 얼마나 잘 만족되는가와 다른 빔과의 반응의 세기에 의존한다.

Dirac 델타함수를 사용하여 DHW 식은 다음과 같이 나타낼 수 있다.

$$\frac{d\Psi_g}{dz}=i\pi\sum_{g'}\left[2s_g\delta(g-g')+\frac{e^{i\theta_{g-g'}}}{q_{g-g'}}\right]\Psi_{g'} \tag{3.27}$$

이 형태의 식은 다음 절에서 유용하게 사용되는데, 이는 동력학적 산란(dynamic scattering) 방정식을 한 개의 매트릭스 식(matrix equation)으로 변환시킨다. 수 $(q_{g-g'})^{-1}$은 한 개의 전자가 빔 $\boldsymbol{g}'$에서 빔 $\boldsymbol{g}$로 산란될 때의 확률과 관계된다. 수 $(q_{0-g})^{-1}=(q_{-g})^{-1}$은 역의 과정, 즉 회절빔 g에서 다시 입사빔으로의 산란의 확률과 관계된다. 흡수가 없을 때($\xi'_g=\infty$)와 centrosymmetric crystal에서는 $(q_{-g})^{-1}=(q_g)^{-1}$이다. 모든 관련된 파라미터들은 잘 알려져 있고 단지 자유로운 파라미터들은 excitation error s_g를 통한 결정의 방위, 시편 두께 z_0, 그리고 전자의 파장 λ이다.

원칙적으로 임의의 결정에 대한 이 방정식의 해를 구하는 데에는 임의의 미분방정식의 알고리즘을 사용할 수 있다. 그러나 그 방정식은 많은 수의 다른 형태로 다시 쓰는 것이 유익하여 동적 산란(dynamical scattering) 방정식을 푸는 데에 다른 여러 가지 빠른 방법을 사용할 수 있게 된다.

4 Formal solution of the DHW multi-beam equations

이제부터 모든 논의는 식 (3.27)에서 시작한다. 해당되는 역격자 벡터 $\boldsymbol{g}$와 관련된 모든 회절빔들을 밀러지수로 이름 붙이는 대신에 모든 빔들을 간단히 $n=1$에서 N까지로 명명한다. 투과된 빔은 $n=1$로 하는 것이 보통이다. 그러면, DHW식은

$$\frac{d\Psi_n}{dz}=i\pi\sum_{n'=1}^{N}\left[2s_{n'}\delta(n-n')+\frac{e^{i\theta_{n-n'}}}{q_{n-n'}}\right]\Psi_{n'}\qquad n=1,\ ...,\ N \tag{3.28}$$

식 (3.25)를 사용하여 이 식은 다음 식으로 단순화시킬 수 있다.

$$\Psi_n = S_n e^{i(\theta_n + \pi z/q_0)} = S_n e^{i\theta_n} e^{-\pi z/\xi_0'} \tag{3.29}$$

그러면, n번째 산란된 빔의 intensity는

$$I_n = |\Psi_n|^2 = e^{-2\pi z/\xi'_0} |S_n|^2 \tag{3.30}$$

이는 지수함수로, 감쇠하는 함수이다. 파라미터 ξ'_0은 보통 정상 흡수 길이(normal absorption length)로 알려지며 투과빔을 포함하여 모든 빔에 공통이다. 정상 흡수 길이와 같은 두께의 시료는 지수인자가 $e^{-2\pi} = 0.0018674$로 단지 0.2%만이 이 두께의 시료를 통과함을 의미한다. 이 인자는 모든 산란 빔에 공통이므로 식에서 이 항을 제거하는 것이 바람직하다. 식 (3.29)를 DHW 식에 대입하면, 다음 식이 얻어진다.

$$\frac{dS_n}{dz} = i\pi \sum_{n'=1}^{N} \left[2 s_{n'} \delta(n-n') + \frac{1-\delta(n-n')}{q_{n-n'}} \right] S_{n'} \tag{3.31}$$

이 식은 해석적으로(analytically) 해를 구할 수 없어 수치 해석으로 4차(4th order) Runge-Kutta 방법으로 해를 구한다. 여기서는 해석적으로 진행시켜 방정식 시스템을 matrix 형태로 나타내고자 한다.

다음과 같이 정의되는 square matrix $\boldsymbol{A}$를 고려하자.

$$\begin{cases} A_{nn} = 2\pi s_n \\ A_{nn'} = \dfrac{\pi}{q_{n-n'}} \end{cases} \tag{3.32}$$

달리 말하자면, matrix $\boldsymbol{A}$는 대각선에 산란 과정에 기여하는 모든 빔들의 excitation error를 포함한다. Off-diagonal 원소들은 복소수 $q_{n-n'}$을 통하여 여러 가지 빔들 사이의 반응을 나타낸다. 따라서 diffraction geometry와 회절빔 사이의 coupling과의 명백한 구분이 존재한다. 이러한 문제는 다음 절에서 잘 응용하게 된다.

만약 회절된 빔의 진폭(amplitude) S_n을 column vector $\boldsymbol{S}$의 성분으로 나타낸다면, DHW식은 matrix 형태로 다음과 같이 쓸 수 있다.

$$\frac{d\boldsymbol{S}}{dz} = i\,A\,\boldsymbol{S} \tag{3.33}$$

이 식은 공식적으로 두께 z_0의 결정에 대하여 다음과 같이 나타낼 수 있다.

$$\boldsymbol{S}(z_0) = e^{iAz_0}\,\boldsymbol{S}(0) \equiv S\ \ \boldsymbol{S}(0) \tag{3.34}$$

이는 식에 대입하면 성립됨을 쉽게 이해할 수 있다. Matrix $\boldsymbol{A}$는 소위 crystal transfer matrix 또는 structure matrix라고 부른다. $\boldsymbol{S}$는 scattering matrix라고 부른다[Stu62].

matrix 지수는 지수함수의 Taylor expansion으로부터 정의할 수 있다.

$$e^{ax} = \sum_{n=0}^{\infty} \frac{a^n}{n!} x^n = 1 + \frac{a}{1!} x + \frac{a^2}{2!} x^2 + \cdots + \frac{a^n}{n!} x^n + \cdots \tag{3.35}$$

따라서 scattering matrix에 대하여

$$\boldsymbol{S} = e^{iAz_0} = 1 + i\frac{A}{1!}z_0 - \frac{A^2}{2!}z_0^2 + \ldots + (-1)^n\frac{A^n}{n!}z_0^2 + \ldots \tag{3.36}$$

여기서 1은 A와 같은 수의 row와 column을 가진 항등(identity) matrix이다.

이제 matrix $\boldsymbol{A}$와 $\boldsymbol{S}$에 대해 좀 더 논의를 해 보자. 미분방정식 이론에서 N개의 1차연립미분방정식에 대한 일반적인 해는 N개의 특별 해의 선형 조합(linear combination)으로 나타낼 수 있다. 특별 해는 결정의 입구면에서 N개의 독립적인 경계 조건을 언급하여 얻을 수 있다. 독립적인 조건에 대한 가장 편리한 선택은

$$S(0) = \begin{pmatrix} 1 \\ 0 \\ \vdots \\ 0 \end{pmatrix}; \begin{pmatrix} 0 \\ 1 \\ \vdots \\ 0 \end{pmatrix}; \ \ldots \ ; \begin{pmatrix} 0 \\ 0 \\ \vdots \\ 1 \end{pmatrix} \tag{3.37}$$

이 초기 조건들에 대한 DHW식의 해를 구하면, N개의 column 벡터 $\boldsymbol{S}_n(z_0)$, $n=1, \cdots, N$을 구하는데, 이들은 $N \times N$ square matrix $\boldsymbol{S}$에 놓일 수 있다.

만약 하나의 일반적인 입사 진폭이 column 벡터 $\boldsymbol{S}(0)$로 나타낼 수 있다면, 결정의 출구면(exit plane)에서 일반적인 해는

$$\boldsymbol{S}(z_0) = S\,\boldsymbol{S}(0) \tag{3.38}$$

으로 주어진다. 따라서 scattering matrix는 N개의 독립적인 조건에 대하여 DHW를 자세히 풀어서 계산할 수 있다. 그러나 structure matrix $\boldsymbol{A}$의 항으로 matrix $\boldsymbol{S}$에 대한 지수함수로 표현됨은 S는 결정 두께 z_0에 비선형으로 의존됨을 나타낸다. 이는 앞서의 식은 실제로

$$\boldsymbol{S}(z_0) = S(z_0)\,\boldsymbol{S}(0) \tag{3.39}$$

으로 읽어야 함을 의미한다. 그러므로 산란 매트릭스(scattering matrix)는 모든 결정 두께에 대하여 다시 계산해야 한다. Bloch wave에 대한 분석에서 이 매트릭스는 3개의 matrix의 곱으로 나타내고 그들 중 하나만이 결정 두께에 의존한다.

흡수가 없을 경우, 결정을 떠나는 빔의 세기의 합은 입사빔의 세기와 같아야 한다. 그리고 위의 매트릭스 관계는 unitary transformation을 나타낸다. 즉, 벡터 $\boldsymbol{S}$의 norm은 변화되지 않는다. 결국 동적 산란(dynamical scattering) 과정은 N-dimensional 공간에서 회전(rotation)으로 간주할 수 있다. 그리고 $\boldsymbol{S}$는 Hermitian matrix이다. 일단 흡수가 일어나면, 변환은 더 이상 unitary가 아니고 전체 빔의 세기는 결정 두께가 증가할수록 감소한다.

5 | Slice methods

식 (3.36)에서 정의된 한 matrix의 지수는 결정 두께 z_0가 충분히 작다면, 작은 수의 항에 수렴된다. 지수함수의 특성을 이용하여 식 (3.34)를 다시 쓰면,

$$\boldsymbol{S}(z_0) = S(z_0)\boldsymbol{S}(0) = S(n\varepsilon)\,\boldsymbol{S}(0) = [S(\varepsilon)]^n\,\boldsymbol{S}(0) \tag{3.40}$$

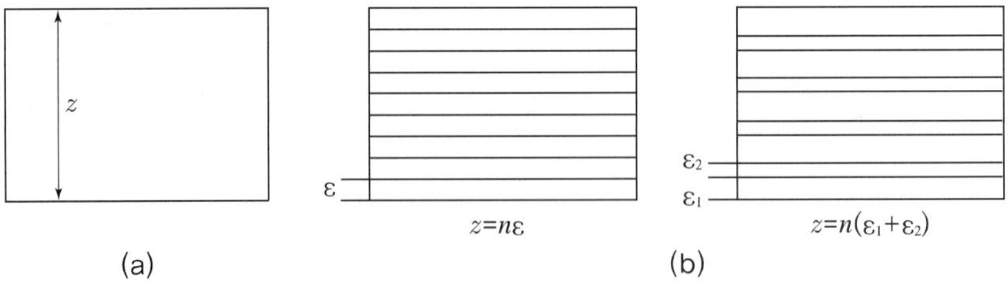

그림 3-1 • (a) Illustration of a crystal divided into parallel slices of equal thickness.
(b) more complex stack of slices, consisting of two different materials. The boundary conditions at each of the interfaces must be properly taken into account in the computation of the multi-beam scattering process.

이는 특성 $(x)^{ab}=(x^a)^b$를 이용하였다. 전체 결정 두께 $z_0=n\varepsilon$이고, 만약 ε을 충분히 작게 하면 $S(\varepsilon)$의 series expansion은 급격히 수렴하게 된다. ε의 다중인 두께에 대한 산란은 $S(\varepsilon)$를 자체의 반복된 곱에 의하여 얻어지고 matrix 곱은 빠른 절차로 효율적으로 수행할 수 있다.

결정을 그림 3-1 (a)와 같이 같은 두께 ε의 slice의 적층으로 나눌 수 있다. 이제 전자빔에 수직으로 다른 두께의 이웃한 교대적인 층의 연속으로 구성된 결정을 고려하자. 그 층들은 다른 재료로 되어 있거나 다른 배열의 같은 재료로 구성된다. 출구면에서의 진폭을 계산하기 위하여 단지 2개의 scattering matrix $S_1(\varepsilon_1)$과 $S_2(\varepsilon_2)$를 계산하고 최종 진폭을 얻기 위하여 필요한 만큼 같이 곱하면 된다. 즉,

$$\boldsymbol{S}(z_0)=[S_2(\varepsilon_2)S_1(\varepsilon_1)]^n\boldsymbol{S}(0) \tag{3.41}$$

이다. 여기서 n은 stack에서 bilayer의 수이다. Matrix 공식은 이 형태의 계산을 matrix 곱의 아주 간단한 계산의 연속으로 전환된다. 같은 결과를 얻기 위해 해석적 방법을 적용하는 것은 아주 어렵다.

Structure matrix A는 2개의 matrix 합으로 쓸 수 있는데, 하나는 diagonal이고, 다른 하나는 diagonal 성분이 0인 matrix이다. 식 (3.29)에서 $1/q_0$은 분리되어 V에는 기여하지 않음을 주지하라. 이들은

$$T_{nn}=2\pi s_n; \tag{3.42}$$

$$V_{nn'}=\frac{\pi}{q_{n-n'}} \quad n\neq n' \tag{3.43}$$

DHW의 공식적인 해(formal solution)는

$$\boldsymbol{S}(z_0)=[e^{i(T+V)}]^n\boldsymbol{S}(0) \tag{3.44}$$

이다. matrix 곱은 일반적으로 non-commutative이므로

$$e^{i(T+V)\epsilon}=e^{iT\epsilon}e^{iV\epsilon} \tag{3.45}$$

으로 나타낼 수가 없다. 이는 Taylor expansion을 하여 좌변과 우변의 앞의 몇 항을 비교해 보면 알 수 있다. 대신에 소위 Zassenhaus 이론을 사용할 수 있는데 이는 다음과 같이 표현된다.

$$e^{i(T+V)\epsilon}=e^{iT\epsilon}\times e^{iV\epsilon}\times e^{-\frac{1}{2}(TV-VT)\epsilon^2}\times\cdots \tag{3.46}$$

로 된다. slice 두께 ε의 작은 값에 대하여 더 높은 차수의 항들은 무시할 수 있고 곱은 두 번째 항 이후

는 생략할 수 있다. 따라서 결정 두께 $z_0 = n\varepsilon$에서의 exit plane에서의 근사적인 파동함수 성분은

$$\boldsymbol{S}(z_0) = e^{iT\varepsilon}\, e^{iV\varepsilon} \ldots e^{iT\varepsilon}\, e^{iV\varepsilon} e^{iT\varepsilon}\, e^{iV\varepsilon}\, \boldsymbol{S}(0) \tag{3.47}$$

으로 나타낸다. 여기서 자수함수쌍의 곱은 n번 행해졌다. Structure matrix를 2부분으로 나누어 얻어진 것은 아무것도 없는 듯이 보인다. 그러나 matrix T는 diagonal임을 알았고, diagonal matrix의 지수는 원래 diagonal 원소의 지수를 포함하는 diagonal matrix와 같음을 보일 수 있다. 따라서

$$(e^{iT\varepsilon})_{nn'} = e^{2\pi i s_n \cdot \varepsilon}\, \delta(n - n') \tag{3.48}$$

으로, 이는 수치적으로 계산하는 데 용이하다. 두 번째 matrix V의 지수는 계산하는 것은 어렵지만, 다음 절에서 V의 지수를 계산하기 쉽게 변화시키는 방법을 도출하고자 한다.

6 | The direct space multi-beam equations

다시 기본적인 Schrödinger-like 식 (3.7)에서 시작한다. 이번에는 Fourier expansion을 전혀 사용하지 않고 실공간(direct space)에서 동적(dynamic) 산란 과정을 나타낸다[VDC84]. 입사된 빔은 자유 공간 파동벡터 K_0을 갖는 평면파(plane wave)로 나타내고, 결정을 통과한 후 파동함수는 변조된 평면파(modulated plane wave)로 나타낼 수 있음을 가정한다. 즉,

$$\Psi(\boldsymbol{r}) = \psi(\boldsymbol{r})\, e^{2\pi i \boldsymbol{K}_0 \cdot \boldsymbol{r}} \tag{3.49}$$

이를 식 (2.7)에 대입하면, argument $\boldsymbol{r}$을 생략하여

$$\nabla^2 \psi + i4\pi k_0 \cdot \nabla \psi = -4\pi^2 (U + iU')\psi \tag{3.50}$$

으로 된다. 여기서 wave vector k_0에는 굴절(refraction)이 첨가되었다. 파동벡터 k_0의 z 성분은 x와 y 성분보다 아주 길기 때문에 z 성분을 다른 성분과 분리하면,

$$\frac{\partial^2 \psi}{\partial z^2} + i4\pi k_{0z} \frac{\partial \psi}{\partial z} + \nabla_{xy}^2 \psi + i4\pi k_{xy} \cdot \nabla_{xy} \psi = -4\pi^2 (U + iU')\psi \tag{3.51}$$

미분 연산자 ∇_{xy}^2, ∇_{xy}는 2차원 연산자이고 단지 x와 y만의 미분항을 포함한다. 다시 high energy 근사를 사용하여 빔 방향에 따른 2차 미분항은 무시한다. 이것 역시 유효한 근사임이 밝혀졌다[VDC84]. 이는

$$\frac{\partial \psi}{\partial z} = \frac{i}{4\pi k_{0z}} [(\nabla_{xy}^2 + i4\pi k_{xy} \cdot \nabla_{xy})\psi + 4\pi^2 (U + iU')\psi] \tag{3.52}$$

다음으로, 다음과 같은 짧은 기호를 사용하여

$$\overline{\Delta} \equiv \frac{i}{4\pi k_{0z}} (\nabla_{xy}^2 + i4\pi k_{xy} \cdot \nabla_{xy}); \tag{3.53}$$

$$\overline{V} \equiv \frac{i\pi}{k_{0z}} (U + iU') \tag{3.54}$$

나타내면, 최종 식은

$$\frac{\partial \psi}{\partial z} = (\overline{\Delta} + \overline{V})\psi \tag{3.55}$$

으로 나타낸다. 이 식은 crystal transfer matrix A를 2개의 성분으로 나눈 것으로 식 (3.33)의 역공간 방정식,

$$\frac{d\boldsymbol{S}}{dz} = i(T + V)\boldsymbol{S} \tag{3.56}$$

와 같은 형태를 취한다. 결국 이식은 geometry 문제($\overline{\Delta}$)와 electron interaction ($\overline{V}$) 항을 따로 분리하였다. 이 두 가지 성분에 대하여 자세히 고려해 보자.

1. The phase grating equation

먼저 $\overline{\Delta}=0$인 경우를 고려하는데, 이는 전자의 측면 산란(lateral scattering)이 없는 경우를 의미한다. 그러면 식은

$$\frac{\partial \psi}{\partial z} = \overline{V}\psi \tag{3.57}$$

으로 된다. 두께 z_0의 결정에 대하여 이 식은 쉽게 적분되어

$$\psi(x, y, z_0) = e^{\int_0^{z_0} \overline{V}(x, y, z)\, dz} \tag{3.58}$$

지수의 argument를 좀 더 친근한 항으로 표시하면,

$$\overline{V} = \frac{i\pi}{k_{0z}} \frac{2me}{h^2} V_c = i\sigma V_c \tag{3.59}$$

로, 반응상수(interaction constant) σ와 $k_{0z} = 1/\lambda$를 사용하였다. 이 식의 해는

$$\psi(x, y, z_0) = e^{i\sigma\int_0^{z_0} V_c(x, y, z)\, dz} \equiv e^{i\sigma V_p}; \tag{3.60}$$

로, V_p는 projection potential로 알려지며 이는

$$V_p \equiv \int_0^{z_0} V_c(x, y, z)\, dz \tag{3.61}$$

으로 정의된다. 식 (3.61)은 $z_0 = \varepsilon$를 갖는 얇은 결정을 고려하면 쉽게 해석될 수 있다. 흡수가 없을 때에 projected potential V_p는 전자 파동함수의 위상인자만 변화시키고 진폭은 변화되지 않는다. 따라서 결정의 얇은 slice는 phase shifting layer 또는 phase grating으로 작용한다. 만약 phase 변화가 작으면(radian보다 아주 작으면), 지수함수는 Taylor 전개로 근사시킬 수 있다.

$$e^{i\sigma V_p} \approx 1 + i\sigma V_p + \cdots$$

그리고 그 결정은 약위상 물체(weak phase object)로 나타낸다. 그러나 ferromagnetic thin foil은 큰 phase shift를 야기시켜 강위상 물체(strong phase object)라고 부른다.

2. The propagator equation

다음으로 $\overline{V}=0$(이는 empty crystal approximation과 유사함)으로 가정하고, 다음 식의 해를 구해보자.

$$\frac{\partial\psi}{\partial z}=\overline{\triangle}\ \psi \tag{3.62}$$

이 식은 z에 대하여 1차식이고 x와 y에 대하여 2차식이다. 따라서 이 식은 확산방정식(diffusion equation)의 부류에 속한다. z는 시간 t의 역할을 한다. 이 식과 표준확산방정식과 다른 점은 $\overline{\triangle}$는 복소수 미분 연산자(differential operator)라는 것이다. 만약 입사된 굴절률이 수정된(refraction-corrected) wave vector가 x, y 성분이 없다면, 즉 $k_{xy}=0$이라면, 미분 연산자는 순허수이다. Slice 두께 ε에 대한 공식적인 해(formal solution)는 다음과 같이 주어진다.

$$\psi(x,\ y,\ \varepsilon)=e^{\epsilon\overline{\triangle}}\psi(x,\ y,\ 0) \tag{3.63}$$

이 식은 plane $z=0$에서의 진폭이 $z=\varepsilon$의 면에서 어떻게 변화되는가를 나타낸다. 달리 말하면, 이 식은 전자가 한 slice에서 그 다음 slice로 어떻게 전자가 전파되는 가를 나타내어 이를 전파식(propagator equation)이라고 부른다. 미분 연산자 $\overline{\triangle}$의 지수항은 해석적으로 계산하기 어렵다. 그러나 더 간단한 표현을 도출하기 위하여 Fourier transform의 특성을 이용한다. z-방향을 따라 입사한 빔에 대하여 $\overline{\triangle}$의 정의에서 두 번째 항은 없어지고 연산자는

$$\overline{\triangle}=\frac{i\lambda}{4\pi}\nabla_{xy}^{2} \tag{3.64}$$

으로 inverse Fourier transform과 다음의 관계식을 고려하면,

$$\overline{\triangle}\psi(\boldsymbol{R})=\overline{\triangle}\iint\psi(q)\,e^{2\pi i\,\boldsymbol{q}\cdot\boldsymbol{R}}\,d\boldsymbol{q} \tag{3.65}$$

여기서 $\boldsymbol{R}$은 2차원 direct space vector이고, $\boldsymbol{q}$는 2D 역공간 벡터이다. Laplacian operator는 direct space 좌표에만 작용되므로 적분 안으로 가져가서 사용할 수 있다. 즉,

$$\overline{\triangle}\psi(\boldsymbol{R})=\iint(-i\pi\lambda q^{2})\,\psi(\boldsymbol{q})\,e^{2\pi i\,\boldsymbol{q}\cdot\boldsymbol{R}}\,d\boldsymbol{q} \tag{3.66}$$

다음으로 Taylor expansion을 사용하자. 즉,

$$e^{\varepsilon\overline{\triangle}}\psi=\sum_{n}\frac{\varepsilon^{n}}{n!}(\overline{\triangle})^{n}\psi \tag{3.67}$$

ψ의 더 높은 차수의 미분은 식 (3.66)의 반복으로 구할 수 있다. 그래서

$$\begin{aligned} e^{\epsilon\overline{\triangle}}\psi(\boldsymbol{R}) &=\iint\left\{\sum_{n}\frac{\epsilon^{n}}{n!}(-i\pi\lambda q^{2})^{n}\right\}\psi(\boldsymbol{q})\,e^{2\pi i\,\boldsymbol{q}\cdot\boldsymbol{R}}\,d\boldsymbol{q} \\ &=\iint e^{-i\pi\lambda\epsilon q^{2}}\,\psi(\boldsymbol{q})\,e^{2\pi i\,\boldsymbol{q}\cdot\boldsymbol{R}}\,d\boldsymbol{q} \end{aligned} \tag{3.68}$$

최종적으로

$$\Im[e^{\varepsilon\overline{\Delta}}\psi(\boldsymbol{R})] = e^{-\pi i\lambda\varepsilon q^2}\psi(\boldsymbol{q}) \tag{3.69}$$

실공간(direct space)에서 미분 연산자의 복잡한 지수함수는 역공간에서 간단한 위상인자(phase factor)를 곱한 것과 같다. 우리는 이미 역공간에서 기하학적 배열에 의존하는(geometry-dependent) 인자는 $e^{2\pi i s_g \varepsilon}$임을 알고 있으므로

$$-\pi i\lambda\varepsilon q^2 = 2\pi i s_q\varepsilon \Rightarrow s_q = -\frac{\lambda q^2}{2} \tag{3.70}$$

이 관계식은 정확한 정대축 배열(exact zone axis orientation)일 때 성립된다.

식 (3.69)는 convolution theorem을 사용하여 propagator의 물리적인 의미에 대하여 여분의 정보를 얻을 수 있다.

$$e^{\varepsilon\overline{\Delta}}\psi(\boldsymbol{R}) = \Im^{-1}[e^{-\pi i\lambda\varepsilon q^2}]\otimes\psi(\boldsymbol{R}) \tag{3.71}$$

한 개의 slice에서 다음 slice로의 전파는 수학적으로 컨볼루션 곱의 연산과 동등하다. 오른쪽 항의 첫 번째 인자를 다시 쓰면,

$$\Im^{-1}[e^{-\pi i\lambda\varepsilon q^2}] = e^{i\pi R^2/\varepsilon\lambda} = e^{\pi i k R^2/\varepsilon} = P_\varepsilon(\boldsymbol{R}) \tag{3.72}$$

이는 Fresnel propagator로 인지된다.

3. 실공간 방정식의 해 구하기

만약 결정을 두께 ε의 n개의 slice 층으로 나눈다면, 아주 얇은 두께의 극한에서

$$\psi(x, y, z_0) = e^{\overline{\Delta}\varepsilon}e^{i\sigma V_p^n}\ldots e^{\overline{\Delta}\varepsilon}e^{i\sigma V_p^2}e^{\overline{\Delta}\varepsilon}e^{i\sigma V_p^1}\psi(x, y, 0) \tag{3.73}$$

여기서 지수함수의 쌍의 수는 ε값이 감소할수록 증가하여 곱 $n\varepsilon = z_0$가 상수가 된다. 이 관계는 식 (3.47)과 아주 유사하다. 원리적으로 각각의 slice는 상부 첨자 n의 사용을 반영하여 다른 투영 포텐셜(projected potential)을 갖는다. 이 관계의 해석은 다소 간단하다. 빠른 전자의 산란 과정은 결정 slice에 대하여 2개의 단계로 나뉜다. 첫 번째는 phase grating 항과의 곱을 포함한다. Slice 전체 potential은 빔 방향에 수직한 면으로 투영된다. 그리고 충분히 얇은 slice에서 phase grating 항은 전자 파동함수의 phase 항만 변화시킨다. 그 다음 파동은 그림 3-2에서 나타낸 대로 다음 slice로 전파된다. (x, y, z)점에서 출발하여 전자는 점$(x, y, z+\varepsilon)$에서 $\frac{w}{2}$ 내에서의 임의 점에 도달할 수 있다. 이 거리의 크기는 전자 파장과 복소수 미분 연산자 $\varepsilon\overline{\Delta}$의 형태에서 slice의 두께로 결정된다. 식 (3.47)과 (3.73)은 동력학적 다중 빔의 전자 회절식(dynamical multi-beam electron diffraction equation)의 해를 계산하는 빠른 수치 알고리즘의 기초를 이룬다.

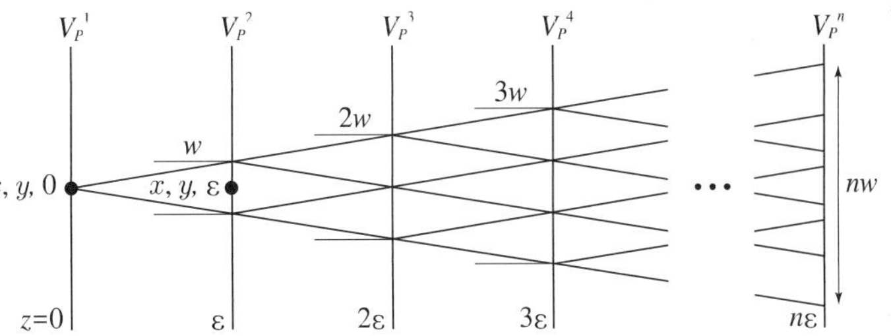

그림 3-2 • Illustration of the propagation of an electron through consecutive slices of a crystal.

7 | Bloch wave 이론

1. 서 론

2절에서 전자들은 k_0와 $k_0 + g$의 방향으로만 진행한다고 가정하여 전자의 산란 문제에 접근하였다. 이것은 외부 관찰자(전자가 결정을 떠난 후의 전자의 방향에만 관심 있는 실험자)에게 유효한 가정인 반면, 결정 내부에서는 반드시 유효하다고 볼 수 없다. 간단한 예를 들어 보자. 음파(공기 매체에서 압축 파동)가 파동의 반사를 무시하고 고체의 한쪽 편에서 들어가 다른 반대편에서 나온다. 3D 주기를 가진 결정 내에서 가능한 음파는 phonon(즉, quantized lattice vibration)임을 알고 있다. 그래서 음파는 각각의 자체 주파수와 에너지를 가진 phonon의 선형 중첩(linear superposition)으로 결정 내를 전파한다. 주파수(또는 wave vector)와 에너지와의 관계는 분산 관계(dispersion relation)라고 부른다. 분산함수(dispersion function) 내에 gap이 존재하는 것이 가능하다. 이는 어떤 주파수는 결정에 의하여 투과되지 못함을 의미한다.

유사한 상황이 고에너지 전자가 물질을 통과할 때에 일어난다. 결정에 들어가기 전에 전자는 임의 파동벡터(wave vector)를 가질 수 있다. 결정 내에서 허용된 방향은 결정 구조와 전자 에너지에 의존한다. 결정 내에서 허용된 파동벡터를 구하는 문제는 또 하나의 중요한 고체물리 문제, 즉 재료의 band-structure와 긴밀하게 관련된다. Band 이론은 다음과 같은 질문을 제기한다. 주어진 파동벡터(즉, electron momentum)에서 어떤 전자 에너지가 허용되는가?

허용되는 에너지를 파동벡터에 대하여 그려 보면, 소위 band structure가 얻어진다. 어떤 에너지 레벨은 전자가 접근하지 못하고 band-gap을 형성한다. Band-gap의 폭은 lattice potential의 Fourier 계수(coefficient)로 결정된다. 이 절에서는 전자 회절 문제가 재료의 band 구조와 밀접하게 관련 있음을 보여주게 된다. 해당되는 질문은 주어진 입사 에너지에 대하여 결정 내에서 허용되는 파동벡터는 무엇인가? 그러나 입사 에너지는 고체 내에 전자의 전형적인 에너지보다 수십 order of magnitude 더 커서 두 이론 사이에 약간의 정성적인 차이를 보이게 된다.

여기서 제시되는 이론의 대부분은 Bloch wave methods에 관한 2개의 중요 문헌에 근거한다(A.J. F. Metherell[Met75]의 Diffraction of electrons by perfect crystals 그리고 C.J. Humphreys[Hum79]의 The scattering of Fast electrons by crystals이다).

이제 Schrödinger-like 식 (3.1)에서 시작한다. 격자 포텐셜(lattice potential)을 Fourier series로 다음과 같이 전개한다.

$$V(\boldsymbol{r}) = \sum_{h} V_h e^{2\pi i \boldsymbol{h}\cdot\boldsymbol{r}} \tag{3.74}$$

다시 한 번, V_0항을 나머지 potential에서 분리하고 굴절률이 교정된(refraction-corrected) 파동벡터 $\boldsymbol{k}_0$를 사용한다. 지금은 흡수 문제를 포함하지 않으므로 위의 potential은 복소수가 아니라 실수값이다. 흡수는 이어서 다룬다.

결정 내에 전자 파동은 후에 결정될 임의 파동벡터 $\boldsymbol{k}$를 가진 평면 파동과 격자의 주기를 갖는 함수 $C(\boldsymbol{r})$과의 곱으로 나타낸다. 이 형태의 파동함수는 Bloch wave라고 부른다. 즉,

$$\Psi(\boldsymbol{r}) = C(\boldsymbol{r}) e^{2\pi i\, \boldsymbol{k}\cdot\boldsymbol{r}} = \sum_{g} C_g\, e^{2\pi i\, (\boldsymbol{k}+\boldsymbol{g})\cdot\boldsymbol{r}} \tag{3.75}$$

여기서 $C(\boldsymbol{r})$에 대한 Fourier 전개를 하였다. Bloch wave는 1929년 Felix Bloch에 의하여 electron theory of ferromagnetism에 대하여 처음으로 양자역학(QM)에 소개되었다. 주지할 것은 계수 C_g는 위치에 무관하다는 것이다. 이는 앞 절에서 다룬 DHW식 도출에서 사용된 식 (3.10)의 표현과 다르다. 여기서 계수 ψ_g는 위치에 의존한다. 그러나 계수 C_g는 파동벡터 $\boldsymbol{k}$에만 의존한다. 두 번째 차이점은 k_0 대신에 임의 $\boldsymbol{k}$가 사용되었다. 아래에 언급하는 해법은 주어진 입사빔 에너지에 대하여 허용되는 파동벡터 $\boldsymbol{k}$를 결정하게 된다. 계수 C_g는 Bloch wave 계수라고 부른다.

앞 절의 식 (3.7)에서 흡수 부분을 제외하고 다시 언급하면,

$$\nabla^2\Psi + 4\pi^2 k_0^2\Psi = -4\pi^2 U\Psi \tag{3.76}$$

$\Psi(\boldsymbol{r})$(식 (3.2))와 $U(\boldsymbol{r})$(식 (7.1))을 다음과 같이 진행한다.

$$\nabla\Psi = \sum_{g} C_g\,[2\pi i\,(\boldsymbol{k}+\boldsymbol{g})]\, e^{2\pi i(\boldsymbol{k}+\boldsymbol{g})\cdot\boldsymbol{r}}; \tag{3.77a}$$

$$\nabla^2\Psi = \sum_{g} C_g\,[4\pi^2\,(\boldsymbol{k}+\boldsymbol{g})]\, e^{2\pi i(\boldsymbol{k}+\boldsymbol{g})\cdot\boldsymbol{r}}.$$

$$\sum_{g}\{[k_0^2-(\boldsymbol{k}+\boldsymbol{g})^2]\,C_g\}\, e^{2\pi i(\boldsymbol{k}+\boldsymbol{g})\cdot\boldsymbol{r}} = \sum_{g'}\sum_{h} C_{g'} U_h\, e^{2\pi i(\boldsymbol{k}+\boldsymbol{g}'+\boldsymbol{h})\cdot\boldsymbol{r}} \tag{3.77b}$$

주지할 것은 합의 기호에서 파리미터의 기호 사용은 임의이므로 이해를 돕기 위하여 좌변에는 $\boldsymbol{g}$, 우변에는 $\boldsymbol{g}'$을 사용하였음에 주의하라. 다음으로 우변에서 $\boldsymbol{h} \rightarrow \boldsymbol{g} - \boldsymbol{h}$으로 변환하고, $\boldsymbol{g}' \rightarrow \boldsymbol{h}$로 변환하면,

$$\sum_{g}\left\{[k_0^2-(\boldsymbol{k}+\boldsymbol{g})^2]\,C_g + \sum_{h\neq g} U_{g-h}\, C_h\right\} e^{2\pi i(\boldsymbol{k}+\boldsymbol{g})\cdot\boldsymbol{r}} = 0 \tag{3.77c}$$

이는 결정 내의 임의 위치 $\boldsymbol{r}$에 대하여 성립한다. 그러므로 중괄호 내의 항은 0이어야 한다. 즉,

$$[k_0^2-(\boldsymbol{k}+\boldsymbol{g})^2]\,C_g + \sum_{h\neq g} U_{g-h}\, C_h = 0 \tag{3.78}$$

의 관계가 성립된다. 각각의 $\boldsymbol{g}$에 대한 이 방정식의 세트는 exact이다. 즉, 이제까지 아무런 근사도 사용

되지 않았다. 이들은 Bloch wave의 파동벡터 $\boldsymbol{k}$를 입사 전자의 에너지(k_0를 통하여)와의 관계를 맺어 주므로 이 식은 분산 관계(dispersion relation)라고 부른다.

2. 일반적인 해법

이제 다중 빔(multi-beam) 상황에서 식 (3.78)의 해를 구해 보자. 앞에서 언급하였듯이 산란 문제는 2가지 기여항으로 분리할 수 있다. Geometry 항은 식 (3.78)의 첫 번째 항이고 결정 potential과의 반응은 두 번째 항으로 나타낸 항이다. 첫 번째 항은 diagonal matrix로, 2번째 항은 off-diagonal 원소로 나타낸다. 편의를 위하여 투과된 빔을 Bloch wave 계수의 column vector에서 첫 번째 항으로 선택하여 식 (3.78)을 matrix 형태로 나타내면,

$$\begin{pmatrix} k_0^2-k^2 & U_{0-g} & \cdots & U_{0-h} & \cdots & U_{0-m} \\ U_{g-0} & k_0^2-(k+g)^2 & \cdots & U_{g-h} & \cdots & U_{g-h} \\ \vdots & \vdots & \ddots & \vdots & \vdots & \vdots \\ U_{h-0} & U_{h-g} & k_0^2-(k+h)^2 & \cdots & \cdots & U_{h-m} \\ \vdots & \vdots & \vdots & \ddots & \vdots & \vdots \\ U_{m-0} & U_{m-g} & \cdots & U_{m-h} & \cdots & k_0^2-(k+m)^2 \end{pmatrix} \begin{pmatrix} C_0 \\ C_g \\ \vdots \\ C_h \\ \vdots \\ C_m \end{pmatrix} = 0 \qquad (3.79)$$

이 식의 non-trivial solution은 이 matrix의 determinant가 0일 때 얻어진다. 이 determinant의 주요 항은 대각선(diagonal) 원소의 곱이고, 이 항은 k^{2N}에 비례한다. 여기서 N은 빔의 수이다. Determinant의 모든 다른 기여는 k의 lower power이다. 최종 특성방정식(characteristic equation)은 차수(order) $2N$의 polynomial equation으로 $2N$개의 근을 갖는다. 그러므로 N-beam의 경우, 결정 내에 허용된 파동벡터의 전체 수는 $2N$개이다. 다른 파동벡터들은 상부 첨자(j)를 사용하여 $\boldsymbol{k}^{(j)}$로 나타낸다. 그러므로 결정 내에 가장 일반적인 파동 해는 $2N$ Bloch wave의 중첩으로 구성되며, 각각은 자체 진폭(amplitude) $\alpha^{(j)}$를 갖는다. 즉,

$$\Psi(\boldsymbol{r}) = \sum_j \alpha^{(j)} \sum_g C_g^{(j)} e^{2\pi i(\boldsymbol{k}^{(j)}+\boldsymbol{g})\cdot \boldsymbol{r}} = \sum_j \alpha^{(j)} C^{(j)}(\boldsymbol{r})\, e^{2\pi i \boldsymbol{k}^{(j)}\cdot \boldsymbol{r}} \qquad (3.80)$$

그리고 계수 $\alpha^{(j)}$는 jth Bloch wave의 excitation amplitude라고 부른다.

많은 미지수가 소개되었는데, 식 (3.80)에서 $2N$개의 계수 $\alpha^{(j)}$, $2N$개의 wave vector $\boldsymbol{k}^{(j)}$, 그리고 $2N\times N$개의 Bloch wave 계수 $C_g^{(j)}$, 그래서 전체적으로 $2N^2+4N$ 개의 (복소수) 미지수가 된다. 이 모든 파라미터를 정확하게 결정할 수 있는 충분한 정보를 가지고 있음을 후에 알게 된다.

입사 전자의 전체 에너지는 일정하므로 모든 $2N$ Bloch wave는 같은 전체 에너지를 가져야 한다. 이를 Bloch wave들은 축퇴(degenerate)되었다고 말한다. 일반적으로 $2N$개의 wave vector, $\boldsymbol{k}^{(j)}$는 서로 다르므로 각각의 Bloch wave는 다른 운동 에너지와 다른 potential 에너지를 갖는다. 이는 서로 다른 Bloch wave는 결정 내에서 다른 위치에서 진행되어야 함을 의미한다. 이는 아주 중요한 관찰이고 다음 절에서 그 점을 고려한다.

$2N$개의 파동벡터 $\boldsymbol{k}^{(j)}$는 감소하는 운동 에너지에 따라 위치를 정한다. 이는 가장 높은 에너지를 갖는 Bloch wave는 (1)로, 그리고 가장 낮은 운동 에너지를 갖는 Bloch wave는 ($2N$)으로 이름이 지어진

다. 다른 문헌에서는 가장 낮은 운동 에너지를 갖는 wave vector를 $k^{(1)}$로 부름을 주지하라.

단위벡터(unit vector) n을 시료에 수직한 표면 법선으로 입사빔과의 반대 방향, 즉, $(-z)$ 방향으로 정의한다. 입사 파동과 결정 내의 파장 모두는 공간좌표의 2차식인 Schrödinger-like 식의 해이므로 두 함수와 그들의 1차 미분식은 결정의 입사면을 가로질러 연속이어야 한다. 이 연속성의 조건은 파동벡터의 tangential 성분은 입사면을 가로질러 보존되어야 함을 의미한다. 결정에 들어오면서 변화할 수 있는 것은 유일하게 파동벡터의 수직 성분이다. 그러면, 구해진 파동벡터 $k^{(j)}$를 다음과 같이 나타내면 편리하다.

$$k^{(j)} = k_0 + \gamma^{(j)} n \tag{3.81}$$

이 표현은 모든 wave vector $k^{(j)}$는 vector n에 수직한 성분은 같은 값을 가짐을 보장한다. 이제 식 (3.78)의 표현을 다시 쓰면,

$$\begin{aligned} k_0^2 - (k^{(j)} + g)^2 &= k_0^2 - (k_0 + \gamma^{(j)} n + g)^2 \\ &= -g \cdot (2k_0 + g) - 2n \cdot (k_0 + g)\gamma^{(j)} - (\gamma^{(j)})^2 \\ &= 2k_0\, s_g - 2n \cdot (k_0 + g)\gamma^{(j)} - (\gamma^{(j)})^2 \end{aligned} \tag{3.82}$$

여기서 계수 $\gamma^{(j)}$는 k_0에 비교하여 작다고 가정하고 2차식 $[\gamma^{(j)}]^2$는 무시한다. 이는 앞서 사용된 high energy 근사와 동등하다. 그리고 결과적으로 $2N$개의 파동벡터에서 단지 N개만이 남게 된다. 무시하는 N개의 파동벡터들은 입사빔에 반대 방향으로 운동하는 전자들, 즉 반사 파동(reflected wave)에 해당된다. 전형적인 TEM에서 사용된 가속 전압에 있어서는 이는 아주 좋은 근사이다.

간단한 기하학적인 논의로 앞서 사용된 고에너지 근사를 정당화할 수 있다. 그림 3-3의 Ewald sphere construction을 고려해 보자. 역격자점 g는 Ewald 구 안쪽에 위치한다. 그리고 만약 시료 표면이 입사빔 k_0에 수직하다고(즉, 해당되는 relrod가 k_0에 평행) 가정하면, Chapter 02에서 식 (2.104)의 관계는 2개의 excitation error s_g를 갖는다. 양의 해는 크기에 있어 작고, 앞 절에서 사용된 excitation error에 해당된다. 음의 해는 큰 값을 가지며 거의 반대 방향으로 운동하는, 즉 반사된 빔에 해당된다. 2개의 산란된 wave vector는

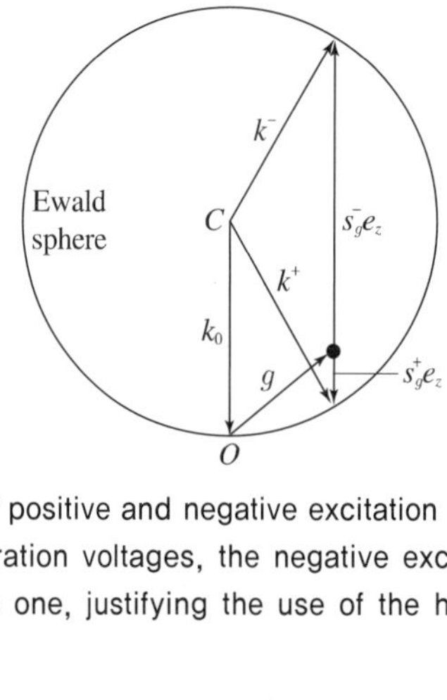

그림 3-3 • Schematic illustration of positive and negative excitation errors for a single reciprocal lattice point. For large acceleration voltages, the negative excitation error is always significantly larger than the positive one, justifying the use of the high energy approximations.

$$k^+ = k_0 + g + s_g^+ e_z \; ; \qquad (3.83)$$
$$k^- = k_0 + g + s_g^- e_z$$

excitation error s_g^-는 가속 전압이, 즉 Ewald 구 반지름이 증가함에 따라 빠르게 증가한다. 그래서 k^- 방향으로의 Bragg 산란의 확률은 파장이 감소함에 따라 감소한다. 최신 현미경에서 사용되는 가속 전압에서 전방 산란(forward scattering) 전자만을 고려하는 것은 좋은 근사이다. k_0와 k^+ 사이의 각도는 mrad 크기이다. 이것이 고에너지 근사의 근원이다.

허용되는 파동벡터의 절반 감소는 전체 미지수 $2N^2+4N$을 N^2+2N으로 줄여 준다. 만약 k_0와 g 사이의 수직 성분을 $n \cdot g = g_n$과 $n \cdot k_0 = k_n$으로 나타내면, 식 (3.78)은

$$2k_0 s_g C_g^{(j)} + \sum_{h \neq g} U_{g-h} C_h^{(j)} = 2k_n\left(1+\frac{g_n}{k_n}\right)\gamma^{(j)} C_g^{(j)} \qquad (3.84)$$

로 된다. 만약 k_0가 n에 거의 평행하다면, $g_n \ll k_n$이 되어 식은

$$2k_0 s_g C_g^{(j)} + \sum_{h \neq g} U_{g-h} C_h^{(j)} = 2k_n \gamma^{(j)} C_g^{(j)} \qquad (3.85)$$

이 식이 아래 논의의 출발점이 된다. 식 (3.85)는 다음 형태의 eigenvalue equation임을 알 수 있다.

$$\overline{A}\, C^{(j)} = 2k_n \gamma^{(j)} C^{(j)} \qquad (3.86)$$

여기서 column vector $C^{(j)}$는 Bloch wave coefficients $C_g^{(j)}$를 포함한다. N 빔의 경우, matrix $\overline{A}$는 $N \times N$ entry이고 N개의 eigenvalue와 N개의 eigenvector가 존재한다. 이 식의 해는 모든 파동벡터 $k^{(j)}$와 모든 Bloch wave 계수, $C_g^{(j)}$를 결정한다. Bloch wave excitation amplitude $\alpha^{(j)}$는 입사면에서의 경계 조건으로 구한다.

N개의 eigenvalue와 N eigenvector의 N^2성분, 그리고 경계 조건에서 N개의 $\alpha^{(j)}$계수 결정으로 모든 N^2+2N개의 미지수를 결정하여 공식적으로 문제는 해결된 것으로 간주할 수 있다.

Matrix $\overline{A}$의 eigenvalue와 eigenvector의 일반적인 특성을 고려하는 것은 중요하다. Non-centrosymmetrical 결정에 대하여 $U_g = U_{-g}^*$이고, 따라서 $\overline{A}$는 흡수가 없을 때에 Hermitian matrix이다. $\overline{A}$의 대각선 성분은 excitation error s_g를 통하여 결정의 방위에 대한 정보를 가지고, off-diagonal은 빔 사이의 반응에 대한 정보를 갖는다. Hermitian matrix의 고윳값은 실수이고, 고유벡터는 복소수이고, unitary matrix를 형성한다. 달리 말하면, eigen vector $C^{(j)}$을 matrix C의 column으로 고려할 때에 matrix는 다음의 관계를 만족한다.

$$C^{-1} = \widetilde{C}^{*} \qquad (3.87)$$

여기서 $\sim$는 transpose 연산을 나타낸다. 관계식 $CC^{-1}=1$이다. 여기서 1은 $N \times N$ unit matrix이다. 그러면,

$$\sum_g C_g^{(i)} C_g^{(j)*} = \delta_{ij} \qquad (3.88)$$

그리고 $\sum_j C_g^{(j)} C_h^{(j)*} = \delta_{gh}$ (3.89)

이는 $\overline{A}$ matrix의 eigen vector는 ortho-normal set를 이룸을 의미한다. 표준 matrix 이론에서 $\overline{A}$ 는 다음과 같이 쓸 수 있다.

$$\overline{A} = C \Lambda \widetilde{C} \tag{3.90}$$

여기서 Λ는 eigenvalue를 포함하는 diagonal matrix이다. $\overline{A}$ 의 분해는 spectral factorization of $\overline{A}$ 로 알려진다.

3. Bloch wave excitation coefficients의 결정

Bloch wave excitation coefficients, $\alpha^{(j)}$는 결정 입사면에서의 경계 조건으로 결정된다. Bloch wave expansion을 소위 Darwin representation으로 다시 나타낸다. 이는 근본적으로 식 (3.10)과 같으며 DHW 식의 도출의 출발점을 형성한다. 식 (3.81)을 사용하여

$$\begin{aligned} \Psi(\boldsymbol{r}) &= \sum_g \left[\sum_j \alpha^{(j)} C_g^{(j)} e^{2\pi i \gamma^{(j)} z} \right] e^{2\pi i (\boldsymbol{k}_0 + \boldsymbol{g}) \cdot \boldsymbol{r}} \\ &= \sum_g \psi_g(z) \, e^{2\pi i (\boldsymbol{k}_0 + \boldsymbol{g}) \cdot \boldsymbol{r}} \end{aligned} \tag{3.91}$$

이는

$$\psi_g = \sum_j \alpha^{(j)} C_g^{(j)} e^{2\pi i \gamma^{(j)} z} \tag{3.92}$$

에 해당되며, 이는 matrix 형태로 쓸 수 있다.

$$\begin{pmatrix} \psi_0(z) \\ \psi_g(z) \\ \vdots \\ \psi_h(z) \end{pmatrix} = \begin{pmatrix} C_0^{(1)} & C_0^{(2)} & \cdots & C_0^{(N)} \\ C_g^{(1)} & C_g^{(2)} & \cdots & C_g^{(N)} \\ \vdots & \vdots & \ddots & \vdots \\ C_h^{(1)} & C_h^{(2)} & \cdots & C_h^{(N)} \end{pmatrix} \begin{pmatrix} e^{2\pi i \gamma^{(1)} z} & 0 & \cdots & 0 \\ 0 & e^{2\pi i \gamma^{(2)} z} & \cdots & 0 \\ \vdots & \vdots & \ddots & \vdots \\ 0 & 0 & \cdots & e^{2\pi i \gamma^{(N)} z} \end{pmatrix} \begin{pmatrix} \alpha^{(1)} \\ \alpha^{(2)} \\ \vdots \\ \alpha^{(N)} \end{pmatrix} \tag{3.93}$$

입사면($z=0$)에서 diagonal matrix는 identity matrix가 되므로

$$\begin{pmatrix} \psi_0(0) \\ \psi_g(0) \\ \vdots \\ \psi_h(0) \end{pmatrix} = \begin{pmatrix} C_0^{(1)} & C_0^{(2)} & \cdots & C_0^{(N)} \\ C_g^{(1)} & C_g^{(2)} & \cdots & C_g^{(N)} \\ \vdots & \vdots & \ddots & \vdots \\ C_h^{(1)} & C_h^{(2)} & \cdots & C_h^{(N)} \end{pmatrix} \begin{pmatrix} \alpha^{(1)} \\ \alpha^{(2)} \\ \vdots \\ \alpha^{(N)} \end{pmatrix} = \begin{pmatrix} 1 \\ 0 \\ \vdots \\ 0 \end{pmatrix} \tag{3.94}$$

이는 Bloch wave excitation coefficient, $\alpha^{(j)}$는 eigen vector matrix의 inverse 매트릭스의 첫 번째 column으로 주어짐을 의미한다. 흡수가 없을 때에 centro-symmetric 결정의 경우, 이 matrix는 hermitian이어서 식 (3.87)의 사용으로 $\alpha^{(j)} = C_0^{(j)*}$이다.

Diagonal matrix $e^{2\pi i \gamma^{(j)} z} \delta_{ij}$를 $\mho(z)$로 나타내면,

$$\Psi(z) = C \mho(z) C^{-1} \Psi(0) = S \Psi(0) \tag{3.95}$$

따라서 Bloch wave 공식은 임의 결정 두께에 대하여 직접 산란 matrix를 계산하도록 해 준다. 단지 diagonal matrix $\mho(z)$만이 간단한 지수함수로 결정 두께에 의존한다. 후에 빠른 알고리즘에서 bright와 dark field image, 특히 N 빔에 대하여 계산한다. 이 절과 앞 절에서의 관계에서 $\boldsymbol{A}$의 spectral factorization (3.90)이 알려지면 Bloch wave 문제는 완전히 풀리게 된다. Eigenvalue $\gamma^{(j)}$와 eigenvector matrix C에서 scattering matrix $\boldsymbol{S}$를 계산한다.

4. Absorption in the Bloch wave formalism

흡수는 electrostatic lattice potential에 허수부를 첨가하여 고려한다. Eigenvalue $\gamma^{(j)}$는 복소수가 되어 새로운 Eigenvalue $\Gamma^{(j)} = \gamma^{(j)} + iq^{(j)}$로 나타낸다. 결국 결정 내의 wave vector는

$$\boldsymbol{k}^{(j)} = \boldsymbol{k}_0 + (\gamma^{(j)} + iq^{(j)})\boldsymbol{n} \tag{3.96}$$

으로 나타낸다. 식 (3.7)에서 출발하여 앞서와 같은 과정을 거치면, 흡수를 포함한 eigenvalue equation을 구할 수 있다.

$$\begin{pmatrix} iU_0{}' & U_{-g}+iU_{-g}{}' & \dots & U_{-h}+iU_{-h}{}' \\ U_g+iU_g{}' & 2k_0s_g+iU_0{}' & \dots & U_{g-h}+iU_{g-h}{}' \\ \vdots & \vdots & \ddots & \vdots \\ U_h+iU_h{}' & U_{h-g}+iU_{h-g}{}' & \dots & 2k_0s_h+iU_0{}' \end{pmatrix} \begin{pmatrix} C_0^{(j)} \\ C_g^{(j)} \\ \vdots \\ C_h^{(j)} \end{pmatrix} = 2k_n\Gamma^{(j)} \begin{pmatrix} C_0^{(j)} \\ C_g^{(j)} \\ \vdots \\ C_h^{(j)} \end{pmatrix} \tag{3.97}$$

여기서 high energy 근사를 사용하였고, $(\Gamma^{(j)})^2$ 항은 무시하였고, 또한 $U_0{}' \neq 0$이다.

도출된 eigenvalue 문제는 일반적인 complex eigenvalue 문제로, 이는 non-trivial numerical problem이다. 간단한 경우인 2개 빔의 경우를 다음 절에서 다룬다.

8 | 결함이 없는 결정에서 두 빔 이론

1. 서 론

대부분의 X-ray 회절 실험은 역격자점이 Ewald 구에 놓이게 하는 확률을 증가시키도록 설계된다. 그러나 이것은 전자 실험에서 문제가 되지 않는다. 왜냐하면, Ewald 구의 반지름이 아주 크기 때문이다. 가장 기본적인 TEM 실험 기술은 Ewald 구에 놓이는 격자점들의 수를 최소화시키고자 한다. 사실 가장 알려진 TEM 기술은 단지 두개의 전자빔만을 사용한다. 많은 경우, 단지 한 개의 회절빔만을 얻기 위하여 노력한다. 파장이 짧으면 짧아질수록 주어진 결정 배열에서 더 많은 회절빔들이 Ewald 구에 놓이거나 가까이 있게 된다. 더욱이 만약 실공간 격자가 큰 단위포를 갖는다면, 역공간은 격자점으로 촘촘히 들어차게 되어 2-beam 실험은 단위포의 크기가 증가함에 따라 점차적으로 더 어려워진다.

2개 빔을 사용하는 기술에 대한 이유가 있다. 해당 이론은 수학적으로 다루기 쉽고 특히 동력학적 산란(dynamical scattering) 이론에 있어서 해석적 해를 구할 수 있다. 감각적으로 결정을 연구하는 데 있어 한 번에 한 세트의 격자면을 바라보는 것은 이해가 된다. 예를 들면, dislocation을 연구하는 데

있어 dislocation core 주위의 변위장은 격자면을 변형시키게 된다. 주어진 dislocation 형태에 있어서 어떤 격자면은 변형되지 않은 상태로 남아 있게 되는데, 두 개 빔 기술은 이 변형되지 않은 면을 확인시켜 dislocation 의 변위장에 대한 정보를 얻게 된다. 그러므로 결정 내의 결함을 연구하기 전에 결함이 없는 결정에서 탄성 전자산란에 대한 이해를 할 필요가 있다.

이 절에서 결함이 없는 완전 결정에서 두 개 빔 모드(mode)에서 영상 콘트라스트 양상(feature)이 존재하는데, 이는 근본적으로 결정 구조와는 무관하다. 달리 말하면, 완전 결정에서 얻어지는 contrast feature는 금속, 반도체, 세라믹 또는 임의 다른 결정 재료에서 같게 나타난다. 더욱이 그 일반적인 feature들은 모든 가속 전압과 모든 현미경에서 정성적으로 같다. 이들은 두께 프린지와 bend contour이다. 여기서는 electrostatic lattice potential을 계산할 수 있는 결함이 없는 결정을 가정한다. 일반적인 다중 빔(multi-beam) 탄성산란방정식(elastic scattering equation)에서 출발하여 이를 non-centrosymmetric 2-beam case에 적용한다. 이는 투과빔과 회절빔의 세기 (intensity)에 대한 수식을 도출할 수 있다. 일단 일반적인 경우가 도출되면, 특별한 경우에의 적용은 간단해진다.

먼저 DHW 방정식을 2-beam의 경우로 단순화시킨다. 이에 대한 해를 구한 다음 영상 콘트라스트를 수치적으로 구하는 방법을 논의한 다음 전산 모사를 실험과 비교한다. column approximation을 소개한 다음 이를 2-beam 경우에 적용한다. 이 절의 두 번째 부분은 Bloch wave 방법을 사용하여 2-beam의 경우를 재차 분석한다. Dispersion surface construction 방법을 소개하는데, 이는 운동학적(kinematical) Ewald sphere construction에 대한 동력학적(dynamical) 이론의 대응이다. Bloch wave 공식은 비정상 흡수(anomalous absorption)에 대한 물리적인 이해를 제공한다.

2. column approximation

전자 회절에 대한 산란 각도가 X-ray 산란에서와 비교하여 아주 작으므로 전자 회절은 근본적으로 전방 산란 과정(forward scattering process)이다. 이는 여러 번 산란된 후에도 대부분 전자는 입사빔에 거의 평행하게 진행한다는 것을 의미한다. 최대 축적된 산란 각도를 2°라고 가정하자. 그러면, 100 nm를 진행한 전자는 출구면에서 입사점이 투영된 곳에서 기껏해야 3.5 nm 떨어진 곳에서 있게 된다. 가속 전압이 높으면 높을수록 회절 각도는 더 작아지는데, 이는 전자 파동의 lateral spread는 감소함을 의미한다. 따라서 한 점에서 시편에 들어간 전자는 이 점에 중심을 둔 cylindrical column을 절대로 떠나지 않는다는 것은 좋은 근사이다. 이 column은 입사빔 방향에 평행하고(시료 두께와 가속 전압에 의존하여) 지름이 단지 수 nm에 불과하다. 수치 계산의 목적으로 그림 3-4에서 보인 바와 같이 폭이 $L=5\sim10$ nm의 직사각형 column을 고려하는 것이 더 편리하다. 이것이 소위 column approximation이다. 이는 1957년에 M. Whelan 그리고 그의 동료에 의하여 소개되었다[WHHB57]. 그것은 이웃한 column은 반응하지 않는다고 가정한다. 즉, no electrons are exchanged between columns이다. 따라서 dynamical equations은 차례로 각각의 column에 대하여 해를 구할 수 있게 된다. Column approximation은 근원적으로 high energy approximation과 동등하다.

그림 3-4에서와 같이(전자빔에 수직한) 길이 L_x, L_y(단위 nm)를 갖는 직사각형의 시편 면적을 고려하자. 이 면적을 edge 길이가 L_c(전형적으로 5∼10 nm)를 갖는 정사각형으로 재차 나눈다. 정사각형의

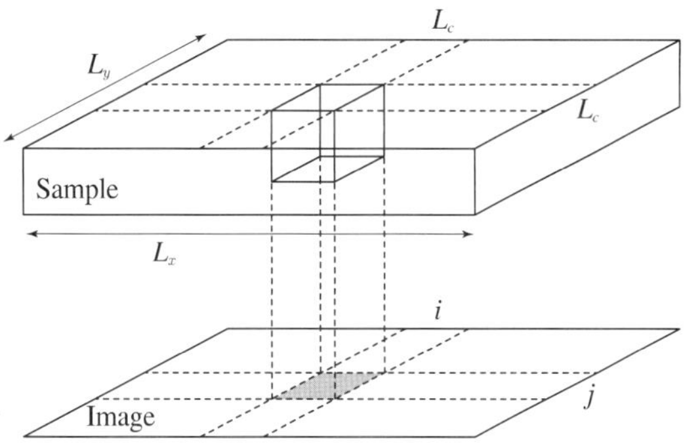

그림 3-4 • Schematic drawing of a column in a crystal, and how that column relates to the image pixels.

전체 수 N_t는

$$N_t = \frac{L_x}{L_c} \times \frac{L_y}{L_c} = N_x \times N_y \tag{3.98}$$

여기서 $N_x(N_y)$는 $x(y)$ 방향을 따라 정사각형의 개수를 나타낸다. 각각 전사각형은 column의 상부로 간주할 수 있고 이를 $(i,\ j)$로 나타낸다. column의 길이(국부적인 시료 두께 $z_0(i,\ j)$) 그리고 column을 따른 결정 방위(국부적인 excitation error $s_g(i,\ j)$)가 알려지고, 그 다음 column의 하부 출구면에서 투과빔과 회절빔의 intensity를 얻기 위하여 이 파라미터에 대한 dynamical equation을 푸는 것은 간단해진다. 이 intensities는 $N_x \times N_y$ pixel array로 정렬되는데, 이는 그림 3-4에서 보인 바와 같이 각각의 pixel은 정수 $(i,\ j)$로 명명된다. 이와 같은 방법으로 주어진 시료 방위에서 bright field와 multiple dark field image를 수치적으로 계산할 수 있다. 우리는 이후의 계산에서 이 기본적인 image simulation 방법을 사용하게 된다.

3. DHW 식에 의한 두 개 빔의 경우

(1) two-beam 조건에 대한 기본식

이제 우리는 단지 투과된 빔 ψ_0와 한 개의 회절빔 ψ_g만을 고려한다. 각각의 빔에 대하여 식 (3.26) 형태의 두 개의 식을 만들 수 있다. 식 (3.26)의 오른쪽 항의 합은 단지 빔 $\boldsymbol{g}'=0$와 $\boldsymbol{g}'=\boldsymbol{g}$만을 포함한다. 이는 다음과 같은 식을 도출한다.

$$\begin{array}{lllll} \text{beam} & \text{왼쪽 항} & & \boldsymbol{g}'=0 & \boldsymbol{g}'=\boldsymbol{g} \\ 0: & \dfrac{d\psi_0}{dz} - 2\pi i s_0 \psi_0 & = & -\dfrac{\pi}{\xi_0'}\psi_0 & +\ i\pi \dfrac{e^{i\theta_{-g}}}{q_{-g}}\psi_g \\ \boldsymbol{g}: & \dfrac{d\psi_g}{dz} - 2\pi i s_g \psi_g & = & i\pi \dfrac{e^{i\theta_g}}{q_g}\psi_0 & -\ \dfrac{\pi}{\xi_0'}\psi_g \end{array} \tag{3.99}$$

이 식은 다음의 다른 2개 식의 도출에 출발점이 된다. 이들은 운동학적(kinematical) two beam 이론(theory) 그리고 동력학적(dynamical) two beam 이론이다.

(2) two-beam 운동학적 이론(kinematical theory)

식 (3.99)의 동력학적 방정식(dynamical equation)의 일반적인 해를 구하기 위한 첫 단계로 먼저 더 단순화시킨 운동학적 이론에서의 가정을 언급해 보자.

- 흡수(absorption)를 무시한다 : 이는 (normal absorption 항 $\frac{1}{\xi'_0}$을 포함하여) 모든 $\frac{1}{\xi'_g}$항이 0이 되는 경우이다. 동등하게 $\frac{1}{q_{g-g'}} = \frac{1}{\xi_{g-g'}}$ 이 된다.
- 단 한 번만의 산란 근사(single scattering approximation) : 전자는 투과빔에 남아서 산란되지 않거나 회절빔으로 탄성 산란하여 그곳에 남아 있게 된다. 즉, 투과빔에서 회절빔으로의 산란만이 허용된다. 이를 수학적으로 나타내면, $\frac{1}{\xi_{g-0}}$을 제외하고 $\frac{1}{\xi_{g-g'}}$ =0이다.

  이것이 운동학적 근사(kinematical approximation)로 알려진다.

여기 에러(excitation error) s_0는 0이다. 왜냐하면, 역공간의 원점은 항상 Ewald 구상에 놓이기 때문이다. Two-beam 식 (3.99)를 운동학적 근사를 적용하여 나타내면,

$$\frac{d\psi_0}{dz} = 0 \tag{3.100}$$

$$\frac{d\psi_g}{dz} = 2\pi i\, s_g \psi_g + i\pi \frac{e^{i\theta_g}}{\xi_g}\psi_0 \tag{3.101}$$

투과빔의 소멸 거리(extinction distance)와 여기 에러(excitation error)가 모두 0이 되므로 첫째 식은 0이 된다. 운동학적 근사 이론에서 입사빔은 일정한 진폭(amplitude)을 가지고, 따라서 일정한 세기(intensity)를 갖는데, 이는 보통 $I_T = |\psi_0|^2 = 1$ 로 취한다. 또한 ψ_0 =1로 취하는 것이 편리하다.

위의 가정을 식 (3.99)에 대입하면,

$$\frac{d\psi_g}{dz} - 2\pi i\, s_g \psi_g = i\pi \frac{e^{i\theta_g}}{\xi_g} \tag{3.102}$$

이 식은 각 격자면 g의 세트에 대한 kinematical multi-beam theory의 출발점이 된다.

식 (3.101)은 multi-beam 경우에서 모든 회절빔에 대하여 같은데, 이는 다음을 대입하여 구할 수 있다.

$$\psi_g = S e^{2\pi i s_g z} \tag{3.103}$$

이는 $$\frac{dS}{dz} = \frac{i\pi}{\xi_g} e^{i\theta_g} e^{-2\pi i s_g z} \tag{3.104}$$

입사면(entrance surface)에서 회절빔은 진폭이 0이므로, 즉 $S(z=0)=0$, 따라서 z =0에서 z_0까지 적분하면,

$$S = \frac{i\pi}{\xi_g} e^{i\theta_g} \int_0^{z_0} e^{-2\pi i s_g z}\, dz \tag{3.105}$$

그러므로 해는

$$\psi_g = e^{i\theta_g} e^{-\pi i s_g z} \frac{i\sin(\pi s_g z_0)}{s_g \xi_g} \tag{3.106}$$

따라서 전체 두께가 z_0인 결정에 대한 운동학적으로 회절된 세기(kinematically diffracted intensity)는

$$I_s = |\psi_g|^2 = \frac{\sin^2(\pi s_g z_0)}{(s_g \xi_g)^2} \tag{3.107}$$

으로 된다. 주지할 것은 이 표현은 소위 first Born approximation으로 유도할 수 있다. 식 (3.44)의 오른쪽 항의 wave function Ψ를 입사 평면파 Ψ_0로 바꾸면, 식은 Ψ에 대하여 풀 수 있다. 수학적인 처리는 dynamic 이론과 유사하나 다른 점은 회절빔에 대한 미분식은 서로 독립적인 점이다. 자세한 논의는 [GeV70]을 참조하라.

이제 보다 효율적인 논의를 위하여 무차원 파라미터(dimensionless parameter) w를 다음과 같이 정의한다.

$$w \equiv s_g \xi_g \tag{3.108}$$

로 정의하고 결정 두께는 소멸 거리의 단위로 표현한다. 따라서 무차원 두께(dimensionless thickness) z_ξ는

$$z_\xi \equiv \frac{z_0}{\xi_g} \tag{3.109}$$

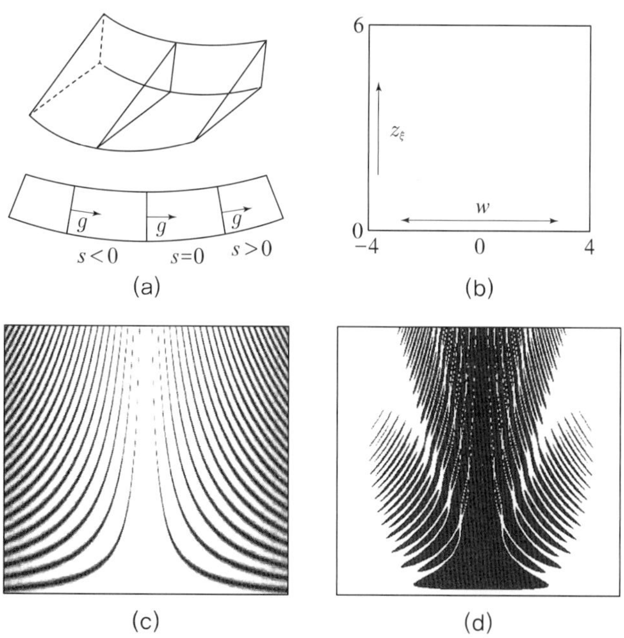

그림 3–5 • (a) Schematic of a bent wedge, indicating the region of positive and negative excitation error; (b) schematic of the (w, z_ξ) parameter space; (c) gray scale representation of the kinematical diffracted intensity for the intensity range[0.0, 0.1] and (d) black regions indicates those parts of the parameter space where the kinematical and dynamical theory differ by more than 5%. [Gra03]

로 정의하고 이를 축소 두께(reduced thickness)로 표현한다. 그러면, 식 (3.107)은

$$I_s = \pi^2 z_\xi^2 \frac{\sin^2(\pi w z_\xi)}{(\pi w z_\xi)^2} = \pi^2 z_\xi^2 \operatorname{sinc}^2(\pi w z_\xi) \tag{3.110}$$

일정한 상수 π^2을 제외하고 이 표현은 얇은 박막의 형상함수(shape function)의 Fourier 변환과 같은 표현이다. 편차 파라미터(deviation parameter) s_g는 변수 q_z의 역할을 한다. 형상함수의 의미는 분명해진다. 우리가 결정 시료를 tilt하면 relrod의 다른 부분이 Ewald 구를 교차하고 회절된 빔의 세기는 식 (3.107)에 따라 변화한다.

무차원 파라미터 w와 z_ξ를 사용하면 산란된 빔의 세기를 결정 두께와 방위의 함수로 나타내는 일을 간단하게 해 준다. 그림 3-5 (a)에서 나타낸 쐐기 형태(wedge-shaped)의 굽어진 얇은 박막을 고려하자. 단순화를 위하여 foil의 curvature를 편차 파라미터 s_g가 오른쪽에서 음에서 양으로 변화되게 잡는다. 이를 그림 3-5 (a)의 아랫부분에 나타내었다. 격자면은 박막의 상부와 하부면에 대하여 일정한 방위를 갖는다고 가정한다. w값은 +4에서 −4까지 취한다. 축소 두께는 쐐기의 끝(edge) ($z_\xi = 0$)에서 두꺼운 부분($z_\xi = 4$)까지 변화된다. 파라미터 범위는 그림 3-5 (b)에 나타내었다. 2절에서 소개된 column approximation을 사용하였다.

그림 5-3 (c)는 array 400×400 points (or columns) (w, z_ξ) parameter space에 대한 운동학적 회절빔 세기(kinematical diffracted intensity) I_s를 나타낸다. Gray scale은 0.0(black)에서 0.1(white) 범위를 차지하고 0.1보다 더 큰 값들은 white pixel로 나타낸다. 값 0.1은 아무런 특별한 중요성은 없고 단지 회절된 빔의 세기의 10%보다 작은 파라미터의 영역을 나타내기 위하여 사용되었다. 그림 3-5 (d)에는 (w, z_ξ) parameter space에서 kinematical 표현 I_s와 dynamical 표현과의 5% 이상 차이가 나는 영역을 표시하였다. 따라서 kinematical 근사(5% 에러보다 작은 범위)는 작은 축소 두께 z_ξ와 큰 값의 $|w|$, 즉 Bragg orientation ($s_g = 0$)에서 멀리 떨어진 곳에서 적용됨을 알 수 있다.

운동학적 이론은 거의 모든 두께에 대하여 정확한 Bragg 정렬(exact Bragg orientation) 가까이에서는 좋지 않은 근사이다. 왜냐하면, 회절된 빔의 세기는 축소 두께의 제곱에 비례하기 때문이다. 즉,

$$I_s(s_g = 0) = \pi^2 z_\xi^2 \tag{3.111}$$

이고 이 세기는 한계(bound)가 없이 증가되는데, 이는 분명히 비물리적인 상황이 되기 때문이다. Bragg orientation 가까이에서 두께는 소멸 거리의 1/10 정도이어야 한다. 그렇지 않으면 동력학적인 교정(dynamical correction)이 필요하다.

주지할 것은 여기 에러(excitation error) (또는 동등하게 무차원 파라미터 w)는 벡터 $\boldsymbol{g}$에 해당되는 relrod를 나타내는 파라미터로 해석할 수 있는 점이다. 결정을 앞뒤로 tilt하게 되면, 즉 s_g값을 변화시키는데 이는 실제로 Ewald 구 사이로 역격자점을 'rocking'하는 것이다. 따라서 빔의 세기를 w의 함수로 나타내는 임의의 커브는 rocking curve로 알려진다.

요약하면, 운동학적 이론은 ① 결정 두께가 아주 작거나, 또는 ② 결정이 Bragg orientation에서 멀리 있을 때에 성립된다. 주지할 것은 운동학적 근사 내에서 centro-symmetry와 non-centrosymmetric 결정 사이에 구별이 없다. 왜냐하면, phase θ_g는 최종 빔의 세기 표현에 나타나지 않기 때문이다. 운동학적

이론은 또한 흡수 효과를 포함하는 것으로 확장할 수 있으나, 이것은 근본적으로 (w, z_ξ) 파라미터 공간에서 유효 범위를 넓혀 주지 않는다. 더 두꺼운 시편과 Bragg orientation에 가까운 범위에 대한 정확한 이론은 각 전자에 대하여 다중 산란(multiple scattering)을 허용하는, 즉 달리 말하자면 1st Born approximation을 피해야만 도출할 수 있다. 이를 다음 절에서 소개한다.

(3) two-beam 동력학적 이론(dynamical theory)

① 일반적인 유도

식 (3.99)의 오른쪽 항은 두 가지 다른 형태가 존재한다. 한 항은 실수이고 정상 흡수 길이(normal absorption length) ξ'_0에 의존하고, 다른 한 항은 다른 빔과의 반응을 나타낸다. 식에서 정상 흡수 길이의 의존성은 제거하고 동시에 다음의 치환으로 식을 좀 더 간편하고 대칭적으로 만들 수 있다.

$$\psi_0 = T(z)e^{\alpha z} \tag{3.112}$$

$$\psi_g = S(z)e^{i\theta_g}e^{\alpha z} \tag{3.113}$$

여기서 $\alpha = \pi i\left(\dfrac{i}{\xi_0'} + s_g\right) = -\dfrac{\pi}{\xi_0'} + \pi i s_g$이다. (3.114)

대입하여 정리하면,

$$\frac{dT}{dz} + \pi i s_g T = \frac{i\pi}{q_{-g}} S \tag{3.115}$$

$$\frac{dS}{dz} - \pi i s_g S = \frac{i\pi}{q_g} T \tag{3.116}$$

이 식은 흡수를 포함하여 임의 대칭성을 갖는 완전 결정에 대한 동력학적 two-beam 방정식이다. Centro-symmetric 결정에 대하여는 식 (3.115)의 인자 q_{-g}는 q_g로 대치된다.

실험에서는 단지 빔의 세기만 관찰되므로 식 (3.112)와 (3.113)에서

$$\text{Bright field} \Rightarrow I_T = |\psi_0|^2 = |T|^2 e^{-(2\pi/\xi_0')z_0} \tag{3.117}$$

$$\text{Dark field} \Rightarrow I_s = |\psi_g|^2 = |S|^2 e^{-(2\pi/\xi_0')z_0} \tag{3.118}$$

그 다음은 식 (3.111)과 (3.112)의 해를 고려하고 영상 contrast의 수치 계산에 적합한 형태로 다시 표기된다.

② 동력학적 two-beam 방정식의 해

우리는 흡수를 포함하여 가장 일반적인 상황에 대한 dynamic two-beam 방정식을 도출한 다음 투과된 빔과 회절빔의 intensity에 대한 해석적 표현을 얻기 위한 여러 가지 근사를 만든다.

식 (3.115)에서

$$S = \frac{q_{-g}}{i\pi}\frac{dT}{dz} + s_g q_{-g} T \tag{3.119}$$

그리고 $\dfrac{dS}{dz} = \dfrac{q_{-g}}{i\pi}\dfrac{d^2T}{dz^2} + s_g q_{-g}\dfrac{dT}{dz}$ (3.120)

이를 식 (3.116)에 대입하여 정리하면,

$$\frac{d^2T}{dz^2} + \pi^2\sigma^2 T = 0 \tag{3.121}$$

여기서 $\sigma = \sqrt{s_g + \dfrac{1}{q_g q_{-g}}}$ (3.122)

그 해는 $T(z) = A\cos(\pi\sigma z) + B\sin(\pi\sigma z)$

경계 조건 : $T(z=0) = 1 = A,\ S(z=0) = 0$

따라서

$$T(s,\ z) = \cos(\pi\sigma z) - \frac{is_g}{\sigma}\sin(\pi\sigma z) \tag{3.123}$$

$$S(s,\ z) = \frac{i}{\sigma q_g}\sin(\pi\sigma z) \tag{3.124}$$

이것은 흡수를 포함한 동력학적 two-beam 방정식의 일반적인 해이다. 파라미터 σ는 복소수이다. 이 식으로부터 투과빔의 세기와 회절빔의 세기를 구할 수 있다. 먼저 흡수가 없는 경우를 고려하고 그 다음 일반적인 표현을 유도하자.

③ dynamical intensity, no absorption

흡수가 없을 때에는 q_g는 실수가 되고 ξ_g와 같아진다. 더욱이 모든 결정 구조에 대하여 $\xi_g = \xi_{-g}$이다. 왜냐하면, 소멸 거리는 electrostatic lattice potential의 Fourier 계수의 modulus에만 의존하지 그의 위상인자에 의존하지 않기 때문이다. 따라서

$$\sigma^2 = s_g^2 + \frac{1}{\xi_g^2} = \frac{1}{\xi_g^2}(1+w^2) \tag{3.125}$$

σ는 실수가 되고 두께가 z_0인 결정에서 투과빔과 회절빔의 세기는

$$I_s = |S|^2 = \frac{\sin^2(\pi\sigma z_0)}{1+w^2} = \frac{\sin^2(\pi\sqrt{1+w^2}\,z_\xi)}{1+w^2} \tag{3.126}$$

$$I_T = 1 - I_s = \frac{w^2 + \cos^2(\pi\sigma z_0)}{1+w^2} = \frac{w^2 + \cos^2(\pi\sqrt{1+w^2}\,z_\xi)}{1+w^2} \tag{3.127}$$

이 식은 운동학적 이론에 의한 식 (3.107)과 비교할 수 있다. 운동학적 이론과 다른 점은 이 식의 분자의 항은 Bragg 조건에 접근함에 따라 더 이상 상수가 아니라는 점이다. 그리고 s_g가 σ로 바뀐다. 투과된 빔의 세기는 더 이상 상수가 아니다. 흡수가 없을 때에는 I_T와 I_s는 보완적인(complementary) function(즉, 더해서 1이 됨)으로 BF와 DF 영상은 complementary이다. Bragg 방위에서의 큰 편차를 보일 경우, w^2에 비하여 1은 무시할 수 있다. 그러면 식 (3.107)로 다시 돌아와서 I_T=1인 kinematical 표현이 된다.

그림 3-6 (a)는 그림 3-5 (a)와 (b)에서 나타낸 표준 파라미터 공간$(w,\ z_\xi)$에 대한 동력학적인 dark field(DF)와 bright field(BF)의 세기를 나타낸다. BF와 DF rocking curve 모두는 w에 대하여 대칭임을 주지하라. 왜냐하면, 단지 w^2에 의존하기 때문이다. 정상 흡수항이 첨가되면, 빔의 세기는 식 (3.117)과 (3.118)에서 보인 정상 흡수지수항(normal absorption exponential)을 곱하는 것 외에 위와 똑같아진다. 정상 흡수가 영상의 세기에의 영향은 $\xi'_0 = 10\xi_g$, 즉 동등하게 absorption exponential $e^{-2\pi i z_\xi/10}$와 같은 경우로 그림 3-6 (b)에 나타내었다. 흡수 길이, ξ'_g는 무한대로 잡았다. 빔의 세기 진동(oscillation)은 결정 두께가 증가함에 따라 감소하고 전체적인 세기 레벨은 지수함수적으로 감소한다.

④ **Dynamical intensity including absorption**

이 절에서 가장 일반적인 경우인 non-centrosymmetrical 결정에서 흡수가 일어나는 경우의 투과 및 회절빔의 intensity에 대한 해석적인 표현을 도출한다. 식 (3.121)과 (3.122)에서 출발하며, 다음과 같은 관계식을 이용한다.

$$2\cos z_1 \cos z_2 = \cos(z_1 - z_2) + \cos(z_1 + z_2)$$
$$2\sin z_1 \sin z_2 = \cos(z_1 - z_2) - \cos(z_1 + z_2)$$
$$2\sin z_1 \cos z_2 = \sin(z_1 - z_2) + \sin(z_1 + z_2)$$
$$\cos z = \cos hiz$$
$$\sin z = -\cos hiz$$
$$\sigma - \sigma^* = 2i\,\sigma_i\,,\quad \sigma + \sigma^* = 2\sigma_r$$

여기서 z_1과 z_2는 일반적인 복소수이고 $\sigma = \sigma_r + i\sigma_i$이다. 계산은 다소 길어지나 쉽게 진행된다. 따라서

$$I_T = e^{-\frac{2\pi}{\xi'_0}z_0}\left[\frac{1}{2}\cos h(2\pi\sigma_i z_0)\left(1+\frac{s_g^2}{|\sigma|^2}\right)+\frac{s_g\sigma_r}{|\sigma|^2}\sinh(2\pi\sigma_i z_0)\right.$$
$$\left.+\frac{1}{2}\cos(2\pi\sigma_r z_0)\left(1-\frac{s_g^2}{|\sigma|^2}\right)-\frac{s_g\sigma_r}{|\sigma|^2}\sin(2\pi\sigma_i z_0)\right] \qquad (3.128)$$

$$I_s = \frac{e^{-\frac{2\pi}{\xi'_0}z_0}}{2|q_g|^2\,|\sigma|^2}\left[\cos h(2\pi\sigma_i z_0) - \cos(2\pi\sigma_r z_0)\right] \qquad (3.129)$$

파라미터 $|\sigma|^2 = \sigma_r^2 + \sigma_i^2$은

$$|\sigma|^2 = \sqrt{\left(s_g^2 + \frac{1}{\xi_g^2} - \frac{1}{\xi'^2_g}\right)^2 + \frac{4\cos^2\beta_g}{(\xi_g\xi'_g)^2}} \qquad (3.130)$$

인자 $|q_g|^2$는

$$\frac{1}{|q_g|^2} = \left(\frac{1}{\xi_g} + i\frac{e^{i\beta_g}}{\xi'_g}\right)\left(\frac{1}{\xi_g} - i\frac{e^{-i\beta_g}}{\xi'_g}\right) = \frac{1}{\xi_g^2} + \frac{1}{\xi'^2_g} - \frac{2\sin\beta_g}{\xi_g\,\xi'_g} \qquad (3.131)$$

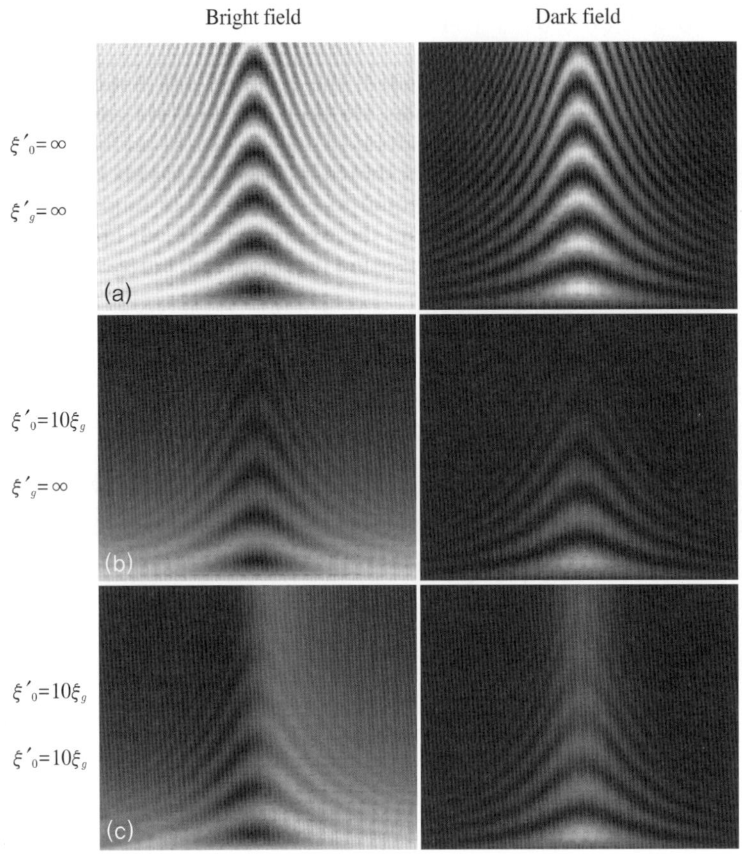

그림 3-6 • Dynamic rocking curves(bright and dark field): (a) in the absence of absorption(infinite absorption length); (b) in the presence of normal absorption; and (c) in the presence of both normal and anomalous absorption. All computations are carried out for the standard parameter space[Gra03].

흡수가 없는 극한의 경우($\sigma_i \to 0$), 식 (3.125)와 (3.126)은 좀 더 간단한 식 (3.124)와 (3.125)로 된다. 쌍곡선(hyperbolic) 함수는 두께 의존형의 배경(background) 세기를 야기시키고, 그 위에 두께에 의존하는 진동하는 항이 중첩된다. 두 세기는 정상 흡수을 겪게 된다.

최종적인 BF와 DF의 rocking curve를 그림 3-6(c)에 나타내었다. Excitation error에 따른 BF 영상의 비대칭성(asymmetry)을 주지하라. 비대칭성은 foil 두께가 증가할수록 증가한다.

투과된 빔과 회절된 빔에 대한 세기의 자세한 표현은 computer implementation에 유용하다. 모든 프로그램 언어가 복소수 수학에 관한 built-in support를 하지 않는다. 반면에 식 (3.128)과 (3.129)는 더 이상 복소수 양을 포함하지 않으므로 임의의 프로그램에 바로 실릴 수 있다. 이제 식 (3.128)과 (3.129)의 대칭성을 조사해 보자.

⑤ 동력학적 two-beam 진폭(amplitudes)의 대칭성

운동학적 근사에서 투과빔이 회절빔 g로 산란되는 확률은 소멸 거리(extinction distance)의 역수(즉, $\frac{1}{\xi_g}$)에 그리고 lattice potential의 Fourier 계수 V_g는 구조인자(structure factor) F_g와 관련된다. 식

(3.107)의 산란된 빔의 세기는 이 구조인자의 modulus의 제곱에 비례한다. 즉,

$$I_g = |F_g|^2 = F_g F_g^* \tag{3.132}$$

그리고 $F_g^* = F_{-g}$, 그래서 또한 $F_g = F_{-g}^*$ 임을 쉽게 알 수 있다. 모든 관계를 조합하면,

$$I_g = |F_g|^2 = F_g F_g^* = F_{-g}^* F_{-g} = I_{-g} \tag{3.133}$$

이 관계식이 의미하는 것은 운동학적 회절 패턴은 결정이 non-centrosymmetric이라도 항상 inversion 대칭성을 보임을 나타낸다. 이를 보통 Friedel's law라고 말한다. 따라서 운동학적 회절 패턴은 11개의 centrosymmetric point group에 속해야 한다. Inversion 원소가 첨가될 때에 centrosymmetric point group이 되는 모든 point group은 소위 Laue class에 속한다. 11개 Laue class가 존재함을 X-선 회절에서 언급하였다.

동력학적 two-beam 산란 과정의 대칭성은 여러 가지 다른 방법으로 분석할 수 있다. 먼저 식 (3.121)와 (3.122)를 고려하자. 투과된 빔의 진폭은 excitation error s_g와 σ를 통한 lattice potential에 의존한다. 파라미터 $(q_g)^{-1}$와 $(q_{-g})^{-1}$은 각각 0에서 $\boldsymbol{g}$로, 그리고 $\boldsymbol{g}$에서 다시 0로 산란되는 빔을 말한다. 파라미터 σ는 두 q의 곱에 의존한다. 이 곱은 투과빔에 있는 전자가 전혀 산란을 하지 않거나 2번 산란 또는 4번 산란 등을 한 것을 나타낸다. 그래서 투과빔 내의 전자들은 짝수 번 산란된다. 그래서 주어진 excitation error s_g에 대한 투과빔 진폭 ψ_0는 반대편 방위 $s_{-g} = s_g$에 대한 진폭 ψ_0와 같을 것으로 기대된다. 그러므로 Frieldel's law는 투과된 빔에 대하여 centrosymmetric 이거나 non-centrosymmetric 결정에서 성립된다.

산란된 빔에서는 전자가 홀수 번 산란되면, 이는 식 (3.122)의 $(q_g)^{-1}$항에 반영된다. Non-centrosymmetric 결정에서 $(q_g)^{-1}$와 $(q_{-g})^{-1}$는 반드시 같아야 할 필요가 없으므로 같은 excitation error에 대하여 빔 $\boldsymbol{g}$와 $-g$에 대한 산란 진폭은 non-centrosymmetric 결정에서 다르게 된다. 이는 동력학적 회절 조건에서 산란된 빔에 대하여는 Friedel's law가 성립되지 않음을 의미한다. 반면, $(q_g)^{-1} = (q_{-g})^{-1}$가 성립되는 centrosymmetric 결정에서는 Friedel's law가 위반되지 않는다.

이 거동은 또한 투과빔 0에 적용된 reciprocity 이론으로부터 도출할 수 있다. Two-beam의 경우, non-centrosymmetric 결정은 type I symmetry를 가져야 한다. 왜냐하면, 다른 회절이 없고 projection 근사가 유효하다. 즉,

$$\psi_0(\otimes, r, C) = \psi_0(\otimes, -r, C) \tag{3.134}$$

로 된다. transmitted amplitude(그래서 intensity)는 excitation error $s_{\pm g}$에 대하여 대칭이다. 따라서 Frield's law는 유효하다. 이는 식 (3.125)에서 s_g가 s_{-g}로 대치되었을 때 알 수 있다.

excitation error $\pm s_g$의 부호에 대하여 고려할 때에는 상황은 아주 다르다. 산란된 빔의 진폭(3.126)은 단지 s_g^2에 의존하고 따라서 산란된 rocking curve는 excitation error에 대칭이다. Transmitted intensity (3.125)는 excitation error에 선형으로 의존하므로 $\pm s_g$에서 대칭이 아니다. 이 두 언급은 centrosymmetric 결정과 non-centrosymmetric 결정 구조에서 유효하다.

표 3-1 • Intensity symmetry relations for centrosymmetric and non-centrosymmetric crystal structures under dynamical two-beam conditions with absorption.

Centrosymmetric	Non-centrosymmetric	Comment
$I_0(+s_+) = I_0(+s_-)$	$I_0(+s_+) = I_0(+s_-)$	Friedel's law
$I_g(+s_+) = I_{-g}(+s_-)$	$I_g(+s_+) \neq I_{-g}(+s_-)$	Friedel's law
$I_0(+s_+) \neq I_0(-s_+)$	$I_0(+s_+) \neq I_0(-s_-)$	Asymmetric bright field
$I_g(+s_+) = I_g(-s_+)$	$I_g(+s_+) = I_g(-s_-)$	Symmetric dark field

표 3-1은 여러 가지 symmetry 관계를 요약하였다. 짧은 부호 $\pm s_\pm$가 excitation error의 상태를 나타내는데, 첫 번째 부호는 양 또는 음의 크기, 두 번째 부호는 g 또는 $-g$ 회절을 나타낸다. 표에서 excitation error의 크기는 모든 항에서 같다. 따라서 transmitted intensity는 excitation error에서 asymmetric이나 모든 결정 구조에서 Frield's law를 만족한다. Scattered intensity는 excitation에서 symmetric이나 non-symmetric 결정에서 Friedel's law를 위반한다. 흡수가 없을 때에는 ($\sigma_i \rightarrow 0$) BF rocking curve는 excitation error에서 symmetric이다.

Centro-symmetric 결정($\beta_g = 0$)에 대한 BF-DF rocking curve는 그림 3-7에서 결정 두께와 방위에 대하여 나타내었다. BF에서 비대칭성(asymmetry)이 분명히 존재한다. 음의 excitation error의 경우에만 보이는 두 번째 형태의 absorption 과정이 존재함이 나타난다. 이 과정은 absorption length ξ'_g에 의존하고 이는 anomalous absorption이라고 알려진다. 다음 절에서 비정상 흡수(anomalous absorption)에 대한 물리적인 해석을 하게 된다.

non-symmetric 결정에 대하여 실수와 허수 potential의 위상이 같아야 하는 이유가 없어 β_g는 임의의 값을 취할 수 있다. 이는 현저한 결과를 가져온다. 그림 3-8은 foil 두께 $z_0 = 2\xi_g$에 대하여 BF와 DF가 파라미터 β_g에 따라 변화됨을 나타낸다. $\beta_g = \pi$일 때, BF는 완전히 반전되고 $\beta_g = \frac{\pi}{2}, \frac{3\pi}{2}$일

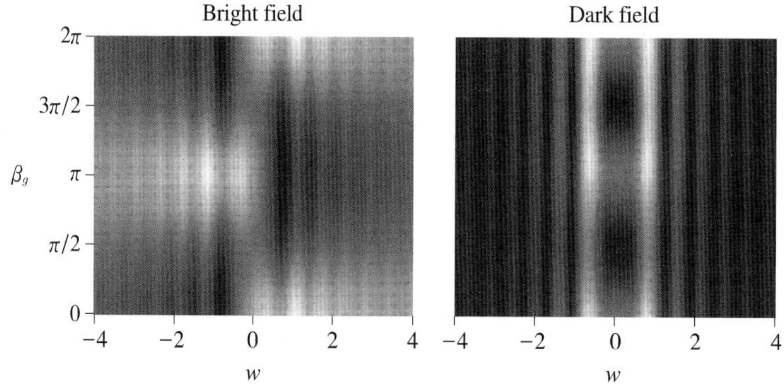

그림 3-7 • Bright and dark field rocking curves for the range $-4 \leq w \leq 4$, for crystal thicknesses $z_\xi =$ 0.5, 1.0, 1.5, 2.0, 4.0 and 6.0. Note the asymmetric bright field curve. Other parameters are: $\beta_g = 0$, $\xi'_g = 10\xi_g = \xi'_0$[Gra03].

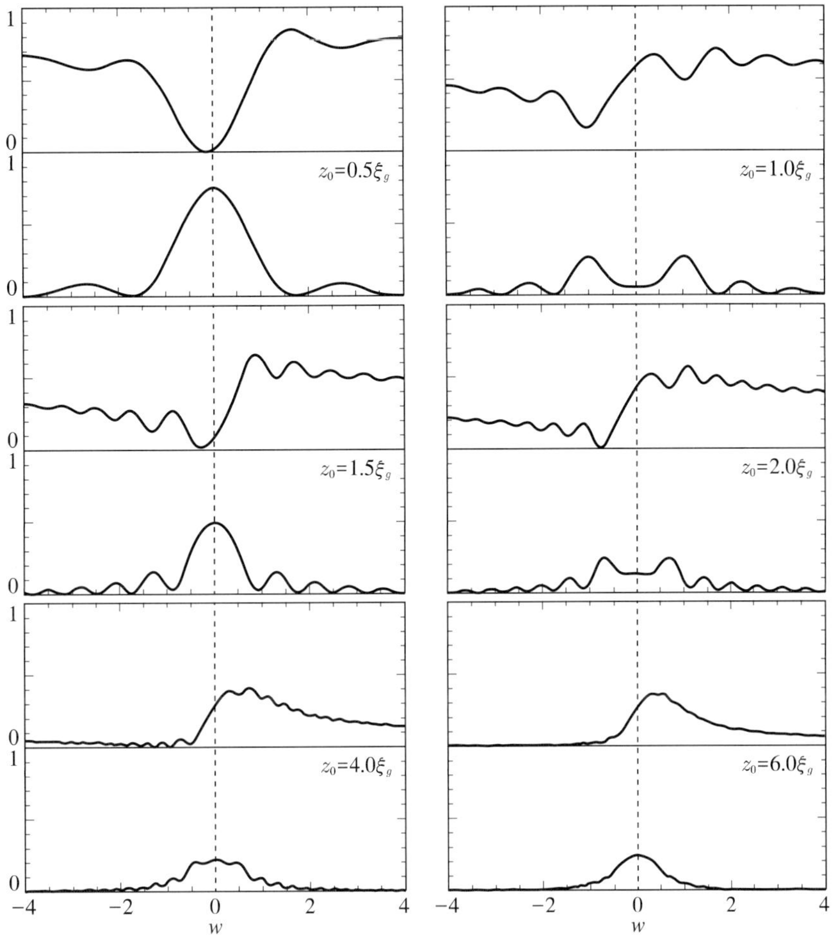

그림 3-8 • Bright field and dark field intensities as a function of dimensionless excitation error w and β_g, for the case $z_0 = 2\xi_g$ of Fig. 3-7[Gra03].

때, excitation error에 대하여 대칭이다. BF 콘트라스 또한 $\pm\beta_g$에서 symmetry이다. DF contrast는 모든 값의 β_g에 있어서 w값에 대하여 대칭이나 $\pm\beta_g$에서 asymmetry이다.

4. Bloch wave 공식의 two-beam의 경우

이 절의 목적은 Bloch wave 접근법과 앞 절에서 설명한 미분방정식 접근법을 비교하는 것이다. 이 경우 전체의 계산은 해석적으로 이루어질 수 있다. 그 다음 흡수가 있는 경우, non-centrosymmetric 결정에 대한 2 beam dynamical scattering 문제에 대한 해를 도출한다. 문제를 풀기 위한 그래픽 방법도 소개한다. 이는 dispersion surface construction으로 알려진다. 이는 kinematical scattering 문제의 Ewald sphere construction과 동등하다. 적합한 곳에서 미분방정식 방법과 비교한다.

(1) 수학적 해

two-beam의 경우, 식 (3.85)의 eigenvalue 식은

$$\begin{pmatrix} 0 & U_{-g} \\ U_g & 2k_0 s_g \end{pmatrix} \begin{pmatrix} C_0^{(j)} \\ C_g^{(j)} \end{pmatrix} = 2k_n \gamma^{(j)} \begin{pmatrix} C_0^{(j)} \\ C_g^{(j)} \end{pmatrix} \tag{3.135}$$

이는 다음의 2차 (quadratic) determinantal equation이 된다.

$$[2k_n \gamma^{(j)}]^2 - (2k_0 s_g)[2k_n \gamma^{(j)}] - U_{-g} U_g = 0 \tag{3.136}$$

그 해는

$$2k_n \gamma^{(j)} = k_0 s_g \pm \sqrt{k_0^2 s_g^2 + U_g U_{-g}} \tag{3.137}$$

centro-symmetrical 결정에 있어서는 $U_g = U_{-g}$이다. 또한 $\dfrac{k_0}{|U_g|} = \xi_g$이므로 해를 다시 나타내면,

$$2k_n \gamma^{(j)} = |U_g| (w \pm \sqrt{1+w^2}) \tag{3.138}$$

여기서 $w = s_g \xi_g$로 무차원 여기 에러(dimensionless excitation error)이다. 두 개의 eigenvalue $\gamma^{(1)}$과 $\gamma^{(2)}$ 사이의 차이는

$$\Delta\gamma = \gamma^{(1)} - \gamma^{(2)} = \frac{|U_g|}{k_n} \sqrt{1+w^2} = \sigma \tag{3.139}$$

이는 앞에서의 정의를 사용하였다. exact Bragg orientation, 즉 $w = 0$에서 두 고윳값 차이는 소멸 거리 ξ_g의 역수와 같다. 그림 3-9는 식 (3.138)의 두 개의 고윳값 $\xi_g \gamma^{(j)}$를 w가 -3에서$+3$까지 변화할 때를 그래프로 나타낸 것이다.

두 개의 분산 표면(dispersion surface) branch 사이의 gap은 소멸 거리의 역이고, 따라서 Fourier 계수에 비례한다. 이것은 고체물리에서 band 이론과 유사하다. 여기서 band gap은 또한 Fourier 계수에 비례한다. 더욱이 band 이론은 Brillouin zone boundary에 가까운 곳에서 포물선(parabolic) branch로 가정하는 반면에 전자 회절(electron diffraction)에서는 쌍곡선(hyperbolic) branch로 묘사된다.

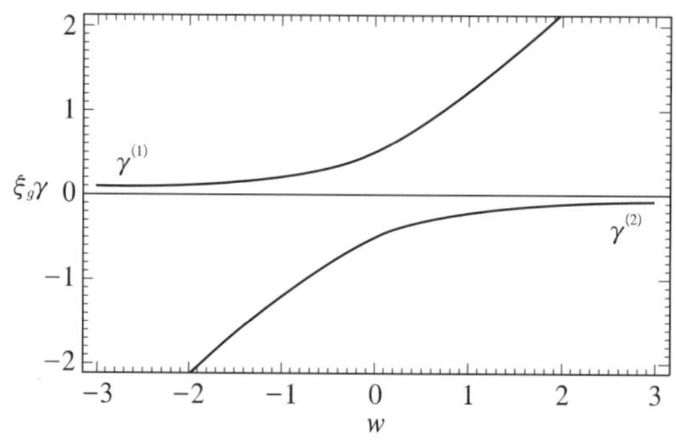

그림 3-9 • Graphical representation of the two-beam eigenvalues $\gamma^{(1)}$ and $\gamma^{(2)}$(multiplied by the extinction distance ξ_g) as a function of the dimensionless parameter $w = s_g \xi_g$. The straight lines represent the asymptotes of the empty crystal[Gra03].

이제 eigenvector를 결정하기에 충분한 정보를 가지므로 식 (3.135)에서

$$\frac{C_g^{(1)}}{C_0^{(1)}} = (w + \sqrt{1+w^2})e^{-i\theta_g} \tag{3.140}$$

$$\frac{C_g^{(2)}}{C_0^{(2)}} = (w - \sqrt{1+w^2})e^{-i\theta_g} \tag{3.141}$$

여기서 $\cot\beta = w$라고 표기하면, 다음의 관계식을 얻는다.

$$\frac{\cos\beta+1}{\sin\beta} = \frac{\cos\left(\frac{\beta}{2}\right)}{\sin\left(\frac{\beta}{2}\right)} \text{ 그리고 } \frac{\cos\beta-1}{\sin\beta} = -\frac{\sin\left(\frac{\beta}{2}\right)}{\cos\left(\frac{\beta}{2}\right)} \tag{3.142}$$

이 표현과 normalization relation (3.88)과 (3.89)를 결합하면, eigenvector 성분을 구할 수 있다.

$$C_0^{(1)} = \sin\frac{\beta}{2},\ C_0^{(2)} = \cos\frac{\beta}{2}e^{i\theta_g} \tag{3.143}$$

$$C_g^{(1)} = \cos\frac{\beta}{2}e^{-i\theta_g},\ C_g^{(2)} = -\sin\frac{\beta}{2}$$

따라서 two-beam의 경우

$$\psi_0(z_0) = C_0^{(1)}e^{2\pi i\gamma^{(1)}z_0}\alpha^{(1)} + C_0^{(2)}e^{2\pi i\gamma^{(2)}z_0}\alpha^{(2)} \tag{3.144}$$

$$\psi_g(z_0) = C_g^{(1)}e^{2\pi i\gamma^{(1)}z_0}\alpha^{(1)} + C_g^{(2)}e^{2\pi i\gamma^{(2)}z_0}\alpha^{(2)}$$

흡수가 있는 일반적인 경우에 있어서는 excitation amplitude $\alpha^{(j)}$를 구하기 위하여 dynamical matrix를 invert해야 한다. 흡수가 없을 때에는 two-beam Bloch wave excitation amplitude는 $\alpha^{(j)} = C_0^{(j)*}$임을 이용하여

$$\alpha^{(1)} = \sin\frac{\beta}{2},\ \alpha^{(2)} = \cos\frac{\beta}{2}e^{-i\theta_g} \tag{3.145}$$

excitation amplitude는 dimensionless parameter w의 함수로 그림 3-10 (a)에 나타내었다. 역격자점 g가 Ewald 구 안에 있을 때(양의 excitation error)는 두 번째 Bloch wave가 대부분을 회절빔의 세기에 기여한다. 역격자점이 Ewald 구 밖에 있으면, 첫 번째 Bloch wave가 좀 더 강하게 여기됨을 알 수 있다.

흡수가 없을 때에 투과빔과 회절빔의 세기를 계산할 수 있다. 예로 DF의 경우를 계산하자. ψ_g에 대하여 eigenvector와 Bloch wave excitation amplitude를 대입하면,

$$\psi_g(z_0) = \frac{\sin\beta}{2}e^{-i\theta_g}[e^{2\pi i\gamma^{(1)}z_0} - e^{2\pi i\gamma^{(2)}z_0}] \tag{3.146}$$

$$= ie^{-i\theta_g}e^{2\pi i\gamma^{(1)}z_0}e^{-\pi i\sigma z_0}\sin\beta\sin(\pi\sigma z_0)$$

따라서 $|\psi_g(z_0)|^2 = \sin^2\beta\sin^2(\pi\sigma z_0) = \dfrac{\sin^2(\pi\sigma z_0)}{1+w^2}$ (3.147)

이는 식 (3.123)과 같다.

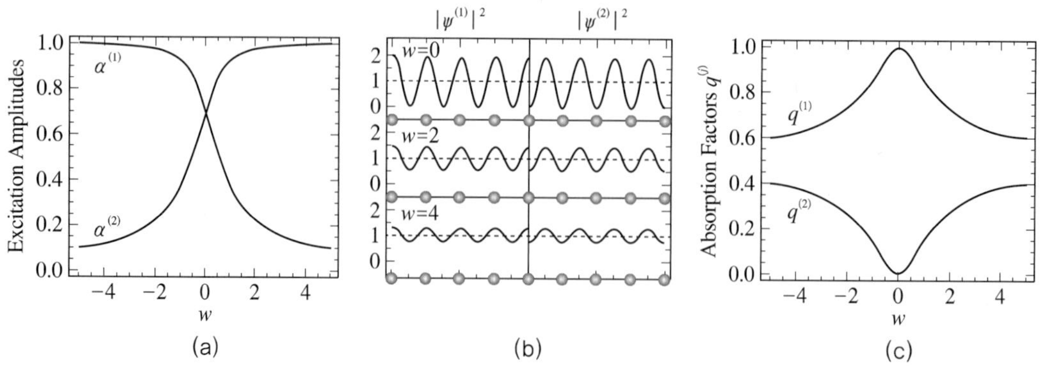

그림 3-10 • Two-beam Bloch wave parameters: (a) excitation amplitudes $\alpha^{(j)}$; (b) type I and II Bloch wave intensities for $w=0$, 2, 4, relative to the atom locations(spheres); (c) Bloch wave absorption parameters versus dimensionless parameter w[Gra03].

Bloch wave 공식의 특별한 이점은 다음과 같은 질문에 답을 주는 것이다. 즉, 결정 내에서 전자는 어디로 운동할 것인가? 결정 내에는 2개의 Bloch wave vector가 존재하므로 이 파동들은 각각 다른 potential 에너지와 관련되어야 하고 결정 내에서 다른 위치에서 운동해야 한다. 2-beam 경우에 2개의 Bloch wave는

$$\Psi^{(j)}(\boldsymbol{r}) = C_0^{(j)} e^{2\pi i \boldsymbol{k}^{(j)} \cdot \boldsymbol{r}} + C_g^{(j)} e^{2\pi i (\boldsymbol{k}^{(j)} + \boldsymbol{g}) \cdot \boldsymbol{r}} \tag{3.148}$$

Bloch wave와 관련된 intensity는

$$|\Psi^{(1)}(\boldsymbol{r})|^2 = 1 + \sin\beta \cos(2\pi \boldsymbol{g} \cdot \boldsymbol{r} - \theta_g) \tag{3.149}$$

$$|\Psi^{(2)}(\boldsymbol{r})|^2 = 1 - \sin\beta \cos(2\pi \boldsymbol{g} \cdot \boldsymbol{r} - \theta_g) \tag{3.150}$$

만약 $\theta_g = 0$으로 잡고 x 방향이 plane $\boldsymbol{g}$에 수직하다면, $2\pi g \cdot r = 2\pi g x$ 이므로

$$|\Psi^{(1)}(\boldsymbol{r})|^2 = 1 + \frac{\cos(2\pi g x)}{\sqrt{1+w^2}} \tag{3.151}$$

$$|\Psi^{(2)}(\boldsymbol{r})|^2 = 1 - \frac{\cos(2\pi g x)}{\sqrt{1+w^2}} \tag{3.152}$$

최종 세기 profile은 그림 3-10 (b)에 나타내었다. 파동 $\Psi^{(1)}$은 $x = nd$면에서 최대 세기를 갖는다. 여기서 $d = 1/g$은 면간 거리이다. 두 번째 Bloch wave는 원자면 사이, 즉 $x = (n+1/2)d$에서 최댓값을 갖는다. 원자 위치에서 최댓값을 갖는 Bloch wave를 type I이라 하고, 원자 위치 사이에 최댓값을 갖는 Bloch wave를 type II라고 부른다. Type I wave 내의 전자는 많은 시간을 atom core 근처에서 보내서 inelastic event를 일으키기 쉬운데, 이는 흡수의 현상학적인 묘사에 따라 흡수된다. Type II 파동 내의 전자는 많은 시간을 atom column 사이에서 보내므로 비탄성 산란을 잘 일으키지 않는다. 음의 excitation error에서 첫 번째 Bloch wave는 가장 강한 excitation amplitude $\alpha^{(1)}$을 갖는다(그림 3-10 (a)). 역으로 양의 excitation error에 대해서는 두 번째 Bloch wave가 더 강하게 여기된다.

첫 번째 Bloch wave가 강하게 흡수되므로 이는 투과빔 세기에 있어서 양과 음의 excitation error에서 비대칭(asymmetry)을 발생한다. 이 비대칭을 비정상적인 흡수(anomalous absorption)라고 한다.

약간 다른 파장을 갖는 두 개의 음파들은 다른 주파수에서 간섭음(beating sound)을 발생시킨다. 유사한 일이 시료에서의 전자에 일어난다. 2-beam 상황에서 2개의 허용된 파장은 간섭하여 간섭(interference) fringe를 발생시킨다. 이를 thickness fringe 또는 Pendellosung fringe로 관찰할 수 있다. 주지할 것은 음파에서 변화하는 시간은 전자에서는 결정의 깊이(depth)로 대치된다.

Two beam 방정식에 흡수를 첨가시키는 것이 가능하다. 최종 eigenvalue equation은

$$\begin{pmatrix} iU'_0 & U_{-g}+iU'_{-g} \\ U_g+iU'_g & 2k_0s_g+iU'_0 \end{pmatrix}\begin{pmatrix} C_0^{(j)} \\ C_g^{(j)} \end{pmatrix} = 2k_n\Gamma^{(j)}\begin{pmatrix} C_0^{(j)} \\ C_g^{(j)} \end{pmatrix} \tag{3.153}$$

centrosymmetric 결정에서 $U_g = U_{-g}$ 그리고 $U'_g = U'_{-g}$이다. Determinantal equation은

$$[2k_n\Gamma^{(j)}]^2 - 2k_n\Gamma^{(j)}(2k_0s_g + 2iU'_0) - (U_g + iU'_g)^2 = 0 \tag{3.154}$$

으로 (U'/U)의 2차(quadratic) 항을 무시하면, 그 해는

$$2k_n\Gamma^{(j)} \approx |U_g|\left[w + i\frac{U'_0}{|U_g|} \pm \sqrt{1 + w^2 + i\frac{2}{|U_g|}(wU'_g + U'_g)}\right] \tag{3.155}$$

이 식의 허수부 성분은 작으며, 다음의 Taylor 전개를 이용하여 고윳값의 실수부와 허수부를 분리하면,

$$\sqrt{x+iy} \approx \sqrt{x} + \frac{1}{1!}\left(\frac{\partial\sqrt{x+iy}}{\partial y}\Big|_{y=0}\right)y = \sqrt{x} + \frac{iy}{2\sqrt{x}} \tag{3.156}$$

따라서

$$\gamma^{(j)} = \frac{1}{2\xi_g}(w \pm \sqrt{1+w^2}) \tag{3.157}$$

$$q^{(j)} = \frac{1}{2}\left(\frac{1}{\xi'_0} \pm \frac{1}{\xi'_g\sqrt{1+w^2}}\right) \tag{3.158}$$

eigenvalue 실수부는 흡수가 없을 경우와 일치한다. Exact Bragg orientation $w=0$에서 type I과 type II Bloch wave에 대한 허수부 성분은

$$q^{(1)} = \frac{1}{2}\left(\frac{1}{\xi'_0} + \frac{1}{\xi'_g}\right) \tag{3.159}$$

$$q^{(2)} = \frac{1}{2}\left(\frac{1}{\xi'_0} - \frac{1}{\xi'_g}\right) \tag{3.160}$$

로 나타낸다. Scaled absorption 파라미터 $\xi_g q^{(j)}$를 그림 3-10 (c)에 w의 함수로 나타내었다. $\frac{\xi}{\xi'}$의 비는 1로 잡았다. 음의 여기 에러(excitation error)에서 type I 이 더 강하게 여기되므로 선택적인 흡수는 양의 excitation error의 경우에 더 현저하여 비정상 흡수가 일어난다.

식 (3.160)은 정상(normal)과 비정상(anomalous) 흡수 길이의 허용된 값에 중요한 제한을 제공한다. 이는 $q^{(2)}$가 양이어야 하므로

$$\frac{1}{\xi'_0 e} \geq \frac{1}{\xi'_g} \tag{3.161}$$

이는 ξ'_0이 ξ'_g보다 더 커야 함을 의미한다. 실험적으로 $\xi'_g \approx 2\xi'_0$이고 또한 $\xi_g = 0.1\xi'_0$이다 [Has64]. 그림 3-8에서 non-centrosymmetric 결정에서 비정상 흡수는 파라미터 β_g 때문에 양의 excitation error에서도 일어날 수 있다. 이는 electrostatic lattice potential의 실수와 허수부의 Fourier 계수 사이의 위상 차이를 나타낸다.

(2) 그래프 해법

이 절에서는 결정 내에서 Bloch wave vector를 결정하기 위한 그래프 방법을 소개한다. 이 방법은 운동학적인 Ewald sphere construction에 동등한 동력학적인 방법으로 분산 표면 구축(dispersion surface construction)으로 알려진다. 달리 언급이 없으면, centro-symmetric 결정을 가정한다.

그림 3-11 (a)를 고려하자. 이는 역격자점 g에 대한 Ewald sphere construction으로 이 격자점은 다소 구 내부에 놓인다. 즉, 양의 excitation error s_g를 갖는 경우이다. 회절 파동벡터는 $\boldsymbol{k}' = \boldsymbol{k}_0 + \boldsymbol{g} + s g \boldsymbol{e} z$로 주어진다. 여기서 $\boldsymbol{e} z$는 입사빔 방향을 따른 unit vector이다. 이는 순수한 운동학적 묘사로, 단지 Bragg law의 기하(geometry)만을 다룬다. 식 (3.136)을 이용하여 소위 empty crystal 근사에 대한 eigenvalue $\gamma^{(j)}$를 구한다. 이 근사에서 모든 Fourier 계수 U_g는 단지 굴절률이 교정된 파동벡터 $\boldsymbol{k}_0$를 고려한 mean inner potential을 고려한다. 그러면 determinantal equation에 대한 해는 다음과 같이 주어진다.

$$\gamma^{(1)} = 0; \quad \gamma^{(2)} = \frac{k_0}{k_n} s_g \tag{3.162}$$

이 eigenvalue는 그림 3-9에서 얇은 직선으로 나타내었다. 결정 내에서 해당되는 파동벡터(wave vector)는

$$k^{(1)} = k_0 \tag{3.163}$$

$$k^{(2)} = k_0 + \frac{k_0}{k_n} s_g \boldsymbol{n} \approx k_0 - s_g \boldsymbol{n}$$

으로 나타낸다. 여기서 음의 부호는 벡터 $\boldsymbol{n}$이 입사빔 방향 $\boldsymbol{k}_0$에 반대 방향으로 향하기 때문이다. Bragg orientation에서 두 벡터는 같아진다. 왜냐하면, $s_g = 0$이기 때문이다. 두 번째 식은 입사빔이 거의 foil normal에 평행할 때 유효하다.

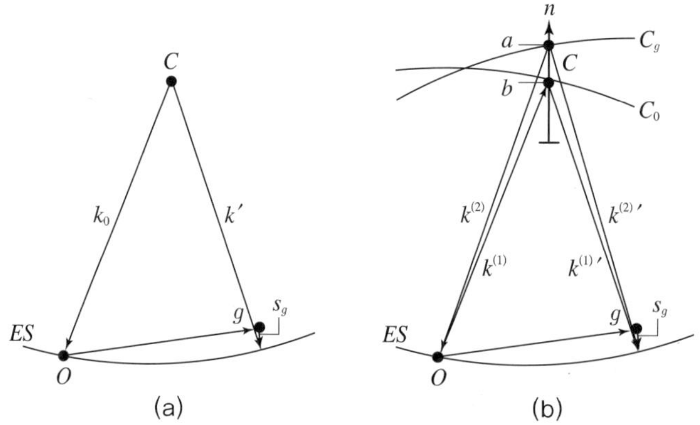

그림 3-11 • (a) Standard Ewald sphere construction and (b) an equivalent construction for the empty crystal approximation.

벡터 $k^{(j)}$들은 다음과 같이 나타낸다. 그림 3-11 (a)의 Ewald sphere 구축에서 두 개의 원(또는 구)을 중심이 O와 g에서 반지름이 $|k_0|$로 중첩시킨다. 그 원들은 그림 3-11 (b)에서와 같이 각각 C_0와 C_g로 명명한다. 그 다음 Ewald 구 중심 C를 관통하는 foil normal n에 평행한 선을 그린다. 이 라인이 두 개의 원과 a와 b에서 만난다. 점 b는 Ewald 구의 중심과 일치한다. 그 다음 두 점을 역격자 공간의 원점과 연결한다. 이들이 'empty crystal' 내의 벡터 $k^{(j)}$이다. 산란된 파동벡터 $k^{(j)'}$은 점 a와 b에서 $k_0+g+sg\ \ ez$의 끝점과 연결한다.

다음으로 lattice potential을 적용시켜 Fourier 계수 U_g를 0에서 적합한 값으로 증가시킨다. 그림 3-9에서 나타내었듯이 고윳값은 더 이상 선형이 아니며, 더욱 중요한 것은 이들은 Bragg orientation에서 더 이상 교차하지 않는다는 점이다. O와 g 주위의 두 구는 서로 교차하지 않는 두 개의 surface로 대체되어야 한다. 그 표면은 큰 excitation error에서 구에 접근하고 Bragg orientation에서 거리 $1/\xi_g$만큼 분리된다. 그림 3-12 (a)에는 exact Bragg orientation과 3-12 (b)에서는 양의 excitation error의 경우를 나타낸다. wave vector $k^{(j)}$를 앞서와 같이 구축할 수가 있고 어느 것도 입사 wave vector k_0와 같지 않다. 그림 3-12는 scale을 고려하지 않았다. Foil normal n이 역격자 vector g에 수직하지 않는 경우에도 dispersion surface construction를 구할 수 있다.

컴퓨터 프로그램(ION routine tbbloch.pro)은 주어진 격자 potential Fourier 계수 V_g(in volts)에 대하여 eigenvalue $\gamma^{(j)}$를 계산하는 데에 사용할 수 있다. 그 routine은 두 개의 그림을 만드는데, 하나는 그림 3-9와 같은 형식이고 다른 하나는 wave vector의 z-성분의 항으로 나타냄이다. 두 파동벡터 $k^{(j)}$의 tangential 성분은 k_t와 같음을 알 수 있다. 이는 또한

$$k_t = -\frac{g}{2} - k_0\frac{s_g}{g} \tag{3.164}$$

따라서 wave vector $k^{(j)}$에 대하여 두 가지 표현을 갖게 된다.

$$k^{(j)} = k_0 + \gamma^{(j)} n \tag{3.165}$$
$$k^{(j)} = k_t + k_z^{(j)}$$

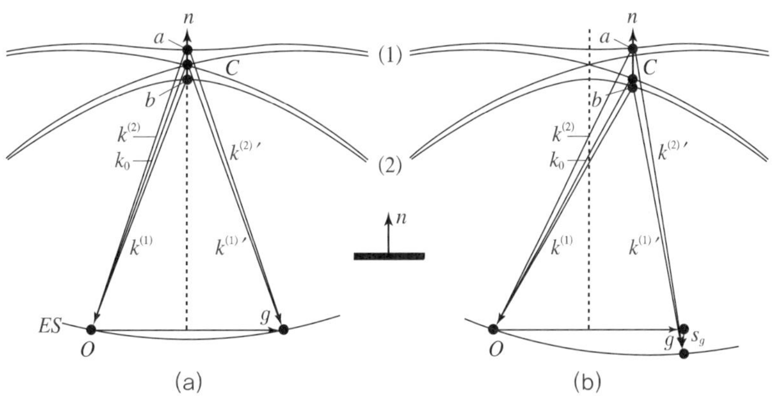

그림 3-12 • Dispersion surface construction for the two-beam case (a) exact Bragg orientation and (b) positive excitation error.

여기서 $k_z^{(j)}$는 tangential 성분의 수직 성분이다. 두 벡터의 길이를 같게 놓으면,

$$k_z^{(j)} = |\, \boldsymbol{k}_n + \gamma^{(i)} \boldsymbol{n} \,| \tag{3.166}$$

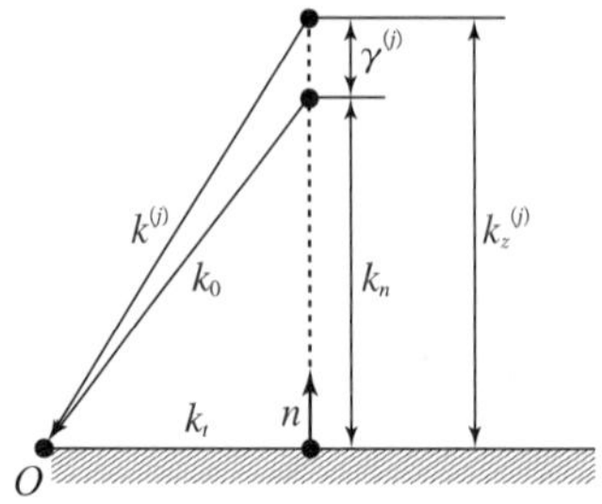

그림 3-13 • 벡터 k_n, k_z 그리고 n의 관계를 나타내는 도식적인 그림

여기서 $\boldsymbol{k}_n = \boldsymbol{k}_0 - \boldsymbol{k}_t$이다. 흔히 $(k_z^{(j)} - k_0)$ 대 무차원 파라미터(dimensionless parameter)$-kt/g$로 그려 나타낸다. Bragg orientation에서 $k_t = -\dfrac{g}{2}$이다. 음의 부호의 사용은, 파동벡터는 $\boldsymbol{g}$를 향하는 것이 아니라 원점을 향한다는 사실에 기인한다. Tbbloch ION routine의 output 예를 그림 3-14에 나타내었다. 계산은 $V_g = 5\ V$, mean potential이 25 V, 가속 전압이 200 kV이다. 오른쪽 그림의 dashed curve는 원점에 중심을 둔 구로 vacuum wave number($|K|$)를 반지름으로 하였다. 얇은 곡선은 empty crystal 근사의 결과이고 두꺼운 곡선은 분산 표면 (dispersion surface)를 형성한다.

두 번째로 나타낸 방법인 $[k_z^{(j)} - k_0$ versus $-k_t/g]$는 multi-beam을 나타냄, 특히 systematic row의 경우에로 쉽게 확장할 수 있는 이점이 있다. 2개 빔의 경우, dispersion surface는 역격자 vector $\boldsymbol{g}$ 주위의 surface revolution이다. two-bema 근사의 제한된 유효성 때문에 단지 Bragg orientation에 가까운 dispersion surface 영역에(즉 $g/2$에서 Brillouin zone boundary 근처) 실용적인 중요성이 있다.

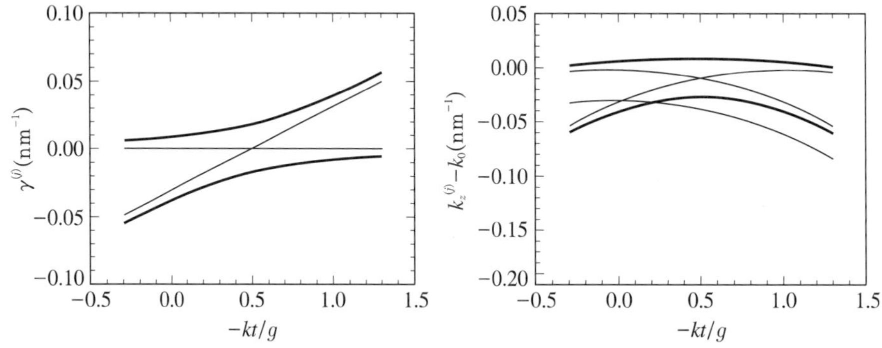

그림 3-14 • Illustration of the output of the ION routine tbbloch.pro[Gra03].

참고문헌

[Blo29] F. Bolch. Bemerkung zur Elektronentheorie des Ferromagnetismus und der Elektrischen Leitfahighkeit. *Z. Phys.*, 57 : 545-555, 1929.

[CVDOdBVL97] J.H. Chen, D.Van Dyck, M. Op de Beeck, and J. Van Landuyt. Computational Comparisions between the Conventional Multislice Method and the Third-Order Multislice Method for Calculating High-Energy Electron Diffraction and Imaging. *Ultramicroscopy,* 69 : 219-240, 1997.

[GBA66] R. Gevers, H. Blank and S. Amelinckx. Extension to the Howie-Whelan Equations for Electron Diffraction to Non-Centro Symmetrical Crystals. *phy. stat. sol.*, 13 : 449-465, 1966.

[Gra03] M.D. Graef. *Introduction to Conventional Transmission Electron Microscopy.* Cambridge University Press, 2003.

[Has64] H. Hashimoto. Energy Depence of Extinction Distance and Transmissive Power for Electron Waves. *J. Appl.Phys.*, 35 : 277-290, 1964.

[HHW62] H. Hashimoto, A. Howie, and M.J. Whelan. Anomalous Electron Absorption Effects in Metal Foils: Theory and Conparison with Experiment. *Proc. Roy. Soc. A*, 269 : 80-103, 1962. 401-552, 1975.

[Hum79] C.J. Humphreys. The Scattering of Fast Electrons by Crystals. *Rep. Prog. Phys.*, 42 : 1825-1887, 1979.

[Kir98] E.J. Kirkland. *Advanced Computing in Electron Microscopy.* Plenum Press, New York, 1998.

[Met75] A.J.F. Metherell. Diffraction of Electrons by Perfect Crystals. In U. Valdre and E. Ruedl, editors, *Electron Microscopy in Materials Science.*

[Stu62] L. Sturkey. The Calculation of Electron Diffraction Intensities. *Proc. Phys. Soc.,* 80 : 321-354, 1962.

[SZ92] J.C.H. Spence and J.M. Zuo. *Electron Microdiffraction.* Plenum Press, New York, 1992.

[VD76] D. Van Dyck. The Importance of Backscattering in high-Energy Electron Diffraction Calculations. *phys. stat. sol.* (b), 71 : 301-308, 1976.

[VDC84] D. Van Dyck and W. Coene. The Real Space Method for Dynamical Electron Diffraction Calculations in High Resolution Electron Microscopy. I. Principles of the Method. *Ultramicroscopy,* 15 : 29-40, 1984.

Chapter

04

투과 전자 현미경(TEM)의 구성 요소

이확주_한국표준과학연구원

1 | 전자 현미경의 개발

현미경이 만들어지기 35년 전에 전자가 발견되었다. 기본적인 하전 입자의 존재에 대한 간접적인 증거가 1830년 Faraday의 전기 분해(electrolysis) 실험에서 출발하여[Far39] 느린 속도로 진행되었다. 전자(electron)라는 이름은 1891년에 Stoney에 의하여 처음 사용되었는데, 그는 전하의 기본적인 단위로 이름 붙였다[Sto91]. 이는 1897년 전자 자체의 실제 발견 이후 그 이름이 그 입자를 나타내게 되었다. 전하(electric charge)의 단위에 대한 최근에 인정된 값은 $e = 1.602177 \times 10^{-19}$ Coulomb이다. 전자의 정지 질량은 $m_0 = 9.109389 \times 10^{-31}$ kg이다.

Max Knoll과 Ernst Ruska가 1931~34년에 베르린 대학에서 최초 TEM을 제작하였고[KR32a, KR32b] 이어 3, 4년 후에 첫 번째 상용 장치가 나오게 되었다[Metropolitan Vickers, 1936; Simens, 1939; RCA, 1941; Hitachi, 1941; Phillips, 1949; JeOL, 1949, 등)[Hal53, Fuj86, Hwa85]. 루스카의 1933년 현미경은 3개의 렌즈를 가지며 배율은 12,000배, 분해능은 50 nm로 그 당시 가장 좋은 광학 현미경보다 훨씬 더 좋았다.

1940년 후반 이후 TEM의 기본 구성 성분은 근본적으로 변화되지 않았다. 그러나 전자 회로(electronic circuitry)는 큰 변화를 가져와 첫 번째 현미경의 트랜지스터 이전의 전자공학에서 모든 현미경 기능의 원거리 작동이 가능한 정교한 최신 장비까지에는 현저한 변화가 일어났다. 이와 더불어 현미경에서의 주요 렌즈의 질, 고전압과 렌즈 전류의 안정성, 수차에 대한 교정 방법의 이론적인 해가 점차적으로 증대되었다. 이 발전은 지금까지도 계속되고 있다. 세계의 여러 나라에서 전자 현미경의 역사에 대한 자세함에 대해서는 T.Mulvey가 편집한 "The Growth of Electron Microscopy"[Mul96]을 참조하라.

이 장에서는 투과 전자 현미경(TEM)을 형성하는 구성 요소들에 대하여 소개한다. 서술 순서는 TEM column 내부의 여러 가지 stage와 성분 요소들과 또한 현미경에 없어서는 안 될 주변 지원 시스템(peripheral support system)으로 진공(vacuum) 시스템, 압축 공기, 냉각수 등에 대하여 논의한다. 그 다음으로 round magnetic lens의 일반적인 특성과 자기장에서 기본적인 하전입자동력학(charged particle dynamics)에 대하여 논의한다. 그리고 전자빔 deflector와 corrector로 사용되는 mutipole lens에 대하여 그 원리를 설명한다.

현미경의 가장 위쪽에 위치한 전자총(electron gun)에 있어서는 기본적인 gun typc과 작동 파라미터를 빔 특성(current, brightness, coherence 등)과 더불어 논의한다. 이어서 순차적으로 현미경의 나머지 부분인 조명 시스템(illumination system), 대물렌즈, 결상 시스템, 그리고 검출기(detector)의 4가지 부분으로 나누어 각 부분의 공통 성분과 왜 그들이 있어야 하고, 또 그들의 영향에 대하여 설명한다. 시편의 goniometer stage의 기하학을 역공간과 Bragg 법칙과 연관시켜 설명한다.

2 | 투과 전자 현미경 장치의 구성 요소

루스카와 Knoll에 의해 첫 번째 투과 전자 현미경이 개발된 이후, TEM은 컴퓨터로 제어되는 복잡한 장치로 변화되었다. 그리고 많은 성능을 가진 최신 장치에 있어서는 관련된 많은 물리적인 원리가 사용자들에게는 감추어지게 되었다. 최신 디지털 모델의 작동법을 배우는 학생들에게는 이들 작동법에 대한 이해가 어렵다는 것을 알게 되는데, 특히 기계 장치에서 렌즈와 gun 배열이 그러하다. 또한 경험 있는 사용자는 모델에 따라 가장 흔히 사용하는 제어 기능의 배열이 달라, 한 장치를 사용하다가 다른 장치로의 전환은 지적인 재배열이 필요하다는 것을 느끼게 된다. 따라서 이 절에서는 모든 현미경 모델의 작동에 대한 공통점을 찾아 그 작동 원리를 중심으로 언급하고자 한다.

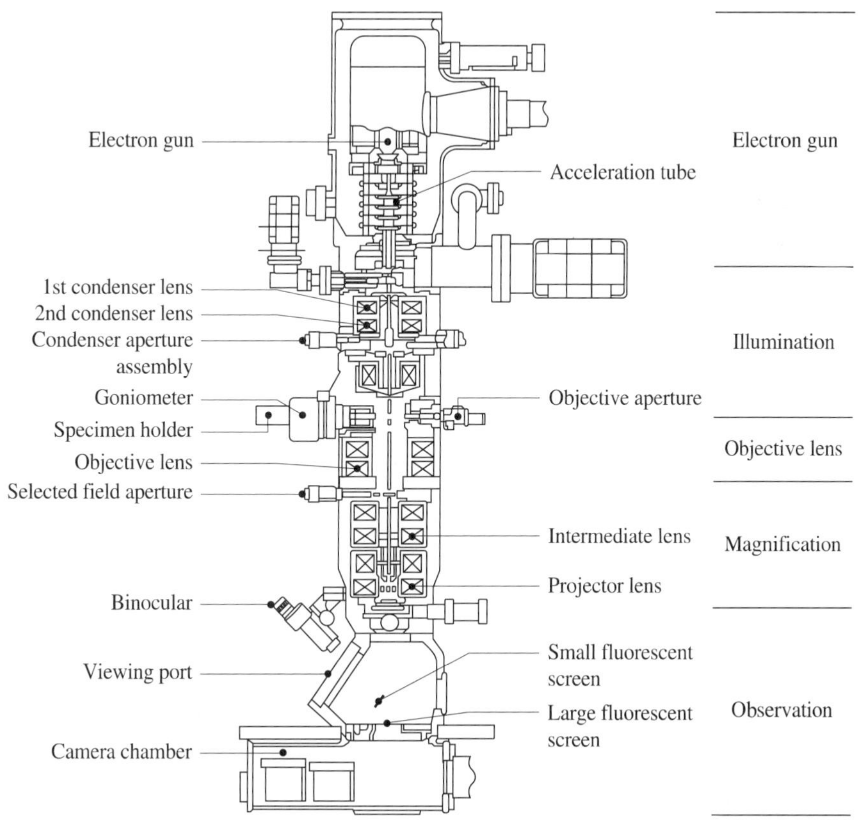

그림 4–1 • Schematic diagram of typical transmission electron microscope with the main stages outlined.

투과 모드에서 작동되는 광학 현미경(OM; optical microscope)은 전형적으로 5가지 성분으로 구성된다. 이들은 ① 광원(light source), ② 빔을 시료에 모아 주는 콘덴서 렌즈, ③ 투명한 시료, ④ 대물렌즈, 그리고 ⑤ 확대 렌즈로 ocular 또는 대안렌즈(eyepiece)이다. 관련된 렌즈의 수는 변할 수 있으나 대부분의 광학 현미경은 모두 5가지 성분을 갖는다. TEM도 유사하게 5가지 성분으로 구분할 수 있다. 이들은 ① 전자총(electron gun), ② 조명 시스템(illumination system), ③ 대물렌즈(objective lens)와 시료, ④ 확대 및 투영 시스템(magnification and projection system), 그리고 ⑤ 검출기(detector) 시스템으로 viewing screen, photographic camera, CCD camera 등이다. 그림 4-1은 전형적인 TEM의 컬럼 부분을 도식적으로 나타낸 것이다.

TEM에는 위에서 열거한 5가지 주요 stage 외에 TEM 작동에 필수적인 다수의 sub-system을 가지고 있다. 이들은 다음과 같다.

① **High voltage system:** 이 시스템은 보통 별도의 단위로 유지되며, 두꺼운 cable로 전자총과 연결되어 있다. 400 kV 또는 그 이상의 가속 전압에서는 이 형태의 cable 연결은 더 이상 가능하지 않고 가속기는 현미경 column 뒤에 있거나 column의 윗부분에 위치한다.

② **Vacuum ststem:** column의 전형적인 길이인 1 내지 2 m를 전자가 지나기 위해서는 좋은 vacuum (10^{-7}~10^{-10} Pa, 즉, 10^{-5}~10^{-8} torr, 1 torr=133.322 Pa)이 필요하다. 따라서 모든 TEM에는 높은 vacuum system을 장착한다. 시스템은 일반적으로 하나 또는 그 이상의 roughing pumps, vacuum buffer tank를 가지고 있고, 하나 또는 그 이상의 diffusion pumps and/or ion getter pump and/or turbomolecular pumps 그리고 많은 수의 수동 또는 자동(pneumatic or electric) 밸브를 가진 독자적인 회로를 구성한다.

어떤 TEM은 Ultra-high vacuum 조건으로 수정되었다. 이는 column 안의 모든 가스의 부분압이 10^{-8} torr보다 좋아야 한다. Siemens Elmiskope 102와 같은 옛날 현미경 작동자는 pumping diaphragm과 cycle에 친근해야 하고 가끔 수동으로 밸브를 열고 닫아야 한다. 최근 이러한 작업은 완전히 자동화되었고 고전압 시스템에서는 서로 잠겨 있다. 즉, filament emission system은 vacuum level이 부적합하면 작동을 못하게 하고 있다.

작동자는 항상 현미경이 작동해야 할 적합한 vacuum level을 주지해야 한다. 이것은 사전 checklist의 부분이어야 한다. Vacuum은 전자총에서 최상이고 시편 stage에서 약간 나쁘다. 어떤 현미경은 environmental specimen cell의 사용을 통하여 다양한 혼합 가스 사용으로 거의 주변 압력에서 관찰이 가능하게 해 준다. 그 경우 시편 영역은 differential pumping aperture에 의하여 현미경 column의 다른 부분과 분리된다.

JEOL 120CX와 같은 오래된 현미경에서 현미경의 진공 영역은 약 2벌의 O-ring에 의하여 나머지와 분리된다. 최근 현미경에서 전자는 소위 linear tube를 통하여 운동한다. 이는 작은 내부 지름(수 mm)을 갖는 긴 cylindrical section으로, 이는 여러 렌즈를 가로질러 확장되고 필요한 vacuum seal의 수를 줄여 준다.

③ **Cooling system:** 큰 전류는 많은 열을 발생시킨다(Ohm의 법칙). 따라서 수 A의 전류를 운반하는 렌즈 coil은 수냉되어야 한다. 이 시스템은 충분히 자동이고 작동자는 어느 곳에서도 간섭할 수 없다. 냉각 시스템은 다른 시스템과 interlock되어 있어 충분한 물이 공급되지 않으면 작동되지 않는다.

④ **Radiation shields:** Filament에서 방출되는 모든 전자는 결국 전자 회로로 진로를 찾는다. 그리고 모든 운동 에너지가 없어진다. 전자에 노출된 모든 표면은 전도체 재료로 만들어져야 한다. 좀 더 심각한 문제는 전자가 고체 물질로 들어갔을 때에 운동 에너지가 X-ray photon으로 전환되는 것이다. X-ray가 발생되는 현미경의 모든 면적은 이중 차폐가 되어야 한다. 차폐의 첫 번째 층은 저 원자가 재료로 전형적으로 알루미늄으로 이는 대부분의 운동 에너지를 Low energy X-ray photon으로 전환시킨다. 두 번째 층은 전형적으로 Pb인 고원자가 재료로 low energy X-ray photon을 효율적으로 흡수한다. Viewing window는 투명한 Pb 함유 유리로 만들어져 값이 비싼 재료이다.

⑤ **Photographic camera system:** Photographic camera는 두 개의 제거가 가능한 상자로 구성되는데, viewing screen 아래와 뒤쪽에 위치한다. 한 상자는 노출이 안 된 film plate이고, 다른 하나는 노출된 film plate이다. 현미경 타입에 따라 film plate는 20에서 50개가 된다. Film 노출 시간과 film sensitivity는 현미경 console에서 setting할 수 있다. Film type이 바뀌지 않는 한, sensitivity는 변화시키지 말아야한다. 모든 현미경은 배율(또는 회절 패턴에서의 camera length) 그리고 film serial number가 film negative의 edge에 적혀 있다. 어떤 모델은 film의 확인을 위하여 30개의 문자를 입력할 수 있다. 이 부분에 대한 유지 관리에 대한 자세한 내용은 다음 장에서 설명한다. 그리고 여분의 subsystem으로는 energy dispersive analyzer for X-rays (EDS)와 Electron energy loss spectroscopy(EELS), cameras(TV rate, CCD or imaging plates), scanning attachments, 시료 앞과 뒤의 여러 가지 detector, imaging filter 등이 있다.

3 | 기본적인 전자광학(electron optics): 둥근(round) 자기 렌즈

1. 원통형 렌즈에서 방사(radial) 성분장의 초점 맞춤 작용

광학 현미경에서는 유리 렌즈가 광(light)을 시료에 집중시키고 그 다음 영상을 원하는 크기로 확대한다. 각각의 렌즈는 정교하게 만든 유리 조각이다. 유리의 굴절률에 따라 각 표면의 curvature 반지름은 렌즈의 광학 특성과 질을 결정한다. 유리 렌즈는 1595년 Zacharias Jansen에 의해 만들어진 초기 compound(multi-lens) 현미경과 17세기 후반 Anton Leeuwenhoek에 의해 만들어진 고성능 한 개 렌즈의 현미경이 그 후 계속 사용되어 왔다[Jon97]. 광학(light optics)은 크게 발달된 분야로, 우리의 생활에 영향을 주는 많은 분야에 응용되고 있다. 카메라, CD player, 렌즈 그리고 거울을 바탕으로 하는 망원경은 고성능 광학의 한 예에 불과하다. 광학 시스템은 궁극적으로 수차를 갖지 않고 어떤 규격에도 설계되고 제작될 수 있다.

전자의 편향(deflection)에는 자기 렌즈 또는 정전(electrostatic) 렌즈가 필요하다. 모든 최신 TEM은 적어도 6개 또는 그 이상의 둥근 자기 렌즈를 가지고 있다. 이는 짧은 솔레노이드이다. Round magnetic lens의 주요 목적은 전자빔을 optic axis를 향하여 집중시키는 것이다. 이제 물체의 한 부분에서 나온 전자가 전기장 또는 자기장을 통과할 때에 한 영상점으로 집중시키는 렌즈 역할을 할 수 있는 조건을 찾아보도록 하자. 그림 4-2에 나타낸 3개의 전극을 가진 정전 렌즈의 경우를 고려해 보자.

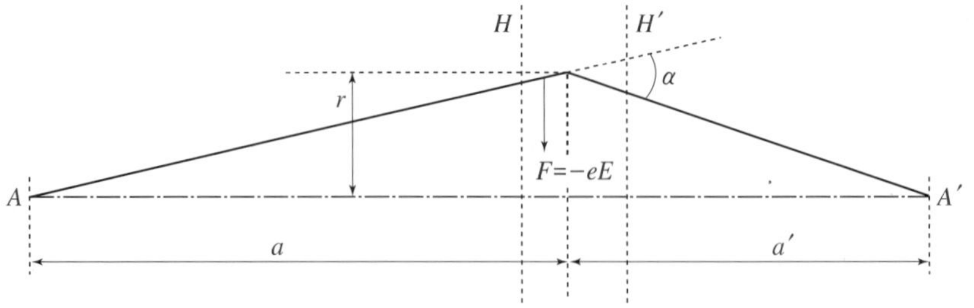

그림 4-2 • 정전 렌즈에서 영상 형성

그림에서 2개의 외부 전극 H와 H'은 전자의 가속 전압의 크기로 고정되나 그림에 나타내지 않은 중앙의 전극은 아주 다른 값으로 주어진다. 이 방법으로 전기장은 2개의 외부 전극 사이에서 국소화된 영역에서 크게 변화된다. 전자는 렌즈 밖에서 직선 운동을 하게 된다. 만약 축상의 점 A에서 방출된 전자가 렌즈를 통과하여 다른 점 A'을 지난다면, 전자는 렌즈를 지나면서 어떤 각도 α만큼 축을 향해 편향되어야 한다. 주어진 전기장 E는 각각의 전자에 $F = eE$의 힘을 가하므로 렌즈는 이 힘을 제공하도록 중앙에서 멀어지는 방향성을 가지는 방사 성분(radial)의 전기장을 가져야 한다.

축에서 거리 r만큼 떨어진 거리에서 렌즈에 도달한 전자에 대하여 편향각 α는 거리 r에 비례해야 한다. 이는

$$\alpha = r\left(\frac{1}{a} + \frac{1}{a'}\right) \tag{4.1}$$

로 나타낼 수 있다. 편향이 힘에 비례하므로 주어진 전기장의 방사 성분의 세기는 축으로부터 거리 r에 따라 비례하여 증가하므로

$$E_r = K(z)\,r \tag{4.2}$$

로 표현할 수 있다. 여기서 $K(z)$는 상수이거나 z만의 함수가 된다. 이는 모든 렌즈에 대하여 성립된다.

식 (4.1)의 결론은 모든 전자에 대하여 $\frac{\alpha}{r}$의 값은 상수, 즉 $\frac{1}{f}$값을 가지며 이는 기본적인 얇은 렌즈 공식인

$$\frac{1}{a} + \frac{1}{a'} = \frac{1}{f} \tag{4.3}$$

을 만족하게 된다. 그러므로 한 전극 시스템이 축으로부터의 거리 r에 비례하는 방사 성분의 전기장을 만든다면, 그 시스템은 광학 렌즈가 광을 수렴하듯이 하전 입자의 초점 맞추는 작용(focusing action)을 할 수 있음을 나타낸다.

그림 4-3은 방사 성분의 전기장의 세기와 방향이 다른 여러 가지 경우를 나타낸 것이다. 만약 방사 성분의 힘이 축을 향하고 그 크기가 충분히 크다면, 전자는 그림 4-3 (a)와 같이 A'점으로 수렴하는 수렴 렌즈가 된다. 이와 같은 렌즈에서 전기장의 크기를 줄여서 A'점으로 수렴하지 못할 정도로 작아지면, 그림 4-3 (b)와 같이 H'을 넘어서는 발산(divergent)을 하게 되고, 점선으로 나타낸 경로를 따라 A'점에서 허상 (virtual image)을 만든다. 이는 허상을 갖는 수렴 렌즈이다. 그림 4-3 (c)는 방사 성분의 힘이 전자를 축으로부터 밀쳐내는 경우로, 이 렌즈는 발산 렌즈가 된다. 이 경우 실제 물체는 항상 허상을 갖는다. 그림 4-3 (d)는 또 하나의 렌즈가 다른 렌즈와 이 렌즈가 형성한 실제 영상 사이에 놓이면,

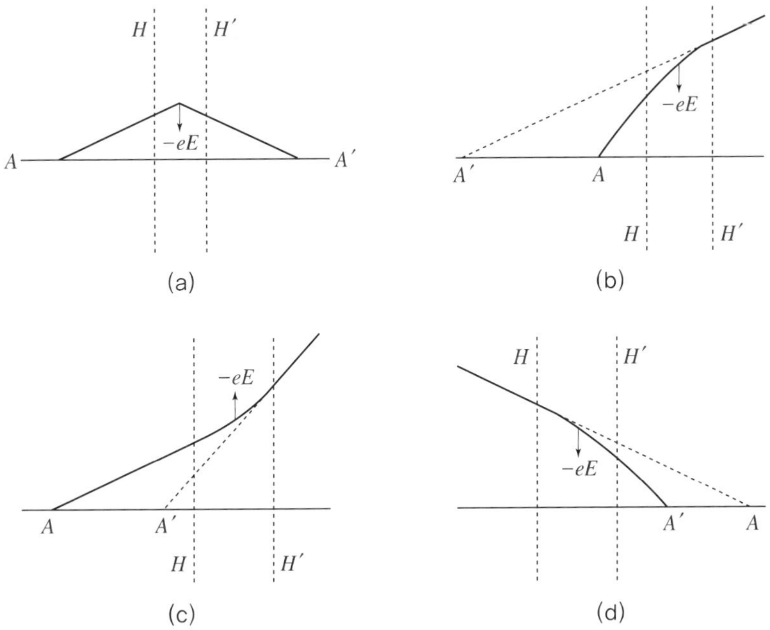

그림 4-3 • (a) convergent lens-real image. (b) convergent lens-virtual image. (c) divergent image-virtual image. (d) convergent lens-real image of a virtual object.

가상 물체를 갖는 경우를 나타낸다. 이상에서 렌즈의 전기장의 세기와 전자의 속도는 렌즈의 수렴성(convergence)을 나타낸다. 전자의 속도가 느리고 전기장의 세기가 클수록 렌즈의 수렴성은 더욱 커진다.

축상의 대칭성(axial symmetry)을 갖는 원통형(cylindrical)의 렌즈는 위의 조건을 만족시킬 수 있다. 전자기 방사선 파동에 대한 Maxwell 식에서 전기와 자기 소스가 없는 divergence 식은

$$\nabla \cdot E = 0;\ \nabla \cdot B = 0 \tag{4.4}$$

이를 원통 좌표계로 나타내면,

$$\nabla \cdot E = \frac{1}{r}\frac{\partial}{\partial r}(rE_r) + \frac{1}{r}\frac{\partial}{\partial \theta}E_\theta + \frac{\partial}{\partial z}E_z = 0 \tag{4.5}$$

여기서 축상의 대칭성을 고려하면, θ 관련 항은 0이 되어 r과 z의 함수가 된다. 이를 적분하면,

$$E_r(z, r) = -\frac{r}{2}\frac{dE_z(z)}{dz} \tag{4.6}$$

로 방사 성분은 r과 전기장의 축 방향 성분의 미분값의 곱이다. 따라서 위에서 소개된 $K(z)$는 E_z의 gradient에 비례한다. 이는 렌즈는 E_z의 미분값이 현저한 좁은 영역에서 정의됨을 의미한다.

자기 렌즈는 짧은 솔레노이드(solenoid)의 형태를 취한다. 이를 둥근 자기 렌즈라고 부른다. Coil을 지나는 원형 전류는 코일의 중심에서 거의 축 방향의 자기장을 만든다. 전자기 이론에서 코일의 중심에서 얻어지는 자기장의 세기는 진공(또는 air)의 자기 투과율(magnetic permeability)에 비례한다. 코일의 중심에서 장의 세기를 증가시키기 위해서는, 큰 자기 투과율을 갖는 solid yoke를 사용하여 얻을 수 있는 장의 세기를 현저히 증가시킨다. 중심 근처에서 pole piece 형상의 자세함은 자기장의 정확한 기하학적 배열을 결정한다.

2. 둥근 자기 렌즈(round magnetic lens)의 자기장 성분

중심축 주위로 원형 대칭(circular symmetry)을 갖는 자기장을 고려하자. 다음과 같은 관계식으로 표준의 Cartesian coordinate(x, y, z)에서 cylindrical coordinate(r, ϕ, z)을 적용하는 것이 편리하다.

$$\begin{cases} x = r\cos\phi \\ y = r\sin\phi \\ z = z \end{cases} \tag{4.7}$$

z-축은 field의 대칭축으로 잡는다. Field를 형성하는 전류가 없으면, homogeneous Laplace equation $\nabla^2\omega = 0$인 scalar magnetic potential $\omega(r, z)$를 사용할 수 있다. 이로부터 자기장 성분, $B = -\mu\nabla\omega$를 도출할 수 있다. μ는 투자율(permeability)이다. 이 potential은 rotational symmetry 때문에 azimuthal angle ϕ에 의존하지 않는다.

Cylindrical coordinate에서 Laplace equation은

$$\frac{1}{r}\frac{\partial}{\partial r}\left(r\frac{\partial\omega}{\partial r}\right) + \frac{1}{r^2}\frac{\partial^2\omega}{\partial\phi^2} + \frac{\partial^2\omega}{\partial z^2} = 0 \tag{4.8}$$

이고 자기장 성분은

$$B_r = -\mu\frac{\partial\omega}{\partial r}, \qquad B_z = -\mu\frac{\partial\omega}{\partial z} \tag{4.9}$$

로 나타낼 수 있다.

Szilagyi[Szi88]에 의하면, potential $\omega(r, z)$는 radial series로 다음과 같이 나타낼 수 있다.

$$\omega(r, z) = \sum_{i=0}^{\infty} a_i(z) r^i \tag{4.10}$$

이를 Laplace equation에 대입하면,

$$\sum_{i=-2}^{\infty}(i+2)^2 a_{i+2}(z) r^i + \sum_{i=0}^{\infty} a_i^{(2)}(z) r^i = 0 \tag{4.11}$$

여기서 상부 첨자 (2)는 z에 대한 2차 미분을 나타낸다. $i = -1$일 때 $a_1(z) = 0$ 으로 모든 홀수 함수 $a_{2i+1}(z)$는 0이 된다. 이제 $a_{0(z)} = U(z)$로 나타내면

$$a_2(z) = -\frac{U^{(2)}(z)}{4}$$

$$a_4(z) = -\frac{a_2^{(2)}(z)}{16} = \frac{U^{(4)}(z)}{64}$$

$$a_6(z) = \cdots$$

으로 일반적인 관계식은

$$a_{2i}(z) = \frac{(-1)^i}{4^i (i!)^2} U^{(2i)}(z) \tag{4.12}$$

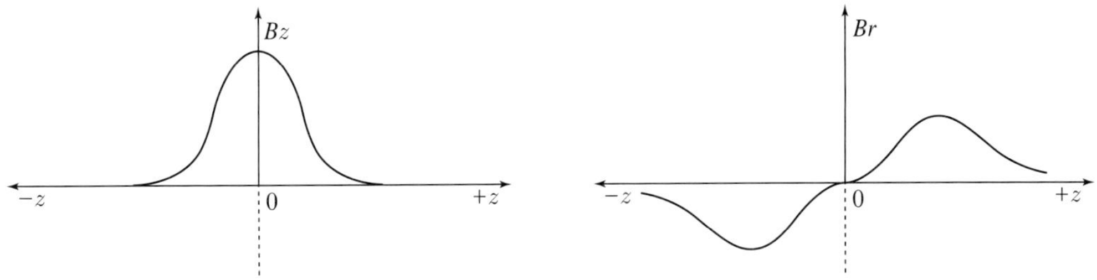

(a) B_z components (b) B_r components

그림 4-4 • Magnetic fields in a short solenoid.

로 된다. 이로부터 scalar magnetic potential은

$$\omega(r,\ z)=\sum_{i=0}^{\infty}\frac{(-1)^i U^{(2i)}(z)}{(i!)^2}\left(\frac{r}{2}\right)^{2i} \tag{4.13}$$

만약 axial flux density $B(z)$를

$$B(z)=-\mu\frac{\partial\omega}{\partial z}\Big|_{r=0}$$

으로 정의한다면, 자기장 각 성분은 다음과 같이 구해진다.

$$B_r=-\mu\frac{\partial\omega}{\partial r}=\sum_{i=0}^{\infty}\frac{(-1)^i B^{(2i-1)}(z)}{i!(i-1)!}\left(\frac{r}{2}\right)^{2i-1} \tag{4.14}$$

$$=-B^{(1)}\frac{r}{2}+B^{(3)}\frac{r^3}{16}-\cdots$$

$$B_z=-\mu\frac{\partial\omega}{\partial z}=\sum_{i=0}^{\infty}\frac{(-1)^i B^{(2i)}(z)}{(i!)^2}\left(\frac{r}{2}\right)^{2i} \tag{4.15}$$

$$=B(z)-B^{(2)}(z)\frac{r^2}{4}+B^{(4)}(z)\frac{r^4}{64}+\cdots$$

달리 말하면, 공간의 임의 점에서 round magnetic lens에 대한 자기장 성분은 광축을 따른 axial flux density $B(z)$와 그 미분값으로 완전히 결정된다.

솔레노이드 내에 자기장의 분포의 전형적인 예를 그림 4-4에 나타내었다. 위의 series 표현을 이용하여 다음 절에서 round magnetic lens에 대한 근축빔 방정식(paraxial ray equation)을 도출하는 데 사용한다. 전기장과 자기장을 계산하는 방법에는 많은 기법들이 있는데, 유한 요소법(FEM, finite element method)이 field 계산에서 가장 많이 사용된다.

3. 자기장에서 하전 입자에 대한 운동 방정식

TEM에서 전자는 큰 가속 전압 때문에 상대론적인(relativistic) 하전 입자로 취급해야 한다. Newton의 운동 방정식,

$$\frac{dp}{dt}=F \tag{4.16}$$

에서 $\boldsymbol{P}=mv$로 소위 kinetic momentum이고 $\boldsymbol{F}$는 total external force인데, 이는 임의 시간에 따라 변화하는 자기장 내에서 전하 $-|e|$를 가진 입자에 대하여 다음과 같이 쓸 수 있다.

$$\frac{dp}{dt}=\frac{d(mv)}{dt}=-|e|[E(r,t)+v\times B(r,t)] \tag{4.17}$$

오른쪽은 Lorentz force로 속도에 의존하는 힘이다. 만약 질량 m이 상대론적인 형태인 γm_0로 나타내면, 식 (4.17)은 전자의 상대론적인 운동을 나타낸다. 자기장 $\boldsymbol{B}$는 자기벡터 포텐셜(magnetic vector potential) $\boldsymbol{A}$의 curl($\boldsymbol{B}=\nabla\times\boldsymbol{A}$) 또는 장 영역에서 전류가 없을 때에는 scalar magnetic potential의 gradient로 나타낼 수 있고, 전기장 $\boldsymbol{E}$는 $-\nabla\phi$로 ϕ는 electrostatic potential이다. 재래의 TEM에서 초기의 전압 V로 가속되는 것과 결정 시료 내에서 정전 격자 포텐셜(electrostatic lattice potential)을 제외하고는 전자 궤적을 따라서 정전 포텐셜은 없다.

$\boldsymbol{B}=0$이면, 식 (4.17)은 전자총과 electrostatic deflector의 electron optical 특성을 나타내는 데 사용된다. $\boldsymbol{E}=0$에서는 식 (4.17)은 순전히 자기장만 나타내고 자기 렌즈에 대한 궤적 분석의 출발점이 된다. 따라서 전자기 device 설계는 2개의 분리된 문제로 구성된다. 렌즈 내에서 전자의 궤적을 추적하려면, 먼저 ① 주어진 electrode 또는 lens geometry에서 field는 반드시 계산되어야 한다. 그 다음 ② 이 field를 가지고 electrode 표면 또는 렌즈의 광축으로부터 여러 거리에서 운동하는 입자에 대하여 궤적방정식을 풀어야 한다.

이제 원통형 좌표에서 Lorentz 운동 방정식인 식 (4.17)로부터 유도하는 것으로 충분하다. 이 좌표계에서 기본벡터(basis vector)는

$$\begin{aligned}\boldsymbol{e}_r&=\cos\phi\,\boldsymbol{e}_x+\sin\phi\,\boldsymbol{e}_y\\ \boldsymbol{e}_\phi&=-\sin\phi\,\boldsymbol{e}_x+\cos\phi\,\boldsymbol{e}_y\\ \boldsymbol{e}_z&=\boldsymbol{e}_z\end{aligned} \tag{4.18}$$

시간에 대한 미분은

$$\begin{aligned}\dot{e}_r&=\dot{\phi}\,e_\phi\\ \dot{e}_\phi&=-\dot{\phi}\,e_r\\ \dot{e}_z&=0\end{aligned} \tag{4.19}$$

velocity vector는

$$v=\dot{r}e_r+r\dot{\phi}e_\phi+\dot{z}e_z \tag{4.20}$$

로 표현된다. 이제 cylindrical 좌표에서 Lorentz 방정식에 필용한 모든 도구를 갖추어서 $\boldsymbol{E}=0$으로 놓고 간단히 계산을 하면, 다음과 같은 3가지 성분에 대한 식을 얻는다.

$$\frac{d(m\dot{r})}{dt}-mr\dot{\phi}=-|e|r\dot{\phi}B_z \tag{4.21}$$

$$\frac{d(mr\dot{\phi})}{dt}+2m\dot{r}\dot{\phi}=-|e|[\dot{z}B_r-\dot{r}B_z] \tag{4.22}$$

$$\frac{d(m\dot{z})}{dt} = |e|\, r\,\dot{\phi}\, B_r \tag{4.23}$$

여기서 $m = \dfrac{m_0}{\sqrt{1 - \dfrac{1}{c^2}(\dot{r}^2 + r^2\dot{\phi}^2 + \dot{z}^2)}}$ 이다.

이 식들의 유도에는 $B_\phi = 0$을 사용하였다. 왜냐하면, axially symmetric field 분포에서는 이 조건이 반드시 성립해야 하기 때문이다. 이 식들은 non-linear, coupled differential equation으로 그 해를 구하기가 어렵다. 왜냐하면, 상대성 질량(relative mass)이 속도 성분에 의존하기 때문이다. 비상대성의 경우에는 $m = m_0$로 하여 풀 수 있다. 그 해를 구해 보자.

식 (4.22)에서 왼쪽 항은

$$\frac{1}{r}\frac{d(mr^2\dot{\phi})}{dt} = \frac{d(mr\dot{\phi})}{dt} + 2m\dot{r}\dot{\phi} \tag{4.24}$$

으로 나타낼 수 있다. 그리고 B_r과 B_z에 관한 식 (4.14)와 (4.15)에서 첫 번째 항만 취하면,

$$\frac{1}{r}\frac{d(mr^2\dot{\phi})}{dt} = \frac{|e|}{2}[r\dot{B}(z) - 2\dot{r}B(z)] \tag{4.25}$$

$$\Rightarrow \quad \frac{d(mr^2\dot{\phi})}{dt} = \frac{|e|}{2}\frac{d[r^2B(z)]}{dt}$$

이를 적분하면,

$$r^2[m\dot{\phi} - \frac{|e|}{2}B(z)] = C \tag{4.26}$$

여기서 C는 적분상수이다. 어떤 점에서($r=0$인 점) 광축을 교차하는 임의 궤적에서는 $C=0$이어야 한다. 이와 같은 궤적을 meridional trajectory라고 한다. Meridional이 아닌 궤적은 skew trajectory이다. C는 좌표(r_0, ϕ_0, z_0)를 갖는 임의 초기 점에서 구할 수 있다.

4. 근축 근사(paraxial approximation)

운동 방정식에서, 시간 의존성을 좌표의 한 성분에 대한 의존성으로 바꾸는 것은 흔한 방법이다. 대부분의 경우, z-축이 독립변수로 취해지고 계산의 목표는 $B(z)$로 나타내는 field 내에서 운동하는 하전 입자에 대한 $r(z)$와 $\phi(z)$를 구하는 것이다. azimuthal equation은 다음과 같은 관계식으로 나타낼 수 있다. 즉,

$$\frac{d}{dt} = \frac{dz}{dt}\frac{d}{dz} = \dot{z}\frac{d}{dz} = v\frac{d}{dz} \tag{4.27}$$

여기서 v는 z 방향으로의 전자의 속도이다. v가 거의 일정하다는 것은 좋은 근사가 된다. 따라서 $\ddot{z} = \dot{v} = 0$이다. 지금부터 z 성분에 대한 미분값은 ' ' '으로 나타낸다. Meridional trajectory($C=0$)에 대한 azimuthal equation (4.27)은

$$\phi' - \frac{|e|}{2mv}B(z) = \phi' - \frac{|e|}{2\sqrt{2em_0\hat{\Psi}}}B(z) = 0 \tag{4.28}$$

$\eta = \dfrac{|e|}{\sqrt{2em_0}} = \sqrt{\dfrac{e}{2m_0}}$ 를 사용하여

$$\phi' - \frac{\eta B(z)}{2\sqrt{\hat{\Psi}}} = 0 \tag{4.29}$$

광축 주위에서 전자 궤적의 전체 회전 각도는 이 식을 적분하여 구한다. 즉,

$$\phi(z) = \phi_0 + \frac{\eta}{2\sqrt{\hat{\Psi}}}\int_{z_0}^{z} B(z) \tag{4.30}$$

광축을 교차하는 paraxial electron에 대한 rotational frequency는 식 (4.26)에서

$$\dot{\phi} = \frac{e}{2m}B(z) \tag{4.31}$$

로 이는 Larmor frequency라고 알려진다.

radial equation도 근축 근사로 간단히 만들 수 있다. 따라서 우리는 광축에 가까이 운동하는 전자만을 고려한다(r이 작게 남아 있다). 운동은 압도적으로 z 방향이다. radial과 azimuthal velocity 모두는 forward 속도에 비하여 현저히 작다. 즉, $r' \ll 1$, $r\phi' \ll 1$이다. 그러면 식 (4.20)의 radial equation은

$$\ddot{r} = v^2 r'' + r'\ddot{z} \approx v^2 r'' \tag{4.32}$$

의 관계식으로 나타낼 수 있다. $\dot{v} = 0$이므로 또한 $\dot{m} = 0$이다. 그러므로 radial equation은

$$r'' + \frac{\eta^2 B^2(z)}{4\hat{\Psi}} r = 0 \tag{4.33}$$

으로 된다. 여기서 인자 $\dfrac{\eta^2 B^2(z)}{4\hat{\Psi}}$는 항상 양의 값을 갖는다. 그리고 자기장이 없어지는 곳에서만 0이 된다. 이는 round lens에 대하여 전자 에너지와 자장 세기의 자세함에 구별 없이 전자 궤적은 항상

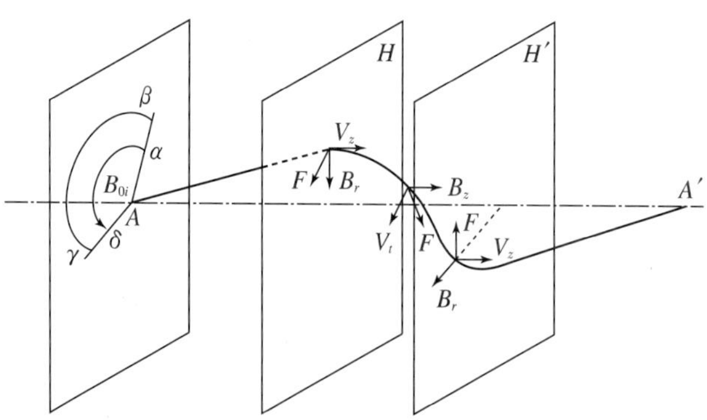

그림 4-5 • The path of a ray through a magnetic lens. The field is effectively restricted to the region between two planes H and H'.

optical axis을 향하여 굽어짐을 의미한다.

자기 렌즈 내에서 Lorentz 힘에 의한 전자의 궤적을 정성적으로 이해하기 위하여 그림 4-5를 고려해 보자. 광축이 왼쪽에서 오른쪽으로 지면에 놓여 있다. 광축에 수직한 3개의 면을 비스듬하게 나타내었다. 면 H와 H' 사이에 위치한 자기 렌즈는 광축의 중심에 대하여 대칭을 이룬다고 가정한다. 가장 왼쪽에 위치한 물체 영상의 한 점(A)을 출발한 전자가 가장 오른쪽의 영상점(A')에 도착한다. 처음에 전자는 축의 바로 위에서 임의 각도를 이루면서 진행한다. 전자가 자기 렌즈의 바로 앞부분 H 위치에서 $B_r \gg B_z$ 인 방사 성분 자기장의 전방 장(pre-field)을 받게 된다. B_z는 오른쪽으로 향하므로 B_r의 방향은 축으로 향한다. 전자 속도(실제로 v_z)와 B_r과의 벡터 외적(cross product)은 F_θ의 힘을 제공한다. 이는 지면과 수직을 이룬다. 이 힘은 전자에게 새로운 속도 성분 v_θ를 제공하여 전자의 궤적이 지면에서 나오면서 위로 향하는 나선형(spiral)을 이룬다. 전자는 광축에서 떨어져 운동하며 아직 수렴하는 작용은 없다. 전자는 v_θ로 광축에 대하여 회전하면서 B_z가 큰 영역 내로 진입한다. v_θ와 B_z와 벡터 외적은 축으로 향하는 힘 F_r을 형성하는데, 이것이 바로 수렴 작용에 필요한 힘이 된다. 렌즈가 대칭성을 가지고 있으므로 광축에서 멀어지는 속도 성분 v_r은 렌즈의 중앙에서 0이 된다. 이 점에서 전자는 속도 성분 v_θ와 v_z를 갖는 나선(helix) 운동을 한다.

전자가 렌즈의 중심에서 오른쪽으로 이동함에 따라 속도 v_θ는 중앙에서 최댓값을 가지며 수렴 작용을 더 일으킨다. B_r은 부호가 바뀌며 전자가 후방 자기장을 지날 때 v_θ는 0이 된다. 따라서 나선형 운동은 중지된다. 이후 전자는 직선 운동으로 오른쪽 점 A'에 도달한다. 렌즈 전류가 증가함에 따라 렌즈의 초점 거리는 감소한다. 왜냐하면, v_θ는 더 커지고 또한 B_z도 커지기 때문이다. 비록 전자가 렌즈를 떠나 광축으로 직선 운동을 해도 더 이상 이 직선은 지면에서 광축 위에 있던 초기 직선과 일치되지 않고 각도 θ만큼 회전을 하게 된다. 이 회전각은 지기장의 세기가 커짐에 따라 더 커진다.

4 | Magnetic multipole lenses

여기서는 자기 4중 극자(magnetic quadrupole) 그리고 정전 편향기(electrostatic deflector)에 대하여 간단히 논의한다. 이들은 모든 현미경의 공통 성분이기 때문이다.

둥근 자기 렌즈는 광축에 거의 평행하게 운동하는 전자에 직접적인 방사 성분의 힘(radial force)을 가하지는 않는다. 전자를 광축에 좀 더 가까이 가져오는 작은 방사 성분의 힘은 Lorentz 힘의 벡터 외적의 특성으로 요구되는 방위각(azimuthal)의 속도 성분 때문이다. 그러나 Multi-pole element는 대부분 전자빔에 방사 성분의 힘을 가하기 위하여 사용될 수 있고, 가장 간단한 multi-pole field는 빔 편향기에 존재하는 field이다. Beam deflector의 주요 목적은 빔 구조를 가능한 한 거의 동요시키지 않으면서 전체 빔의 측면 이동을 제공하는 것이다. 달리 말하면, 이상적인 deflector는 간단히 빔을 형태를 변화시키지 않고 주위로 이동시키는 것이다.

자기 편향기와 4중 극자를 작동시키는 데 요구되는 전류는 둥근 자기 렌즈에서 요구되는 전류보다 훨씬 작다. Round lens는 1과 15 A 사이의 전류가 요구되는 반면, deflector에는 전형적으로 10~500 mA와 가역성이다. 즉, 전류의 방향이 변화될 수 있다. correction coil은 더 작은 전류를 사용하여 보통

1～200 mA 단위이다.

표준 TEM에는 여러 가지 beam deflection 시스템이 존재한다. 현미경 console에는 이들을 beam shift, beam tilt, image shift 등으로 부른다. 또한 많은 현미경에는 illumination system 부분에 scanning 기능이 부착된다. 입사빔은 시료상에 라인이나 직사각형의 면적을 주기적으로 scan할 수 있다. 그리고 여러 가지 검출기는 산란된 신호(즉, 2차 전자나 후방 산란 전자)를 측정한다. 이는 입사빔과 충분히 synchronize 되어 있다. 이 목적으로 사용되는 scan coil은 근본적으로 high-speed beam deflector로 다소 television tube에서 deflection 시스템과 특성이 유사하다.

좋은 편향기는 전자빔의 형태를 현저하게 변화시키지 않는 반면, 하나의 quadrupole 렌즈(또는 한 쌍의 quadrupole 렌즈)는 빔 형태를 조절하는 데 사용된다. 특히 astigmatism을 교정하는 데 사용된다. 다음의 두 section은 deflector와 quadrupole의 주요 특성을 간략히 논의한다.

1. Beam deflector

beam deflector는 electrostatic과 magnetic 성분으로 구성된다. deflector의 주된 목적은 광축에 대하여 전자빔의 방향을 바꾸는 것이다. electrostatic deflector는 보통 서로 수직으로 위치한 2쌍의 electrode로 구성되어 하나는 x 방향, 다른 하나는 y 방향에서 편향을 제공한다. 보통 좀 더 복잡한 multi-pole electrode가 사용된다. magnetic deflector는 보통 scanning 응용에 사용된다.

빔 편향기는 2가지 다른 작동 모드가 있는데, 이는 beam tilt와 beam shift이다. 이들은 그림 4-6에 수렴 빔에 대하여 나타내었다. beam shift mode에서 첫 번째 set의 deflector는 빔의 형태에는 변함이 없이 궤적이 변화된다. 두 번째 set의 deflector는 정확하게 반대의 각도로 궤적을 변화시켜 전자빔이 이동 또는 shift되게 한다. 개개의 deflection elements의 field는 beam path에 따라 다소 짧은 편이다. 그래서 편향은 방향의 급격한 변화로 나타난다.

beam tilt mode에서 두 번째 deflector는 첫 번째 deflector의 각도보다 2배로 큰 deflection angle을 제공하여 illumination spot은 움직이지 않는다. 단지 illumination spot에서 빔과 광축 사이의 각도가 변화된다. 같은 쌍의 deflector가 여러 가지 deflector 표면 또는 코일의 상대적인 excitation을 변화시켜 beam tilt와 beam shift 모두에 사용될 수 있다. deflection system이 적합하게 배열되어 beam tilt와 beam shift가 독립적으로 작동되게 해야 함은 말할 것도 없다.

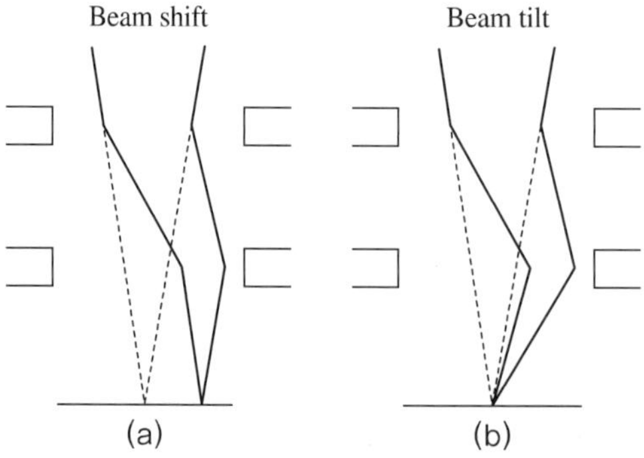

그림 4-6 • Schematic illustration of (a) beam shift mode and (b) beam tilt mode.

2. Quadrupole elements

quadrupole lens는 2개의 수직한 대칭 평면을 갖는 렌즈이다. 그리고 Symmetry plane에 대하여 45°에서 여분의 anti-symmetry plane을 갖는다(그림 4-7 참조).

그림 4-7에는 pole piece 사이의 magnetic field 배열을 나타낸다. 만약 $F(z)$가 quadrupole 렌즈 내에서 일정하다면, field에는 axial 성분은 없고 fìcld 성분은 전적으로 광축에 수직한 면에 놓인다. 광축에 거의 평행하게 운동하는 전자에게는 생겨난 Lorentz 힘은 축에 수직이다. Lorentz 힘의 벡터 외적 특성 때문에 힘벡터는 광축에 평행하게 운동하는 전자에 대하여 등포텐셜 라인에 접선이 된다. 따라서 이와 같은 field geometry는 전자빔의 형태를 변화시키는 데 사용된다. 역으로 astigmatism으로 영향 받은 빔은 다시 원형(circular shape)으로 복원될 수 있다. 그러므로 TEM에서 quadrupole 렌즈의 주된 사용은 beam에서 astigmatism의 교정이다. 이는 전형적으로 두 곳에서 행하여진다. 첫 번째 set의 quadrupole 렌즈는 마지막 condenser 렌즈와 beam deflector 사이에 위치한다. 이 correction coil은 실제로 45°에 위치한 한 쌍의 quadrupole이다. 이것은 2개의 수직한 방향에서 빔의 형태를 조절할 수 있다. Astigmatism 교정의 2번째 set는 objective lens의 하부 polepiece 바로 아래에 위치하고 전형적으로 condensor stigmator보다 더 작다. 이 교정 코일은 최신 현미경에서 가장 중요한 성분이다. astigmatism 교정 코일 없이는 원자 거리 근처의 관찰이 용이하지 않기 때문이다.

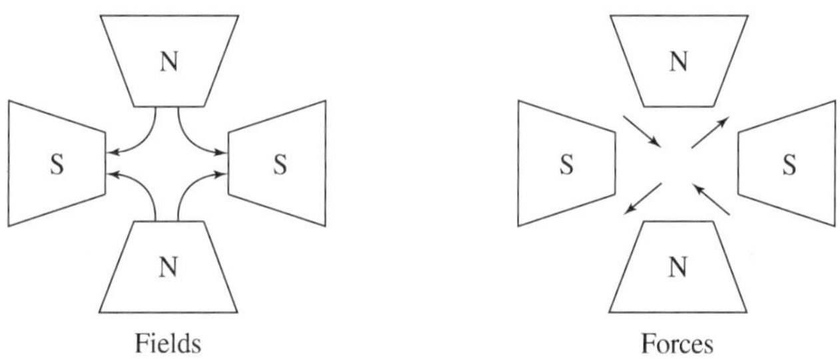

그림 4-7 • Magnetic fields and forces on electrons travelling down through a magnetic quadruple lens.

5 | 전자총(electron guns)

1. 서 론

이 절에서는 TEM의 가장 기본적인 성분 중의 하나인 전자총에 대하여 논의한다. 전자총의 주요 목적은 일정한 운동 에너지를 갖는 전자의 정상적인 흐름, 즉 monochromatic 전자빔을 제공하는 것이다. 이상적으로 전자들은 filament 표면의 한 점에서 나오는 것으로, gun은 point source로 나타낼 수 있어야 한다. 더불어 여러 가지 렌즈 수차는 궤적과 광축 사이의 각도에 의존하므로 전자는 축과 아주 작은 각도를 이루며 column을 통과한 후에는 합리적인 노출 시간에 데이터를 얻을 수 있도록 detector(screen, 사진 등)상에 영상을 형성하도록 충분한 양의 전자가 있어야 한다. 이는 image 전류 밀도, 즉 검출기의 단위 면적을 때리는 초당 전자수는 합리적으로 높아야 함을 의미한다.

이와 같은 정성적인 언급은 좀 더 정확한 수학적인 항으로 나타내야 하고, 전자총의 설계는 자기 렌즈 설계와 유사하게 아주 전문화된 영역이다. 기본적인 설계 과정은 다음과 같다. Filament의 주어진 기하와 tip 주변의 모든 potential surface에 대하여 electric equipotential surface를 finite element analysis로 계산한다. 많은 수의 궤적 시작점에 대하여 trajectory equation을 풀고 수차가 조합된 조립의 특성을 계산한다. 그 다음 설계 파라미터를 변화시켜 원하는 기능이 얻어지도록 한다. 다음 절에서 전자총의 여러 가지 형태를 논의한다.

2. 전자 방출(electron emission)

간단함을 위해서 필라멘트 tip의 표면을 규정되지 않은 측면 치수의 평편한 표면으로 나타낸다. 절대 0도에서 금속 내의 전자 분포는 다소 간단하다. 최대 에너지까지 모든 에너지 레벨은 전자로 채워진다. 이 최대 에너지를 Fermi energy E_f라 한다. 온도가 증가하면, 약간의 전자는 더 높은 에너지 상태를 차지하기에 충분한 열에너지를 얻게 된다. 점유된 상태의 분포는 Fermi-Dirac 분포로 나타낸다.

$$f(E,\,T) \equiv \frac{1}{1+e^{[E-(E_f-V_0)]/k_BT}} \tag{4.34}$$

여기서 k_B는 Boltzmann constant(8.61816×10^{-5} eV K^{-1})이고, V_0는 에너지 원점을 조절하는 데 사용되는 상수이다. 온도가 증가함에 따라 Fermi-Dirac 함수는 $T=1{,}800$K와 $V_0=E_f$의 큰 에너지 꼬리를 형성한다.

금속에서 전자가 표면을 탈출하는 데 필요한 에너지는 일함수(work function) W로 주어진다. 일함수는 진공(vacuum) 레벨과 Fermi 레벨 사이의 에너지 차이와 같으며, 원자 형태와 금속 표면을 이루는 결정면에 의존한다. 순수 텅스텐에서 일함수는 4.5 eV인 반면, ZrO-coated(001) 텅스텐에서는 일함수가 2.8 eV로 줄어든다. 만약 필라멘트의 온도가 충분히 높아서 진공 레벨 이상의 에너지 상태가 점유되면 전자는 진공으로 방출된다. 이 과정은 열방출(thermal emission)로 알려진다. 만약 전기장이 금속 표면과 외부 전극 사이에 주어지면 진공 레벨은 표면까지의 거리의 함수가 되고, 이는 장벽 포텐셜(barrier potential) $V(z)$로 나타낸다. 전자 방출 관련 문헌에서는 이와 관련된 장(field)을 F로 나타낸다. 왜냐하면, 기호 E는 전자 현미경의 가속 전압을 나타내기 때문에 혼란을 피하기 위한 것이다.

에너지 $V(z)$는 일함수 W, 가해 준 field F 그리고 또한 금속 표면에서 방출된 전자와 그의 mirror image 사이의 Coulomb interaction에 의존한다. 이를 구체적으로 나타내면,

$$\begin{aligned} V(z) &= W - eFz - \frac{e^2}{16\pi\epsilon_0 z}\ (z>0) \\ &= W - eFz - \frac{0.35995}{z}\ [eV] \end{aligned} \tag{4.35}$$

여기서 F는 V/nm, z는 nm이다. 이 경우, potential energy의 zero점은 Fermi level로 잡았다. 그림 4-8은 여러 가지 F와 일함수 2.8 eV에 대한 $V(z)$를 보여 준다. 점선은 Coulomb 항과 전기장 항을 나타낸다. 가해 준 field strength의 증가로 장벽 에너지는 ΔW만큼 작아진다. 이를 Schottky 효과라고 한다. 그 값은

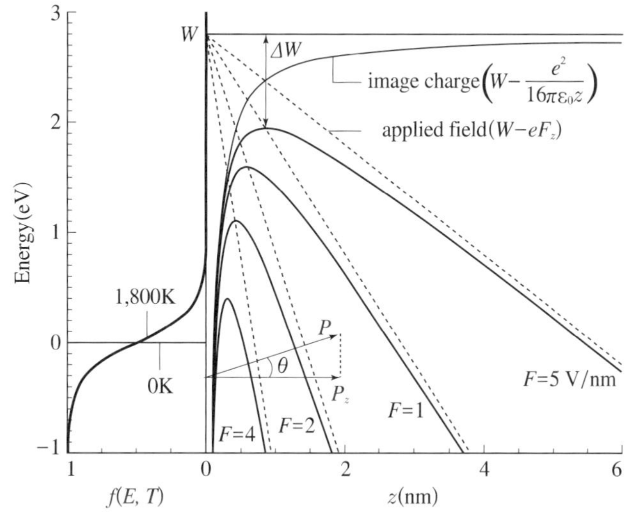

그림 4-8 • Schematic illustration of the Fermi-Dirac function at 0 and 1,800 K(left-hand side). The barrier potential $V(z)$ is shown as a solid line for applied field strengths of F=0.5, 1.2 and 4 V/nm and a work function W=2.8 eV. The components of $V(z)$ are shown as dashed lines. [From DeGraf]

$$\Delta W = \sqrt{\frac{e^3 F}{4\pi\epsilon_0}} = 1.1998\sqrt{F} \quad [eV] \tag{4.36}$$

여기서 F의 단위는 V/nm 이다.

그 다음 주요 관심은 주어진 온도와 가해 준 field에서 z-방향으로 방출된 전류 밀도(current density)는 얼마나 될 것인가이다. 이 문제에 대한 일반적인 해는 알려져 있지 않으나 근사적인 해석적 해가 가능한 여러 가지 특별한 경우가 존재한다. 모멘텀 $\boldsymbol{p}$를 가지고 금속을 떠나는 전자에 있어서 전체 에너지는

$$E = \frac{p \cdot p}{2m} + V(z)$$

로 나타낸다. 이 에너지는 표면에 수직인 성분과 tangential 성분으로 나눌 수 있다. 이들은

$$U_n \equiv \frac{1}{2m}P_z^2 + V(z)\,; \quad U_t \equiv \frac{1}{2m}(P_x^2 + P_y^2) \tag{4.37}$$

로 정의된다. 실제로는 정확한 에너지를 가진 모든 전자가 금속으로부터 탈출하지는 않는다. 어떤 분율의 전자가 표면에서 반사되어 금속으로 되돌아온다. 실제로 방출된 전자 분율은 $D(U_n)$, 즉 투과계수로 나타낸다.

(1) Thermionic emission

Thermionic의 경우, 외부에서 가해 준 field가 없고 에너지 스케일의 원점은 편하게 vacuun level과 일치되게 선정한다. Field가 없을 때에 potential barrier는 결정 밖에서 없어지고 양의 U_n에 대하여 transmission $D(U_n)$=1이 된다. 고온에서 Fermi-Dirac 함수는 분모에서 1이 생략되어 단순화되고, 따

라서 current density는

$$j_z = \frac{2me}{h^3}\int_0^{2\pi} d\phi \int_0^{\pi/2} \sin 2\theta d\theta \int_0^{+\infty} E e^{-(E+W)/k_B T} dE \tag{4.38}$$
$$= A T^2 e^{-W/k_B T} \equiv j_T$$

여기서 $A = \dfrac{4\pi me k_B^2}{h^3} = 1.20175 \times 10^6 \dfrac{A}{m^2 K^2}$이다. 이 식은 Richardson-Dushman equation으로 알려진다. 이 식은 다른 온도에서 current density $j_z(T)$을 측정하여 work function W를 결정하는 데 사용된다. W=4.5 eV이고 작동 온도 T=2,700K에서의 W filament에 대하여 $j_T \approx 3.5$ A/cm^{2}이다. LaB$_6$는 W=2.7 eV이고 전형적인 작동 온도 T=1,800K에서 j_T=10.7 A/cm^{2}이고, T=1,900K에서 j_T =29.9 A/cm^{2}이다.

(2) Schottky emission

1 V/nm 크기의 전기장이 존재하면, barrier potential은 ΔW만큼 줄어든다. Schottky emitter의 emission current density는 식 (4.38)에서 W 대신에 $W-\Delta W$로 대치된다. 즉,

$$j_s = e^{\Delta W/k_B T} j_T \tag{4.39}$$

따라서 emission current는 thermionic emission보다 많이 증가된다. W =2.8 eV이고 가해 준 field가 1 V/nm(ΔW=1.2 eV)의 ZrO-coated W single crystal filament에서 current density는 j_s =1.3×10^4 A/cm^{2}으로 thermionic emission보다 약 3 orders of magnitude 더 크다. 식 (4.39)는 potential barrier를 통한 tunneling이 무시될 수 있는 한 유효하다. 만약 가해 준 field가 충분히 강해서 potential barrier가 좁아진다면, transmission coefficient $D(U_n)$은 자세히 계산되어야 한다. 이에 대한 자세한 내용은 [FCRT+99]에서 소위 extended Schottky emission으로 불리는 부분의 유도 과정을 참조하라.

(3) Thermal field emission

Thermal field emission에서 필라멘트의 온도는 상온으로 유지된다. 그래서 Fermi-Dirac 함수의 고온 에너지 tail이 거의 사라진다. 전자는 그림 4-8의 F=4 V/nm의 경우에서 보는 것처럼 좁은 potential barrier를 통한 tunneling으로 거의 Fermi-level에서 탈출한다. 가해 준 field는 거의 수 V/nm이고 current density 계산은 다소 길어진다. 간단한 경우, Fresen et al.[FCRT+99]을 그리고 자세한 내용은 Kasper[Kas82]을 참조하라. Thermal field emission의 current density는

$$j_{TF} = \frac{4\pi me}{h^3} d^2 e^{-bW/d} \frac{\pi p}{\sin \pi p} \tag{4.40}$$

로 나타낸다. 인자 d는 가해 준 전압과 work function의 함수로

$$d = \frac{ehF}{4\pi t\left(\dfrac{\Delta W}{W}\right)\sqrt{2mW}} = \frac{9.7598 \times 10^{-2} F}{t\left(\dfrac{\Delta W}{W}\right)\sqrt{W}} \;\; [eV] \tag{4.41}$$

F in V/nm, W in eV이다. 그리고 $t(y) = 1 + 0.1107 y^{1.33}$ 이다.

$b \approx 0.6$ 그리고 $p = k_B T/d$ 이다. T=0K에서 식 (4.41)은 Fowler-Nordheim equation으로 알려진다. Non-zero 온도에서는 $p <$ 0.7인 경우에만 유효하다. Richardson-Dushman equation과 비교하면, d는 $k_B T$의 역할을 하고 있다. T=300 K(상온)에서 작동되는 텅스텐 필라멘트 tip에서 가해 준 field는 7 V/nm이면, d=0.3 eV, p=0.085이고 $j_{TF} = 1.9 \times 10^5$ A/cm^{2}이다.

3. 빔 휘도(beam brightness)

모든 전자는 필라멘트 tip에서 반지름 r의 원형 영역에서 나온다고 가정하자. 그림 4-9 (b)에서 보는 대로 필라멘트에서 거리 q만큼 떨어진 관찰자 P는 πr^2의 표면적을 가진 전자 소스를 보게 될 것이다. 이 소스의 크기는 전형적으로 표면적보다는 입체각(solid angle)으로 나타낸다. 왜냐하면, 명목상의 표면적은 거리 q에 의존하기 때문이다. 입체각은 참조점으로부터 표면을 바라보았을 때, 표면 S의 대면적(subtended area)을 그 표면까지의 거리의 제곱으로 나눈 값으로 정의한다. 즉,

$$\Omega(S) = \iint_S \frac{\boldsymbol{r} \cdot \boldsymbol{n}}{r^3} dS \tag{4.42}$$

으로 $\boldsymbol{n}$은 표면의 outward normal이다[그림 4-9 (a) 참조].

구(sphere)에 있어서 구의 중심에서 바라보았을 때 입체각은

$$\Omega = \int_0^{2\pi} \int_0^{\pi} \sin\theta \, d\theta \, d\phi = 4\pi \tag{4.43}$$

으로 그 단위는 sr(steradian)이다. 꼭대기에서 보았을 때 밑면 반지름이 r인 cone의 base 대면된 입체각은

$$\Omega = \frac{\pi r^2}{q^2} = \pi \theta^2 \tag{4.44}$$

으로 $q = \dfrac{r}{\theta}$로 cone의 높이이다.

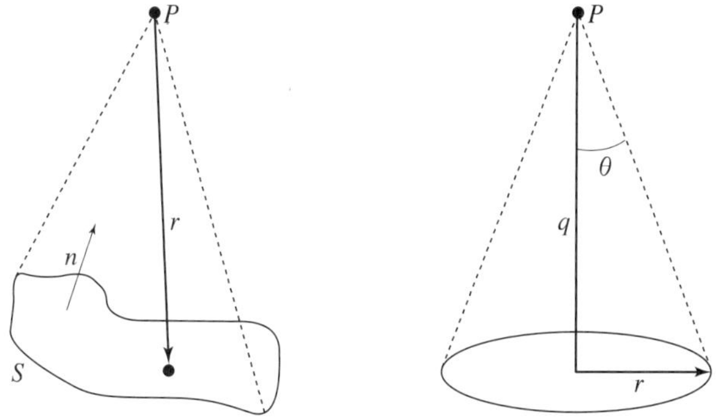

그림 4-9 • Definition of the solid angle and the aperture semi-angle θ.

점 P를 지나는 total current density j는 점 P에서 소스에 의해 대면된(subtended) 입체각에 비례하고 비례상수 β는 빔 휘도(beam brightness)라고 한다. 즉,

$$\beta = \frac{j}{\pi\theta^2} \tag{4.45}$$

Brightness는 Amperes per unit area per steradian으로 측정된다. 만약 우리가 current density j를 current I를 면적 A로 나눈 것으로 나타낸다면, 우리는 자기 렌즈가 어떻게 beam brightness에 영향을 주는가를 결정할 수 있다. 측면 배율이 M인 자기 렌즈는 current density $\frac{I}{A}$를 $\frac{I}{M^2A}$로 줄인다. 그리고 angular aperture θ는 angular magnification M_α에 의해 $M_\alpha^2 = \frac{1}{M^2}$로 증가한다. 따라서 전체적으로 brightness에 아무런 변화를 주지 않는다. 그러므로 brightness는 전자빔의 특성이고 수차가 없는 렌즈에 의해서는 변화하지 않는다.

Brightness 정의에서 더 높은 current density는 brightness를 증가시킨다. 달리 말하면, 만약 우리가 P에 중심을 둔 cone의 내부에서 모멘텀을 가진 필라멘트 emission area에서 나오는 전자를 더 많이 가질수록 current density 따라서 brightness는 증가한다. 방출 전자의 에너지는 2개의 성분으로 나누는데, U_n(momentum p_z와 barrier potential에 해당)과 U_t(momentum 성분 p_x와 p_y에 해당)이다. tangential momentum 성분, U_t의 증가로 current density의 감소는 더 작은 brightness를 가져옴은 자명하다.

Gun brightness를 사용하여 현미경의 optical axis를 따른 임의의 점에서 current density를 식 (4.39)를 이용하여 계산할 수 있다. 지름 r의 aperture에서 거리 D 떨어진 illumination spot에서의 current density는

$$j_0 = \pi\beta\left(\frac{r}{D}\right)^2 \tag{4.46}$$

Tungsten hair-pin 필라멘트에서 $\beta = 5\times10^5$ A/cm^2[Spe88]에 대하여 400 μm 지름의 condensor aperture(r=0.2 mm)에 대한 current density는 근사적인 값 D=250 mm을 사용하여 대략 1 A/cm^2 이다. 만약 더 작은 condensor aperture가 사용된다면, current density는 줄어드나 brightness는 일정하다. 배율이 M=500,000인 phosphor screen에서 image current density는 4×10^{-12} A/cm^{2}이다. 즉, viewing screen에서 current density는 수 pA/cm^{2}의 크기이다. 이것이 emulsion의 sensitivity와 결합하였을 때 전자 사진에 대한 노출 시간을 결정한다. 주어진 전자총에서 최대 brightness는 가속 전압에 비례하고, 온도에 따라 지수함수로 증가한다. 온도가 증가하면, 필라멘트의 수명은 감소하여 필라멘트에 대한 최적 작동 온도가 존재한다.

4. 전자총의 구조

이 절에서는 전자총의 구조를 설명한다. 표 4-1에는 여러 가지 다른 전자총에 대한 관련된 파라미터들을 나타내었다.

표 4-1 • Approximate parameters for different electron guns(sources: [Spe88, Rci93, WC96, FCRT+99]).

구 분	Thermionic emission		Field emission	
	Tungsten	LaB_6	Schottky	Field emission
Work function(eV)	4.5	2.7	2.8	4.5
Operating temperature(K)	2,700	1,700	1,800	300
Current density(A cm^{-2})	1~3	25~100	10^4~10^6	10^4~10^6
Virtual source diameter(nm)	50,000	10,000	10~15	3~5
Brightness(A cm^{-2} sr^{-1})	10^4	10^6	10^8~10^9	10^8~10^9
Energy spread(eV)	1~3	0.5~2	0.3~1.0	0.2~0.3
Required gun vacuum(Pa)	10^{-3}	10^{-5}	10^{-7}	10^{-8}
Lifetime(h)	25~100	500~1,000	>1,000	>1,000
Cost(U.S.$)	10~100	400~1,200	1,500~3,500[a]	1,500~3,500

a: Coes not include installation costs.

(1) Thermionic electron guns

그림 4-10은 thermionic 전자총의 구성 성분을 도식적으로 나타낸 것이다. 이는 또한 triode gun이라고 부른다.

Gun은 3개의 성분으로 구성된다. 즉, filament(F), grid 또는 Wehnelt cap 그리고 anode이다. 필라멘트는 전형적으로 hair-pin 형태의 텅스텐 와이어 또는 pointed 텅스텐 와이어이다. 후자의 경우, pointed 와이어는 텅스텐 지지 와이어에 spot welding된다. 필라멘트 와이어를 통한 전압 V는 resistive heating current, I_F가 흐르게 만든다. 텅스텐 와이어는 일함수가 W=4.5 eV로 2,600~2,800K에서 작동된다. 단결정 LaB_6 emitter는 일함수가 W=2.7 eV이고 작동 온도는 1,700~1,900K이다.

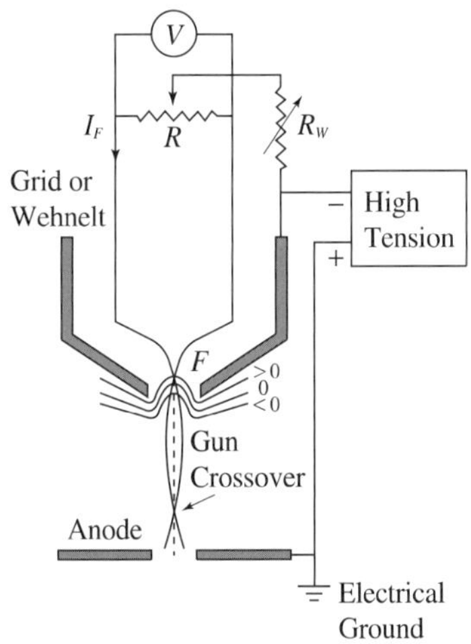

그림 4-10 • Schematic of a thermionic electron gun.

양극(anode)은 ground potential로 유지된다. 고전압 공급원은 필라멘트 tip과 anode plate 사이에서 가속 전압 E를 발생한다. 필라멘트는 양극에 대하여 $-EV$의 음의 potential로 유지된다. 그래서 tip에서 방출된 전자는 양극을 향하여 가속된다. Thermal emission은 tip에서 뿐만 아니라 tip의 옆면(flank)에서도 일어나서 전자로 하여금 광축에 대하여 큰 각도로 운동하게 한다. 필라멘트 측면에서의 전자 방출을 막으려면, 필라멘트 주위에 conical surface를 만들어 준다. 이 표면은 grid 또는 좀 더 흔하게 Wehnelt cap이라고 부른다. Grid는 tip에 대하여 작은 크기의 음의 전압을 가변의 저항 R_w로 유지시킨다. 현미경 console에서 resistance, R_w는 gun bias control로 변화시킬 수 있다. Bias resistor는 필라멘트 heating circuit과 연결되어 가속 전압의 에너지는 항상 bias setting과 관계없이 E eV로 된다.

음의 Wehnelt cap은 그림 4-10에서 나타내는 바와 같이 zero-potential contour를 만든다. Bias 전압은 이 contour가 tip 가까이에서 필라멘트를 만나도록 setting한다. 필라멘트의 측면의 영역은 음의 potential을 겪게 되어 thermionic emission이 억제된다. Gun bias의 변화는 이 zero-potential surface의 위치를 변화시키는 것이고 따라서 방출 영역의 크기를 변화시킨다. 만약 bias 전압이 너무 크면, zero-potential contour와 tip과의 교점이 없게 되어 emission이 없게 된다. 만약 bias 전압이 너무 작게 되면, 방출 duddru이 커져서 gun brightness는 감소하게 된다. 이 brightness가 최대가 되는 최적 gun bias setting이 있다. 이 전압 setting은 Wehnelt cap 내에서 tip의 정확한 위치와 Wehnelt cap 형태에 예민하게 의존한다. 텅스텐 필라멘트에서 최대 brightness에서 전형적인 필라멘트 current는 약 100 μA이고 이는 현미경 console 상에 beam current로 나타낸다.

(2) Schottky and field emission electron guns

Schottky와 field emission electron gun은 제작에서 아주 유사하므로 이 절에서 함께 논의한다. Schottky electron gun은 광축에 수직한 평편한 (001)면을 가진 단결정 필라멘트를 사용한다. 이 평평한 facet의 지름은 보통 1 μm 근처이다. 필라멘트는 얇은 ZrO 층으로 코팅되었는데, 이는 일함수를 4.5 eV에서 약 2.8 eV로 감소시킨다. 따라서 작동 온도는 1,800K로 낮출 수 있다. suppressor cap(그림 4-11 (a))은 필라멘트를 감싸서 단지 tip만이 cap에 돌출되어 있다. Supressor cap은 thermionic gun에서 Wehnelt cap 역할을 한다. -2 kV의 전압은 필라멘트 결정의 측면으로부터 전자 방출을 금지한다.

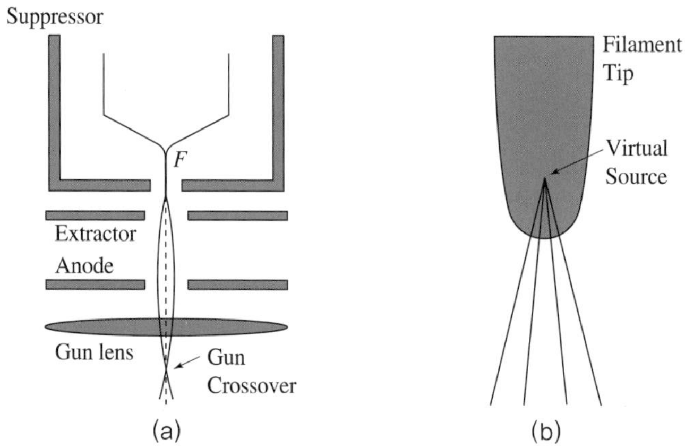

그림 4-11 • Schematic illustration of a Schottky electron gun.

2~7 kV 범위에서 양의 potential로 유지되는 extractor plate는 tip에서 전차를 축출히는 데에 필요한 전기장을 제공한다. Field는 tip 반지름에 반비례하여 수 V/nm의 field가 얻어진다. 그러면 전자는 양극 plate에 의해 가속되어 광축을 따라 양극판의 작은 구멍을 통하여 column으로 방출된다. 전자는 필라멘트 내에서의 한 점에서 나오는 것처럼 보인다(그림 4-11 (b)). 약 10 nm의 크기를 갖는 virtual source는 gun cross-over를 형성하지 않는다. 그래서 전자의 궤적인 광축과 교차하도록 gun lens가 필요하다. gun 렌즈는 0.5~2 kV 범위에서 가변 potential을 갖는 electrostatic lens이다. 강하게 여기된 gun lenss는 gun cross-over를 gun 가까이로 가져오는 반면, 약하게 여기된 gun 렌즈는 더 낮게 하여 첫 번째 condensor 렌즈로 가까이 된다. emission current는 전형적으로 150 μA이다.

Cold field emission gun은 Schottky gun 구축과 아주 유사하다. 그것은 같은 성분을 가져 suppressor, extractor, anode 그리고 gun 렌즈를 갖는다. 필라멘트 tip (보통 W)은 약 100 nm의 반지름을 가지고 extractor 전압은 Fermi level에 있는 전자가 barrier potential(이는 가해 준 field로 좁아져 있음)을 tunneling하는 데에 충분한 field strength를 공급한다. Cold field emitter에 대한 gun vacuum은 10^{-8} Pa 근처인 반면, Schottky emitter는 약 10^{-6} Pa을 요구한다. 또한 Schottky emitter는 장시간에 걸쳐 좀 더 안정된 emission current을 제공한다. Cold field emitter는 정규적으로 flash해 주어야 한다. 이는 emitter surface로부터 오염물을 제거하기 위함이다. Schottky와 cold field emitter gun에 대한 파라미터는 표 4-1에 나타내었다.

5. Beam energy spread and chromatic aberration

Thermionic emission tip을 떠나는 전자들은 초기 에너지로, 적어도 일함수 W의 에너지를 갖는다. 이 에너지 영역에서 Fermi-Dirac distribution 함수 식 (4.34)는 Maxwell-Boltzmann distribution으로 줄어든다. 에너지 scale의 zero는 Fermi-level로 잡는다. 즉,

$$f(E,T) = \frac{1}{1+e^{-E/k_BT}} \approx e^{-E/k_BT} \tag{4.47}$$

그러면, 식 (4.47)을 이용하여 normalized energy distribution $g(E)$[HK89b]을 정의한다.

$$g(E)\,dE \equiv \frac{dj_z}{j_z} = \frac{E}{(k_BT)^2} f(E,T)\,dE \tag{4.48}$$

그림 4-12에는 분포 $k_BT\,g(E)$를 E/k_BT의 함수로 나타내었다. 평균 전자 에너지는 $\langle E\rangle = 2k_BT$로 주어지고, most probable energy는 $E_m = k_BT$에서 커브의 최댓값에 해당되고 에너지 spread(FWHM)는 $\Delta E = 2.446\,k_BT$이다. 표 4-2는 전형적인 작동 온도를 사용하여 W emitter와 LaB_6 emitter에 대하여 관련된 에너지를 나타낸다. 마지막 행은 thermal field emission gun에 대한 해당되는 표현을 나타내었다. Field emission의 energy spread는 0.2~0.4 eV이다. 에너지 분포는 전자의 최종 에너지에 중첩되어야 한다.

표 4-2 • Energy distribution parameters for a tungsten emitter and a LaB_6 emitter; energies in eV, temperature in K. The last column shows the explicit expressions for a thermal field emitter(HK89b).

	W	LaB_6	Thermal field emission
Work function	4.5	2.7	
Temperature	2,800	1,900	
$f(W, T)$	7.95×10^{-9}	6.89×10^{-8}	
(E)	0.482	0.327	$\pi pd\ \cot(\pi pd)$
E_m	0.241	0.164	$d\pi p / \sin(\pi p)$
ΔE	0.590	0.400	$k_B T[\ln p - \ln(1-p)]$

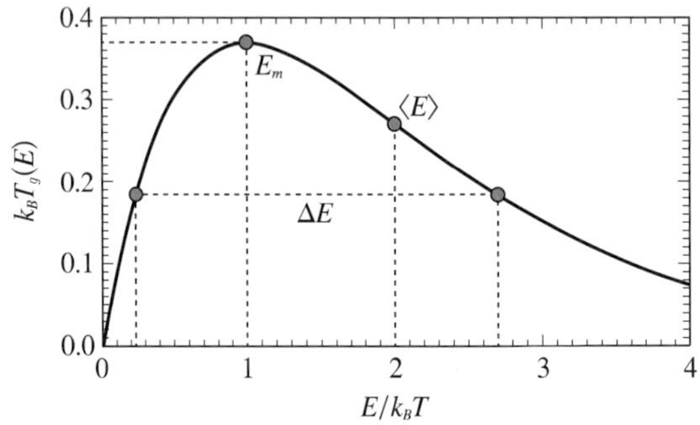

그림 4-12 • Normalized energy distribution $k_B T\ g(E)$ as a function of $E/k_B T$ for thermionic emission. The mean energy, most probable energy, and energy spread are indicated.

1954년에 Boersch[Boe54]에 의해 실험적으로 thermionic emission에 대한 에너지 분포의 anomalous broadening이 존재함이 밝혀졌다. 그리고 그 에너지 분포는 최댓값 E_m 주위에서 대칭이 되려는 경향이 있다. 이는 그림 4-12에서 보인 Maxwell-Boltzmann 분포가 아니다. 그리고 mean energy $\langle E \rangle$는 이동된다. 이 효과는 beam current가 증가함에 따라 증가한다. 현재로는 이 효과를 설명하는 한 개의 이론이 존재하지 않으나, 그것은 전자들 사이에 cross-over에서와 같이 전자가 가까이 다가갔을 때에 stochastic Coulomb interaction에 의한 것으로 알려졌다. 이것은 Wehnelt cap의 형상을 변형시키게 하는데, 이 변형의 최종 결과는 cross-over가 cathode에서 더 멀어지게 하고(telescopic effect) 가끔은 완전히 피하게 한다. Boersch 효과는 전자가 좁은 빔으로 될 때마다 일어난다. 즉, 높은 probe current와 작은 probe 지름이 요구되는 리소그라피에서 일어난다. Boersch 효과로 thermionic gun의 에너지 분산은 약 1 eV로 증가한다. Monochromator의 전자 광학 설계에서 최근 개발은 빔의 에너지 분산을 50~200 meV로 줄이는 것이 가능하다. 이와 같은 에너지 filter는 dedicated 현미경에서 유용하고 이는 electron energy loss mechanism의 연구에 혁명을 일으키고 있다.

Chromatic aberration은 렌즈의 초점 거리가 파장 따라서 전자 에너지에 의존하는 데에서 기인한다. 고전압 공급원 또는 렌즈 power supply에서의 작은 동요는 파장에서의 작은 변화를 야기하고 그래서 $\hat{\Psi}$, 그리고 $B(z)$에 대하여 변화를 야기한다. 현미경에서는 4가지 중요한 fluctuation and/or 에너지 변화가 존재한다.

- 필라멘트를 떠나는 전자의 intrinsic 에너지 분산, 전형적으로 $\Delta E/E \approx 10^{-5}$
- 고전압 instability; $\Delta V/V \approx 10^{-6}\ \mathrm{min}^{-1}$
- 렌즈 current의 fluctuations; $\Delta I/I$
- 시료에서의 에너지 손실

이 동요의 결과로 magnetic lens의 focal length f는 더 이상 정확하게 정의되지 않고 대신에 defocus spread Δ로 표현할 수 있다[Spe88].

$$\Delta = C_c\left[\frac{\sigma^2(V)}{V^2} + \frac{4\sigma^2(I)}{I^2} + \frac{\sigma^2(E)}{E^2}\right]^{1/2} \tag{4.49}$$

여기서 σ는 표준편차를 나타낸다. 첫 번째 항은 가속 전압의 동요를 나타내고, 2번째 항은 렌즈 전류 I의 동요로 인한 focal length의 동요를 나타낸다. Focal length는 field $B(z)$의 제곱에 의존하므로 인자 4가 첨가되었다. 그리고 마지막 항은 전자총에서 Boersch 효과를 포함한 intrinsic energy spread에 해당된다. Chromatic aberration coefficient C_c는 mm로 나타내는데, 이는 axial field 분포 $B(z)$의 항으로 다음과 같이 나타낼 수 있다[HK89a].

$$C_c = \frac{e}{8m\hat{\Psi}}\int_{z_0}^{z_1} B^2(z)h^2(z)\,dz \tag{4.50}$$

여기서 $h(z)$는 axial object point를 unit slope를 가지고 떠나는 paraxial trjectory이다. Chromatic aberration의 최종 효과는 한 점의 영상은 disk로 흐려지게 된다. 원칙적으로 chromatic aberration은 렌즈를 negative C_c를 가진 electtrostatic mirror와 조합하여 제거할 수 있다.

6. Beam coherence

일반적으로 전자총과 조사(illumination) 시스템의 주된 목적은 잘 알려진 참조 상태를 갖는 전자의 흐름(stream)을 만드는 것이다. Chapter 05에서 보게 되겠지만, 빔 전자와 시편과의 반응을 나타내는 방정식은 입사 전자가 plane wave로 나타낼 수 있을 때에 그 해를 구할 수 있다. 그러므로 우리는 전자빔이 plane wave로 얼마나 잘 나타낼 수 있는가를 알 수 있는 척도를 제시해야 한다.

Heisenberg의 uncertainty 원리에서 uncertainty의 곱, 즉 에너지 분산과 시간의 uncertainty와의 곱은 Planck 상수보다 커야 한다. 즉,

$$\Delta E\,\Delta t > h \tag{4.51}$$

이다. Thermionic gun에서 $\Delta E = 1$ eV이면, $\Delta t \approx 4\times10^{-15}$ s 이다. 이 시간 동안 전자는 거리 λ_{tc}를 움직이는데, 이를 temporal coherence length라고 부른다.

$$\lambda_{tc} = c\,\Delta t\sqrt{1-\frac{1}{\gamma^2}} \tag{4.52}$$

200 kV에서 λ_{tc} = 861 nm이다. Optical laser의 temporal coherence length는 수 cm에서 수 m로 변화된다. zero-energy 분산을 가진 전자총의 temporal coherence는 무한대가 된다. 즉, 완벽한 monochromatic

전자총이다. Temporal coherence length가 길면 길수록 beam electron은 더 같아진다.

이상적으로 모든 전자빔은 필라멘트의 한 점에서 나온다. 그러나 실제로는 시료에 도달하는 전자는 thermionic gun에서 gun cross-over와 field emission gun에서는 virtual source와 일치하는 점에서 출발하는 것으로 나타난다. 이 virtual source는 유한 크기의 lateral 범위(lateral은 광축에 수직함을 나타냄)가 field emission gun에서 수 nm이고 thermionic gun에서 10~50 μm이다. 8절에서 대부분의 전자는 시료에 도달하기 전에 aperture(second condensor aperture)를 통과한다. 이 aperture에 의한 시료로의 대면각인 beam divergence angle θ_c는 illumination의 transverse coherence width 또는 spatial coherence width λ_{sc}를 정의하는 데 사용된다. 즉,

$$\lambda_{sc} = \frac{\lambda}{2\pi\theta_c} \tag{4.53}$$

만약 2개의 물체점 A와 B가 $r < \lambda_{sc}$인 거리만큼 떨어져 있다면, 이 두 점에 의해 산란된 파동의 진폭은 intensity로 전환되기 전에 더해져야 한다. 즉,

$$I = |\Psi_A + \Psi_B|^2 \tag{4.54}$$

$$= |\Psi_A|^2 + |\Psi_B|^2 + (\Psi_A \Psi_B^* + \Psi_A^* \Psi_B) \tag{4.55}$$

$$= I_A + I_B + I_{AB}(\text{coherent}) \tag{4.56}$$

그러나 만약, 두 물체 사이의 거리가 coherent width보다 아주 클 때에는 최종 산란 intensity는

$$I = I_A + I_B = |\Psi_A|^2 + |\Psi_B|^2 \quad (\text{incoherent}) \tag{4.57}$$

로 된다. coherent와 incoherent 경우와의 차이는 interference term I_{AB}이다. 중간의 범위, 즉 coherence width와 비교될 만한 거리는 partial coherence이론으로 설명된다.

Thermionic 전자총의 정상적인 관찰 조건 하에서 illuminating aperture는 통계적으로 독립적인 전자소스로 incoherent하게 가득 찬다. Field emissiom gun에서 전체 illuminating aperture는 coherent하게 채워지고 aperture plane에서 transverse coherence width는 [SZ92]

$$\lambda_{sc,\,a} = \frac{\lambda}{2\pi\theta_s} \tag{4.58}$$

로 정의된다. 여기서 θ_s는 aperture plane에서 소스에 의한 대면각이다. 더 작은 aperture 반지름은 가속전압의 감소와 같이 transverse coherence width를 증가시키고, 직감적으로 무한대로 작은 aperture는 한 개의 wave vector만이 전자빔에 기여하게 하여 순수한 plane wave가 얻어진다. 실험적으로 이것은 current density의 현저한 손실 없이 이루어질 수 없다. 고분해능 관찰에서는 회절된 빔 사이에 간섭이 구조 영상을 얻기 위하여 사용되는데, 이때는 coherence width가 중요하고 condensor aperture 반지름의 적합한 선택이 작동자에 의해 선정되어야 한다. 작은 aperture는 coherence width를 증가시키나 동시에 current density는 감소하여 긴 노출 시간이 요구된다. coherence width 내에 있는 시료 영역에서 나오는 빔에 의한 간섭으로 생겨나는 영상 콘트라스트는 위상 콘트라스트(phase contrast)라고 부른다.

임의 시간에서 현미경 column 내에 얼마나 많은 전자빔이 존재하는가를 계산해 보자. 1 nA의 beam current는 6.25×10^{18} electrons/C$\times10^{-9}$ C/s, 즉 6.25×10^{9} electrons이 존재한다. Potential E volts로 가속된 전자의 속도는 $v=\beta c$이고 1초간 움직인 거리는 $\Delta=v$ m이다. 만약 전자가 시간에 따라 규칙적인 간격으로 방출된다고 가정하면(합리적인 근사), column 내에 beam current nA당 선형 electron density n_e을 계산할 수 있다. 즉,

$$n_e=\frac{6.25\times10^9}{v} \tag{4.59}$$

이다. E=200 kV에서 전자는 속도 v=0.695c로 운동한다. 이는 30 electrons/m nA의 linear electron density가 된다. 연이은 전자 간의 평균 거리는 약 3 cm가 된다. 이는 시편 두께보다 훨씬 큰 거리이다. 시료가 관여되는 한, 각각의 beam electron은 따로따로 고려하는 것은 좋은 근사이다.

이는 다시 한 번 전자 회절 실험은 양자역학 실험의 진수임을 확인시켜 준다. 개개의 전자는 많은 수의 slit을 가진 시료에 보내진다. 우리는 어느 slit으로 전자가 통과하는가를 정확하게 결정하려고 시도하지 않으므로 간섭 패턴이 검출기에 생성되게 된다.

시편 두께 z_0을 통과하는 시간은 $\Delta z/v=\Delta t$이다. 200 kV, 100 nm 두께 시료에서는 Δt =4.8×10^{-16} s이다. 이 시간 구간은 lattice vibration의 한 주기의 시간보다 4 orders of magnitude 더 짧은 시간이다. 그래서 원자는 빔 전자와 반응하는 동안 정지 상태로 보는 것은 좋은 근사이다. 가속 전압이 200 kV이고, 전류가 1 nA인 전자빔의 2개의 연속된 전자가 지나는 시간은 1.6×10^{-10} s이다. 이 시간 동안 원자는 약 100번의 진동 사이클을 갖는다. 이는 한 개의 전자에 대하여 원자의 한 위치 사이와 다른 전자의 위치 사이와의 상관관계는 없음을 의미한다.

6 | 조명(illumination) 시스템 렌즈-시편 이전의 렌즈

상용으로 나와 있는 컴퓨터 제어 현미경과 초기 현미경과 비교해 보면, 현재의 렌즈 수와 correction coil의 수는 옛날 현미경보다 훨씬 많아 졌음을 알 수 있다. 왜 이렇게 많은 렌즈가 있는가를 이해하는 가장 쉬운 방법은 각각의 렌즈가 이웃한 렌즈와 어떤 관계인가를 분석하는 것이다. 현미경에서 처음에는 렌즈가 없이 출발하여 렌즈를 하나씩 더하여 가는 것은 이를 이해하는 데 상당히 도움이 된다. 현미경 컬럼을 시편 이전(pre-specimens), 시편(specimens) 그리고 시편 이후(post-specimens) 영역으로 나누고 이 영역에 있는 주요 렌즈의 기능을 설명한다. 임의의 특별한 현미경에서 실제 렌즈의 수는 변하기 때문에 모든 최근 현미경 모델에 존재하는 렌즈에 대하여 이어서 논의한다.

TEM의 조명 시스템은 한 가지 중요한 목적이 있다. 전자빔을 잘 정의된 참조 상태(reference state)(plane wave 또는 converged fine probe)로 생성하는 것이다. 참조 상태가 무엇인지만 안다면, 시료와 작용하여 수정된(modified) 신호를 분석하여 시료와 관련된 정보를 끄집어낼 수 있다. 따라서 작동자는 조명 시스템에서 각각의 렌즈에 대한 목적을 이해하는 것이 중요하다. 이 상황은 미분방정식을 풀고자 할 때에 부딪히는 상황과 비슷하다. 방정식은 초기 조건이 규정되었을 때에만 완전히 풀 수 있고 해는 이 초기 조건에 예민하게 의존한다. TEM의 경우, 관련된 미분방정식은 stationary Schrodinger equation

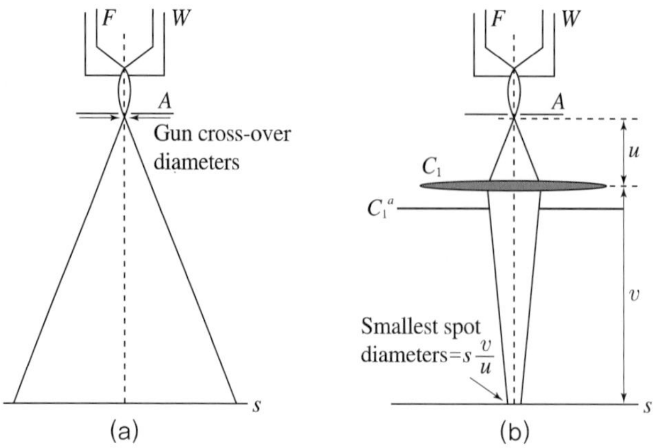

그림 4-13 • (a) Prespecimen ray diagram without lenses. The gun cross-over diameter s is 10~100 μm. (b) Ray diagram with a single condensor lens C_1. The image of gun cross-over is magnified by a factor v/u. The fixed aperture $C_1{}^a$ limits the angular range of electron trajectory.

이다. 만약 우리가 이 방정식에 대한 이론적인 해가 실험 관찰과 비교하기를 원한다면, 시작부터 이 둘은 같은 초기 조건을 갖는가를 확인해야 한다. 따라서 조명 시스템은 영상 형성 기구의 이론적인 설명에 근거한 실험적인 영상의 해석에 아주 중요하다.

그림 4-13 (a)에서 보인 바와 배열을 고려하자. 이는 전자총의 전자가 아무런 자기 렌즈 없이 시편에 조사된다. 이 배열은 전자총을 제한된 범위에서만 제어가 가능하다. 전체 조립의 기하와 결합된 Wehnelt voltage 또는 gun bias가 cross-over의 위치와 크기를 결정한다. 시편에의 임의 규정된 면적에 도달하는 전체 전자수는 다소 작고 gun bias의 조절로 다소 변화될 수 있다. 이것은 전자가 방출되는 필라멘트의 면적을 변화시키므로 beam brightness 또한 변화한다. 이것은 분명 원하지 않는 배열이다. 왜냐하면, 시편 표면에 아주 미세한 probe나 평행한 입사빔을 사용하길 원하기 때문이다. 그래서 우리는 하나의 자기 렌즈를 첨가하기로 결정하는데, 이는 그림 4-13 (b)에서 보인 대로 양극 가까이 condenser 렌즈 C_1 이다.

만약 이 렌즈 C_1이 gun cross-over(지름 $s=10\sim100$ μm)의 영상이 시료 표면에 형성되도록 여기된다면 가장 작은 조사 면적의 크기(spot size)는 $s\dfrac{v}{u}$로 일반적으로 cross-over 지름 자체와 같은 크기이다. 이것 또한 원하는 바가 아니다. 왜냐하면, 빔이 μm의 크기가 아니라 nm 크기의 자세함을 조사하길 원하기 때문이다. 따라서 nm 크기의 probe가 요구된다.

대부분의 현미경은 고정된 조리개(aperture)를 사용한다. C_1 렌즈 바로 아래에 위치한 1st condenser aperture C_1^a이다. 이 aperture의 목적은 광축에 대하여 큰 각도로 운동하는 전자를 붙잡아 연이은 렌즈 pole piece의 내부 표면을 때리는 것을 방지한다. 이것은 column에서 발생되는 많은 수의 X-ray를 감소시킨다.

만약 시편에서의 spot size가 cross-over 지름보다 아주 작게 만들려면, v가 u보다 아주 작게 만들어져야 한다. 이것은 그림 4-14 (a)에서 보듯이 lens C_1을 강하게 여기시켜야 한다. 여기가 강하면 강할수록 초점 거리는 점점 짧아지고, 확대율 $\dfrac{v}{u}$는 더 작아진다(이는 demagnification factor로 알려진다).

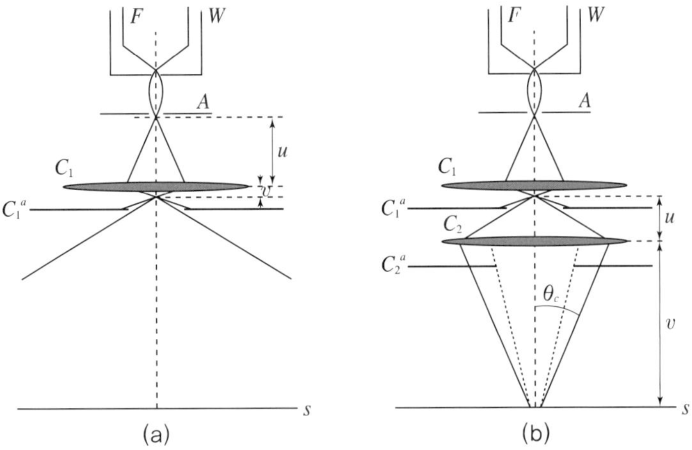

그림 4-14 • (a) Ray diagram for a strongly excited C_1 lens. electrons leave the $C_1{}^a$ aperture at large angles with respect to the optic axis. (b) Ray diagram with a second condensor lens C_2. The lens has the first condensor cross-over as the object plane and the specimen as the image plane. The diameter of C_2 cross-over on the specimen is known as the spot size. The variable diameter aperture $C_2{}^a$ limits the angular range of electron trajectories at the expense of beam current.

그림 4-14 (a)에서처럼, v가 u보다 아주 작을 때에는 대부분의 전자는 $C_1{}^a$를 통과한 후에도 광축에 대하여 다소 큰 각도로 운동하므로 분명히 시료의 작은 면적에 빔을 초점시키는 또 다른 렌즈가 필요하다. 이 두 번째 렌즈는 C_2(condenser 2)이고 이것은 가변의 전류 제어를 가지고 있어 가변의 초점 거리를 갖는다.

두 번째 condenser lens는 렌즈 C_1의 cross-over를 object plane으로 갖는다. 그리고 C_2 렌즈 전류를 변화시켜 시료의 위, 아래 또는 시료의 임의 면에 conjugate image를 위치시킬 수 있다. 만약 C_2 렌즈의 초점 거리(focal length)가 렌즈 중앙에서 시료까지의 거리보다 길면 렌즈는 under-focused라고 말하고, 만약 image cross-over가 시료 전에 위치하면 렌즈는 over-focused라고 말한다. 가장 작은 가능한 spot이 시료상에서 관찰되면, 그 렌즈는 in-focus라고 말한다. 비록 over와 under-focused 조건이 시료에 같은 지름의 spot을 주더라도 beam divergence angle, θ_c는 두 경우에 있어서 다르다는 것을 이해해야 한다. 거의 평행한 입사빔(고분해능 영상)은 under-focused C_2 lens(달리 여분의 condenser lens를 사용하지 않으면)로 작동되어야 한다. 현미경에서 회전하는 렌즈 콘트롤 knob으로 under focus 조건은 보통 CCW 방향으로 회전된다(즉, 렌즈에 적은 전류의 흐름).

2개 렌즈 condenser 시스템을 사용하여 보통 100 nm spot size를 얻는다. 첫 번째 condenser lens 조절은 현미경 console에서 spot size로 알려진다. Spot size는 discrete step으로만 변화된다. C_2 전류는 종종 intensity 또는 brightness로 이름 붙여진다. 그것은 연속으로 변화된다. Spot size가 변할 때마다 C_1 cross-over가 변화되므로 시료에 가장 작은 빔 지름을 얻기 위하여 C_2 전류를 변화시키는 것이 필요하다. 두 번째 condenser aperture $C_2{}^a$는 3내지 4개의 지름을 가지고 있는데, 이중 하나로 setting시킬 수 있다. 그림 4-14 (b)에서 $C_2{}^a$ 지름의 변화는 시료상에 조사된 면적의 크기를 변화시키지 않고 단지 beam

세기가 변화된다. 더 작은 조리개의 지름에 있어서 더 작은 beam 전류가 된다. 더 작은 조리개는 또한 시료에서 C_1 cross-over가 대면한 solid angle을 제한시켜 최대 beam 발산각(divergence angle)을 변화시킨다. 이것은 영상 세기를 더 작게 희생시키며 대신 입사빔의 coherence를 향상시킨다. 최신 현미경은 소위 mini-condenser lens라는 3번째 렌즈를 objective lens 상부 pole-piece 바로 위에 위치시킨다. 이 렌즈는 objective lens stage의 일관된 stage이므로 다음 절에서 논의한다.

7 | The specimen stage lens

1. Types of objective lenses

TEM의 대물렌즈는 immersion lens 타입이다. 왜냐하면, 시료가 렌즈의 자기장 내에 위치하기 때문이다. 2가지 형태의 대물렌즈가 존재한다. 하나는 High-contrast 렌즈, 또는 비대칭(asymmetric) lens와 다른 하나는 twin lens 또는 대칭(symmetric) 렌즈이다. 비대칭 렌즈에서는 그림 4-15에서 나타낸 바와 같이 시료는 상부와 하부 pole-piece의 $\frac{1}{3}$ 위치에 놓이고, 대물렌즈 aperture는 $\frac{2}{3}$ 위치에 놓이고, 이는 후방 초점면(back focal plane)과 일치한다. 상부 pole-piece는 보통 하부 pole-piece보다 비대칭이다. 대칭 렌즈에서는 시료가 그림 4-16에서 보인 바와 같이 두 pole-piece 사이의 중앙에 위치한다. 대칭 렌즈에서는 두 bore 지름은 같다.

비대칭 렌즈는 대칭 렌즈보다 더 긴 초점 거리(focal length)를 갖는다. 보통 5~10 mm 범위이다. 따라서 더 작은 측면 확대율(lateral magnification) M을 가지고 동등하게 더 큰 각 확대율(angular magnification) M_α를 가져 이는 큰 값의 카메라 길이(camera length) 회절 패턴 관찰에 적합하게 해 준다. 입사 전자들은 시료에 도달하기 전에 대물렌즈의 자기장의 일부분을 맞기 때문에(그림 4-15에서 $B(z)$ 참조), 이 전방 자기장(pre-field)은 약한 3번째 condenser lens로 작용하게 된다. Condenser lens의 주된 목적은 gun cross-over의 반확대(demagnification)이므로 비대칭 대물렌즈는 nanometer probe size beam을 얻는 데 사용될 수 없음이 분명해진다.

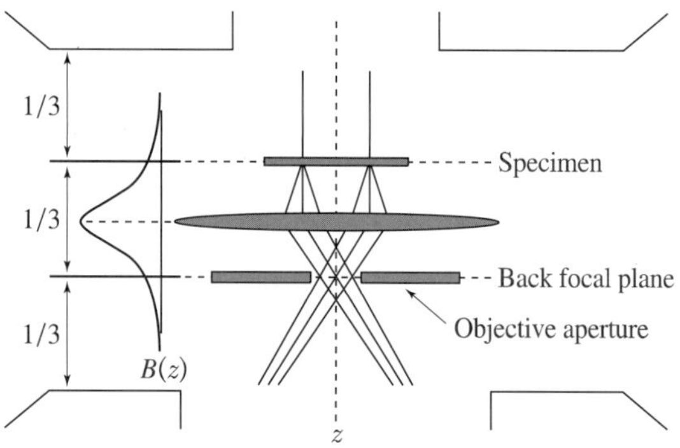

그림 4-15 • Schematic diagram of an asymmetric(or high contrast) objective lens. The specimen and back focal plane are located at one-third and two-thirds the distance along the axis of the lens.

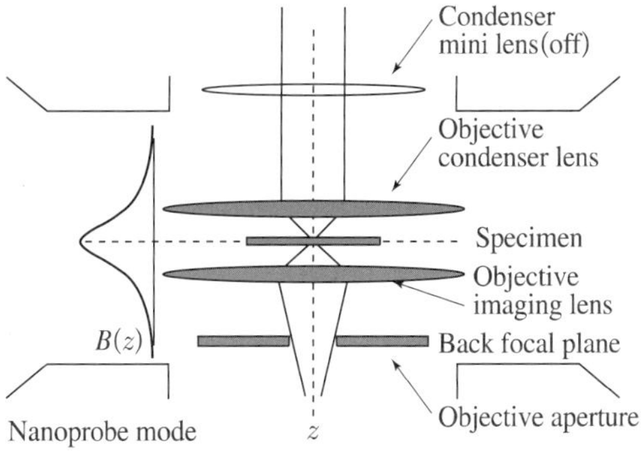

(a) a fine probe is obtained with the condenser mini-lens switched off(nano-probe mode).

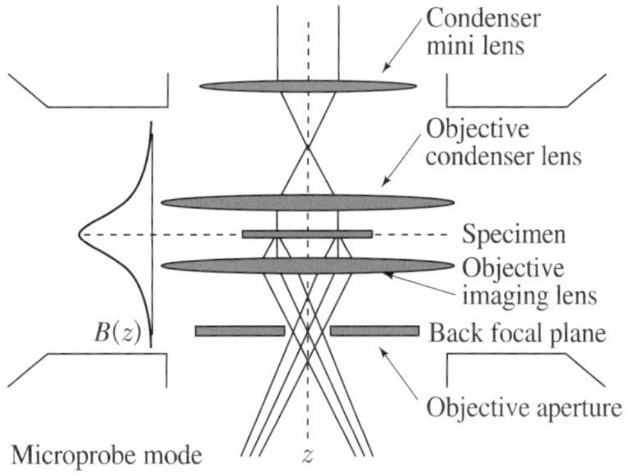

(b) a parallel beam is obtained when the condenser mini-lens is switched on(micro-probe mode).

그림 4-16 • Schematic diagram of a symmetric objective lens.

대칭 렌즈(소위 Riecke-Ruska lens) 설계에서 전자는 시료에 도달하기 전에 대물렌즈의 자기장의 거의 절반을 맞게 되며, 자기장의 상부장을 objective condenser lens라고 부른다. 그것은 입사 probe를 더 반확대시켜 수 nm 크기의 빔으로 만든다. 이 관찰 모드는 nano-probe mode로 알려진다(그림 4-16 (a)). 대물렌즈 전기 회로의 한 부분으로 여분의 mini-condensor lens가 존재할 때에 이 렌즈는 또 하나의 cross-over를 만드는데, 이는 objective condenser lens 바로 위에 형성된다(그림 4-17 (b)). 이 cross-over를 떠나는 전자는 평행하나 좁은 빔으로 초점되어 시료와 objective imaging lens를 통과한 후에 그들은 대칭의 cross-over를 지난다. 이 mode는 micro-probe mode로 알려진다. Microprobe mode는 회절(diffraction) 기술에 유용하다. 왜냐하면, 평행빔은 쉽게 회절 spot으로 초점될 수 있기 때문이다. 반면에 Nanoprobe mode에서는 analytical 관찰 기술에 더 유용하다. 대칭 렌즈의 초점 거리는 비대칭 렌즈의 초점 거리보다 더 작아서 1~3 mm 범위이다. 이것은 objective lens aperture가 시료에 아주 가깝게 위치하는데, 이는 specimen holder의 tilting 범위를 제한함을 의미한다. 대칭 렌즈의 lens gap(상부와 하부 거리)은 수 mm 크기이고 비대칭 렌즈는 아주 더 큰 lens gap으로 10~20 mm를 갖는다.

조명 시스템의 주된 기능은 전자빔을 잘 정의된 참조(reference) 상태로 만드는 반면에, 대물 렌즈의 주된 기능은 여러 가지 회절빔을 cross-over에 가져오는 것으로 또한 최소의 렌즈 수차를 가져야 한다. Fraunhoffer 회절 조건에서 짧은 거리에서 회절 패턴을 얻기 위하여 렌즈를 사용할 필요가 있다. 사실 단순히 레이저빔을 미세한 grating을 통해 벽에 투영시키면, 렌즈 없이도 회절 패턴이 형성된다. 대물렌즈의 주된 목적은 렌즈가 없는 시스템의 무한대의 초점 거리를 유한 크기로 줄여주어 회절 패턴과 영상이 다른 렌즈에 의해 확대되게 한다. 원리적으로 현미경을 렌즈 없이 제작하는 것은 가능하다. 왜냐하면, 모든 관련된 물리는 전자빔과 시료와의 작용에서 일어나기 때문이다. 이와 같은 현미경의 하나는 point projection microscope[SQM93]으로, 이는 렌즈를 전혀 사용하지 않아서 렌즈 수차를 겪지 않는다.

2. 전자 회절 기하학(electron diffraction geometry)

대물렌즈는 높은 여기 전류를 사용하는데, 이는 높은 측면 확대율(lateral magnification), M이 얻어짐을 의미한다. 전자광학 논의에서 각 확대율(angular magnification) M_α는 측면 확대율의 역수이다. 이는 대물렌즈를 떠나는 전자빔은 연이은 모든 렌즈에서 광축에서 작은 각도로 운동하게 된다. 이것이 왜 연이은 모든 렌즈에서 수차가 중요하지 않고 무시할 수 있는 이유이다. 그러나 대물렌즈에서 수차는 무시할 수 없다. 왜냐하면, 이 렌즈에서 전자는 광축에 대하여 가장 큰 각도로 운동하기 때문이다. astigmatism과 같은 교정 가능한 수차는 교정되었음을 가정하면, 구면 수차 C_s와 색수차(chromatic aberration) C_c는 TEM 작업에 대한 최종 영상의 질을 결정하게 된다.

대물렌즈는 2개의 중요한 면을 갖는다. 하나는 회절 패턴이 형성되는 후방 초점면(back focal plane)이고, 또 하나는 영상이 형성되는 영상면(image plane 또는 selected area plane)이다. 후방 초점면에서는 흔히 대물렌즈 조리개(objective aperture)라고 부르는 조리개를 넣는다. 유사하게 영상면에서는 소위 선택면 조리개(selected area aperture)를 넣는다. 대물렌즈를 떠나는 전자는 시편 치수에 비해 큰 거리에서 영상을 형성하므로 Fraunhoffer 회절 조건이 만족되어 후방 초점면에서는 물체함수(object function)의 Fourier 변환된 패턴을 함유한다. 후방 초점면에 형성된 역격자점들은 그림 4-17 (a)에서 보인 바와 같이 역공간의 원점에서 거리 $\lambda f|g|$에 있게 된다. 따라서 후방 초점면은 역공간에서 Fourier 변환 패턴을 λf만큼 확대한 것이다. 잘 아는 바와 같이 Ewald sphere 근처에 놓이고 Bragg 조건을 만족하는 역격자점들만이 회절빔을 만든다.

그림 4-17 (b)는 회절 모드에서 현미경의 카메라 길이(camera length) L을 정의한다. 카메라 길이는 회절 패턴의 확대의 척도이다. 카메라 길이 L, 전자 파장 λ, 격자 간격 d 그리고 스크린에서 측정된 간격 r 사이의 관계식은 다음과 같이 쉽게 유도된다. Bragg 식에서 $2d\sin\theta=\lambda$인데, 고에너지 전자에서 Bragg 각은 작아서 sin θ와 tan θ는 θ로 같다고 보는 것은 좋은 근사이다. 즉, $2d\theta=\lambda$이다. 그림 4-17 (b)에서 $r=L\tan(2\theta)2L\theta$이다. 이들을 조합하면,

$$r=\frac{\lambda L}{d}=\lambda Lg \tag{4.60}$$

여기서 $g=\frac{1}{d}$이다. 상수 L은 카메라 길이로 알려지고, λL은 카메라 상수(camera constant)라고 한다. 차원은 [nm mm]이다. 주어진 격자 간격 d에 대하여 가속 전압의 증가는 파장의 감소를 가져오고, 따라서 회절 패턴에서 거리 r의 감소를 가져온다. 카메라 길이 L은 회절 각도 2θ를 거리 r로 전환시킨다.

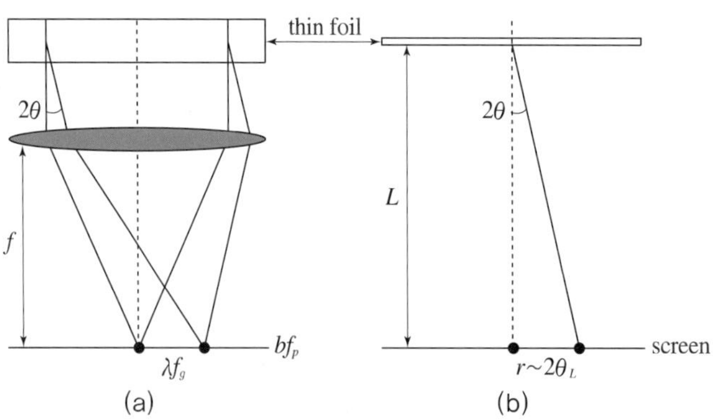

그림 4-17 • (a) Schematic representation of the diffraction geometry.
(b) Definition of the diffraction camera length L.

Al의 경우에는 200 kV에서 (200)면에 대하여 $2\theta = 12.38$ mrad이고 선형적인 카메라 길이(시료와 관찰 스크린 사이의 거리) $L = 1{,}000$ mm에서 $r = 12.38$ mm가 된다. 관찰 스크린을 물리적으로 변화시켜서 크기 L을 변화시키는 대신에 L의 효과적인 값을 변화시키기 위하여, 물체와 영상면을 일정하게 하고 이어 영상 렌즈를 사용한다. 모든 현미경은 미리 정의된 한 set의 카메라 길이를 가지고 있으므로 관찰하는 데 적합한 값 L을 선택한다. 이 값은 전형적으로 현미경 console에 나타나고 회절 패턴 사진에도 나타난다. 카메라 길이를 정확히 교정하는 데에는 주의를 요한다.

이제 전자 회절의 패턴에 대하여 다음과 같은 기하학적인 해석을 도출할 수 있다. 그림 4-18 (a)를 보자. 입사 전자빔은 파동벡터(wave vector) $\boldsymbol{k}$로 나타내는데, 이는 대물렌즈의 광축과 평행하다. Ewald sphere construction에 의하면, 이 파동벡터는 역공간의 원점 O에서 끝난다. 이는 광축과 후방 초점면과의 교점에 위치한다. 그러면 Ewald sphere는 후방 초점면에 접한다. 만약 결정의 zone axis $t_{[uvw]}$가 광축에 평행하게 놓인다면, zone 방정식, $t_{[uvw]} \cdot g_{hkl} = 0$을 만족하는 모든 역격자 벡터 g_{hkl}은 후방 초점면에 놓이게 된다. 후방 초점면에 놓인 역격자점과 Ewald sphere 사이의 거리 s는 광축에 평행하게 측정하여 $s \approx \frac{\lambda g^2}{2}$이 된다. 만약 결정 표면 법선이 전자빔에 평행하면 이 거리 s는 excitation error, s_g와 같아진다.

현미경 console에 있는 beam tilt control을 사용하여 작동자는 입사 파동벡터와 광축 사이의 각도를 변화시킬 수 있다. 그러면 Ewald sphere는 Laue circle로 알려진 circle을 따라 objective 후방 초점면을

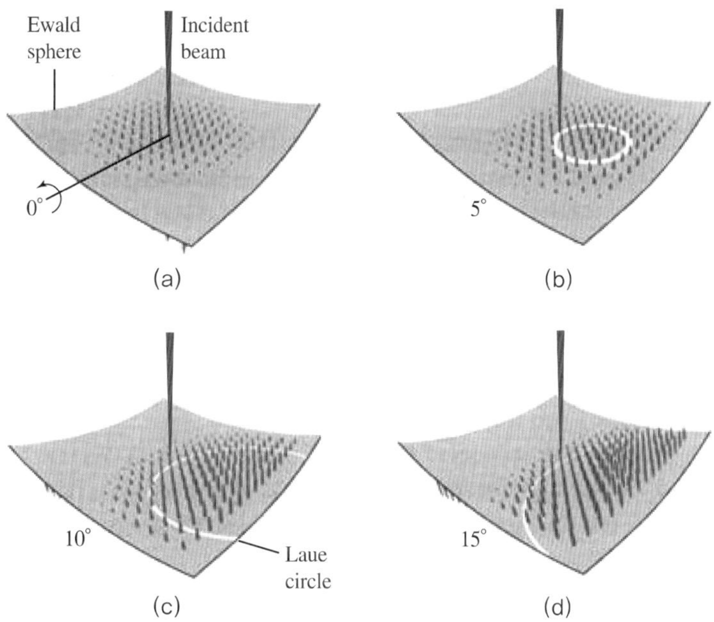

그림 4-18 • Perspective representation of the spatial relation between the Ewald sphere and a plane in reciprocal space. In (a) the plane is tangential to the sphere, and the relrods corresponding to individual reciprocal lattice points intersect the sphere. When the reciprocal lattice plane is tilted around an axis in the plane, the intersection of this plane and the Ewald sphere becomes a circle through the origin, the Laue circle, indicated by a white arc. With increasing tilt angle (b, c and d) the circle becomes larger.

교차한다. 이 원의 지름은 beam tilt가 증가함에 따라 증가한다. 달리 우리는 빔을 광축에 따라 고정시키고 시료 tilt control을 사용하여 입사빔에 대하여 시료의 배열을 변화시킨다. 이것 역시 후방 초점면에 대하여 역공간 배열을 변화시키고, 또한 Ewald sphere와 후방 초점면의 교차에 따라 회절빔의 환(ring)을 관찰할 수 있다(그림 4-18 (b), (d) 참조). 빔 tilt의 전자 제어는 시편 배열의 기계적인 제어보다 아주 예민하므로 beam tilt가 결정 정대축(zone axis)을 따라 정확하게 배열하는 데 사용되어 후방 초점면에는 zone plane에 해당되는 모든 회절을 포함한다. 연이어 존재하는 결상(imaging) 렌즈는 역공간에 대하여 λL만큼 회절 패턴을 확대하는 데 사용된다.

8 확대 단계: post-specimen lenses

시편 아래(post-specimen) 부분의 대물렌즈의 자기장은 영상을 전형적으로 30~50 배로 확대하는 데 사용된다. 그리고 대부분의 현미경에는 대물렌즈를 뒤따라 적어도 3개의 렌즈를 갖는다. 이들은 보통 위에서 아래로 diffraction lens(DL), the intermediate lens(IL) 그리고 projection lens(PL)이다. 여기서는 그들이 왜 필요한가를 렌즈를 하나씩 더하여 가면서 논의하고자 한다.

만약 대물렌즈가 유일한 결상 렌즈로 존재한다면 상황은 다소 간단하다. 시편과 관찰 스크린은 모두 고정된 위치에 있으므로 물체와 영상 거리는 고정되고 이는 대물렌즈(OL)의 초점 거리(그리고 확대율)를 고정시킨다. 대물렌즈의 렌즈 전류는 영상면이 스크린과 정확히 일치하도록 하기 위하여 변화될 수 있다. 이는 모든 것이 결정된 위치에서의 초점 맞춤으로 알려진다. 그러므로 변화되는 확대율을 가지려면, 2번째 렌즈인 PL 렌즈를 첨가해야 가능해진다.

그림 4-19 (a)에서 ray diagram은 다른 배율을 갖는 2개의 영상 1과 2가 2개의 렌즈 OL과 PL에 의하여 어떻게 형성되는 가를 보여준다. Ray diagram은 단순화를 위하여 얇은 렌즈(thin lens) 근사를 사용하여 나타내었다. 이는 현실적인 근사가 아니지만, ray diagram을 현저하게 단순화시키고 렌즈 set가 어떻게 작동하는가를 고려하는 데에 충분하다.

그림 4-19에서 렌즈의 다른 여기로 두 세트의 빔을 실선(solid line)과 점선(dashed line)으로 나타내었다. OL 전류가 감소하면 영상 초점 거리는 증가하고(focal point는 화살표로 나타냄), 영상면은 광축 아래로 움직인다. 이 면은 PL의 물체면이 되고 다른 전체 배율을 갖는 2개의 영상이 얻어진다. PL 전류는 물체 초점(arrowed)이 라인의 중심에 가까이 오도록 증가시켜야 한다. 전체 배율은 각각 렌즈의 배율의 곱으로 나타낸다.

비록 가변의 배율 변화 시스템을 목표를 달성하였다 하더라도 이 setup은 여러 가지 결점이 존재한다. 우선 실제 작업에 있어서는 대물렌즈 전류는 고정된 값으로 유지하는 것이 바람직하다. 고배율 관찰에서 렌즈 온도의 작은 변화는 커다란 시편의 drift를 야기시키므로 대물렌즈에서 큰 전류 변화는 피해야 한다. 대부분 관찰 모드에서 주어진 전류로 OL을 사용하고 초점 맞춤은 이 전류의 보통 1%의 수십분의 1 정도의 작은 양으로 조절한다.

고정된 OL 전류의 사용에는 또 다른 이점이 있다. 시료와 공액인 영상면을 광축에서 고정된 위치에 고정시킬 수 있기 때문이다. 그러므로 이제부터는 OL 전류는 SA 조리개(aperture)가 고정된 위치에 영상면이 시료면과 공액을 이룸을 가정한다. 이는 또한 후방 초점면과 회절 패턴을 고정시킨다.

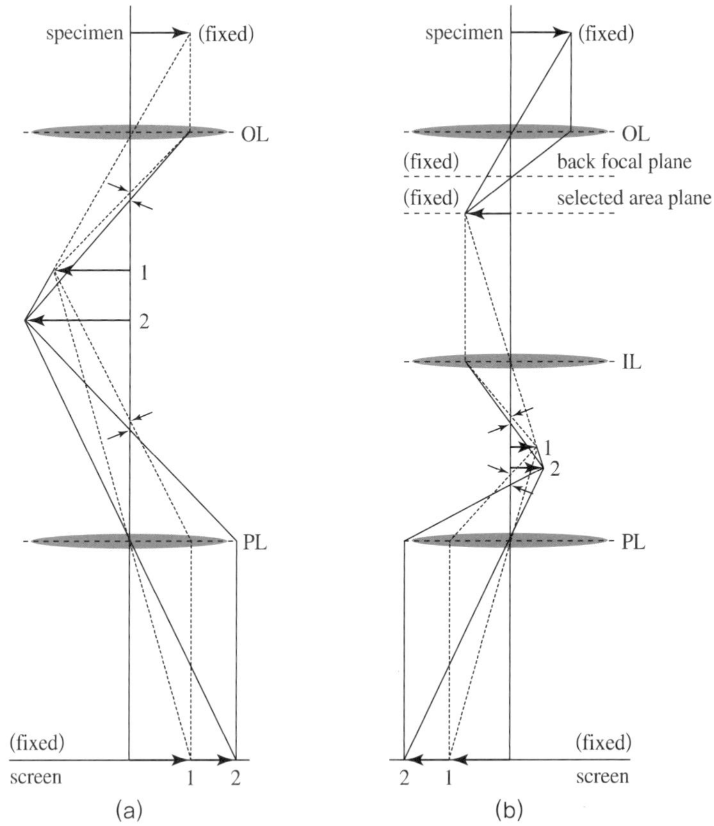

그림 4-19 • (a) Two lens system consisting of objective OL and projector PL lenses. Ray diagrams for two different overall magnifications are shown and the location of the focal points are arrowed; (b) 3 lens system with fixed OL current. Again two different overall magnifications are shown.

이와 같은 고정된 OL 전류는 또한 물체면이 스크린과 공액인 PL 전류를 고정시키므로 시스템의 확대에 대한 제어를 얻기 위하여 세 번째 렌즈(intermediate lens, IL)을 첨가해야 한다. 고정된 OL 전류로 시스템에 세 번째 렌즈를 첨가하는 것은 변하는 OL에 projector lens를 첨가하는 것과 같은 효과이다. 그림 4-19 (b)에서 보는 바와 같이 가변의 확대율이 재차 얻어진다. SA plane은 IL의 물체면이 되고 관찰 스크린은 projector lens의 영상면이다. IL과 PL의 전류 변화는 가변 배율 시스템으로 작동하게 한다. 이를 3개 렌즈 시스템이라고 부른다.

3개 렌즈 시스템에 아직 한 개의 중요한 결점이 존재한다. 주어진 배율은 단지 한 방법으로 이루어진다는 것이다. 렌즈 수차의 조합 효과를 줄이기 위하여 주어진 배율을 만드는 것은 한 방법 이상을 갖는 것이 바람직하다. 그래서 전체적인 수차가 가장 작은 값을 갖는 방법을 사용할 수 있어야 한다. 이것은 또 다른 렌즈, diffraction lens(DL)를 첨가하여 이룰 수 있다. 그림 4-20 (a)에서 보인 대로 IL과 PL 렌즈 전류의 여러 가지 조합은 같은 값의 전체적인 배율을 얻을 수 있다. 이것이 4개 렌즈 시스템이다. 또한 DL의 전류를 변화시켜 OL back focal plane을 object plane으로 갖게 하여 전자 회절 패턴의 확대 영상을 얻을 수 있다. 이를 그림 4-20 (b)에 나타내었다.

자기 렌즈의 초점 거리, 그래서 렌즈의 배율은 전자 에너지에 달려 있고 SA plane은 또한 고정된 면이므로 현미경 가속 전압의 변화는 고정된 공액면 사이에 적합한 관계를 유지하기 위하여 렌즈 전류의 변화를 동반해야 한다. 그러므로 전자 현미경은 많은 수의 가속 전압에 대하여 여러 가지 미리 결정된 렌즈 전류값을 갖는다.

모든 렌즈가 모든 관찰 조건에 대하여 여기되는 것은 아니다. 렌즈가 작동 또는 멈춤으로 전환될 때마다 작동자는 영상의 반전(inversion)을 관찰하게 된다. 왜냐하면, 하나의 cross-over가 빔 경로로부터 첨가되거나 제거되기 때문이다. 어떤 현미경은 objective mini-lens를 가지고 있는데, 이는 OL과 DL 사이의 약한 렌즈이다. 이 렌즈는 저배율 관찰에 사용된다. 그 경우 main OL은 완전히 꺼진다. 다른 현미경에는 2차 projector 렌즈가 있어서 전자빔이 IL 바로 밑에 위치한 좁은 differential pumping aperture를 지나도록 보상해 준다. 일반적인 규칙으로 모든 새로운 cross-over에 대하여 시스템의 유연성을 같게 유지하기 위하여 여분의 렌즈가 반드시 허용되어야 한다. 마지막으로 컬럼에서 모든 결상 렌즈에 대한 렌즈 전류를 주의 깊게 조합시켜 Lorentz 힘으로 야기되는 영상의 회전(imaging rotation)을 보상하고 전체 배율 범위에서 거의 zero의 overall rotation으로 column을 유지할 수 있다. 이와 같은 TEM을 rotation-free TEM이라고 부른다.

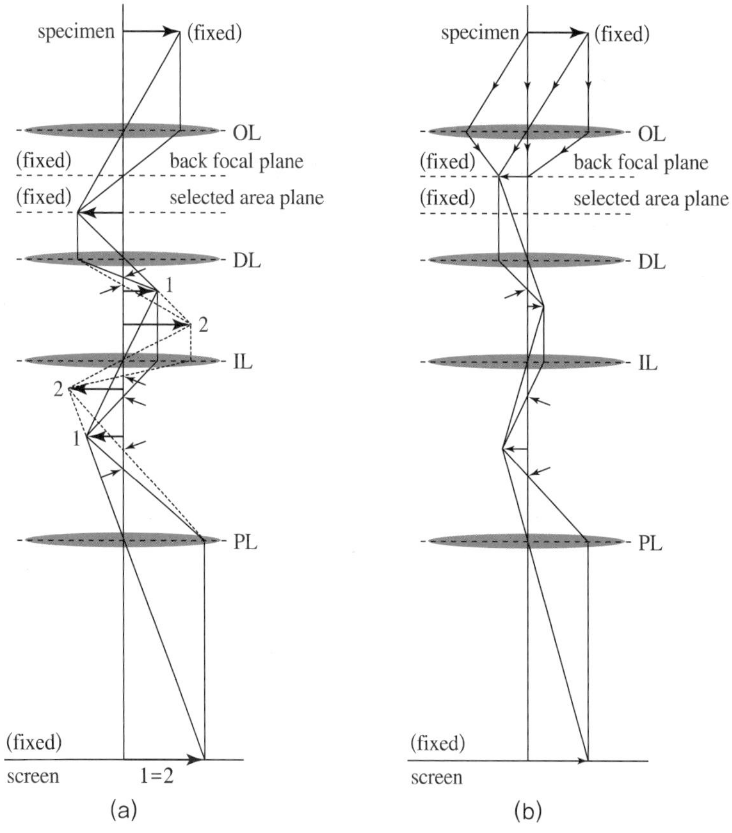

그림 4-20 • (a) 4-lens system. Two ray diagrams with the same overall magnification are shown, illustrating that the same magnification can be obtained in more than one way. (b) 4-lens system with the OL back focal plane as object plane for diffraction lens DL; this produces a magnified diffraction pattern on the viewing screen.

9 Electron detectors

1. 일반적인 detector 특성

좋은 electron detector는 다음과 같은 특성을 가져야 한다.

- 한 개의 전자까지 감지할 수 있는 감도
- 넓은 범위의 세기에 걸쳐 입사 세기와 검출기 신호 사이의 선형 관계
- 높은 공간 분해능(spatial resolution)
- 낮은 잡음 레벨(noise level)
- 높은 검출기 읽음 속도 또는 주파수(frequency)
- 재생성(reproducibility)

그 외 사용하기 용이함, 수명 그리고 비용과 같은 여분의 특성이 중요하다. 이 절에서는 digital 영상의 분리성(discreteness)과 검출기로 측정되는 세기에 영향을 주는 인자에 대하여 논의한다. 또한 view screen, photographic emulsions 그리고 CCD camera에 대하여 간략히 소개한다.

(1) Detector pixel size

검출기 pixel size는 읽을 수 있는 신호(readable signal)를 포함하는 가장 작은 영역(보통 정사각형)의 크기이다. CCD 카메라에서 pixel size는 감지 면적(sensitive area)의 물리적인 차원, 전형적으로 25×25 =625 μm^2으로 정한다. 그리고 Photographic negative film에서의 pixel size는 Silver halide의 grain size이다. Photographic negative film의 디지털화(digitization) 후에 pixel size는 주사 분해능(scanning resolution)으로 정해진다. 1,200 dots-per-inch, 즉 dpi에서 digitization은 pixel size가 21 μm와 같아서 이는 CCD의 pixel size와 유사하다.

electronic image는 항상 pixel의 정사각형 grid에서 취한 분리된 영상이므로 sampling에 대하여 자세히 알아야 한다. 특히 다음과 같은 질문에 답해야 한다. 어떻게 sampling된 영상은 실제 영상을 믿을 만하게 나타낼 수 있는가?

Fourier transform $f(q)$를 갖는 연속함수 $f(x)$를 고려하자 즉,

$$f(q) = F[f(x)] = \int_{-\infty}^{\infty} f(x) e^{-2\pi iqx} dx \tag{4.61}$$

함수 $f(x)$는 sampling 간격(interval) δ로 sampling할 수 있다. 그래서 분리된 값을 가진 series를 얻을 수 있다. 즉,

$$f_i \equiv f(i\delta), \quad i = -\infty, \ldots, -1, 0, 1, \ldots, \infty \tag{4.62}$$

Sampling 간격의 역수는 sampling 속도(rate)로 알려진다. 우리는 Nyquist critical frequency를 sampling rate의 절반으로 정의한다.

$$q_c \equiv \frac{1}{2\delta} \tag{4.63}$$

그러면 sampling 이론은 다음과 같이 언급할 수 있다. 만약 간격 δ로 sample된 연속함수 $f(x)$가 q_c보다 더 작은 frequency에 band-width 제한이 된다면, (즉 $q > q_c$의 모든 frequency에 대하여 $f(q)=0$)인 경우, 함수 $f(x)$는 sample f_i에 의하여 완전하게 결정된다.

두 개의 sampling point 사이의 임의 점에서 값 $f(x)$는 다음의 내삽(interpolation) 관계를 사용하여 결정할 수 있다.

$$f(x) = \sum_{i=-\infty}^{+\infty} f_i \mathrm{sinc}[2\pi q_c(x - i\delta)] \tag{4.64}$$

만약 sampling interval δ가 너무 크다면, 그래서 $f(q)$가 $q > q_c$에 대하여 non-zero라면 sampling 이론의 적용은 실패한다. 그리고 sampled function f_i는 실제 함수 $f(x)$의 믿을 만한 나타냄이 못된다. 만약 함수 $f(x)$가 δ보다 더 작은 길이 scale에서 변한다면, 이 길이 scale에 해당되는 spatial frequency는 Fourier transform으로 적합하게 나타내지 못하고 low frequency Fourier 계수는 함수의 high frequency 거동에 대한 정보를 함유하게 된다. 이 현상은 aliasing으로 알려진다.

Sampling의 간략한 논의의 주요 결론은 연속 신호의 digital 나타냄은 신호에서 관심의 가장 작은 detail을 나타내는 데 필요한 속도의 적어도 2배인 sampling rate를 가져야 한다는 것이다. detector pixel size는 효과적으로 sampling rate를 가지므로 영상은 반드시 적합한 현미경 배율에서 얻어져야 함을 의미한다. Discrete image로 수치 계산에서는 모든 함숫값을 영상의 direct discrete Fourier transform(DDFT)로 놓고 Nyquist limit q_c를 넘어선 spatial frequency를 0으로 놓는 것이 편리하다.

(2) Intensity levels for individual pixels

이상적인 검출기는 한 개의 전자를 검출할 수 있는 능력을 가지고 있다. 그러므로 이와 같은 검출기로 발생되는 영상에서 각각의 pixel(i, j)은 도달하는 전자의 수와 같은 intensity $I(i, j)$를 갖게 된다. 그러나 실제 검출기에서는 상황이 다소 복잡해진다. 왜냐하면, ① 개개의 전자로부터 신호가 multiple pixel로 분산될 수 있다. ② 모든 전자가 검출되는 것이 아니고, ③ detector electronics에서 유래하는 노이즈 레벨의 존재로 검출되는 전자수에 하부 경계값(lower limit)을 갖게 한다.

검출기의 질(quality)은 소위 detective quantum efficieny, 즉 DQE로 정량화할 수 있다. Rose[Ros46]는 DQE를 detector 출력(output)의 $(S/N)^2$ 대 입력(input)의 $(S/N)^2$의 비로 정의하였다. 즉,

$$\mathrm{DQE} = \frac{(S/N)^2_{output}}{(S/N)^2_{input}} \tag{4.65}$$

DQE는 0(detector output으로 단지 noise만)에서 1(검출기는 신호에 noise를 더하지 않음)까지 변화한다. Signal-to-noise ratio, S/N은 평균 영상 세기, $\overline{I}$를 intensity의 표준편차, $\sigma(I)$로 나눈 값이다. 즉,

$$\frac{S}{N} = \frac{\overline{I}}{\sigma(I)} \tag{4.66}$$

여기서, $\overline{I} = \frac{1}{MN}\sum_{i=1}^{N}\sum_{j=1}^{M} I(i,j)$ (4.67)

$$\sigma(I) = \frac{1}{MN-1}\sum_{i=1}^{N}\sum_{j=1}^{M}[I(i,j)-\overline{I}]^{2^{1/2}}$$

표준편차의 제곱은 variance, var(I)로 알려진다.

위에서 정의된 DQE는 암시적으로 한 개의 전자는 단지 한 개의 pixel상에 한 신호만 야기시킴을 가정한다. 실제로는 한 개의 전자는 pixel의 작은 크기의 이웃 pixel에서 신호를 야기시킨다. 이 신호의 분산은 수학적으로 point spread function T로 나타낸다. 그러면, 검출기로 측정된 신호 I_d는 실제 입사한 intensity $I(i, j)$와 point spread function $T(i, j)$와의 convolution product가 된다. 즉,

$$I_d(i,j) = I(i,j) \otimes T(i,j) \tag{4.68}$$

입사 신호가 없을 때에 검출기는 zero-intensity 신호를 만들 것으로 기대된다. 실제로는 detector electronics에서 잡음 때문에 작은 신호가 있게 된다. 검출기의 활성 영역에 cosmic radiation에 의해 생긴 noise 등이다. 입사 intensity가 없이 얻은 영상은 dark image $D(i, j)$ 또는 background image로 알려진다. Dark image는 얻은 영상에서 빼 주어야 한다. 왜냐하면, 그것은 모든 영상에 공통이기 때문이다. dark image는 실제 영상으로 같은 노출 시간과 따로 기록이 얻어져야 한다.

Pixel의 sensitivity는 검출기를 가로질러 변화된다. CCD 카메라의 경우, 입사 전자는 전형적으로 scintillator layer에 의해 light로 전환된다. 그리고 이어서 이 light source는 fiber optic connection의 내부 구조는 균일한 입사의 illumination 임에도 불구하고 검출된 신호의 공간적 변화를 가져오게 한다. 따라서 이 sensitivity는 임의 영상 처리가 실시되기 전에 영상에서 제거되어야 한다. 이는 균일한 illumination을 사용한 gain reference image $G(i, j)$의 획득으로 이루어진다. 개개의 pixel에 대한 sensitivity 변화의 교정은 gain normalization으로 알려진다.

Intensity $I_d(i, j)$는 0에서 최대 intensity I_{max}까지의 범위를 갖는다. 이는 하나의 pixel이 포화가 일어나기 전에 얼마나 많은 전자를 검출하는가에 달려 있다. electronic 검출기에서 이것은 pixel 당 bit 수로 나타낸다. 만약 한 검출기가 pixel 당 12 bits를 사용한다면, 검출 가능한 intensity 범위는 0에서 $2^{12}-1$, 즉 4,096 gray level이 된다. 이 간격은 detector의 dynamic range라고 알려진다. 그것은 12 bit detector는 4,096 incident intensity level를 구별할 수 있는 것으로 나타난다. 그러나 검출기로의 전자의 도착은 통계적인 과정이므로, 예를 들면 4,000 counts와 4,001 counts 사이에는 통계적인 중요 차이는 없다.

detector element에 도달하는 전자의 수 N의 표준편차는 Poisson 통계를 따르며, 이는 $\sqrt{N}$으로 주어진다. 이것은 N=4,000에 대하여 표준편차는 63이다. 그래서 N=3937과 N=4063 사이의 counts를 가진 모든 pixel은 통계적으로 동등함을 의미한다. 전자의 무작의 도착을 shot noise 또는 Poisson noise라고 한다.

인간의 눈은 입사빔 세기에 비선형 반응을 보인다. 생리적인(Physiological) 측정에서 인간 눈의 'electrical output'은 자극(stimulus)의 logarithm에 비례한다. 이를 Webber-Fechner's law라고 한다. 이것은 별(star)의 명목상의 휘도에 사용된 크기 스케일 사용에 반영된다. 원래의 크기 스케일은 1(brightness)

에서 6(faintest) 범위를 커버한다. 이는 절대적인 세기 변화에서 인자 100에 해당한다. 그러므로 linear magnitude scale은 실제로 2.512를 basis로 갖는 지수함수 scale에 해당된다. 왜냐하면, $(2.512)^5 = 100$이기 때문이다. 그 logarithm response의 직접적인 결과로 인간의 눈은 영상에서 제한된 수의 gray level, 전형적으로 30 다른 gray level 크기 사이만 구별할 수 있다. 그러므로 눈은 정량적으로 실험적인 영상과 전산 모사된 영상의 세기 분포를 비교하는 아주 좋은 장치는 아니다.

독자는 최근 영상 처리 프로그램 패키지로 실험 영상의 콘트라스트를 바꾸거나 자세함을 날카롭게 하여 영상을 향상시키는 작업이 너무 쉬워서 그런 유혹을 받기 쉽다. 만약 실험에서 얻은 영상을 simulated image와 비교한다면, 비교가 완전히 끝나기 전에는 어떠한 영상 변화 연산을 행하여서는 안 된다. 만약 영상 수정 또는 증진을 행하였다면(smoothing, filtering of noise 등), 이는 figure caption이나 사진을 설명하는 text에 자세히 언급하여야 한다. 이제 검출기의 종류와 그 특성을 알아보자.

2. viewing screen

현미경에서 최종 단계는 전자를 검출하고 관찰할 만한 영상을 형성하는 것이다. 이것은 보통 phospher(또는 ZnS) viewing screen으로 이루어진다. 여기서 입사 전자는 outer-shell 전자를 여기시키고 다시 낮은 에너지로 돌아갈 때 'green' photon이 방출된다. High-intensity 전자빔으로 만약 빔이 오랫동안 한 점에 초점된다면, 약간의 'burn-in'이 일어날 수 있다. 그러므로 view screen은 2~3 년마다 교체해야 한다. Phospher screen의 분해능은 약 50 μm(screen에서 분해될 수 있는 가장 작은 세세함은 phosphor grain size에 의존한다)이다. view screen에서 명목상의 영상 휘도는 현미경 가속 전압(더 높은 전압은 더 어두운 영상에 해당)과 view window의 Pb glass의 두께에 달려 있다.

3. Photographic emulsions

photographic emulsions은 아마도 가장 흔히 사용하는 electron detector이다. 비록 digital detector 시스템이 점차 중요해지고 있지만, 그러나 점점 photographic 필름이 디지털 시스템으로 대치되고 있다. 여기에서는 간략히 어떻게 Photographic emulsions이 입사 전자와 반응하고 어떻게 노출되고 인화된 negative에서 정량적인 정보를 끄집어 낼 것인가를 논의한다.

Current density j_0를 가진 입사 전자빔이 Photographic emulsions을 때렸을 때 total exposure E는 current density(이는 또한 illuminance라고 알려짐)와 exposure time τ와의 곱으로 정의한다.

$$E = j_0 \tau \tag{4.69}$$

흡수된 전자 에너지는 국부적으로 한 개 또는 그 이상의 silver halide grain을 metallic silver로 변환시킨다. Metallic silver로 변환된 emulsion의 영역은 현상(developed)되었고 이는 근본적으로 적합한 reducing agent(즉, developer)로 전체 halide grain이 금속 silver로 전환됨을 의미한다. 노출 안 된 grain들은 fixing 또는 fixation process로 제거된다. 노출된 영역은 투명한 acetate supporting film 상에 검은 덩어리로 나타난다.

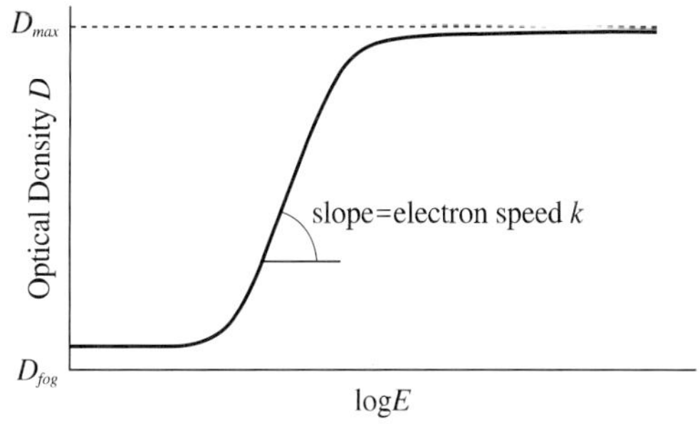

그림 4-21 • Schematic representation of the Hurter-Driffield curve, relating optical density D to the logarithm of the exposure E. The fog level represents the density of an unexposed but developed region of the negative. The maximum density level is typically around $D \approx 3$.

현상된 음화(developed negative)가 intensity I_0의 광원에 조사되었을 때 분율 $I(x, y)$가 위치 (x, y)에서 금속 silver의 density에 따라 투과된다. Photographic density D는 다음과 같이 정의된다.

$$D(x,y) = \log_{10}\frac{I_0}{I(x,y)} \tag{4.70}$$

비율 $\frac{I}{I_0}$는 negative의 intensity tranmittance로 알려진다. Photographic density는 densitometer 또는 transparency adapter를 가진 scanner로 측정할 수 있다. 광원의 실제 intensity를 I_0로 쓰는 대신에 negative의 edge로부터 scanned intensity를 사용하는 것이 더 쉽다. 이는 전자에 노출되지 않은 영역이나 노출된 영역과 같은 development와 fixation process를 겪은 영역이다.

density D와 exposure E 사이의 관계는 보통 D의 logarithm 대 log E로 Hurter-Driffield curve 또는 characteristic curve로 나타낸다. 이와 같은 curve의 도식적인 예는 그림 4-21에 나타내었다. 이와 같은 curve는 광에 노출될 때 E와 D 사이의 관계를 잘 설명해 준다. 최소 exposure level까지 film density는 일정하고 작은 수와 같아지는데, 이는 fog level로 알려진다. 그러면 커브는 기울기 k로 선형이 된다. 이는 필름 속도로, 때때로 photographic contrast로 알려진다.

최근의 emulsion의 electron speed는 0.3~1.1 μm^2/electron의 범위를 갖는다. 큰 노출에는 모든 halide grain들은 금속 silver로 전환되고 film은 limiting density D_{max}로 포화된다. 포화 density에 대한 대부분 응용에서 실용적인 값은 D_{max}=2 또는 3 사이이다. D=3은 illuminated intensity의 $\frac{1}{1,000}$만이 negative를 통과한 것을 의미한다. characteristic curve의 정확한 형태는 예민하게 development와 fixation에서(온도, 시간 등)의 실험 조건에 의존한다. 따라서 photographic negative에서 믿을 만한 intensity data를 끄집어내는 것은 결코 하찮은 일이 아니다. Zeitler[Zei92]는 1.5보다 작은 밀도에서의 electron exposure는 D와 E 사이의 관계가 근본적으로 선형임을 보였다.

Electron negative에 대한 point spread function을 정의하고 측정하는 것은 가능하다. [Zei92]에서 radially symmetric PSF $T(r)$은 다음과 같이 주어짐을 보였다.

$$T(r) = \frac{1}{2\pi x_0^2} K_o\left(\frac{r}{x_0}\right) \tag{4.71}$$

여기서 K_0는 modified Bessel function이고, x_0는 decay length이다. 이는 전자 에너지에 의존한다. 해당되는 modulation transfer function $T(q)$는 Fourier transform에 의해

$$T(q) = \frac{1}{1+q^2 x_0^2} \tag{4.72}$$

로 나타난다. 이 함수는 zero-crossing이 없으므로 기록된 transmittance에서 deconvolution할 수 있다. 실제로 이와 같은 deconvolution은 수치적으로 수행된다. 이는 negative를 반드시 densitometer나 transparent adaptor를 사용한 regular scanning을 사용하여 디지탈화함을 의미한다. 어느 디지탈화 방법이 사용되든 간에 scanning device는 자체적으로 디지털화된 영상에 modified transfer function을 나타냄을 알고 있어야 하고, densitometer에서는 이와 같은 instrumental MTF는 쉽게 결정할 수 있다. 반면에 flat-bed scanner에서의 MTF는 illumination의 세세함과 detector array, 전형적으로 diode array의 discreteness에 의존한다.

4. digital detectors

보통 CCD detector로 알려진 charged coupled device detector는 Boyle and Smith가 최초의 charge-coupled 반도체 device[BS70]을 제안하였을 때인 1970년 이후 등장하였다. 그의 발명 이후 CCD detector 성능에 있어서 많은 진전이 있는 반면 기본적인 작동 원리는 크게 변하지 않았다. 그림 4-22 (a)의 Si substrate는 10^{15} acceptor atoms/cm^3으로 약간 doping된 p-type semiconductor로 작동한다. 얇은(100 nm) SiO_2 layer가 기판 위에 집적되고, 이어 metal gate가 집적된다. Gate에 양의 전압이 가해지면, majority carrier인 hole은 gate 아래의 영역에서 배척되어 depletion 층이 형성된다. 그러므로 bias 전압은 potential well을 만드는데, 이의 깊이는 bias voltage, oxide layer 두께 그리고 metal contact의 크기로 결정된다. 이 potential well은 이어 minority carrier 전자로 채워지는데, 이는 oxide에 가깝게 얇은 층을 형성한다. 전자의 수가 증가함에 따라 depletion 영역은 최대 전자가 축적될 때까지 줄어든다. 이 점에서 potential well은 포화되고 더 이상 전자를 받아들이지 못한다.

CCD 요소 어레이가 빛에 노출될 때에 potential well은 전자로 채워지고 각 well에서 전자수는 그 특별한 well에 대한 입사 빛 세기에 비례하게 된다. 일단 노출이 끝나면, 각각의 요소에 있는 전하를 결정해야 한다. 이는 이웃한 검출기 요소에 가해 준 전압 변화의 현명한 조합으로 이루어진다. CCD 요소의 라인을 따라 축적된 모든 전하는 동시에 한 요소만큼 옆으로 이동된다[그림 3-45 (b)]. 그리고 최종 컬럼은 read-out 회로에 연결되고 이는 개개의 요소 안에 전체 전하를 측정한다(그림 4-22 (c). 모든 요소가 읽혀지면, CCD device는 다음 노출을 위한 준비를 끝낸다.

CCD 검출기는 전형적으로 정사각형 검출기로 요소 크기는 옆면이 10~25 μm 범위이다. TEM imaging에서 전자빔은 우선 phosphor 또는 YAG(yttrium aluminum garnet) scintillator에서 photon으로 전환된다. 이어 photon은 CCD 요소의 활성화 면적을 때리고 p-type 반도체의 depletion 영역에 있는 potential well을 채울 전자를 발생시킨다. Scintillator는 fiber-optic coupling으로 CCD detector 어레이와 couple된다. 또한 직접 어레이에 붙여진다. 전자 잡음을 줄이기 위해 CCD dector는 −30에서 −50 ℃로 Peltier 냉각 장치로 냉각된다. 잡음의 지배적인 소스는 scintillator electron-photon 전환 과정과

검출기 photon-electron 전환 과정이다.

최신 CCD 검출기는 4,096×4,096 detector 요소를 가지고 있다. 각각의 요소의 dynamic range가 12, 14, 또는 16 bits이다. 이와 같은 detector에서 한 개의 영상은 32 megabytes(33 554 432 bytes)의 메모리 또는 disk 공간을 갖는다. File size를 줄이기 위하여 file 압축 일고리즘이 사용되나, 원래 데이터가 저장될 때에 단지 손실이 없는 압축 알고리즘의 사용이 중요하다. 영상 분석은 원 영상 데이터에서 수행되어야 하고, 손실이 있는 압축 알고리즘을 사용하여 저장한 데이터에서 수행해서는 안 된다.

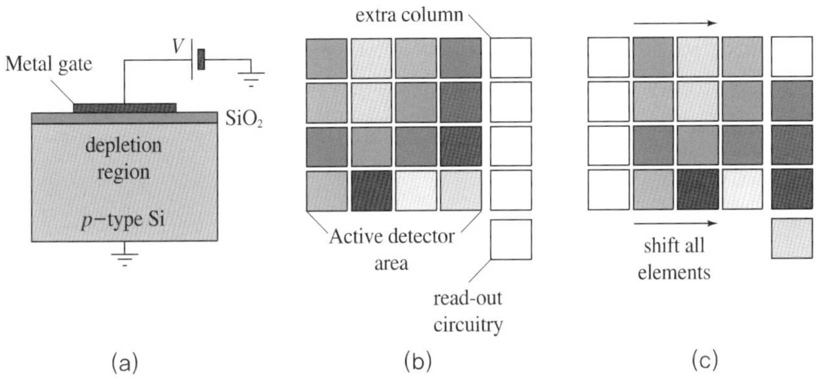

그림 4-22 • (a) Schematic representation of the structure of a single element of a CCD device; (b) all elements of a 4×4 detector array are exposed to incident light; (c) the array is first shifted one element to the right, and then the elements of the vertical column are shifted into the read-out circuitry. Then the array is shifted again, until all elements have passed through the read-out circuitry.

참고문헌

[Boe54] H. Boersch. Expementelle Bestimmung der Energieverteilung in thermisch ausgelosten Electronenstrahlen, *Z. Phys.,* 139: 115-146, 1954.

[BS70] W.S. Boyle and G.E. Smith. Charged-coupled Semiconductor Devices. *Bell Syst. Tech. Journ.,* 49: 587-593, 1970.

[Far39] M. Faraday. *Experimental Researches in Electricity*, Quaritch, London, 1839.

[FCRT+99] M.J. Fransen, Th.L. Can Rooy, P.C. Tienmeijer, M.H.F. Overwijk, J.S. Faber, and P. Kruit. On the Electron-Potical properties of ZrO/W Schottky Electron Emitter. In P.W. Hawkes, editor. *Advanceds in imaging and electron physics,* volume 111, 92-167. Academic press, New York, 1999.

[HK89a] P.W. Hawkes and E. Kasper. *Principles of electron optics: Applied Geometrical optics,* volume 1. Academic press, New York, 1989.

[HK89b] P.W. Hawkes and E. Kasper. *Principles of electron optics: Basic Geometrical optics,* volume 2. Academic press, New York, 1989.

[KR32a] M. Knoll and E. Ruska. The Electron Microscope. *Z. Physik,* 78: 318-339, 1932.

[KR32b] M. Knoll and E. Ruska. Geometric electron Optics. *Ann. Physik,* 12: 607-640, 1932.

[Mul96] T. Mulvey, editor. *The Growth of Electron Microscopy,* volume 96. Academic Press, 1996.

[Rei93] L. Reimer. *Transmission Electron microscopy: Physics of Image Formation and Microanalysis,* 3rd Edition. Springer-Verlag, Berlin, 1993.

[Spe88] J.C.H. Spence. *Experimental High-Resolution Electron Microscopy.* Oxford University Press, Oxford, 1988.

[Sto91] G.J. Stoney. Cause of Double Lines and of Equidistant Sattelites in the Spectra of Gases. *Transactions of the Royal Dublin Society,* 4: 563-569, 1891.

[SZ92] J.C.H. Spence and J.M. Zuo. *Electron Microdiffraction.* Plenum Press, New York, 1992.

[WC96] D.B. Williams and C.B. Carter. *Transmission Electron microscopy, a Textbook for Materials Science,* Plenum Press, New York, 1996.

[Zei92] E. Zeitler. The Photographic Emulsion as Analog Recoder for Electrons. *Ultrmicroscopy*, 46: 405-416, 1992.

Chapter

05 TEM 정렬 및 조작

박주철_서울대학교 신소재공동연구소

이전 chapter에서 TEM의 구성요소들에 대해서 살펴보았다. 이번 chapter에서는 각 구성 요소들 사이의 정렬(alignment) 방법과 TEM 조작(operation) 방법에 대해서 알아보기로 한다. 전자 현미경의 빔 정렬(beam alignment)과 TEM 조작을 하는 것은 그렇게 어렵지 않지만, 이때 어떤 일들이 일어나는지 이해하는 것은 그렇게 쉽지는 않다. 전자빔 조작의 기본적인 원리를 이해하여 TEM 분석 시 무엇을 조작해야 하는지 이해를 돕고자 한다.

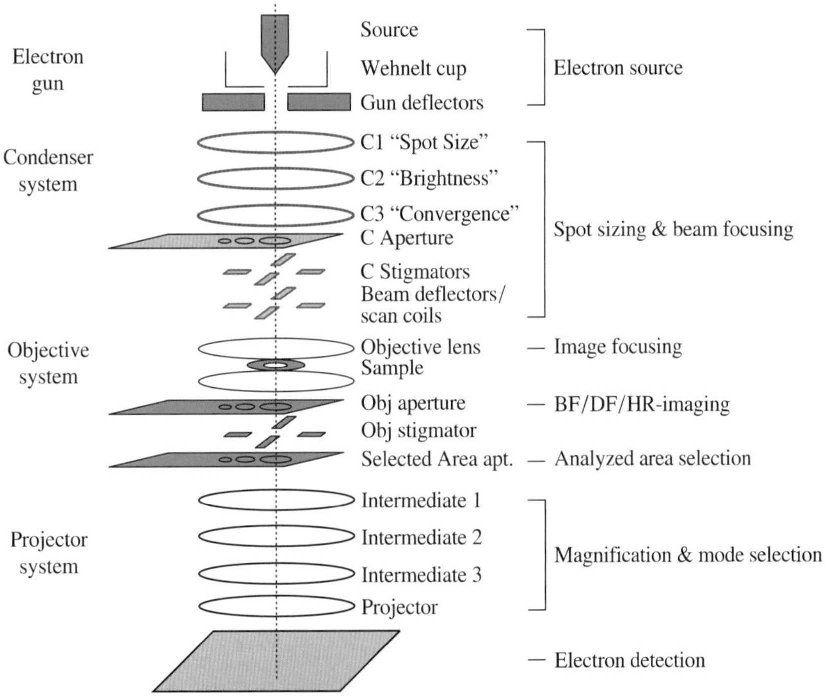

그림 5-1 • TEM의 구성과 기능

1 | TEM의 구조

TEM 구조를 다시 한 번 살펴보면 그림 5-1과 같은 구성을 하고 있다. 최상부에 전자총(electron gun)이 있고, 그 아래에는 전자총에서 발생되는 전자빔(electron beam)을 모으거나 펼쳐서 시편 위에 조사해주는 집속 렌즈계(condenser lens system)가 있다. 전자총과 시편은 TEM 모식도를 이해하는 데 가장 핵심적인 구성 요소이다. 시편을 중심으로 시편 상단은 집속 렌즈계가 있고, 시편 하단에는 대물렌즈계와 투영 렌즈계가 있다. 대물렌즈는 시편 영상을 첫 번째로 형성하고 영상의 초점을 조절하는 역할을 하게 된다. 대물렌즈로부터 형성된 영상은 중간 렌즈와 투영 렌즈로 구성된 투영 렌즈계를 통하여 확대된다.

2 | 기초 렌즈광학

기본적인 렌즈광학을 알아두면 TEM 정렬을 이해하는 데 많은 도움이 된다. 먼저 간단한 광-렌즈 도형을 그리는 방법을 알아보자. 먼저 렌즈는 유리 렌즈의 단면처럼 그리기도 하고, 양방향 화살표로 그리기도 한다. 광학 모식도에서 첫 번째 중요한 규칙은 렌즈 중심을 지나는 모든 선은 굴절되지 않고 직선으로 렌즈를 통과하고(그림 5-2) 중심을 통과하지 않으면 렌즈에서 굴절된다는 것이다(그림 5-3). 그림 5-2의 경우와 같이 광원만 존재하는 경우 대물면(object plane)과 이미지면(image plane)을 고정시키고 렌즈를 올리면 이미지가 확대된다는 것을 알 수 있다.

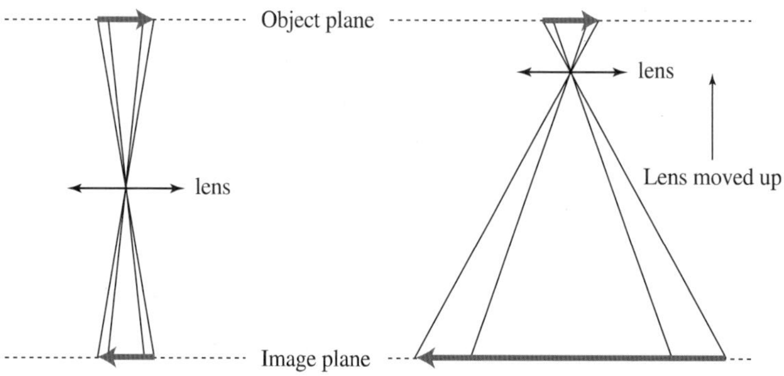

그림 5-2 • 이미지 확대의 기본 원리

두 번째 중요한 규칙은 물체(object)의 한 점에서 나온 빔들이 다시 이미지면에서 만난다는 것이다(그림 5-3). 이상적인 렌즈는 물체의 한 점에서 나온 모든 빔들이 이미지의 한 점에서 만나게 한다. 만약 렌즈를 위로 올린다면 이미지가 초점에서 멀어져 흐릿하게 보이게 된다. 여러 개의 빔이 모여서 초점이 맞는 곳을 빔교차점이라 하고, 빔교차점을 지나면 이미지가 희미해지거나 퍼져 보이게 된다.

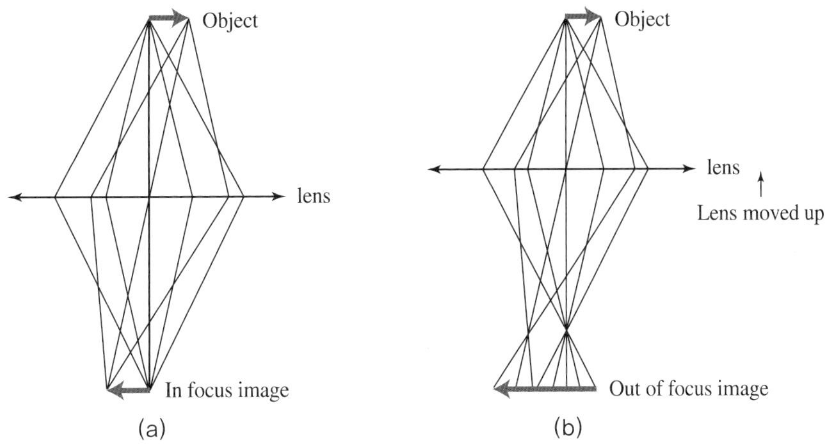

그림 5-3 • 빔의 초점과 비초점

세 번째로 전자 현미경의 렌즈는 광학 현미경의 렌즈와 달리 초점 길이를 바꿀 때 광학 렌즈처럼 렌즈의 위치를 바꾸는 것이 아니라 렌즈의 강도를 바꾼다는 것이다. 그래서 렌즈 강도를 변화시킴으로써 렌즈의 교차점(초점면)과 렌즈 사이의 거리(즉 초점 길이)가 짧으면 강한 렌즈라 하고, 길면 약한 렌즈라고 부른다(그림 5-4).

위의 기초적인 사항을 이해하고 이제 집속 렌즈와 대물렌즈가 초점에 있을 경우를 모식도로 그려 보자(그림 5-5). 첫 번째로 집속 렌즈의 경우를 살펴보자. 먼저 렌즈를 그린 다음 렌즈의 중심을 지나는 광축을 그린다. 광축은 TEM 정렬의 기준이 되는 매우 중요한 축이다. 집속 렌즈의 경우 대상 물체가 광원이라 가정하고 광원에서 여러 빔들이 렌즈에 이르는 선들을 그리고 다시 이미지의 한 점으로 수렴하게 선들을 그린다. 이때 렌즈 이전의 광축과 선이 이루는 각 α를 집속각이라 하며, 렌즈 이 후의 광축과 선이 이루는 각 β를 수렴각이라고 한다. 두 번째로 대물렌즈의 경우 관찰 대상 즉 대상 물체를 화살표로 표현하며, 마찬가지로 광축을 그린 다음 화살표 머리부터 렌즈의 중심을 지나가게 선을 그린다. 또 화살표 머리부터 광축과 평행하게 선을 그리고 난 후, 렌즈에서부터 광축 쪽으로 굴절되게 그리면 광축과 만나는 점이 생기고 이 면이 초점면이 된다. 초점면은 후방 초점면(back focal plane)이라고 하며, 회절 패턴이 형성되는 매우 중요한 면이다. 그리고 렌즈 중심을 지나온 선과 만나는 점이 생기는데, 이 면에서 이미지가 형성되므로 이미지면이라 하며 화살표 방향은 반전된다. 이때 렌즈 중심과 초점면 사이의 거리(focal length)를 초점 거리라고 정의한다.

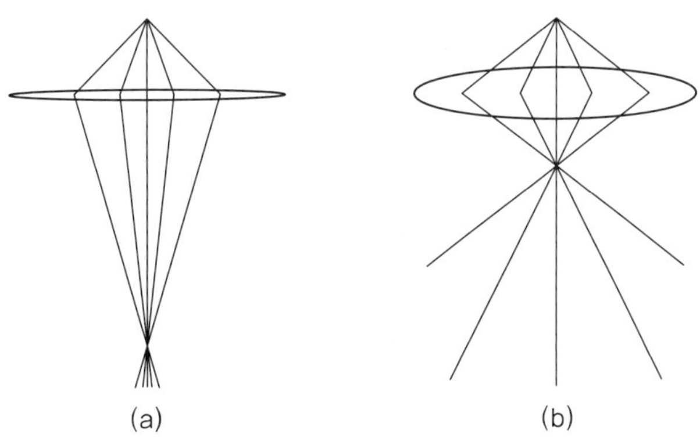

그림 5-4 • (a) 약한 렌즈(weak or thin lens)와 (b) 강한 렌즈(strong or thick lens)의 모식도

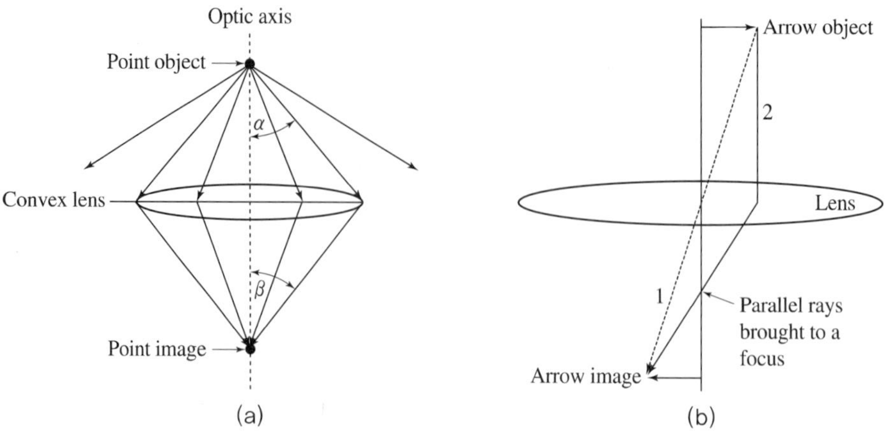

그림 5-5 • (a) 집속 렌즈의 초점 (b) 대물 렌즈의 초점

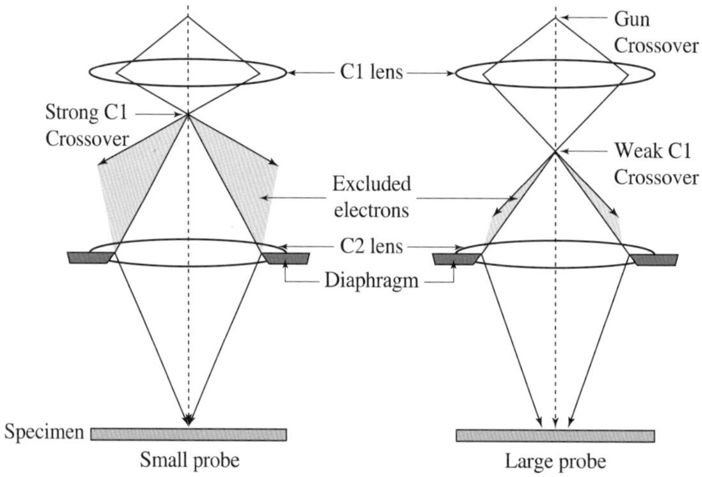

그림 5-6 • 집속 렌즈의 세기에 따른 빔의 크기

집속 렌즈와 대물렌즈에 대하여 좀 더 자세히 살펴보자. 먼저 집속 렌즈는 크게 2개로 구성되었으나 최근에는 제3의 집속 렌즈가 추가되어 3개로 구성된다. 첫 번째 집속 렌즈는 C1(condenser lens 1), 두 번째 집속 렌즈는 C2(condenser lens 2), 세 번째 집속 렌즈는 C3(condenser lens 3)라고 부른다. 먼저 첫 번째 집속 렌즈인 C1은 probe size를 조절할 때 사용된다. 그림 5-6에서와 같이 C2를 포함한 다른 조건이 일정할 때 강한 C1 렌즈 상태에서는 C1 교차점이 위로 향하고 시편 위에서 작은 probe가 형성된다. 반면 C1 렌즈의 세기가 약하면 비교적 큰 probe가 시편 위에 형성된다. C1 렌즈는 다른 집속 렌즈와 달리 렌즈 세기를 연속적으로 변화시킬 수 없고 약 10종류 내외의 미리 설정된 특정값을 사용한다.

두 번째 집속 렌즈인 C2는 빔의 크기 및 밝기를 조절할 때 사용한다. 그림 5-7에서와 같이 C2를 약하게 하면 빔의 크기는 커지고, C2를 강하게 하면 빔의 크기가 작아졌다가 다시 커지게 된다. C1과 마찬가지로 교차점이 시편 위에 있으면 over-focus라 하고, 교차점이 시편 아래 있으면 under-focus 상태라고 한다. 빔을 펼치려면 C2 조절기를 일반적으로 시계 반대 방향으로 돌려 C2 렌즈를 약하게 하여 under-focus 상태가 되게 한 후 사용한다. 최근 TEM은 C3(또는 미니 렌즈) 또는 첫 번째 대물렌즈

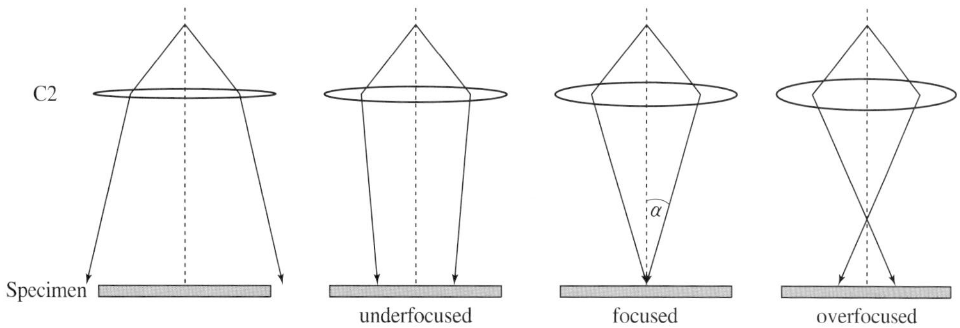

그림 5-7 • C2 렌즈를 이용한 빔의 크기와 밝기 조절

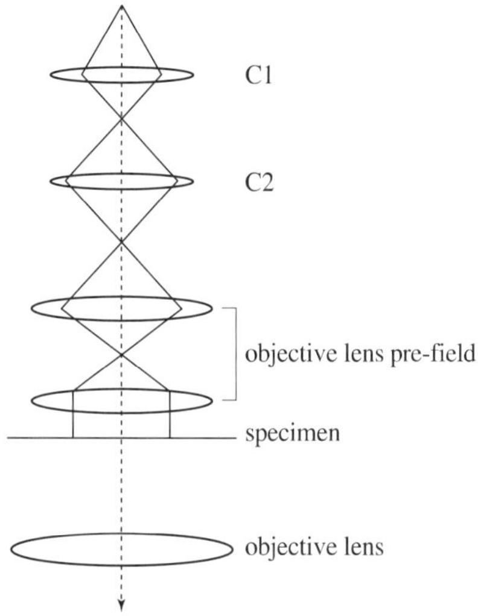

그림 5-8 • 대물렌즈의 구성

가 C2와 시편 사이에 존재하는데, 이때는 C2를 over-focus인 상태로 사용하기도 한다. 왜냐하면 이때는 C2 렌즈를 over-focus로 해야 C3 렌즈를 통과한 전자빔이 시편 위에 평행하게 조사되어 우수한 영상을 얻을 수 있기 때문이다(그림 5-9 참조).

대물렌즈도 2개로 나눌 수 있다. 그림 5-8을 보면 시편 위에 두개의 렌즈로 구성된 대물렌즈가 있고 시편 아래에 본래의 대물렌즈가 있다. 첫 번째 대물렌즈는 시편 위에 있는 대물렌즈로서 세 번째 집속 렌즈처럼 사용되고 장비 메이커에 따라 C3 또는 미니 렌즈라고도 한다. 시편 위 대물렌즈는 그림 5-9에서와 같이 빔 교차를 가능하게 하여 렌즈계 전체를 크게 변화시키지 않고 전자빔을 probe로 만들거나 평행한 빔을 만들어서 시편에 조사할 수 있게 한다. 따라서 TEM 또는 STEM 모드를 모두 사용하기 위하여 시편 위 대물렌즈는 시편 아래 대물렌즈만큼 중요하다.

시편 위 대물렌즈의 다양한 기능을 보여주는 그림 5-9의 가장 왼쪽의 모식도와 같이 C2가 매우 낮으면 빔이 시편 위 대물렌즈 위로 평행하게 지나가고 시편 위에 넓게 조사된다. C2의 강도를 증가시켜 빔 교차점이 시편 위 두 개의 대물렌즈 사이에서 약간 높게 위치하게 되면 빔은 시편 위에서 한 점으로 집속하게 된다. C2의 강도를 더욱 높임에 따라 첫 번째 교차점은 시편 위 대물렌즈의 윗부분으로 이동하게 되고, 두 번째 교차점은 시편 위에서 형성되어 시편 위 대물렌즈의 아랫부분을 지나서 위로 올라

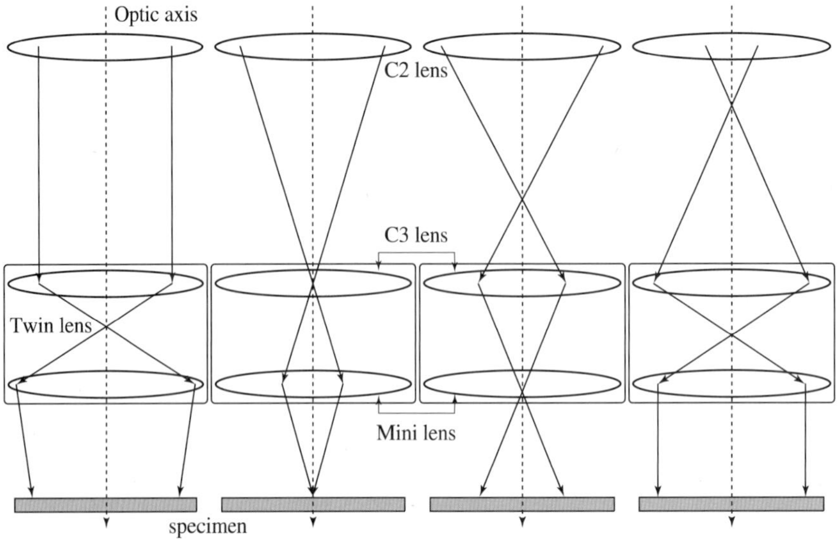

그림 5-9 • C2 렌즈의 세기에 따른 빔의 종류

가게 된다. 이때 시편 위에는 평행한 빔이 형성되기 때문에 이와 같이 C2의 강도가 높은 조건에서 TEM 영상을 얻는 것이 바람직하다.

시편 아래 있는 두 번째 대물렌즈는 TEM에서 가장 중요한 렌즈이다. TEM 시편에서 투과 및 회절을 한 전자빔이 대물렌즈를 거치면서 이미지나 회절 도형을 형성하게 되며, 회절 도형이 형성되는 면을 후방 산란 초점면(back focal plane), 이미지가 형성되는 면을 이미지면(image plane)이라고 부른다(그림 5-10). 그 아래의 다른 렌즈들은 이미지나 회절 도형을 확대하는 역할을 한다. 대물렌즈는 이미지의 초점 조절을 하며, 따라서 TEM의 분해능을 결정짓게 된다. TEM의 배율은 대물렌즈와 시편의 간격이 가까울수록 커지므로, 그리고 이 대물렌즈를 시편을 렌즈 가까이에 위치시키기 위해 정교함이 필요하기 때문에 이 렌즈를 만드는 것이 가장 어렵다.

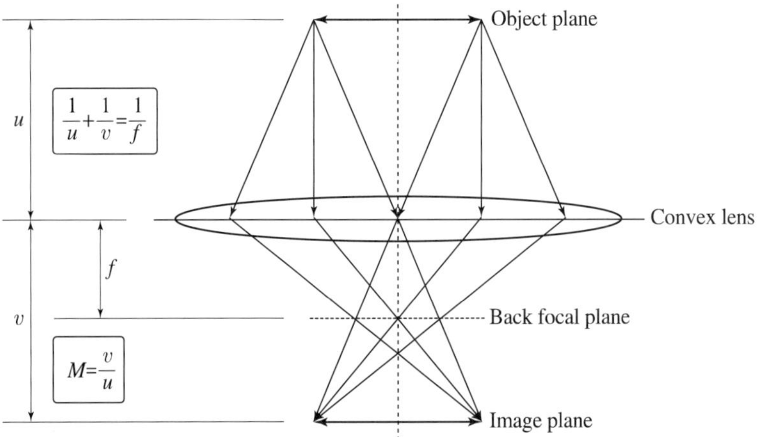

그림 5-10 • 이미지 형성을 보여 주는 레이 다이어그램(ray diagram)

3 | 정렬의 개념

전자 현미경의 전자빔 정렬의 기본 원리는 전자빔을 전자 현미경의 광축과 일치시키고 광축을 중심으로 대칭성 있는 빔을 만드는 작업이다. 또한 시편의 관심 위치를 홀더의 회전축에 정렬시키는 것도 매우 중요하다. 빔 정렬은 맨 위의 전자총 정렬부터 집속 렌즈, 시편 홀더, 대물렌즈 순으로 아래로 내려오면서 정렬하는 것이 바람직하다. 빔을 정렬하는 데 사용되는 코일은 편향 코일(deflection coils)과 비점 수차 보정기(stigmator)이다. 그림 5-11과 5-13에서 볼 수 있듯이 편향 코일과 비점 수차 보정기는 전자총과 각 렌즈 하단에 위치한다.

편향 코일은 기본적으로 2개의 코일로 구성되어 있으며, 전자빔을 한 방향으로 이동시키는 역할을 한다. 그러나 일반적으로 전자빔을 여러 방향으로 이동시키거나 빔 기울기를 하기 위하여 편향 코일을 2개 층으로 형성시켜 사용한다. 이때 이동과 기울기는 서로 영향을 주어서는 안 된다. 이동을 할 때는 이동만, 기울기일 때는 기울기만 작동해야 하는데 이를 위하여 피봇 포인트(pivot point)를 정렬해야 한다. 피봇 포인트는 전자빔을 다른 각도로 기울일 때 빔이 이동하지 않고 한곳에 고정되어 있을 때 그 점이라고 정의할 수 있다(그림 5-12). 편향 코일은 위치에 따라 전자총 편향 코일, 빔 편향 코일, 이미지 편향 코일로 나눌 수 있다. 먼저 전자총 편향 코일은 전자총에서 나오는 전자빔과 C1 렌즈의 중심을 정렬하는 데 사용된다. 그리고 빔 편향 코일은 C2 렌즈를 통과한 전자빔을 시편면의 중심과 정렬하는 데 사용되며, 빔 이동 및 기울기가 가능하다. 시편 위에서 전자빔을 정렬하면 TEM의 나머지 렌즈에서도 같이 정렬된다. 마지막으로 이미지 편향 코일은 대물렌즈 아래에 위치하며, 이미지 또는 회절도형을 이동시키는 데 사용된다.

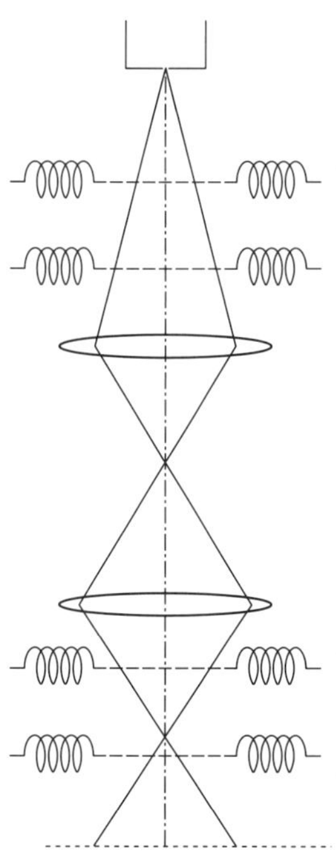

그림 5-11 • 전자총과 집속 렌즈의 편향 코일

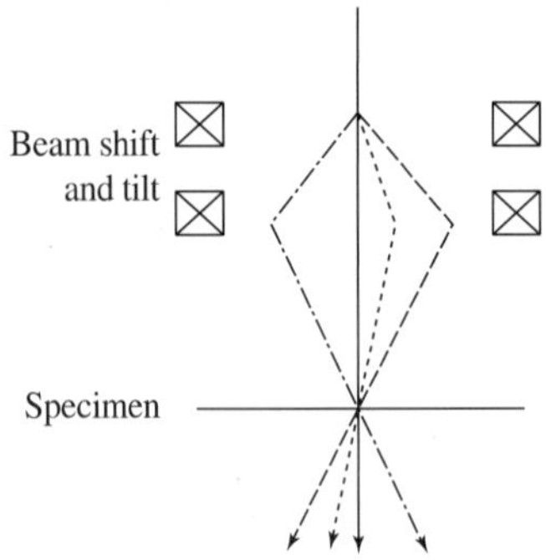

그림 5-12 • 피봇 포인트

비점수차 보정기는 편향 코일로 광축에 정렬된 빔을 X, Y 방향으로 대칭성 있는 빔으로 만들어 주는 역할을 한다. 비점수차 보정기는 최소 4개의 코일로 구성되어 빔을 원형으로 대칭적으로 만들 수 있게 되어 있다(그림 5-13). 비점수차 보정기의 경우 코일을 4개 이상 사용하면 빔의 대칭성을 더욱 좋게 하여 구형으로 만들 수 있다. 비점수차 보정기는 3종류, 즉 집속 비점 보정기, 대물 비점 보정기 그리고 회절 비점 보정기가 있으며 각각 집속 렌즈, 대물렌즈 그리고 영역 선택 조리개(selected-area aperture) 아래에 위치한다. 그러면 이제부터 전자총 정렬부터 자세히 살펴보기로 하자.

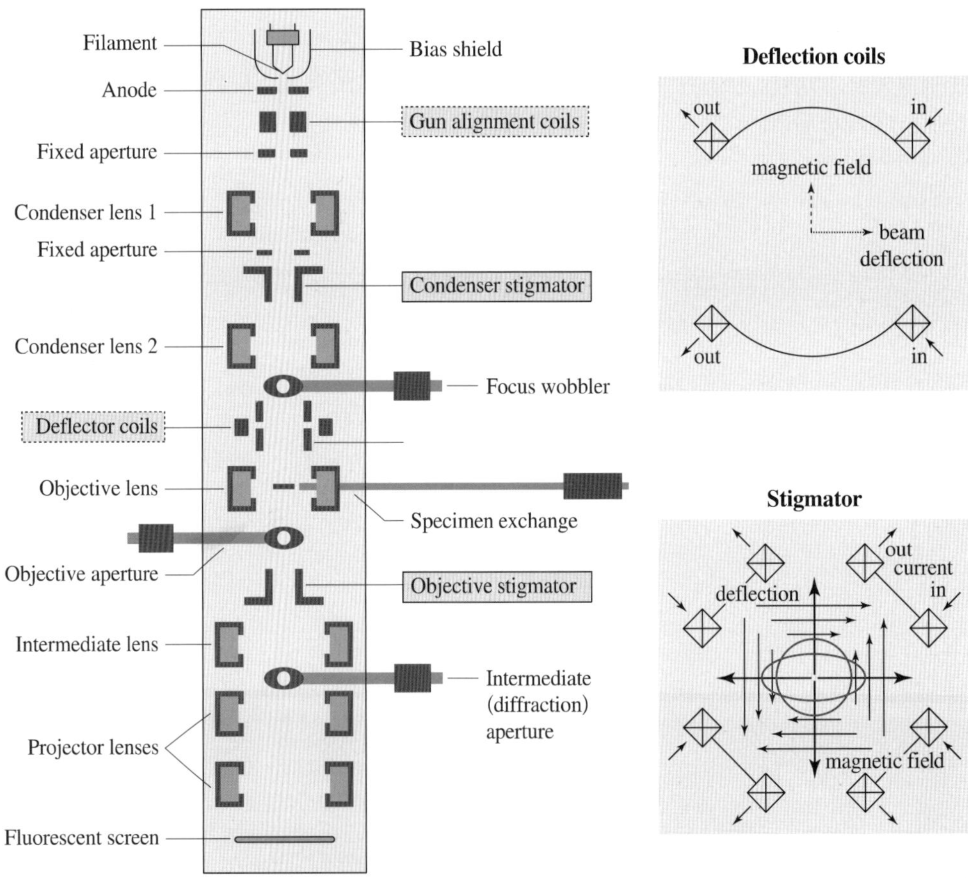

그림 5-13 • 집속 렌즈와 대물렌즈의 비점수차 보정기

4 | 전자총 정렬(gun alignment)

전자총 정렬은 전자총과 C1과의 정렬을 수행하는 작업이며, 전자총 기울기(gun tilt)와 전차총 이동(gun shift) 작업으로 나눌 수 있다. 전자총 기울기는 전자빔을 광축과 평행하게 하여 전자빔 강도를 최대한으로 확보하는 단계이며, 전자총 이동은 평행한 전자빔을 광축과 일치시키는 단계이다(그림 5-14). 전자총 기울기를 하고 난 후 전자총 이동을 하거나, 전자총 이동을 먼저 하고 전자총 기울기를 하게 된다. 두 가지 작업을 번갈아 수행하여 최종적으로 전자총에서 나온 빔이 C1 광축과 일치하도록 하면 전자총 정렬이 되었다고 할 수 있다. 전자총 정렬은 전자총 관련 부품이 교체되면 반드시 다시 정렬을 해야 한다.

■ 전자총 기울기(gun tilt) 정렬 방법

대표적인 전자총 기울기 정렬 방법은 전자빔 세기를 최대로 만드는 방법과 전자빔의 필라멘트 이미지를 대칭으로 만드는 방법이 있다. 전자총 기울기 정렬을 하기 전에 앞에서 언급한 전자총 피봇 포인트(pivot point)를 가능하면 먼저 정렬해야 하는 것이 바람직하다.

① **최소 노출 시간 측정법(minimum exposure time):** 전자빔 전류 측정이 가능한 형광판을 이용하여 노출 시간이 최소가 되도록 gun tilt를 하는 방법이다. 노출 시간법은 사용하기 쉬운 장점이 있다.

② **양극 전압 흔들기법(anode wobbling):** 전자총에서 전자를 뽑아내는 양극의 전압을 흔들어 빔이 중앙에서 움직이지 않게 조정한다.

③ **필라멘트 이미지 방법:** 열전자 전자총의 경우에 많이 사용되며, 필라멘트 이미지가 보이도록 하여 그 이미지가 대칭이 되도록 한다.

전자총 이동 정렬은 빔을 형광판 중심(즉 광축)에 이동시키는 것이므로, 먼저 빔의 점 크기(spot size)를 변화시킴에 따라 빔의 위치가 형광판 중심에서 크게 변하지 않도록 해 줄 필요가 있다. 그리고 나서 각 빔점 크기에 대한 미세한 정렬은 필요에 따라 한다.

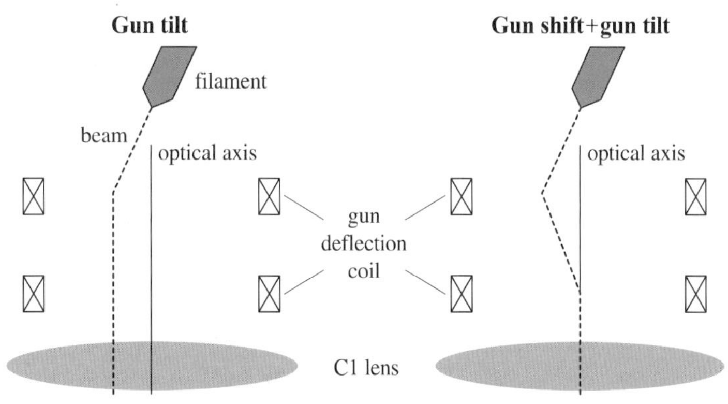

그림 5-14 • 전자총 기울기와 이동

■ 전자총 이동(gun shift) 정렬 방법

① 빔점 크기(spot size; C1 렌즈)가 작을수록 정렬 오류의 크기는 감소하기 때문에 처음에는 보다 작은 빔점을 형광판 중심으로 빔 이동 코일을 이용하여 정렬을 한다.

② 다음에는 상대적으로 큰 빔점을 선택한 후 전자총 이동 코일로 빔을 형광판 중심에 위치시킨다. 정렬에 사용되는 빔점 크기는 장비마다 다르므로 장비 매뉴얼을 참고한다. 전자총 이동이 정렬이 되었으면 다시 전자총 기울기 정렬을 확인하는 방식으로 두 가지 정렬 후에 빔이 형광판 중앙에서 가장 작게 움직이도록 반복한다.

■ 고분해능 모드에서 전자총 미세 정렬 방법

① 고분해능 배율에서 빔을 초과 초점 방향(오른쪽 방향)으로 약간 펼친다.
② 전자총 기울기를 미세하게 조정하여 빔 전류를 최대로 한다.
③ 전자총 피봇 포인트 정렬을 한다.
④ 전자총 이동을 이용하여 가장 밝은 부위를 빔의 중심에 위치시킨다.

5 | 집속 렌즈 비점 수차(astigmatism) 보정

C2 렌즈 비점 수차는 전자빔이 원형적으로 대칭적이지 않은 상태이며, C2 렌즈 비점 수차 보정을 위해서 X, Y 방향으로 비점 수차 보정기를 조절하여 빔 초점 전후 상태에서 빔을 원형이 되게 만들고, 빔의 크기를 변화시킬 때 빔의 중심이 형광판 중심에서 움직이지 않게 만든다(그림 5-15). 열이온 방식의 전자총의 경우에는 필라멘트 이미지를 선명하게 만들면 C2 비점 수차가 보정된다.

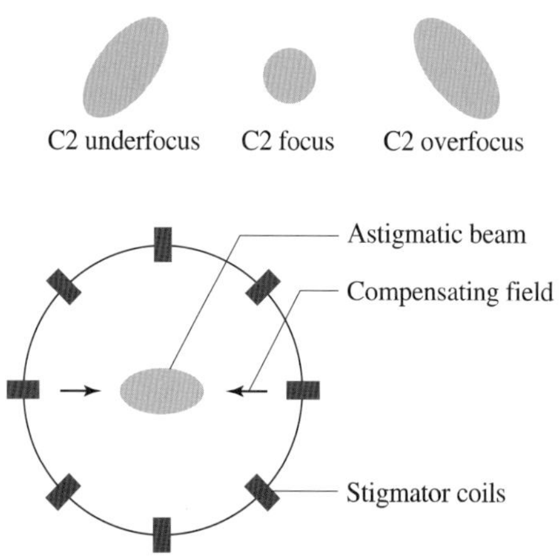

그림 5-15 • C2 비점 수차 보정

6 | C2 조리개(aperture) 정렬

C2 조리개 정렬은 그림 5-16과 같이 C2 렌즈의 중심과 C2 조리개의 중심을 광축과 일치시키는 작업이다. C2 조리개 정렬이 되면 빔의 크기를 크게 하거나 다시 작게 만들 때 빔은 그림 5-17과 같이 빔의 중심과 형광판 중심이 일치한 상태로 움직이게 된다.

■ 조리개 정렬 방법

① 집속된 전자빔을 빔 이동 조절기로 형광판 중심에 위치시킨다.

② 빔 밝기 조절기로 빔을 전체 형광판 크기 정도로 펼친다.

③ C2 조리개를 X, Y 방향 조절기를 이용하여 빔의 중심이 형광판 중심에 있으면서 빔이 원형이 되도록 만드는 작업을 반복한다.

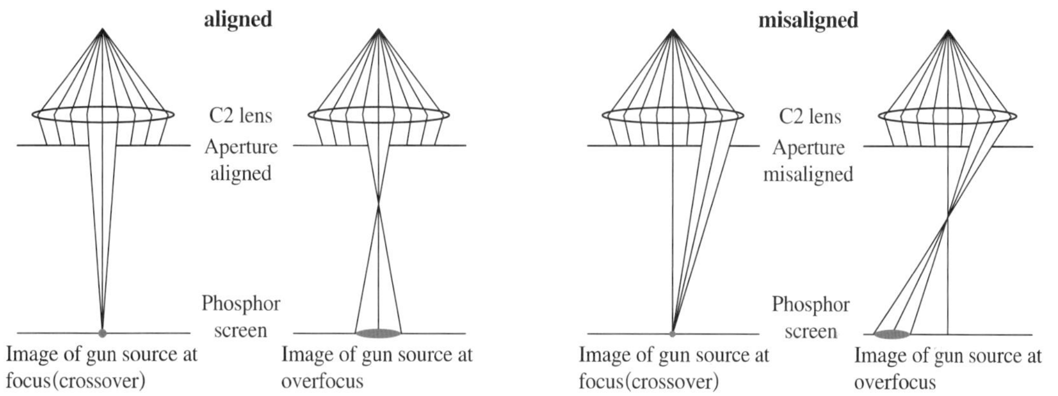

그림 5-16 • C2 조리개 정렬

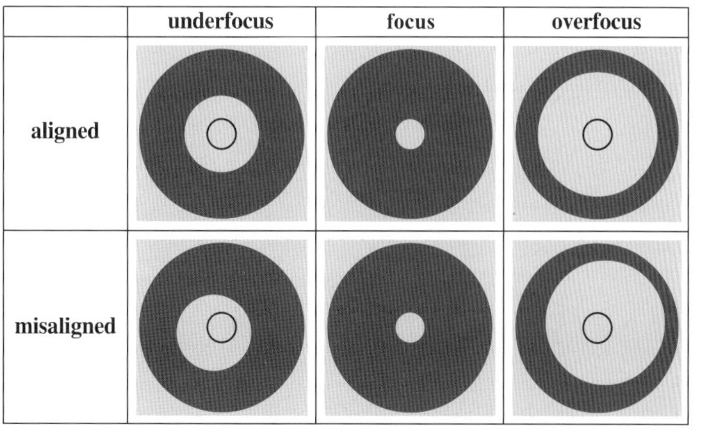

그림 5-17 • 초점 변화에 따른 C2 조리개의 정렬된 상태와 비정렬된 상태 비교

7 | 유센트릭 높이(eucentric height) 정렬

시편을 기울일 때에는 시편을 장착한 홀더를 장착한 고니오미터(goniometer)를 기울이게 된다. 이때 고니오미터는 고유의 회전축을 가지고 있으며, 그 축의 위치를 TEM의 유센트릭 높이(eucentric height)라고 부른다. 이 유센트릭 높이의 어원은 라틴 어이며 뜻은 '중앙에 잘 위치한'이란 뜻이다. 유센트릭 높이에서는 시편을 기울일 때에도 관찰 위치가 변하지 않아 실험을 용이하게 할 수 있지만, 유센트릭 높이가 아닌 곳에서 시편을 기울이면 관찰 영역이 이동하여 실험을 원활히 할 수 없게 된다(그림 5-18).

또한 유센트릭 높이 정렬이 되지 않으면 TEM/STEM의 배율과 초점을 변화시켜 정확한 크기 측정과 선명한 이미지를 얻기 어렵다(그림 5-19). 첫 번째로 유센트릭 높이(홀더의 회전축)에 표준 시편을 위치시켜서 대물렌즈 초점과 배율을 검정(calibration)하므로 시편 내 길이를 정확하게 측정하기 위해서는 유센트릭 높이에서 측정하는 것이 중요하다. 이것은 TEM 및 STEM 모드에서도 똑같이 적용된다. 또한 유센트릭 높이는 대물 조리개, 영역 선택 조리개 그리고 피봇 포인트의 기준점이기도 하므로 이미지 초점을 결정짓는 대물렌즈를 정렬하기 전에 반드시 유센트릭 높이 정렬이 선행되어야 한다.

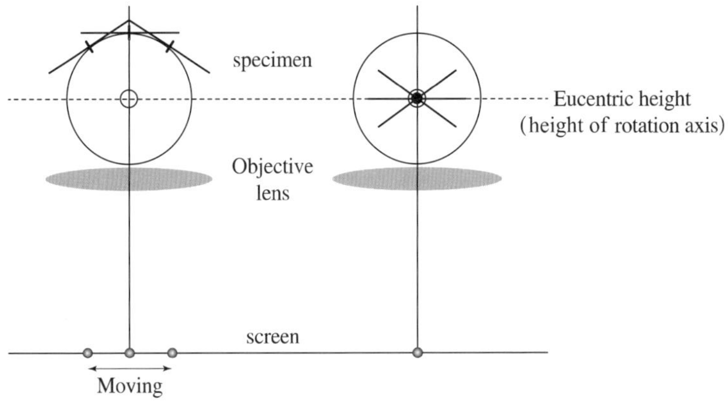

그림 5-18 • 유센트릭 높이 정렬

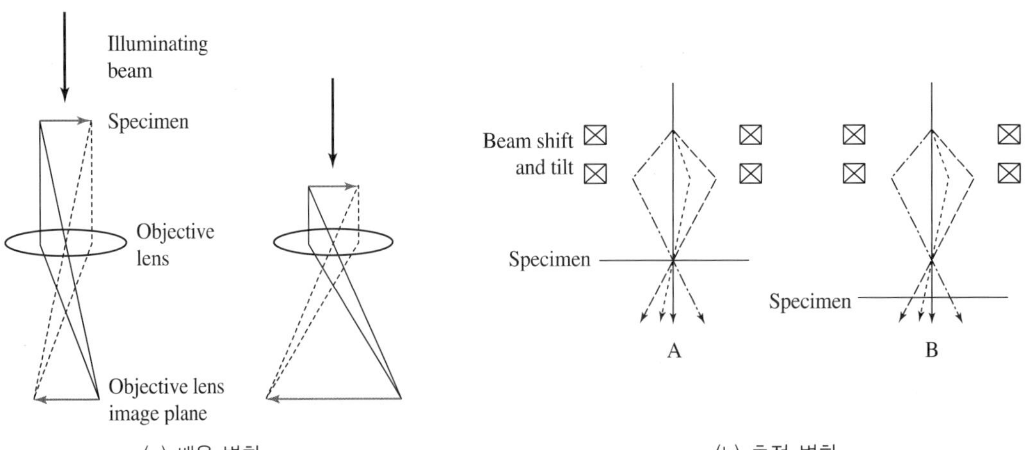

(a) 배율 변화 (b) 초점 변화

그림 5-19 • 유센트릭 높이의 영향

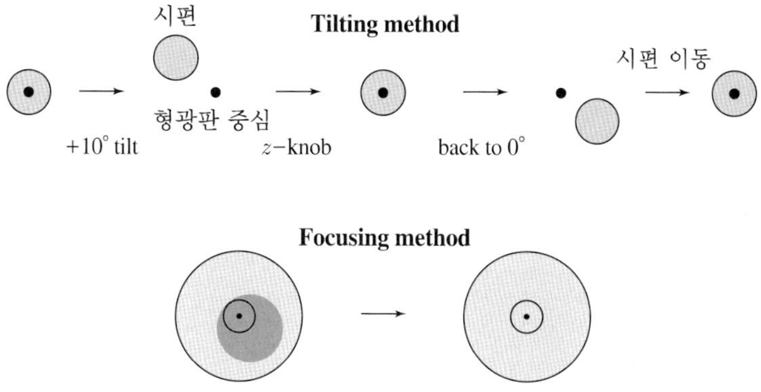

그림 5-20 • 유센트릭 높이 정렬 방법

■ 유센트릭 높이(eucentric height) 정렬 방법

① **기울기 방법(tilting):** 시편이 유센트릭 높이에 있지 않으면 홀더를 기울일 때 형광판 중심에서 멀어진다. 이때 높이 조절기(z-knob)를 이용하여 시편을 다시 형관판 중심에 놓는다. 다시 원위치로 기울이면 시편이 형광판 중심에서 멀어지면서 빔 이동 조절기로 시편을 형광판 중심에 위치시킨다. 반대 방향으로 기울여 같은 과정을 반복하여 시편을 기울여도 시편이 형광판 중심에서 최소한으로 움직인다(그림 5-20).

② **빔 초점 방법(beam focusing):** 대물렌즈를 장비 고유의 표준 초점(eucentric focus 또는 standard focus) 상태에 놓고 시편의 특정 위치에 빔을 모은 후 높이 조절기로 홀더를 Z-축으로 움직여 빔(또는 회절 패턴)이 가장 작아지는 위치를 찾는다.

③ **이미지 흔들기법(image wobbling):** 빔 초점 방법을 사용하여 유센트릭 높이를 정렬한 후 보다 높은 배율에서 보다 정밀하게 유센트릭 높이를 정렬할 때 사용되는 방법이다. 이미지 흔들기를 가동시켜 시편의 움직임을 관찰하면서 시편이 움직이지 않도록 Z-축 높이를 조절한다.

8 | 빔 이동(beam shift) 및 빔 기울기(beam tilt) 정렬

빔 이동 및 빔 기울기 정렬은 전자빔을 시편 위에서 이동시킬 때는 순수하게 이동만 하고 빔이 기울어지지 않도록 하고, 또 빔을 기울일 때는 순수하게 기울어지게만 하고 이동하지 않도록 하는 작업이다(그림 5-21). 이 작업은 빔 피봇 포인트(beam pivot point) 또는 빔 발란스(beam balance) 정렬이라고도 하며, C2 렌즈 아래에 위치한 이중 편향 코일(double deflection coils)을 이용한다. 피봇 포인트 정렬은 빔 기울기 정렬과 빔 이동 정렬로 나누어지며, 빔 기울기 정렬은 피봇 포인트가 시편 위에 있으므로 이미지 모드에서 수행하고, 빔 이동 정렬은 피봇 포인트가 후방 초점면에 있으므로 회절 모드에서 수행하게 된다(그림 5-22).

이 빔 편향 코일을 이용한 정렬은 전자총과 이미지 편향 코일보다 훨씬 자주 사용된다. 왜냐하면 대물렌즈의 중심(광축)과 나머지 렌즈와 일치시키는 작업인 회전 중심(rotation centering) 정렬을 할 때, 빔 편향 코일을 사용하기 때문에 빔 이동 및 빔 기울기 정렬이 기본적으로 되어 있어야 하기 때문이다.

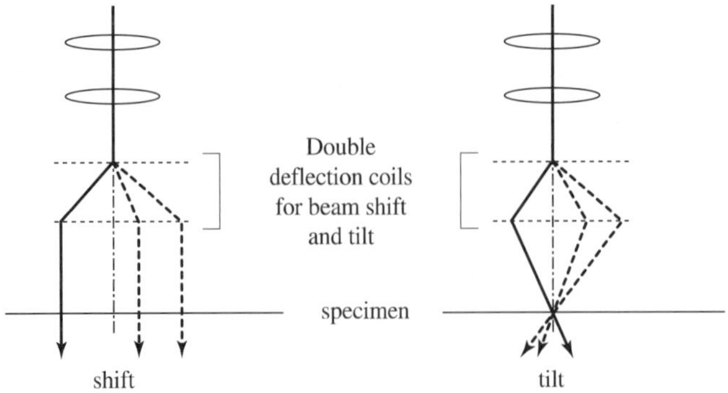

그림 5-21 • 빔 이동과 빔 기울기의 모식도

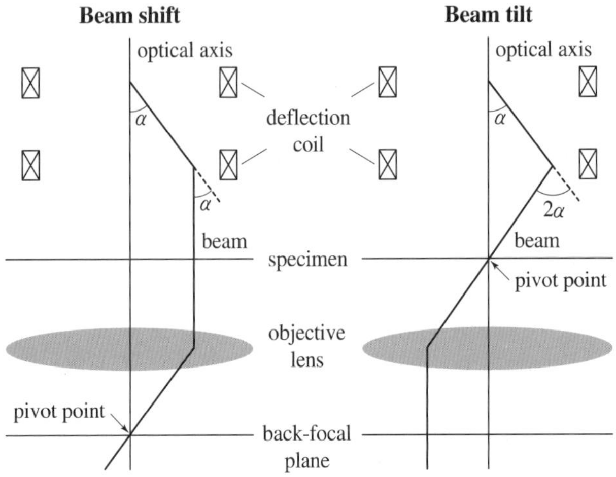

그림 5-22 • 빔 이동과 빔 기울기의 피봇 포인트 위치 비교

■ 빔 이동 및 기울기 정렬 방법

① **빔 기울기 정렬:** 빔을 작게 만들어 초점 상태가 되게 한다. 빔을 일정한 각도로 기울여 반복적으로 흔들어 준다(beam wobbling). 빔점(spot)이 두 개로 분리되어 흔들리면 빔 기울기 조절기로 두 빔점을 하나로 중첩되게 한다. 그러면 시편 위에서 pivot point가 형성된다(그림 5-23).

② **빔 이동 정렬:** 회절 패턴 모드로 전환하여 밝기 조절기를 시계 방향으로 최대한 돌려 평행 빔을 만든 후, 회절 초점 조절기로 후방 초점면에 빔이 모이게 하여 caustic spot(초면점)을 만든다. 빔 이동 wobbling을 하여 caustic spot을 흔들어 준다. 만약 caustic spot이 두 개로 보이면 빔 이동 조절기로 두 개를 한 개로 만들어 준다. 이렇게 함으로써 후방 초점면에 pivot point가 형성된다.

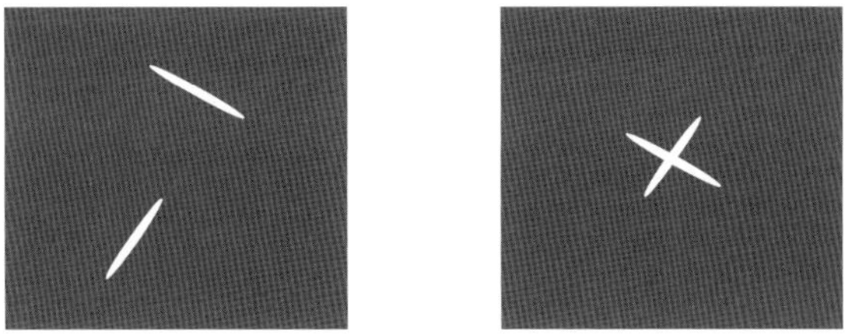

그림 5-23 • 빔 이동과 빔 기울기의 정렬 방법

9 | 회전 중심(rotation centering) 정렬

대물렌즈의 정렬은 모든 정렬 가운데 가장 중요하여 이미지 질(quality)에 큰 영향을 준다. 정렬이 안 되면 이미지가 왜곡되거나 원형 대칭적이지 않고 특정한 방향성을 나타낸다. 대물렌즈 정렬에는 대략 세 가지가 있으며, 그것은 회전 중심(rotation center), 대물렌즈 비점 수차(OL astigmatism), 비대칭(comma-free) 수차 등이 있다.

먼저 회전 중심(rotation centering) 정렬에 대하여 알아보자. 회전 중심 이탈이란, 전자빔이 렌즈를 통과할 때 직선으로 지나가지 않고 회전하면서 지나가기 때문에 빔이 대물렌즈의 중심과 일치하지 않는 현상을 말한다. 따라서 회전 중심 정렬은 C2 렌즈를 통과한 빔을 대물렌즈의 중심(광축)과 일치시키는 작업이다(그림 5-24). 회전 중심 정렬이 되어 있을 때 수차가 최소화되고, 이미지 초점을 맞출 때 이미지가 이동하지 않는다. 회전 중심 정렬 방법은 크게 전류 회전 중심과 전압 회전 중심 정렬이 있다. 전류 회전 중심 정렬 방법은 대물렌즈의 전류를 흔들어서 정렬하고, 전압 회전 중심 정렬 방법은 가속 전압을 흔들어서 정렬한다. 다시 말하면, 그림 5-25와 같이 대물렌즈 전류나 가속 전압을 흔들어서 대물렌

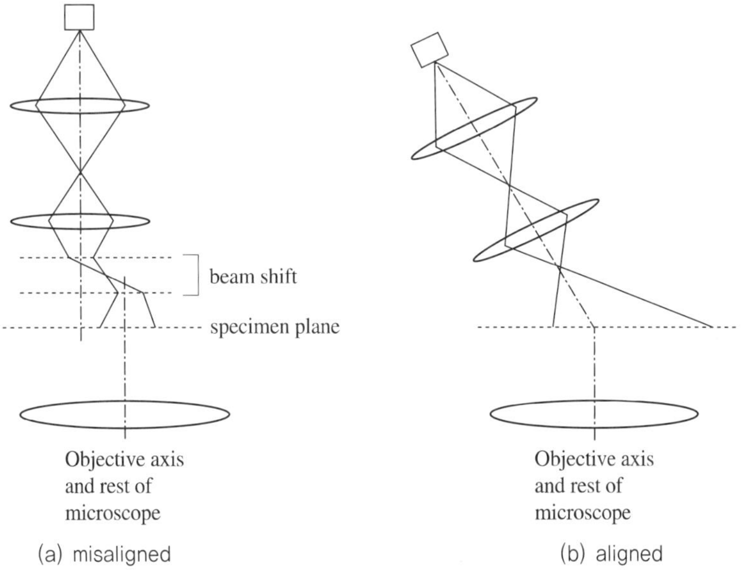

그림 5-24 • 회전 중심 정렬

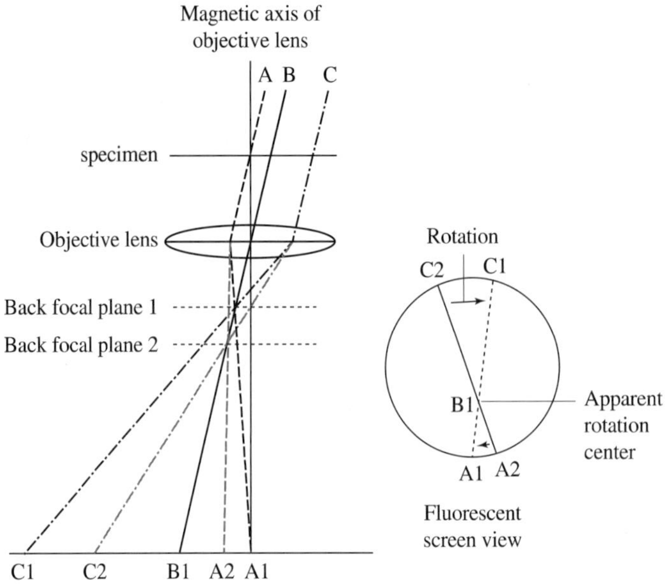

그림 5-25 • 회전 정렬의 모식도

즈의 후방 초점면이 위아래로 움직일 때, 빔이 기울어져 있을 때도 이미지가 움직이지 않도록 하는 것이 회전 중심 정렬이다. 즉 A1A2와 C1C2의 길이가 같고 B1이 회전 중심에 있도록 하는 것이다. 이 작업은 앞에서 언급하였듯이 기본적으로 빔 기울기를 조절하는 것이므로 빔 피봇 포인트 정렬이 선행되어야 한다.

■ 회전 중심(rotation center) 정렬 방법

① 대물렌즈의 전류를 흔들면(wobbling), 이미지가 흔들리면서 초점에 맞았다가 안 맞았다가 한다.
② 회전 중심(rotation center) 조절기를 이용하여 이미지의 움직임이 최소화되게 조절한다.

10 | 대물렌즈 비점 수차 보정

집속 렌즈의 비점 수차는 빔점의 원형 비대칭성을 유발시키고, 대물렌즈의 비점 수차는 이미지에서 나타나는 X, Y 방향 비대칭성을 만들어 낸다. 이미지의 비점 수차는 중·저배율에서는 구멍 주의의 프레넬 가장자리(Fresnel fringe)의 원형 대칭성을 보고 판단할 수 있으며, 고배율에서는 비정질 이미지의 방향성 여부를 보고 판단할 수 있다. 그러나 이 이미지를 보고 정렬하는 방법은 정렬하기 어려우므로, 이미지를 실시간으로 푸리에 변환을 하여 얻은 환 패턴의 원형 대칭성을 보고 쉽게 정렬할 수 있다.

■ 대물렌즈 비점 수차 보정 방법

① **프레넬 프린지(Fresnel fringe)를 이용하는 방법:** 초점에서는 구멍 가장자리에 아무런 띠가 보이지 않지만, 미달 초점(under-focus)에서는 구멍 가장자리에 흰색 띠가 형성이 되고, 초과 초점(over-focus)에서는 검은색 띠가 형성된다. 비점 수차 정렬이 되어 있는 경우에는 이 띠들의 동서남북 방향으로 일정하므로, 이 원리를 이용하여 비점 수차를 정렬한다. 먼저 시편 내에서 적당한 크기의 원형 구멍을 찾는다. 미달 초점에서 흰색 띠를 관찰하고 띠의 두께가 일정해지도록 비점 수차 보정기를 조절한다(그림 5-26). 이번에는 초과 초점으로 가서 구멍 안쪽에 생긴 검은색 띠의 두께가 일정하도록 조절한다. 이때 정렬 순서는 X 방향 → 초점 → Y 방향 → 초점 → X 방향 조절을 반복하여 정렬한다.

② **푸리에 변환(Fourier transformation) 이용 방법:** 시편 내 비정질 부위를 300k 이상의 고배율로 이미지 관찰하며 실시간으로 그 이미지를 FFT(Fast Fourier Transformation) 한다(그림 5-27). 이 FFT 이미지를 실시간으로 관찰하면서 대물렌즈 비점 수차 조절기로 타원을 원으로 대칭되게 조절한다. 비점 수차로 인해 특정 방향으로의 방향성이 있는 경우 FFT에서는 타원으로 나타나므로 원으로 만들면 비점 수차가 없는 상태가 된다. 비점 수차를 정렬한 후 초점의 FFT 이미지는 중앙의 흰색 원이 가장 크게 되고, 그 원의 가장자리에 검은색 환이 위치한 상태이다(그림 5-27 (c)).

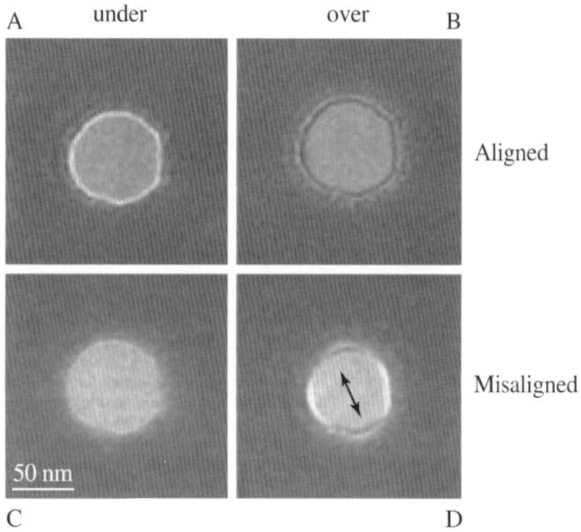

그림 5-26 • 프레넬 가장자리를 이용한 대물렌즈 비점 수차 보정법

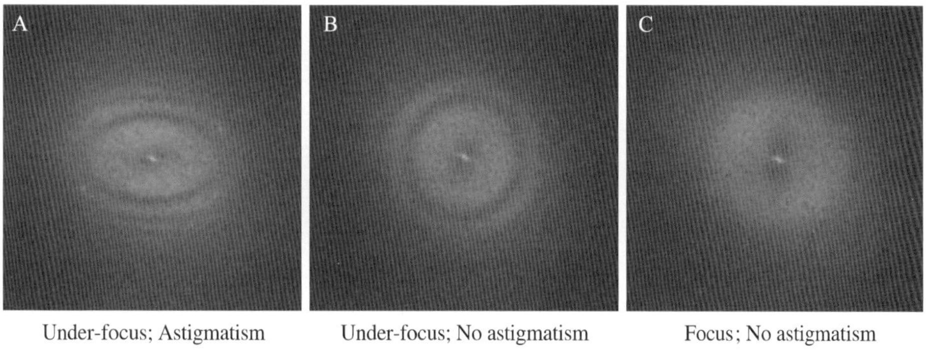

그림 5-27 • FFT를 이용한 대물렌즈 비점 수차 보정법

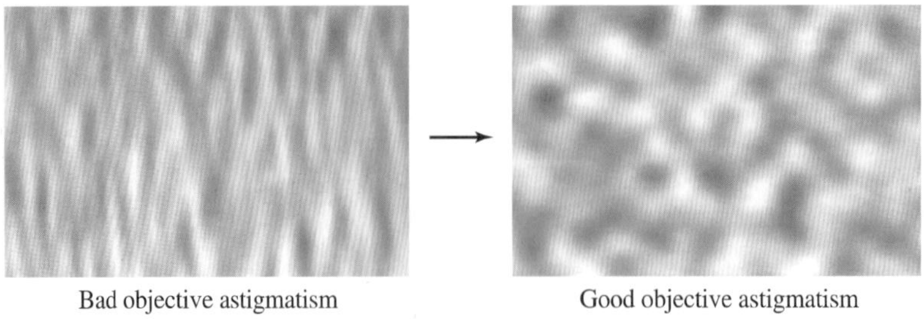

그림 5-28 • 고배율 이미지를 이용한 대물렌즈 비점 수차 보정법

③ **이미지 관찰 방법:** 위의 FFT 방법과 마찬가지로 시편 내 비정질 부위를 찾아 300k 이상의 고배율로 이미지를 실시간으로 관찰하며, 방향성이 나타나면 대물렌즈 비점 수차 조절기로 방향성이 없는 이미지로 만든다(그림 5-28). 이때 초점에서 방향성이 잘 보이지 않으면 이탈 초점으로 가서 방향성을 없애고, 다시 초점에서 선명도를 확인하는 작업을 반복적으로 한다.

11 | 비대칭 수차 정렬(coma-free alignment)

비대칭 수차 정렬은 빔을 기울였을 때에도 빔이 대물렌즈의 광축에 있게 하여 이미지에 방향성이 생기지 않게 하는 작업이다. 이 정렬은 대물렌즈의 비점 수차를 정렬한 후 더욱 신뢰성 있고 정확한 고배율 이미지를 얻고자 할 때 사용된다.

■ 비대칭 수차 정렬 방법

① 전자빔을 모아서 형광판 중심에 일치시킨다.
② 대물렌즈 비점 수차 정렬 방법과 같이 비정질 영역을 고분해능으로 관찰한다.
③ 빔을 펼쳐서 이미지 초점을 맞춘다.
④ 회절 모드로 가서 빔 기울기를 일정한 각도로 설정하여 회절빔을 X-방향 또는 Y-방향으로 흔든다.
⑤ 흔들리는 두 이미지가 방향성이 없이 유사한 형상을 갖도록 비대칭 수차를 보정한다(그림 5-29).

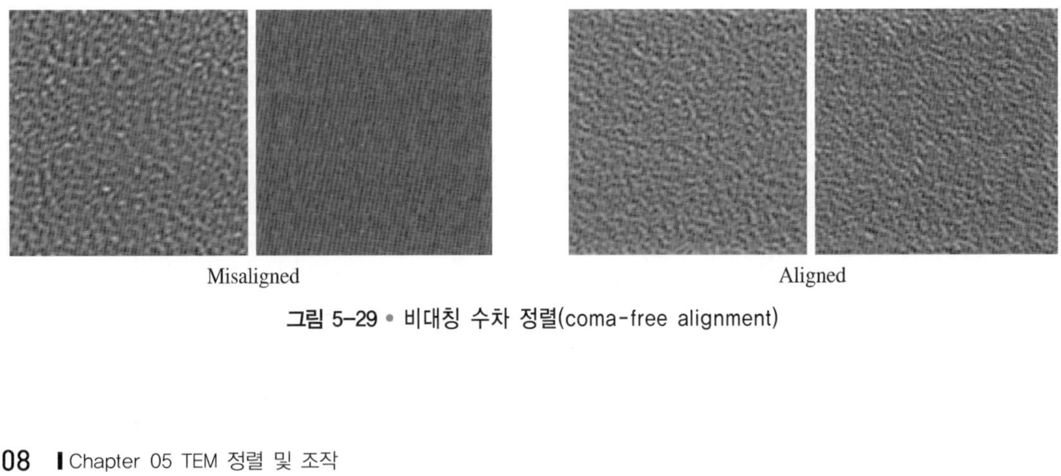

그림 5-29 • 비대칭 수차 정렬(coma-free alignment)

12 | TEM 조작(operation)

1. 이미지 모드와 회절 모드

앞에서 언급했듯이 대물렌즈는 시편으로부터 나오는 전자들을 모아서 후방 초점면에 회절 패턴을 만들고, 그 전자들을 다시 재조합해서 이미지면에 이미지를 만드는 역할을 한다. 따라서 TEM 조작 모드는 크게 회절 패턴을 보여주는 회절 모드와 이미지를 보여주는 이미지 모드로 나누어진다. 그림 5-30은 회절 모드와 이미지 모드의 빔 모식도를 보여준다.

중간 렌즈까지는 두 모드의 렌즈계 설정은 같고, 단지 중간 렌즈의 세기의 차이에 따라 모드 전환이 이루어진다. 따라서 이 중간 렌즈를 회절 렌즈(diffraction lens)라고 하기도 한다. 실제적으로 회절 모드와 이미지 모드 간의 전환은 회절 버튼이나 회절 아이콘을 누르면 매우 간단히 이루어진다. 그림 5-30의 좌우측 화살표는 회절 모드와 이미지 모드의 상호 동등 위치를 표시한 것이다. 결국 대물렌즈의 후방 초점면의 회절 패턴이 형광판에 보이게 하는 것이 회절 모드이고, 대물렌즈의 이미지면의 이미지가 형광판에 보이게 하는 것이 이미지 모드이다.

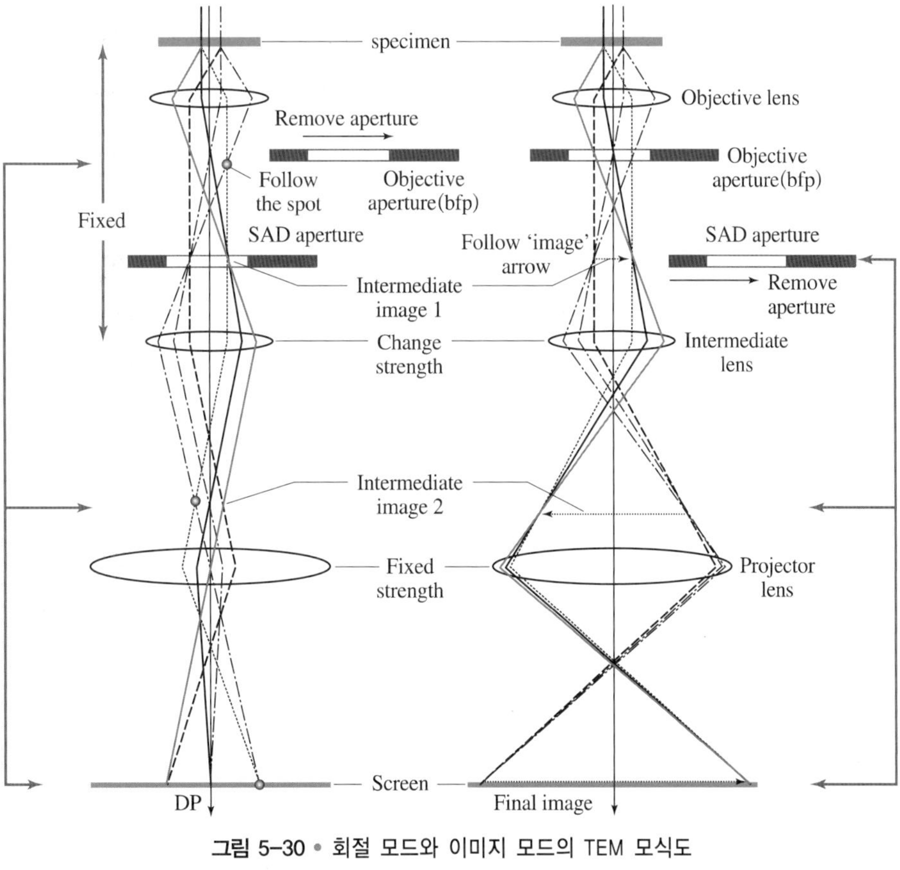

그림 5-30 • 회절 모드와 이미지 모드의 TEM 모식도

2. TEM 이미지의 종류와 영상법

TEM 이미지를 얻기 위해서는 회절 패턴을 먼저 확인하고 대물 조리개로 특정 빔을 선택해야 하며, 회절 패턴을 얻기 위해서는 이미지를 먼저 확인하고 특정 영역을 선택하여야 하기 때문에 회절 모드와 이미지 모드 전환을 자주 하게 된다. 먼저 TEM 이미지의 종류와 얻는 방법을 알아보자. TEM 이미지를 얻는 방법에는 크게 두 가지로 회절(또는 진폭) 콘트라스트와 위상 콘트라스트를 이용하는 방법이 있다. 회절 콘트라스트를 이용하는 방법에는 BF(bright field) 이미지와 DF(dark field) 이미지가 있으며, 위상 콘트라스트를 이용하는 방법으로는 HREM(high resolution electron microscopy) 기법이 있다. BF 이미지는 대물렌즈 조리개로 회절 패턴의 직접빔을 선택하여 얻은 이미지이고, DF 이미지는 대물렌즈 조리개로 직접빔을 막고 한 개의 회절빔을 선택하여 얻은 이미지이다(그림 5-31).

(1) BF Imaging 방법

① 관찰 부위를 형관판 중심에 놓고 초점을 맞춘다.
② 원하는 영역을 SAD 조리개로 선택한 후 회절 모드로 이동한다.
③ 회절 패턴의 직접빔을 광축(형광판 중심)으로 이동시킨다.
④ 적당한 크기의 대물렌즈 조리개로 광축에 있는 직접빔만을 선택하고, 조리개 중심을 직접빔에 정렬한다. 이 정렬이 이미지 질을 좌우하는 데 매우 중요한 역할을 한다.
⑤ 이미지 모드로 이동한다.
⑥ SAD 조리개를 제거하고 CCD로 이미지를 얻는다.

(2) DF Imaging 방법

DF 이미지는 BF 이미지 얻는 법과 유사하며, 대물렌즈 조리개로 한 개의 회절빔을 선택하여 쉽게 얻을 수 있다. 그러나 대물렌즈 조리개를 이동시키게 되면 조리개의 중심이 광축에서 벗어나 이미지 질이 나빠지므로, 일반적으로 회절빔을 광축으로 이동시킨 후 조리개를 광축에 정렬키는 방법을 이용한다. 이렇게 얻은 이미지를 CDF(centered dark field) 이미지라고 한다. 얻는 방법은 다음과 같다.

① 관찰 부위를 형관판 중심에 놓고 초점을 맞춘다.
② 원하는 영역을 SAD 조리개로 선택한 후 회절 모드로 이동한다.
③ 일단 회절 패턴의 직접빔을 광축(형광판 중심)에 정렬 한 후, 빔 기울기를 이용하여 원하는 한 개의 회절점을 광축(형광판 중심)으로 이동시킨다.
④ 대물렌즈 조리개로 광축에 있는 회절빔만을 선택한다.
⑤ 이미지 모드로 이동한다.
⑥ SAD 조리개를 제거하고 CCD로 이미지를 얻는다.

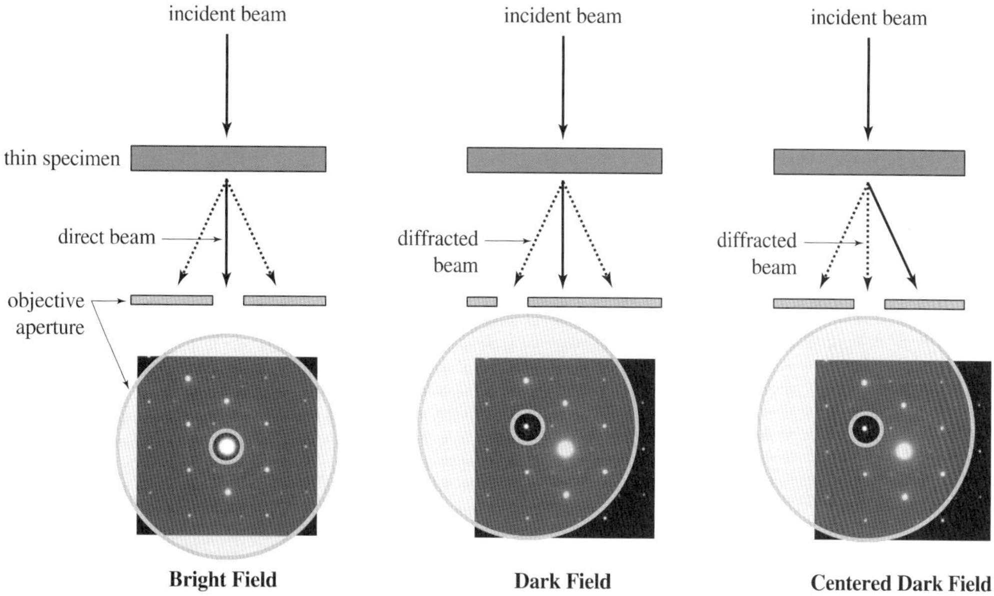

그림 5-31 • BF와 DF 이미지 얻는 방법

(3) HREM Imaging 방법

한 개의 빔을 이용하는 회절 콘트라스트와는 달리 고분해능 영상은 회절 패턴의 여러 개의 빔들 사이의 간섭 현상으로 인한 위상 콘트라스트로 형성된다(그림 5-32).

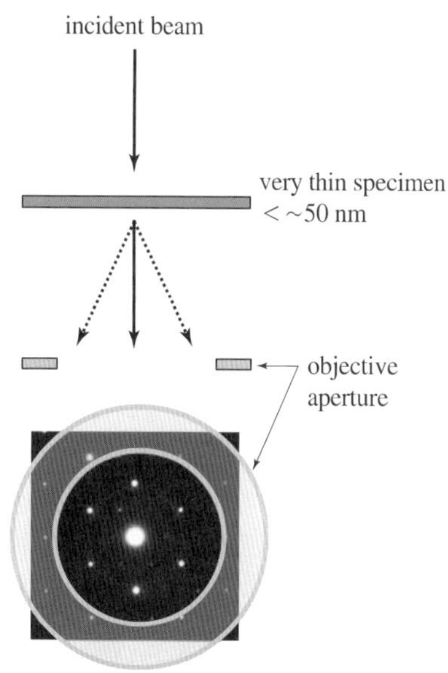

그림 5-32 • HREM 이미지 얻는 방법

① 이미지 모드에서 원하는 영역을 선택하고, 원하는 배율까지 올려서 앞에서 언급한 유센트릭 높이, 회전 중심(rotation center), 대물렌즈 비점 수차 등의 정렬을 한다.
② 회절 모드에서 시편을 기울여 원하는 정대축(zone axis)을 찾는다. 정대축이란 2개 이상의 면들과 평행한 축을 말하며, 정대축에서 여러 개의 회절점을 보여 주는 회절 패턴을 얻을 수 있다.
③ 회절 패턴의 중심을 광축과 일치시킨다.
④ 조리개의 크기가 클수록 분해능은 증가하나 이미지 노이즈가 증가하므로, 적당한 크기의 대물렌즈 조리개를 이용하여 조리개 중심을 광축과 일치시킨다.
⑤ 이미지 모드로 이동하여 다시 한 번 유센트릭 높이와 비점 수차를 확인한 후 이미지 초점을 맞추고 이미지를 얻는다.

3. 회절 패턴의 종류와 영상법

회절 패턴은 입사빔의 각도에 따라 크게 두 가지로 나눌 수 있다. 전자빔이 시편에 거의 평행하게 조사되어 입사각이 작은 경우와 전자빔을 모아서 입사각이 비교적 큰 경우이다. 전자의 조건으로 얻은 회절 패턴을 선택 영역 회절 패턴(selected-area diffraction pattern)이라 하고, 수렴성 빔 회절 패턴(convergent

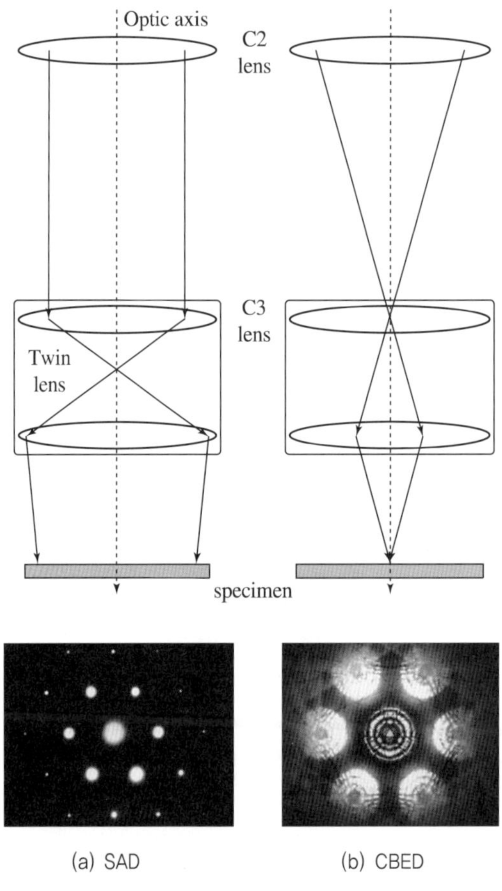

(a) SAD (b) CBED

그림 5-33 • SAD와 CBED 패턴 얻는 방법

-beam electron diffraction)이라고 한다. 그림 5-33에서 보는 바와 같이 SAD 패턴은 빔 입사각이 매우 작으므로 회절 패턴이 점으로 이루어져 있고, CBED 패턴은 입사각이 비교적 커서 회절 패턴이 원반으로 이루어져 있다.

(1) SAD 얻는 방법

SAD는 전자빔을 평행하게 시편에 조사하여 회절 패턴을 얻는 기법이다.

① 원하는 영역을 형광판 중심(광축)에 놓고 적절한 크기의 SAD 조리개를 넣고 중간 렌즈(intermediate lens) 조절기를 이용해서 SAD 조리개 가장자리를 선명하게 초점을 맞춘다.

② SAD 조리개(selected-area-diffraction aperture)의 중심과 형광판 중심을 일치시킨다.

③ C2 조절기(Intensity 또는 Brightness)를 이용하여 빔을 모아서 형광판 중심과 일치시키고 나서, C2 조절기를 underfocus 방향(왼쪽 방향)으로 돌려 평행한 빔을 만들어 준다.

④ 회절 모드로 이동하여 원하는 카메라 길이를 선택하고, 회절 패턴의 중심을 형광판의 중심과 일치시킨다. 회절 비점 수차를 보정하고, 회절-초점 조절기로 회절 패턴의 초점을 맞추어 회절점을 최대한 선명하게 만든다.

⑤ CCD를 이용하여 회절 패턴을 기록한다. 이때 직접빔이 너무 밝으면 CCD를 포화시키므로 빔 가리개(beam stopper)를 이용해서 직접빔을 가리고 회절 패턴을 얻는다.

(2) CBED 패턴 얻는 방법

CBED는 SAD와 달리 전자빔을 한 점으로 모아서 회절 패턴을 얻는 기법이다. CBED 패턴을 얻을 때는 대물렌즈 조리개나 영역 선택 조리개를 사용하지 않는다.

① 원하는 영역을 형광판 중심에 위치시키고 이미지 초점을 맞춘다.

② 원하는 수렴각(convergent angle)을 얻을 수 있는 탐침 크기(probe size)를 선택한다.

③ 비교적 큰 C2 조리개를 형광판 중심에 정렬시킨다.

④ 빔을 모아서 시편 위에 놓는다.

⑤ 회절 모드로 이동하여 회절 패턴의 초점을 맞춘다.

참고문헌

[WB11] D.B. Williams and C.B. Carter, *Transmission Electron Microscopy-A Textbook for Materials Science*, Plenum Press, New York and London, 2009.

[RK08] L. Reimer, H. Kohl, *Transmission electron microscopy: physics of image formation*, NewYork, Springer, 2008.

[Rod04] J.M. Rodenburg, *Microscopy and Analysis*, 18 (3): 9-11, 2004.

Part

2

응용 기술 분야

Chapter

06 회 절

신기삼_창원대학교 신소재공학부

본 chapter에서는 chapter 2의 회절 이론, chapter 5의 수렴성 빔 전자 회절법에 이은 회절의 논의로, 이론적 논의보다는 점도형, 환도형, Kikuchi 도형 형성 및 분석에 대한 이해와 아울러, 궁극적으로 회절 패턴을 해석할 수 있도록 회절에 관련된 요소에 대하여 논의한다. 즉 가속 전자 파장, 결정 구조의 명명, 회절식의 이해, 역격자, Ewald 구, 구조인자의 계산과 회절도형의 분석에 대하여 간략히 논의하고자 한다. 또, Kikuchi 도형의 형성, Kikuchi map, Kikuchi 패턴의 구성 및 해석에 대하여 논의한다.

1 | 가속 전자의 파장

전자의 파장은 가속 전압이 결정되면 다음의 두 식에 의해 계산되며, 표 8.1에서 보는 바와 같이 가속 전압이 커질수록 상대론적 속도를 이용하여 파장을 구해야 하나, 이들 값은 명확하므로 가속 전압에 맞는 값을 사용하면 된다.

(1) 가속 전압에 따른 비상대론적 전자의 파장(λ)

$$\lambda = \frac{1.2264}{\sqrt{V}} \text{ (nm)} \tag{6.1}$$

(2) 가속 전압에 따른 상대론적 전자의 파장(λ)

$$\lambda = \frac{1.2264}{\sqrt{V(1+0.97845\times 10^{-6}V)}} \text{ (nm)} \tag{6.2}$$

표 6-1 • 가속 전압에 따른 전자의 파장

가속 전압(kV)	Nonrelativistic λ(nm)	Relativistic λ(nm)
100	0.00388	0.00370
200	0.00274	0.00251
300	0.00224	0.00197
400	0.00194	0.00164
1,000	0.00123	0.00087

2 | 결정 구조의 명명

회절을 논의하기 위해서는 결정계와 Bravais 격자, 결정 방위, 결정면, 면간 거리, 격자점의 좌표 등에 대한 명명법과 이해가 필요하다.

결정은 7개 결정계 및 14개 Bravais 격자로 나뉘며, 표 6-2와 같다. 이때 축간 거리, 축간각 등은 그림 6-1과 표 6-2와 같이 나타낼 수 있다.

그림 6-2에 나타낸 것과 같이 방향지수는 주어진 방향의 a, b, c의 성분을 결정한 후, 가장 간단한 정수비를 [210]과 같이 대괄호 [ ] 안에 나타내면 되고, 입방정의 [100], [010], [001], ... 같은 등가 방향은 방향족이라 하며, <100>과 같이 꺾쇠괄호 < > 안에 표시한다.

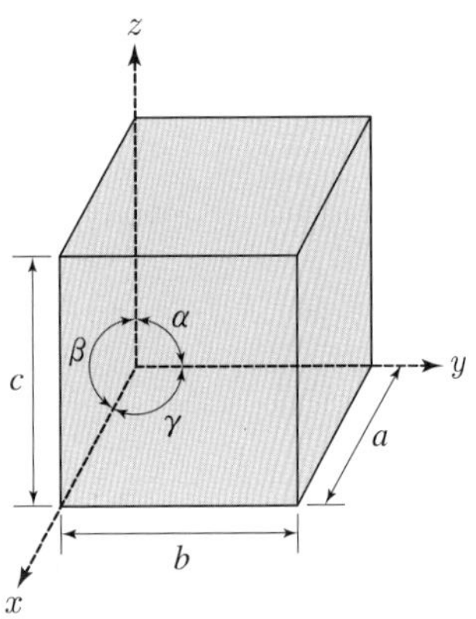

그림 6-1 • 단위 격자를 정의하는 상수들

표 6-2 • 결정계, 축간 각, Bravais 격자와 격자 기호

결정계	축길이 및 축간각의 관계	브라베 격자	격자 기호
입방	$a=b=c,\ \alpha=\beta=\gamma=90°$	단순	P
		체심	I
		면심	F
정방	$a=b\neq c,\ \alpha=\beta=\gamma=90°$	단순	P
		체심	I
사방	$a\neq b\neq c,\ \alpha=\beta=\gamma=90°$	단순	P
		체심	I
		저심	C
		면심	F
능면	$a=b=c,\ \alpha=\beta=\gamma\neq 90°$	단순	R
육방	$a=b\neq c,\ \alpha=\beta=90°,\ \gamma=120°$	단순	P
단사	$a\neq b\neq c,\ \alpha=\beta=90°,\ \gamma\neq 90°$	단순	P
		저심	C
삼사	$a\neq b\neq c,\ \alpha\neq\beta\neq\gamma\neq 90°$	단순	P

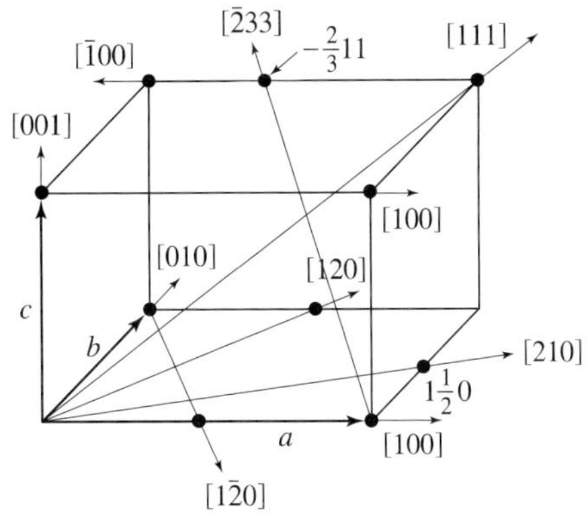

그림 6-2 • 방향지수의 명명(육방정 제외)

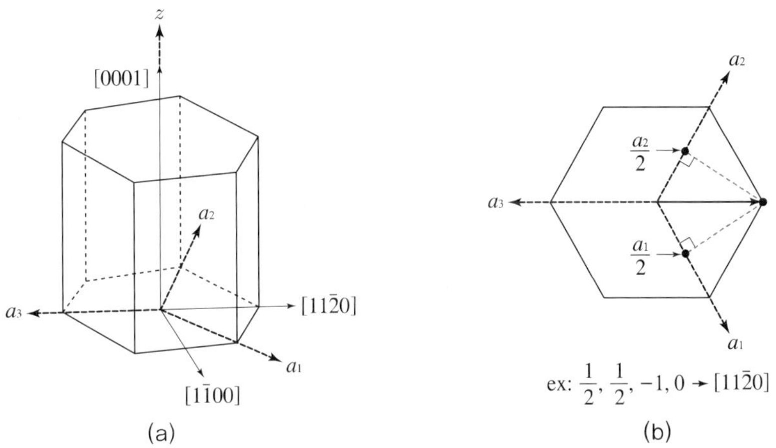

그림 6-3 • 육방정에서의 방향지수의 명명. (b)의 점선, $a_2/2$, $a_1/2$은 a_1과 a_2축에 정사영을 나타낸다.

3 | HCP에서 방향지수 결정 방법

① 필요에 따라 벡터를 원점을 지나도록 이동한다.

② 단위포의 a_1, a_2, a_3, c에 투사된 성분 길이를 읽는다.

③ 가장 간단한 정수비로 맞춘다.

④ 대괄호 [ ] 안에 나타낸다.

표 6-3 • 조밀육방정의 3축 $[UVW]$ 및 4축 $[uvtw]$ 방향지수의 관계

$[UVW]$	$[uvtw]$
$U = u - t$ $V = v - t$ $W = w$ (6.3)	$u = (2U - V)/3$ $v = (2V - U)/3$ $t = -(u+v) = -(U+V)/3$ $w = W$ (6.4)

4 | 면지수 결정 방법

그림 6-4에 나타낸 것과 같이 해당 면이 a, b, c축과 만나는 점의 격자상수에의 분율을 읽고, 따라서 그림 6-4의 면은 오른쪽 그림에서 1/4, 1/2, 1에 해당하며, 이들의 역수를 구하면 각각 4, 2, 1이 되고, 이들의 가장 간단한 정수비 즉 4, 2, 1을 ( ) 안에 “,”없이 (421)로 나타내면 된다. 입방정의 (421), (241), ...과 같은 등가면을 면족, 또는 면형이라 하며 중괄호 안에 {124}와 같이 나타내면 된다.

조밀육방격자의 경우 a_1, a_2, a_3축과 c축의 4개 지수를 쓰는데 위의 방법과 동등하며, $(hkil)$, $\{hkil\}$로 나타내며 $h+k=-i$인 관계가 있다.

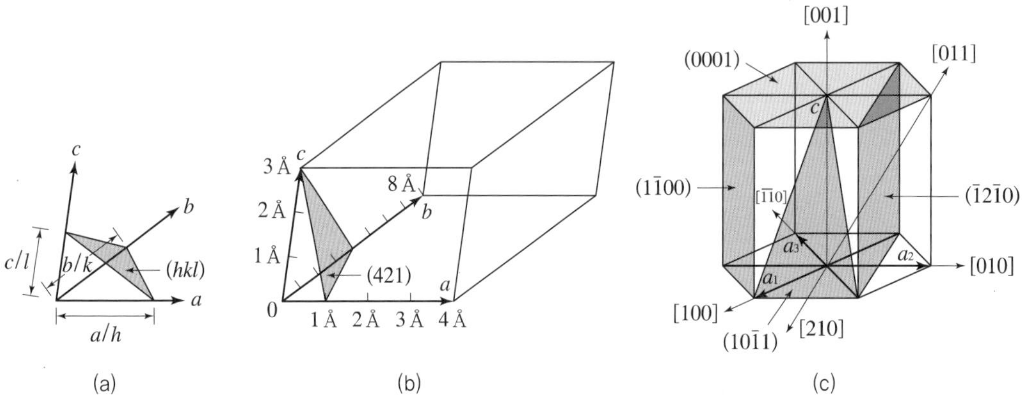

그림 6-4 • 면지수 정하는 방법과 육방정의 면지수

1. 면간 거리와 면간 각도 관계

전술한 7개 결정계의 결정 격자들의 격자상수와 면지수를 알면 면간 거리와 면각 각도는 표 6-4의 식을 써서 구할 수 있다.

표 6-4 • 면지수와 면간 거리의 관계(부록 3 참조)

결정계	면간 거리	면간 각도
입 방	$\frac{1}{d^2}=\frac{h^2+k^2+l^2}{a^2}$	$\cos\phi=\frac{h_1h_1+k_1k_2+l_1l_2}{\sqrt{(h_1{}^2+k_1{}^2+l_1{}^2)(h_2{}^2+k_2{}^2+l_2{}^2)}}$
정 방	$\frac{1}{d^2}=\frac{h^2+k^2}{a^2}+\frac{l^2}{c^2}$	$\cos\phi=\frac{\frac{h_1h_2+k_1k_2}{a^2}+\frac{l_1l_2}{c^2}}{\sqrt{\left(\frac{h_1{}^2+k_1{}^2}{a^2}+\frac{l_1{}^2}{c^2}\right)\left(\frac{h_2{}^2+k_2{}^2}{a^2}+\frac{l_2{}^2}{c^2}\right)}}$
육 방	$\frac{1}{d^2}=\frac{4}{3}\left(\frac{h^2+hk+k^2}{a^2}\right)+\frac{l^2}{c^2}$	$\cos\phi=\frac{h_1h_2+k_1k_2+\frac{1}{2}(h_1k_2+h_2k_1)+\frac{3a^2}{4c^2}l_1l_2}{\sqrt{\left(\frac{h_1{}^2+k_1{}^2}{a^2}+\frac{l_1{}^2}{c^2}\right)\left(\frac{h_2{}^2+k_2{}^2}{a^2}+\frac{l_2{}^2}{c^2}\right)}}$

2. 격자점의 좌표

결정에 있어서 각 원자의 좌표는 이후 구조인자 등의 계산에 필요하며, 격자점은 축간 거리 및 축간 각도를 생략하고, 아래에 나타낸 예에서와 같이 각각의 위치를 축의 분율로 나타낸다.

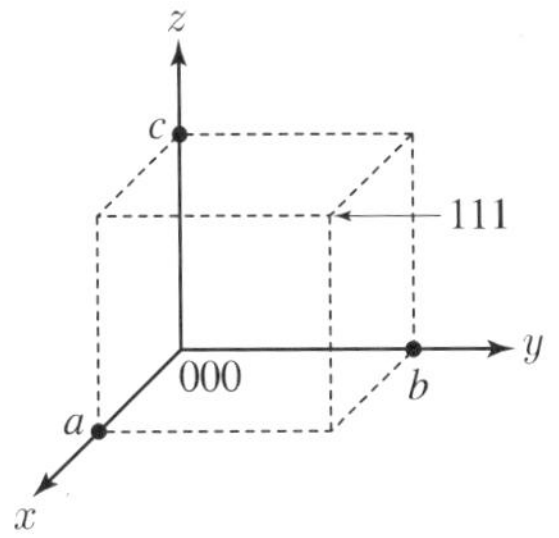

- 격자의 좌표 원점: 000
- 격자의 중심: 1/2 1/2 1/2
- 체심격자의 원자 좌표: 000, 1/2 1/2 1/2
- 면심격자의 원자 좌표: 000, 0 1/2 1/2, 1/2 0 1/2, 1/2 1/2 0

그림 6-5 • 격자점의 좌표

3. 정대축과 Weiss Zone Law

정대축(Zone axis)은 평행하지 않은 두 평면을 무한히 펼쳤을 때 만나는 직선축을 말하며, 이의 방향의 결정은 두 평면의 법선벡터들의 벡터적의 방향이 된다. 또, 정대축[UVW]과 이 정대축에 속하는 모든 면지수 (hkl)과는 아래 식과 같은 관계가 성립하는데, 이를 Weiss zone law라고 하며, 나중에 논의하는 회절도형에서의 빔 방향과 회절점의 관계에서 이용하게 된다.

$$hU + kV + lW = 0 \tag{6.5}$$

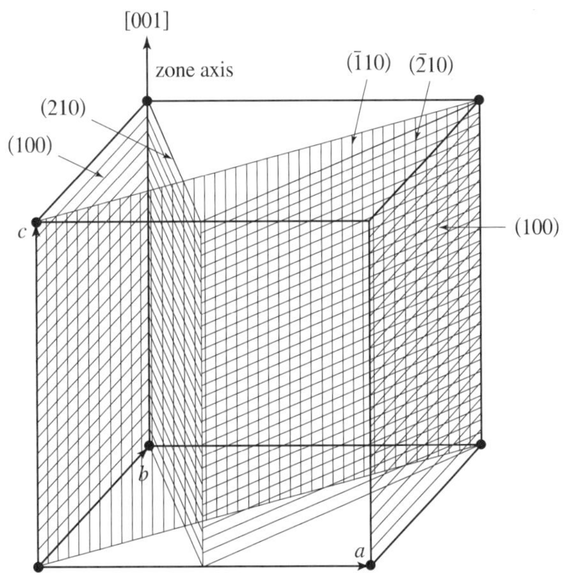

그림 6-6 • 정대축

4. Bragg의 회절식

가속 전자의 파동성과 중첩의 원리에 의한 상호 간섭 효과로 일정 파장(λ)의 전자들이 일정한 면간 거리(d)의 면들에 조사될 때 입사각과 회절각은 같으며, 회절이 강하게 일어나는 방향에서 이들과의 상호 관계는 $n\lambda = 2d\sin\theta$로 주어지는데 이를 Bragg의 회절식이라고 한다.

그림 6-7에서 보는 바와 같이 회절은 동일 파장과 위상으로 입사되어 각기 다른 결정면에 의해 산란된 빔 '1'과 '2'의 경로차 $2d\sin\theta$가 파장의 정수배, 즉 $n\lambda$가 될 때 보강 간섭이 일어난다는 것을 의미한다. 이는 입사각과 회절각이 각각 θ, 즉, 입사빔을 기준선으로 할 때 2θ 방향에서 회절(보강 간섭)이 관찰된다는 의미이다.

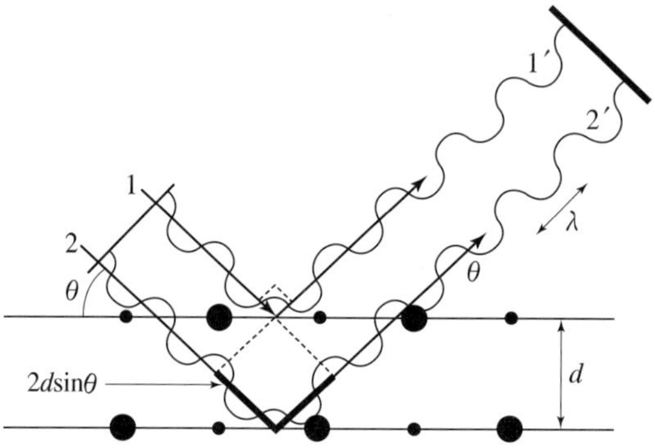

그림 6-7 • Bragg 회절식의 유도

5 | 역격자

■ 역격자의 개념과 성질

1921년 Ewald가 고안한 역격자(reciprocal lattice)는 결정에 의한 diffraction을 설명하는 데 절대적으로 필요한 것으로, 이는 실격자(real lattice)의 각 격자면(crystal)을 대표하는 격자점(reciprocal lattice point)의 집합으로 형성된 격자이다. 각 격자 벡터의 크기는 $\vec{r^*}$로, 이는 해당 실격자면의 면간 거리의 역수와 같다($|\vec{r^*}| = 1/d_{hkl}$).

- 실격자 벡터 : $\vec{a}$, $\vec{b}$, $\vec{c}$로 표시
- 역격자 벡터 : $\vec{a^*}$, $\vec{b^*}$, $\vec{c^*}$로 표시

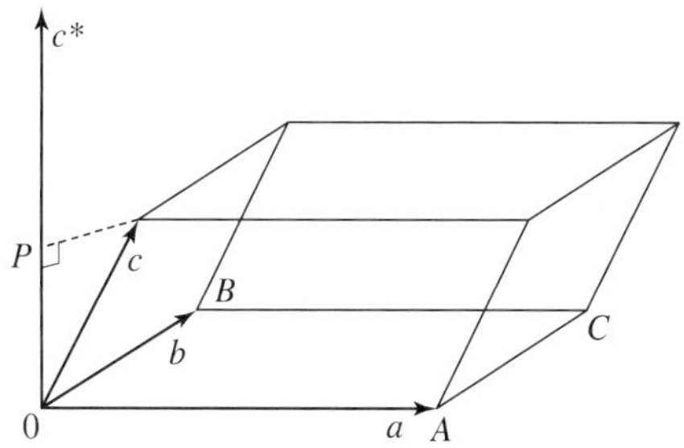

$$\vec{a} = (\vec{b^*} \times \vec{c^*}) \cdot 1/V^*$$
$$\vec{b} = (\vec{c^*} \times \vec{a^*}) \cdot 1/V^*$$
$$\vec{c} = (\vec{a^*} \times \vec{b^*}) \cdot 1/V^*$$
$$\vec{a^*} = (\vec{b} \times \vec{c}) \cdot 1/V$$
$$\vec{b^*} = (\vec{c} \times \vec{a}) \cdot 1/V$$
$$\vec{c^*} = (\vec{a} \times \vec{b}) \cdot 1/V$$

그림 6-8 • 역격자와 실격자의 축간 관계

(1) 역격자 벡터 $\vec{c^*}$ 결정

$\vec{c^*}$는 $\vec{a}$와 $\vec{b}$의 면에 수직이며, 길이는

$$|\vec{c^*}| = |\vec{a} \times \vec{b}| / V^* = \frac{\text{평행사변형의 넓이}}{(\text{평행사변형의 넓이}) \times (\text{단위격자의 높이})} = \frac{1}{d_{hkl}}$$

① $|\vec{a^*}| = \dfrac{1}{d_{001}}$, $|\vec{b^*}| = \dfrac{1}{d_{010}}$, $\vec{a} \cdot \vec{b} = |\vec{a}||\vec{b}|\cos\theta$, $\vec{a} \times \vec{b} = |\vec{a}||\vec{b}|\sin\theta$

② 역격자 벡터 $\vec{r^*_{hkl}} = ha^* + kb^* + lc^*$

③ 직교하면, $\vec{r} \cdot \vec{r^*} = (u\vec{a} + v\vec{b} + w\vec{c}) \cdot (h\vec{a^*} + k\vec{b^*} + l\vec{c^*}) = hu + kv + lc = 0$

$\vec{r^*_{hkl}} = \dfrac{1}{d_{hkl}}$

(2) 역격자 그리기

역격자 공간의 차원은 $1/L$로 실격자 공간의 차원 L의 역수 $1/L$이며, 길이의 단위는 아니나 길이처럼 생각할 수 있다. 따라서 실격자 공간에서 긴 것은 역격자 공간에서 짧게 나타난다.

역격자를 그릴 때, 다음을 생각하여 그리면 된다.

① 실격자의 면들은 역격자 공간에서 점으로 나타난다.

② 역격자점은 실격자 원점에서 해당 면의 법선 방향에 있다.

③ 역격자점은 실격자면의 면간 거리의 역수의 거리에 있다.

예제 1

$a=4\text{Å}$인 입방정의 2차원 격자 (a)의 역격자 (b)

해설

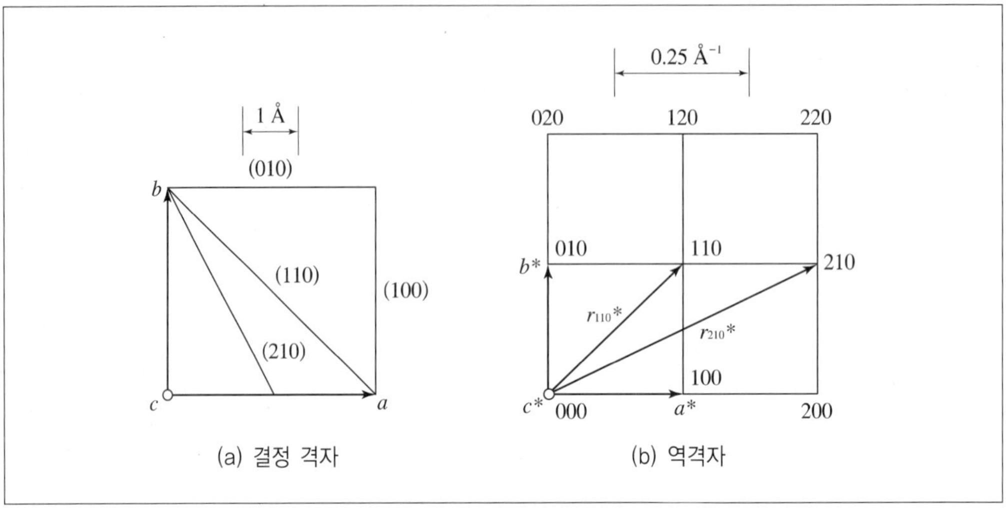

그림 6-9 • 2차원 입방정과 그 역격자의 작도

$nh,\ nk,\ nl$인 역격자점은 (hkl)에 수직이며, 거리가 d_{hkl}/n과 같은 면에 대응한다.
→ $\overrightarrow{r_{220}^*}$은 (220)면에 수직이며, $\overrightarrow{r_{110}^*}$에 평행하고 $\overrightarrow{r_{110}^*}$의 길이의 2배이다.

예제 2

$a=4\text{Å}$인 비입방정 격자 (a)의 역격자 (b)

해설

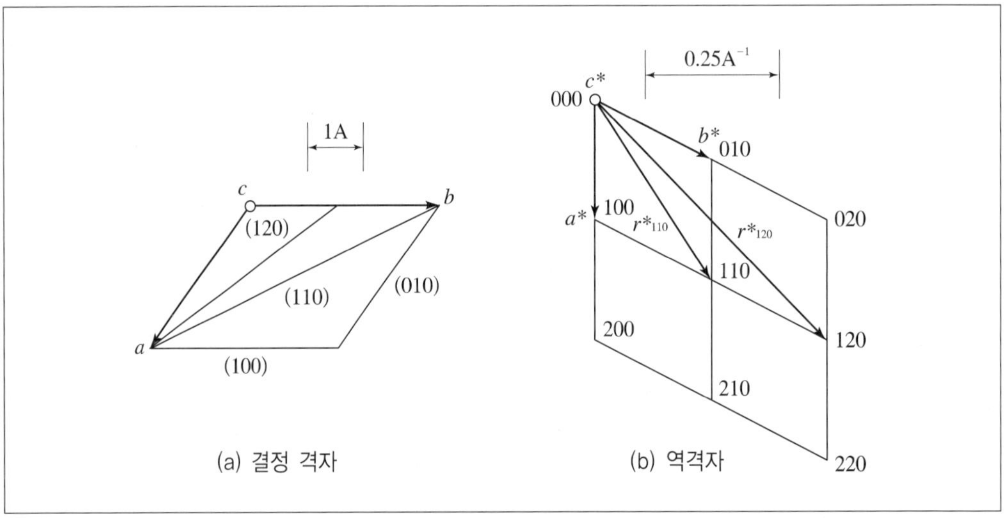

그림 6-10 • 2차원 비입방정과 그 역격자의 작도

예제 3

(a) 격자상수가 0.3 nm인 단순입방격자를 3차원으로 그리고, (b) 이 격자의 역격자를 그려서 역격자점의 지수를 달고, (c) 축척에 맞춰서 격자점을 포함한 역격자의 (111)면을 각 방향으로 3격자까지 그리고 각 점의 지수 hkl을 표기하시오.

해설

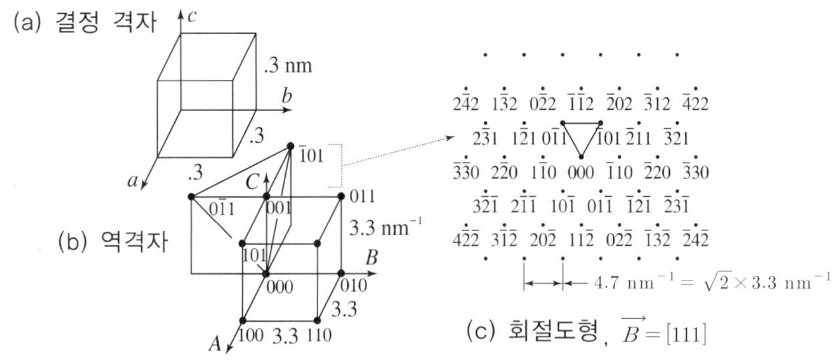

그림 6-11 • 3차원 입방정, 그 역격자 및 $B=[111]$ 정대축의 회절도형

예제 4

(a) $a=0.2$ nm, $c=0.3$ nm인 정방결정격자의 3차원 격자를 그리고, (b) 역격자와 역격자점의 지수를 매기고, (c) 축척에 맞게 역격자점의 hkl지수를 포함한 (110) 역격자면을 각 방향으로 3개 격자 간격까지 그리시오.

해설

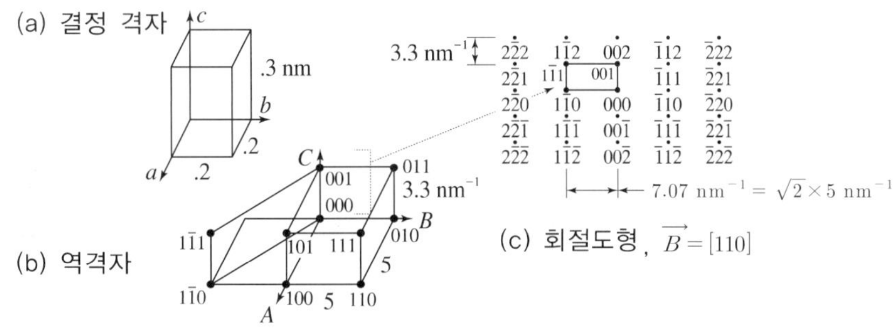

그림 6-12 • 3차원 정방정, 그 역격자 및 $B=[110]$ 정대축 회절도형

예제 5

(a) $a=0.2$ nm, $c=0.3$ nm인 단순육방격자를 3차원적으로 그리고, (b) 역격자점의 지수가 붙은 역격자, (c) 실공간의 a_2축에 수직인 역격자의 면을 역격자점의 지수 $hkil$을 붙여서 축척에 맞게 3개 격자 간격까지 그리시오.

해설

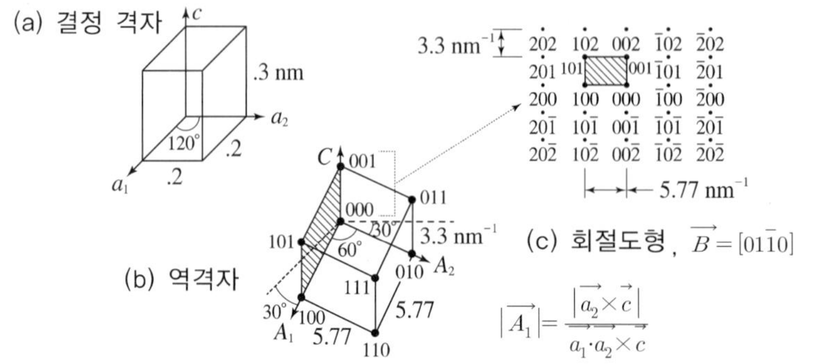

$$|\vec{A_1}|=\frac{|\vec{a_2}\times\vec{c}|}{\vec{a_1}\cdot\vec{a_2}\times\vec{c}}=\frac{a_2\,c\sin 90°}{a_1(a_2\,c\sin 90°)\cos 30°}=\frac{(.2)(.3)}{(.2)(.2)(.3)\cos 30°}=5.77\text{ nm}^{-1}$$

그림 6-13 • 3차원 육방정, 그 역격자 및 $B=[01\bar{1}0]$ 정대축 회절도형

6 Ewald 구

파장 λ인 빔에 의한 결정의 임의의 면 (hkl)에 의한 회절에 관해 Ewald 구를 이용하여 설명할 수 있다. → 반지름 $1/\lambda$인 구의 중심 C에서 (hkl)면에 의해 CP 방향으로 회절된다.

① 삼각형 $1/\lambda$의 반지름을 갖는 원에 내접하므로 $\angle APO=90°$

$\sin\theta = OP/(2/\lambda) \rightarrow OP=2\sin\theta/\lambda$

② Bragg's law

$\lambda=2d_{hkl}\ \sin\theta \rightarrow \sin\theta=\lambda/2d_{hkl}$

①과 ②에서 $OP=(2/\lambda)\ (\lambda/2d_{hkl})=1/d_{hkl}$

$OP=\overrightarrow{r^*_{hkl}}$

따라서 (hkl) 결정면의 reciprocal vector의 역격자점 P가 Ewald 구 위에 있으면 Bragg law를 만족하여 회절이 일어난다. P가 Ewald 구 위에 있지 않으면 회절 조건에 맞지 않는다.

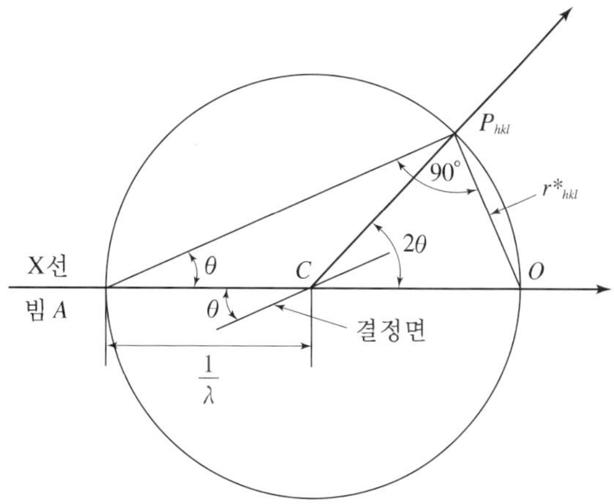

그림 6-14 • Ewald 구와 역격자 벡터

7 | Ewald 구 그리는 법

① incident wavevector K를 입사빔의 방향으로 향해 크기 $1/\lambda$로 그린다.

② wavevector의 끝을 reciprocal 구의 원점(000)으로 한다.

③ wavevector K가 Ewald 구의 반지름이다. 이를 반지름으로 원을 그리면 Ewald 구가 된다.

④ 역격자를 K와 같은 scale로 K와의 방향 관계가 맞게 그린다. 역격자의 어떤 점이 Ewald 구와 만나면 이 역격자 벡터는 Bragg 회절 조건을 만족한다.

⑤ Ewald 구에서 K 방향의 거리가 deviation parameter(excitation error) S이며, S는 incident wavevector 방향일 때 '+'이다.

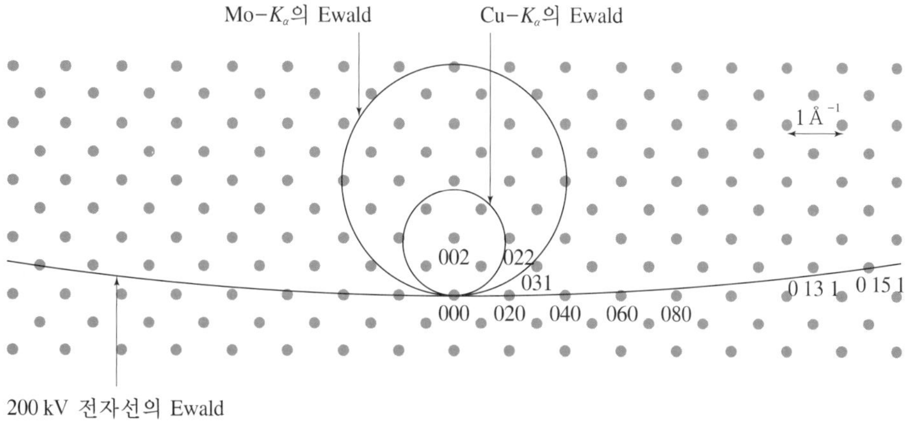

그림 6-15 • bcc Fe의 역격자와 X-선과 전자선에 대한 Ewald 구의 단면

■ 회절 패턴 형성에 있어서의 Ewald 구, 역격자, 회절 패턴 등의 상관성

그림 6-15에서 보이는 것처럼, 시편의 결정격자의 역격자는 Ewald 구와 빔이 만나는 점을 원점으로 입사 전자빔과 시편의 결정 방위의 상호 관계를 유지하여 놓이게 되며, Ewald 구와 역격자점이 만나게 되면 전술한 바와 같이 Bragg의 회절식을 만족하게 되어 회절 패턴상에 나타날 수 있다(전체가 다 회절 패턴상에 나타나는 것은 아님: 후술한 구조인자가 '0'이 되는 경우 회절점이 나타나지 않음).

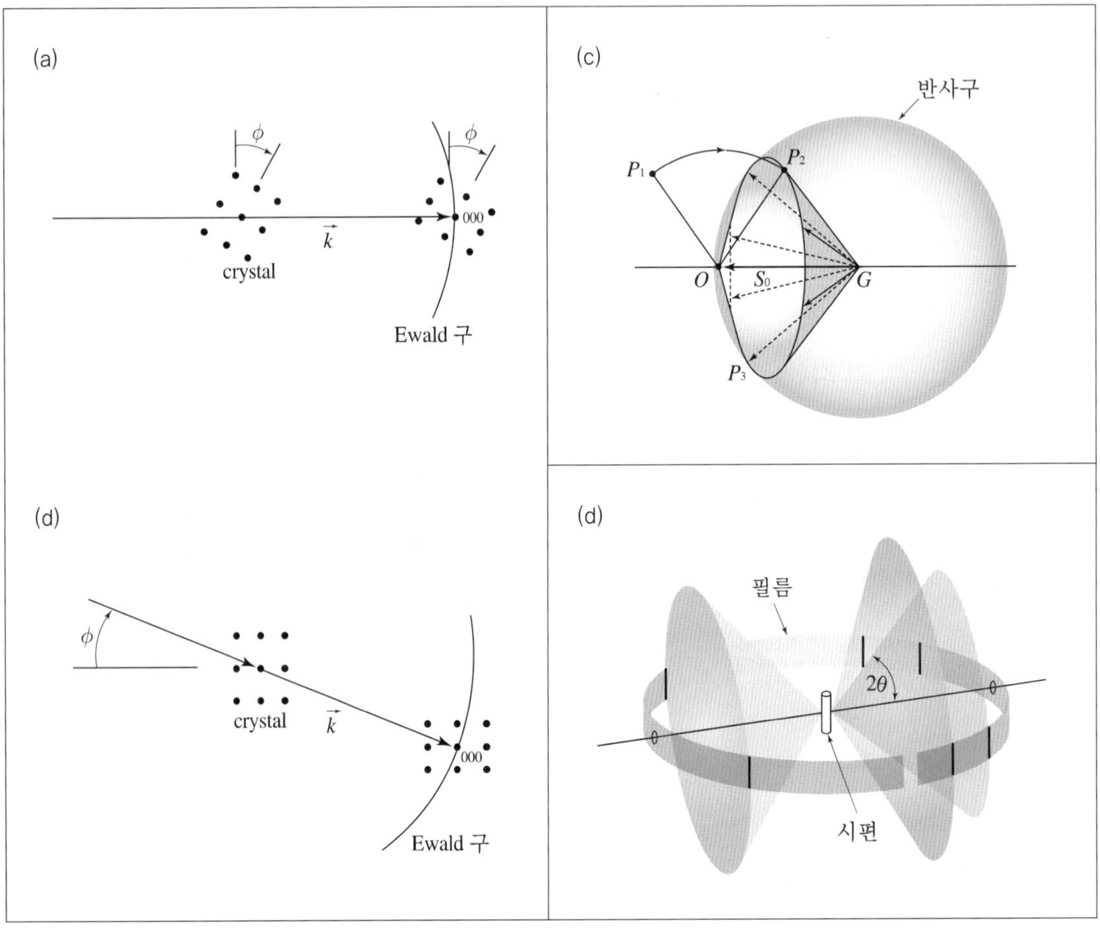

그림 6-16 • Ewald 구와 역격자의 관계. (a) 시편의 기울기(specimen tilt)(ϕ) (b) 빔의 기울기(beam tilt)(ϕ) (c) 분말 시편 또는 시편의 회전 (d) 분말 시편과 Laue 카메라에 기록되는 X-선 회절과의 기하 관계

이때, 시편을 기울이거나 돌리게 되면, 시편도 동일한 방향으로 움직이게 된다. 빔을 기울이게 되면, 역격자는 그대로 있으나, Ewald 구면이 바뀌고 상대적으로 역격자의 원점이 바뀌게 된다. 따라서 관찰되는 회절도형도 바뀌어 나타난다.

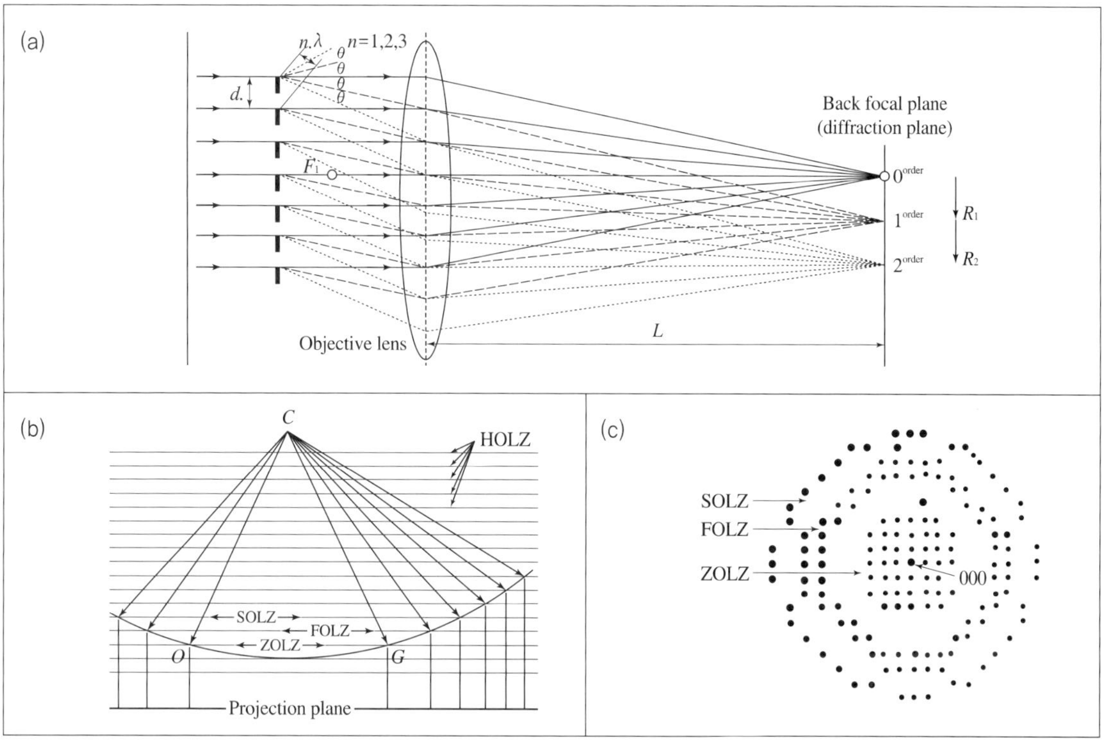

그림 6-17 • 여러 가지 Laue zone과 회절상의 모양

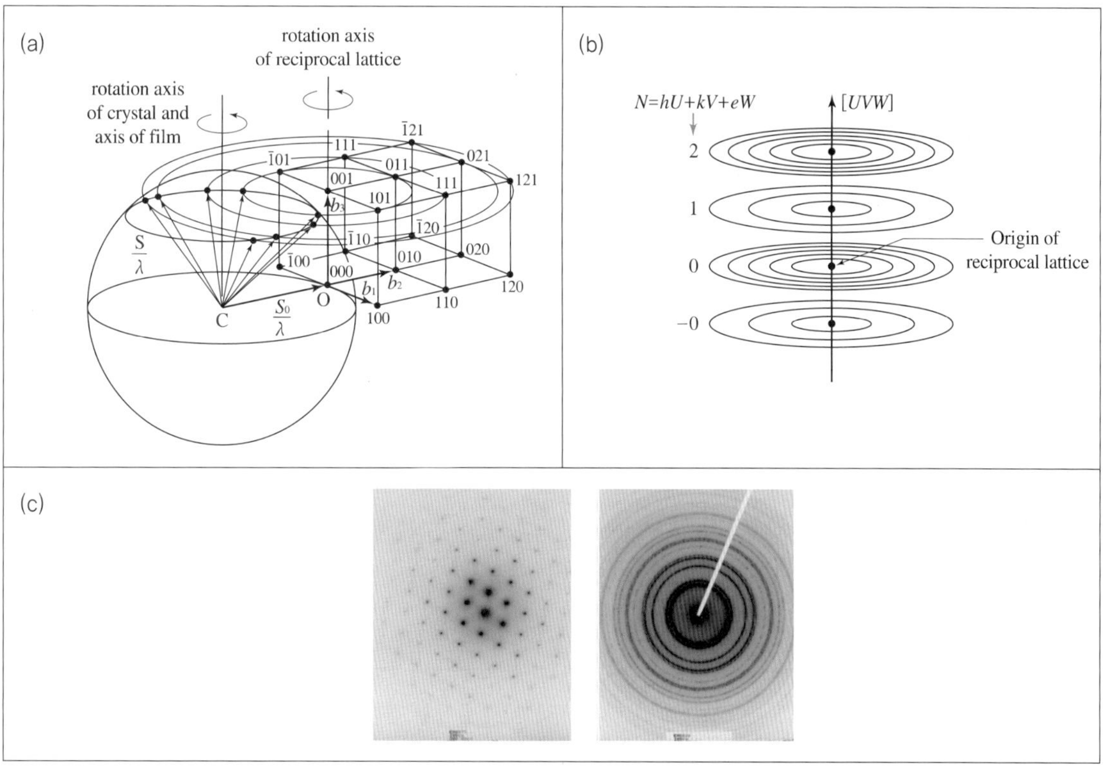

그림 6-18 • 역격자의 회전, Laue zone, 단결정과 미세립의 TEM 회절도형. (a) Ewald 구와 Laue zone (b) 회절 패턴과 Laue zone (c) 결정에서의 산란, 렌즈 작용, 회절도형의 관계

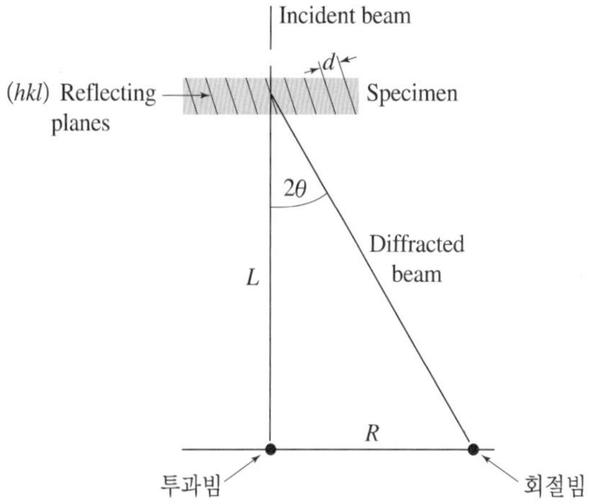

$\lambda = 2d \cdot \sin\theta = 2d \cdot \theta$

$\tan 2\theta = 2\theta = R/L$

$\therefore \lambda = d \cdot R/L,\ RD = \lambda L$

- 200 kV : 0.00251 nm이고
- L : 100 cm, a =0.35 nm이면,
- d_{111} =0.202 nm, R_{111} =12.42 mm=0.71°
- d_{555} =0.040 nm, R_{555} =6.2 cm=3.5°

그림 6-19 • 시편의 면간 거리, 카메라 거리, 회절각과 회절점 거리의 관계

8 | 고분해능 영상의 회절점까지의 거리와 면간 거리

고분해능 영상에서 나타난 면간 거리(d)와 회절상의 해당 면의 역격자점에서 원점까지의 거리는 ($1/d$)의 관계가 성립한다.

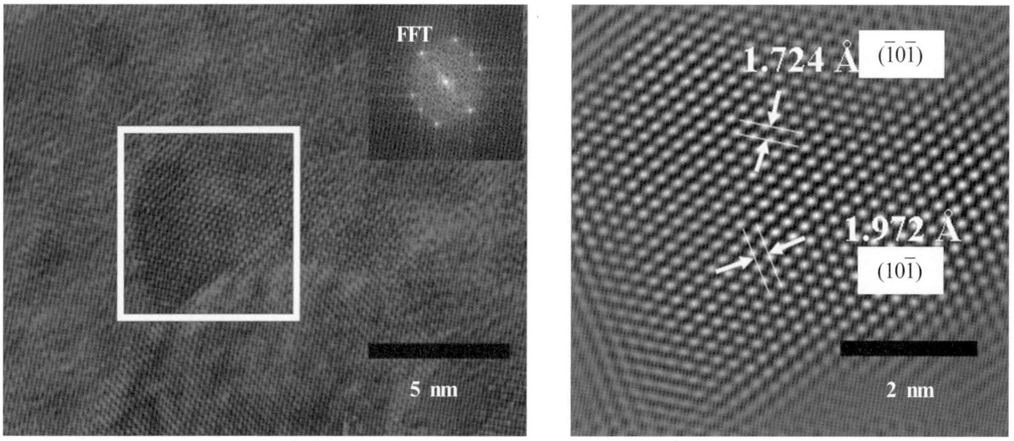

(a) (b)

그림 6-20 • (a) Si 기판 위에 형성한 FePt 박막 입자의 고분해능 영상(하얀 상자)과 회절상(Fast Fourier Transform)
(b) 역푸리에 변환 영상(reverse FFT)

9 | 형상인자(shape factor)

형상인자(shape factor, form factor, shape function)라 함은 역격자점 주변의 산란강도의 분포를 나타내는 인자이다. 그 모양은 시편과 전자빔의 반응역의 모양이 역격자와 같은 개념으로 변환된 것으로, Ewald 구면과의 접촉면(자른 면)이 회절면으로 관찰된다.

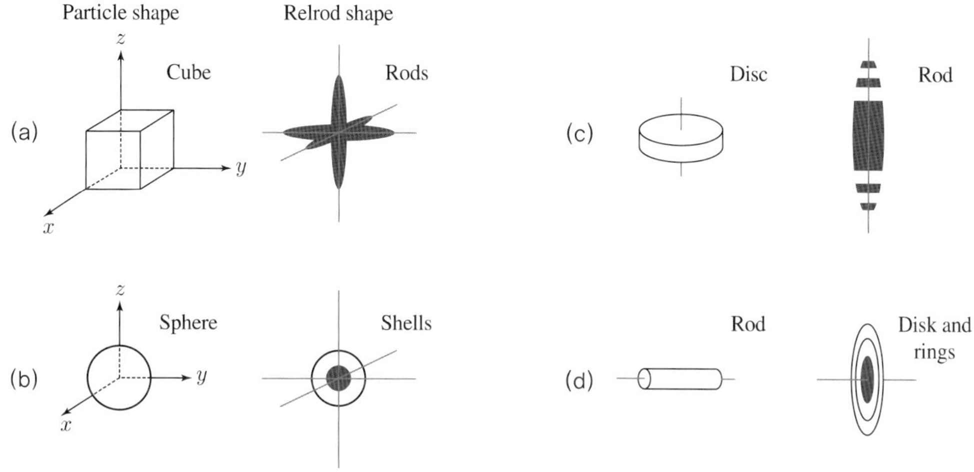

그림 6-21 • 회절체의 모양에 따른 역격자 공간에서의 모양의 예

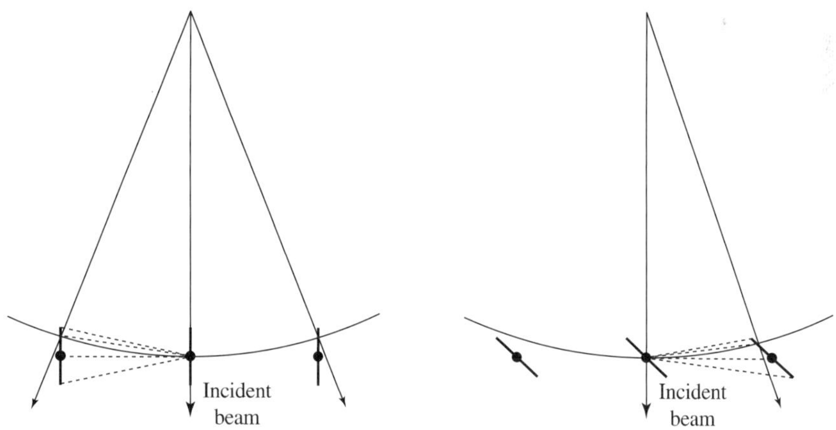

그림 6-22 • 회절체의 형상인자, 빔 방향, Ewald 구의 역격자 공간 관계

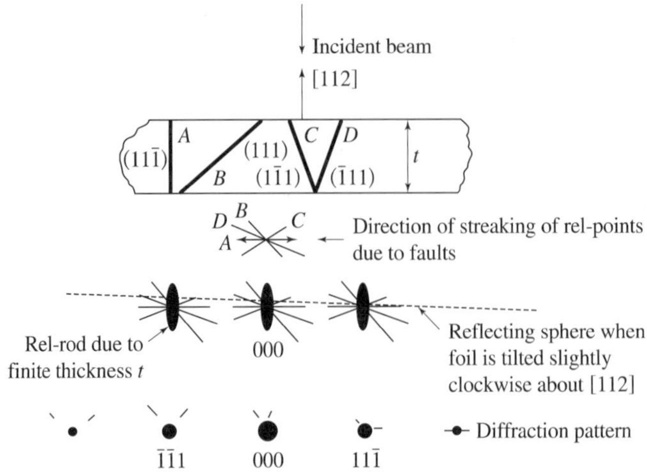

그림 6-23 • 입사빔 방향, 시편 내에 존재하는 석출물 등의 형상인자, Ewald 구 및 회절도형의 형성

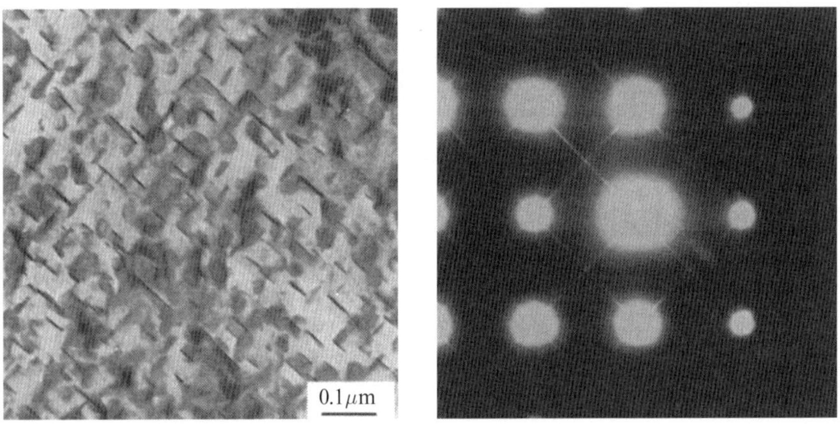

(a) (b)

그림 6-24 • 시편의 GP zone (a)와 streak을 보이는 이 시편의 회절 패턴 (b)

10 | 구조인자(structure factor)

구조인자(structure factor)란, 결정격자의 원자의 위치와 원자의 종류에 따른 원자 산란인자의 총합을 말하며, 회절빔의 강도는 구조인자의 제곱에 비례하므로, 구조인자를 계산하여 회절빔의 강도를 알 수 있다.

① 단위정에 의한 산란 효과(amplitude, intensity)는 단위정 안에 있는 전원자로부터의 산란 효과를 합한 것으로, 다음 식을 이용하여 원자의 종류(f_n) 및 위치(u_n, w_n, l_w)를 알고 있는 결정에 대하여 임의의 (hkl)면의 구조인자를 구하고, 이로부터 회절 강도를 구할 수 있다.

$$e^{ix} = \cos x + i\sin x \tag{6.6}$$

$$e^{-ni} = e^{ni} = \cos n\pi = (-1)^n \tag{6.7}$$

② F는 일반적으로 복소수이며 산란파의 진폭과 위상을 나타낸다. 그 절댓값 F는 산란파의 진폭과 1개의 전자에 의한 산란파의 진폭과의 비로 정의된다.

$$F = \sum_{n=1}^{N} f_n \cdot e^{2\pi i \cdot (hu_n + kv_n + lw_n)} \tag{6.8}$$

여기서 h, k, l: 면지수

u_n, k_n, l_n: n번째 원자의 좌표

회절빔의 강도는 F^2, 즉 산란파의 진폭의 제곱에 비례한다.

$$F^2 = F_{hkl} \cdot F_{hkl}^{\ *} \tag{6.9}$$

$F_{hkl}^{\ *}$: F_{hkl}의 공액복소수

③ 단순격자

원점 (000)에 1개의 원자

$$F = fe^{2i(h0 + k0 + l0)} = f$$

$$F^2 = f^2$$

F는 $h,\ k,\ l$에 무관

모든 면에서 회절 발생

④ 저심격자

2개의 원자가 000과 1/2 1/2 0에 있음

$$F = fe^{2i(h \cdot 0 + k \cdot 0 + l \cdot 0)} + fe^{2i(h/2 + k/2)} = f[1 + e^{i(h+k)}]\ e^{ni} = (-1)^n \tag{6.10}$$

$(h+k)$가 짝수이면, 즉 $h,\ k$가 비혼합, $F = 2f,\ F^2 = 4f^2$

⑤ 체심입방격자

두 개의 원자가 000과 1/2 1/2 1/2에 있음

$$F = fe^{2i(h \cdot 0 + k \cdot 0 + l \cdot 0)} + fe^{2i(h/2 + k/2 + l/2)} = f[1 + e^{i(h+k+l)}]$$

$$\because e^{ni} = (-1)^n$$

$(h+k+l)$이 짝수일 때, $F = 2f,\ F^2 = 4f^2$

$(h+k+l)$이 홀수일 때, $F = 0,\ F^2 = 0$

⑥ 면심입방격자

4개의 원자가 000, 1/2 1/2 0, 1/2 0 1/2, 0 1/2 1/2에 있음

$$F = fe^{2i(h \cdot 0 + k \cdot 0 + l \cdot 0)} + fe^{2i(h/2 + k/2)} + fe^{2i(k/2 + l/2)} + fe^{2i(l/2 + h/2)} \tag{6.11}$$

$$= f[1 + e^{i(h+k)} + e^{i(k+l)} + e^{i(l+h)}]$$

$h,\ k,\ l$이 모두 짝수 또는 모두 홀수이면,

$$F = 4f,\ F^2 = 16f^2$$

$h,\ k,\ l$이 혼합이면, $F = 0,\ F^2 = 0$

⑦ 조밀육방격자

원자의 위치 000, 2/3 1/3 1/2

$$F = fe^{2i(0)} + fe^{2i(h/3+2k/3+l/2)}$$

$(h+2k)/3+l/2 = g$로 놓으면, $F = f(1+e^{2ig})$

g가 분수값을 가질지도 모르기 때문에 F는 복소수로 본다. 따라서

$$F^2 = FF^* = f^2(1+e^{2ig})(1+e^{-2ig}) = f^2(2+e^{2ig}+e^{-2ig})$$

$$e^{ix}+e^{-ix} = 2\cos x,\ \cos 2x = \frac{1}{2}(1+\cos 2x),\ \cos 2x = 2\cos 2x - 1$$

$$F^2 = f^2(2+2\cos 2g) = f^2[2+2(2\cos 2g - 1)] = f^2(4\cos 2g)$$

$$= 4f^2\cos 2[(h+2k)/3+1/2] \quad (6.12)$$

표 6-5 • 조밀육방정의 구조인자

h+2k	l	F^2
3n	홀수	0
3n	짝수	$4f^2$
3n±1	홀수	$3f^2$
3n±1	짝수	f^2

$h+2k$가 3의 배수이고 l이 홀수이면

따라서 $F^2 = 0$

즉 조밀육방정에서 111, 113, 221, 223과 같은 반사가 없다는 것을 알 수 있다.

$h+2k$가 3의 배수이고, l이 짝수이면

$\cos n = 1$

$\cos 2n = 1$, n: 정수

따라서 h, k, l로 잡을 수 있는 모든 값에 대하여 정리하면 위의 표 6-5와 같다.

⑧ NaCl 구조

NaCl 구조의 단위정에는 4개의 Na 원자와 4개의 Cl 원자가 다음 자리에 위치하고 있다.

Na : 0 0 0, 1/2 1/2 0, 0 1/2 1/2, 1/2 0 1/2

Cl : 1/2 1/2 1/2, 1/2 0 0, 0 1/2 0, 0 0 1/2

이때에는 각 원자에 대한 원자 산란인자가 구조인자의 식에 들어가야 한다.

$$F = f_{Na}[e^{2i(0)} + e^{2i(h/2+k/2)} + e^{2i(k/2+l/2)} + e^{2i(l/2+h/2)}]$$
$$+ f_{Cl}[e^{2i(h/2+k/2+l/2)} + e^{2i(h/2)} + e^{2i(k/2)} + e^{2i(l/2)}]$$
$$= f_{Na}[1+e^{i(h+k)}+e^{i(k+l)}+e^{i(l+h)}] + f_{Cl}[e^{i(h+k+l)}+e^{i(h)}+e^{i(k)}+e^{i(l)}]$$
$$= f_{Na}[1+e^{i(h+k)}+e^{i(k+l)}+e^{i(l+h)}] + f_{Cl}\ e^{i(h+k+l)}[1+e^{-i(h+k)}+e^{-i(k+l)}+e^{-i(l+h)}]$$

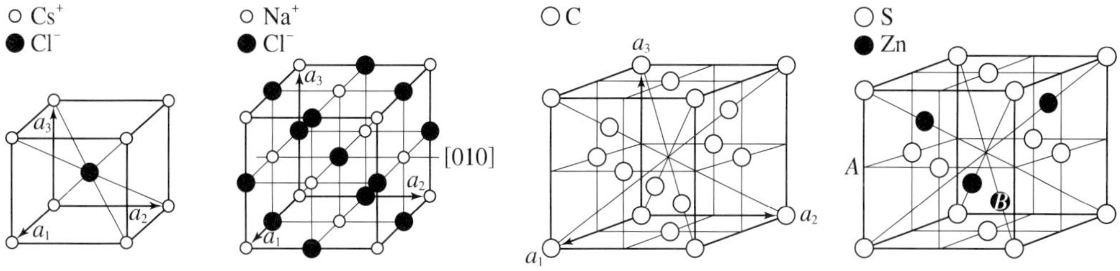

(a) CsCl (b) NaCl (c) diamond (d) ZnS

그림 6-25 • 결정 구조와 원자

$e^{ni} = e^{-ni}$이므로,

$$F = [1 + e^{i(h+k)} + e^{i(k+l)} + e^{i(l+h)}][f_{\mathrm{Na}} e^{i(h+k+l)} + f_{\mathrm{Cl}}] \tag{6.13}$$

즉 Na 원자의 위치와 원자의 위치는 면심병진(face centering translation)에 의하여 관계되므로 구조인자 계산에서 한데 묶여질 수 있다. 즉 첫째 괄호가 이 면심병진에 해당된다. 즉 NaCl이 면심격자를 가지고 있다는 것을 나타낸다. 이 괄호 안은 ⑥에서와 같이

혼합지수일 때 $F = 0$

비혼합지수일 때 $F = 4[f_{\mathrm{Na}} + f_{\mathrm{Cl}}\ e^{i(h+k+l)}]$

여기서, $h+k+l = 2n$일 때, $F = 4[f_{\mathrm{Na}} + f_{\mathrm{Cl}}]$, $F^2 = 16[f_{\mathrm{Na}} + f_{\mathrm{Cl}}]^2$

$$h+k+l = 2n \pm 1 \text{일 때, } F = 4[f_{\mathrm{Na}} - f_{\mathrm{Cl}}],\ F^2 = 16[f_{\mathrm{Na}} - f_{\mathrm{Cl}}]^2 \tag{6.14}$$

⑨ ZnS(zinc blend) 구조

zinc blend형 ZnS는 입방정이며, 그 격자상수는 5.41 Å이다. 단위정에 4개의 Zn 원자와 4개의 S 원자가 다음 자리에 있다.

Zn: 1/4 1/4 1/4+면심병진
S: 0 0 0+면심병진

구조가 면심이므로 혼합지수의 면에 대해 $F=0$이다. 그리고 비혼합지수인 경우는 다음과 같이 쓸 수 있다.

$$F = 4[f_S + f_{\mathrm{Zn}}\ e^{i(h+k+l)/2}]$$

F^2은 위 식에 그 공액복소수를 곱하여 얻을 수 있다.

$$F^2 = 16[f_S + f_{\mathrm{Zn}}\ e^{i(h+k+l)/2}][f_S + f_{\mathrm{Zn}} e^{-i(h+k+l)/2}] \tag{6.15}$$

$$F^2 = 16[{f_S}^2 + {f_{\mathrm{Zn}}}^2 + 2 f_S f_{\mathrm{Zn}} \cos(h+k+l)/2] \tag{6.16}$$

다음 경우에 대하여 좀 더 간단히 된다.

$(h+k+l)$이 홀수일 때 $$|F|^2 = 16({f_S}^2 + {f_{\mathrm{Zn}}}^2) \tag{6.17}$$

$(h+k+l)$이 2의 홀수배일 때 $$|F|^2 = 16(f_S - f_{\mathrm{Zn}})^2 \tag{6.18}$$

$(h+k+l)$이 2의 짝수배일 때 $$|F|^2 = 16(f_S + f_{\mathrm{Zn}})^2 \tag{6.19}$$

표 6–6 • 여러 가지 결정의 (hkl)에 따른 소멸 규칙

입방					육방	
$h^2+k^2+l^2$	hkl				h^2+hk+l^2	hk
	단 순	면 심	체 심	Diamond		
1	100				1	10
2	110		110		2	
3	111	111		111	3	11
4	200	200	200		4	20
5	210				5	
6	211		211		6	
7					7	21
8	220	220	220	220	8	
9	300, 221				9	30
10	310		310		10	
11		311	311	311	11	
⋮	⋮	⋮	⋮	⋮	⋮	⋮

11 | 정대축에 해당하는 점회절도형의 작도법

① 그리고자 하는 결정에 해당하는 결정 구조에 해당하는 면군 $\{hkl\}$의 구조인자를 기준으로, 회절 가능한 면을 찾는다.

② 대상 결정의 3차원 실격자를 그린다.

③ 실격자의 면과 방향 관계를 유지하면서 3차원 역격자를 그리고, 각각의 역격자점을 기입한다.

④ Weiss Zone law($hU+kV+lW=0$)를 이용하여 빔 방향$[UVW]$에 따라 회절도형에 나타나는 면들 $\{hkl\}$을 결정한다.

⑤ 역격자에서 원점(000)을 포함하는 빔의 입사 방향에 대한 수직면을 그린다.

⑥ 원점을 포함하고 일직선상에 있지 않은 최소 두 개 이상의 회절점들을 축척과 면간각이 맞게 그린다.

⑦ 두 개 이상의 벡터가 결정되면, 이 벡터들을 합하여 회절도형을 그릴 수 있다.

⑧ 각각의 회절점에 구조인자의 계산에서 얻은 강도를 부여하면 된다.

※ '환도형 또는 원형도형(ring pattern)'은 미세 다결정(분말) 회절도형으로, 점도형의 모든 점의 원점까지의 거리를 반지름으로 하는 원을 원점을 중심으로 그리면 된다.

12 | 제한 시야 회절 실험 조건

① TEM 회절상 : 후방 초점면에 형성, 대물렌즈 조리개가 위치함

② 제한 시야 조리개 : 영상면에 위치함

③ 제한 시야 회절상 기록 시 TEM 조작 및 유의 사항

- 시편을 eucentric height에 둔다.
- 대물렌즈로 시편에 초점을 맞춘다.
- 분석 대상 영역을 TEM 스크린의 중심(optic axis)에 가져온다.
- C2 렌즈로 빔을 spread한다.
- 적당한 크기의 제한 시야 조리개로 분석 대상물을 선정한다.
- 회절 모드로 간다.
- 대물렌즈를 뺀다.
- 회절 패턴의 중심, 카메라 길이 선정, 비점 수차 교정 등을 행한다.
- 회절 패턴이 뒤집어지지 않도록 주의한다.
- 방향 관계를 고려하여 필요한 pattern의 수만큼 사진을 찍도록 한다.
- $S=0$이 되도록 한다.
- 가능한 한 low index pattern을 기록한다.
- 성분 분석이 가능하면 정확한 정량 분석을 행하여 ICDD 카드에서 필요한 정보를 얻는다.

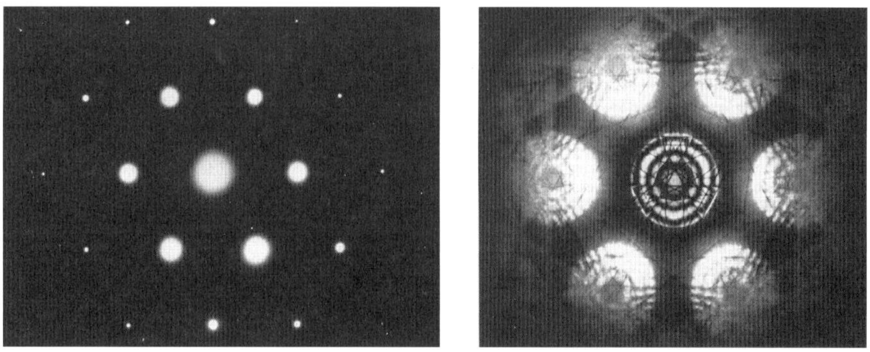

(a) (b)

그림 6-26 • (a) [111] Si의 제한 시야 회절상에서 회절점이 보임
(b) Kikuchi line과 동력학적 콘트라스트를 보이는 [111] Si CBED 도형

13 | 회절도형의 분석

1. 회절도형의 해석 절차

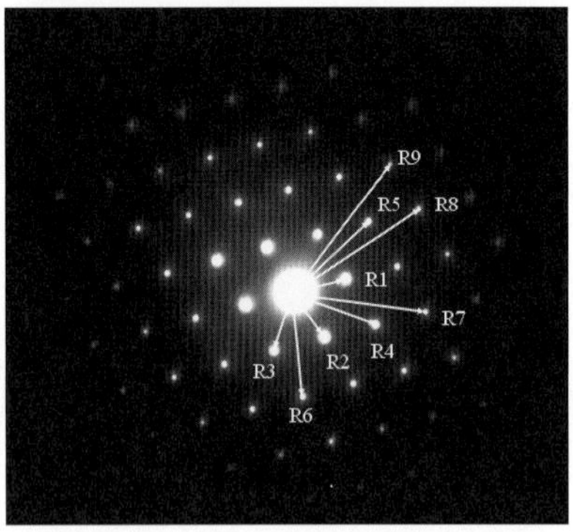

(a) TEM 점회절도형

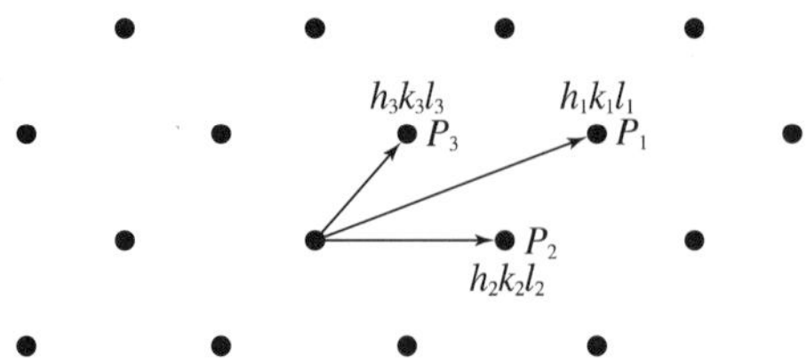

가능한 한 일직선상의 여러 회절점을 포함하는 것이 유리함.

(b) 거리 측정

그림 6-27 • 점회절도형의 거리 측정

투과 전자 현미경에서 기록한 점회절도형은 그림 6-27에서와 같이 중심의 투과빔으로부터, 각기 다른 회절점에 이르는 거리를 가능한 한 정확히 재면, 이 값이 R_1, R_2, R_3, ..., R_n이 된다.

회절도형의 원점으로부터의 거리를 측정하면, 예를 들어 다음과 같이 관계식을 이용하여 지수를 구할 수 있다.

$$Rd = \lambda L,\ R^2 = \frac{\lambda^2 L^2}{d^2}$$

입방

$$\frac{1}{d^2} = \frac{h^2 + l^2 + l^2}{a^2} \tag{6.20}$$

$$\frac{{R_2}^2}{{R_1}^2} = \frac{{h_2}^2 + {k_2}^2 + {l_2}^2}{{h_1}^2 + {k_1}^2 + {l_1}^2} \tag{6.21}$$

정방

$$\frac{1}{d^2} = \frac{h^2 + k^2}{a^2} + \frac{l^2}{c^2},\ R^2 = \frac{\lambda^2 L^2}{d^2} = \lambda^2 L^2 \left(\frac{h^2 + k^2}{a^2} + \frac{l^2}{c^2}\right) \tag{6.22}$$

$$\frac{{R_2}^2}{{R_1}^2} = \frac{\dfrac{{h_2}^2 + {k_2}^2}{a^2} + \dfrac{{l_2}^2}{c^2}}{\dfrac{{h_1}^2 + {k_1}^2}{a^2} + \dfrac{{l_1}^2}{c^2}} \tag{6.23}$$

$$\text{If}\ \ h_1,\ h_2,\ k_1,\ k_2 = 0,\ \frac{{R_2}^2}{{R_1}^2} = \frac{{l_2}^2}{{l_1}^2} \tag{6.24}$$

$$\text{If}\ \ l_1,\ l_2 = 0,\ \frac{{R_2}^2}{{R_1}^2} = \frac{{h_2}^2 + {k_2}^2}{{h_1}^2 + {k_1}^2} \tag{6.25}$$

표 6-7 • 면지수의 결정 방법, $*(HKL)*=h^2+k^2+l^2$

R_i	R_i 측정값	R_i^2	R_i^2/R_1^2	$2*(R_i^2/R_1^2)$	$3*(R_i^2/R_1^2)$	$(HKL)*$	hkl	a(Å)	θ	
R_1	6.1286(42.9/7)	37.56	1	2	3	3	111	5.675	R_1, R_2	70.5
R_2	7.067(42.4/6)	49.94	1.3296	2.6591	3.9887	4	200	5.683	R_2, R_3	54.9
R_3	10.04(50.2/5)	100.80	2.6838	5.3676	8.0514	8	220	5.657	R_3, R_4	90.0
R_4	11.73(46.9/4)	137.48	3.6602	7.3204	10.9807	11	311	5.668	R_4, R_5	64.7
R_5	11.75(47/4)	138.06	3.6758	7.3517	11.0275	11	311	5.684	R_5, R_6	130.5
R_6	15.40(30.8/2)	237.16	6.3143	12.6285	18.9428	19	331	5.703	R_6, R_7	78.8
R_7	17.25(34.5/2)	297.56	7.9224	15.8449	23.7574	24	422	5.686	R_7, R_8	42.1
R_8	18.35(36.7/2)	336.72	8.9651	17.9301	26.8952	27	511	5.679	R_8, R_9	20.0
R_9										

*소멸 규칙에 의해서 FCC로 판정 가능함.
*R_2는 (200), R_3는 (220)이므로, 벡터적에 의해 (200)×(220)=[110]

육방 $$\frac{1}{d^2}=\frac{4}{3}\left(\frac{h^2+hk+k^2}{a^2}\right)+\frac{l^2}{c^2},\ R^2=\frac{\lambda^2L^2}{d^2}=\lambda^2L^2\left[\frac{4}{3}\left(\frac{h^2+hk+k^2}{a^2}\right)+\frac{l^2}{c^2}\right]$$

$$\frac{R_2^{\,2}}{R_1^{\,2}}=\frac{\frac{4}{3}\left(\frac{h_2^{\,2}+h_2k_2+k_2^{\,2}}{a^2}\right)+\frac{l_2^{\,2}}{c^2}}{\frac{4}{3}\frac{h_1^{\,2}+h_1k_1+k_1^{\,2}}{a^2}\frac{l_1^{\,2}}{c^2}} \tag{6.26}$$

$$\text{If}\quad h_1,\ h_2,\ k_1,\ k_2=0,\ \frac{R_2^{\,2}}{R_1^{\,2}}=\frac{l_2^{\,2}}{l_1^{\,2}} \tag{6.27}$$

$$\text{If}\quad l_1,\ l_2=0,\ \frac{R_2^{\,2}}{R_1^{\,2}}=\frac{h_1^{\,2}+h_2k_2+k_1^{\,2}}{h_2^{\,2}+h_1k_1+k_2^{\,2}} \tag{6.28}$$

면지수와 면간 거리의 관계가 결정격자의 종류에 따라 다르므로, 이를 이용하여 결정구조를 정하고 이로부터 격자상수를 구할 수 있다.

2. 정대축 구하기

결정을 중심으로 본 빔의 방향 결정 : 전자빔의 운동은 $-\boldsymbol{B}$ 방향이다.

$$B=g_1\times g_2=\begin{vmatrix} i_1 & i_2 & i_3 \\ h_1 & k_1 & l_1 \\ h_2 & k_2 & l_2 \end{vmatrix}=(k_1l_2-k_2l_1,\ l_1h_2-h_1l_2,\ h_1k_2-k_1h_2) \tag{6.29}$$

빔 방향을 다음과 같이 weighted average로 구하면,

$$B = \frac{g_2 \times g_3}{|g_1|^2} + \frac{g_2 \times g_3}{|g_2|^2} + \frac{g_2 \times g_3}{|g_3|^2} \tag{6.30}$$

이렇게 하면 빔 방향의 정확도를 대략 B~3도까지 구할 수 있게 된다.

14 | Kikuchi 도형

1. Kikuchi 도형의 형성

① 비정합적으로, 탄성 또는 비탄성 산란을 한 전자빔(diffusely scattered electrons)은 산란에 의해 전자의 방향과 파장이 바뀌게 되는데, 이들의 분포는 그림 6-28 (a)처럼 나타낼 수 있다.

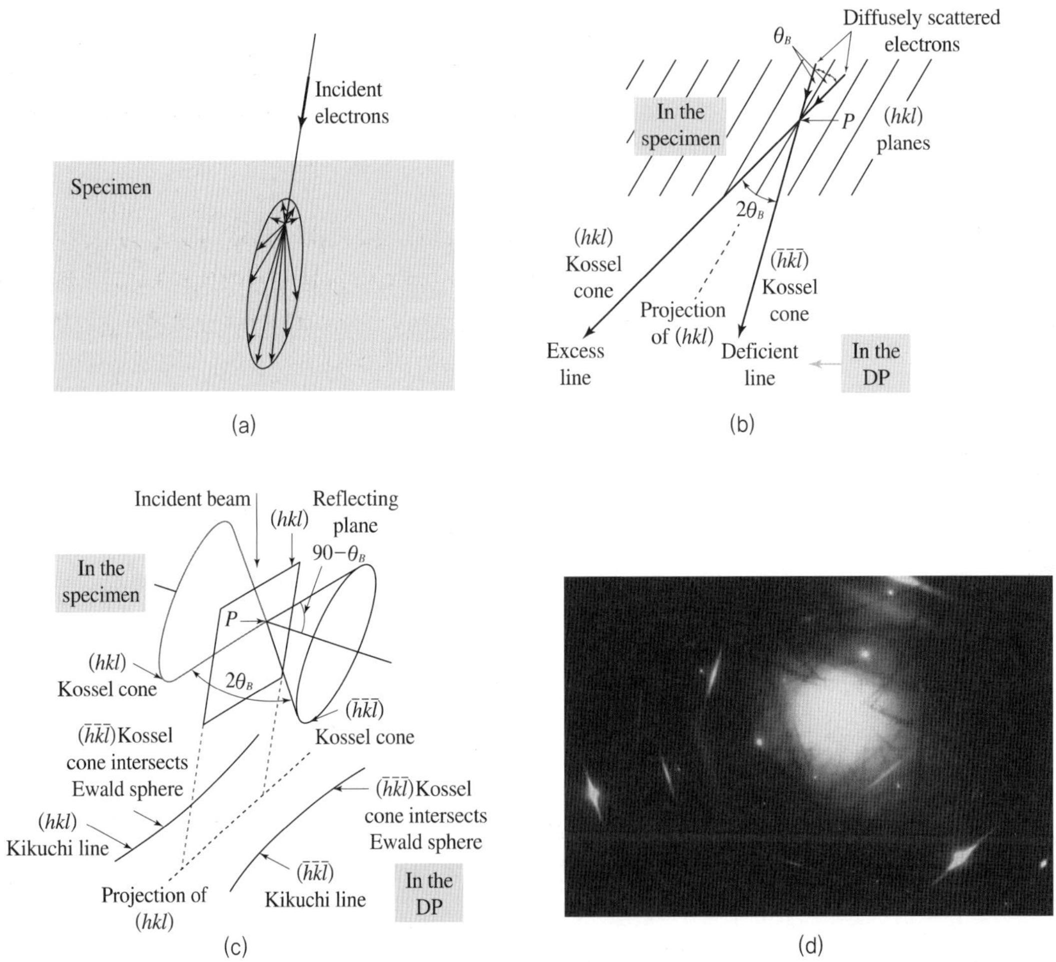

그림 6-28 • (a) 시편 내에서의 전자빔의 확산 산란 (b) 확산 산란에 의한 회절 (c) Kossel cones과 Ewald구의 교차 (d) 실제 Kikuchi 도형

② 그림 6-28 (b)에서 처럼, diffusely scattered beam의 일부는 방향이 바뀌어 hkl면에 θ_B를 충족시키며, 이러한 빔은 길쭉한 물방울 모양의 3차원 공간 분포를 하므로 cone 모양의 회절빔이 관찰되는데, 이를 Kossel cone이라고 한다(여기서, 산란에 의한 파장의 변화 $\Delta\lambda$는 무시할 정도로 작은 것에 한한다).
③ Kossel cone은 $-g$와 g, $-2g$와 $2g$, ...의 쌍으로 존재한다.
④ 회절 패턴에서 관찰되는 Kikuchi 선은 Kossel cone과 Ewald 구의 교차선이며, $-g$와 g는 이들 사이의 거리 정보를 포함하여 Kikuchi band라고 한다. Kikuchi band를 이등분하는 선으로 결정면을 연장한 해당 면이 지나가게 된다.
⑤ 이때, 그 어떤 Kikuchi 선 쌍들도 하나가 θ_B이면 다른 하나는 θ_{-B}에 해당한다.
⑥ 원래 광축에 가깝던, 따라서 더 강하던 빔은 회절 후에는 광축에서 다른 것보다 멀어진다.
⑦ 밝은 Kikuchi 선(excess line)을 찾으면, 어두운 Kikuchi 선(deficient line)은 이 밝은 선에 평행하며, 광축에 가까운 쪽(패턴의 중심 쪽)에 있다.
⑧ g Kikuchi 선이 $s_g=0$(the Bragg condition is satisfied)을 만족하면, $-g$ Kikuchi 선은 원점 O를 지난다.
⑨ 공리: 투사빔이 (hkl)면에 정확히 평행하면 g와 $-g$ Kikuchi 선은 O를 중심으로 각각 대칭적이 되며, g는 $g/2$, $-g$는 $-g/2$를 지나며, 이때에도 Kikuchi 선은 관찰된다(excess line과 deficient line이 정확이 소거되지 않음).

2. Kikuchi 도형의 응용

Kikuchi 도형은 회절도형과 달리, 시편을 기울이는 양만큼 연속적으로 정확히 이동하게 된다. 따라서 Kikuchi 도형을 해석하여 정확히 정대축을 얻거나, dynamical two beam을 얻는 데 유용하다. 따라서, 이러한 특성은 영상 형성에 필요한 정대축을 얻기 위해서 지도로 자주 사용되며, 이를 Kikuchi map이라고 부른다. 정대축을 정확히 얻기 위해서는 정대축에 속하는 Kikuchi band들이 공통적으로 투과빔(transmitted beam)을 중앙으로 하게 된다. 따라서, 그림 6-29 (a)와 같이 O에 투과빔이 오게 되며 이를 중심으로 하는 Kikuchi band들은 모두 같은 정대축에 속하게 된다.

15 Kikuchi 도형의 작도법과 해석

1. Kikuchi 도형의 작도법

① 그리려고 하는 정대축 $[UVW]$, 즉 전자빔의 방향을 결정하고, Weiss zone law $hU+kV+lW=0$을 이용하여, 해당 정대축에 나타날 수 있는 면들 $\{hkl\}$을 결정한다. 구조인자의 계산에 의한 소멸칙(extinction rule)에 의거 $[UVW]$ Kikuchi 도형에 나타날 면들 $\{hkl\}$을 최종적으로 결정한다.
② 정해진 $\{hkl\}$ 면들의 Kikuchi line 간의 간격(R_{hkl})을 계산하고, 기준이 될 한 쌍의 Kikuchi band $(h_1k_1l_1)$를 해당 면의 계산한 Kikuchi band의 간격 $R_{h_1k_1l_1}$에 맞추어 임의의 방향으로 작도한 후,

다음 $\{h_2 k_2 l_2\}$에 대한 Kikuchi band는 $(h_1 k_1 l_1)$면과의 각도 관계에 맞추어 zone axis pattern을 그리면 된다.

③ 다른 pole에 대한 패턴도 같은 방법으로 그리면 되는데, Kikuchi map을 그릴 때는 공통의 K-pair와 pole 간의 각을 이용하여 제2, 제3의 ZAP를 그리면 된다. 단, Kikuchi band간의 각도와 pole과 pole 간의 각도는 R과 연계하여 거리를 각도로 호환되도록 하면 된다. 예를 들어, 그림 6-29 (b)에서 [101] pole과 [001] pole의 각도는 45°이다. 또 이때 $Rd = \lambda L$을 이용하여 R을 구하고 이를 대응시키면 각도와 거리의 관계를 얻을 수 있다.

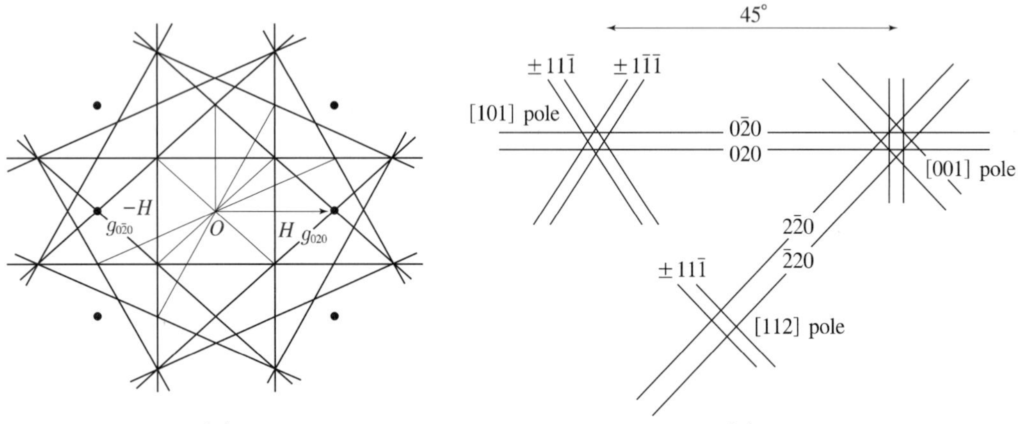

그림 6-29 • [001]과 [101] Kikuchi 도형으로부터 [112] Kikuchi 도형의 작도

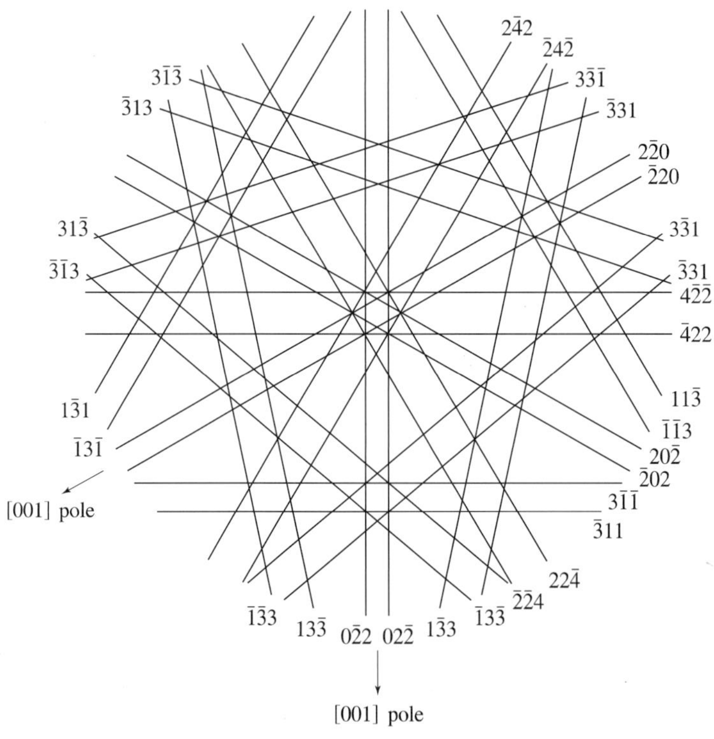

그림 6-30 • [111] pole을 중심으로 한 fcc 도형의 Kikuchi 도형

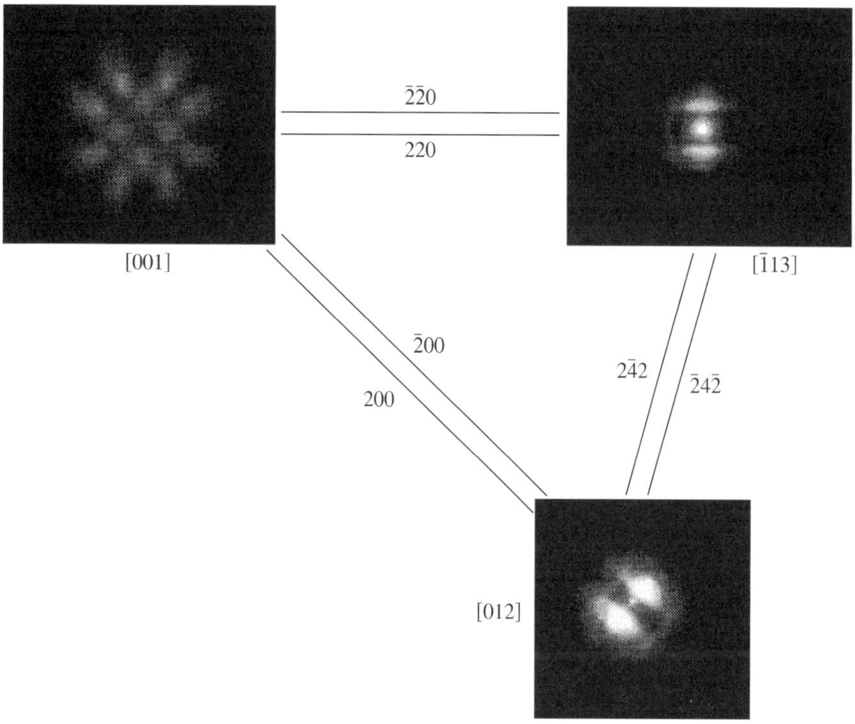

그림 6-31 • MgO의 주요 pole들에서 실험적으로 얻은 Kikuchi 도형

2. Kikuchi 도형의 해석법

(1) Kikuchi 도형 해석의 실제

Kikuchi 도형을 기록할 때, 점회절도형의 기록과 마찬가지로 정대축의 지수가 낮을수록 해석이 간단하다. Kikuchi 도형이 얻어지면 그 일부인 그림 6-32에서와 같이 band 간의 거리 p_1, p_2, p_3… 를 계산하고, 이를 점도형의 R값과 같이 처리하여 지수를 얻고, 결정 구조와 격자상수를 구한다. 평행한 band들은 nh, nk, nl과 같은 면지수들을 갖게 되며, 서로 평행하지 않는 band들로부터 이들의 벡터적으로 pole의 방향 A, B, C를 구하고, 각각의 pole로부터 투과빔 O까지의 거리를 구하고, 이를 각도로 환산 가능하며 빔의 방향을 구할 수 있다.

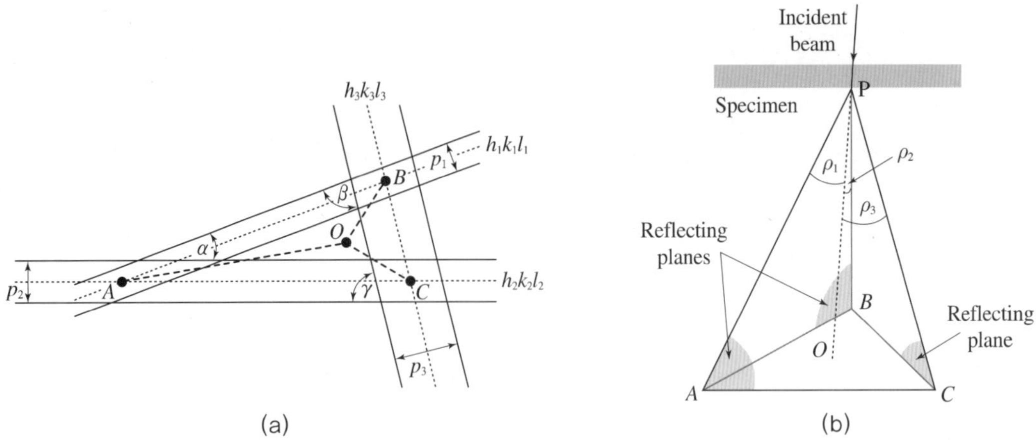

그림 6-32 • 투과빔 O를 중심으로 한 반사면 $AB(h_1k_1l_1)$, $AC(h_2k_2l_2)$, $BC(h_3k_3l_3)$ 세 개의 면들에 대한 Kikuchi 도형 (a)와 이들의 각도 관계 (b)

$$\rho_1 \approx \tan\rho_1 = OA/L,\ \rho_2 \approx \tan\rho_2 = OB/L,\ \rho_3 \approx \tan\rho_3 = OC/L$$

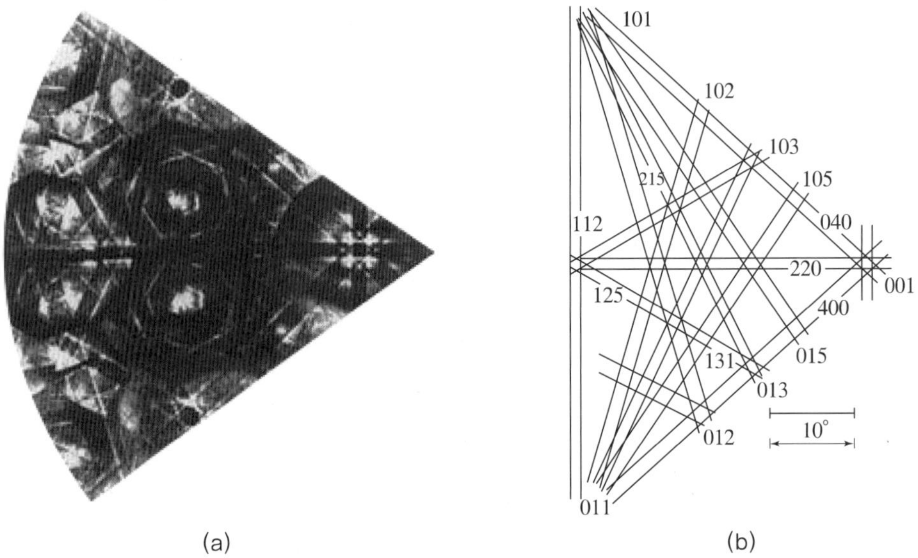

그림 6-33 • Kikuchi 선의 예 (a) 촬영 사진 (b) (a)의 Kikuchi 선의 모식도

(2) Kikuchi 도형의 해석 절차

Kikuchi 도형의 해석은 기본적으로 회절도형의 해석과 같다.

① 그림 6-33에서와 같이 TEM 회절 패턴의 관찰을 통한 Kikuchi 도형이 얻어지면, image analyser나 Kikuchi 도형 위에 transparency를 놓고 도형을 모사한다.

② (b)에서와 같이 Kikuchi 선을 베껴 그린 후, Kikuchi band(excessive line과 deficient line 사이의 거리) R_i를 측정하여 list up(ⓐ)한다.

③ 이때, 그림 6-19에서의 관계에서 $\tan\theta = R/L \sim \theta$, $\lambda = 2d\sin\theta \fallingdotseq 2d\theta$, $\theta \fallingdotseq \lambda/d = R/L$이므로, $\lambda L = Rd$, $R = \lambda L/d$, $R^2 = (\lambda L/d)^2$이 된다.

④ $(R_i)^2/(R_1)^2$을 계산하여 입력한다(ⓒ).

이 값은 $(\lambda L/d_i)^2/(\lambda L/d_1)^2$로$=(1/d_i)^2/(1/d_1)^2 = (\sqrt{(h_i{}^2+k_i{}^2+l_i{}^2)})/(\sqrt{h_1{}^2+k_1{}^2+l_1{}^2})$가 된다.

⑤ ⓒ의 계산값으로부터 hkl의 관계를 얻을 수 있다. 예를 들어, 입방정의 경우, 체심일 경우, $\{h_1k_1l_1\}$, $\{h_2k_2l_2\}$은 {110}, {200}이고, 면심의 경우에는 {111}, {200}이 되므로, 각각 2와 1.33이 되어, 면심과 체심을 구별할 수 있게 된다.

⑥ 그렇지만, 아직 면족 { }밖에 알지 못하고, 구체적인 지수의 부호를 알 수 없으므로, 면간각을 측정하여 이에 일치하는 각각의 지수를 구체적으로 (hkl)의 부호를 결정해 주어야 한다(ⓔ).

ⓐ	ⓑ	ⓒ	ⓓ	ⓔ
R_i	$(R_i)^2(=\lambda L/d_i)^2$	$(R_i)^2/(R_1)^2$	$\{h_ik_il_i\}$	$(h_ik_il_i)$
R_1	$(R_1)^2(=\lambda L/d_1)^2$	$(R_1)^2/(R_1)^2$	$\{h_1k_1l_1\}$	$(h_1k_1l_1)$
R_2	$(R_2)^2(=\lambda L/d_2)^2$	$(R_2)^2/(R_1)^2$	$\{h_2k_2l_2\}$	$(h_2k_2l_2)$
R_3	$(R_3)^2(=\lambda L/d_3)^2$	$(R_3)^2/(R_1)^2$	$\{h_3k_3l_3\}$	$(h_3k_3l_3)$
R_4	$(R_4)^2(=\lambda L/d_4)^2$	$(R_4)^2/(R_1)^2$	$\{h_4k_4l_4\}$	$(h_4k_4l_4)$
⋮	⋮	⋮	⋮	⋮

위와 같은 표(spread sheet)를 이용하여 면지수 (hkl)을 얻을 수 있다.

이후에 면간 각도를 계산하여 서로의 각도에 맞도록 면지수의 부호(각각의 h, k, l의 음·양)을 결정하면 된다.

위의 방법으로 계산·결정한 Kikuchi line은 한쪽은 (hkl), 다른 한쪽은 $(\bar{h}\,\bar{k}\,\bar{l})$이 된다.

Kikuchi 도형의 분석 시 회절도형의 분석과 다른 점은 우선 3개 이상의 정대축을 찾는다. 그림 6-34에서 점 $A([u_1v_1w_1])$, $B([u_2v_2w_2])$, $C([u_3v_3w_3])$의 정대축은 다음과 같다.

$$[u_1v_1w_1] = [1\bar{2}1]\,(=[311]\times[\bar{4}\bar{2}0]),\ [u_2v_2w_2] = [2\bar{4}\bar{1}]\,(=[\bar{4}\bar{2}0]\times[22\bar{4}])$$

$$[u_3v_3w_3] = [3\bar{7}2]\,(=[22\bar{4}]\times[311])$$

빔의 방향은 이 Kikuchi 도형의 정대축이며 빔의 방향을 $[uvw]$라 할 때, 그림 6-32 (b)에서 보는 바와 같이, $\phi_1 \approx OA/L$, $\phi_2 \approx OB/L$, $\phi_3 \approx OC/L$이므로 다음의 관계를 이용하여 구한다.

$$\cos\phi_1 = \frac{u_1u + v_1v + w_1w}{(u_1^2+v_1^2+w_1^2)^{1/2}(u^2+v^2+w^2)^{1/2}} \tag{6.31}$$

$$\cos\phi_2 = \frac{u_2u + v_2v + w_2w}{(u_2^2+v_2^2+w_2^2)^{1/2}(u^2+v^2+w^2)^{1/2}} \tag{6.32}$$

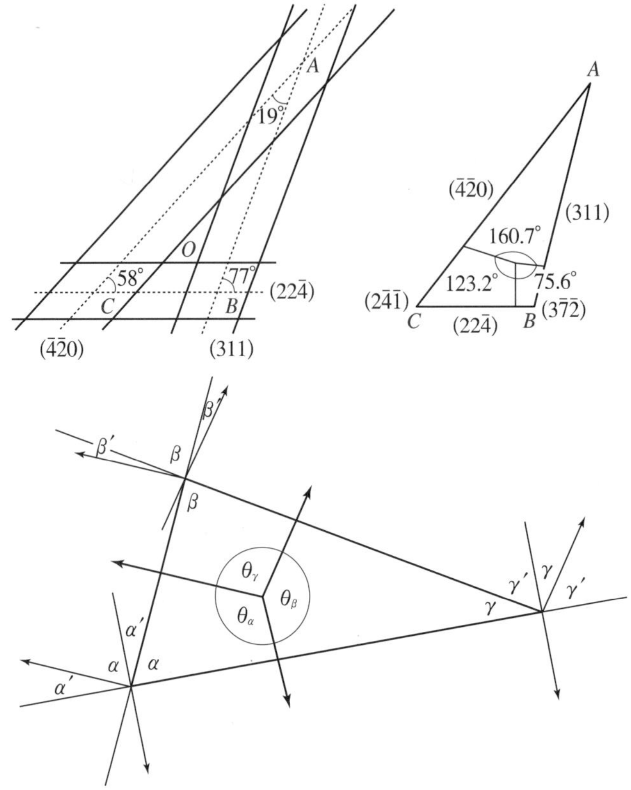

그림 6-34 • Kikuchi line의 지수와 각도 관계

$$\cos\phi_3 = \frac{u_3 u + v_3 v + w_3 w}{(u_3^2 + v_3^2 + w_3^2)^{1/2}(u^2 + v^2 + w^2)^{1/2}}$$

여기에서 ϕ_1, ϕ_2, ϕ_3는 직접 측정이 가능하다. Kikuchi 도형은 실제 Ewald 구의 표면이 투사된 것이므로, Kikuchi 도형에서의 거리는 실제 각도 관계로 환산 가능하다(예로, 정대축 B와 C 간의 각도를 내적 관계(dot product)에 의해 계산하고, 이를 실제 측정한 거리로 나누어 Kikuchi 도형에서의 거리 각도 관계(mm/°)를 구할 수 있으므로, Kikuchi 도형상의 모든 거리를 각도로 환산 가능함).

간단히 하기 위해서,

$$u' = \frac{u}{\sqrt{u^2 + v^2 + w^2}},\ v' = \frac{v}{\sqrt{u^2 + v^2 + w^2}},\ w' = \frac{w}{\sqrt{u^2 + v^2 + w^2}} \text{ 로 놓으면,}$$

$$\cos\phi_1 = \frac{u_1 u' + v_1 v' + w_1 w'}{(u_1^2 + v_1^2 + w_1^2)^{1/2}} \tag{6.33}$$

$$\cos\phi_2 = \frac{u_2 u' + v_2 v' + w_2 w'}{(u_2^2 + v_2^2 + w_2^2)^{1/2}} \tag{6.34}$$

$$\cos\phi_3 = \frac{u_3 u' + v_3 v' + w_3 w'}{(u_3^2 + v_3^2 + w_3^2)^{1/2}} \tag{6.35}$$

여기서 ϕ_1, ϕ_2, ϕ_3와 $A([u_1 v_1 w_1])$, $B([u_2 v_2 w_2])$, $C([u_3 v_3 w_3])$를 알고 있으므로, $[u' v' w']$을 구할 수 있다. $[u' v' w']$과 $[u v w]$는 동일한 방향이므로 $u' : v' : w' = u : v : w$가 된다.

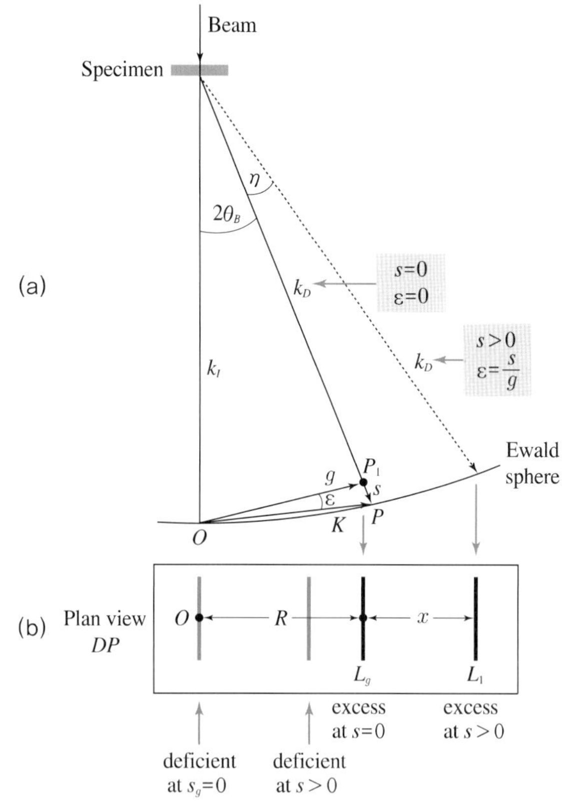

그림 6-35 • 회절점과 Kikuchi 선 사이의 거리를 측정하여 s(여기 오차)의 직접 측정이 가능함. ε의 각은 s/g이며, 정확한 회절각에서는 0이 됨, (b) s값을 구하기 위한 O와 deficient line과의 거리인 x의 측정

(3) 여기 오차 s_g의 측정

정확한 Bragg 회절 역격자점에서 벗어난 정도를 여기 오차(excitation error 또는 deviation paramter)라 하고 S로 표기하는데, 이는 그림 6-35에서와 같이 $K_D - K_I = g + s$로 정의된다. s의 값은 결정 재료의 영상 콘트라스트의 정량 분석에 있어 매우 중요하며, 여기 오차 s의 값은 회절점의 위치와 이에 상응하는 Kikuchi선과의 거리 x를 측정하여 계산 가능하다.

s의 값은 해당 면의 역격자점이 Ewald 구의 안쪽에 있으면 양수, 바깥에 있으면 음수가 되며, 정확히 Ewald 구에 있을 때 영이 된다. 따라서, 회절도형에서는 excess line이 투과빔과 해당 회절점 바깥에 있으면 양, 안에 있으면 음이 되고, 해당 회절점을 지나면 영이 된다.

그림 6-35에서 $s = g\tan\varepsilon$(ε는 라디안값)$= g \cdot \varepsilon$(∵ ε는 매우 작음)

$$s = g\varepsilon = \frac{xg}{L} = \frac{gx\lambda}{Rd} = \frac{xg^2\lambda}{R},\ s = \frac{x}{R}\frac{\lambda}{d^2} = \frac{x}{R}\lambda g^2 \tag{6.36}$$

$$\because d = g-1,\ \eta(=\varepsilon) = \frac{x}{L},\ Rd = \lambda L \tag{6.37}$$

(예) 여기 오차(deviation error) S_g의 측정

예제 1

그림 6-36의 Kikuchi 선과 회절점 도형은 Al 시편에서 얻은 것이고, g=[020]라고 할 때 g_{020}와 s_g의 값을 구하여라. 이때 카메라 길이는 82 cm이다.

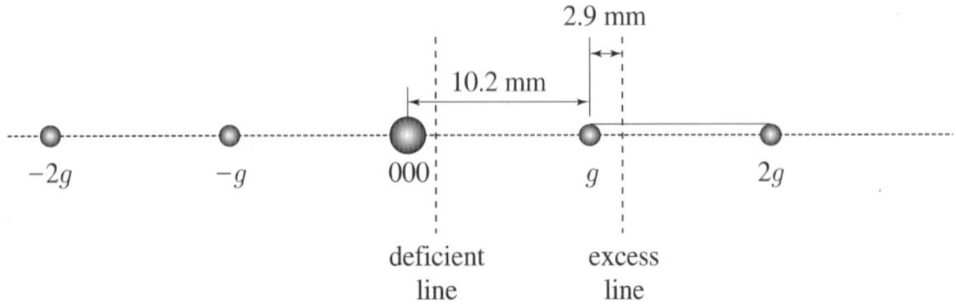

그림 6-36

해설 Al은 FCC, $a=4.0497$ Å, $L=82$ cm, $\lambda=0.0251$ Å이면,

① $Rd=\lambda L d_{020}=4.0497$ Å / sqrt(4)= 2.02485 Å

$\therefore g_{020}=1/d_{020}=0.49386(\text{Å})^{-1}$

$R=0.0251$ Å×820 mm / 2.02485 Å= 10.1647 mm

② $s_g=\lambda g^2 \Delta R/R=0.00251$ nm×$(0.49386\text{Å}^{-1})^2$×2.9 mm / 10.1647 mm

$=0.00707$ / nm

예제 2

그림 6-36은 가속 전압 100 keV에서 기록한 격자상수 0.3157 nm인 스테인리스강에서의 Kikuchi 도형이다. 사진 (a)에 나타난 222 회절점을 이용하여 그림 (b), (c), (d)에서의 s값을 구하여라.

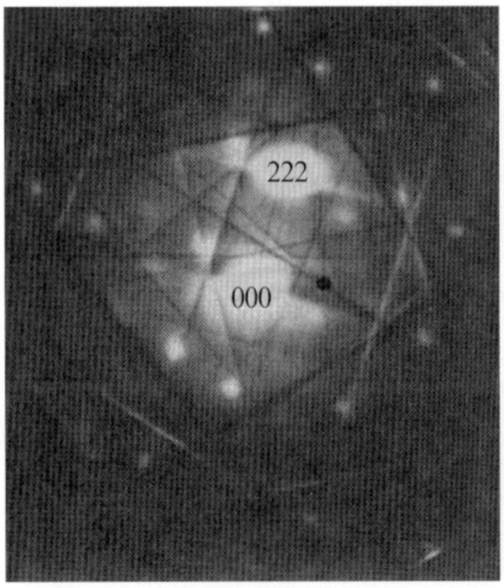

(a)

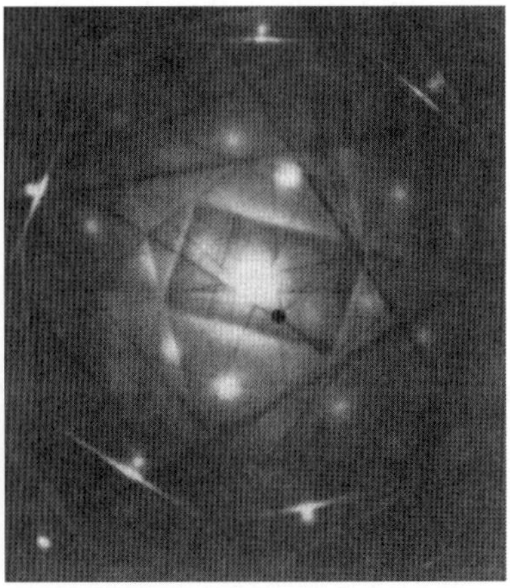

(b)

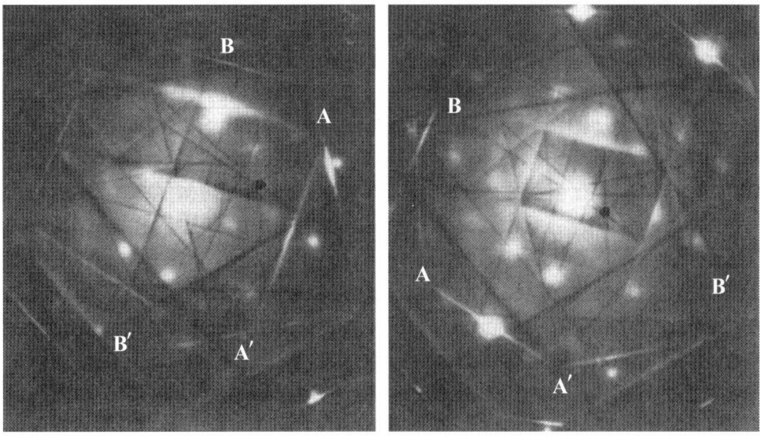

(c) (d)

그림 6–37 • 여기 오차 s_g의 계산

해설 100 keV의 가속 전압이므로 λ=0.0037 nm이고, s의 값은 전술한 바와 같이 $\frac{x}{R}\frac{\lambda}{d^2}=\frac{x}{R}\lambda g^2$이다. 입방격자에서 $g^2=(1/d)^2=(h^2+k^2+l^2)/a^2$이므로, (222)면의 $g=-10.97\ \text{nm}^{-1}$이다.

g의 excess line이 해당 회절점과 투과빔의 사이에 있으므로 음수가 된다.

(b)의 경우, Kikuchi band는 ±222면을 중심으로 대칭이므로, x값은 R값의 1/2이다.

따라서, $s=0.5*0.0037\ \text{nm}*(10.97\ \text{nm}^{-1})^2=0.222631\ \text{nm}^{-1}$이다.

(c)의 경우, $R=10.5$ mm이고, $x=2.5$ mm이므로,

$s=2.5/10.5*0.0037\ \text{nm}*(10.97\ \text{nm}^{-1})^2=0.085\ \text{nm}^{-1}$이다. (13.25 mm, 6.0 mm)

(d)의 경우, $x=2$ mm이므로, $s=2.0/10.5*0.0037\ \text{nm}*(10.97\ \text{nm}^{-1})^2$

$=0.106\ \text{nm}^{-1}$(13 mm, 3.9 mm)

참고문헌

[1] 투과전자현미경분석학, 금동화, 김긍호, 이확주 편저, 청문각, 1998.

[2] Principles of Analytical Electron Microscopy, Eds, D.C. Joy, D. Romig, Jr., and J.I. Goldstein, Plenum Press, New York, 1986.

[3] Transmission Electron Microscopy, David B. Williams, C.B. Carter, Plenum Press, New York and London, 1996.

[4] Scanning Electron Microscopy and X-ray Microanalysis, R. E. Lee, PTR Prentice Hall, New Jersey, 1993.

[5] 物質からの 回折と 結像,－透過電子顯微鏡法の 基礎 (Fundamentals of Diffraction from Matter and Its Imaging), 今野 豊彦 著, 共立出版, 2003.

[6] Elements of X-Ray Diffraction (3rd Edition), B.D. Cullity, S.R. Stock, Prentice Hall, New Jersey, 2001.

[7] Electron Diffraction in the Transmission Electron Microscope, P.E. Champness, Taylor & Francis, London and New York, 2001.

[8] Transmission Electron Microscopy of Materials, G. Thomas and M.J. Goringe, John Wiley and Sons Inc., 1987.

Chapter

07 수렴성 빔 전자 회절법

김긍호_한국과학기술연구원

1 | 수렴성 빔 전자 회절의 기초 이론

1. 수렴성 빔 전자 회절법 소개

수렴성 빔 전자 회절법(convergent beam electron diffraction)은 1939년 Kossel과 Mollenstedt의 실험을 통해 최초로 사용되었으며, 1970년대에 들어 전자 현미경 제작 기술의 발달로 그 사용이 가속적으로 실용화되기 시작하였다. 초기의 응용 분야는 결정 내를 통과하는 고에너지 전자의 동역학적 전자 회절 현상의 이해를 위한 실험이었다. 이 분석법은 실제 미소 영역의 재료 분석에는 1970년대까지 거의 활용되지 못하고 있었으며, 현미경의 진공도 향상으로 집속된 전자빔에 의한 오염물 축적을 방지할 수 있게 되었고, 또한 LaB_6 또는 전계 방사 전자총(field emission gun)의 사용으로 전자 탐침의 크기를 1 nm 이하로 줄이며, 높은 전류 밀도를 얻을 수 있게 됨에 따라 여러 분야에 활용되기 시작하였다. 현재는 전자 현미경에 보조 렌즈를 장착시켜 전자빔의 수렴 각도와 움직임을 쉽게 조절할 수 있는 기능을 도입시키는 등과 같은 설계 개선으로, 수렴성 빔 전자 회절법을 이용한 재료 분석은 폭발적인 증가 현상을 보이고 있다. 특히 제한 시야 회절법의 공간 분해능으로 분석될 수 없는 미세한 결정립 또는 상분포를 가지는 재료의 관찰에는 미소한 전자 탐침을 수렴시켜 개별적인 결정립 또는 결정상의 분석이 가능하다. 또한 집속된 전자 탐침을 이용하여 에너지 분산 X-선 검출기(EDXS)와 전자 에너지 손실 검출기(EELS)의 동시 사용으로 미소 부분에서의 결정 구조, 응력 상태, 격자 결함, 화학 성분 및 원자의 결합 상태 등의 정보를 종합적으로 추출할 수 있다. 시료의 나노 영역에서 복합적인 정보를 얻을 수 있다는 것이 분석 투과 전자 현미경의 가장 큰 장점이며, 여기서 다양하고 정확한 결정학적 정보를 제공하는 것이 수렴성 빔 전자 회절법의 고유한 장점일 것이다.

수렴성 빔 전자 회절법의 가장 두드러진 장점은 공간 분해능으로, 현재 LaB_6를 필라멘트로 사용하는 분석 투과 전자 현미경에서 공간 분해능은 약 5~10 nm, 전계 방사 전자총일 경우 1 nm 이하가 가능하다. 이에 반해 제한 시야 회절법의 공간 분해능은 구면 수차, 초점 오차 그리고 회절각에 의해 약 0.5 μm로 제한된다. 즉 선택 영역 내 시료 두께의 변화나 시편의 굴곡에 의한 영향이 모두 포함되며, 결국 평균적 회절 정보를 얻게 된다. 수렴성 빔 전자 회절법에서는 훨씬 작은 전자빔으로 회절 영역을 선택하므로 시편의 불균일성 등을 피하여 분석이 가능하게 된다. 마이크론 수준의 공간 분해능을 갖는 제한 시야 회절법의 또 다른 근본적 문제점은 나노 결정립 또는 나노 결정상 분석이 불가능하게 된다는 점이다. 즉 제한 시야 조리개로 분석 영역을 선택하면, 여러 개의 나노 결정립 또는 나노 결정상이 동시에 선택되므로 독립적인 결정상 분석이 어렵게 된다. 최근에 소개되고 있는 나노빔 전자 회절법(nano-beam diffraction), 미소 영역 회절법(micro-diffraction) 등도 공간 분해능을 극대화시키는 회절법이나, 수렴성 빔 전자 회절법과 비교하면 특정한 결정학적 정보만을 얻어내는 회절법이다. 즉 평행한 빔으로 나노 영역에서 점회절도형을 얻어 격자상수를 비교하거나, 얇은 두께 영역을 선택하여 원반 회절도형의 대칭성으로 결정의 대칭성을 분석하는 특수한 용도로 한정되어 있다.

공간 분해능의 향상과 함께 본 장에서 소개할 수렴성 빔 전자 회절의 고유한 장점은 시편의 두꺼운 영역에서 발생하는 전자빔의 동역학적 회절 현상에 근거한다. 동역학적 회절에 의해 3차원적 회절도형을 얻을 수 있고, 또한 고차 Laue선과 동역학적 소멸선의 존재 여부로 점군 그리고 공간군의 결정이 가능하다. 제한 시야 회절법에서 얻어지는 점도형으로는 정량적인 결정 구조 분석이 어렵고, 그 직접적인 이유는 전자 회절의 동역학적 회절 특성에 의한 이중 회절과 비탄성 산란에 의한 전자빔의 흡수 등을 들 수 있다. 이와 같은 문제점이 수렴성 빔 전자 회절법에서는 오히려 유용하게 사용되고 있다는 점이 흥미롭다. 표 7-1은 X-선 회절과 전자 회절의 장단점을 비교한 것이다. 이와 같은 비교를 통해 수렴성 빔 전자 회절법은 동역학적 전자 회절의 장점과 운동학적 X-선 회절의 장점을 겸비한다고 설명할 수 있다.

동역학적 회절 이론을 바탕으로 한 회절도형의 이론적 해석에는 많은 계산이 요구된다. 실제로 격자상수 등의 정확한 측정에는 동역학적 전산 모사가 필요하게 된다. 그러나 수렴성 빔 전자 회절법에서 관찰되는 여러 가지 회절도형들은 동역학적 계산 없이도 전자 회절의 기본적인 기하학적 해석을 통해 이해와 설명이 가능하다. 실제 수렴성 빔 회절법의 활용법도 매우 간단하며, 특별한 부대 장치나 검출기를 필요로 하지 않는다. 단순히 2차 집광 렌즈를 사용하여 전자빔을 시료의 관심 영역에 집속시킨 후 회절 모드로 전환하면, 대물렌즈의 후방 초점면에서 원반 형태의 회절도형과 주위의 회절환 등을 쉽게 관찰할 수 있다.

표 7-1 ● X-선 회절법과 전자 회절법의 비교

	X-선 회절	제한 시야 전자 회절(점도형)	수렴성 빔 전자 회절(원반도형)
물질과의 반응도	• 약함 • 소멸 거리는 10~100 μm • 큰 단결정 및 긴 노출 필요	• 강함 • 소멸 거리는 15~50 nm • 작은 시편, 짧은 노출 시간	• 강함 • 소멸 거리는 15~50 nm • 작은 시편, 짧은 노출 시간
금지 반사 조건	단위 격자 결정-미끄럼면과 나선축의 분석에 사용	이중 회절에 의해 다중 산란이 일어남	고차 Laue 원반도형 동역학적 소멸선의 이용
회절 강도	구조인자 결정에 사용	다중 산란과 비탄성 산란 흡수로 부정확함	큰 소멸 거리를 가지는 고차 Laue 회절 원반의 회절 강도를 이용해 분석

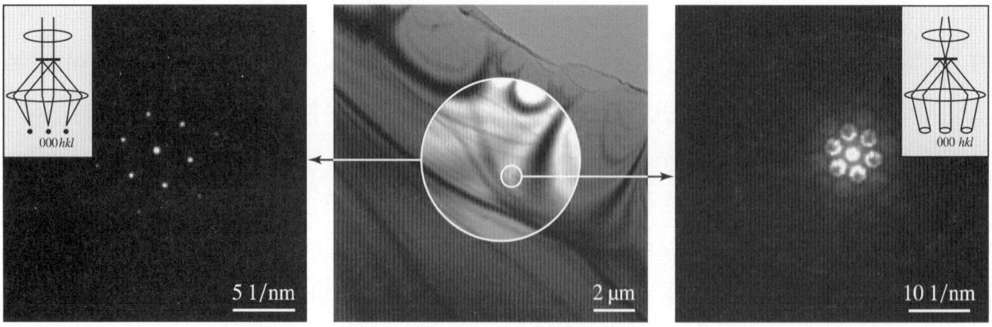

그림 7-1 • 제한 시야 회절법과 수렴성 빔 회절법의 비교

그림 7-1과 표 7-2에 주어진 제한 시야 회절법과 수렴성 빔 회절법의 특징을 비교하면, 우선 제한 시야 회절에서는 평행한 전자빔이 제한 시야 조리개를 통과하여 시편의 넓은 부분에 조사되고, 그로 인해 점회절도형이 얻어진다. 바꾸어 말하면 넓은 부분의 평균적인 결정학적 정보가 작은 점으로 응축되어 나타나게 된다. 이에 반해 수렴성 빔 회절에서는 전자 탐침의 크기로 결정되는 시편의 미소한 영역이 가지는 결정학적 특성이 오히려 원반상으로 크게 확대되어 얻어지고 있다. 그림 7-1은 조리개로 선택된 영역 그리고 전자빔(시편 영상 위의 작은 흰 점)으로 선택된 영역의 크기의 차이를 잘 보여 주고 있다.

표 7-2 • 전자 회절 방식의 비교

제한 시야 회절법	수렴성 빔 전자 회절법
• 평행한 전자빔 사용 • 제한 시야 조리개 사용 • 공간 분해능: 0.5 μm 이상 • 2차원적 회절(역격자의 투영) • 점도형	• 수렴되는 전자빔 사용 • 작은 전자 탐침 사용 • 공간 분해능: 10 nm 이하 • 3차원적 회절(고차 Laue 층 회절) • 원반도형 및 고차 Laue환

점회절도형에서는 회절점의 위치 그리고 밝기를 이용하여 역격자의 크기와 구성 원소의 배열에 대한 정보를 얻을 수 있다. 이에 반해 수렴성 빔 전자회절도형에서 관찰되는 여러 특징들은 위의 정보 외에 시료의 두께나 역격자 체적 등 다양한 화학적 그리고 결정학적 정보를 제공해 준다. 가장 근본적인 차이는 점회절도형의 경우 2차원적 회절도형을 얻게 되며 전자빔에 수직한 방향, 즉 Ewald 구가 역격자를 절단하는 절단면만 관찰이 가능하다. 이에 반해 수렴성 빔 전자회절도형은 역격자의 3차원적 정보를 포함하고 있으며, 이것은 즉 입사빔 방향에 수직한 역격자 절단면과 함께 입사빔에 평행한 방향의 역격자의 배열을 보여 줄 수 있다는 것이다.

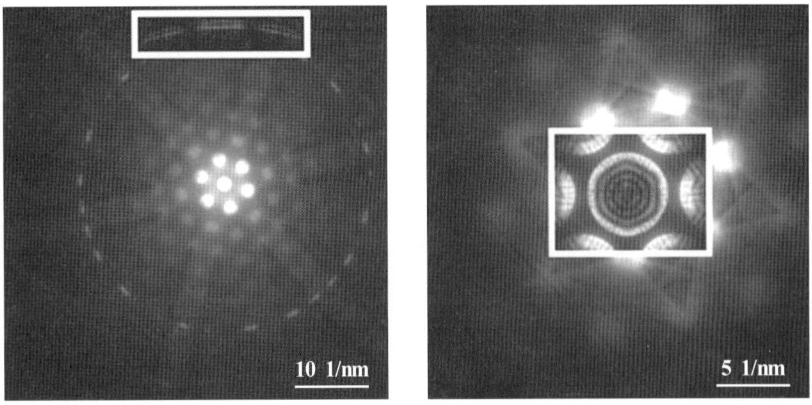

그림 7-2 • 정대축 수렴성 빔 전자회절도형의 구성 요소

수렴성 빔 전자회절도형에서 나타나는 여러 특징들의 명칭을 소개하면 그림 7-2와 같으며 다음 절에서 형성 원리와 해석 방법에 대하여 설명할 것이다.

정대축 수렴성 빔 전자회절도형은 가장 중앙부에 투과 원반 (000)이 있다. 그 주위로 회절 원반 (*hkl*)이 배열되어 있으며, 점회절도형과 같은 형태를 가지며 다만 회절점이 회절 원반으로 바뀌어 있다. 도형 중앙부에는 회절 원반과 함께 매우 선명한 선들이 회절 원반을 통과하고 있는데, 이것은 Kikuchi 선들이다. 위의 두 특징들은 점회절도형에서도 얻을 수 있는 2차원적 정보인 데 반해 점회절도형에서는 볼 수 없는 특징들이 도형의 바깥 부분에 밝은 선들로 나타난다. 이와 함께 투과 원반의 내부에는 매우 선명한 검은 선들로 구성된 도형이 관찰된다. 원반 도형의 바깥 부분에 나타나는 밝은 선들은 고차 Laue 회절환(Higher Order Laue Zone Ring, HOLZ ring)이라 불리며, 투과 원반에서 관찰되는 검은 선 도형은 고차 Laue 회절선(Higher Order Laue Zone line, HOLZ line)이라고 부른다. 이 두 특징은 3차원 회절의 결과로서 수렴성 빔 전자 회절법의 가장 중요한 특징이다.

앞에서 강조한 것처럼 수렴성 빔 회절도형의 특징들을 정량적으로 설명하기 위해서는 동역학적 회절 이론이 필요하다. 가장 간단한 예로서 시료의 얇은 부위와 두꺼운 부위에서 얻어진 수렴성 빔 회절도형을 비교하면, 두께가 얇은 부위에서는 HOLZ선, HOLZ환 그리고 Kikuchi 선 들이 얻어지지 않는다. 다만 투과 및 회절 원반만이 존재한다. 따라서 2차원적 회절도형이 얻어지며, 제한 시야 회절법과의 차이는 공간 분해능의 향상만을 꼽을 수 있다. 이와 같이 수렴성 전자빔으로 2차원적 회절도형을 얻는 방법을 미소 회절법(micro-diffraction)으로 구별하기도 한다. 따라서 수렴성 빔 전자 회절법의 좀 더 정확한 묘사는 공간 분해능 향상과 3차원적 회절도형의 형성이다. 이와 같은 3차원적 회절을 얻기 위한 시료의 두께는 대략 소멸 거리의 3배 이상이 되고 동역학적 회절 이론이 적용되는 두께이다. 두 번째 예로서 그림 7-2에 보이는 HOLZ환을 보면 여러 개의 밝은 선들이 서로 교차를 하지 않고 간격을 가지며 분리되어 있다. 이와 같은 특징은 정대축 회절 조건에서 회절빔이 여러 개의 branch로 나뉘어져 있음을 보여주고, 회절 이론에서 소개된 분산면(dispersion surface)의 실제적 예이다. 세 번째의 예로서 동역학 회절에서 취급된 비정상 흡수 효과의 관찰이다. 비정상 흡수 효과로 두 개 빔 회절 조건에서 "Rocking curve", 즉 균일한 두께 부위에서 얻어진 굴곡 줄무늬는 명시야상에서는 비대칭으로, 그러나 암시야상에서는 대칭으로 나타나 보합적인 관계를 유지하지 않는다. 그 예가 그림 7-3에 있으며, 투과 원반과 회절 원반 내에서 관찰되는 줄무늬는 동역학적 계산으로 예측된 것과 같이 상호 보합적이지 않다.

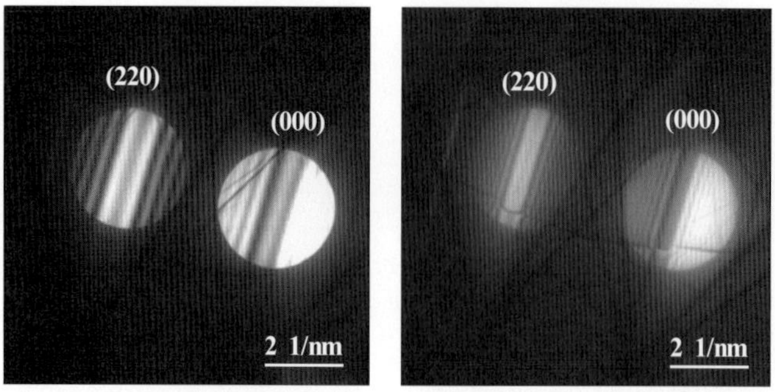

(a) 얇은 영역 (b) 두꺼운 영역

그림 7-3 • 수렴성 빔 회절법으로 두 개 빔 조건에서 얻어진 줄무늬의 관찰(실리콘, 200 kV)

그림 7-3에서 보인 동역학적 특징 외에도 G-M선(Gjonnes Moodie line)은 동역학적 회절의 직접적인 결과로 결정의 공간군 결정에 사용되고 있다.

첨단 소재의 회절 분석을 목적으로 하는 경우, 동역학적 회절 이론에 의한 정량적 해석보다는 기하학적으로 이해할 수 있는 기본적인 이론과 실험 방법 등을 소개하는 것이 더 중요하다. 따라서 다음 절에서는 ZOLZ 원반도형, Kikuchi 선, HOLZ 환 그리고 HOLZ 선의 형성 원리와 분석 방법에 대하여 상세히 설명하고자 한다.

2. 영차 Laue층 회절도형(ZOLZ 도형)

ZOLZ 도형은 도형 중앙부의 투과 원반(000)과 회절 원반(hkl)들로 구성되어 있다. 제한 시야 회절에서 얻어지는 점 도형과 동일한 해석이 (hkl)원반에 적용된다. 즉 빔 입사 방향[uvw]에서 다음 식을 만족시키는 (hkl)면들이 회절을 하게 된다.

$$h \cdot u + k \cdot v + l \cdot w = 0 \tag{7.1}$$

그림 7-4는 ZOLZ 원반도형의 원반 크기와 수렴 반각 α의 관계를 도식적으로 보여 준다. 실험적으로 수렴 반각은 2차 집광 렌즈의 조리개 크기에 의하여 결정되며, 회절도형 (hkl) 간의 간격은 바뀌지 않고 다만 회절 원반의 크기가 변화한다. 그림 7-4에서 제시된 것과 같이 원반의 크기는 수렴 반각에 정비례하며 다음 과정을 통해 계산이 가능하다.

원반의 지름 x는 수렴각 2α에 비례하고 원반간 거리 y는 회절각 2θ에 비례한다. Bragg 법칙을 이용해 회절각을 전자선 파장과 면간 거리로 환산하고 수렴 반각 α의 관계식을 구하면 식 (7.2)가 얻어진다.

$$\alpha = \frac{x}{y}\,\frac{\lambda}{2d_{hkl}} \tag{7.2}$$

여기서 x는 회절 원반의 지름이고, y는 (hkl)회절 원반과 (000)투과 원반 간의 거리이며 d_{hkl}은 (hkl)면의 면간 거리, 그리고 λ는 전자빔의 파장을 의미한다. ZOLZ 원반도형은 역격자를 정대축 방향 [uvw]으로 단순히 투영한 것으로, 원반회절도형의 기타 분석은 점도형의 경우와 동일하다. 따라서 ZOLZ 원반도형으로 시료의 정대축 결정과 수렴각 계산이 가능하다. 계산된 자료들은 뒤에서 다루어질 HOLZ 선의 전산 모사에 이용된다.

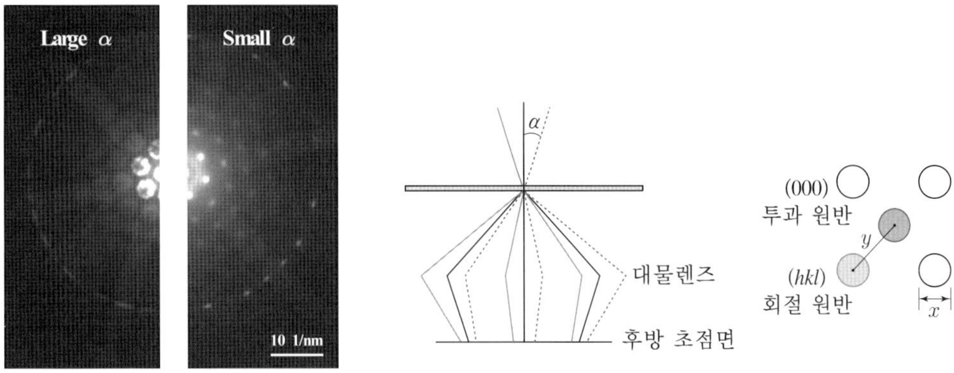

(a) 수렴 반각에 따른 원반도형의 크기 변화 (b) 수렴 반각 계산 원리

그림 7-4 ◦ 수렴성 빔 전자 회절법에서 원반도형의 형성과 분석법

3. 수렴성 빔 전자 회절을 이용한 Kikuchi 선의 관찰

제한 시야 회절법의 경우 Kikuchi 선의 형성을 위하여 평행하게 입사된 전자빔의 비탄성 산란이 전제 조건이므로 Kikuchi 선은 시료의 두꺼운 부분에서 어둡고 희미하게 관찰된다. 이에 반해 수렴 각도가 큰 수렴성 빔 전자 회절법에서는 탄성 산란에 의하여 Kikuchi 선을 형성하므로 그 밝기 및 선명도가 뛰어나다. 이와 같은 장점을 이용하면 미세한 결정립을 기울여 원하는 정대축 도형을 얻는 것이 용이해진다. 그림 7-5는 앞에서 비교한 두 가지 방법에 의한 Kikuchi 선의 형성 기구를 보여 준다.

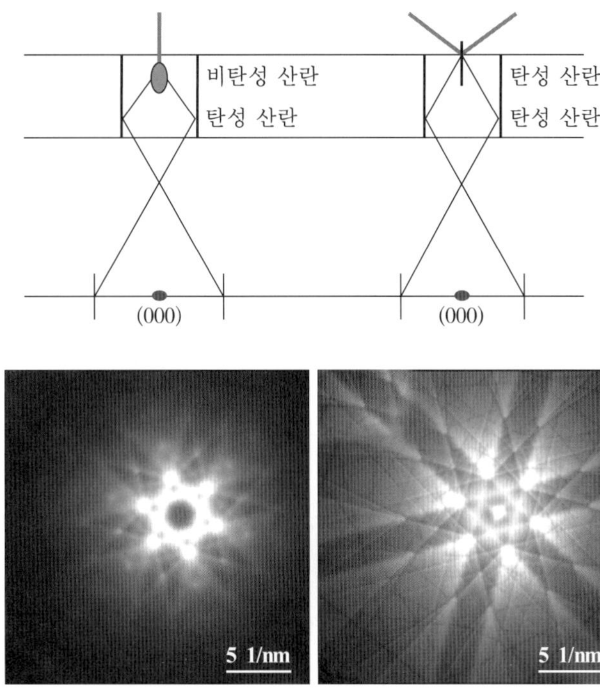

(a) 평행한 입사 전자빔 (b) 수렴되는 입사 전자빔

그림 7-5 ◦ 제한 시야 회절법과 수렴성 빔 전자 회절법에서의 Kikuchi 선의 형성 기구

그림 7-5는 제한 시야 회절법과 수렴성 빔 전자 회절법을 이용하여 얻어진 Kikuchi 도형(실리콘, <111>, 200 kV)을 비교한다. 수렴성 빔 회절에서는 {220} Kikuchi 선뿐만 아니라 {440}과 같은 고차 회절선들도 선명하게 관찰된다. 특별한 결정학적 정보를 가지고 있지는 않으나, 실제로 시료의 기울이기나 정대축 정렬과 같은 작업에 매우 적합하여 회절 분석의 실험에 활용된다. 또한 제한적이기는 하나 수렴성 Kikuchi 선 회절도형(CBKLDP: Convergent Beam Kikuchi line diffraction pattern)이라고 하여 탄소강의 국부적 격자상수 측정에 활용된 예가 있다.

4. 고차 Laue 층 회절환(HOLZ 환)

고차 Laue 층은 역격자의 ZOLZ 층 위에 존재하며, 그 Laue 층의 차 N은 $[uvw]$ 정대축에서 다음 식으로 서술된다(그림 7-6).

$$h \cdot u + k \cdot v + l \cdot w = N \tag{7.3}$$

평행한 입사빔에 의해 역격자의 밑면을 Ewald 구가 절단하게 되므로, 회절도형의 중앙에는 영차 Laue 층(ZOLZ) 도형이 나타나게 되고 수렴각에 의해 점도형이 아닌 원반도형의 형태를 가지게 된다. 역격자의 높이 방향, 즉 입사빔에 평행한 방향으로 1차 Laue 층(FOLZ), 2차 Laue 층(SOLZ), 3차 Laue 층(TOLZ) 등이 존재하며, 이 층들을 종합하여 고차 Laue 층(HOLZ)이라고 부른다. 여기서 H는 역격자 층의 간격이 된다. 평행한 입사빔으로 회절이 되면 고차 Laue 층에 속하는 회절점들은 Ewald 구와 정확히 만나지 않거나 회절각이 매우 커서 회절 강도, 즉 관찰할 수 있는 회절점의 세기가 매우 약해서 일반적으로 관찰되지 않는다. 반면 입사빔이 수렴각을 가지게 되면 그림과 같이 Ewald 구가 수렴각의 범위에 따라 넓게 분포하게 되므로, 고차 Laue 층에 속한 역격자점들이 Ewald 구와 쉽게 만나게 되어 도형의 바깥쪽에 나타나게 되며, 수렴각이 작은 경우 원반의 형태로 또는 수렴각이 큰 경우 연속환의 형태로 관찰된다. ZOLZ 도형과 HOLZ 도형의 형성 과정을 회절면과 회절 방향으로 보게 되면 그림 7-7과 같으며, 여기서 3차원적 결정학적 정보인 H를 정량적으로 구하는 방법을 유도할 수 있다.

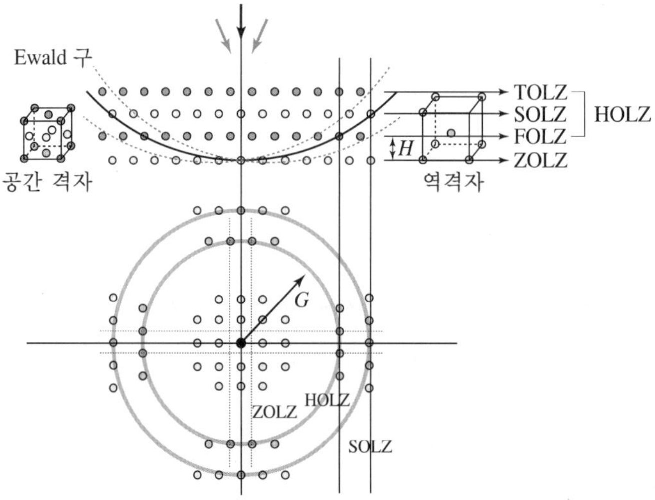

그림 7-6 • 수렴성 빔 전자 회절법의 ZOLZ 및 HOLZ 연속환 도형 형성 기구

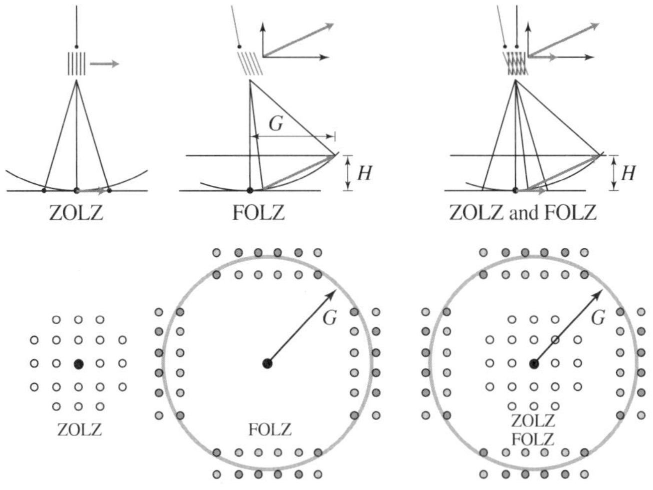

그림 7-7 • 평행한 빔과 수렴성 빔 조건에서 회절도형의 형성

고차 Laue 층 회절환은 결정의 3차원적 정보를 가지고 있으며, 이 점이 수렴성 빔 전자 회절법의 가장 중요한 특성이다. 즉 영차 Laue 원반도형은 전자빔 방향에 수직인 역격자 밑면의 투영된 도형을 보여 주고 있으나, 고차 Laue 층 회절환은 전자빔 방향과 평행한 또는 역격자 높이에 대한 정보를 제공한다. 이 값은 다음과 같은 수식을 통해 정량적으로 구할 수 있다. 우선 HOLZ 연속환의 반지름을 측정하여 역격자 공간에서의 크기로 환산하면, 전자빔의 입사 방향인 $[uvw]$ 방향으로의 역격자층의 분리 거리 H를 계산해 낼 수 있다. 실제 실험에서 주의할 점은 사진에서 측정되는 HOLZ 환의 반지름을 역격자 단위로 환산하여 G값을 얻어야 하며, 따라서 카메라상수값으로 HOLZ 환의 반지름을 나누어 주어야 한다.

$$H = \frac{G^2}{2K} = \frac{G^2\lambda}{2} \tag{7.4}$$

Ewald 구의 반지름은 전자선 파장의 역수 K이다. 따라서 그림 7-7의 직각삼각형은 K, G 및 $(K-H)$의 변으로 구성되어 있다. 피타고라스의 법칙을 사용하여 G와 H 간의 관계식을 전개하고 매우 작은 값을 가지는 H^2항을 무시하면 식 (7.4)가 유도된다. 이렇게 측정된 H값은 역격자에서 이론적으로 계산되는 H값과 비교가 가능하다. 7 결정계의 이론적 H값은 표 7-3에 주어진다. 면심입방격자의 경우 이론적 H값은 다음 식으로 표시된다.

$$H = \frac{P}{a(u^2+v^2+w^2)^{1/2}} \tag{7.5}$$

식 (7.5)에서 $[uvw]$는 전자선의 입사 방향, a는 격자상수, P는 1 또는 2의 상수로 $u+v+w=$홀수이면 $P=1$, 그리고 $u+v+w=$짝수이면 $P=2$의 값을 가진다. 또한 위 식에서 보이는 것과 같이 저대칭성의 정대축($u+v+w=$큰 값)일 경우 H값은 작아지고, 따라서 HOLZ 연속환이 보다 선명하고 밝게 관찰될 수 있다. H값은 역격자의 높이를 추산하므로 점회절도형에서는 구별이 되지 않는 정대축 도형을 분석할 수 있다. 실례로 입방격자 및 정방격자 결정의 [001] 정대축 도형은 a값이 같은 경우 점회절도형으로는 구별이 불가능한 반면, HOLZ 환은 $1/c$에 비례하는 크기로 나타나므로 결정 구조의 식별이 가능하게 된다. 이와 같이 수렴성 빔 회절에서 얻어지는 3차원적 회절도형은 다음에 소개되는 원리를

표 7-3 • 7 결정계의 정대축 방향 [uvw]에서 역격자층의 간격

결정계	정대축 [uvw]에서 이론적 H값	
삼사정	$(u^2a^2+v^2b^2+w^2c^2+2abuv\cos\gamma+2bcvw\cos\alpha+2acuw\cos\beta)^{-1/2}$	
단사정	$P(u^2a^2+v^2b^2+w^2c^2+2acuw\cos\beta)^{-1/2}$	
사방정	$P(u^2a^2+v^2b^2+w^2c^2)^{-1/2}$	
육방정과 삼방정	$\left[\frac{3}{2}a^2(u^2+v^2+t^2+\lambda w^2)\right]^{-1/2}, \lambda=\left(\frac{2}{3}\right)^{1/2}\left(\frac{c}{a}\right)$	
정방정	$P\{a^2(u^2+v^2)+c^2w^2\}^{-1/2}$	
입방정	$P\{a^2(u^2+v^2+w^2)\}^{-1/2}$	
면심격자(F)	$P=1$, $u+v+w=$홀수 $P=2$, $u+v+w=$짝수	정방정 및 입방정
체심격자(I)	$P=2$, u, v, w 모두 홀수 $P=1$, 그 외의 경우	정방정, 사방정 및 입방정
C-면심격자(C)	$P=2$, u와 v는 홀수이고 w는 짝수 $P=1$, 그 외의 경우	단사정과 정방정

통해 결정상 분석에 쉽게 이용될 수가 있다. ZOLZ 원반도형은 2차원적인 회절도형이고, 반면 HOLZ 연속환은 ZOLZ에 수직한 높이를 제공하므로 [uvw] 정대축 방향에서 역격자의 ZOLZ 넓이와 그 높이 H를 곱함으로써 역격자의 단위체적 계산이 가능하게 된다. 특히 이 수치는 재료의 결정 구조에 의해 결정되는 상수로, 정대축 방향과 무관하게 일정한 값을 가진다. 이 방법을 이용한 상분석의 실례는 뒷부분에서 자세히 설명될 것이다.

5. 고차 Laue 층 회절선(HOLZ 선)

큰 수렴각을 사용하여 원반도형이 얻어졌을 경우 적절한 조건 하에서 검은 선들이 투과 원반(000)에서 관찰된다. 이들 검은 선들은 전체적으로 HOLZ 선이라 부른다. 앞 절에서 언급된 HOLZ 연속환은 회절도형 외곽부에 여러 개의 각기 다른 밝은 선들로서 구성되어 있다. 이것은 결정을 투과하는 입사빔의 일부분이 고차 Laue 층의 결정면에 의해 큰 회절각으로 회절됨에 따라 형성된다. 따라서 원래 입사빔이 투과되어야 할 부분은 오히려 전자빔의 세기가 회절환이 형성된 만큼 감소되며, 즉 투과 원반에 검은 선으로 보이게 된다. 투과 원반의 검은 HOLZ 선과 이에 평행한 밝은 HOLZ 환은 두꺼운 시료에서 관찰되는 Kikuchi 선의 형성 원리와 유사하나, 다만 HOLZ 선의 형성에는 HOLZ 층의 회절과 탄성 산란이 요구된다. 그림 7-8은 한 쌍의 HOLZ 선이 형성되는 원리를 보여 준다. 응력이나 합금화에 의해 시편의 격자상수가 변화하면 면간 거리가 바뀌게 되고 다시 회절각이 변화하게 된다. 이 변화한 회절각에 따라 투과 원반(000) 내에서 검은 HOLZ 선의 위치가 바뀌는 것이다. HOLZ 선은 두께가 얇고 콘트라스트가 높아 작은 위치의 변화도 관찰이 가능하고, 시편의 격자상수에 매우 민감하게 변화하므로 주로 격자상수 측정이나 변위량 측정에 사용되며, 높은 정확도(10^{-4} nm)를 가지나 절대적으로 정확한 격자상수 측정을 위하여 동역학적 회절에 의한 결정 내 전자선 파장의 변화로 발생하는 HOLZ 선의 위치

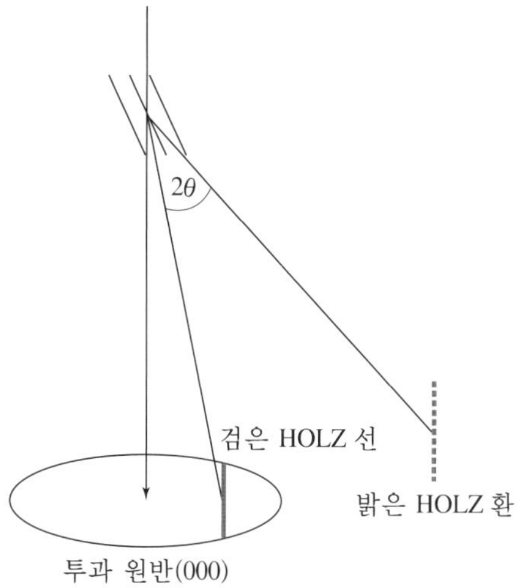

그림 7-8 • 평행한 HOLZ 선과 HOLZ 환의 형성 기구

변화를 보정해 주어야 한다.

HOLZ 선 도형의 다른 용도는 시료의 대칭성을 확인하는 데 있으며 예를 들면 입방 격자가 가지는 3중 회전축을 [111] 정대축의 HOLZ 선 도형에서 발견할 수 있는 데 반해 투영도형인 ZOLZ 원반 회절도형 또는 점회절도형은 6중 회전축의 존재를 보여 준다. 다시 말하면 3차원적인 회절의 결과로 시료의 정확한 대칭성을 보여 주는 것이 HOLZ 선 도형의 장점이다. 지금까지 설명한 수렴성 빔 전자회절도형에서 관찰되는 특징들의 응용 분야를 요약하면 다음 표와 같다.

표 7-4 • 수렴성 빔 전자회절도형의 특징 및 분석 예

도형의 종류	특 징	분석 목표
ZOLZ 원반도형	점도형의 위치에 원반으로 나타남	수렴각 계산 정대축 결정
Kikuchi 선	탄성 산란에 의해 선명하게 관찰됨	시편 기울이기
HOLZ 환	ZOLZ 원반도형의 외부에 밝은 선으로 구성된 환	주어진 정대축 방향에서 역격자의 높이 측정
HOLZ 선	투과 원반 내에서 검은 선으로 나타남	결정의 대칭성 격자상수 및 변형량
회절 원반 내의 줄무늬	두 개 빔 상태에서 회절 원반 내에 나타남	시료의 국부적 두께 측정
ZOLZ 원반도형 및 HOLZ 환	–	시료의 단격자셀 체적 계산, 상분석에 이용

2 | 수렴성 빔 전자회절도형의 응용

1. 시편의 두께 측정

두 개 빔 회절 조건에서 얻어지는 수렴성 빔 회절 원반 내의 평행한 줄무늬 간격을 측정함으로써 nm 크기의 영역에서 두께 측정이 가능하다.

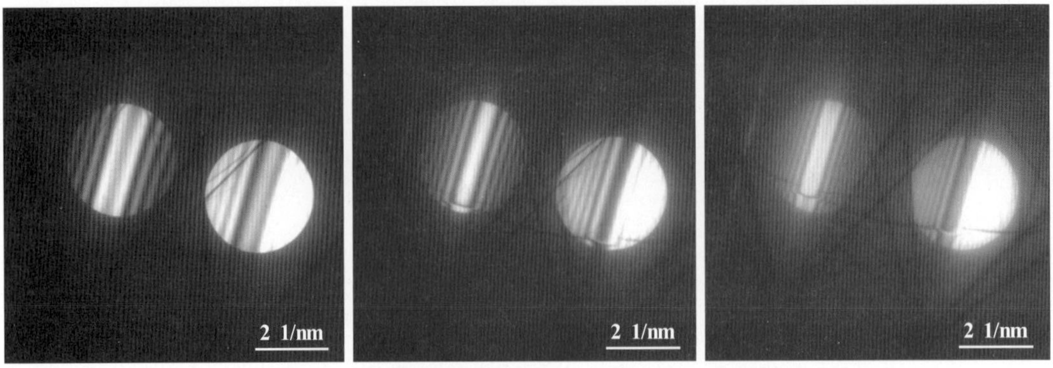

그림 7-9 • 얇은 두께(왼쪽)와 두꺼운 부위(오른쪽)에서 얻어진 줄무늬 패턴

그림 7-9는 여러 두께에서 관찰되는 두 개 빔 회절 원반 내 줄무늬를 보여 준다.

운동학적 해석을 이용한 결정의 회절 강도는 두께 및 편차 파라미터에 의해 주기적으로 변화한다. 두께의 변화에 의한 회절 강도의 변화는 명시야상에서 주로 시료의 끝부분에서 두께줄무늬로 관찰된다. 반면 편차 파라미터에 의한 회절 강도는 휘어진 시료의 부분에서 굴곡줄무늬로 명시야상에 나타난다. 미소한 전자 탐침을 사용할 경우 탐침 내의 두께 변화는 무시할 수 있고, 수렴성 빔 회절 원반에서 관찰되는 줄무늬는 수렴각에 따른 편차 파라미터의 변화를 보여 준다. 즉 평행한 입사빔에서는 정확한 두 개 빔 조건에서 편차 파라미터가 0이 되나, 수렴되는 입사빔은 원반의 외각으로 움직일수록 정확한 두 개 빔 조건에서 벗어나게 될 것이다. 따라서 편차 파라메터의 변화에 따른 회절 강도, 즉 굴곡줄무늬와 같은 현상을 보이게 된다. 동역학적 회절의 특성상 회절 원반 내 줄무늬는 중앙을 중심으로 대칭인 반면 투과 원반 내 줄무늬는 대칭성이 없다. 따라서 편차 파라미터인 S값의 변화에 따른 줄무늬가 회절 원반에 대칭적으로 나타나게 되고, 이 줄무늬의 간격 변화는 시료의 두께 결정에 사용된다[Allen82]. 편차 파라미터의 변화에 의한 회절도형의 밝기는 다음 식으로 서술된다.

$$I_g = \frac{\pi^2}{\zeta_g} \frac{\sin^2(\pi t S_{eff})}{(\pi S_{eff})^2} \tag{7.6}$$

ζ_g는 두 개 빔 조건에서 회절빔의 소멸 거리이고 t는 전자 탐침으로 조사되는 부분의 두께이다. S_{eff}는 정확한 두 개 빔 회절 조건에서의 유효 편차 파라미터로, 다음 식으로 계산된다.

$$S_{eff}^2 = S^2 + \frac{1}{\zeta_g^2} \tag{7.7}$$

줄무늬의 검은 선들은 $\sin^2(\pi \cdot t \cdot S_{eff})=0$ 또는 $t \cdot S_{eff} = n_i$가 만족될 때 나타날 것이며 n_i는 정수치이다. 위 식을 변형시키고 검은 선들의 전제 조건을 대입시켜 간단히 하면 다음과 같은 식을 유도할 수 있다.

$$\left(\frac{S_i}{n_i}\right)^2 = -\frac{1}{\zeta_g^2} \cdot \left(\frac{1}{n_i}\right)^2 + \frac{1}{t^2} \tag{7.8}$$

위 식에서 S_i는 면간 거리와 파장의 함수로 다음과 같이 계산된다.

$$S_i = \frac{\lambda}{d^2}\left(\frac{L_i}{L_0}\right) \tag{7.9}$$

L_0는 두 개 회절 원반 간의 거리이고, L_i는 회절 원반(대칭의 줄무늬를 가짐)의 중심에서 i 번째 검은 선까지의 거리를 나타낸다. 또 d는 두 개 회절빔으로 사용되는 (hkl)면의 면간 거리이다. L_0는 회절 각도 $2\theta_{hkl}$(또는 λ/d_{hkl})로 결정되고, L_i는 편차 각도($\varepsilon = S_i/g_{hkl} = d_{hkl} \cdot S_i$)를 반영하므로, S_i에 대해 비례 관계를 정리하면 식 (7.9)를 얻을 수 있다. 모든 측정이 완료되면 $\left(\frac{S_i}{n_i}\right)^2$을 Y값으로, 그리고 $\left(\frac{1}{n_i}\right)^2$을 X값으로 하여 점들을 그린다. 그리고 이 점들을 직선으로 연결하여 그 기울기로부터 소멸 거리를 구하고, Y축과의 절편으로부터 두께를 구할 수 있다. 만일 이렇게 구한 소멸 거리가 이론치에서 크게 벗어나 있으면 이번에는 $\left(\frac{S_i}{n_{i+1}}\right)^2$을 Y값으로 그리고, $\left(\frac{1}{n_{i+1}}\right)^2$을 X값으로 하여 위 과정을 반복한다. 소멸 거리의 이론치와 가까운 값이 얻어질 때까지 위 과정을 반복하며, 정확한 줄무늬 측정과 두 개 빔 회절 조건이 만족되면 이 방법을 통해 약 2%의 정확도로 두께를 측정할 수 있다. 보다 높은 정확도를 위한 방법으로는 동역학적 전산 모사를 이용하여 전체 줄무늬 패턴을 계산하여 실험 패턴과 맞추어 보는 방법이 제시되었다[Delille00].

2. 결정상 분석

앞에서 지적한 바와 같이 하나의 수렴성 빔 전자회절도형으로부터 시료의 단격자셀(primitive cell) 체적을 계산할 수 있다. 기본적인 원리가 그림 7-10에 주어져 있다.

그림 7-10은 200 kV에서 실리콘 결정의 [111] 정대축과 [233] 정대축에서 얻어진 수렴성 빔 전자회절도형을 비교하고 있다. 원반도형으로부터 역격자의 밑면적을 계산하면 $\{d_{220}\}$으로 이루어진 정삼각형 형태인 [111] 도형은 {0.521×0.521×sin(60)} = 0.235 ang^{-2} 이 된다. 반면 d_{220}과 d_{311}로 이루어진 직사각형 형태인 [233] 도형은 0.521×0.611 = 0.318 ang^{-2}의 밑면적을 가진다. 이론적 역격자의 높이를 식 (7.5)를 이용하여 구하면 [111] 도형의 경우 0.1063 ang^{-1}, 그리고 [233] 도형의 경우 0.0785 ang^{-1}의 값을 가진다. 두 정대축에서 얻어진 값들은 연관성이 없는 것처럼 보이나 면적과 높이를 곱하여 체적을

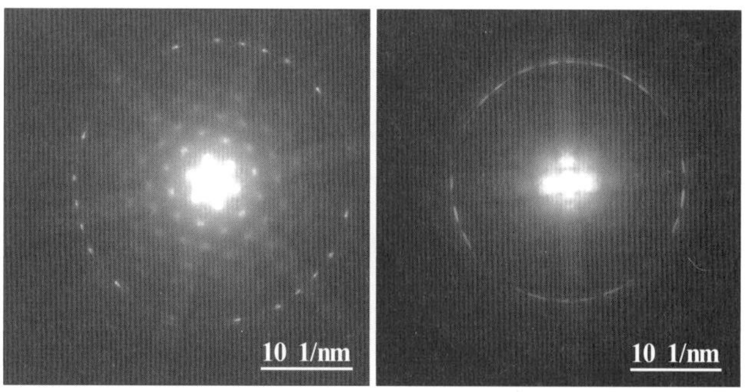

(a) [111] (b) [233]

그림 7-10 • 정대축 수렴성 빔 전자회절도형의 비교(실리콘, 220 kV)

구하면 [111] 도형에서는 0.235×0.1063=0.0250 ang^{-3}, 그리고 [233] 도형에서는 0.318×0.0785=0.0250 ang^{-3}이라는 동일한 값을 가지게 된다. 역격자 체적의 역수를 취하면 40 ang^{3}의 실격자 체적이 얻어지며, 이 값은 실리콘의 이론적 단격자셀 체적인 $5.43^3/4$=40.03 ang^{3}에 잘 일치하는 것을 보여 준다. 이 방법은 회절도형을 분석하여 정대축 방향을 알 필요가 없고, 단 한 개의 회절도형으로 결정상의 단격자셀 체적을 측정하고, 이 값은 주어진 결정상의 상수이므로 어느 방향에서 측정하여도 같은 값을 가지게 된다. 따라서 점회절도형과는 달리 오히려 대칭성이 낮은 정대축 도형이 고차 Laue 환의 밝기가 커서 유리하므로 시편을 큰 각도로 기울일 필요도 없는 여러 장점을 가지고 있다.

그 계산 과정을 열거하면 우선 투과 원반(000)으로부터 가장 가까운 ZOLZ 원반의 거리 D_1과 D_2를 측정하고, 이 두 원반 간의 각도를 이용하여 다음 식을 통해 전자빔 입사 방향에서의 역격자의 투영 면적을 계산한다. 원반 사이의 각도 ANG는 90°보다 작거나 같도록 두 개의 원반을 결정한다.

$$\text{역격자 투영면적} = \frac{D_1\,D_2\sin(ANG)}{(CL\cdot\lambda)^2} \tag{7.10}$$

CL은 카메라 길이(camera length), 그리고 ANG는 두 원반 간의 각도를 나타낸다. 두 번째로 HOLZ 연속환의 반지름 $CRAD$를 측정하여 다음 식을 통해 전자빔 입사 방향에서의 역격자층의 간격 H를 구한다.

$$\text{역격자층 간격} = \frac{1.0-\cos\left(\tan^{-1}\left(\frac{CRAD}{CL}\right)\right)}{\lambda} \tag{7.11}$$

위 두 식을 결합시키면 단격자셀 체적을 계산할 수 있으므로 결정의 상분석이 가능하게 된다[Kim96].

$$\text{단격자셀 체적} = \frac{CL^2\lambda^3}{D_1\,D_2\sin(ANG)\left[1.0-\cos\left(\tan^{-1}\left(\frac{CRAD}{CL}\right)\right)\right]} \tag{7.12}$$

위 식으로 측정된 단격자셀 체적은 이론적인 값과 비교함으로써 상분석이 가능하게 된다. 여기서 이론적인 단격자셀의 체적은 격자상수로부터 계산되는 단위포의 체적을 격자점 수로 나누어 주어 구한다. 즉 면심입방의 경우 단위포 내에 격자점이 4개이므로 단위포 체적의 1/4이 단격자셀 체적이 된다. 체심입방과 base-centered 셀은 단위포 체적의 1/2이 되고 나머지 격자들은 단위포 체적과 단격자셀 체적이 같다. 원반의 거리 측정의 오차나 카메라 길이의 정확도 등을 감안하면 단격자셀 체적의 측정값은 약 10%의 오차를 가지고 있다. 따라서 측정하고자 하는 결정상들이 10% 이상의 단격자셀 체적값 차이를 가지고 있으면 정확하게 미소 영역에 존재하는 결정상들을 구별해 낼 수 있다[Yoon02, Lee97]. 최근의 추세는 필름보다는 CCD를 사용하여 회절도형을 기록하며 기록과 동시에 측정이 가능한 프로그램들이 활용되고 있다. 이에 따라 위 식을 보다 간단히 만들어 실시간으로 상분석이 가능하게 되었다. 식 (7.13)은 CCD로 기록된 수렴성 빔 회절도형의 역공간값들을 입력하여 단격자셀 체적을 구하는 식이다.

$$\text{단격자셀 체적} = \frac{2}{g_1\cdot g_2\cdot\lambda\cdot grad^2\cdot\sin(ANG)} \tag{7.13}$$

위 식에서 g_1, g_2는 역공간에서 원반의 거리(nm^{-1}), λ는 전자선 파장(nm), $grad$는 역공간에서 측정된 HOLZ 환의 반지름(nm^{-1}), 그리고 ANG는 원반 사이의 각도(90° 이하)를 의미하고 있다. 이 수치들은 CCD로 기록된 회절도형을 프로그램으로 쉽게 측정할 수 있으므로 실시간으로 상분석이 가능하다는 큰 장점을 가지고 있다.

3. 대칭성 결정

수렴성 빔 전자 회절을 이용한 결정의 대칭성 분석은 X-선 회절에 적용되는 운동학적 이론과 비교하여 쉽게 이해될 수 있다. 운동학적 회절의 결과는 어떤 (hkl) 회절 강도가 그것의 짝인 $(\bar{h}\bar{k}\bar{l})$과 같아진다는 것이다. 그러므로 단결정에서의 X-선 회절도형에는 항상 대칭 중심점이 존재한다. 예를 들어 결정의 a와 b축에 평행한 거울면이 존재하면 $\{hkl\}$의 모든 회절점의 세기가 같아지고, 거울면에 평행한 2중 회전축과 거울면의 존재를 구분할 수 없다. 마찬가지로 c축에 평행한 4중 회전축은 회전축에 평행한 두 개의 거울면을 가지고 있는 경우와 구별이 되지 않는다. 이런 이유로 X-선 회절에서는 32개의 점군이 11개의 Laue군으로 축소되어 점군이나 공간군 분석에는 부적당하다.

대칭성 결정에 있어서 수렴성 빔 회절법의 가장 큰 장점 중의 하나는 중심 대칭성(centrosymmetric) 결정과 중심 비대칭성(non-centrosymmetric)을 가지는 결정을 구별할 수 있다는 데 있다. 즉, X-선 회절에서와는 달리 32개의 점군이 11개의 Laue 군으로 줄어들지 않는다는 것이다. 수렴성 빔 회절도형의 해석에 있어서 가장 유의해야 할 것 중의 하나는 결정의 중심 비대칭성을 가져도 입사된 빔은 항상 대칭적으로 투영되어 나타난다는 점이다. 이는 다시 말하면 ZOLZ 원반도형은 그 자체로는 정확한 결정 구조를 보여 주지 않으나, HOLZ 환과 HOLZ 선을 포함하고 있는 전도형(Whole Pattern)을 분석하면 결정의 중심 비대칭성을 알아낼 수 있다. 그러므로 결정의 완전한 구조 분석을 위해서는 ZOLZ 도형과 HOLZ 도형의 분석을 병행해야 된다.

수렴성 빔 전자회절도형을 이용하여 결정의 3차원적인 대칭성을 규명하는 방법은 Buxton에 의해 확립되었다[Buxton76]. Buxton은 group theory와 31개의 회절군(diffraction group)의 대칭성을 조사하여 수렴성 빔 회절도형의 대칭성과 결정의 점군 간의 관계를 규명하였으며, 또한 점군과 회절군 간의 상관관계로 공간군을 결정하는 방법이 Steeds와 Vincent, Goodman, Tanaka 등에 의해 개발되었다[Steeds83, Goodman71, Tanaka83a, Tanaka83b].

Steeds와 Vincent 방법에서는 한 개의 고대칭성 정대축 도형으로부터 전도형(Whole pattern) 대칭성, ZOLZ 층 또는 투영 대칭성, ZOLZ 원반도형 대칭성 및 hkl회절 원반쌍(±G) 간의 대칭성 등을 분석한다. 이 방법은 상당히 간단한 것으로 생각될 수 있으나 사실은 여러 이유로 매우 복잡하다. 첫째로 G 회절 원반(예를 들어 hkl과 $\bar{h}\ \bar{k}\ \bar{l}$) 간의 대칭성 관계의 분석은 간단하지가 않으며, 둘째로 저대칭성 결정에서도 고대칭성 결정에서 얻어지는 대칭성(특히 상당히 얇은 결정 시료에서)이나 의대칭성(pseudo-symmetry)들이 가끔 나타나 점군 분석의 정확도를 보장할 수 없다. Steeds와 Vincent의 방법과 비슷한 시기에 개발된 Tanaka 방법은 대칭적 multi-beam 회절도형을 사용하여 점군을 결정한다. 이 방법은 투영 대칭성보다는 3차원적 대칭 요소의 결정에 중점을 두고 있다.

이와는 달리 개선된 방법은 여러 개의 정대축 회절도형을 사용하여 점군을 결정하며 분석은 투영 대칭성(2차원적 ZOLZ 대칭성), 투과 원반의 대칭성(HOLZ 선 포함)및 전도형(Whole pattern) 대칭성(3

차원적 대칭성으로서 HOLZ 환, Kikuchi 선들을 포함)에 의해 행해진다. 이러한 방법은 타 방법에 비하여 실험적으로 더 많은 시간이 필요하나 보다 신뢰성 있는 결과를 준다. 그러므로 이 방법은 암시야나 ±G 대칭성의 분석 없이도 결정의 점군을 측정할 수 있는 간단하면서도 직접적인 방법이다.

점군이 확정된 후에 공간군을 결정하는 여러 방법이 있으나 그중 가장 보편화되어 있는 것이 동역학적 금지 조건(dynamic absence)을 이용하는 방법이다. 전자 회절의 동역학적 특성 때문에 운동학적 조건 하에서는 금지된 반사가 이중 회절에 의해 수렴성 빔 회절 원반으로 나타난다. 수렴성 빔 전자 회절에서 일어나는 이중 회절은 주로 추가의 대칭 요소(병진 대칭 요소인 미끄럼면 또는 나선축)에 의해 형성되는데, 주어진 회절 조건에서 동등한 이중 회절의 경로가 둘 이상 존재하게 되면 운동학적으로 금지된 회절 원반의 중심에 검은 선이 관찰된다. 이를 G-M선이라 부르는데, 생성되는 원인은 두 개의 동등한 경로에 의해 회절된 전자선이 서로 간섭을 일으키기 때문이다[Gjonnes65]. 이 동역학적 금지 조건을 관찰하고 이들을 유발하는 대칭 요소의 수와의 상관관계로부터 공간군을 결정할 수 있다. 각 단계별 자세한 과정은 다음에 주어진다.

(1) 점군 및 공간군 분석

수렴성 빔 전자회절도형을 이용하여 점군 및 공간군을 분석하는 데 3단계가 있다. 이들은 ① 투영 회절군과 회절군 분석을 통한 점군의 결정, ② 공간 격자의 분석 및 ③ 공간군의 결정이다. 이것은 전술한 대로 Steeds와 Vincent, Tanaka 방법 중 어느 것을 사용해도 가능하나 본 장에서는 주로 Steeds 방법에 대하여 설명하였다.

■ 투영 회절군과 회절군 분석에 의한 점군의 결정

이것은 여러 개의 정대축 수렴성 빔 회절도형의 대칭성을 분석함으로써 행해지는데, 이때 가장 중요한 정대축들은 최대의 대칭성을 지닌 저지수 정대축이다. 예를 들어 입방정에서는 <001> <011> 및 <111> 정대축들이 최대의 대칭성을 지니고 있다. 각 결정 구조에 있어서 대칭성 분석을 위한 유용한 정대축들이 표 7-5에 나타나 있다.

각각의 정대축 도형으로부터 4개의 다른 대칭성을 구할 수 있다. 이 대칭성들은 입사빔 또는 투과 원반의 2차원적 대칭성(Bright Field), 전도형의 2차원적 대칭성(Whole Pattern), 그리고 입사빔과 전도형에서 얻을 수 있는 3차원적 대칭성들이다. 수렴성 빔 전자회절도형에서 맨 처음 분석해야 될 것은 ZOLZ 원반 도형의 2차원적 대칭성을 결정하여 주어진 방위에서의 투영 회절군을 규명하는 것이다. 이것은 도형의 중심부에 대해서 ZOLZ 원반들이 대칭성을 결정함으로써 구할 수 있는데, 이때 이 원반

표 7-5 • 각 결정구조의 고대칭성 정대축

결정계	정대축	결정계	정대축
입방정	[001], [110], [111]	정방정	[100], [010], [001]
사방정	[001], [100], [110]	단사정	[110], [010], [001]
육방정	[0001], $[\bar{1}100]$, $[11\bar{2}0]$	삼사정	[100], [010], [001]
삼사방정	[110], [111], [110]		

표 7-6 ● 회절군과 대칭성과의 상관관계

Diffraction Group	Bright Field	Whole Pattern	Dark Field		±G		Projection Diffraction Group
			General	Special	General	Special	
1	1	1	1	none	1	none	1_R
1_R	2	1	2	none	1	none	
2	2	2	1	none	2	none	21_R
2_R	1	1	1	none	2_R	none	
21_R	2	2	2	none	21_R	none	
m_R	m	1	1	m	1	m_R	$m1_R$
m	m	m	1	m	1	m	
$m1_R$	2mm	m	2	2mm	1	$m1_R$	
$2m_Rm_R$	2mm	2	1	m	2	–	$2mm1_R$
2mm	2mm	2mm	1	m	2	–	
2_Rmm_R	m	m	1	m	2_R	–	
$2mm1_R$	2mm	2mm	2	2mm	21_R	–	
4	4	4	1	none	2	none	41_R
4_R	4	2	1	none	2	none	
41_R	4	4	2	none	21_R	none	
$4m_Rm_R$	4mm	4	1	m	2	–	$4mm1_R$
4mm	4mm	4mm	1	m	2	–	
4_Rmm_R	4mm	2mm	1	m	2	–	
$4mm1_R$	4mm	4mm	2	2mm	21_R	–	
3	3	3	1	none	1	none	31_R
31_R	6	3	2	none	1	none	
$3m_R$	3m	3	1	m	1	m_R	$3m1_R$
3m	3m	3m	1	m	1	m	
$3m1_R$	6mm	3m	2	2mm	1	$m1_R$	
6	6	6	1	none	2	none	61_R
6_R	3	3	1	none	2_R	none	
61_R	6	6	2	none	21_R	none	
$6m_Rm_R$	6mm	6	1	m	2	–	$6mm1_R$
6mm	6mm	6mm	1	m	2	–	
6_Rmm_R	3m	3m	1	m	2_R	–	
$6mm1_R$	6mm	6mm	2	2mm	21_R	–	

내의 “1, m, 2 mm, 3, 3 m, 4, 4 mm, 6, 6 mm”들 중의 하나이며, 각 투영 회절군마다 여러 개의 회절군이 가능하다. 이 회절군과 투영 회절군 그리고 그때의 대칭성(명시야, 전도형, 암시야, G 대칭성을 포함한)들이 표 7-6에 제시되었다.

표 7-6의 두 번째 열에 주어진 명시야 대칭성은 HOLZ 선을 포함하는 투과 원반의 2차원적 점군 대칭성을 의미하며, 전도형(세 번 째열) 대칭성은 ZOLZ 원반들의 대칭성과 HOLZ 환과 Kikuchi 선을 포함한 전체 도형의 2차원적 점군 대칭성이다. 전체 도형과 명시야 대칭성으로부터 첫째 열에 있는 회절군을 구하는데, 이때 회절도형에 2차원적 정보만이 존재할 경우(예를 들어 투과 원반에 HOLZ 선이 관찰되지 않을 경우)에는 8열에 나타나 있는 투영 회절군을 이 도형의 회절군으로 포함시켜야 한다.

위와 같은 과정을 다른 정대축 방위에서도 행하여 각 방위에서 가능한 회절군을 결정한 후에는 이 결과들을 종합하여 표 7-7로부터 결정의 점군을 구할 수 있다.

표 7-7 • 회절군과 결정체점군과의 상관관계

Diffraction Group	Relation between the diffraction groups and the crystal point groups																														
$6mm1_R$																										×					
$3m1_R$																									×						
6mm																								×							
$6m_Rm_R$																							×								
61_R																						×									
31_R																					×										
6																				×											
6_Rmm_R																			×												×
3m																		×												×	
$3m_R$																	×												×		
6_R																×												×			
3															×												×				
$4mm1_R$														×																	×
4_Rmm_R													×																	×	
4mm												×																			
$4m_Rm_R$											×																		×		
41_R										×																					
4_R									×																						
4								×																							
$2mm1_R$							×							×												×		×			×
2_Rmm_R				×			×			×				×					×			×				×		×			×
2mm						×																			×						
$2m_Rm_R$					×						×		×										×				×		×		
$m1_R$						×						×	×											×	×					×	
m			×			×						×	×					×			×			×	×					×	
m_R		×			×	×		×	×		×	×	×				×			×			×	×	×		×		×	×	
21_R				×															×												
2_R	×			×			×			×				×		×			×			×				×		×			×
2		×															×														
1_R			×															×													
1	×		×	×		×	×		×	×		×	×	×		×		×	×		×	×		×	×	×		×		×	×	
Point Groups	1	$\bar{1}$	2	m	2/m	222	mm2	mmm	4	$\bar{4}$	4/m	422	4mm	$\bar{4}2m$	4/mmm	3	$\bar{3}$	32	3m	$\bar{3}m$	6	$\bar{6}$	6/mm	622	6mm	$\bar{6}m2$	6/mmm	23	m3	432	$\bar{4}3m$	m3m

표 7-7에는 31개의 회절군과 32개의 결정체점군, 그리고 특정의 결정체점군과 해당하는 회절군이 '×'로 표시되어 있다. 각 결정체 방위와 회절군마다 하나 또는 그 이상의 다른 결정체점군이 가능하여 진정한 결정체점군의 규명을 위해서는 모든 회절군에 공통하는 결정체점군을 찾아야 된다. 어떤 경우

에 있어서는 한 개의 점군을 규명할 수가 없는데, 이때에는 HOLZ 환을 분석하여 단위 격자의 종류를 규명하면 정확한 점군을 결정할 수 있다. 단위 격자의 규명은 HOLZ 환의 분석과 ZOLZ 층에서 구해진 격자상수를 연관시킴으로써 알아낼 수 있는데, 예를 들면 [001] 방위의 분석에서 c-축의 격자상수를 구할 수 있으므로 입방정과 정방정을 구별할 수 있다. 이와 같이 얻어진 격자의 정보로부터 그 격자에 상응하는 대칭성을 고려함으로써 특정한 결정체의 점군을 구할 수 있다.

(2) 공간 격자의 분석

공간군 규명을 위한 두 번째 단계는 결정체의 공간 격자, 즉 단격자, 체심, 면심 또는 base-center인가를 결정하는 것이다. 이것은 HOLZ 환의 회절점을 색인하여 HOLZ 층이 ZOLZ 층과 어떠한 형태로 중복되어 있는가를 규명함으로써 구할 수 있다. 이 중복의 대표적인 경우들이 그림 7-11에 나타나 있는데 HOLZ 층의 회절점들이 ZOLZ 층의 회절점 위치와 완전히 중복될 때는 단격자(P)이며, HOLZ 회절점들이 ZOLZ 회절점들과 겹치지 않는 경우는 다격자셀로서 이때는 ZOLZ 회절점을 색인해야만 격자구조를 결정할 수 있다. 예를 들어 역격자가 체심입방으로 색인되는 경우에는 실격자의 격자구조가 면심입방임을 유추할 수 있다.

(3) 공간군 결정

결정체의 점군과 격자 구조를 결정한 후 분석의 세 번째 단계는 각 가능한 공간군에서 운동학적으로 금지된 회절점을 찾아 결정체의 공간군을 결정하는 것이다. 수렴성 빔 회절도형에서 운동학적으로 금지된 회절 원반이 존재한다는 것은 입사빔 방향에 평행하게 미끄럼면이 존재하던지 또는 입사빔 방향에 수직으로 나선축이 존재한다는 것을 의미한다. 이러한 대칭 요소가 실제 존재하는가의 여부를 정대축 방향에서 명시야 거울 대칭면에 대한 G-M(Gjonnes-Moodie) 선의 상대적 위치를 분석함으로써 확인할 수 있다. 각 정대축 방위에서 추가적인 대칭 요소(즉, 미끄럼면과 나선축)가 확인된 후에는 "The International Tables of X-ray Crystallography, Vol 4"를 참조하여 공간군을 규명할 수 있다.

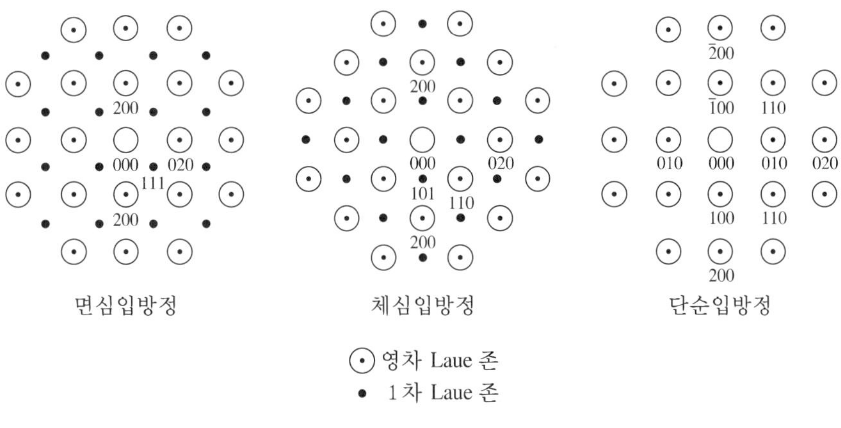

그림 7-11 • 입방체의 [001] zone axis에서 일어나는 ZOLZ와 FOLZ의 중복을 나타내는 그림

4. 격자상수 측정

수렴성 빔 전자 회절의 응용 분야 중 점군과 공간군 결정 외에 가장 많이 쓰이는 분야는 HOLZ 분석을 통한 격자상수의 측정이다. X-선 회절 분석보다 정확도가 높고, 특히 공간 분해능이 우수하여 X-선 회절의 평균적 격자상수보다는 국부적 격자상수의 변화를 확인할 수 있다는 점이 가장 큰 장점이다. 격자상수의 측정은 두 가지 방법에 의해 행해질 수 있는데, 이는 HOLZ 환의 분석과 HOLZ 선을 이용하는 방법이다.

(1) HOLZ 환 분석에 의한 격자상수 측정법

HOLZ 환의 분석에 의한 결정의 격자상수 측정법은 뒤에서 언급되는 HOLZ 선의 분석에 의한 것보다 정확도가 떨어지나 그 방법이 간단하다는 장점이 있다. 그 기본 개념은 HOLZ 환의 반지름을 측정하여 입사빔에 평행한 역격자층의 간격을 구해 그로부터 면간 거리 및 결정의 격자상수를 계산한다는 것이다. 식 (7.4)를 이용하면 H값을 측정하고 H로부터 정대축 방향을 아는 경우에는 표 7-3에 나타나 있는 관계에 의해 면간 거리를 구할 수 있다. 통상적으로 이 방법의 정확도는 5% 내외이고, HOLZ 환이 투과 원반에서 멀어질수록, 그리고 카메라 길이가 짧을수록(저배율에서) 나타나는 렌즈의 결함으로 HOLZ 환의 반지름이 부정확해지므로 이의 보정이 필요하다는 점이다.

(2) HOLZ 선 분석에 의한 격자상수 측정법

결정의 격자상수가 변화함에 따라 Ewald 구와 역격자점 간의 간격이 변하며, 이 변화는 HOLZ 선의 위치를 변경시키게 한다. ZOLZ 회절에 의한 점도형을 이용하는 방법과 비교하면 HOLZ에 의한 회절은 Bragg 각이 커 HOLZ 선의 위치 변화가 크게 되고 또한 선이 매우 가늘어져 정확한 측정이 가능하게 되는데, 이 방법을 사용하면 점도형의 경우에 비해 10배 이상의 정확도를 얻을 수 있다.

HOLZ 선 분석에 의해 격자상수를 측정하기 위해서는 몇 가지 유의해야 할 사항이 있다. 첫째로 사용 가속 전압의 변화에 따라 HOLZ 선의 위치가 민감하게 변화하기 때문에, 정확한 측정을 위해서는 격자상수가 알려져 있는 표준 시편을 같은 조건 하에서 관찰하여 그 결과를 기준으로 비교해야 한다. 둘째로 시료의 화학적 성분 변화(예를 들면 고용 현상 등)는 HOLZ 선 위치를 부가적으로 변화시키는데, 이는 앞 절에서 언급한 동역학적 회절의 직접적 결과이다. 따라서 결정의 격자상수 변화가 물리적(잔류 응력에 의한 격자 변형)또는 화학적(고용에 의한 격자 변형) 원인에 발생하는 경우에 따라 분석을 달리 해야 한다. HOLZ 선을 이용하는 방법은 세 가지로 분류되며, 각 방법들의 원리와 장·단점을 비교한다.

① HOLZ 선의 위치 측정법

그림 7-10과 같이 투과 원반에서 관찰되는 HOLZ 선의 위치는 회절각과 투과 원반 중심으로 부터의 각도에 의해 결정되며, HOLZ 선과 HOLZ 환에 나타나는 한 쌍의 HOLZ 선은 이 쌍이 투과 원반의 중심을 기준으로 반대편에 존재할 경우(그림 7-12 (a)), 그리고 같은 편에 위치할 경우로(그림 7-12 (b))로 분류된다.

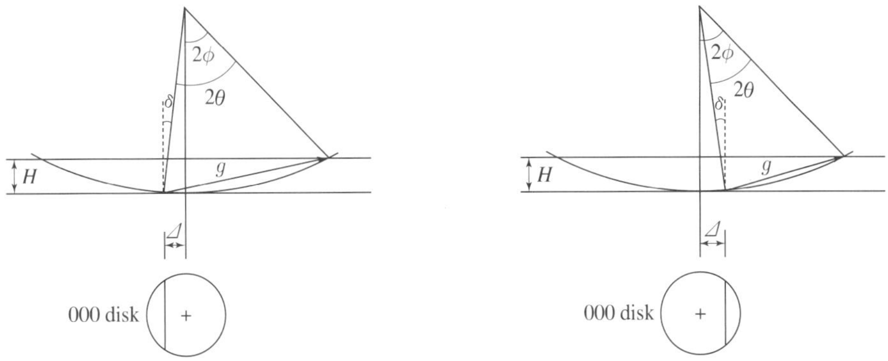

(a) (b)

그림 7-12 • 고차 Laue층 회절에 의한 HOLZ 선의 위치 변화 (a) 회절각이 커짐에 따라 HOLZ 선은 광축에서 멀어지는 경우 (b) 회절각이 커짐에 따라 HOLZ 선이 중심으로 이동하는 경우

그림에 주어진 각도의 관계를 통해 투과 원반의 중심으로부터의 위치 Δ는 식 (7.14)와 (7.15)로 표현된다. 따라서 몇 개의 HOLZ 선들을 선택하고 투과 원반의 중심으로부터 거리를 측정한 후 최소 자승법으로 격자상수를 계산할 수 있다.

$$\Delta = L(\theta - \phi) = L\left(\frac{g}{2K} - \frac{H}{g}\right) \tag{7.14}$$

$$\Delta = L(\phi - \theta) = L\left(\frac{H}{g} - \frac{g}{2K}\right) \tag{7.15}$$

이 방법의 원리는 매우 간단하나 몇 가지 근본적 문제점이 있다. 가장 큰 문제점은 기하학적인 HOLZ 선 분석이므로 동역학적 회절이 강한 고대칭 정대축 방향에서는 큰 오차를 수반한다. 따라서 대칭성이 약한 정대축에서 사용되는데, 그림 7-13과 같이 대칭성이 낮으면 투과 원반의 중심점을 정확히 찾을 수 없어 측정값에 오차가 발생된다. 오차가 생기는 다른 원인은 식 (7.14) 또는 (7.15)에서 쓰이는 상수들의 정확도이다. 즉, 전자선 파장과 카메라 길이의 정확도가 요구된다.

이와 같은 문제점들을 보완하는 한 가지 방법은 표준 시료를 사용하여 고대칭의 정대축 회절도형을 분석하는 것이다. 표준 시료를 사용함에 따라 상대적인 변형량이 측정되고 전자선 파장이나 카메라 길이

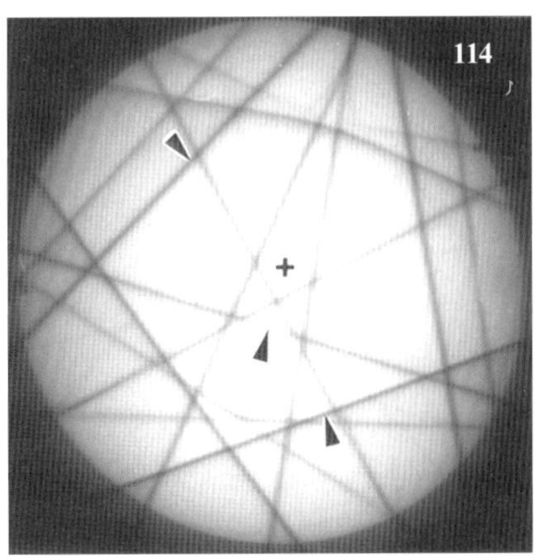

그림 7-13 • Al[114] HOLZ 도형의 예

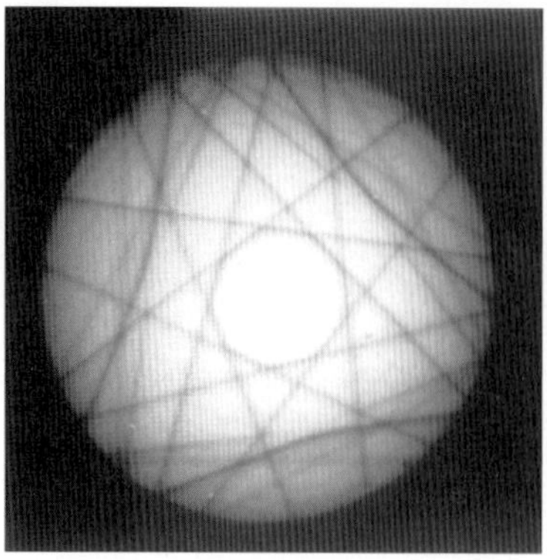

(a) 표준 시료

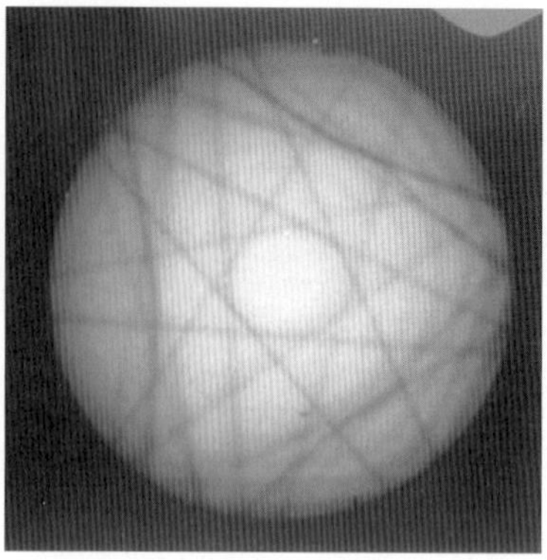

(b) 잔류응력을 가진 Al

그림 7-14 • Al [111] HOLZ 도형의 비교

의 오차가 상쇄된다. 또한 고대칭성의 정대축을 사용하여 HOLZ 회절도형의 중심을 정확하게 찾을 수 있다. 예를 들면 삼중 또는 육중 회전축을 가지는 결정의 [111] 또는 [0001] 회절도형은 삼각형 형태를 가지게 되므로 삼각형의 중심이 정확한 광축의 위치를 나타낸다. 그림 7-14는 Al [111] HOLZ 도형의 비교이며, 그림 7-14 (a)는 응력이 없는 표준 시료로부터, (b)는 내부 응력을 가진 Al로부터 얻어졌다. {791} HOLZ 선들이 삼각형을 형성하고 단순히 삼각형의 높이를 비교함으로써 변형량을 계산할 수 있다.

② HOLZ선의 전산 모사법

이 방법은 가장 보편적으로 사용되고 있는 방법으로, 표준 시료가 필요하지 않아 실험적으로 간단하나 전산 모사의 방법에 따라 큰 오차를 가질 수 있다. 우선 전자선 파장, 카메라 길이 그리고 수렴각의 정확한 값이 요구된다. 둘째로 사용하는 프로그램이 HOLZ 선의 위치를 운동학적 계산에 의해 결정하는 가 또는 동역학적으로 계산하는 가에 따라 결과가 달라진다. 동역학적으로 계산할 경우 전자선 파장의 정확한 값이 입력되어야 하는 반면, 운동학적 계산의 경우 전자선 파장을 변수로 하여 여러 HOLZ 선들이 가장 잘 맞는 값을 찾아야 한다. 이는 운동학적 이론에서 전자선 파장이 변하지 않으나 실제로 동역학적 회절로 결정 내에서 전자선 파장이 변하기 때문이다. 따라서 식 (7.14), (7.15)와 같은 운동학적 계산식이 사용되면 표준 시료 등의 사용으로 최적의 가속 전압값을 찾아 전산 모사에 사용해야 한다. 또 주의할 점은 강한 회절을 일으키는 고대칭 정대축을 피해야 한다. 이유는 분산면(동역학적 회절)과 Ewald 구(운동학적 회절) 간의 간격이 고대칭 정대축일수록 커지기 때문이다. 측정 오차도 무시할 수 없으며, 오차를 줄이는 한 가지 방법은 두 개 이상의 HOLZ 선 또는 HOLZ 선들의 교차점을 선택하여 그 거리비로 계산을 하는 것이다.

그림 7-15는 실리콘 초정 내 희토류 합금의 고용으로 인한 격자상수의 변화를 측정한 결과로, [111] 정대축 도형의 운동학적 전산 모사와 실제 도형 간의 HOLZ 선 교차점의 형태를 비교하여 얻은 결과이다[Chang98].

운동학적 전산 모사는 복잡한 구조의 결정에서는 실제 회절도형과 매우 상이한 결과를 줄 수 있으며 그 예가 그림 7-16에 주어진다. 이럴 경우 동역학적 전산 모사가 필요하며 또한 측정 오차를 줄여 정확도를 향상시켜야 한다. 이를 위해 HOLZ 선들의 교차점 사이의 길이를 비로 환산하여 전산 모사의 결과를 적용해야 한다.

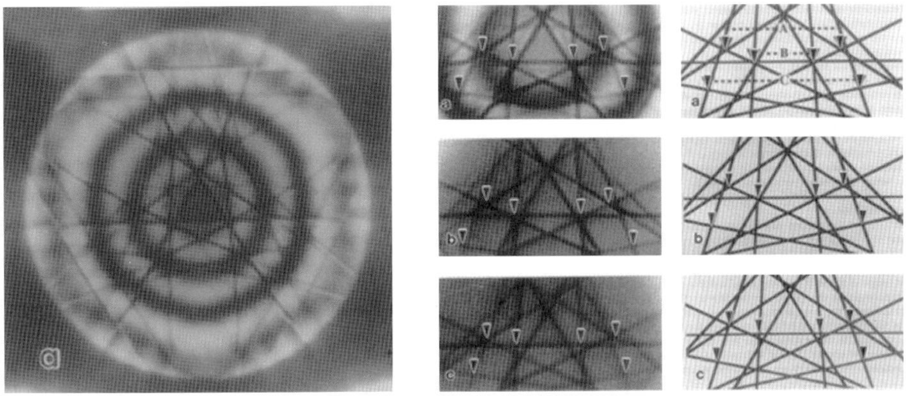

(a) Si [111] HOLZ 도형　　(b) 실험 도형과 전산 모사 도형의 비교

그림 7-15 ◦ HOLZ 선을 이용한 Si 초정의 격자상수 측정 결과

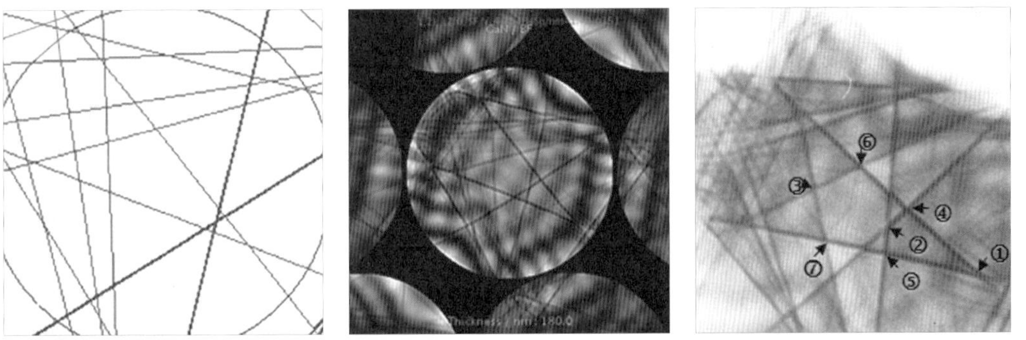

(a) 운동학적 전산 모사 도형　　(b) 동역학적 전산 모사　　(c) 실험 도형과 측정을 위한 HOLZ 교차점의 번호

그림 7-16 ◦ GaN $[\bar{2}201]$ HOLZ 도형의 비교

3 | 수렴성 빔 전자 회절법의 실험 조건

1. 투과 전자 현미경의 작동 조건

여러 가지 실험인자가 수렴성 빔 회절도형의 종류와 상태를 결정하며, 시편의 청결도와 전자 현미경의 성능은 항상 최적 조건을 유지해야 한다. 이 절에서는 실험적 인자의 제어를 통해 특정한 용도에 필요한 수렴성 빔 회절도형을 얻는 법을 기술한다.

대체적으로 시료의 동역학적 회절이 요구되므로, 그리고 수렴 각도의 극대화를 위하여 50~150 kV 범위의 가속 전압을 사용한다. 필라멘트는 적절히 포화되어 최대의 전류 밀도를 가지는 최소 크기의 전자 탐침을 형성할 수 있어야 한다. 우선 집광 렌즈의 전자기적 정렬이 필요하며, 이는 실험 도중 전자 빔의 크기를 자주 변환시키기 때문이다. 또한 시편을 큰 각도로 기울이기가 가능하고 액체 질소 온도로 시편을 냉각시킬 수 있는 시편 홀더가 추천된다. 금속 시료의 경우 HOLZ 선을 관찰하기 위해 시료의 냉각은 필수적인 조건이 된다. 이에 반해 산화물, 탄화물 또는 반도체 재료는 상온에서도 비교적 용이하게 HOLZ 선이 얻어진다.

회절 원반의 크기는 빔의 수렴 각도에 의해 결정되므로, 2차 집광 렌즈 조리개의 선택으로 회절 원반의 크기를 변화시킬 수 있다. 즉 큰 수렴각을 얻기 위하여 가장 큰 2차 집광 조리개를 사용한다. 이럴 경우 연속적인 HOLZ 환이 얻어지고 ZOLZ 원반의 크기가 가장 커지게 된다. 이 조건은 역격자층 간의 거리 H를 측정하던지 또는 전체 회절도형을 이용해 대칭성을 규명할 때 유리한 조건이다. 만일 두께 측정이나 결정 구조 분석의 경우와 같이 ZOLZ 원반 내에 동역학적 회절 콘트라스트를 얻고자 하는 경우에는 원반들이 겹치지 않아야 되므로, 이 경우에는 $2\alpha < 2\theta_B$(θ_B : Bragg 각도, 그림 7-4 참조)를 만족시킬 수 있는 작은 2차 집광 조리개를 사용해야 한다. 따라서 결정체의 완벽한 분석을 위해서는 주어진 정대축 방위에서 최소한 두 개의 크기가 다른 2차 집광 조리개를 사용해 수렴성 빔 회절도형을 얻는 것이 필요하다.

다양한 원인에 의해 비교적 완벽한 수렴성 빔 회절도형을 얻은 경우에도 투과 원반에 HOLZ 선이 보이지 않는 경우가 있다. 시편이 아주 얇은 경우를 제외하고라도 HOLZ 선이 관찰되지 않는 주요 원인은 3가지를 꼽을 수 있다. 첫째로, HOLZ 환의 반지름이 큰 경우(즉 입사빔 방향으로 회절면의 면간 거리가 작은 경우)에는 HOLZ 환은 보이나 HOLZ 선은 콘트라스트가 약해서 관찰되지 않는 경우가 많다. 이때는 시료의 비탄성 산란을 감소시키고 콘트라스트를 증가시키기 위해 시편을 저온에서 관찰하던지 HOLZ 환의 반지름을 줄이기 위해 현미경의 사용 전압을 낮추면 HOLZ 선을 관찰할 수 있다. 둘째로, 시편이 기계적 또는 열적 응력에 의해 변형되어 있는 경우에도 HOLZ 선이 관찰되지 않는 경우가 있는데, 이때는 작은 전자 탐침을 사용하면 문제를 쉽게 해결할 수 있다. 마지막으로 시편이 불규칙(disorder)한 경우나 경량 원소로 구성되어 격자의 열적 진동이 큰 경우에는 큰 각도에서의 산란이 제한되어 HOLZ 선의 강도가 약해지므로, 역시 시편을 저온에서 관찰하던지 또는 현미경의 사용 전압을 감소시키는 실험 조건을 활용해야 한다. 대부분의 금속 재료는 탄성계수가 낮고 이것은 상온에서 상당한 원자 진동이 있음을 의미한다. 따라서 HOLZ 선을 관찰하려면 융점이 낮은 금속 재료는 액체 질소 냉각이 꼭 필요한 경우가 대부분임을 명심해야 한다. 액체 질소를 사용하는 또 한 가지 이유는 관찰 도중 발생하는 시편의 오염을 방지하는 것이다. 집속된 강한 전자빔을 사용하므로 현미경의 오염 정도에 따라 급격히 관찰 영역에 오염물이 축적될 수 있으며, 시편의 냉각은 이런 문제점을 최소화시켜 준다. 그 외에도 정확한 분석을 위해서는 정확한 카메라 정수값의 유지와 관찰 도중 시편의 움직임을 방지할 수 있도록, 항상 시편이 기울이기축과 일치하는 높이(Eucentric height)에 위치해야 한다.

수렴성 빔 회절도형을 기록할 때 유의해야 할 점은 회절도형 내의 밝기 변화가 상당히 커 일정한 노출 조건 하에서 HOLZ와 ZOLZ 모두 다 명백하게 나타나게 할 수 없다는 것이다. 그러므로 완벽한 촬영을 위해서는 최소한 두 개의 노출 조건을 사용해야 한다(ZOLZ 도형과 HOLZ 환은 짧은 노출, HOLZ 선은 긴 노출). 만일 필름이 아닌 CCD로 회절도형을 기록한다면 전체 정보가 하나의 사진으로 저장되는 편리함이 있으나 항상 기록된 사진의 밝기 범위를 확인해 볼 필요가 있다. 이 범위를 조절해야만 원하는 정보에 맞는 조건으로 기록된 정보를 볼 수 있기 때문이다. 감마값을 조절하여 비선형적으로 밝기를 조정하는 것도 CCD로 기록된 수렴성 빔 회절도형을 관찰하는 좋은 방법이다. 만일 HOLZ 도형 분석이 목적이라면 전체적인 도형을 기록하는 것보다는 카메라 길이를 크게 하여(000) 투과 원반과 그 주위 부분만을 확대하여 기록하는 것이 유리하다. 표 7-8에서는 여러 실험 조건이 회절도형에 미치는 영향을 요약하여 보여 준다.

표 7-8 • 수렴성 빔 전자 회절법의 실험 조건이 미치는 영향

	가속 전압	집광 조리개		전자빔 크기		비점 수차 영향		시편 온도	미세 응력
		큼	작음	큼	작음	집광	회절		
ZOLZ 도형	–	큰 원반	작은 원반	–	–	큼	작음	–	–
Kikuchi 선	–	밝음	어두움	밝음	어두움	–	–	–	–
HOLZ 환	200 kV 이하	연속 환	작은 원반	밝음	어두움	작음	큼	–	–
HOLZ 선	200 kV 이하	–	–	흐림	선명	큼	작음	낮은 온도	큰 영향
기 타	–	–	–	짧은 노출	긴 노출	–	–	–	–

2. 수렴성 빔 전자 회절법의 기본 실험과 분석 예

수렴성 빔 전자 회절법을 익히기 위한 기본적 실험법과 실험 결과의 해석 과정의 설명을 다루어 본다. 시료는 이온빔 밀링으로 제작된 단결정 Si[111]이며 가속 전압은 200 kV를 사용한다. 우선 전자 현미경의 기본적 정렬(특히 집광 렌즈)을 완료하고 시료를 eucentric 높이에 위치시킨다. 시편을 기울여 [111] 정대축을 찾는다. 이와 같은 상태에서 우선 2차 집광렌즈의 조리개 크기를 바꾸어가며 그 영향을 살펴본다. 두 번째로 수렴성 전자빔 회절도형에서 관찰되는 Kikuchi선들을 통해 [112] 또는 [114] 정대축으로 시편을 기울인다. 그 후 명시야상을 이용하고 제한 시야 조리개를 시료의 두꺼운 부분에 위치시키고 전자빔의 수렴각을 줄여 평행한 전자빔을 얻는다. 이와 같은 조건에서 얻어지는 Kikuchi선들은 매우 어둡고 희미하게 나타나게 된다. 이제 Kikuchi 회절도형을 보면서 2차 집광 렌즈를 조절하여 수렴각을 증가시켜 가면서 수렴성 회절도형의 형성 과정을 관찰한다. 이 Kikuchi 도형을 이용하여 [111] 정대축으로 시편을 다시 기울인다. 세 번째로 작은 전자 탐침(약 10 nm)과 큰 수렴각을 사용하여 시료의 미소 부분으로부터 수렴성 회절도형을 얻고 카메라 길이를 크게 하여 검은 HOLZ 선들을 투과 원반 (000)내에서 관찰할 수 있는가를 확인한다. 시편을 움직여 두께의 변화에 따른 HOLZ선의 선명도를 관찰하고 [111] HOLZ선 도형의 대칭성을 기록한다. 마지막으로 HOLZ선 도형을 관찰하면서 시편을 매우 미소하게 기울였을 때 HOLZ선 도형의 움직임을 관찰한다. 집광 조리개의 위치를 움직여서 HOLZ선 도형의 변화를 관찰한다. 중간 크기의 전자 탐침과 큰 수렴각을 사용해서 선명한 HOLZ 연속환을 얻는다. 시편을 기울여 여러 정대축에서의 HOLZ 연속환의 크기를 비교해 본다. HOLZ환의 크기를 측정하여 역격자층의 간격을 구하고 이론값과 비교해 본다, 또한 ZOLZ 원반 도형의 거리와 각도를 측정하여 단격자셀의 체적을 구한 후 이론적 값과 비교한다.

실험을 통해 얻어진 결과의 분석예가 아래와 같이 간단히 주어진다. 우선 수렴 반각의 측정 결과가 그림 7-17에 주어지며 측정값은 CCD 결과로부터 직접 얻어진 값 들이다. 식 (7.2)를 적용하면 그림 7-17 (a)는 4.51 mrad, 그림 7-17 (b)는 1.12 mrad의 수렴 반각을 가지는 것을 알 수 있다.

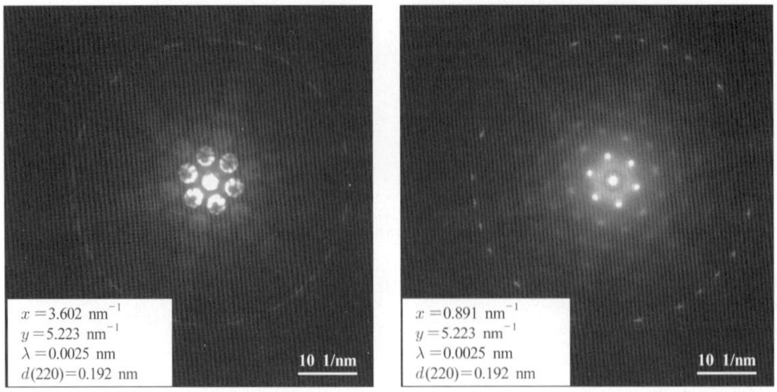

(a) 큰 크기의 조리개 사용　　　　(b) 작은 크기의 조리개 사용

그림 7-17 • 다른 크기의 집광 렌즈 조리개로 얻어진 수렴성 회절도형의 비교

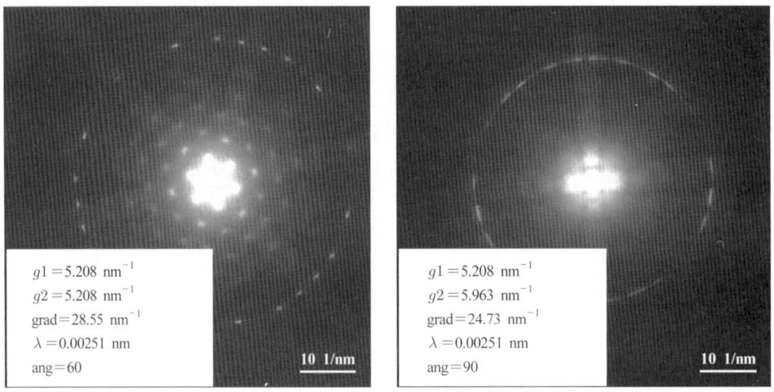

(a) [111] 정대축 회절도형　　　　(b) [233] 정대축 회절도형

그림 7-18 • 실리콘 결정의 수렴성 빔 회절도형 비교 및 분석

수렴성 빔 회절법에서 얻어지는 Kikuchi 회절도형과 평행한 입사빔 조건에서 관찰되는 Kikuchi 회절도형의 차이는 그림 7-5에 주어져 있다.

그림 7-18은 [111]과 [233] 정대축에서 얻어진 수렴성 빔 회절도형으로, 측정된 값을 식 (7.13)에 대입하여 단격자셀 체적을 구하면 41.6~41.9 ang^{3}의 값을 얻으며, 실리콘의 이론적 값인 40 ang^{3}에 매우 근접한 값을 가진다. 또한 식 (7.4)를 이용한 역격자층의 간격 H값은 각각 0.102 ang^{-3}과 0.077 ang^{-1}이며, 식 (7.5)로 계산되는 이론치는 각각 0.106 ang^{-1}과 0.078 ang^{-1}으로 정확한 값들이 얻어짐을 알 수 있다.

위에 주어진 두 종류의 정대축에서 얻어진 HOLZ 선 도형의 비교가 그림 7-19에 주어진다. [111] 도형의 경우 삼중 회전축의 존재가 확인되며, 중앙에 만들어진 정삼각형의 높이를 측정함으로써 식 (7.14)나 (7.15)를 적용하여 직접 격자상수의 측정이 가능하다. 그러나 동역학적 회절의 영향 그리고 가속 전압이나 카메라 길이의 정확도 등에 의해 정확한 결과를 기대하기 어려우며, 앞서 언급한 것과 같이 표준 시료와의 비교를 통해 상대적인 격자 변형량이나 격자상수의 변화를 측정하는 것이 바람직하다.

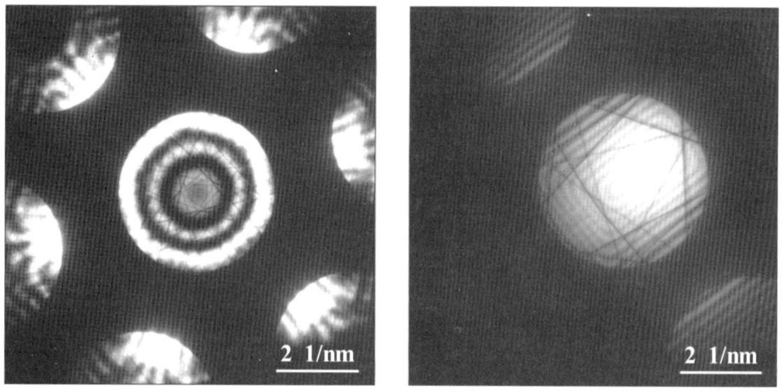

(a) [111] 정대축 회절도형　　　(b) [233] 정대축 회절도형

그림 7-19 • 실리콘 결정의 정대축 HOLZ 회절도형의 비교

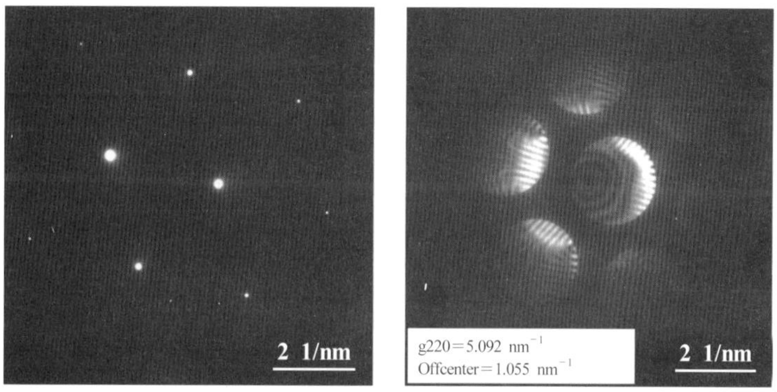

(a) 점회절도형　　　(b) HOLZ 도형

그림 7-20 • 정대축 정렬의 정확도 비교

그림 7-19에서 주목할 점은 [233] 정대축 회절도형의 경우 대칭성은 거울 대칭면만을 가지고 있으나 HOLZ선 들의 가시성, 즉 밝기나 선명도가 [111] 회절도형의 경우와 비교하면 뛰어남을 알 수 있다. 이것은 역격자층의 간격이 작아 고차 Laue 층으로부터의 회절이 강하게 일어나기 때문이며, 저대칭성을 가지는 정대축에서 공통적으로 얻어지는 결과이다.

그림 7-20은 HOLZ 도형의 또 다른 활용 예로서 정대축으로 결정을 정렬할 때 유용하게 활용될 수 있다. 점회절도형의 경우 투과빔 주위 회절빔들의 세기가 대칭이 되도록 결정을 정렬하나 그 정확도가 떨어지게 된다. 반면 같은 조건에서 그림 7-20 (b)와 같이 HOLZ 도형을 관찰하면 결정의 정확한 정대축 방향은 HOLZ 도형의 중심부, 그리고 입사빔의 방향은 투과 원반의 중심으로 분리되어 나타나므로 이 벗어난 양을 식 (7.2)를 적용하여 각도로 환산할 수 있다. 위의 예는 회절 조건이 정확한 [111] 정대축에서 1.35 mrad 벗어났음을 보여 주고 있다.

3. 맺는말

수렴성 빔 전자 회절은 그 응용 분야가 다양하여 미세한 석출물이나 2차상의 격자상수, 점군, 공간군 등의 결정 및 타 전자 현미경 기술(EDS, HREM 등)에 필수 요소인 시편 두께를 결정할 수 있어, 신소재

개발에 있어 가장 중요한 요소 중의 하나인 미세 구조의 정확한 규명을 가능하게 한다. 보다 진보된 응용(점군 및 공간군 결정, 격자상수 측정, 구조인자 측정 및 격자 결합 분석)을 위해서 습득된 기초를 배경으로 이론의 이해와 개인적 노력을 기울이면 가능하리라 여겨진다. 수렴성 빔 전자회절도형의 해석은 현미경 작동자의 경험과 얻어진 결과에 대한 신뢰도 등에 의해 크게 좌우되기 때문에, 미지의 새로운 재료에 대한 분석을 시도하기 전에 잘 알려져 있는 재료의 분석을 통해서 충분한 경험을 쌓아야 한다. 수렴성 빔 전자 회절법은 그 사용이 용이하고 다양한 용도로 이용될 수 있는 반면, 정확한 결과 해석을 위해 동역학적 회절 이론의 이해와 사용되고 있는 시편의 특성 그리고 전자 현미경의 상태 등에 관한 전반적인 지식이 요구된다. 또한 특정한 목적을 위하여 수렴성 빔 전자 회절법이 사용될 경우 그에 요구되는 이론적 배경의 습득이 우선되어야 한다.

참고문헌

[Allen82] S. M. Allen, E. L. Hall, Foil thickness measurements from convergent beam diffraction patterns An experimental assessment of errors. Philosophical Magazine A 46; 243-253, 1982.

[Buxton76] B. F. Buxton, J. A. Eades, J. W. Steeds and G. M. Rackham, The Symmetry of Electron Diffraction Zone Axis Patterns. Phil. Trans. Roy. Soc. A281; 171-194, 1976.

[Chang98] J. Y. Chang, G.-H. Kim, I. G. Moon and C. S. Choi, Rare Earch Concentration in the Primary Si Crystal in Rare Earth Added Al-21wt.% Si Alloy. Scripta Materialia 39; 307-314, 1998.

[Delille00] D. Delile, R. Pantel and E. Van Cappellen, Crystal thickness and extinction distance determination using energy filtered CBED pattern intensity measurement and dynamical diffraction theory fitting. Ultramicroscpy 87; 5-18, 2000.

[Gjonnes65] J. Gjonnes and A. F. Moodie, Extinction Conditions in the dynamical theory of electron diffraction. Acta Crystallographica 19; 65-67, 1965.

[Goodman71] P. Goodman, A Practical Method of Three-Dimensional Space Group Analysis Using Convergent-Beam Electron Diffraction. Acta Crystallographica A31; 804-810, 1971.

[Kim96] G.-H. Kim, H.-S. Kim and D.-W. Kum, Simple Procedure for Phase Identification Using Convergent Beam Electron Diffraction Patterns. Microscopy Research and Technique 33; 510-515, 1996.

[Lee97] J. C. Lee, G. H. Kim and H. I. Lee, Characterization of interfacial reaction in (Al2O3)p/6061 aluminium alloy composite. Materials Science and Technology 13; 182-186, 1997.

[Steeds83] J. W. Steeds and R. Vincent, Use of high-symmetry zone axes in electron diffraction in determining crystal point and space groups. Journal of Applied Crystallography. 16; 317-324, 1983.

[Tanaka83a] M. Tanaka, R. Saito and H. Sekii, Point Group Determination by Convergent Beam Electron Diffraction. Acta Crystallographica A39; 357-368, 1983.

[Tanaka83b] M. Tanaka, H. Sekii and T. Nagasawa, Space Group Determination by Dynamic Extinction in Convergent Beam Electron Diffraction. Acta Crystallographica A39; 825-837, 1983.

[Yoon02] J.-K. Yoon, G.-H. Kim, J.-Y. Byun, J.-K. Lee, Y-H. Paik and J.-S. Kim, Formation of $MoSi_2-Si_3N_4$ composite coating by reactive diffusion of Si on Mo substrate pretreated by ammonia nitridation. Scripta Materialia 47; 249-253, 2002.

Chapter

08 영상 이론 및 응용

안재평_KIST 특성분석센터

1 | 전통적인 영상 콘트라스트(conventional image contrast)

TEM에서 영상 콘트라스트는 전자파의 발생과 특성, 전자와 샘플과의 반응, 투과한 전자들과 대물렌즈의 반응 등을 고려해야 이해할 수 있다. 일반적으로 전자와 시편의 충돌 결과인 산란(scattering)이 크면 명시야상에서 어둡게 보이고, 산란이 작으면 밝게 보인다. 그림 8-1은 시편의 위치별 산란의 정도가 다를 때 밝기(brightness)와 콘트라스트(contrast)의 관계를 설명한 것이다.

그림 8-1의 (a)~(c)는 투과되는 전자의 개수가 증가하면서 밝기가 점점 밝아지지만 동일한 콘트라스트를 가지고 있다. 이에 반해서 (d)는 어두운 영역에서의 전자의 개수는 (a)와 동일하지만 밝은 영역에 전자의 개수가 증가하여 어두운 곳과 밝은 곳의 차이를 나타내는 콘트라스트는 최대가 된다. 이처럼 TEM에서 콘트라스트의 차이는 시편을 투과하는 전자의 개수와 관련이 있다. 필라멘트를 출발한 전자는 파장과 위상이 모두 동일한 평면파(plane wave)를 전제로 한다. 따라서 시편의 임의의 점 (x, y)에 입사되는 개개의 전자는 동일한 진폭과 위상을 가지고 있으며, 통과하는 전자의 개수도 확률적으로 동일하다. 이것은 시편에 입사되는 전자빔(입사빔, I_0)의 콘트라스트와 밝기는 시편의 전 영역에 걸쳐 동일함을 의미한다. TEM의 영상 콘트라스트에 영향을 주는 것은 입사빔이 시편과 반응하는 산란 과정에서 발생한다. 결론적으로 영상 콘트라스트는 두께, 방위, 조성과 같은 시편의 상태와 투과된 전자빔이 대물렌즈에서 발생하는 전자기 힘과의 작용에 따라 영향을 받는다.

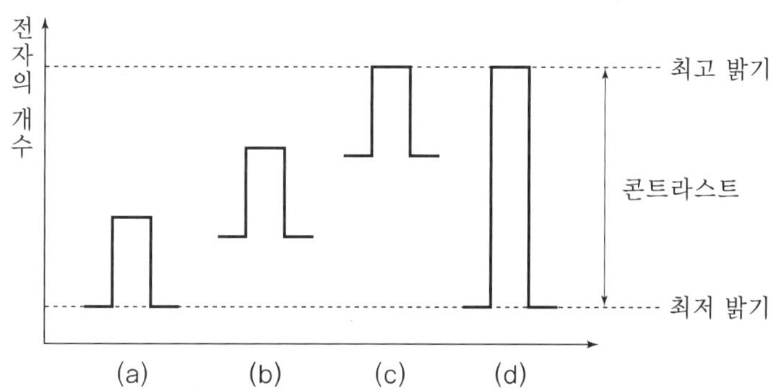

그림 8-1 • 시편의 위치 및 상태에 따른 밝기와 콘트라스트의 비교. 밝기는 전자의 개수 자체로 결정되지만, 콘트라스트는 최고 밝기와 최저 밝기의 차이로 생긴다.

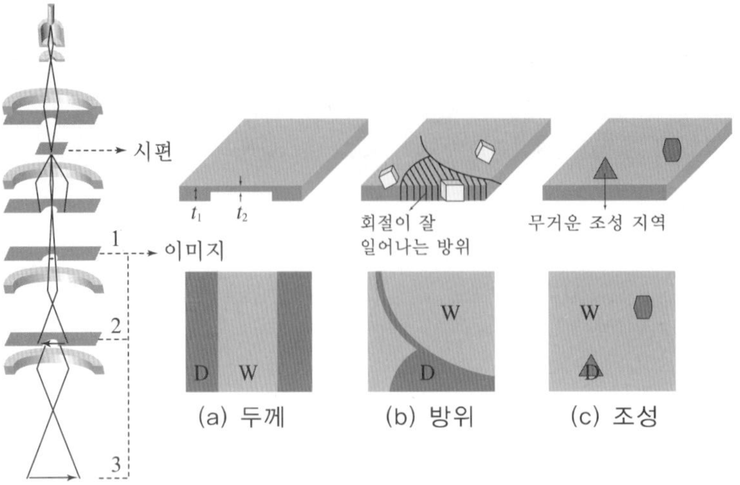

그림 8-2 ● TEM의 영상 콘트라스트를 결정하는 3가지 인자. 각 인자가 미치는 영향이 커질수록 산란이 더 강하게 일어나게 되어 어두운 영상이 얻어진다(W는 영상에서 밝은 부분이며, D는 어두운 영역을 의미한다). TEM 경통에서 영상을 얻을 수 있는 위치는 그림과 같이 모두 3곳이다.

그림 8-2는 TEM 관찰 시에 고려할 수 있는 시편의 3가지 상태를 나타내고 있다. (a), (b), (c)는 TEM 시편의 조건이 모두 동일하다는 전제 하에 특정 부분의 두께, 방위, 조성이 다른 경우를 보여 준다. 하단에 놓인 영상의 밝기를 고려해 보면 TEM 시편의 특정 부분이 두께가 두꺼울 때, 회절이 많이 일어나는 방위에 놓였을 때, 주기율표상에서 원자 번호가 높을 때 더 어둡게 보인다. 실제 TEM에서 얻어진 그림 8-3을 이용하여 영상 콘트라스트에 대해 좀 더 자세히 이해해 보자.

1. 두께 콘트라스트

그림 8-3에서 (a)는 탄소막 위에 놓인 $LiCoO_2$ 분말의 TEM 영상, (b)는 (a)에서 검은색 입자의 SAD 패턴, (c)는 EDS(energy dispersive spectroscopy)에 의한 A 지역의 조성 분석 결과를 보여 준다. 분석에 사용된 양극 $LiCoO_2$ 분말은 4.3 V의 높은 충전 전압으로 인해 입자에 있는 Li이 음극인 탄소막으로 빠져나간 상태에 있다. 따라서 분말의 위치에 따라서는 Li이 빠져나가는 반응에 따른 불안정한 구조와 조성을 가질 수 있다. $LiCoO_2$ 분말의 TEM 시편은 Cu mesh로 지지되는 얇은 탄소막 위에 놓여 있다.

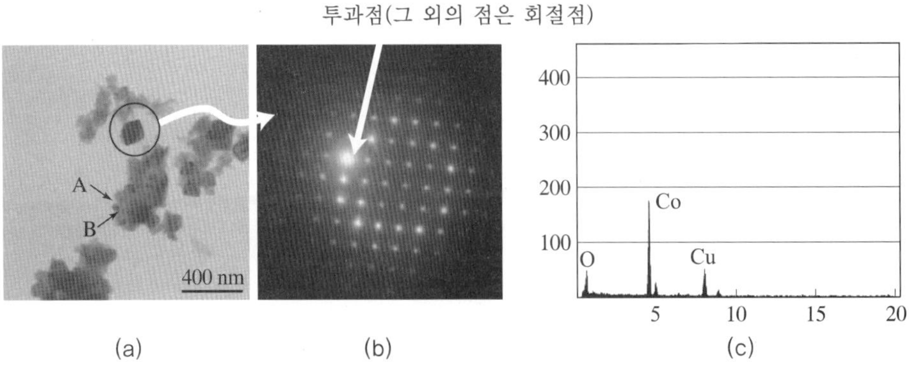

그림 8-3 ● 탄소막 위에 놓인 $LiCoO_2$ 분말 입자. (a) TEM 영상(명시야상), 검은 원으로 표시된 어두운 입자의 (b) SAD(selected area diffraction) 패턴 및 (c) EDS 스펙트럼

따라서 (a)와 같은 TEM 영상에서 탄소막 자체는 가장 얇기 때문에 가장 많은 전자가 투과하여 밝게 보이는 반면, 분말을 통과하는 전자는 분말 자체의 두께에 탄소막의 두께가 더해져 더 많은 충돌 확률을 갖게 되므로 어둡게 보인다. 시편이 두께 차이에 의해 발생하는 것을 두께 콘트라스트라고 한다.

2. 회절(방위) 콘트라스트

그림 8-3 (a)에서 다른 입자에 비해 유달리 어둡게 보이는 입자가 눈에 띈다. 이 입자의 회절 패턴은 그림 8-3 (b)와 같이 하나의 투과점과 주변에 규칙적이고 대칭적으로 놓여 있는 여러 개의 강한 회절점을 보여 준다. 이와 같이 투과점 못지않게 회절점의 강도가 강할 정도로 회절이 많이 발생하는 영역은, 산란각이 커서 조리개에 의해 차단되므로 영상에 기여하지 못하게 되어 어둡게 관찰된다. 즉, 회절이 잘 일어나는 상태로 샘플링된 입자들은 TEM 영상에서 어두운 콘트라스트를 갖는 것을 회절(방위) 콘트라스트라고 한다.

3. 조성 콘트라스트

그림 8-3 (a)에서 A(작은 검은색 입자)와 B(넓은 회색 기지 입자) 지역의 두께와 회절의 정도를 생각해 보자. 두 지역의 두께와 회절은 큰 차이가 없어 보이지만 음영에서는 차이를 보인다. 이런 경우에 우리는 조성의 차이를 고려해야 한다. 그림 8-3 (c)와 같이 검은색의 A 지역에서 EDS 분광기를 이용하여 조성을 측정해 보면, B에 비해서 높은 Co 피크가 관찰되기 때문에 A 지역은 Co가 클러스터 형태로 많이 몰려 있음을 알 수 있다. 이것은 충전에 의해 양극의 Li 원자가 음극으로 이동하면서 $LiCoO_2$ 상(phase)에서 Co 성분이 분리되어 클러스터를 만들기 때문이다. 이런 무거운 원자들의 클러스터(Co)는 다른 가벼운 원소(Li, O)로 구성된 지역에 비해 전자의 산란이 커져 어둡게 보인다. 이것을 조성 콘트라스트라고 한다.

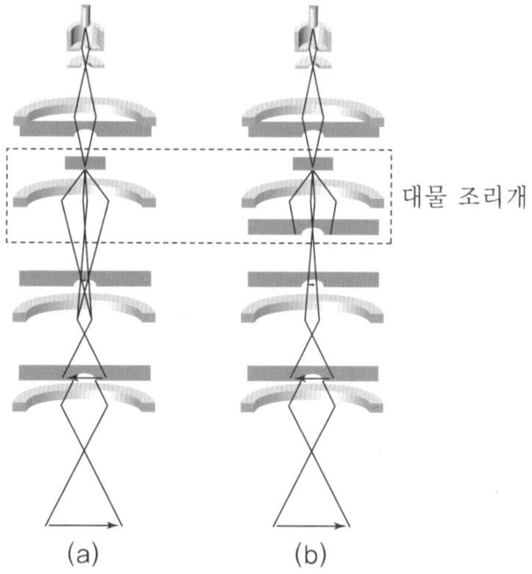

그림 8-4 • 전자선 경로도를 통해 본 대물렌즈 조리개의 콘트라스트 형성 원리. (a) 대물렌즈 조리개가 없는 경우 투과빔과 회절빔이 동시에 영상 형성에 기여한다. (b) 반면에 대물렌즈 조리개가 광축에 삽입된 경우 회절된 전자선(회절빔)은 대물렌즈 조리개에 의해 차단되므로 이미지 형성에 기여하지 못한다. [1]

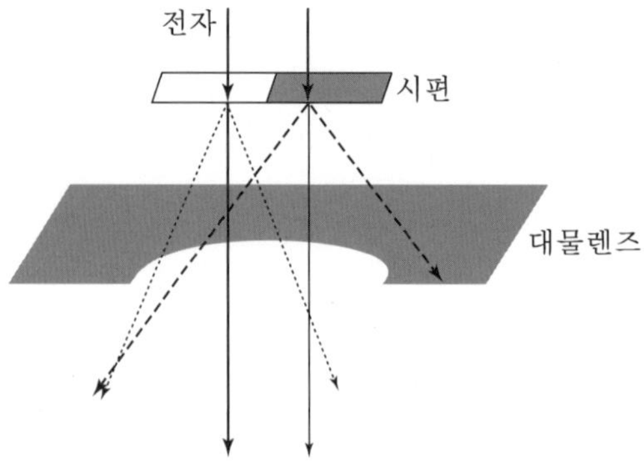

그림 8-5 • 대물렌즈 조리개에 의한 콘트라스트 형성 원리. 두 지역에서 입사빔의 전자 개수는 같으나 진한 회색 부분을 통과하면서 산란이 크게 발생하는 영역은 어두운 영상을 형성한다. 회색 지역은 콘트라스트의 3원소 중에서 두께가 두껍거나, 회절이 잘되는 방위이거나, 무거운 원소로 구성된 부분이다.

두께, 회절, 조성의 차이에 의해 발생하는 콘트라스트를 설명하는 또 다른 방법은 그림 8-4와 같이 전자선 경로도(ray diagram)에 의해서 이해될 수 있다. 두 개의 전자선 경로도 중에서 (a)는 대물렌즈 조리개가 빠져 있고, (b)는 삽입되어 있다. (b)와 같이 대물렌즈 조리개를 삽입하게 되면, 시편으로부터 큰 각도로 산란된 빔을 차단시켜 산란각이 큰 전자들이 이미지에 기여하는 것을 막는다.

그림 8-5는 그림 8-4 (b)의 대물렌즈 조리개 부분을 확대한 것으로, 콘트라스트의 3가지 인자인 두께, 회절(방위), 조성의 차이가 회절빔의 산란 각도에 미치는 영향을 보여 준다. 큰 산란 각도를 갖는 전자는 대물렌즈 조리개에 의해서 차단된다. 즉, 두께가 두꺼울수록, 회절이 잘되는 방향으로 정렬된 방위에서, 무거운 조성을 갖는 시편의 영역에서 전자빔은 많이 산란되어 산란빔의 강도가 커지게 된다. 대물렌즈 조리개는 높은 산란강도를 갖는 전자들의 진행을 물리적으로 막게 된다. 만약 대물렌즈 조리개가 빠져 있다면, 이들 이미지에서 투과빔과 산란빔은 동시에 스크린에 내려오기 때문에 TEM 영상은 매우 밝아지며 콘트라스트는 최소화된다. 따라서 높은 콘트라스트를 갖는 영상은 적절한 대물렌즈 조리개를 선택하여 원하지 않는 산란빔의 진행을 막음으로써 얻을 수 있다.

4. 진폭 콘트라스트(amplitude contrast)

TEM의 전자빔은 진폭과 위상으로 표현되는 평면파로 정의된다. 평면파는 시편의 (x, y) 위치를 지나서 z축으로 투과 또는 회절(산란)된 후, 광학 렌즈를 지나 투과빔과 회절빔으로 나뉘어 후방 초점면(back focal plane)에 투과점과 회절점으로 구성된 회절 패턴을 만든다. 투과점과 회절점은 이론적으로 위상차를 만들지 않기 때문에 도달된 전자의 개수와 비례하는 진폭의 변화만을 만들게 된다. 따라서 투과빔을 이용하여 영상을 만드는 명시야상(bright field image)과 회절빔을 이용하여 영상을 만드는 암시야상(dark field image)은 진폭이 다른 평면파로 구성된 영상으로 정의될 수 있다. 그러나 TEM에서 두 빔 사이에 위상차는 실제로 존재하기 때문에 많은 영상 해석의 어려움을 낳는다.

(1) 명시야상

그림 8-3의 가장 어두운 $LiCoO_2$ 입자에서 얻어진 SAD 패턴을 상상하며 그림 8-6, 7, 8을 자세히 비교해 보자. 그림 8-6에서 5가지 회절 패턴은 모두 동일하지만, 대물렌즈 조리개의 위치와 크기에 차

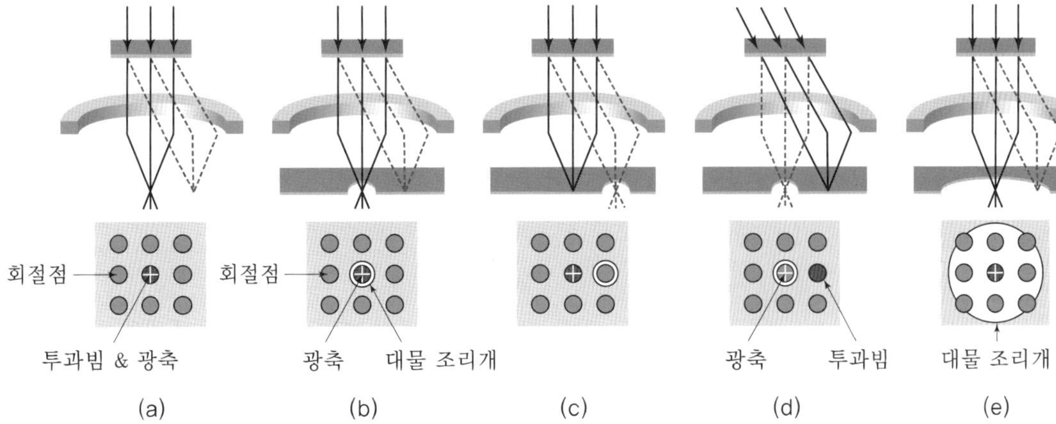

그림 8-6 • 대물렌즈 조리개를 이용한 투과빔과 회절빔의 선택. TEM에서 일반적으로 알려져 있는 영상을 얻는 방법은 크게 5가지로 구별된다. (a) 대물렌즈 조리개를 삽입하지 않고 투과빔과 회절빔이 모두 통과하여 이미지를 형성하는 경우 (b) 투과빔만 이용하여 명시야상(bright field image)을 얻을 수 있는 방법 (c) 여러 개의 회절빔 중에 하나의 회절빔만 통과시켜 이미지를 구성하는 암시야상 방법 (d) 입사빔의 방향을 틀어 광축의 중심에 있는 조리개에 회절빔을 통과시켜 암시야상을 얻는 방법 (e) 직경 100 μm 이상의 큰 대물렌즈 조리개를 사용하여 투과빔과 회절빔을 동시에 통과시켜 간섭시킴으로써 HRTEM 영상을 얻는 방법 [2]

이가 있고 이로 인해 통과되는 전자의 종류(투과빔과 회절빔)와 개수가 바뀌게 된다. (a)는 대물렌즈 조리개가 빠져 있는 경우, (b)는 대물렌즈 조리개가 투과빔을 통과시키는 위치에 놓였을 때, (c)는 대물렌즈 조리개가 회절빔 중의 특정 결정면을 나타내는 회절빔에 놓였을 때, (d)는 입사빔을 광축으로부터 틀어서(tilting) 샘플에 90°보다 작은 각도로 입사시켜 투과빔이 광축으로부터 벗어나고 회절빔이 광축의 중심에 있는 조리개를 통과하도록 놓았을 때, (e)는 조리개를 광축에 정렬시키고 큰 대물렌즈 조리개를 사용하여 투과빔과 8개의 회절빔을 통과시켰을 때를 나타내고 있다. (a)는 저배율에서 낮은 콘트라스트를 갖는 영상을 제공하지만 물리적으로 큰 의미를 갖지 않으며, 40만 배 이상의 고배율에서 (e)와 같은 HRTEM(high resolution TEM) 영상을 제공한다. (b)는 대물렌즈 조리개가 광축(optic axis)에 정렬되어 있어 투과빔을 통과시키므로 명시야상을 얻을 수 있는 방법이다. 명시야상에서 회절이 많이 일어나는 입자는 회절이 적게 발생하는 입자에 비해 매우 어둡게 보인다(그림 8-3 (a)). 투과빔은 회절 패턴에서 한 개만 존재하기 때문에 우리는 단 하나의 명시야상만을 만들 수 있다. 반면에 회절빔은 하나의 회절 패턴에서 결정면의 수만큼 여러 개가 존재하기 때문에 여러 개의 암시야상을 만들 수 있다.

암시야상은 조리개의 위치와 입사빔을 기울이는(tilting) 각도에 의해 (c)와 (d)처럼 두 가지 방법이 제안되어 있다. (c)에서 입사빔은 광축을 지나고 조리개가 광축을 벗어나서 회절빔의 위치로 이동한 것이며, (d)에서 입사빔은 광축을 벗어나 있고 조리개가 광축에 놓여 있을 때이다. (e)는 HRTEM 영상을 얻는 대표적인 방법이다.

그림 8-7은 그림 8-6의 조건과 동일한 조건에서 회절 패턴과 대물렌즈 조리개의 위치와 크기 등을 표시한 것이다. 여기서 입사되는 전자빔의 방향, 투과되는 전자빔의 종류, 대물렌즈 조리개의 위치를 그림 8-6과 비교하면서 눈여겨보아야 한다. 영상을 얻기 위해서는 그림 8-7과 같이 대물렌즈 조리개의 사용법에 대하여 정확하게 숙지하는 것이 무엇보다 중요하다.

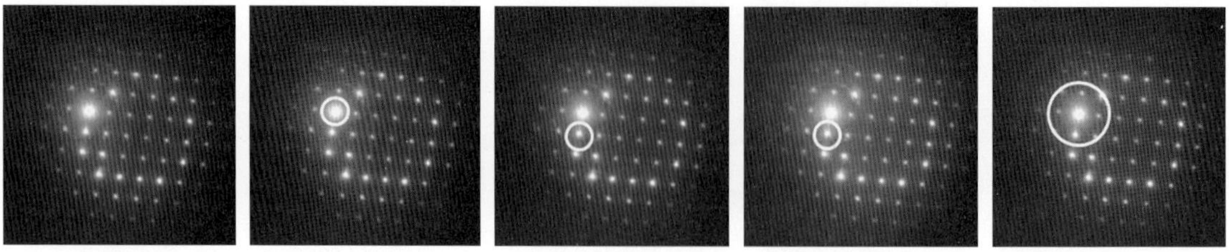

(a) (b) (c) (d) (e)

그림 8-7 • $LiCoO_2$의 SAD 패턴과 영상 방식에 따라 전자빔을 선택하는 대물렌즈 조리개의 사용법. (a)~(e)는 그림 8-6의 ray diagram과 각각 일치한다. SAD 패턴에서 가장 강한 밝기를 가지는 빔이 투과빔이고, 그 외 나머지 스팟들은 회절빔이다. 원으로 표시된 것은 대물렌즈 조리개가 삽입되는 위치와 크기를 나타내고 있다. 대물렌즈 조리개가 삽입되면 대물렌즈 조리개의 외부로 진행하는 전자빔은 모두 차단되고 조리개의 내부로만 진행하는 전자빔만이 영상을 형성한다.

(2) 암시야상

암시야상은 회절빔을 이용하여 영상을 만들기 때문에 여러 회절빔 중에서 하나의 회절빔을 선택하여 대물렌즈 조리개를 통과시킬 때 얻을 수 있다. 이러한 조건은 대물렌즈 조리개를 그림 8-6 (b)에서 그림 8-6 (c)로 이동시킬 때 얻어진다. 즉, 대물렌즈 조리개는 광축의 센터로부터 이동하여 그림 8-6 (c)와 같이 off axis된다. 암시야상은 한 개의 투과빔과 조리개에 의해 선택되지 않은 다른 회절빔을 모두 제거하고 오직 한 개의 선택된 회절점만 조리개로 통과시켜 이미지를 얻은 것이다. 따라서 한 개의 회절점을 만드는 데 기여한 $\{hkl\}$면만의 특징을 반영한 영상을 얻게 된다.

암시야상을 얻는 또 다른 방법은 대물렌즈 조리개를 광축에 고정한 상태에서(즉, 현미경의 중심에 위치시킴) 시편 위로 입사되는 전자빔을 기울이다 보면, 그림 8-6 (d)와 같이 어떤 특정 결정면으로부터 회절된 회절빔이 조리개가 놓인 광축으로 정확히 들어오는 조건에 놓이게 된다. 이것 역시 하나의 회절빔을 이용한 영상이므로 암시야상이다. 이와 같이 빔을 기울이는 조건(그림 8-6 (d))에서 만들어지는 암시야상은 그림 8-6 (c)에 비해 높은 콘트라스트를 갖는 영상을 얻을 수 있다. 회절 패턴상에서 회절점은 여러 개가 있으므로, 어떤 회절점이 조리개를 통과하느냐에 따라서 많은 암시야상을 만들 수 있다. 이것은 한 개의 회절 패턴에서 한 개의 명시야상을 얻는 것과 대조된다.

그림 8-8은 그림 8-6, 7의 영상을 얻기 위한 회절 패턴과 대물렌즈 조리개 관계를 실제로 적용하여 관찰한 $LiCoO_2$ 입자(그림 8-3과 동일)의 명시야상, 암시야상, HRTEM 영상을 보여 준다. (a)와 같이 조리개를 빼고 영상을 얻는 경우 매우 낮은 콘트라스트를 갖는 영상을 얻는 데 반해, 조리개를 넣고 얻은 (b)의 명시야상은 높은 콘트라스트를 보여 준다. 또한 (c), (d)에서 입사빔을 틸팅하여 얻은 암시야상 (d)의 영상이 더 높은 콘트라스트를 가지고 있다. 한편 명시야상과 암시야상과는 별도로 (e)의 HRTEM 영상은 그림 8-6 (e), 그림 8-7 (e)와 같이 한 개의 투과점과 여러 개의 회절점을 동시에 통과시켜 얻는다. 조리개를 동시에 통과한 투과빔과 회절빔 전자들은 이론과는 달리 진폭의 변화와 함께 위상의 변화를 포함하고 있다. 따라서 위상차가 있는 전자가 대물렌즈 조리개 평면을 동시에 통과하면서 간섭이 발생하며, 결과적으로 HRTEM 영상으로 불리는 매우 독특한 영상을 우리에게 제공한다. 투과빔과 회절빔의 간섭의 정도와 시편의 두께에 따라서 보강 간섭(constructive interference)된 영역은 하

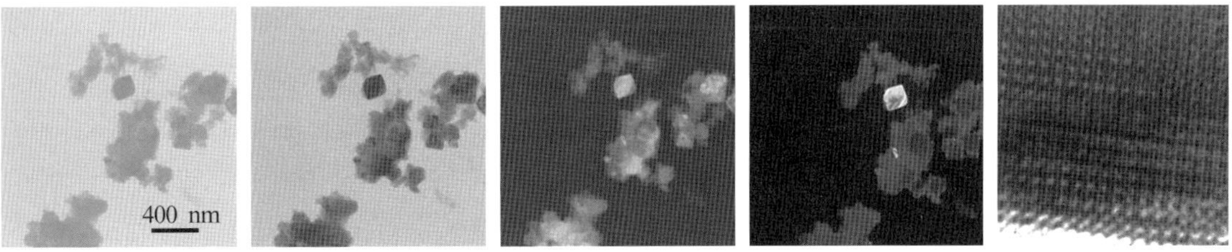

(a) (b) (c) (d) (e)

그림 8-8 • 그림 8-6, 7과 동일한 조건에서 얻은 $LiCoO_2$ 입자의 영상으로 하나의 시편에서 얻은 회절 패턴으로부터 투과빔과 회절빔, 그리고 조리개의 위치와 크기에 따라 서로 다른 TEM 영상을 얻을 수 있음을 보여준다. (a) 대물렌즈 조리개를 빼고 영상을 얻은 경우 (b) 명시야상 (c) 암시야상(입사빔은 샘플에 수직이며 대물렌즈 조리개는 광축에서 벗어나 있음) (d) 암시야상(입사빔이 기울어져 있고 대물렌즈 조리개는 광축에 놓여 있음) (e) HRTEM 영상

얏게, 상쇄 간섭(destructive interference)된 영역은 검게 나타난다. HRTEM 영상은 다음 Chapter에서 다룰 예정이다.

2 | 진폭(amplitude)

전자총에서 발생하여 시편으로 향하는 전자들을 입사빔(I_0)이라 하고, 시편과 산란한 후 투과되어 나오는 전자를 산란빔(I_r)이라고 한다. 또한 시편에 도달되는 입사빔의 모든 전자는 서로 동일한 진폭과 위상을 가지고 있다. 그러나 시편을 투과하면서 산란하는 전자의 산란빔은 시편의 위치에 따라 서로 다른 산란강도를 가지고 있으며, 이는 TEM에서 영상 콘트라스트를 만든다. 그림 8-9와 같이 명시야상의 영상 조건에서 I_r의 궤적은 대물렌즈 조리개에 의해서 차단되기 때문에 최종 영상에 기여하는 전자는 조리개를 통과하는 I_d가 된다($I_d = I_0 - I_r$). 만약 A 지점의 산란이 C 지점보다 크다면, 즉 A 지점의 투과빔이 C 지점보다 적다면, 영상면에서 A는 C에 비해 더 어둡게 관찰된다. 즉 시편의 위치별 산란 정도에 따라 영상 콘트라스트가 만들어지며, 산란빔의 강도는 영상의 밝기와 반비례하게 된다.

만약 평면파인 전자빔이 완전한 결정(perfect crystal)으로 이루어진 시편을 투과한다면, 콘트라스트는 만들어지지 않고 우리는 TEM 영상으로부터 어떠한 것도 관찰할 수 없을 것이다. 그러나 일반적으로 모든 결정은 전위, 결정면, 트윈 등의 결함을 가지고 있기 때문에 기지와 결함 부분을 투과한 전자는 서로 다른 I_r을 갖게 될 것이다. 즉, 불완전 결정은 완전 결정과는 다른 산란강도를 가지게 되므로 TEM은 결함에 대한 영상 콘트라스트를 제공한다. 이제 우리는 결정의 결함에 의해 만들어지는 TEM의 영상 콘트라스트에 관한 매우 중요한 개념을 배우게 될 것이다. 이것을 해석할 수 있는 이론으로는 전자 현미경의 소스인 전자기파를 이해할 수 있어야 하며, 시편의 두께와 현미경의 관찰 환경에 따라 운동학적 이론(kinematical theory)과 동력학적 이론(dynamical theory)에 의해 해석될 수 있다. 본 절에서 영상 콘트라스트는 대부분 운동학적 이론을 사용하여 해석하였으며, 또한 본 절의 마지막 절에서 동력학적 이론과의 차이에 대해 비교 설명하였다.

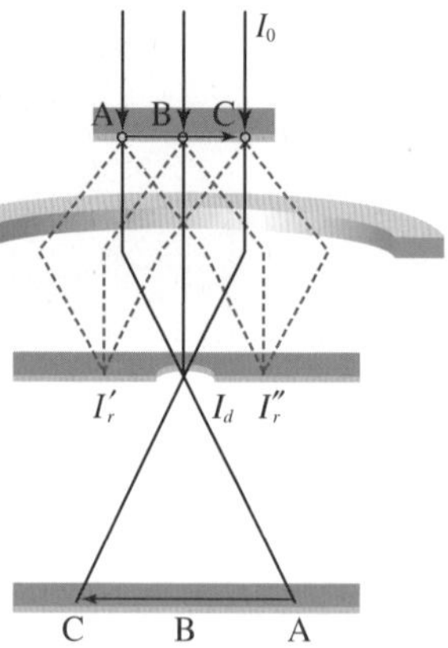

그림 8-9 • 투과된 전자빔의 산란강도의 크기에 따라 형성된 영상 콘트라스트의 생성 원리

1. 영상의 기본식(운동학)

TEM의 전자총에서 발생되어 시편에 z축으로 입사하는 전자의 파동함수는 $\Psi_i = A\exp(-2\pi i\overrightarrow{k_0} \cdot z)$로 표현되며, 이런 전자기파를 입사빔($I_0$)이라고 한다. 일반적으로 입사빔은 n개의 전자로 구성되고, 서로 평행하며, 시편에 도달하는 순간에 동일한 위상과 진폭을 갖는 평면파(plane wave)라고 전제한다. 또한 TEM 시편 내 원자의 분포는 (x, y)에 놓인 정전위(electrostatic potential) 분포를 갖는다고 가정한다. 따라서 시편을 통과하는 전자는 (x, y) 위치에 따라서 서로 다른 정전위 힘을 받아 입사빔일 때의 초기 전자기파의 위상과 진폭이 바뀌게 된다. 만약 (x, y) 위치에서 시편의 두께 방향을 따라서 투과한 전자는 z축을 따라 계속적인 정전위 힘을 느끼면서 변화된 전자의 위상과 진폭의 합으로 결정되며, 이것은 파동함수를 이용하여 수학적으로 표현될 수 있다. 여기서 시편의 정전위 분포가 입사빔의 전자에 미치는 영향을 투과함수(transmission function)라고 정의한다.

각 전자의 위상과 진폭이 바뀌면서 형성되는 TEM 영상 콘트라스트는 진폭 콘트라스트(amplitude contrast)와 위상 콘트라스트(phase contrast)로 구별된다. 진폭 콘트라스트는 1절에서 설명되었으며, 회절 콘트라스트와 흡수 콘트라스트로 나뉜다. 또한 위상 콘트라스트의 대표적인 영상으로는 HRTEM, Moire fringe 등이 있다. 입사빔이 시편을 통과할 때 파동함수에 영향을 주는 인자들을 고려한 단계별 파동함수의 변화는 다음과 같다. 이것은 파동함수가 투과함수에 의해 영향을 받아 시편을 빠져나온 뒤 재구성된 최종 파동함수에 대한 유도 과정이며, 재구성의 과정은 다음 식 (8.1)~(8.3)으로 표현된다.

입사되는 전자의 파동함수는 식 (8.1)로 정의된다.

$$\Psi_i = A_0 \exp(-2\pi i\overrightarrow{k_0} \cdot z) \tag{8.1}$$

여기서 A_0는 진폭, k_0는 입사 전자의 벡터, z는 시편의 두께이다.

시편과의 산란 동안,

- 산란각이 큰 것은 투과 후에 TEM 대물렌즈 조리개에 의해 모두 제거된다. 따라서 수백 mrad 이하의 작은 산란각을 갖는 전자가 끝까지 살아남아 영상에 기여한다.
- TEM 시편은 매우 얇아서 산란(scattering) 횟수가 적다(보통 3회 이하).

• z 방향은 고려할 필요가 없기 때문에 원자의 정전위 분포는 $V = V(x, y)$로 표현되며, 투과함수는 $\Phi = \Phi(x, y)$로 표현된다.

시료를 빠져나오는 파동함수는 다음 식과 같이 입사 전자의 파동함수와 시편의 투과함수의 곱으로 표현된다.

$$\Psi_e = \Psi_i \cdot \Phi(x, y) = A_0 \exp(-2\pi i \overrightarrow{k_0} \cdot z)\Phi(x, y) \tag{8.2}$$

대물렌즈의 전자기장(전달함수, Transfer function)이 시료를 투과하고 나온 파동함수에 전달되면서 파동함수는 또다시 재구성된다. 결론적으로 TEM 영상 콘트라스트는 파동함수의 위상과 진폭을 변화시키는 시편으로부터 투과함수와 대물렌즈로부터 전달함수에 의해서 영향을 받게 된다. 그러나 전달함수는 렌즈의 초점면에 영향을 주기 때문에 HRTEM 영상을 해석할 때는 중요하나 본 절에서는 고려하지 않아도 좋다. (x, y) 위치에 따른 콘트라스트의 차이는 각 위치에서 투과한 전자의 강도 차이를 의미하며, 매우 간단한 수학적 접근에 의해서 해석된다. 파동함수는 복소수를 포함하고 있기 때문에 그 강도는 수식적으로는 식 (8.3)과 (8.4)에 의해서 표현된다.

$$I = \Psi \cdot \Psi^* = |\Psi|^2 \tag{8.3}$$

$$I = \Psi \cdot \Psi^* = [A\Phi(x, y)\exp(-2\pi i \overrightarrow{k_0} \cdot z)]^2 \tag{8.4}$$

여기서 주기적인 항의 앞부분은 A_0^2에 비례하는 식으로 단순화되며, 시편을 빠져나온 전자빔의 강도는 위상 또는 진폭 변화의 정도를 표현하는 A_0^2에 의해서 결정된다. TEM 영상의 위상 콘트라스트와 진폭 콘트라스트를 언급할 때는 투과함수에 대한 영향만을 고려하면 되므로 이 절에서는 A_0 대신 투과함수의 비례상수인 A에 대하여 이해하는 것으로 축소된다.

그림 8-10은 시편에 n개의 전자가 $\overrightarrow{k_0}$로 입사하여 시편 내 n개의 원자와 산란한 뒤 $\vec{k}$ 방향으로 진행하는 것을 도식적으로 보여 준다. 임의의 $\vec{k}$는 $\overrightarrow{k_0}$와 비교할 때 파장이 동일하고, 위상과 진폭은 서로 다르다는 전제 조건이 필요하다. $\vec{k}$ 방향에 있는 어느 위치에서 측정되는 강도(I_r)는 운동학 이론으로 간단히 이해될 수 있으며, 그 값은 진폭의 제곱(A^2)에 비례한다. 이때 A는 진폭이 되며, 다음과 같이 복소수로 표현된다.

$$A = \sum_n f_n \exp(-i\phi_n) \tag{8.5}$$

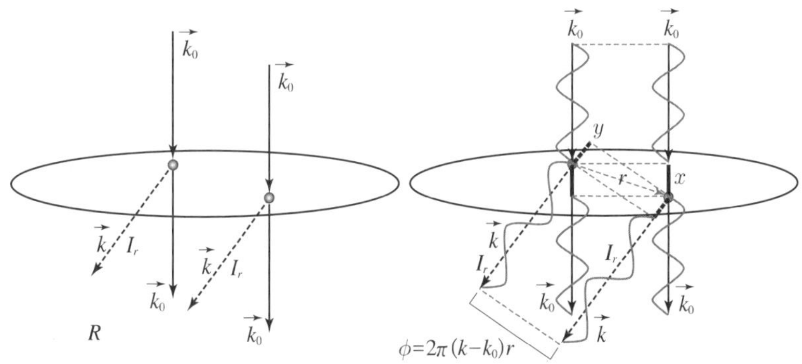

그림 8-10 • 시편에 입사한 전자가 n개의 원자와 산란한 후 $\vec{k}$ 방향으로의 진행을 표현한 그림. 오른쪽의 그림은 산란에 의해 전자기파의 정합성이 변하여 위상차(ϕ_n)가 발생할 수 있음을 보여 준다.

f_n은 n번째 전자파의 진폭이고, ϕ_n은 위상이다. 이 식은 뒤에 진폭-위상도(amplitude-phase diagram)의 개념(8.2.4절의 진폭 위상도에서 다루어짐)에 의해서 그림으로 도식화되어 사용되기 때문에 콘트라스트를 실용적으로 이해하는 데 매우 유용하다. 여기서 복소수 앞의 부호는 공액함수(conjugate function)이므로 강도(I_0)를 계산할 때는 의미가 없어진다. n번째에 놓인 한 개의 원자로부터 산란된 전자의 진폭 f_n은 입사파의 진폭 A_0에 비례하고 산란의 원점과 측정되는 사이의 거리에 반비례하며, 다음 식 (8.6)으로 표현된다.

$$f_n = (A_0/R)f(\theta,\ Z) \tag{8.6}$$

여기서 $f(\theta,\ Z)$는 원자 산란 진폭(atomic scattering amplitude)으로 불리며, X-ray 산란에서는 원자 산란인자(atomic scattering factor)와 동일하다. 정성적으로는 탄성 산란으로 이해되며, 정량적으로는 Thomas-Fermi-Dirac 통계 모델로 계산된다. A 식에서 진폭은 f_n에 비례하지만, 위상차에 관한 내용은 8.2.2절의 강도의 기본식에서 다룬다.

2. 강도의 기본식

그림 8-10에서 두 개의 원자를 고려할 때, 서로 다른 원자의 위치는 경로차(path difference, δ_n)를 만들게 되고 동시에 위상차(phase difference, ϕ_n)를 만든다. 경로차는 식 (8.7)과 같으며,

$$\delta = -\vec{r}\cdot(\vec{k}-\vec{k_0}) \tag{8.7}$$

경로차와 위상차의 관계는 식 (8.8)이므로, 위상차는 식 (8.9)로 표현된다.

$$2\pi : \lambda = \phi : \delta \tag{8.8}$$

$$\phi = \frac{2\pi\delta}{\lambda} = 2\pi(\vec{k}-\vec{k_0})\vec{r} \tag{8.9}$$

여기서 $\vec{r}$는 두 원자 사이의 위치벡터이다. 시편 내에서 $\vec{k}$ 방향으로 산란하여 R만큼 떨어진 곳의 강도는 식 (8.10)이고, 그 진폭은 식 (8.11)로 표현된다.

$$I(\vec{k}) \propto A(\vec{k})^2 \tag{8.10}$$

$$A(k) = \sum_n f_n \exp(-i\phi_n) = \sum_n f_n \exp[2\pi i(\vec{k}-\vec{k_0})\vec{r_n}]dV \tag{8.11}$$

여기서 $\vec{k}$는 산란 방향이면서 동시에 결정의 방위(orientation)를 의미한다. 또한 n개의 원자가 동일하고 특정한 각도(2θ : $\vec{k}$와 $\vec{k_0}$ 사잇각)로 산란한다면, 아래와 같이 단순화된다.

$$A(\vec{k}) \propto f(\theta)\int_k \exp[2\pi i(\vec{k}-\vec{k_0})\vec{r}]dV \tag{8.12}$$

이 식은 $f(\theta)$와 식 (8.14)와 같이 두 개항으로 나뉘는데, $f(\theta)$는 원자의 산란에서 기인하며, 식 (8.14)와 같은 항은 결정 또는 비정질 격자의 방향성에서 기인하는 인자가 된다.

$$\int_k \exp[2\pi i(\vec{k}-\vec{k_0})\vec{r}]dV \tag{8.13}$$

3. Ewald 구

식 (8.13)은 재미있게도 최댓값에 대한 독특한 조건을 가지고 있다. 즉 지수부는 $(\vec{k}-\vec{k_0})\vec{r}$ 값이 정수일 때 1 또는 −1이 되면서 절댓값은 최대가 된다. 만약 n개의 전자가 결정 내에 n개의 원자와 충돌하여 지수부가 정수가 되는 조건($\vec{k}$ 방향)으로 산란할 때, 산란강도(I_r)는 최대가 되며, A는 식 (8.14)로 표현된다.

$$A = nf(\theta) \tag{8.14}$$

회절의 조건에서 설명되지만 A가 최대라는 것의 결정학적인 의미는 역격자 공간(reciprocal space)에서 정의된다. 즉, $(\vec{k}-\vec{k_0})\vec{r}$는 $(\vec{k}-\vec{k_0})$가 역격자(reciprocal lattice)에서 하나의 벡터일 때 정수가 된다. 회절에서 우리는 이것을 식 (8.15)에서 $\vec{g}$라고 표현한다.

$$\vec{k}-\vec{k_0}=\vec{g} \tag{8.15}$$

그림 8-11은 역격자에서 Ewald 구를 보여 주며, 실격자(real lattice)인 시편과 그 결정의 역격자 분포를 동시에 도식화한 것이다. 전자의 파장의 역수는 Ewald 구의 반지름이 되며, 수식으로는 $|\vec{k_0}|=|\vec{k}|=1/\lambda$과 같이 표현되며, 역격자의 점을 있는 $\vec{g}$ 벡터의 크기는 결정면 간 거리의 역수,

$$|\vec{g}|=1/d \tag{8.16}$$

이 되며, 그 방향은 실격자에서 결정면에 수직 방향을 갖게 된다. 따라서 직각삼각형의 관계를 이용하면 식 (8.17)을 갖게 되고, 이것은 $|\vec{g}|=1/d$임을 고려할 때 Bragg 식과 동일함을 볼 수 있다. 따라서 그림 8-11의 역격자 공간에서 Bragg 회절 조건이 유도됨을 알 수 있다.

$$\sin\theta = \frac{g/2}{1/\lambda} = \frac{\lambda g}{2} = \frac{\lambda}{2d} \text{ 또는 } \lambda = 2d\sin\theta \tag{8.17}$$

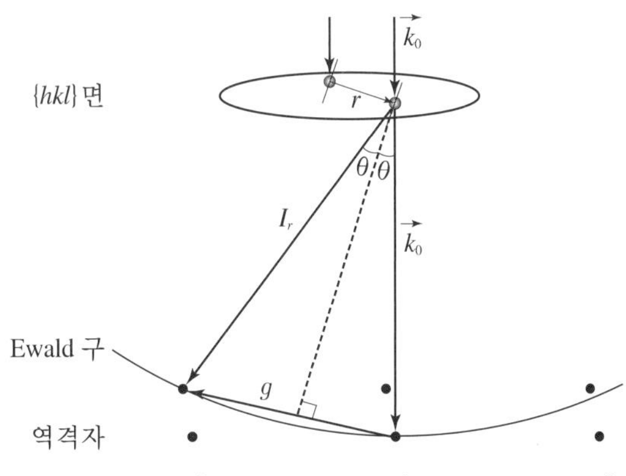

그림 8-11 • Ewald 구, 시편(실격자, 결정), 시편의 역격자 분포에 대한 기하학적 표현

4. 진폭-위상도(amplitude-phase diagram, APD)

하나의 전자파가 일정 두께를 투과하면서 위상과 진폭이 변화하는 과정을 그림 8-12에서 진폭-위상도로 나타내면 좀 더 이해가 용이하다. APD는 TEM처럼 한 개의 전자파가 시편의 두께를 통과하면서 연속적으로 충돌하고 산란될 때 시편을 빠져나온 전자빔 강도의 위상차와 진폭을 구하는 방법이다. 전자가 충돌할 때마다 변화하는 파동(wave)은 벡터로 표현될 수 있으며, APD는 충돌할 때마나 변하는 벡터를 연속하여 더한 후 시작점과 끝점을 이어서 최종 결과 벡터를 위상과 진폭으로 표현하는 방식이다.

파동을 더하는 방식은 각각의 파동을 하나의 벡터로, 진폭은 벡터의 길이로, 위상차는 벡터 사이의 각도로 표현한다. TEM의 전자파는 동일한 파장을 가지고 있으며, Bragg 조건에서 위상차는 '0'이며 Bragg 근처의 조건에 있을 때 위상차는 $\phi \neq 0$이다. 또한 모든 원자가 동일한 방위 또는 주기로 놓여 있는 결정에서 $\phi = \text{const}$이다. 이상의 여러 조건을 대입하면 그림 8-12와 같이 위상과 진폭의 변화를 하나의 벡터로 나타낼 수 있는 독특한 도형을 그릴 수 있다. (a)는 두 개의 파동이 동일한 진폭(A)과 파장(2π)을 가지고 있는 경우 두 파동의 합은 (b)와 같이 진폭은 $2A$이고 위상차는 $\phi = 0$이다. 만약 두 파동의 위상차(ϕ)가 (c)와 같이 π일 때 합해진 두 파동의 진폭은 0이고 위상차는 조건과 동일한 π이다. (b), (c)에서 진폭과 위상은 벡터로 표현되며, 두 벡터의 합에 의해 크기가 결정되고 벡터의 방향은 수직으로만 표현되었다. 만약 두 파동의 위상차가 (d)와 같이 ϕ라면 첫 번째 파동은 0에서 시작하지만, 두 번째 파동은 ϕ만큼 위상이 지연된 상태로 표현된다. 이 경우 두 파동이 합해진 파동의 진폭은 첫 번째 벡터 다음에 두 번째 벡터를 그릴 때 ϕ만큼 각도를 갖도록 작도한 후 시작점과 끝점을 연결하여 얻을 수 있으며, 결과적으로 두 벡터의 합으로 간단하게 이해될 수 있다. (e)는 (a)와 같이 n개의 파동이 위상차가 없을 때이며, (f)는 (d)와 같이 ϕ의 위상차를 갖는 4개의 파동을 연속적으로 합했을 때 파동의 진폭을 보여 준다.

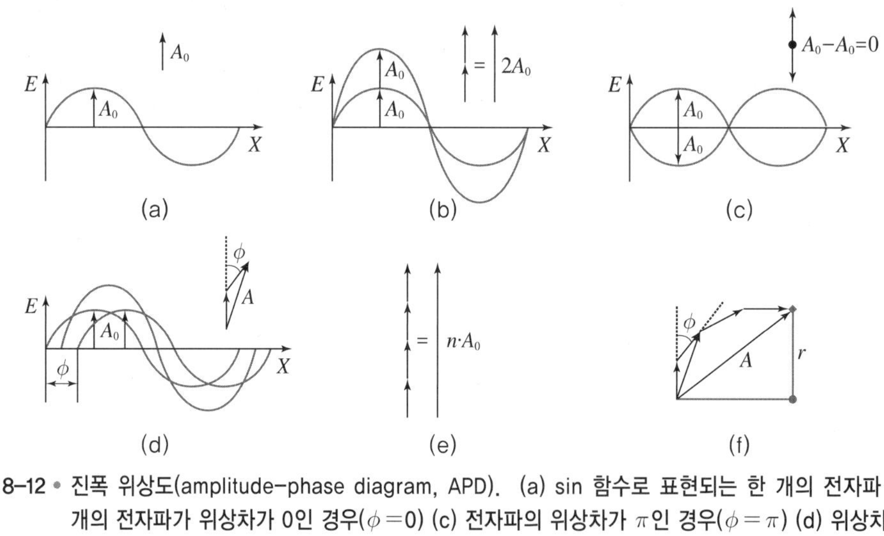

그림 8-12 • 진폭 위상도(amplitude-phase diagram, APD). (a) sin 함수로 표현되는 한 개의 전자파 (b) 두 개의 전자파가 위상차가 0인 경우($\phi = 0$) (c) 전자파의 위상차가 π인 경우($\phi = \pi$) (d) 위상차가 0과 π 사이 값일 때($0 < \phi < \pi$) (e) 여러 진폭의 합(위상차 없는 4개의 전자파의 진폭은 하나의 직선의 합으로 나타남) (f) 여러 진폭의 합(4개의 전자파에 ϕ만큼의 위상차가 연속해서 발생할 때) [1]

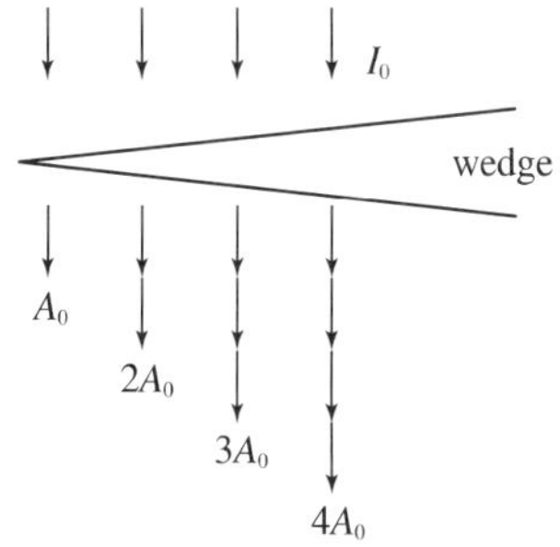

그림 8-13 • 쐐기 모양의 두께가 증가함에 따른 산란강도의 증가

실제 TEM 시편은 이온 밀링 또는 전해 연마와 같은 제조 방법의 특이성으로 인해 그림 8-13, 14와 같이 기하학적으로 쐐기 모양(wedge)의 단면을 가지고 있다. 투과하는 전자는 쐐기 모양의 두께에 따라서 서로 다른 시편 두께를 경험하고 동시에 서로 다른 산란강도를 가지게 된다. 입사빔에 대해 결정의 방위가 그림 8-13과 같이 정확히 Bragg 조건(exact Bragg condition)에 일치하느냐 또는 Bragg 근처(near Bragg condition)에 있느냐에 따라서 산란강도가 바뀌게 되고, 최종 다른 쐐기 콘트라스트를 보인다.

(1) Exact Bragg condition

그림 8-13에서 결정의 방위가 입사빔과 산란 각도에 대해 정확히 Bragg 조건을 만족한다면 산란 시에 위상 차이가 발생하지 않고 산란 진폭 A는 벡터 A_0의 단순한 합과 일치한다. 정확한 Bragg 조건에서 충돌 또는 산란 등이 발생하면 $\vec{k}-\vec{k_0}=\vec{g}$가 되므로,

$$A(\vec{k})\propto f(\theta)\int_k \exp[2\pi i(\vec{k}-\vec{k_0})\vec{r}]dV=f(\theta)\int_k 1dV=A_0 \tag{8.18}$$

이 되며, 이것은 Bragg 조건에서 최대 진폭을 의미한다. 따라서 정확한 Bragg 조건에서 산란에 의한 위상차는 '0'이 되며, 산란강도는 단순히 두께에 비례해서 선형적으로 증가한다. 이것은 두께에 따라서 A_0가 선형적으로 증가하는 APD에 의한 벡터의 합으로 표현된다. 따라서 두께가 증가함에 따라 시편의 산란강도는 커지며, 영상(명시야상)에 도달하는 투과빔의 강도는 선형적으로 감소하여 쐐기 모양 시편이 갖는 특별한 줄무늬(fringe)는 발생하지 않고, 두께가 두꺼워질수록 점진적으로 어두워진다. 즉, 그림 8-13에서 산란강도 $2A_0$는 명시야상에서 A_0에 비해 두 배 어두운 것을 의미한다.

(2) Near Bragg condition

입사빔과 산란각이 정확한 Bragg 조건에 대해 약간 기울어져 있다면, 충돌 또는 산란할 때마다 위상차가 발생하여 산란강도의 변화는 매우 복잡해진다. 이런 경우에 APD를 이용하면 진폭과 위상의 변화를 잘 이해할 수 있다. Bragg 조건에서 APD는 벡터의 단순한 합인 데 반해서 위상차가 있는 경우 두 번째 벡터는 첫 번째 벡터에 위상차만큼 회전하게 된다. 그림 8-14는 두께가 증가하다가 어떤 특정 두께에서 APD는 반원이 되어 산란강도($I_r \propto A^2$)는 최대가 되고, 더 두꺼워지면 원점으로 돌아오면서 산란강도는 최소가 된다. 산란강도가 최대가 된다는 것은 영상(명시야상)에서 투과강도($I_d=I_0-I_r$)가 최소가 되면서 가장 어두워지는 것을 의미한다. 그림 8-14에서 APD가 반원이 되는 지점의 두께에서는

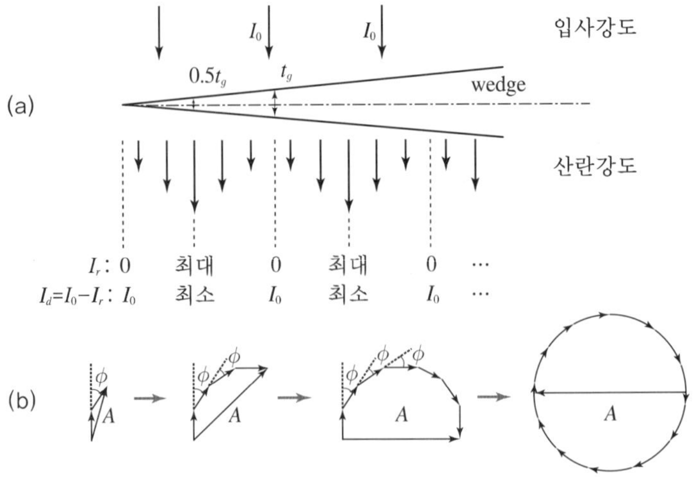

그림 8-14 • Bragg 근처 조건에서 쐐기 모양의 두께에 따른 산란강도의 변화. (a) 같은 입사강도 대비 산란강도는 0~최댓값을 순환하면서 나타남 (b) 순환하는 산란강도의 한 주기 [3]

콘트라스트가 가장 어둡고 완전한 원이 되는 지점은 가장 밝아진다. 이러한 산란강도의 변화는 시편이 쐐기 모양일 때 밝고 어두움이 반복되는 아주 특별한 fringe를 만든다. 이처럼 시료의 면 방향의 줄무늬를 두께 줄무늬(thickness fringe)라 하고, 두께 방향으로의 줄무늬 간격을 소멸 거리(extinction distance, t_g)라고 한다.

그림 8-15는 두께가 변화하는 정도에 따라서 나타날 수 있는 두께 줄무늬들을 보여 준다. 그림의 상부는 시편의 단면을 나타내고 아랫부분은 투과빔의 영상(명시야상)이다. 쐐기의 경사가 급한 트윈 경계면($\overline{AB}$)에서 줄무늬의 간격은 좁아지고, 시편의 끝단에 놓인 완만한 경사($\overline{CD}$)에서 그 간격은 넓어진다. 만약 경사면이 동일하다면 산란하는 각도가 Bragg 조건으로부터 얼마만큼 벗어나 있느냐에 의해서 결정되는데, 위상 차이가 클수록 APD 반지름이 감소하므로 줄무늬의 간격(t_g)은 감소한다. 시편 가운데 뚫려 있는 구멍 주변의 쐐기에 의해서 두께 줄무늬 콘트라스트가 관찰된다.

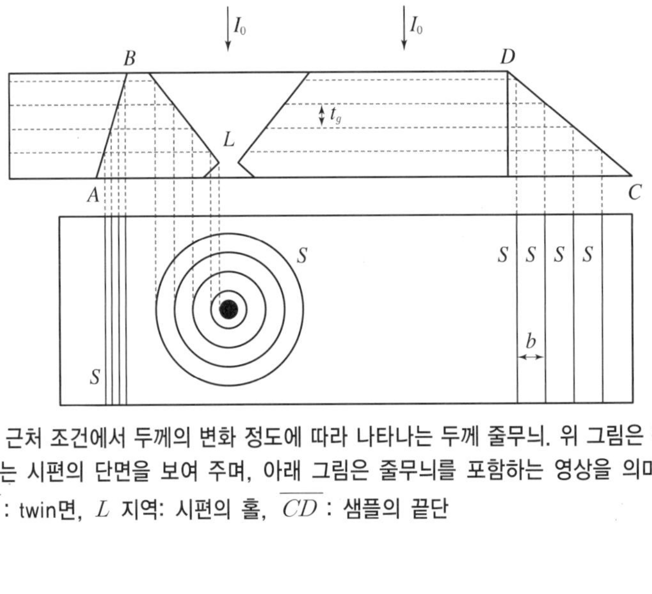

그림 8-15 • Bragg 근처 조건에서 두께의 변화 정도에 따라 나타나는 두께 줄무늬. 위 그림은 구멍과 경사진 면을 포함하는 시편의 단면을 보여 주며, 아래 그림은 줄무늬를 포함하는 영상을 의미한다. [4]
* $\overline{AB}$: twin면, L 지역: 시편의 홀, $\overline{CD}$: 샘플의 끝단

5. 완전 결정과 결함의 영상

산란에 의한 위상과 진폭 변화에 대해 APD를 이용한 해석과는 달리, Ewald 구와 역격자 공간을 기하학적으로 이해함으로써 TEM에서 영상 콘트라스트를 좀 더 이해할 수 있다. 그림 8-16은 시편, 역격자, Ewald 구, 회절 패턴을 함께 그렸으며 특히 회절되는 결정면이 Bragg 조건 근처에 있어서 정확하게 회절점과 Ewald 구가 일치하지 않을 때를 보여 준다. 시편은 주기적인 결정을 포함하고 있고 그 결정의 방위에 따라 역격자 분포가 결정된다. 또한 전자파가 실격자(시편)에 입사될 때 파장의 역수로서 Ewald 구의 반지름이 결정된다. 정의된 것처럼 Bragg 조건(θ_B)에서 $\vec{k}-\vec{k_0}=\vec{g}$로 표현되지만, 정확한 θ_B 근처에서는 $\vec{k}-\vec{k_0}=\vec{g}+\vec{s}$로 변하는 것을 알 수 있다. 여기서 $\vec{s}$는 변위벡터(deviation parameter)라고 한다. θ_B에서 $|\vec{s}|=0$이고, θ_B 근처($\theta_B \pm \varepsilon$)에서 $\vec{s}\neq 0$이 된다.

한편 회절면이 θ_B로부터 많이 벗어나 있다면 ε의 크기는 무시해도 좋다. 산란에 의해 변하는 진폭의 기본식인 식 (8.12)는 (8.20)과 같이 수정된다.

$$\begin{aligned} A(\vec{k}) &\propto f(\theta)\int_k \exp[2\pi i(\vec{k}-\vec{k_0})\vec{r}]dV \\ &= f(\theta)\int_k \exp[2\pi i(\vec{g}+\vec{s})\vec{r}]dV \\ &= f(\theta)\int_k \exp[2\pi i(\vec{g}\vec{r})]\cdot\exp[2\pi i(\vec{s}\vec{r})]dV \end{aligned} \tag{8.19}$$

따라서 ε에 의해 만들어지는 $\vec{s}$는 다음 식 만큼의 진폭 변화를 야기한다.

$$A(\vec{s}) \propto f(\theta)\int_k \exp[2\pi i(\vec{s}\vec{r})]dV \tag{8.20}$$

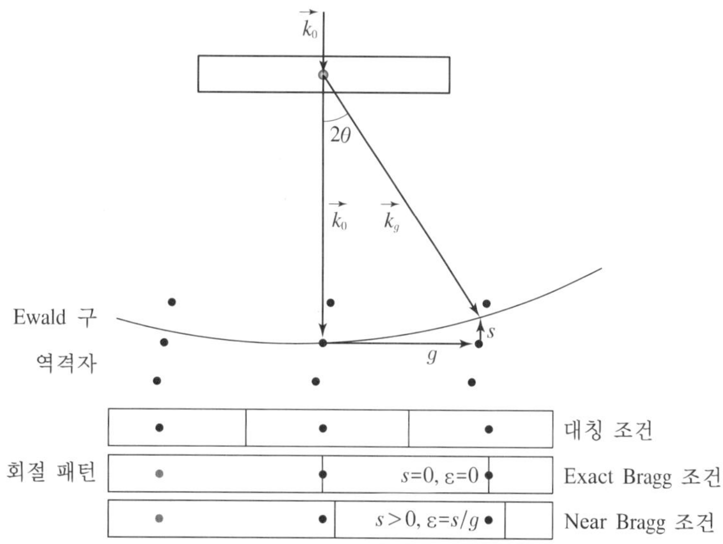

그림 8-16 • 시편, 역격자, Ewald 구를 회절 조건으로 보여 주며 아래 3개의 박스로 표현된 것은 회절 조건에 따라 얻을 수 있는 3개의 회절 패턴을 보여 준다. 회절 패턴의 가운데 점은 투과점이며, 양쪽의 점은 회절점이다. 또한 대칭 조건에서 회절점 사이에 선과 Bragg 조건에서 회절점을 터치하는 선은 Kikuchi 선을 의미한다. 회절점과 Kikuchi 선의 위치 관계에 따라서 $\vec{s}$를 결정할 수 있다. [5]

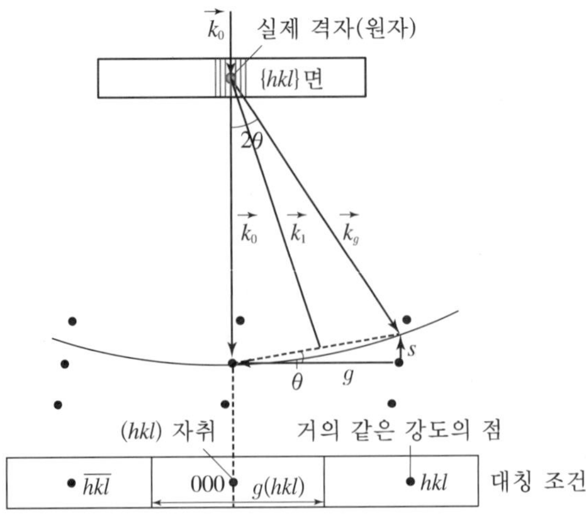

그림 8-17 ● 회절면이 입사빔과 평행한 경우 [5]

그림 8-17은 회절면이 입사빔과 평행한 경우에 회절점과 Kikuchi 패턴이 회절면을 대칭으로 형성되는 경우, 그림 8-18은 입사빔과 회절면이 정확히 Bragg 조건인 경우, 그림 8-19는 회절면이 Bragg 조건에서 약간 벗어난(회전된) 경우이다. 그림 8-17, 18, 19에 해당되는 각각의 조건은 대칭 조건(symmetry condition), exact Bragg condition, near Bragg condition으로 불린다.

(1) 대칭 조건(symmetry condition)

(hkl) 회절면이 입사빔과 평행하게 놓여 있다면($\theta \neq \theta_B \neq \theta_B + \varepsilon$), 회절 패턴에서 회절점과 Kikuchi 패턴은 그림 8-17과 같이 투과점을 중심으로 모두 대칭으로 형성된다. 따라서 (hkl)면의 Kikuchi 선은 투과점(000)과 회절점(hkl)의 중심에 놓이게 된다. 대칭 조건은 Bragg 조건으로부터 많이 벗어나 있으므로 ε과 상응하는 $\vec{s}$는 고려할 필요가 없지만, 수학적인 의미만으로는 $\vec{s} < 0$으로 정의될 수 있다. 즉, (hkl)의 Kikuchi 선이 (hkl) 회절점의 안쪽에 놓이면 $\vec{s} < 0$으로 정의하고, 반대의 경우에 $\vec{s} > 0$이 된다. 또한 그림 8-17의 경우 $\vec{s} < 0$이고, θ의 크기는 $\tan(\theta) = s/g$이므로 $s = -\theta g$가 된다.

(2) Exact Bragg condition

진폭 콘트라스트를 고전물리의 관점에서 본다면 회절과 영상은 하나로 이해될 수 있다. 회절면이 입사빔에 대해 θ_B만큼 기울어져 있다면 그림 8-18과 같이 Ewald 구와 회절점은 정확히 일치하게 되고 $\varepsilon = 0$, $\vec{s} = 0$이다. 따라서 완벽한 $\vec{k} - \vec{k_0} = \vec{g}$ 조건이 형성되어 산란 진폭 $A(\vec{k})$는 최대가 된다. 이것은 영상에서 가장 어두운 조건을 의미한다. 이 조건의 회절 패턴에서 투과점과 어두운 Kikuchi 선이 일치하고, 또한 (hkl)면의 회절점과 밝은 Kikuchi 선이 일치하며, 회절에서는 이것을 two beam 조건이라 부르며 Bragg 조건과 동일시된다.

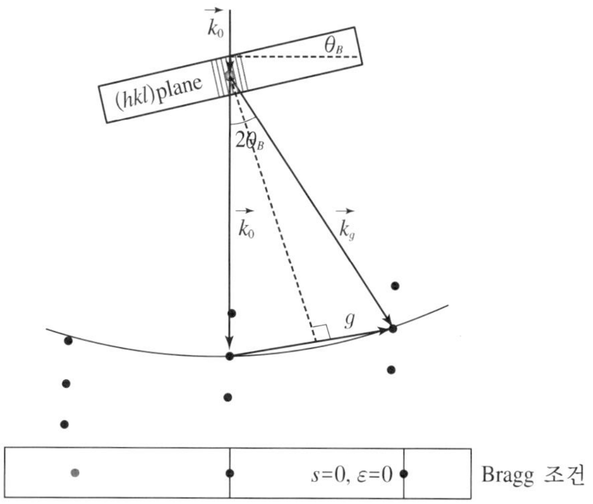

그림 8-18 • 입사빔과 회절면이 정확히 Bragg 조건인 경우 [5]

(3) Near Bragg condition

만약 (hkl) 결정면이 θ_B로부터 ε만큼 약간 벗어나 있다면 결정의 역격자(회절점)는 역격자의 원점을 중심으로 ε만큼 회전시켜 구한다. 그림 8-19(그림 8-16 설명 참조)와 같이 결정을 정확히 θ_B만큼 회전시켰다면, 역격자는 Ewald 구와 만나겠지만 $\pm\varepsilon$ 만큼 덜 또는 더 회전함으로써 $\vec{s}$가 도입된다. 그림 8-19와 같이 ε만큼 θ_B보다 더 회전하면, 회절점은 역격자의 원점을 회전축으로 ε만큼 더 회전하지만 회절점의 위치는 큰 변화가 발생하지 않는다. 그러나 동일한 조건에서 Kikuchi 선은 $\vec{s}$만큼 그림상의 (hkl)회절점으로부터 오른쪽으로 이동한다. 이 경우 부호는 약속에 의해서 $\vec{s} > 0$이며, 크기 $|\vec{s}|$는 a로 표시한다. ε, $\vec{s}$, $\vec{g}$, a(변위), L (카메라 길이)의 관계식은 다음과 같다.

앞서 설명한 것처럼 시편과 Ewald 구 사이의 기하학에 의해 $\varepsilon = \vec{s}/\vec{g}$로 표현된다. 또한 ε은 회절 패턴이 나타나는 회절면에서 a와 L을 측정함으로써 구할 수 있으며($\varepsilon = a/L$), 실제로 우리는 형광판

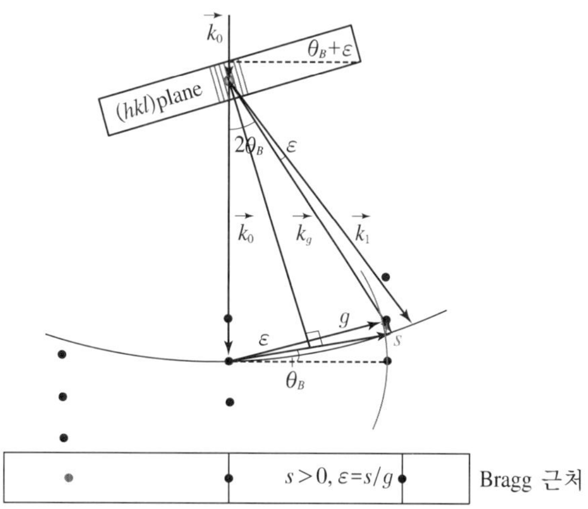

그림 8-19 • 회절면이 Bragg 조건에서 약간 벗어난 경우 [5]

또는 필름/CCD 카메라를 통해서 회절 패턴을 관찰하므로 이곳에서 a와 L을 측정하여 다음과 같은 최종 식을 얻는다.

$$\vec{s} = a\vec{g}/L \qquad (8.21)$$

two beam 조건(Bragg 조건)의 회절 패턴에서 a와 L을 측정하고, two beam의 투과점과 회절점 사이의 거리에 해당하는 $\vec{g}$를 측정함으로써 최종 $\vec{s}$를 구할 수 있다.

우리는 [−110] 정대축으로 관찰한 Si의 실제 회절 패턴(그림 8-20)을 예제로 $\vec{s}$를 구할 수 있다. (a)는 대칭 조건에서 측정된 실제 회절 패턴, (b), (c), (d)는 각각 대칭 조건에서 측정된 회절 패턴, Bragg 조건에서 측정된 회절 패턴, Bragg 조건에서 시편을 약간(ε) 더 회전시켜 얻은 회절 패턴에서 Kikuchi 선과 {111} 회절점과의 관계를 보여 준다. Bragg 조건에 들어간 회절면은 (111)이다. Kikuchi 선이 회절점의 밖에 있기 때문에 $\vec{s} > 0$이고, $L = 300$ mm, $\vec{g}(111) = 1/d_{111} = 1.2\,Å^{-1}$이다. 따라서 $\vec{s}$는 다음과 같다.

$$\vec{s}(111) = -\frac{2\,\mathrm{mm} \times 1.2\,Å^{-1}}{300\,\mathrm{mm}} = -0.001\,Å^{-1}$$

이러한 계산의 정확성은 시편의 결정도에 의존한다. 압연에 의해 높은 소성 변형을 받은 재료는 Kikuchi 패턴이 잘 관찰되지 않는다. 회절면이 정확하게 Bragg 조건에 놓였을 때에도 샘플 내에 결함이 많아지면 회절점은 관찰이 되지만, Kikuchi 선은 희미하게 넓어지다가 결함의 정도가 크면 관찰되지 않는다. 따라서 $\vec{g}$와 L은 여전히 정확하게 측정할 수 있지만, a를 정확히 측정하지 못해서 $\vec{s}$를 정확히 계산하는 데 한계가 존재한다.

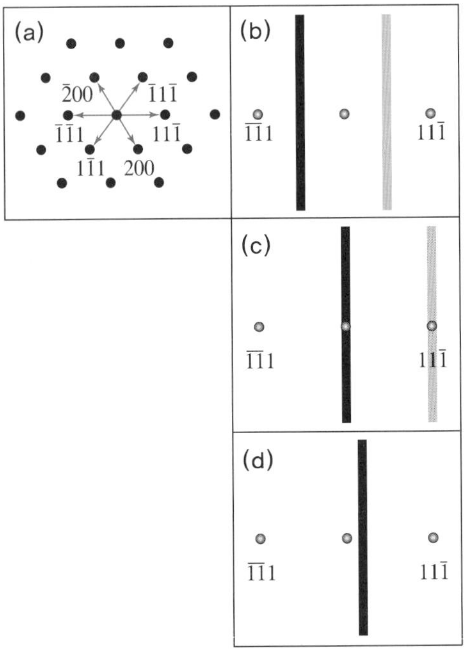

그림 8-20 • (a) [011] 정대축(zone axis)으로 관찰한 Si 회절 패턴 (b) 대칭 조건에서 측정된 회절 패턴으로 두 개의 Kikuchi 선이 회절점과 투과점의 정가운데 놓여 있으며 (c) exact Bragg condition 또는 two beam condition (d) Near Bragg condition. 시편의 틸팅 각도에 따라서 (−1−11)과 (11−1) 결정면의 회절점 위치는 변하지 않지만 Kikuchi 선의 위치는 틸팅에 따라서 쉽게 변하면서 회절의 조건을 보여 준다.

6. 6면체 시편과 결정

식 (8.21) $A(\vec{s}) \propto f(\theta)\int_k \exp[2\pi i(\overrightarrow{sr})]dV$를 응용할 때 원자 산란 진폭 $f(\theta)$은 lattice 인자 $\int_k \exp[2\pi i(\overrightarrow{sr})]dV$ (식 8.23)에 비해서 기여도가 낮아서 종종 생략되곤 한다. a, b, c의 크기를 갖는 평행한 6면체 형상을 가지고 있는 결정의 산란 진폭은 TEM 시편에서 매우 중요한 개념을 만든다. 직교좌표계에서 $\vec{s}$의 성분은 x, y, z의 원자 위치에 대해 $\overrightarrow{s_x}$, $\overrightarrow{s_y}$, $\overrightarrow{s_z}$로 볼 수 있다. 이러한 직교좌표의 성분들을 고려할 때 식 (8.21)은 다음과 같이 수정된다.

$$A(\vec{s}) \propto \int_{-a/2}^{a/2}\int_{-b/2}^{b/2}\int_{-c/2}^{c/2} \exp[2\pi i(s_x x + s_y y + s_z z)]dxdydz \tag{8.22}$$

$$\int_{-a/2}^{a/2} \exp[2\pi i(s_x x)]dx = \frac{1}{2\pi s_x}(\exp[-\pi i s_x a] - \exp[-\pi i s_x a])$$
$$= \frac{2i\sin\pi s_x a}{2\pi i s_x} \tag{8.23}$$

결과적으로 산란 진폭은 식 (8.24)와 같다.

$$A(\vec{s}) \sim \frac{\sin\pi s_x a}{\pi s_x}\frac{\sin\pi s_y b}{\pi s_y}\frac{\sin\pi s_z c}{\pi s_z} \tag{8.24}$$

이 식은 결정의 크기에 따른 산란 진폭의 변화를 수식적으로 예측할 수 있게 한다. $A(\vec{s})$는 a, b, c와 $\overrightarrow{s_x}$, $\overrightarrow{s_y}$, $\overrightarrow{s_z}$ 함수이다. 본 절에서는 그림 8-21과 같이 $\overrightarrow{s_x}$, $\overrightarrow{s_y}$, $\overrightarrow{s_z}$ 중 $\overrightarrow{s_x}$에 대한 $A(\vec{s})$의 변화 및 산란강도(I_0)를 나타내었다. a를 TEM 시편의 두께라고 가정했을 때 b, c는 무한대이므로 $\overrightarrow{s_y}$, $\overrightarrow{s_z} \approx 0$이 된다. 따라서 산란강도는

$$I_r \sim \left(\frac{\sin\pi s_x a}{\pi s_x}\right)^2 \tag{8.25}$$

이 된다. 그림 8-21에서 보여 주는 것처럼 x 방향으로 조금 이동하여도 산란강도는 바로 '0'으로 감소하지 않고 사인함수와 같이 서서히 감소한다. 따라서 x 방향으로 산란강도가 관찰되는 길이는 $2/a$가 된다. 그 이상의 길이에 대해서는 산란강도는 급격하게 감소하여 의미가 없다.

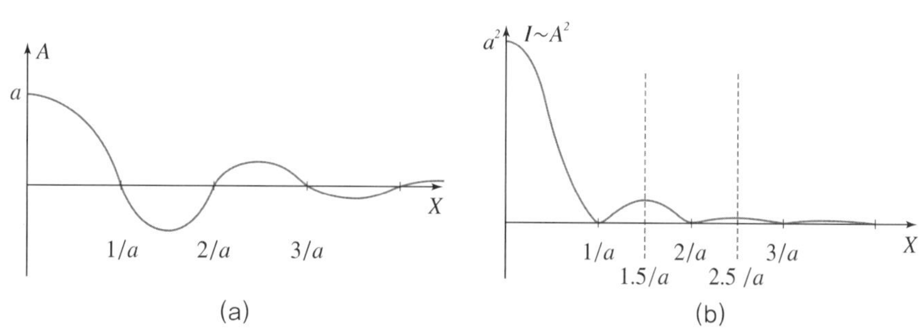

그림 8-21 • S_x에 대한 (a) 진폭, (b) 산란강도의 함수를 표시한 도식 [1]

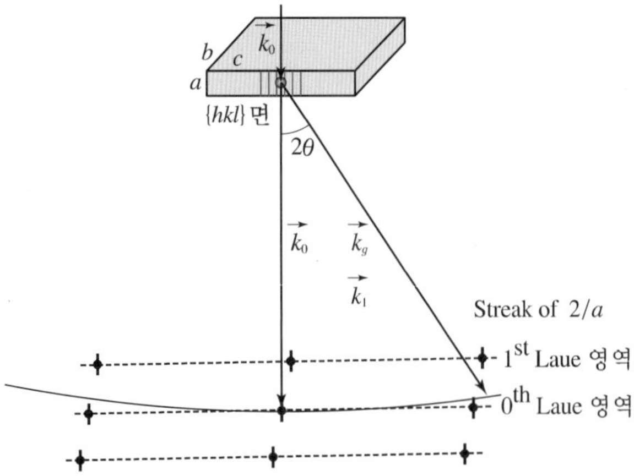

그림 8-22 • Ewald 구가 streak를 갖는 역격자점을 자르고 지나갈 때의 관찰 모습

결정이 완벽하다면 역격자 공간에서 역격자는 정확히 하나의 점으로 나타나지만, 불완전한 결정에서 역격자는 하나의 점이 아닌 공(ball)과 같은 부피를 갖는 격자가 된다. 시편의 크기도 결정도와 같이 역격자의 부피를 결정하는 또 다른 인자이다. TEM 시편은 y, z 방향으로는 점을 만들지만 x 방향으로는 $2/a$ 크기의 streak를 만든다. 역격자를 굳이 형상화한다면 x 방향으로 긴 럭비공을 생각할 수 있다. 우리가 보는 회절 패턴은 Ewald 구가 그림 8-22와 같이 streak를 갖는 역격자점을 자르고 지나갈 때 관찰된다.

그림 8-23은 좀 더 다양한 시편의 형상으로 만들어지는 역격자 streak의 형상을 Ewald 구에 표현한 것이다. TEM 시편은 (b)와 같이 얇은 박판이기 때문에 다양한 조건에서도 회절 패턴이 관찰됨을 알 수 있다. 만약 시편을 좌우로 약간씩 회전시키면서 회절 패턴상에 회절점이 관찰되고 소멸되는 것을 관찰하여 산란강도식에 대입함으로써 시편의 두께를 측정할 수 있다.

앞에서 a를 상수, $\vec{s}$를 독립변수로 산란강도를 그래프로 나타내었다(그림 8-24). 만약 $\vec{s}$를 상수, a를 독립변수로 산란강도를 그린다면 그림 8-24처럼 시편의 두께가 변할 때 산란강도의 변화를 설명할 수 있다. 여기서 $\vec{s}$가 상수라는 것은 전자가 시편의 두께를 투과하면서 동일한 deviation parameter를 가짐을 의미한다. $\dfrac{\sin\pi s_x a}{\pi s_x}$ 식의 주기는 $2/\overrightarrow{s_x}$이고 이것을 제곱한 산란강도 $I_r \sim \left(\dfrac{\sin\pi s_x a}{\pi s_x}\right)^2$의 주기는 $1/\overrightarrow{s_x}$이 된다. a가 시편의 높이 방향으로의 크기이므로, 그림에서의 주기함수는 시편의 높이가

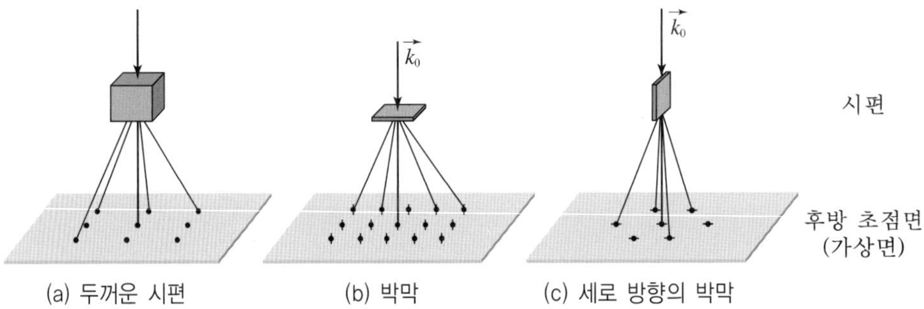

그림 8-23 • 시편의 형태별 streak의 형상 [1]

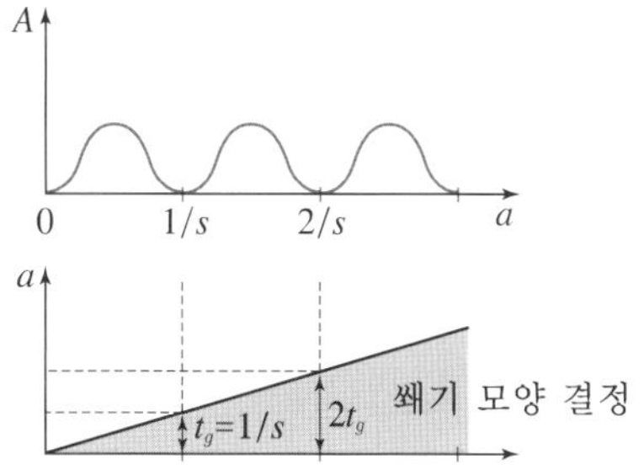

I_r	0	0	0
I_d	I_0	I_0	I_0
밝기	최대	최대	최대

(a)

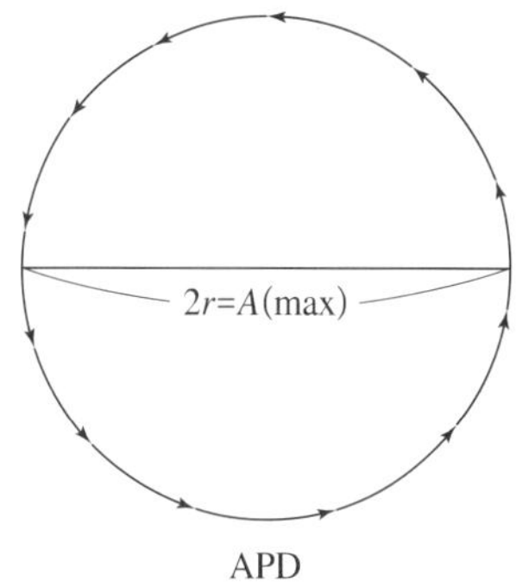

(b)

그림 8-24 • (a) 시편의 두께에 따른 산란강도의 변화 (b) 진폭-위상도에 따른 산란강도의 순환 [3]

높아짐에 따라서 산란강도가 주기적으로 0에서 최대 $I_r \sim \left(\dfrac{\sin \pi s_x a}{\pi s_x}\right)^2$의 값을 가지면서 변한다.

두께 방향의 주기성(depth periodicity)을 소멸 거리 t_g라고 하며, 산란강도의 주기와 동일한 $t_g = 1/s$로 표현한다. 그림에서 I_r이 최소(0)가 되는 지점의 영상은 가장 밝은 밝기를 갖고, 최대가 되는 지점에서는 가장 어두운 밝기를 보인다. 결과적으로 쐐기형 시편은 두께에 따라서 줄무늬 콘트라스트를 보여준다. APD와 관련하여 부연 설명하면 $I_r = 0$이 되는 조건은 APD가 완벽한 원을 만들어서 원래의 원점이 되는 것과 동일한 조건을 의미한다.

그림 8-25는 two beam 조건에서 관찰되는 줄무늬를 보여 주고 있다. 이런 줄무늬를 관찰하기 위해서는 near Bragg condition (a)에 있어야 하며, 대물렌즈 조리개를 이용하여 산란강도의 영향을 배제하고 투과빔으로만 영상을 만든 명시야상 (b), 또는 투과빔의 강도를 배제하고 산란강도만으로 영상을 만드는 암시야상 (c)로 관찰해야 한다. 투과빔과 산란빔(회절빔)은 상반되는 강도를 가지고 있기 때문에 (b)와 (c) 두 영상은 서로 반대 콘트라스트를 갖는다. (a)의 회절 패턴은 two beam 조건임에도 불구하고 주변에 고차 (hkl)면의 회절점이 관찰된다. 이것은 결정면이 이론적으로 완벽하지 않고 또한 전자빔이 완전히 평형이 아니기 때문에 발생된다. 동일한 쐐기 형태를 갖는 두 시편에서 Bragg 조건으로부터 좀

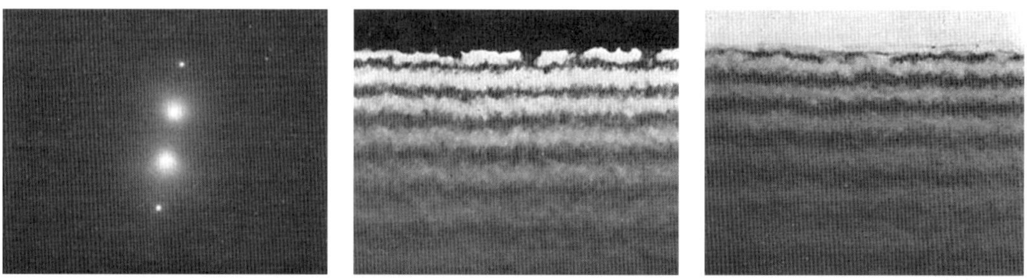

(a) SAD 패턴 (b) 명시야상 (c) 암시야상

그림 8-25 • Bragg 근처 조건에서 관찰되는 줄무늬

멀리 떨어져 있는 회절면에 비해서 정확한 Bragg 조건에 놓인 회절면은 s가 감소하고 t_g가 증가하여 줄무늬가 나타나는 간격이 멀어진다. 회절면이 완전한 Bragg 조건이 되면 s는 '0', t_g는 무한대가 되어 줄무늬 간격은 멀어져 쐐기 모양의 시편에서도 줄무늬는 나타나지 않는다.

7. 굴곡 줄무늬(bend contour)

1절에서 동일 조성, 동일 방위, 동일 두께를 갖는 시편의 TEM 영상에서는 모든 위치에서의 산란강도가 동일하기 때문에 콘트라스트가 나타나지 않는다고 약술한 바 있다. 이런 조건에서 콘트라스트가 나타나기 위해서는 위 3가지 중에 한 가지 이상이 주변과 달라야 한다. 앞서 설명한 두께 줄무늬는 방위와 두께와 관련된 것이다. 즉 결정성이 좋은 시편에서 입사빔에 대해 회절면이 거의 Bragg 조건에 가깝게 있고, 시편의 형상이 쐐기 모양으로 두께가 연속적으로 두꺼워지는 조건에서 두께 줄무늬 콘트라스트가 형성된다.

본 절에서는 쐐기 모양을 갖는 시편과는 달리 위치에 따라서 동일한 두께를 갖는 시편이 휘어 있을 때 나타나는 콘트라스트에 대해 설명하고자 한다. TEM 시료는 워낙 두께가 얇아서 제작하는 과정에서 쉽게 굽혀질 수 있다. 두께와 조성이 같고 단지 얇게 휘어져서 위치별로 방위가 약간씩 다른 시편의 콘트라스트는 어떻게 될까?

그림 8-26은 입사되는 방향에 대해 양(a)과 음(b)의 곡률(curvature)을 갖는 시편의 산란강도를 보여준다. (a)에서 광축에 놓인 (hkl) 결정면은 입사빔에 대해 평행하므로 대칭 조건을 만족하지만, 시편이 굽혀지면서 점차 정확한 Bragg 조건에 도달한 후 다시 Bragg 조건으로부터 멀어진다. 정확한 Bragg 조건이 만족된 위치에서 입사빔의 산란강도가 가장 크므로 명시야상에서는 가장 어둡게 나타나며, 그 좌우로 산란강도는 점차 작아져서 영상은 밝아지고 시편의 중앙 부분에서 가장 밝아진다. 이러한 조건은 광축의 왼편에 대해서도 동일한 조건이 형성되어 오른편과 대칭의 콘트라스트가 얻어진다. 정리해 보면, 곡률이 있는 시편은 광축을 좌우로 산란강도가 동일하게 증가하면서 검은 줄무늬가 각각 형성되는

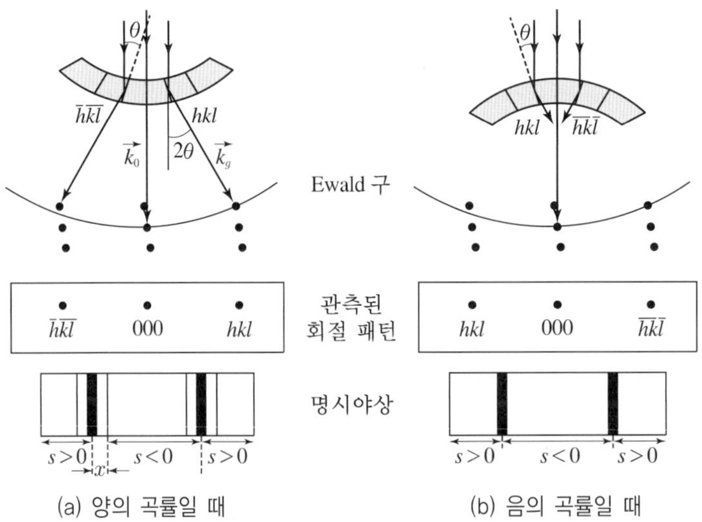

그림 6-26 • 곡률을 가지는 시편에 대한 굽힘 줄무늬[1]

데, 이것을 굴곡 줄무늬라고 한다. 이것은 마치 두 개의 줄무늬가 쌍둥이처럼 항상 같이 따라다니므로 여러 개의 줄무늬가 주기적으로 관찰되는 두께 줄무늬와는 확연히 구별된다. 굽힘 줄무늬에 대해 좀 더 자세히 들여다보자. 두 개의 검은 줄무늬 안쪽으로는 Kikuchi 선이 회절점의 안쪽에 있으므로 $\vec{s}<0$의 조건이며, 바깥쪽으로는 Kikuchi 선이 회절점의 바깥쪽에 위치하기 때문에 $\vec{s}>0$이 된다. 또한 그림 8-21에서 관찰되는 $1.5/a$의 위치에서 두 번째로 강한 회절강도가 형성되므로 명시야상에서는 이 지점에 두 번째 어두운 줄무늬가 형성된다. 이 줄무늬는 첫 번째 줄무늬($\vec{s}=0$)의 좌우에 동일한 거리에서 형성된다. 만약 산란강도가 크고 굽힘 정도가 크다면 $2.5/a$ 위치에 세 번째 검은 줄무늬가 대칭으로 나타날 수 있다. 시편의 굽힘 줄무늬는 항상 쌍으로 관찰되는데, 줄무늬 간격(명시야상에서 검은 선의 간격)을 측정하고 또한 θ_B를 계산함으로써 굽혀진 박판의 곡률 반지름$\left(r=\dfrac{D}{2\theta_B}\right)$을 알 수 있다. 또한 첫 번째와 두 번째 검은 선의 거리(x)와 r을 측정함으로써 Bragg 각도로부터 회절면의 휨$\left(\beta=\dfrac{x}{r}\right)$ 정도를 알 수 있다. 그림 8-26 (b)는 (a)와 기하학적으로 정확히 반대이다.

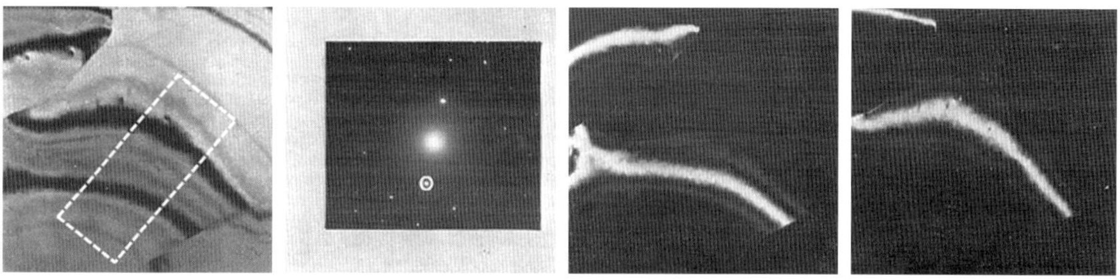

(a) (b) (c) (b)

그림 8-27 • 50% 냉간 가공된 Al 99.99 박판에서의 굽힘 줄무늬쌍. (a) 명시야상. 그림의 박스(흰색 점선)에 해당되는 부분이 그림 8-26의 굽힘 줄무늬에 해당된다. (b) 회절 패턴 (c) (b)에서 흰 원으로 표시된 회절빔으로 얻은 암시야상 (d) (b)에서 투과빔을 중심으로 표시된 회절빔에 대칭 관계인 회절빔으로 얻은 암시야상 [1]

표 8-1 • TEM 명시야상에서 관찰되는 줄무늬의 비교

구 분	Bend contour	Thickness fringe
원 인	방위의 변화 또는 시편 내에 s 존재	시편 두께가 변할 때 (a)
시 편	휘어진 박판	쐐기 모양의 박판
관 찰	굽힘 줄무늬. 항상 쌍으로 관찰됨	쐐기 줄무늬, 두께 줄무늬
구별 방법	암시야상에서 하나의 줄무늬만 밝게 보임	암시야상에서 모든 줄무늬가 역상으로 보임
줄무늬 위치	굽힘이 있는 모든 위치	박판의 끝단에서 쐐기 모양과 평행하게 보임 (결정립계, 트윈 경계, 적층 결함)
박판 두께	Method of Siems et al.	줄무늬의 숫자

그림 8-27은 굽힘 줄무늬의 예를 보여 준다. (a)는 3개의 결정립을 보이는 명시야상, (b)는 가운데 결정립에서 대칭 조건으로 회절된 회절 패턴, (c)는 투과빔을 중심으로 대칭인 회절점 중에서 한쪽 회절빔에 대물렌즈 조리개를 위치시켜서 만든 암시야상, (d)는 (c)의 다른 쪽 회절빔으로 만든 암시야상이다. 명시야상에서 1차, 2차, 3차 줄무늬가 보이며 거리상으로는 $0/a$, $1.5/a$, $2.5/a$의 위치를 보여 준다. 굽힘 줄무늬는 한 쌍으로 나타나며, 결정립이 바뀔 때 방위에 변화가 생기므로 줄무늬는 불연속하게 보인다. 또한 (c)와 (d)처럼 암시야상에서 하나의 줄무늬만 각각 나타난다.

표 8-1은 TEM 명시야상에서 관찰되는 대표적인 줄무늬인 두께 줄무늬와 굽힘 줄무늬의 원인, 관찰되는 형태, 구별 방법 등에 대하여 비교하였다.

8. 완전 결정에서 산란강도 요약

1, 2절을 통해 완전한 결정을 가지고 있는 시편에서 산란강도가 어떻게 결정되는지를 이해하였다. 즉, 시편은 주기성이 완벽한 결정이고, 전자빔은 시편에 도달할 때 동일한 위상을 갖는 평면파의 파동함수이다. 따라서 '결정에 입사된 전자의 산란강도는 입사빔에 대해 회절면이 Bragg 조건에 얼마나 가깝게 있느냐?'에 의해서 결정되었다. 여기서 2가지 회절 조건을 고려해 볼 수 있었다.

① 결정이 완벽한 Bragg 조건에 놓여 있는 경우 회절 조건은 $\vec{k}-\vec{k_0}=\vec{g}$이고, 산란강도는 식 (8.21) $A(\vec{k})\propto f(\theta)\int_k \exp[2\pi i(\vec{k}-\vec{k_0})\vec{r}]dV$의 제곱에 의해서 결정된다.

② 결정이 Bragg 조건으로부터 약간 벗어나 있을 경우, 회절 조건은 $\vec{k}-\vec{k_0}=\vec{g}+\vec{s}$이고 $A(\vec{k})$에서 $\vec{g}$와 관련된 $A(\vec{g})$는 동일하지만 $\vec{s}$와 관련된 $A(\vec{s})$는 식 (8.21)로 간략화된다.

즉 어떤 위치에 있는 완전한 결정면이 θ_B에서 $\pm\varepsilon$ 만큼 회전되었을 때 산란강도는 θ_B에 있을 때보다 감소한다. 즉 그 위치에서의 영상(명시야상)은 밝아진다. 결국 결정면이 θ_B와 $\theta_B\pm\varepsilon$로 놓여진 위치에 따라 어둡고 밝은 영상이 얻어지면서 TEM 이미지는 콘트라스트를 갖게 된다. 정리하자면, 콘트라스트는 ①의 조건으로부터 ②의 조건으로 회절면이 약간 변했을 때 둘 사이의 밝기 차이에 의해서 만들어진다.

③ ①과 ②와 같은 일반적인 회절 및 산란강도의 관점에 TEM 시편의 크기에 관한 특이성을 추가해 보자. TEM 시편은 $a\times b\times c$의 부피를 가지고 있지만, 두께(a)에 비해서 수평 방향으로의 샘플의 크기(b, c)는 무한대로 가정할 수 있다. 이와 같은 특이한 형상의 TEM 시편의 산란강도는 식 (8.27)의 $I_r\sim\left(\frac{\sin\pi s_x a}{\pi s_x}\right)^2$으로 표현된다. 삼각함수의 제곱은 음수 영역을 모두 양수화하는 것이므로 I_r과 $A(\vec{s})$의 차이를 주지하는 것이 중요하다.

9. 실제 시편에서의 산란강도

실제 결정은 2절에서 다루었던 완전 결정과는 달리 많은 결함을 포함하고 있다. 결함에는 점결함(point defect), 선결함(line defect), 면결함(plane defect) 등이 있다. 만약 TEM을 이용하여 이들 결함을 내포하고 있는 시편의 영상을 관찰한다면 어떤 콘트라스트가 만들어질까? 반대로 TEM 영상에서 어떤 콘트라스트가 보인다면 이것은 결정에서 무엇을 의미할까?

완전 결정과 실제 결정은 산란 진폭식에서 어떤 인자가 변하는 것을 의미할까? 우선 산란 진폭은 아래와 같다.

$$A(\vec{s}) \propto f(\theta) \int_k \exp[2\pi i(\vec{s}\,\vec{r})]dV \tag{8.26}$$

여기서 $f(\theta)$는 n번째 원자의 산란인자이며 일반적인 강도 계산에서는 생략해도 좋고, 뒤쪽의 결정 또는 비정질 격자의 방향성에서 기인하는 인자를 표현하는 데 사용된 식 (8.14) $\int_k \exp[2\pi i(\vec{k} - \vec{k_0})\vec{r}]$ dV는 입사빔($\vec{k_0}$)과 산란빔($\vec{k}$)의 방향 관계 및 결정면에 놓인 격자의 위치벡터($\vec{r}$)를 의미한다. 결함을 포함하고 있는 실제 결정에서 변할 수 있는 것은 격자의 위치이다. 따라서 위치벡터($\vec{r}$)는 $\vec{v}$만큼 미량 움직이므로 $\vec{r} + \vec{v}$로 바꾸어야 한다. 관련된 식은 아래와 같이 정리된다.

$$\begin{aligned} A(\vec{k}) &\propto f(\theta) \int_k \exp[2\pi i(\vec{k} - \vec{k_0})\vec{r}]dV \\ &= f(\theta) \int_k \exp[2\pi i(\vec{k} - \vec{k_0})(\vec{r} + \vec{v})]dV \end{aligned} \tag{8.27}$$

여기서 아래 2가지 조건을 고려하면 단순화될 수 있다.

$$\exp[2\pi i\vec{g}\,\vec{r}] = \exp[2\pi i \cdot \text{integer}] = 1 \ (perfect\ lattice) \tag{8.28}$$

$$\exp[2\pi i\vec{s}\,\vec{v}] = \exp[2\pi i \cdot 0] = 1 \ (\vec{s} \ll \vec{g},\ \vec{v} \ll \vec{r}) \tag{8.29}$$

일반적으로 $\vec{s} \approx 10\,\text{nm}^{-1}, \vec{g} \approx 1/100\,\text{nm}^{-1}$ 수준이다. 따라서 아래 식이 유도된다.

$$A(\vec{s}) \sim f(\theta) \int_k \exp[2\pi i\vec{g}\,\vec{v}] \cdot \exp[2\pi i\vec{s}\,\vec{r}]dV \tag{8.30}$$

여기에서, $\exp[2\pi i\,\vec{s}\,\vec{r}]$ 항은 TEM 시편에서 좀 더 간략화될 수 있다. TEM 시편의 $x-y$면은 박판면과 평행하고, z축은 입사빔과 평행하다. 따라서 단순한 TEM 시편의 독특한 형상에 의해서 입사빔에 평행한 방향(z축)으로 회절점(역격자점)의 streak을 만든다. 이것은 아주 기다란 럭비공이 수직으로 서 있는 모양이다. 이러한 기하학적인 조건에서 역격자가 Ewald 구에 의해 잘릴 때 산락 진폭($A(\vec{s})$)은 최대가 되고, 만나지 않으면 산란 진폭은 모두 '0'이 된다.

만약 시편이 Bragg 조건에서 $\vec{s}$ 만큼 벗어나면 회절점은 어떻게 될까?

- 먼저 전자빔 파장이 변하지 않는 한 Ewald 구의 반지름은 변하지 않는다. 회절점은 약간 회전을 하겠지만 얇은 TEM 시편의 특이성으로 인해 회절점의 위치는 크게 바뀌지 않으며, 회절점의 형상은 여전히 수직으로 서 있는 럭비공과 동일하다.
- 또한 역격자 공간에서 $\vec{s}$는 $\vec{s_x}$, $\vec{s_y}$, $\vec{s_z}$ 로 표현된다. 시편이 약간 Bragg 조건에서 벗어난다면 $\vec{s_x}$, $\vec{s_y}$ 방향으로의 변위는 거의 '0'에 가깝고, $\vec{s_z}$만 streak 만큼 크기를 갖게 된다. 이것이 Ewald 구와 만날 때 산란 진폭이 발생한다. 따라서 상기의 식 (8.29)에서 $\vec{s_x}, \vec{s_y}$ 방향은 고려할 필요가

없게 된다. 이러한 고려는 위의 식에서 $\vec{s} = \vec{s_z}$, $\vec{r} = \vec{z}$로 치환 가능하게 한다. $\exp[2\pi i \vec{g}\vec{v}]$ 항은 $\vec{s_x}x$, $\vec{s_y}yx = 0$이 되어 $\exp[2\pi i \vec{s}\vec{z}]$로 정리된다. 결국, $\exp[2\pi i \vec{g}\vec{v}]$ 항은 새로운 개념을 포함하는 식으로 다시 쓸 수 있다. 결함에 의해서 위치벡터($\vec{r}$)를 약간 변화시키는 $\vec{v}$는 직교좌표를 고려할 때 $v(x, y, z)$로 표현될 수 있다. 따라서 직교좌표에 대한 적분으로 표시하면 식 (8.30)은,

$$A(\vec{s}) \sim f(\theta)\int\int\int_K \exp[i\phi(x, y, z)] \cdot \exp[2\pi i \vec{s}\vec{z}]dx\,dy\,dz \tag{8.31}$$

가 된다. 여기서 $\phi(x, y, z) = 2\pi \vec{g}v(x, y, z)$이며 $\vec{r}$로부터 $v(x, y, z)$의 변위가 생겼을 때 발생하는 위상차를 의미한다.

이 식은 z축을 따라가면서 전자와 결정의 충돌에 의해 만들어지는 산란강도를 의미하므로, 수평 방향으로의 모양에 따라서 원통형과 직각기둥을 고려할 수 있다. 만약 (x, y)를 투과한 전자빔의 산란 진폭은 그림 8-27과 같이 사각기둥을 고려할 수 있으며 다음 식으로 표현된다.

$$A(x, y, s) \sim f(\theta)\int \exp[i\phi(x, y, z)] \cdot \exp[2\pi i \vec{s}\vec{z}]dz \tag{8.32}$$

3 결함 콘트라스트(defect contrast)

앞에서 콘트라스트를 만드는 것은 샘플의 (x, y) 위치로부터 영상면에 도착한 전자들의 산란강도 차이로부터 기인한다. 또한 완전 결정에서는 방위에 따라 산란강도가 변하고, 결함을 포함한 결정에서는 주기성을 벗어난 원자 때문에 발생하는 위상차와 z축 방향으로의 충돌에 의해 산란강도가 결정된다. 본 절에서는 면결함(적층 결함, 쌍정, 결정립계), 다른 조성 및 결정 방위, 응력장 등에 의한 산란강도가 어떻게 변하고 영상의 콘트라스트가 만들어지는지 살펴보고자 한다.

1. 적층 결함(stacking faults)

그림 8-28은 재료의 적층 결함을 보여 준다. 적층 결함은 그림 8-29와 같이 동일한 재료에서 한 층(S면, fcc의 경우 (111)면)을 중심으로 한 원자 간격 $\left(\frac{a}{2} < 110 >\right)$보다 작은 거리 $\left(\frac{a}{6} < 112 >\right)$를 움직일 때 발생한다.

적층 결함에는 Frank 부분 전위(partial dislocation)와 Shockley 부분 전위가 있다. 앞의 예에서 S면을 중심으로 결정 1과 결정 2로 나뉘게 된다. 따라서 z축 방향으로의 입사빔은 $B \to C \to D$를 따라 투과하고 결정 1과 결정 2를 지나게 된다. 전자빔의 경로를 따라서 시편의 균일도를 따진다면 3단계($B \to C$, C, $C \to D$)를 고려해야 한다. 먼저 $B \to C$와 $C \to D$는 동일한 결정이므로 near Bragg 조건에 있는 결정면은 $\vec{k} - \vec{k_0} = \vec{g} + \vec{s}$ 조건에서 회절이 발생한다. 이것을 APD로 작도한다면 초기 진폭(A_0)이 $\vec{s}$에 의해 발생한 위상차(ϕ)만큼 연속적으로 회전하면서 $1/2\pi s$의 반지름을 갖는 원을 형성해 간다. 그러나 C점을 지나칠 때 불연속적으로 발생하는 위상차는 ϕ와는 달라지면서 120도만큼 회전하게 된다. 이것

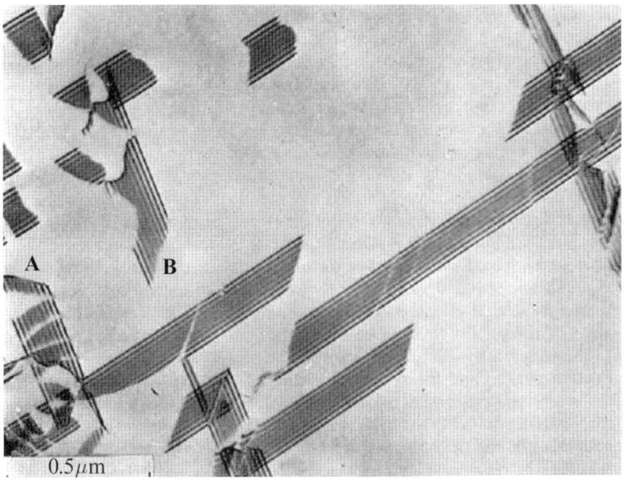

그림 8-28 • 스프링 합금(Co-Ni-Cr-Fe 합금) 내에 존재하는 적층 결함 [6]

은 그림 8-29 오른쪽 그림에서와 같이 $B \rightarrow C$와 $C \rightarrow D$ 과정을 거쳐 오는 전자의 위상 변화 각도는 미세하고 균일하게 변화되지만, C점에서는 큰 각도(120도)로 변화되면서 위상 점프를 하여 APD의 최종 결과는 $\overrightarrow{BD}$가 된다.

이것을 산란강도의 기본식을 이용하면 산란 진폭은 다음의 식으로 표현된다.

$$A(\vec{s}) = f(\theta)\int_k \exp[2\pi i(\vec{k} - \vec{k_o})(\vec{r} + \vec{v})]dV \tag{8.33}$$

$$A(\vec{s}) = f(\theta)\int_k \exp[2\pi i(\vec{g} + \vec{s})\vec{r}]dV \tag{8.34}$$

$$A(\vec{s}) \propto f(\theta)\int_k \exp[2\pi i(\vec{s}\,\vec{r})]dV \tag{8.35}$$

$$A(\vec{s}) \sim f(\theta)\int_k \exp[2\pi i\,\vec{g}\,\vec{v}] \cdot \exp[2\pi i\,\vec{s}\,\vec{r}]dV \tag{8.36}$$

$$A(x,\,y,\,s) \sim f(\theta)\int \exp[i\phi(x,\,y,z)] \cdot \exp[2\pi i\,\vec{s}\,\vec{z}]dz \tag{8.37}$$

$$A(x,\,y,\,s) \sim \int_B^C \exp[2\pi i\,\vec{s}\,\vec{z}]dz + \int_C^D \exp[2\pi i\,\vec{g}\,\vec{b}] \cdot \exp[2\pi i\,\vec{s}\,\vec{z}]dz \tag{8.38}$$

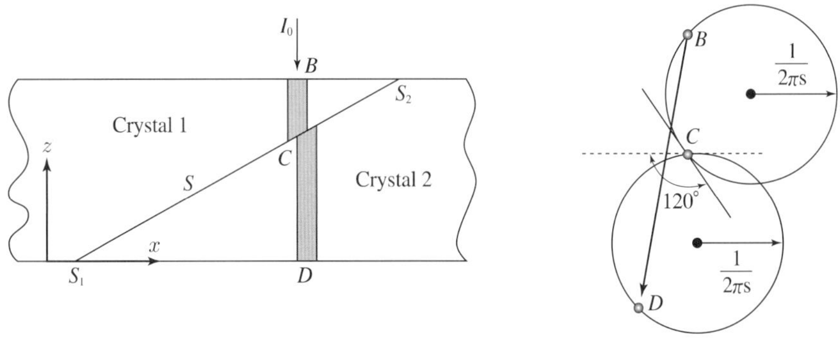

그림 8-29 • 적층 결함의 단면 (a)와 두께 방향을 따라 투과하는 전자의 위상 변화 APD 도형 (b)

마지막 식을 유도해 보면 $B \rightarrow C$에 대하여,

$$A(x, y, s) \sim f(\theta) \int_{B}^{C} \exp[i\phi(x, y, z)] \cdot \exp[2\pi i \vec{s}\, \vec{z}] dz$$

$$= \int_{B}^{C} \exp[2\pi i \vec{s}\, \vec{z}] dz \qquad (8.39)$$

C와 $C \rightarrow D$에 대하여,

$$A(x, y, s) \sim f(\theta) \int_{C}^{D} \exp[i\phi(x, y, z)] \cdot \exp[2\pi i \vec{s}\, \vec{z}] dz$$

$$= \int_{C}^{D} \exp[2\pi i \vec{g}\, \vec{b}] \cdot \exp[2\pi i \vec{s}\, \vec{z}] dz \qquad (8.40)$$

따라서 $B \rightarrow C$, C, $C \rightarrow D$에 대한 최종 식은 다음과 같다.

$$A(x, y, s) \sim \int_{B}^{C} \exp[2\pi i \vec{s}\, \vec{z}] dz + \int_{C}^{D} \exp[2\pi i \vec{g}\, \vec{b}] \cdot \exp[2\pi i \vec{s}\, \vec{z}] dz \qquad (8.41)$$

한편, C에서 적층 결함으로 인한 위상의 점프(phase jump)는 $\phi = 2\pi \vec{g} \cdot \vec{b}$이다.

$$\vec{g} = \frac{1}{a}[200]$$

$$\vec{g}\, \vec{b} = \frac{1}{a}[200] \cdot \frac{a}{6}[112] = \frac{1}{3}$$

$$\phi = \frac{2\pi}{3} = 120^{o}$$

적층 결함의 TEM 영상은 두께 줄무늬와 유사하게 어둡고 밝은 선이 교차하는 줄무늬 형태로 나타난다. 산란강도는 진폭 $A(\vec{s})$의 제곱이므로 복잡한 수식으로 전개되지만, 주기는 $1/s$이며 줄무늬의 방향은 적층 결함면과 표면이 만드는 교차선과 평행하다. 이것은 원론적으로 두께 줄무늬와 유사하며 t, $\vec{s}$, ϕ에 의존한다. $\vec{s}$가 증가하거나 t가 커지면 줄무늬 간격은 더 가까워지고, 같은 두께라면 $\vec{s}$의 증가에 의해 산란강도는 작아져서 영상에서는 전체적으로 밝아진다.

2. 쌍정(twin)

fcc 결정에서 {111}면이 전단될 때 위층에 있는 원자들이 $\frac{a}{2} < 112 >$ 방향으로 이동하는 것을 Shokeley 부분 전위라 하며, 또 다른 이름으로는 적층 결함이라고 한다. 이런 2차 결함을 전자가 통과할 때 밝고 어두운 콘트라스트로 나타나는 현상을 적층 결함 콘트라스트라고 한다. 쌍정은 적층 결함이 형성된 위층에 똑같이 적층 결함이 형성되고 그 위에 반복해서 적층 결함이 형성되는 구조이다. 이것은 원자 1층의 결정면에서 발생되는 적층 결함이 연속해서 일어나므로 일정한 두께를 갖는 띠 형태로 관찰된다(그림 8-30).

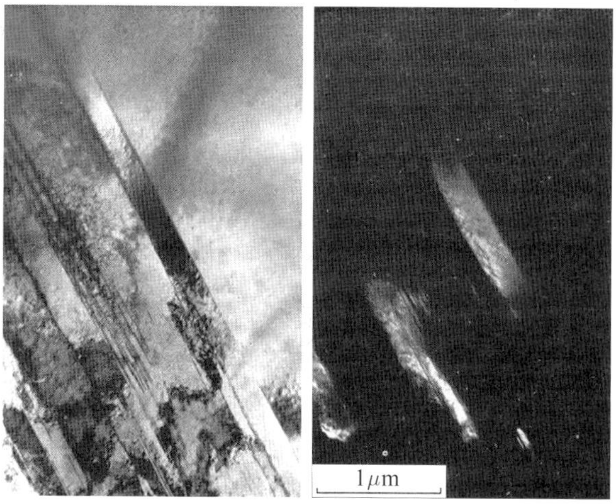

(a) 명시야상　　　　(b) 암시야상

그림 8-30 • 냉각 가공 후 어닐링한 강 내에 존재하는 쌍정 이미지. 쌍정면은 {111}, 쌍정 방향은 [112] [1]

가장 작은 쌍정의 두께는 적층 결함이 2번 발생한(원자 2층 높이) 경우이다. 이것이 쌍정으로 불리는 이유는 변형 전의 결정과 변형 후의 결정이 쌍정면을 중심으로 대칭이 되기 때문이다. 그림 8-30은 TEM에서 관찰한 쌍정의 미세 조직이다. fcc에서 쌍정이 가장 잘 관찰되는 정대축은 그림 8-31과 같이 <110>일 때이다. 이 정대축에서 보면 쌍정면인 {111} 결정면과 평행하므로 매우 깨끗한 경계면을 볼 수 있다. 쌍정에 대한 회절 패턴에서 기지에 대한 회절점이 빈 원일 때 쌍정 지역으로부터 회절점은 ×표이다. 쌍정축을 대칭으로 기지의 회절점은 쌍정 지역의 회절점과 일치한다. 일반적으로 쌍정 지역이 면적이 좁기 때문에 기지의 회절점에 비해 쌍정의 회절점의 강도가 상대적으로 낮게 나타난다.

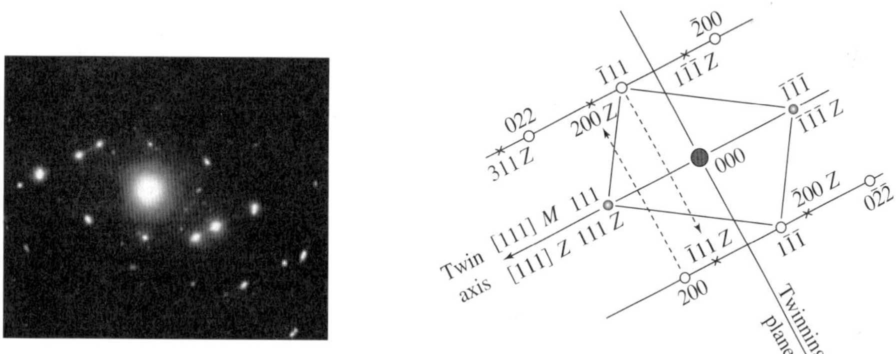

(a) 실제 회절 패턴　　　　(b) 회절 패턴의 모식도

그림 8-31 • 그림 8-30에서 관찰된 쌍정의 회절 패턴. 이 쌍정은 ⟨$\bar{0}$11⟩ 정대축을 가지고 있으며, 기지로부터 회절된 회절빔은 밝고 크며(빈 원), 쌍정으로부터 회절된 회절빔은 작다(×표시). [1]

3. 석출물(precipitate)

합금에서는 고용도와 석출물 형성 에너지에 따라서 매우 다양한 석출물이 존재한다. 그림 8-32와 같이 석출물이 생성되는 초기에는 기지와의 격자가 완전히 일치하는 정합 계면(coherent interface)의 석출물이 형성된다. 만약 석출물이 커지면 불일치하는 격자의 변형 에너지가 커져서 더 이상 정합을 유지하는 것이 어려워 부분적(semi coherent interface)으로 또는 완전히 정합성을 상실(incoherent interface)하게 된다.

Al-4%Cu 합금은 표 8-2와 같이 GP zone, GP I zone, GP II zone, θ', θ''으로 불리는 아주 다양한 석출물이 있다. 다양한 석출물은 기지에 과포화 상태의 Cu가 상온으로 냉각된 후 열처리에 의해 점차 성장하면서, 계면 에너지의 증가에 따라 계면의 형태를 정합에서 부정합으로 변화시키는 과정이다.

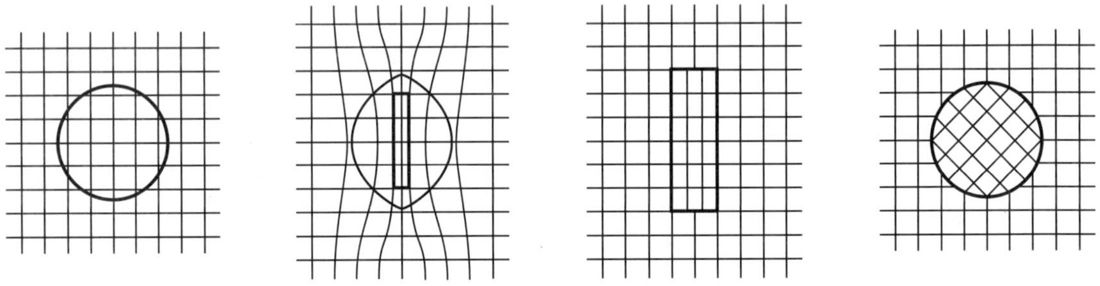

(a) 정합(격자상수 일치) (b) 정합(격자상수 불일치) (c) 일부 정합 (d) 부정합

그림 8-32 • 석출물과 기지 사이의 정합 유형 [1]

표 8-2 • 다양한 석출물들의 구조 및 물성 비교 [1]

예	Al-Ag 내의 GP zones	Al-Cu 내의 GP zones		Al-Cu 내의 θ'-phase	Al-Cu 내의 θ-phase
		GP I	GP II		
구 조	Fcc. same as matrix	Cu층, 한 개 혹은 두 개의 원자 두께	Tetragonal, a=0.404 nm, c≈0.78 nm	Al_2Cu, tetragonal, a=0.405 nm, c=0.580 nm	Al_2Cu, tetragonal, a=0.404 nm, c≈0.78 nm
결정학적 방위 관계	기지의 정방형 축과 평행한 방위 관계				
형 태	구형	기지의 정방형 면들에 놓인 판형			
크기 (지름 혹은 길이)	<20 nm	<10 nm	<50 nm	<1.5 μm	<8 μm
온도 영역	RT~200℃	RT~160℃	100~200℃	150~400℃	150~500℃

그림 8-33은 GP I 석출물의 미세 조직으로, 작은 석출물들의 콘트라스트로 인해 오돌도돌한 미세 조직을 보인다. 이 석출물의 격자상수는 기지와 일치하므로 그 계면은 정합 상태를 가지고 있다. 기지와 석출물이 아주 미세하게 다른 결정상수를 갖는다는 것은 두 가지 중요한 의미를 갖는다.

① 정합 상태를 유지하기 위해 아주 미세한 변형이 발생하고 이런 부분의 크기가 작기 때문에 저배율에서는 오돌도돌하게 보이는 콘트라스트를 보이게 된다.

② 또한 정합으로 인해 석출물의 회절 패턴은 기지와 동일한 위치에서 회절점을 만든다. 그러나 판상 또는 디스크 형태로의 석출물이 갖는 회절 패턴의 특이점은 회절점 주변에 관찰되는 streak이다(그림 8-23). streak의 방향이 서로 수직인 것은 각각의 방향에 대응하는 얇은 디스크 모양의 GP I 석출물이 두 종류로 존재한다는 의미이다. 이들 석출물의 두께가 얇아질수록 streak의 길이는 길어진다. 따라서 GP I에서 GP II로의 성장은 두께의 증가를 동반하기 때문에 streak의 길이는 짧아진다.

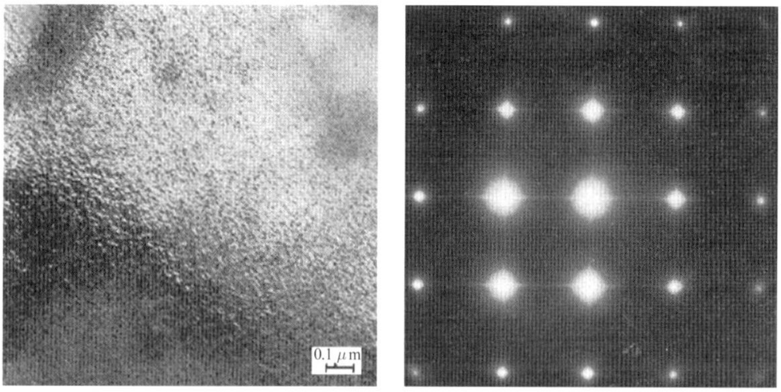

(a) TEM 영상 (b) SAD 패턴

그림 8-33 ∘ Al-4%Cu 합금의 GP I 석출물 생성 후 미세 조직과 SAD 패턴[7]

그림 8-34는 θ'상의 미세 조직을 보여 준다. 입자가 커지면서 표 8-2에서 설명된 것처럼 석출물은 부정합 계면을 갖게 된다. 부정한 계면은 변형이 발생하지 않기 때문에 영상에서 석출물과 기지에 응력장(strain contrast)이 관찰되지 않고 매우 깨끗한 콘트라스트를 형성한다. 석출물이 검게 보이는 것은 석출물에서 회절과 θ'상에 Cu 함량이 높아 흡수계수가 다르기 때문에 발생하는 콘트라스트이다.

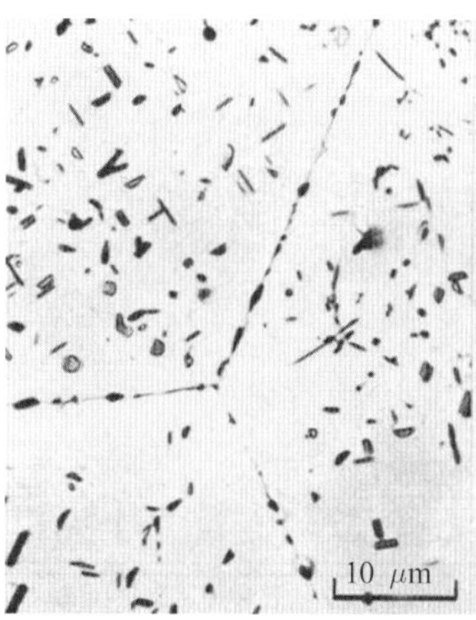

그림 8-34 ∘ Al-4%Cu 합금의 θ' 석출물 생성 후 미세 조직[1]

4. 응력장(strain contrast)

결정의 내부 결함은 그림 8-35와 같이 공공(vacancy)과 침입형(interstitial)의 2가지 형태를 고려해 볼 수 있다. 공공 형태의 결함은 주변의 격자가 내부로 약간 휘게 된다. 또한 침입형의 결함은 격자를 밀어내므로 바깥쪽으로 약간 휘게 된다. 이와 같은 격자의 이동은 국부적으로 결정면을 회전시키는 효과와 동일하여 한쪽에서는 Bragg 조건에 근접한 방위를 갖게 된다. 이런 지역의 산란강도는 커지면서 어둡게 되고, 반대쪽은 밝아져 결함의 모양은 마치 반인반수의 얼굴과 같이 흑백의 콘트라스트가 형성된다. 만약 공공 또는 침입형의 결함의 종류를 구별하고자 한다면, 밝은 쪽 콘트라스트와 $\vec{g}$의 사잇각이 90° 이하이면 공공 형태의 결함을 의미한다.

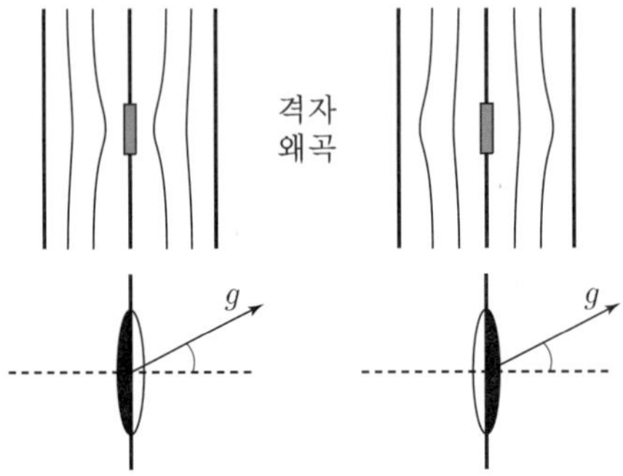

(a) 공공　　　　(b) 침입형

그림 8-35 • 결정의 내부 결함 및 결함의 영상 콘트라스트 [8]

5. 규칙상(ordered phase)

치환형 고용체를 이루는 합금에서 A, B 원자가 규칙적으로 분포하느냐 또는 불규칙하게 분포하느냐에 의해서 규칙상과 불규칙상으로 나뉜다. 그림 8-36에서 (a)는 고온에서 고용 단계에 있을 때 불규칙상으로 형성된 2원계 합금, (b)는 CsCl과 같이 규칙적으로 2원소가 정렬되어 있는 규칙상의 예를 보여 준다.

A, B 합금의 불규칙상은 A와 B 각 원소는 불규칙 배열을 하지만, 두 원소를 하나로 보았을 때 주기적인 결정 구조를 갖는다. 또한 규칙상에서 A와 B의 원소는 각각 주기적인 위치에 놓여 있다. 이와 같은 규칙상은 한 결정 전체에 걸쳐서 주기성이 계속되는 것이 아니라 결정 내에서도 그 주기가 바뀌는 영역들이 발생한다. 따라서 한 결정 내에서 주기성이 바뀌는 영역이 인접하게 되는데, 이것을 역위상 경계(antiphase boundary, APD)라고 부른다. (b)에서 AB는 역위상 경계를 표시하고 있다.

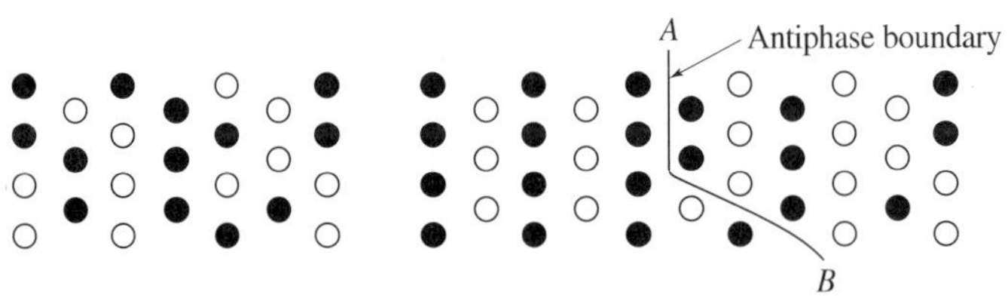

(a) 불규칙상　　　　(b) 규칙상

그림 8-36 • 치환형 고용체를 이루는 합금에서의 A, B의 분포의 규칙성에 따라 구별되는 상 [1]

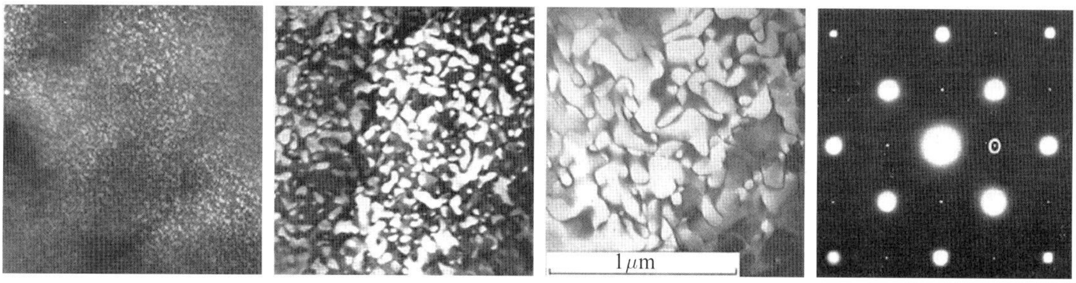

(a) 15분 열처리한 조직 (b) 30분 열처리한 조직 (c) 4시간 열처리한 조직 (D) Fe-Co의 회절 패턴

그림 8-37 • 규칙상이 형성된 Fe-Co 합금 [1]

Fe-Co 합금도 상온에서 두 원소가 주기적으로 서로 교차하는 규칙상을 종종 형성한다. 그림 8-37은 규칙상이 형성된 Fe-Co 합금의 미세 조직과 회절 패턴을 보여 준다. 규칙상은 하나의 결정 내에 마치 얼룩과 같은 도메인으로 나뉘어져 있으며, 각각은 역위상 경계에 의해 나뉘어져 있다. 역위상 경계에서는 전자파의 위상이 바뀌면서 위상 이동(phase shift)이 발생하므로 어둡게 보인다. (a), (b), (c)에서는 열처리 시간이 증가하면서 규칙상의 도메인의 크기가 커진다. 여기서 흰 영역은 규칙상이며, 검은색 영역은 불규칙상이다.

여기서 (a), (b), (c) 영역이 하나의 결정립이라는 것은 (d)에서 단결정 회절 패턴으로 증명된다. 한 가지 흥미로운 것은 회절점 사이에 작은 점들이 찍히는 것을 볼 수 있다. 크고 밝은 회절점은 합금 자체가 가지고 있는 결정학적 위치에 의해서 나타나는 것이다. 반면에 회절 패턴에서 기지의 회절점 사이에 작은 회절점들이 관찰된다. A와 B가 불균일하게 혼합되어 있다면 크고 밝은 회절점만 관찰된다. 그러나 규칙상에서 A와 B는 규칙성을 가지고 있으므로, A(또는 B) 원자만 산란하여 만드는 회절점이 추가적으로 발생하여 그림 8-37 (d)와 같은 작고 흐린 회절점을 만든다. 이처럼 A(또는 B) 원자가 가진 원래의 격자점보다 2배 또는 3배 먼 거리에서 규칙적으로 분포하는 A(또는 B)만의 결정 구조를 초격자(superlattice)라고 부른다.

4 | 전위 콘트라스트(dislocation contrast)

재료에는 우리의 눈으로 볼 수는 없지만 대단히 많은 결함을 포함하고 있다. 이중에서 선결함의 일종인 전위(dislocation)는 재료의 역학적, 전기적, 물리적 특성을 좌우하는 중요한 결함으로 알려져 있으며 약 $10^8 \sim 10^{13}$개/cm^3 정도의 전위 밀도로 분포하고 있다. 이와 같은 전위에는 나선 전위(Screw dislocation), 칼날 전위(Edge dislocation), 혼합 전위 등이 있다. 결정에서 전위의 존재는 주기적인 격자의 위치를 이동시켜 전자빔의 위상과 진폭에 영향을 준다. 우리는 3절에서 적층 결함이 전자빔의 산란강도에 미치는 영향에 대해 고려한 바 있다. 본 절에서는 전위에 의해 형성되는 콘트라스트의 변화와 전위의 Burgers 벡터 결정법 등에 대해 알아보고자 한다.

1. 나선 전위(screw dislocation)

나선 전위는 슬립면(slip plane)에 수평하게 놓여 있고 전위선의 방향으로 Burgers 벡터가 있어서 그림 8-38과 같은 형태를 가지고 있다. 여기서 $\overline{GH}$ 는 나선 전위를 의미하며 나선 전위의 오른편은 격자 상수만큼의 크기로 이동하지만, 전위의 바로 주변에 있는 원자들은 y 방향으로 약간 이동된다. 따라서 나선 전위는 TEM의 영상 콘트라스트의 변화를 만들게 된다. 기하학적으로 그림과 같이 전자빔에 평행한 사각기둥은 나선 전위가 생성됨에 따라 ABC 와 같이 미량의 변위를 갖게 되며, 식 (8.42)로 표현된다. 8.2.9절을 참조하면 $\vec{r}$(완전 결정에서의 회절을 유발하는 원자 위치)로부터 결함에 의한 $v(x, y, z)$의 변위에 의해 발생하는 위상차는 아래와 같다.

$$\vec{v}(x, y, z) = \vec{b}\frac{\alpha}{2\pi} = \frac{\vec{b}}{2\pi}\tan^{-1}\frac{z}{x},\ 0 \le \alpha \le 2\pi \tag{8.42}$$

x는 전위와 사각기둥 사이의 거리이고, 변위벡터는 $z=0, \alpha=0$일 때 '0'에서 $\vec{b}$까지 연속적으로 변한다. 8.2.9절의 $\phi(x,y,z) = 2\pi\vec{g}v(x,y,z)$ 식은 $\phi(x,y,z) = \vec{g}\,\vec{b}\tan^{-1}\frac{z}{x} = n\tan^{-1}\frac{z}{x}$ 로 변한다. 여기서 n은 정수이다. 따라서 국부적인 산란 진폭(local scattering amplitude)은 다음과 같다.

$$A(\vec{s}) = f(\theta)\int\int\int_K \exp[i\phi(x,y,z)]\cdot\exp[2\pi i\vec{s}\,\vec{z}]dxdydz \tag{8.43}$$

$$A(x,y,s) = f(\theta)\int_{-z_1}^{z_2}\exp\left[in\tan^{-1}\left(\frac{z}{x}\right)\right]\cdot\exp[2\pi i\vec{s}\,\vec{z}]dz \tag{8.44}$$

만약 전위가 없다면 $b=0, n=0$이 된다. 이 조건에서 $s=0$이라면(two beam 또는 Bragg 조건)이 되어 사각기둥에서 산란 진폭은 $A = Nf(\theta)$가 되며, $s \approx 0$이라면(two beam 조건에서 약간 회전한 경우) 산란 진폭은 APD에 의해 $r = \frac{1}{2\pi s}$에 의해서 결정된다.

만약 전위가 존재한다면 상기의 산란 진폭 식은 'z'에 의해서 결정된다. 그림 8-39에서 (a)는 나선 전위 주변의 기하학적 상수이며, (b)는 TEM 시편의 나선 전위를 수직으로 절단했을 때의 단면이다. 여기서 σ는 절단된 나선 전위의 중심이고, ABC는 나선 전위의 영향으로부터 자유로운 영역, DEF는 나선 전위에 의해 약간의 변형이 발생한 영역을 표시한다. 위의 식에서 $\phi(x, y, z) = n\tan^{-1}\frac{z}{x}$는 n=1 일 때

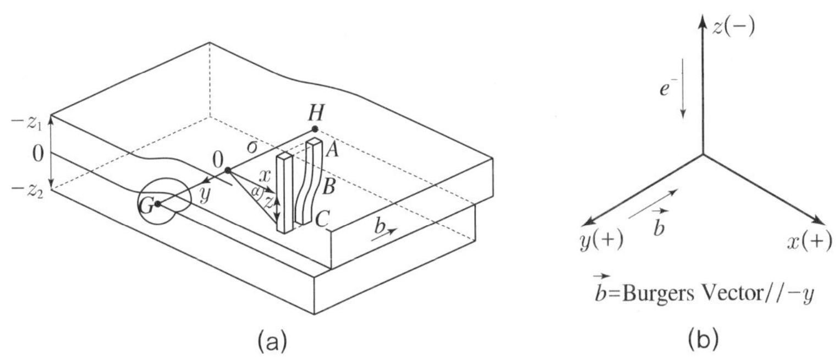

그림 8-38 • (a) 나선 전위의 도식도 (b) burgers 벡터와 입사 전자의 좌표축 관계 [9]

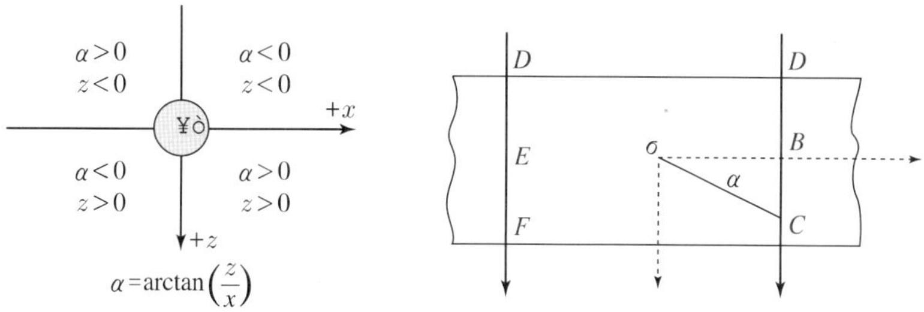

그림 8-39 • (a) 나선 전위 주변의 기하학적 상수의 부호 (b) 나선 전위의 수직 절단면 [3]

$\phi(x, y, z) = \alpha$가 된다. 그림 8-39와 40에서 ABC를 따라가는 경로에서 α는 $-\pi/4$에서 0을 거쳐 $\pi/4$가 된다. 반면 전위의 영향으로부터 자유로운 DEF 경로에서 α는 $\pi/4$에서 0을 거쳐 $-\pi/4$가 된다.

이상의 결과로부터 우리는 그림 8-40과 같이 ABC와 DEF 경로에 따른 위상차의 변화를 진폭-위상도 작도로 표현할 수 있다. (a)의 DEF 경로에서 α는 $\pi/4$에서 0을 거쳐 $-\pi/4$로 변하므로 D점에서 A_0 벡터는 $\pi/4$의 위상차를 가지고 꺾이며, E 지점으로 내려오면서 꺾이는 정도는 α와 함께 감소하다가 E점에서 '0'이 된다. 이후 α에 따라서 진폭-위상도는 F점까지 위상 변화를 겪게 되고 최종 산란 진폭은 $\overrightarrow{DF}$의 크기가 된다. 이와는 달리 ABC 경로에서 진폭-위상도의 시작은 D와는 반대 방향으로 진행하며, B점에서 C점으로 갈수록 α값이 계속 커지므로 진폭-위상도 작도는 (b)와 같은 형태가 얻어진다. 우리가 진폭-위상도의 작도를 정성적으로 그려서 설명하지만 기준은 시작점, 중심을 거쳐갈 때 그림 내의 점선으로 된 원과 위상각이 0인 점을 고려하면 된다. 따라서 최종 ABC와 DEF 경로를 거쳐갈 때 산란 진폭은 DEF가 더 크며 ABC에서 작다. 두 원의 중심의 차이가 $2\pi sx$가 된다. 이것은 명시야상에서 전위의 왼쪽은 어둡고, 전위의 오른쪽은 밝은 전위 콘트라스트를 만드는 이유이다.

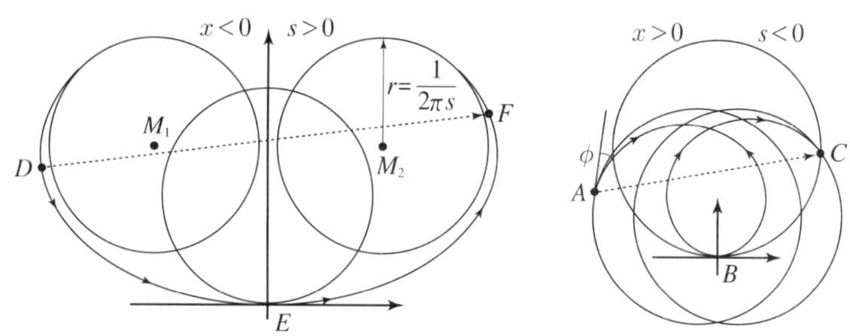

그림 8-40 • 위상차의 변화를 APD 작도로 표현한 도식 [9]

앞의 설명에서 나선 전위의 좌우에서 사각기둥을 거쳐서 투과한 전자빔의 산란강도는 서로 다름을 설명하였다. 그림 8-41은 나선 전위의 중앙 부분을 바라보면서(그림 8-38에서 $-y$ 방향) x축에 대한 산란강도의 변화를 보여 준다. 진폭-위상도에서 원의 중심의 차이가 산란의 진폭이 되며, 그 값은 $2\pi sx$에 비례한다. 여기서 s는 상수이고 x가 변하는 것이므로 가로축은 $2\pi sx$의 변화로 대체한다. 흥미롭게도 산란강도는 그림 8-41과 같이 n의 값에 따라서 곡선의 형태가 바뀐다. 우리는 이 곡선으로부터 전위가 실제 존재하는 위치로부터 대칭의 콘트라스트를 가지지 않고 비대칭 콘트라스트를 가지고

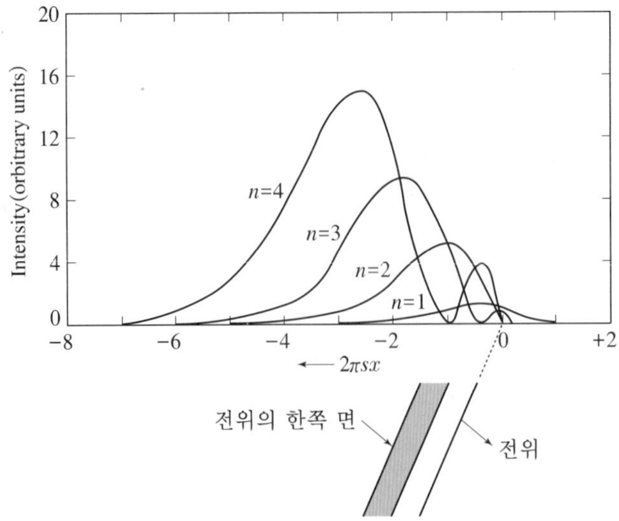

그림 8-41 ● 나선 전위의 중심을 기준으로 x축에 대한 산란강도의 변화 및 큰 n값에서 전위가 왼쪽으로 치우쳐 보이는 현상을 표현한 도식[9]

있어 전위의 한쪽에서만 관찰된다는 사실, 시편 내에 실제 전위가 존재하는 정확한 위치, 한 개의 전위가 한 개 또는 두 개의 선으로 보이는 이유에 대한 정보를 알 수 있다. 그림 8-41에서 $n(=\vec{g}\cdot\vec{b})$이 증가할수록 전위 중심으로부터 산란강도의 최댓값은 왼쪽으로 이동한다. 이것은 명시야상(영상)의 관점에서 보면, n이 클수록 명시야상에서 관찰되는 검은 선의 전위는 실제 시편에서 더 오른쪽에 위치함을 의미한다. 또한 $n=1$, 2에서 전위의 콘트라스트는 1개이지만(한 개의 봉우리), $n=3, 4$에서 검게 보이는 전위의 콘트라스트는 2개가 된다(두 개의 봉우리). 이것은 한 개의 전위가 명시야상에서 한 개 또는 두 개의 검은 선으로 관찰되는 이유이다. 한 예로, $s=0.003\,\text{Å}^{-1}$으로 보통의 값을 가지고 있다면, 전위의 산란강도는 전위의 중심으로부터 약 100Å 정도 떨어진 곳($|2\pi sx|\approx 2$)에서 최대가 된다.

만약 s는 상수라면 전위의 산란강도는 x에 따라 변하고, 반대로 x가 상수라면 산란강도는 s에 의해서 변한다. 이때에도 $s=0$이면 시편의 결정면이 정확한 Bragg 조건과 일치하는 것을 의미하며, 이 경우 산란강도는 동역학적 해석을 필요로 한다.

2. $\vec{g}\cdot\vec{b}$의 기준

전위의 산란강도는 식 (8.44)의 산란 진폭에 의해 결정된다.

또한 앞 절에서 명시야상에서 관찰되는 전위는 $\vec{g}\cdot\vec{b}=n=1,\,2,\,3,\,4$에 의해서 검게 보이는 정도(산란강도)로 변하고 또한 위치도 변하는 것을 배웠다. 만약 $\vec{g}\cdot\vec{b}=n=0$이라면 어떻게 될까? 여기서 $\vec{g}$ 벡터는 실제 회절이 일어나는 결정면에 수직인 벡터이며 역격자 공간에서 정의된다. 따라서 단위는 실격자의 역수이다.

그림 8-42는 한 개의 나선 전위를 전자 현미경으로 관찰할 때 시편을 어떻게 절단하느냐에 따라서 관찰 1, 2, 3, 4의 예와 같이 생각해 볼 수 있다.

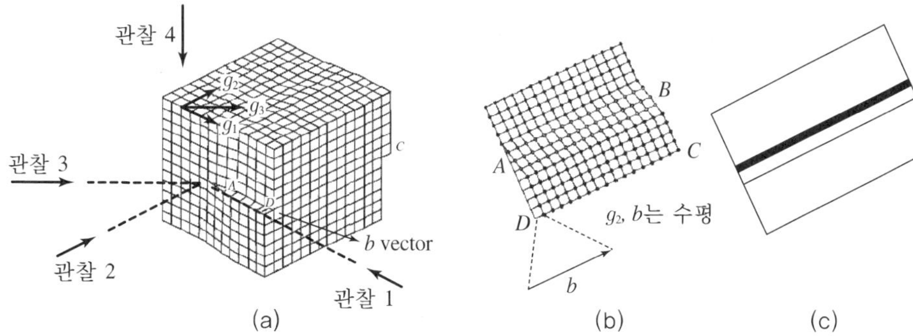

그림 8-42 • (a) 나선 전위에 대한 4개의 관찰 방향과 $\vec{g}$의 관계 (b) 상부에서 본 나선 전위에 의해 변형된 격자의 모식도 (c) 상부에서 본 실제 전위(얇은 선)와 관찰되는 전위의 위치 관계

예를 들면 그림 8-38~41은 관찰 4 방향으로 시편을 관찰한 것이다. 전위가 보이고 안 보이는 것을 결정하는 것은 $\vec{g}\cdot\vec{b}$의 결과이다. 만약 그림 8-42에서 전자빔이 위에서 아래로 내려온다면(관찰 4), 회절되는 면은 $\overrightarrow{g_1}$, $\overrightarrow{g_2}$, $\overrightarrow{g_3}$ 벡터에 수직인 면이 된다. 따라서 나선 전위는 관찰 4의 방향에 수직이고, $\vec{g}\cdot\vec{b}$는 각각의 $\overrightarrow{g_1}\cdot\vec{b}$, $\overrightarrow{g_2}\cdot\vec{b}$, $\overrightarrow{g_3}\cdot\vec{b}$와 같은 내적 관계를 따른다.

한 예로, 그 결과는 $\overrightarrow{g_1}\cdot\vec{b}=|\overrightarrow{g_1}||\vec{b}|\cos\theta$에 의해 계산된다. 여기서 주목할 것은 $\overrightarrow{g_1}$, $\overrightarrow{g_2}$, $\overrightarrow{g_3}$에 해당하는 결정면들에 놓인 원자들이 실제로 완전 결정으로부터 이동하는지를 알아야 한다. 현재의 조건에서는 $\overrightarrow{g_2}$를 만드는 결정면이 나선 전위에 의해서 원자 이동이 발생하며 그 정도는 (b)에 표시하였다. 여기서 $\vec{b}$ 벡터는 위치벡터에 영향을 주는 결정면과는 평행하고, 결정면에 수직인 방향(역격자 벡터: $\overrightarrow{g_2}$)과는 수직이 되어 그 방향 관계는 $\overrightarrow{g_2}\cdot\vec{b}=0$이 된다. 이 경우 나선 전위는 최대 콘트라스트(산란강도가 최대이고, 영상에서는 가장 어둡게 보임)를 갖게 되며, (c)와 같이 나선 전위의 중심으로부터 왼편에서 관찰된다. 실제 TEM의 관찰에서 나선 전위는 $\overrightarrow{g_2}$ 결정면을 기울임에 의해 좀 더 나은 콘트라스트를 보일 수 있다.

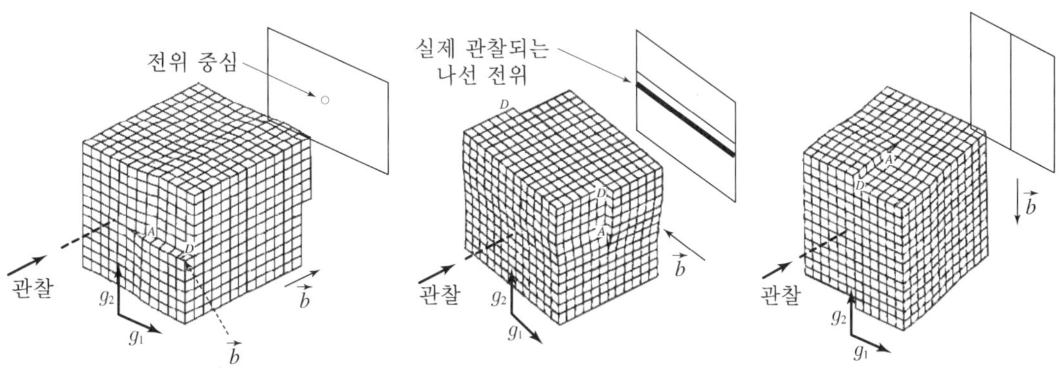

(a) $\overrightarrow{g_1}\perp\vec{b}$, $\overrightarrow{g_2}\perp\vec{b}$ (b) $\overrightarrow{g_1}//\vec{b}$, $\overrightarrow{g_2}\perp\vec{b}$ (c) $\overrightarrow{g_1}\perp\vec{b}$, $\overrightarrow{g_2}//\vec{b}$

그림 8-43 • 그림 8-42에서 전자빔이 관찰 2 방향으로 입사될 때 서로 다른 방향으로 놓인 나선 전위와 TEM 영상

그림 8-43은 그림 8-42에 대해 관찰 방향을 고정하고(관찰 2), (C)와 같이 나선 전위가 서로 다른 3개의 방향으로 놓여 있는 경우를 고려한 것이다. (a), (b), (c)에 $\vec{g}$와 $\vec{b}$의 방향 관계에 대해 표시하였다. 여기서 우리는 '관찰 방향에 대해 3가지 방향으로 놓여 있는 나선 전위는 TEM에서 어떻게 보일까?'에 대해 답할 수 있다. 앞의 식에서 $\vec{g} \cdot \vec{b} = n$인 조건에서 전위 콘트라스트가 최대가 된다고 하였다. 여기서 $\vec{g}$는 결정면이며, 이 결정면은 전위에 의해 원자의 위치가 변해야 하는 전제 조건을 갖는다. 나선 전위는 (b)와 (c)의 조건에서 관찰되며, 그 위치와 산란강도의 정도를 옆의 영상면에 표시하였다.

3. 칼날 전위(edge dislocation)

그림 8-44는 전형적인 칼날 전위를 보여 준다. 여기서 중간에 삽입된 면은 잉여 반면(extra half-plane)이라 부르며, $\vec{b}$ 벡터는 반면에 항상 수직이다. TEM의 결함 관찰에서 칼날 전위는 진폭-위상도와 식 (8.44)로 계산된 산란강도로서 콘트라스트를 이해할 수 있다. 나선 전위와 유사한 개념으로도 이해될 수 있다. 실제 전위의 위치에 비해서 TEM 영상에서 전위는 (b)의 도식적인 그림과 같이 한쪽 수평 방향으로 수 nm 떨어진 위치에서 검은 선으로 비대칭적으로 관찰된다. 또한 전위 자체가 갖는 폭 역시 5~15 nm 정도 관찰된다.

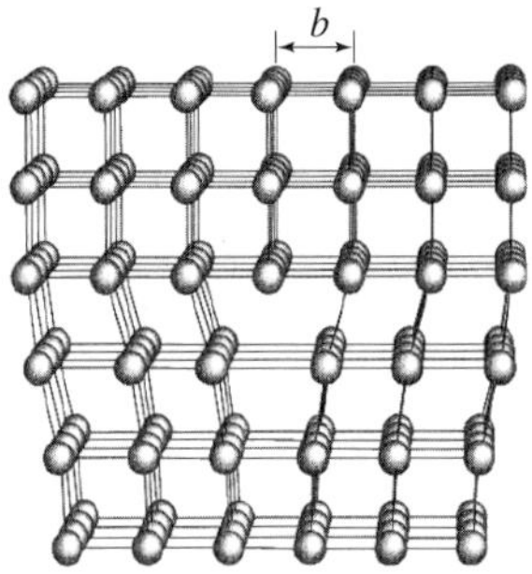

(a) 격자에 표현된 칼날 전위

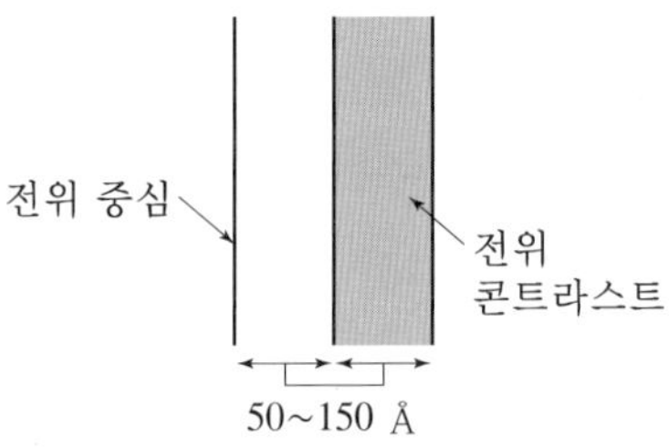

(b) 영상에 나타나는 칼날 전위를 표현

그림 8-44 • 칼날 전위의 모식도

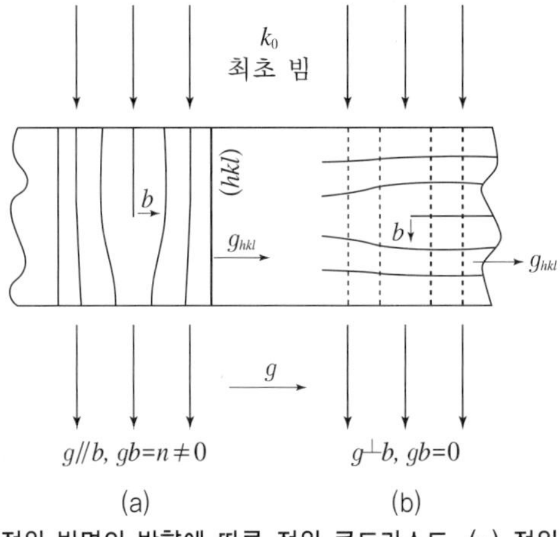

그림 8-45 • 칼날 전위 반면의 방향에 따른 전위 콘트라스트. (a) 전위 콘트라스트 나타남 (b) 전위 콘트라스트 나타나지 않음 [1]

그림 8-45는 반면이 입사빔과 평행 또는 수직으로 놓였을 때 $\vec{g}\cdot\vec{b}$가 어떻게 변하는지 보여 준다. $\vec{g}\cdot\vec{b}=n$일 때 전위 콘트라스트가 관찰되는 반면 $\vec{g}\cdot\vec{b}=0$에서 전위는 사라진다. 그러나 완전하게 사라지지 않고 일반적으로 TEM 영상에서 아주 약하게 관찰된다. 이것은 점선으로 표시된 결정면(반면에 수직인 면들)들이 약간 굽혀지기 때문이다. 나선 전위에서 다른 결정면들은 영향을 전혀 받지 않았기 때문에 $\vec{g}\cdot\vec{b}=0$의 조건에 있는 나선 전위는 완벽하게 사라지는 것과 비교된다.

그림 8-46은 시편의 정렬 상태가 2-4절과 같이 대칭 조건(=Laue 조건(Laue condition))에 있는 경우의 전위 콘트라스트를 보여 준다. 대칭 조건에서 결정면은 전자빔과 평행하고 반면 역시 전자빔과 평행한 상태에 있다. 그러나 반면의 좌우로 결정면들이 약간씩 대칭적으로 휘어지게 된다. 그림의 중앙 부분에 정확한 회절 조건을 가지고 있는 결정면(두꺼운 선)과 그것에 수직인 방향($\vec{g}$ 벡터)을 표시하였다.

이 결정면과 일치하는 결정면에서는 좀 더 강한 회절이 일어나므로 산란강도는 더 커지게 되어 어둡게 보일 것이다. 그림 전위의 주변을 보자. 반면에 의해서 대칭적으로 휘어 있는 결정면들 중에서 두 개의 결정면이 정확한 회절 조건과 일치하게 된다. 따라서 아래에 있는 곡선과 같이 첫 번째 전위에 대해서는 오른쪽의 산란강도가 커지며, 두 번째 전위에 대해서는 왼쪽의 산란강도가 커지게 된다. 즉, 두 개의 칼날 전위는 각각 전위의 중심으로부터 떨어진 오른쪽과 왼쪽에 어둡게 관찰된다. 첫 번째 전위의 오른쪽 부분에서 휘어 있는 결정면의 $\vec{b}$ 벡터와 $\vec{g}$의 방향이 정반대이므로 $\vec{g}\cdot\vec{b}$는 음수이고, 또한 시편 전체의 결정면이 가지고 있는 방향은 전자빔과 평행인 조건(대칭 조건)에 있고, 그 결정면과 Bragg 조건을 만족하는 결정면의 각이 $0<\theta<\theta_B$에 있기 때문에 $\vec{s}$는 음의 값을 갖는다. 그림 8-46은 대칭 조건이므로 $\vec{s}<0$인 조건에 해당되며, 그림에서 보는 바와 같이 Kikuchi 선은 회절점과 투과점의 중앙에 그려진다.

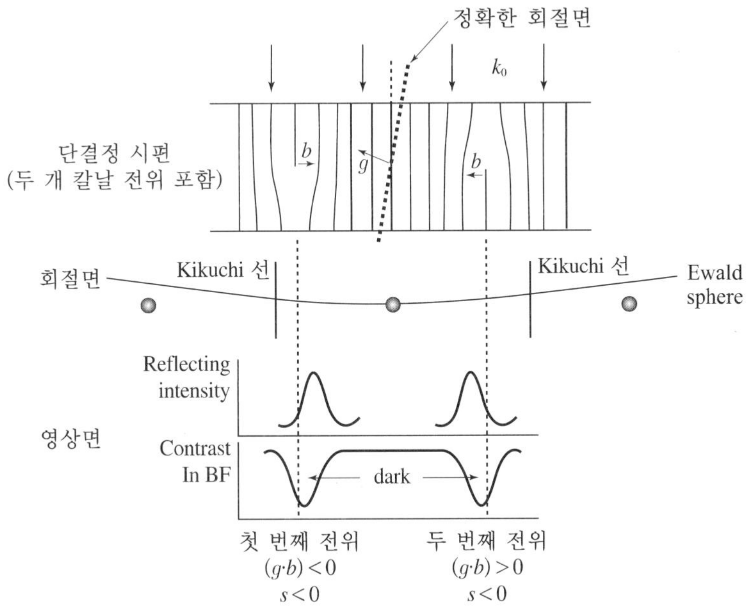

그림 8-46 ◦ 대칭 조건에 있는 경우의 전위 콘트라스트 [10]

시편이 휘어진 곳에 칼날 전위가 그림 8-47과 같이 배열되어 있다면 이 칼날 전위는 TEM에서 어떻게 보일까? 칼날 전위가 굽어진 시편에 걸쳐서 존재하므로 $\vec{s}$는 위치에 따라서 변하게 된다. 즉, $\vec{s}$는 $0 < \theta < \theta_B$ 조건에서 음수이고, $\theta = \theta_B$에서 0이며, $\theta > \theta_B$에서 양수로 변한다. 그림 8-46에서 $\vec{s} < 0$일 때, $(\vec{g} \cdot \vec{b})\vec{s} > 0$이면 전위의 오른편에서 관찰되는 반면, $(\vec{g} \cdot \vec{b})\vec{s} < 0$이면 전위의 왼편에서 관찰된다. 따라서 그림 8-47의 휘기 전 시편의 왼쪽 반쪽은 $\vec{s} < 0$ 조건이고, 시편의 기울기가 $(\vec{g} \cdot \vec{b}) < 0$의 조건이라면 전위는 오른쪽에 보인다. 오른쪽 반쪽에서 $(\vec{g} \cdot \vec{b}) < 0$ 조건은 같지만, $\vec{s} > 0$으로 바뀌었으므로

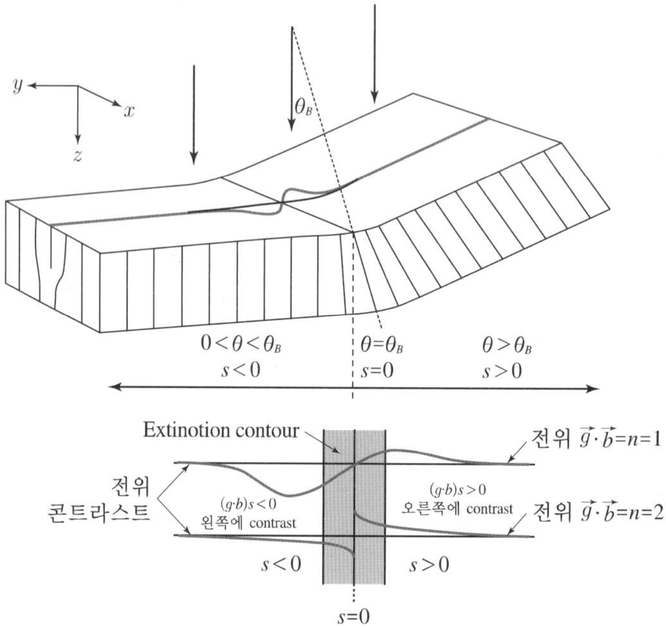

그림 8-47 • 휘어진 곳에 걸쳐서 존재하는 칼날 전위의 전위 콘트라스트 [11]

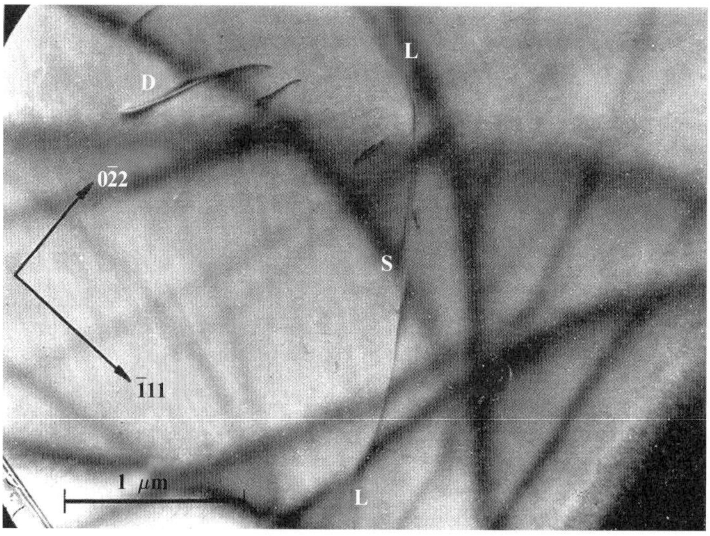

그림 8-48 • 굽힘이 있는 시편을 가로지르는 전위의 영상 [1]

전위는 왼쪽에서 보인다. 또한 $\vec{s}=0$에서는 정확히 전위가 있는 자리에서 관찰된다. 결론적으로 전위는 (b)와 같이 휘어진 것처럼 관찰된다. $\vec{s}=0$에서 가장 강한 산란강도가 얻어진다. $n=1$일 때 전위는 한 개의 전위가 휘어진 것처럼 보이며, $n=2$이면 전위는 대칭인 이중선으로 보이며, $n=3$이면 전위는 3개의 선으로 보인다. 따라서 전위를 $\vec{s}=0$인 조건에서 관찰하여 선의 개수를 비교해 보면 n의 값을 알 수 있다. 또한 $\vec{b}$의 부호도 알 수 있다. 그림 8-48은 실제 굽힘이 있는 시편을 가로지르는 몇 개의 전위를 볼 수 있다. 굽힘이 있는 부분이 가장 검은 것은 그림 8-46과 같이 굽힘이 있는 부분이 Bragg 조건에 있기 때문이다. 여기서 굽힘이 있는 영역에서 전위는 두 개의 선(double line)으로 관찰된다(S 위치).

4. Burgers 벡터($\vec{b}$) 결정 방법

만약 $\vec{b}$가 그림 8-49와 같다면, 즉 칼날 전위의 반면이 전자빔의 방향에 수직으로 놓여 있다면 $\vec{g_1}$, $\vec{g_2}$, $\vec{g_3}$ 벡터를 two beam 조건에 맞추어 각각 $\vec{g}\cdot\vec{b}=0$이 되도록 정렬시키면 전위는 3조건에서 모두 관찰되지 않는다. 이런 경우 우리는 두 개 결정면의 $\vec{g}$ 벡터의 곱을 통해서 $\vec{b}$를 구할 수 있다. 즉, Burgers 벡터는 $\vec{b}=\vec{g_1}\times\vec{g_2}$에 의해서 구할 수 있다.

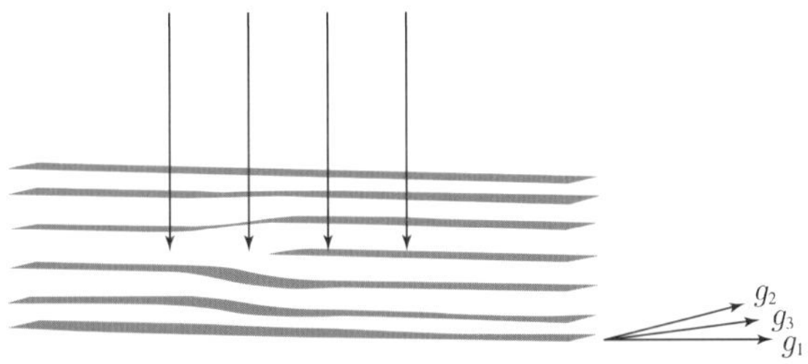

그림 8-49 • 칼날 전위에 수직하게 입사하는 전자빔의 도식

일반적으로 알고 있는 재료의 $\vec{b}$는 좀 더 쉽게 알 수 있다. fcc 결정 구조에서 슬립면은 {111}, 슬립 방향($\vec{b}$)은 $\frac{\vec{a}}{2}<110>$로 잘 알려져 있다. 따라서 fcc 시편에서 전위를 보기 위해서는 먼저 입사빔에 수직으로 {111}면을 정렬시킨다. 이것은 정대축이 <111>임을 의미한다. 그러면 우리는 6개의 $\vec{b}=\frac{\vec{a}}{2}<110>$ 중에서 한 개를 선택하면 된다. 그림 8-50은 {111} 슬립면에 전위가 어떤 방향으로 놓여 있는 것(a)이 보일 때 먼저 회절 패턴(b)을 얻는다. 이 회절 패턴의 정대축은 $[\bar{1}\bar{1}\bar{1}]$이 될 것이다. 다음으로 전위가 보이는 TEM 영상과 회절 패턴을 정렬시킨다. 전위가 놓여 있는 방향이 반면과 일치하므로 전위선에 수직인 방향이 $\vec{b}$가 된다. 또한 전위가 관찰되는 다음의 표 8-3은 fcc에서 $\vec{b}$를 결정하기 위해 가능한 6개의 $\vec{b}$와 3개의 $\vec{g}$를 표시하고 있으며, $\vec{g}\cdot\vec{b}$는 $0, \pm 1$ 의 값을 갖는다. $\vec{b}$를 결정하기 위해서는 3개의 $\vec{g}$가 필수적이다. 이 표로부터 3개의 $\vec{g}$로 기울인 뒤에 각각의 $\vec{g}$에 대해 전위가 보이는지 또는 사라지는지를 검토하여 $\vec{b}$를 결정한다.

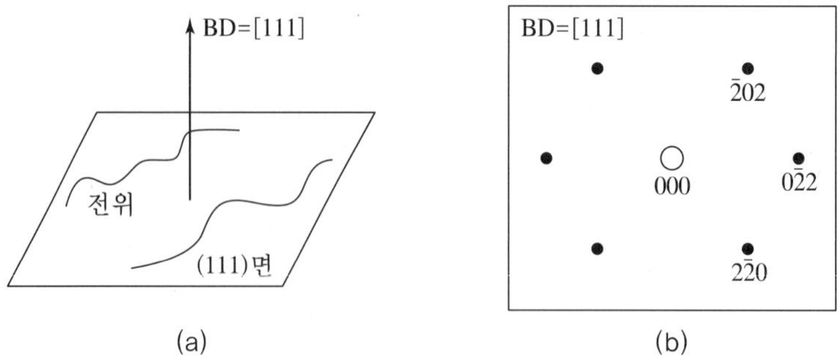

그림 8-50 • (a) {111} 슬립면 위의 전위의 모식도 (b) 회절 패턴

표 8-3 • fcc 격자 내에서 Burgers 벡터의 결정을 위한 $\vec{g}\cdot\vec{b}$ 값[12]

g \ b	$\frac{1}{2}[1\bar{1}0]$	$\frac{1}{2}[10\bar{1}]$	$\frac{1}{2}[0\bar{1}1]$	$\frac{1}{2}[110]$	$\frac{1}{2}[101]$	$\frac{1}{2}[011]$
$1\bar{1}1$	1	0	1	0	1	0
$\bar{1}11$	−1	−1	0	0	0	1
$11\bar{1}$	0	1	−1	1	0	0

3개의 결정면이 Bragg 조건에 각각 놓였을 때 전위가 보이고 안 보이고를 관찰한다. 즉, $\vec{g}=(\bar{1}11)$일 때 전위가 안보이고, $\vec{g}=(1\bar{1}1)$과 $\vec{g}=(11\bar{1})$에서 전위가 관찰된다고 가정하자. 표 8-3에서 이 조건을 만족하는 것은 $\vec{b}=\frac{\vec{a}}{2}<0\bar{1}1>$임을 쉽게 찾을 수 있다. 또한 앞서 배웠던 것처럼 전위선과 $\vec{b}$ 벡터의 방향이 같다면 나선 전위이고 수직이라면 칼날 전위이다.

본 장에서는 완전 결정과 결함을 포함한 결정들의 콘트라스트가 어떻게 형성되는지를 다루었다. 여기에는 기본적으로 한 가지 수식이 적용되지만 조건에 따라서 몇 개의 식으로 유도되고 변형되어 사용되었다. 복잡함을 피하기 위해서 본 장에서 다루었던 수식을 표 8-4에 정리하였다.

표 8-4 • 6장에서 설명된 파동함수와 산란 현상을 설명하는 관련식 정리

	파동함수와 산란 현상	관련 식
1	TEM에서 발생되는 전자기파의 파동함수	$\Psi_i = A\exp(-2\pi i\overrightarrow{k_0}\cdot z)$
2	시료를 빠져나오는 파동함수	$\Psi_e = \Psi_i \cdot \Phi(x, y) = A_0\exp(-2\pi i\overrightarrow{k_0}\cdot z)\Phi(x, y)$
3	파동함수의 강도	$I = \Psi\cdot\Psi^* = \lvert\Psi\rvert^2$
4	파동함수의 강도	$I = \Psi\cdot\Psi^* = [A\Phi(x, y)\exp(-2\pi i\overrightarrow{k_0}\cdot z)]^2$
5	진폭 A	$A = \sum_n f_n\exp(-i\phi_n)$
6	n번째에 놓인 한 개의 원자로부터 산란된 전자의 진폭	$f_n = (A_0/R)f(\theta, Z)$
7	경로차	$\delta = -\vec{r}\cdot(\vec{k}-\overrightarrow{k_0})$
8	경로차와 위상차의 관계	$2\pi : \lambda = \phi : \delta$
9	위상차	$\phi = \frac{2\pi\delta}{\lambda} = 2\pi(\vec{k}-\overrightarrow{k_0})\vec{r}$
10	시편 내에서 $\vec{k}$ 방향으로 산란하여 $\vec{r}$만큼 떨어진 곳의 산란강도	$I(\vec{k}) \propto A(\vec{k})^2$
11	시편 내에서 $\vec{k}$ 방향으로 산란하여 $\vec{r}$만큼 떨어진 곳의 산란 진폭	$A(k) = \sum_n f_n\exp(-i\phi_n) = \sum_n f_n\exp[2\pi i(\vec{k}-\overrightarrow{k_0})\overrightarrow{r_n}]dV$
12	n개의 원자가 모두 2θ($\vec{k}$와 $\overrightarrow{k_0}$ 사잇각)로 산란할 경우, 우측과 같이 단순화됨	$A(\vec{k}) \propto f(\theta)\int_k \exp[2\pi i(\vec{k}-\overrightarrow{k_0})\vec{r}]dV$
13	원자 산란인자	$f(\theta)$
14	결정 또는 비정질 격자의 방향성에서 기인하는 인자	$\int_k \exp[2\pi i(\vec{k}-\overrightarrow{k_0})\vec{r}]dV$
15	만약 n개의 전자가 결정 내에 n개의 원자와 충돌하여 지수부가 정수가 되는 조건($\vec{k}$ 방향)으로 산란할 때, 산란강도(I_r)는 최대가 되며, 진폭 A	$A = nf(\theta)$
16	전자의 파장의 역수	$\lvert\overrightarrow{k_0}\rvert = \lvert\vec{k}\rvert = 1/\lambda$
17	역격자의 점을 있는 $\vec{g}$ 벡터의 크기	$\lvert\vec{g}\rvert = 1/d$
18	Bragg 식	$\sin\theta = \frac{g/2}{1/\lambda} = \frac{\lambda g}{2} = \frac{\lambda}{2d}$ 또는 $\lambda = 2d\sin\theta$
19	정확한 Bragg 조건($\vec{k}-\overrightarrow{k_0}=\vec{g}$)에서 산란한 최대 진폭	$A(\vec{k}) \propto f(\theta)\int_k \exp[2\pi i(\vec{k}-\overrightarrow{k_0})\vec{r}]dV = f(\theta)\int_k 1dV = A_0$
20	정확한 θ_B 근처인 $\vec{k}-\overrightarrow{k_0}=\vec{g}+\vec{s}$ 조건에서 산란 진폭	$A(\vec{k}) \propto f(\theta)\int_k \exp[2\pi i(\vec{k}-\overrightarrow{k_0})\vec{r}]dV$ $= f(\theta)\int_k \exp[2\pi i(\vec{g}+\vec{s})\vec{r}]dV$ $= f(\theta)\int_k \exp[2\pi i(\vec{g}\ \vec{r})]\cdot\exp[2\pi i(\vec{s}\ \vec{r})]dV$

(계속)

	파동함수와 산란 현상	관련 식
21	ε에 의해 만들어지는 $\vec{s}$가 야기시키는 진폭 변화	$A(\vec{s}) \propto f(\theta)\int_k \exp[2\pi i(\vec{s}\ \vec{r})]dV$
22	$\vec{s}$의 측정	$\vec{s} = a\vec{g}/L$
23	lattice 인자	$\int_k \exp[2\pi i(\vec{s}\ \vec{r})]dV$
24	시편의 크기(a, b, c)를 고려한 산란 진폭	$A(\vec{s}) \propto \int_{-a/2}^{a/2}\int_{-b/2}^{b/2}\int_{-c/2}^{c/2} \exp[2\pi i(s_x x + s_y y + s_z z)]dxdydz$
25	시편의 높이(a)만을 고려한 산란 진폭	$\int_{-a/2}^{a/2} \exp[2\pi i(s_x x)]dx$ $= \frac{1}{2\pi s_x}(\exp[-\pi i s_x a] - \exp[-\pi i s_x a]) = \frac{2i\sin\pi s_x a}{2\pi i s_x}$
26	a, b, c의 크기를 가진 시편의 산란 진폭은 우측처럼 간략화됨	$A(\vec{s}) \sim \frac{\sin\pi s_x a}{\pi s_x}\frac{\sin\pi s_y b}{\pi s_y}\frac{\sin\pi s_z c}{\pi s_z}$
27	a를 TEM 시편의 두께라고 가정했을 때 b, c는 무한대이므로 $\vec{s_y}$, $\vec{s_z} \approx 0$이 되며, 산란강도는 우측과 같이 유도됨	$I_r \sim \left(\frac{\sin\pi s_x a}{\pi s_x}\right)^2$
28	시편이 완전 결정이 아닌 결함($\vec{v}$)을 포함하고 있을 때의 산란 진폭	$A(\vec{k}) \propto f(\theta)\int_k \exp[2\pi i(\vec{k} - \vec{k_0})\vec{r}]dV$ $= f(\theta)\int_k \exp[2\pi i(\vec{k} - \vec{k_0})(\vec{r} + \vec{v})]dV$
29	완전 결정에서 지수함수의 회절 조건	$\exp[2\pi i\vec{g}\ \vec{r}] = \exp[2\pi i\cdot \text{integer}] = 1$ $(perfect\ lattice)$
30	작은 변위에 의한 위상과 진폭의 영향은 무시함	$e[2\pi i\vec{s}\ \vec{v}] = e[2\pi i\cdot 0] = 1$ $(\vec{s} \ll \vec{g},\ \vec{v} \ll \vec{r})$
31	결함을 포함한 결정에서의 실질적인 산란 진폭식	$A(\vec{s}) \sim f(\theta)\int_k \exp[2\pi i\vec{g}\ \vec{v}]\cdot\exp[2\pi i\vec{s}\ \vec{r}]dV$
32	식 (8.30)을 직교좌표에 대한 적분으로 표시	$A(\vec{s}) \sim f(\theta)\int\int\int_K \exp[i\phi(x, y, z)]\cdot\exp[2\pi i\vec{s}\ \vec{z}]dx\,dy\,dz$
33	그림 8-38의 사각기둥을 고려한 나선 전위 통과 후 산란 진폭	$A(x, y, s) \sim f(\theta)\int \exp[i\phi(x, y, z)]\cdot\exp[2\pi i\vec{s}\ \vec{z}]dz$
34	$\vec{r}$(완전 결정에서의 회절을 유발하는 원자 위치)로부터 결함에 의한 $v(x, y, z)$의 변위에 의해 발생하는 위상차	$\vec{v}(x,y,z) = \vec{b}\frac{\alpha}{2\pi} = \frac{\vec{b}}{2\pi}\tan^{-1}\frac{z}{x}, 0 \le \alpha \le 2\pi$
35	국부적인 산란 진폭 (local scattering amplitude)	$A(\vec{s}) = f(\theta)\int\int\int_K \exp[i\phi(x, y, z)]\cdot\exp[2\pi i\ \vec{s}\ \vec{z}]dx\,dy\,dz$
36	나선 전위 근처에서 전자빔이 두께 방향으로 산란하고 투과할 때의 산란 진폭	$A(x, y, s) = f(\theta)\int_{-z_1}^{z_2} \exp\left[in\tan^{-1}\left(\frac{z}{x}\right)\right]\cdot\exp[2\pi i\ \vec{s}\ \vec{z}]dz$

표 8-5 • 6장에서 사용된 전문 단어의 한영 용어 변환

번호	한글 용어	영문 용어	번호	한글 용어	영문 용어
1	영상 콘트라스트	image contrast	31	실격자	real lattice
2	(대물렌즈 → 대물렌즈)	objective lens	32	쐐기 모양	wedge
3	대물 조리개	objective aperture	33	Bragg 조건	exact Bragg condition
4	진폭 콘트라스트	amplitude contrast	34	Bragg 근처	near Bragg condition
5	명시야상	bright field image	35	줄무늬	fringe
6	암시야상	dark field image	36	두께 줄무늬	thickness fringe
7	전자선 경로도	ray diagram	37	소멸 거리	extinction distance
8	SAD 패턴	SAD pattern	38	변위벡터	deviation parameter
9	광축	optic axis	39	Kikuchi 패턴	–
10	대물 조리개를 광축으로부터 이동	off axis	40	회절점 패턴	–
11	광학 렌즈 → 광학 렌즈	optical lens	41	대칭 조건	symmetry condition
12	기울여서	tilting	42	공	ball
13	운동학적 이론	kinematical theory	43	–	streak
14	동력학적 이론	dynamical theory	44	두께 방향의 주기성	depth periodicity
15	정전위	electrostatic potential	45	굴곡 줄무늬	bend contour
16	투과함수	transmission function	46	곡률	curvature
17	진폭	amplitude	47	점결함	point defect
18	위상 콘트라스트	phase contrast	48	선결함	line defect
19	진폭 콘트라스트	amplitude contrast	49	면결함	plane defect
20	전달함수	transfer function	50	적층 결함	stacking faults
21	공액함수	conjugate function	51	부분 전위	partial dislocation
22	진폭-위상도	amplitude-phase diagram	52	쌍정	twin
23	원자 산란 진폭	atomic scattering amplitude	53	적층 결함 콘트라스트	stacking fault contrast
24	원자 산란인자	atomic scattering factor	54	석출물	precipitate
25	경로차	path difference	55	정합 계면	coherent interface
26	위상차	phase difference	56	부분적 정합 계면	semi coherent interface
27	방위	orientation	57	정합성을 상실한 계면	incoherent interface
28	Ewald 구	Ewald sphere	58	응력장	strain contrast
29	역격자 공간	reciprocal space	59	공공(형 내부 결함)	vacancy
30	역격자	reciprocal lattice	60	침입형(내부 결함)	interstitial

(계속)

번호	한글 용어	영문 용어	번호	한글 용어	영문 용어
61	규칙상	ordered phase	67	전위	dislocation
62	불규칙상	disordered phase	68	나선 전위	screw dislocation
63	역위상 경계	antiphase boundary, APD	69	칼날 전위	edge dislocation
64	위상 이동	phase shift	70	슬립면	slip plane
65	초격자	superlattice	71	반면	extra half-plane
66	전위 콘트라스트	dislocation contrast	72	Laue 조건	Laue condition

참고문헌

[1] M. V. *Heimendahl, Electron Microscopy of materials* Academic press, New York (1980).

[2] D. B. williams and C. B. Cater, *Transmission Electron Microscopy*, Springer, New York (2009).

[3] H.Alexander, *Z. Metall*. 51, 202 (1960).

[4] G. Thomas and M. Goringe, "Transmission Electron Microscopy of Materials." Wiley, Yew York. 1979.

[5] G. Thomas, In "High-Temperature high-Resolution Metallography." Gordon and Breach, New York, 1967.

[6] I. Pfeiffer, *Z Metall*. 57, 635 (1966).

[7] M. v. Heimendahl, *Aluminium*, 45, 347 (1969).

[8] M. F. Ashby and L. M. Brown, *Phil*. Mag. 8, 1083 (1963), Phil. Mag. 8, 1649 (1963).

[9] P. B. Hirsch, A. Howie, and M. J. Whelan, *Phil. Trans*. R. Soc. A 252, 499 (1960).

[10] L. Reimer, "Elektronenmikroskopische Untersuchungs-und Präparationsmethoden," 2nd ed., Springer, Berlin and New york, 1967.

[11] A. Howie, and M. J. Whelan, *Proc*. R. *Soc. London* A 267, 206 (1962).

[12] P. B. Hirsch, A. Howie, R. B. Nicholson, D. W. Pashley, and M. J. Whelan, "electron Microscopy of thin Crystals." Butterworths, London, 1971.

Chapter

09 고분해능 영상법

백현석_한국기초과학지원연구원

물질을 확대하여 보면 어느 배율 후부터는 원자들이 보일 것이다. 현미경학자들은 오랫동안 원자들의 배열을 볼 수 있는 수준의 분해능을 얻기 위하여 노력해 왔다. 이중 투과 전자 현미경(transmission electron microscopy)은 1937년 독일의 E. Ruska(1986년 노벨 물리학상 수상)에 의하여 처음 상업화된 이후로, 분해능을 꾸준히 향상시켜 현재 0.1 nm 수준의 영상 분해능에 도달 하게 되었다. 오늘날 투과 전자 현미경의 영상 분해능은 타 분석 기기의 그것에 비하여 탁월하며 나노 세계를 분석하는 제일의 도구가 되었다. 이렇게 되기까지 고전압 탱크(high voltage accelerator) 개발, 전계 방출 전자총(field emission gun) 개발, 전자기 렌즈 제조 및 조합 기술, 구면 수차 보정기(spherical aberration corrector) 개발과 같은 기술 혁신이 있었다. 현재도 분해능 개선을 위하여 색수차 보정기(chromatic aberration corrector) 등의 개발이 진행되고 있다. 이러한 발전 로드맵은 궁극적으로 투과 전자 현미경의 분해능 개선, 즉 고분해능 영상을 얻기 위한 목적이라고 할 수 있다.

본 chapter에서는 먼저 투과 전자 현미경의 분해능 개선인자들에 대한 약간의 이론적인 접근을 통하여 고분해능 영상법을 이해해 보고, chapter 후반에는 고분해능 영상의 해석과 관련된 영상 시뮬레이션을 다루어 보고자 한다.

1 고분해능 투과 전자 현미경(HREM) 영상

고분해능 영상은 물체의 원자들을 세밀하게 볼 수 있는 영상이다. 좀 더 정확하게는 원자 칼럼(atomic column)의 투사와 연계된 콘트라스트를 보이게 하는 것이다. 이를 위하여 원자 칼럼을 형성한 여러 원자들이 한 개처럼 보이도록 정확하게 방향을 맞추는 작업(axial illumination)을 해야 얻을 수 있다.

고분해능 영상의 질은 전자기 렌즈의 확대 기능 등을 중심으로 한 현미경 광학 시스템이 가장 중요하지만, 해석은 물리적 지식에 크게 의존한다. 실제로 전자파는 분해(또는 분리) 한계가 있는 회절 현상으로 나타나게 되며, 이는 조리개(aperture)에 의하여 단속된다.

1. 투과 전자 현미경 시스템의 수차(Aberration) 및 렌즈 결함

(1) 구면 수차

이 결함은 돋보기를 통해서 나타나는 것과 비슷하다. 평행하지 않은 전자파에 기인하여 상이 같은 면에 맺지 않고 광학축 주변에 맺는 현상이다. 이것은 비점 수차(astigmatism)가 아니며, 그림 9-1에서 보는 바와 같이 얇은 두께의 렌즈의 경우 렌즈의 바깥 부분을 지나는 파는 A' 앞에 상을 맺게 된다.

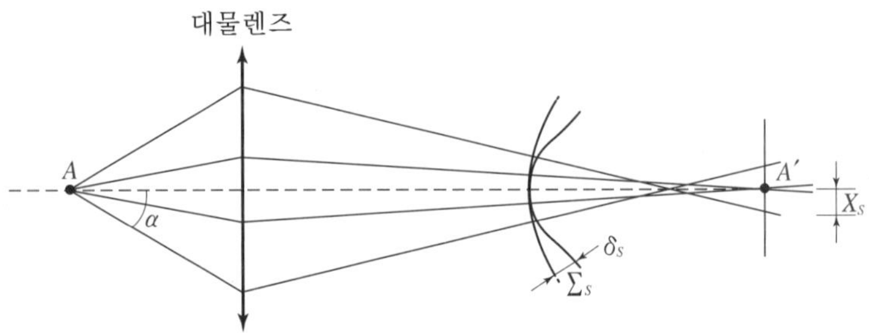

그림 9-1 • 얇은 렌즈의 구면 수차

이와 같이 가우스면상에서 X_s의 흔적이 남게 되는데, 이는 $\gamma C_s \alpha^3$(γ: 렌즈 배율, C_s: 구면수차계수, α: 시편 출구에서 전자파 경사각) 형태로 표현 된다(그림 9-2).

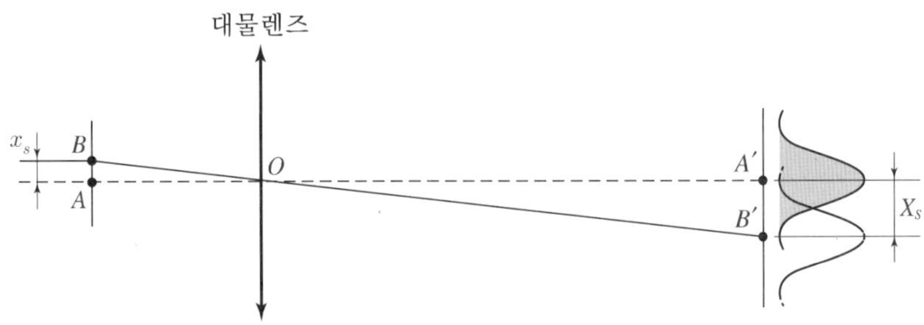

그림 9-2 • 물체 A, B의 흔적 영상 A', B' 이 반 크기로 떨어져 있는 수준이 분해능의 이론적 한계이다.

파동학적 관점에서는 Σs는 이상적인 구형이다. 실제파와 구형파와의 차이는 경로차 δ_s가 구면 수차에 의하여 만들어진다는 것이다. 이러한 차이는 위상차로 $\Delta\phi_s = 2\pi\delta_s/\lambda$와 같이 표현 될 수 있다.

이러한 접근법은 전자기 렌즈에 확장이 가능하여 구면수차계수 C_s는 항상 양수가 된다. 즉 한 점의 상은 한 점보다는 큰 흔적으로 나타나며, 이는 분해능의 떨어짐을 의미한다. 만약 이 xs를 구별 가능한 가장 작은 거리라고 정의 하면 다음과 같다(그림 9-2 참조).

$$x_s = X_s/\lambda = C_s\alpha^3 \tag{9.1}$$

기본적으로 전자 현미경의 C_s는 mm의 단위를 갖는데, Bragg 각은 10^{-2}를 가지므로 x_s는 약 1 nm 정도가 된다.

(2) 비점 수차(astigmatism)

이 결함은 전자파의 기하학적 구조에 기인한다. 현미경 시스템에서 stigmator로 보정할 수 있다. 콘덴서 렌즈(condensor lens), 대물렌즈(objective lens) 선상에서 기본적으로 발생한다.

(3) 색수차(chromatic aberration)

색수차는 전자파의 미세한 속도 변화에 의하여 발생한다. 고압 탱크의 불안정(ΔE)과 렌즈의 전류 변화(Δi) 및 에너지 손실이 원인이다. 고성능 시스템의 경우에 최고 성능에 영향을 미치며 다루기 힘든 요소이다. 구면 수차에서 보았던 것과 비슷한 접근법으로 아래와 같이 표현된다.

$$X_c = C_c\alpha(\Delta E/E + 2\Delta i/i) \tag{9.2}$$

여기서 C_s는 색수차 계수(coefficient of chromatic aberration)이다. 구면 수차와 같은 단위로 mm이며, $\Delta E/E$는 물체를 통과하면서 생기는 에너지 손실이다. $2\Delta i/i$는 고압에 의한 전류 변화이다. 첫 번째 항은 10^{-5} 이상의 전기적 안정성 확보로 줄일 수 있으며, 단 에너지 전자파의 source(예: CFEG (cold field emission gun))로도 가능하다. 색수차의 개선은 구면 수차와 더불어 현재 활발하게 연구되고 있는 분야이다.

(4) 비탄성 산란

만약에 전자파가 투과 하면서 물체 내 에너지 손실이 크다면 전자파의 예상 경로가 바뀌는 것이므로 무시할 수 없는 것이며, 그 결과로 고분해능 투과 전자 현미경 영상에는 우리가 알기 어려운 베일에 싸인 것들이 나타난다. 물리적으로는 전자들이 결정 내에서 움직이는 평균 자유 행로를 도입해야 하지만 이것은 상호 작용 과정에 의존한다(plasmon, 원자들의 각각 다른 에너지 준위에서의 여기, 원자들의 이동). 결정 시료의 경우 주요 메카니즘은 전자파와 전도 전자구름의 상호 작용이라 할 수 있다. 이는 plasmon이라고 불리는 collective oscillation이 되며, 평균 자유 행로는 몇 나노미터 수준이다.

(5) defocus

이 결함은 초점을 잘못 맞추어 발생한다. 상을 맺는 광학면과 시편이 정확히 일치하지 않는 것이므로 다음과 같이 표현된다.

$$X_{def} = \Delta Z\alpha(\Delta Z > 0 \text{ 또는 } < 0) \tag{9.3}$$

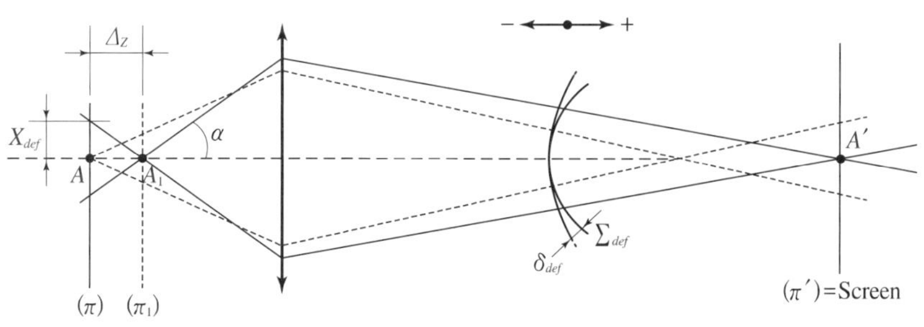

그림 9-3 • Defocus : 면 π와 π'은 서로 일치하는 면이 되어야 하지만 Defocus로 인하여 π와 π'의 결합상이 된다.

만일 이 개념을 파동학적으로 설명한다면 Σ_{def}는 실제로 물체에서 방출된 파이다(그림 9-4). 이것은 이상적인 파에서 벗어나 있다. 파들의 차이는 $\Delta\phi_{def} = 2\pi\delta def/\lambda$의 위상차를 만들며 이는 바로 defocus에서 발생한다. 물론 defocus의 수준은 대물렌즈의 전류에 의하여 달라진다. 이것은 이 렌즈의 초점 거리를 바꾸게 하며, 그러므로 상이 맺는 면들의 거리이다.

투과 전자 현미경 관찰에서 매우 중요한 사실은, 구면 수차와 defocus가 겹쳐서 존재할 때 광학 시스템에서 이 두 가지를 부분적으로 보정될 수 있다는 사실이다. 실제 예로 구면에 의하여 발생한 수차에 의한 것을 defocus로 충당할 수 있다($\Delta Z<0$, 그림 9-2).

(6) 회 절

조리개의 존재는 파 수를 제한한다. 회절 현상은 어떤 점 A에서 한 흔적 A'과 대응된다(그림 9-4). 회절 흔적의 열린각 ε는 무한한 회절 범주 내에서 정립된 것과 근접한 값으로 $\varepsilon=1.22\lambda/D$. Abbe의 관계식($X_d\alpha=\varepsilon$ OA′)에 더하여 다음과 같이 표현한다.

$$X_d = 0.61\lambda/\alpha \tag{9.4}$$

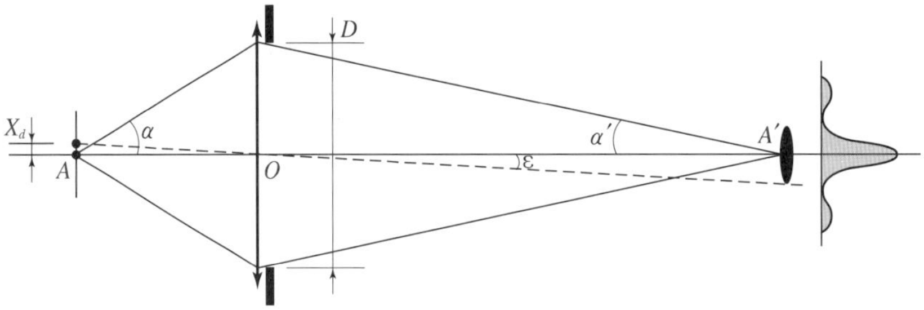

그림 9-4 • 지름 D의 구형인 조리개의 회절 효과

2. 이론 분해능

주어진 현미경에 대하여 조리개에 의한 회절 효과와 구면 수차는 분해능 관점에서 조정이 불가하다. 반면 defocus는 완전이 조절이 가능한 요소이다.

열림각 α에 대하여 반대 방향인 X_s와 X_d의 변화로 현미경의 이론 점분해능(x_{th})이 정의될 수 있다.

$$x_{th} = 0.61^{3/4}\lambda^{3/4}C_s^{\ 1/4} = 0.69\lambda^{3/4}C_s^{\ 1/4} \tag{9.5}$$

예를 들어, 400 kV 현미경에서 0.1 nm의 이론 분해능에 도달하고자 하면 C_s=0.1 mm, 0.2 nm의 경우에는 C_s=0.6 mm가 되어야 한다.

표 9-1에 몇 현미경에 대한 분해능 인자를 나타내었다. C_s값은 초점 거리와 연결된다. 현미경의 pole piece 간격을 작게 하는 것이 분해능을 좋게 하므로, 고분해능 영상을 전문으로 하는 시스템에서는 이 간격을 작게 만들어야 한다.

표 9-1 • 투과 전자 현미경 기종별 C_s, C_c, 점분해능

구 분	C_s(mm)	C_c(mm)	점분해능(nm)	정보한계(nm)
JEM−2100F	0.5	1.1	0.19	0.1
JEM−3100F	0.6	1.5	0.17	0.1
FEI−TF20	0.5	1.1	0.19	0.1
FEI−TF30	0.7	1.2	0.17	0.1
Titan 300	−0.03	1	0.08	0.08
JEL ARM 200F	NA	1.1	0.19	0.1

3. 위상 콘트라스트

이 개념은 위상체(phase object)와 연관된 개념이다. 위상체란 전자파가 시편 투과 중 시편과 서로 작용 시에 진폭(amplitude)은 변화하지 않고 위상만 변하는 것을 가정한 물체이다. 일반적으로 이 물체를 투과 전자 현미경에서 보면 투과 강도가 screen 강도를 지배하여 스크린상에 콘트라스트를 분별할 수가 없게 된다.

위상 콘트라스트는 만일 광학 현미경에서 작은 유리막을 본다고 할 때 투과된 상의 콘트라스트는 어디서나 같을 것인데, 반면 두께가 다른 부분이 있을 때는 투과된 빛이 다르게 변형되는 것을 볼 수 있는 것과 같다.

위상체의 콘트라스트를 나타나게 하기 위해서는 진폭의 변화를 위상의 변화로 변환하는 기교가 필요한데, 이를 위상 콘트라스트라고 한다.

그림 9-5는 약위상체(weak phase object)의 경우에 적용된 방법을 보였다. P를 중심으로 이질 위치에서 파의 진폭은 a이며 상은 ϕ이다. 그 외 균일한 다른 곳은 위상이 0이다. Fresnel의 diagram은 시계 방향과 같은데(그림 9-5 (b)), P 줄에서 전체 파와 작은 진폭 $a\phi$로 나뉜다. 즉,

$$a_p = a_0 + a\phi \tag{9.6}$$

콘트라스트는 P와 O의 강도차로 정의된다.

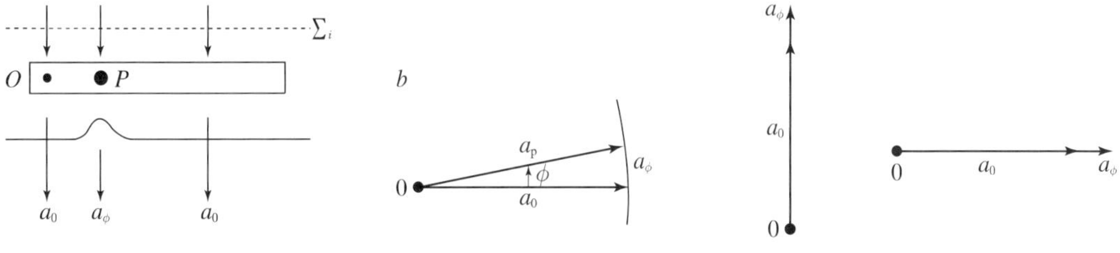

그림 9-5 • 위상 콘트라스트의 원리. (a) 약위상차는 진폭 a의 입사파에 대하여 위상차 ϕ를 산출함 (b) Frenel Diagram (c) $\pi/2$의 위상차가 입사파에 적용 (d) $\pi/2$의 위상차가 입사파 $a\phi$에 적용

$\pm\pi/2$의 위상차를 생각해 보자. 만일 $a\phi$에 아무 영향을 미치지 않는다면 그림 9-5 (c)와 같을 것이다. 이 경우 콘트라스트는

$$C = [a^2(1+\phi)^2 - a^2]/2 = (2+\phi)\phi \approx 2\phi \quad (9.7)$$

$\pm\pi/2$의 위상차가 이 지점에도 당연하게 발생할 것이다. 이 방법은 콘트라스트가 물체의 국부적인 상에 직접적으로 비례함을 알려준다.

광학 현미경에서는 그림 9-5 (c)와 같은 형태를 선택하며, 투과 전자 현미경의 경우에는 입사파의 동요(perturbation)로 결정 내 각각의 원자 칼럼(atomic column)에서 생기게 된다. 그러므로 투과 전자 현미경의 경우에 주기적으로 나타난다. 이러한 사실로 전체 동요(perturbation)는 회절파들을 만들게 되고, 면간 거리 d, 각각에 대하여 각각 다른 각 α(입사파에 대하여)에 의한 차가 발생한다. 이 α는 Bragg 회절각의 2배 값을 가지며, 다음과 같다.

$$\alpha = \lambda/d \quad (9.8)$$

원자 칼럼(atomic column)족의 각각은 대물렌즈를 지나면서 위상이 바뀌는 근원이 되고, 직진파에 대하여 $\Delta\phi$의 위상값을 가진다. 직진파는 위상이 바뀌지 않는다($\alpha = 0$). 만일 $\Delta\phi(\alpha) = \pm\pi/2$ 조건이 될 때 그림 9-5 (d)처럼 될 것이다. 원론적으로 defocus를 통하여 위상차를 조절하는 것은 장비 사용자가 하는 것이므로 어렵지 않은 일이나, $\Delta\phi(\alpha) = \pm\pi/2$를 모든 원자 칼럼(atomic column)에 맞추는 것은 어려운 일이다. 왜냐하면 역격자 공간의 한 단면만이 우리가 한 번에 볼 수 있는 영역이기 때문에 모든 결정면간 거리에 연관된 것을 한 번에 맞추기는 불가능하다. 이를 설명하는 개념으로 전달함수(transfer function)가 있다.

4. 전달함수(transfer function)

이 함수는 $\sin(\Delta\phi(\alpha))$로 표현되며, 횡자표는 spatial frequency($f = 1/d$)이다. $\Delta\phi(\alpha)$의 표현을 좌우하는 주된 효과는 구면 수차와 defocus이다.

일반적으로 $\Delta\phi(\alpha) = 2\pi/\lambda \int_\alpha x\,d\alpha$ 이며, 여기서 $x = x_d + x_{def}$ 즉,

$$\Delta\phi = 2\pi/\lambda(C_s\alpha^4/4 + \Delta z\alpha^2/2) \text{ 단, } \alpha = \lambda/d = \lambda f \quad (9.9)$$

이것의 그래프는 9-6에 나타나 있다(defocus가 음의 값을 가질 때).

고분해능 영상의 최적 관찰 조건은 그래프의 첫 0 지점(점 A 또는 B)이 spatial frequency 0으로부터 가장 멀리 떨어진 지점이면서, Transfer Function이 1부터 너무 멀지 않은 지점에 이르게 하는 조건이다. 가장 적합한 조건은 Scherzer defocus라고 부르는 defocus 값인데 식은 다음과 같다(이 부분의 설명은 뒤의 절에서 설명됨).

$$\Delta z_{sch} = -\sqrt{\lambda C_s} \quad (9.10)$$

이 식은 현미경이 λ, C_s값이 작은 값을 가져야 좋은 분해능을 가진다는 것을 보여 준다.

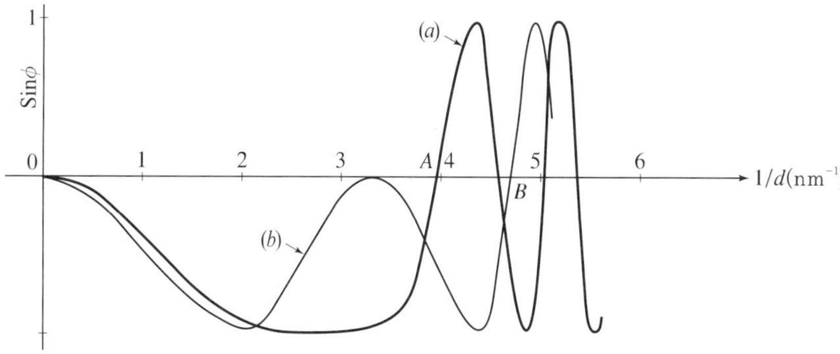

그림 9-6 • 전달함수 (a) $(-\sqrt{\lambda C_s})$ (b) $-\sqrt{(2\lambda C_s)}$

위의 개념에 렌즈의 전류 불안정에 의한 색수차와 전자파의 불안정성이 고려되어야 총체적인 HREM의 기기를 기술할 수가 있다. 이 개념은 다음 절에서 다루고자 한다.

2 | partial coherence 조건에서의 고분해능 영상

본 절에서는 앞 절에서 설명된 내용에 partial coherence 개념을 부가하여 고도화된 현대적 고분해능 투과 전자 현미경상의 실제에 가깝게 묘사해 보고자 한다. 이를 위하여 앞 절에서 설명된 내용과 같은 개념을 파동함수 수식으로 표현하였다.

1. 전달함수(transfer function)

1절에서 도입된 위상 콘트라스트를 다시 생각해 보자. 전자파가 결정을 지날 때, 만일 전자파의 진폭은 변하지 않고 위상차가 포텐셜에 의하여 나타난다면 물체를 투과한 전자파가 대물렌즈를 지나면서 갖게 되는 위상차는 다음과 같다.

$$위상차 = \exp[-i\gamma(\nu)] \tag{9.11}$$

이것을 위상체 가설이라고 한다. 시편을 투과한 전자파는 더 이상 단순한 면을 가지지 않는다. $\gamma(v)$는 전자파 파장(λ), 구면수차계수(C_s), defocus(Δf), 조리개 개구각(α) 등에 의존하는 함수로 다음과 같이 표현된다.

$$\gamma(\nu) = \frac{2\pi}{\lambda}\left(C_s\frac{\alpha^4}{4} + \Delta f\frac{\alpha^2}{2}\right) = \pi\lambda\left(C_s\lambda^2\frac{v^4}{2} + \Delta f\nu^2\right) \tag{9.12}$$

위 식에서 주로 고려되는 두 인자는 구면수차계수(C_s)와 defocus(Δf)이다. 이 두 인자에 대한 도식적인 설명은 그림 9-7과 같다.

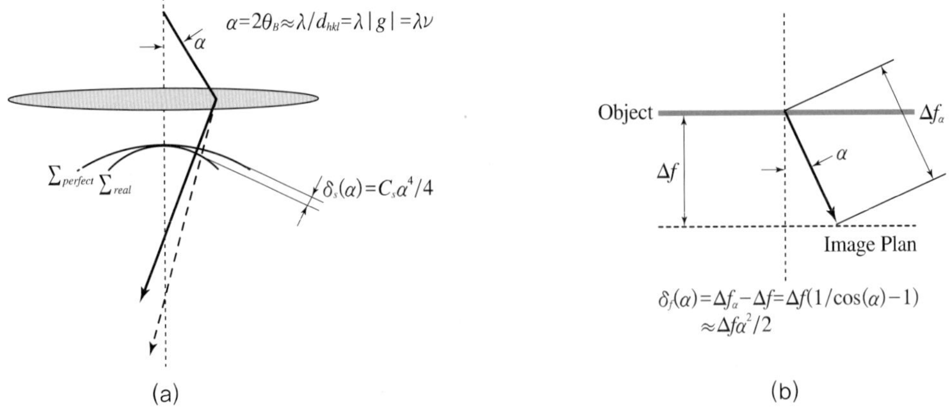

그림 9-7 • (a) 구면 수차 효과 (b) defocus 효과

2. 위상 콘트라스트

만일 시편이 이상적으로 얇은 조건을 가졌다면 회절빔들은 투과된 빔에 대하여 $\pi/2$ 만큼의 위상차를 가지게 된다. 시편 출구에서의 파동함수는(ϕ_s)는

$$\phi_s = \phi_t + \Sigma\phi_g \approx \phi_0 \exp(-i\xi) \tag{9.13}$$

로 쓸 수 있는데, 콘트라스트 강도는 $I_s = I_0$ =constant로, 앞 절에서 본 것처럼 이러한 경우 실제로 어떤 콘트라스트도 관찰이 안 된다. 따라서 고분해능에서의 콘트라스트를 얻기 위해서는 회절파 g가 가진 위상차 $\gamma(v)$를 콘트라스트로 바꾸는 일이 필요하다. 즉,

$$\phi_s = \phi_t + \Sigma\phi_g \sin[\gamma(\nu)] \tag{9.14}$$

이며, 콘트라스트는 $\sin[\gamma(v)]=\pm1$에서 최대가 되므로 $\gamma(v)$는 $\pm\pi/2$가 된다.

전달함수(transfer function) $\sin[\gamma(v)]$는 회절파와 투과파 간의 1차 간섭률을 나타낸다. 식을 다시 정리하면,

$$\phi_s = \phi_t + \Sigma\phi_g \sin[\gamma(\nu)] \tag{9.15}$$

그림 9-8에는 콘트라스트 극대화 조건 $\gamma(v)=\pm\pi/2$을 나타내었다. 편의상 $+\pi/2$와 $-\pi/2$를 따로 그려 나타내었다. 먼저 $+\pi/2$인 조건을 보면 C_s와 defocus가 모두 양이므로 같은 전체 위상차는 양의 지역에만 분포하는 것을 볼 수 있다. 반면 $-\pi/2$는 defocus가 음을 방향에 있으므로 전체 위상차는 양과 음의 지역에 걸쳐 존재한다. defocus의 조절에 따라서 전체 위상차의 극대점이 $-\pi/2$가 되는 지점의 접선에서의 조건은 다음과 같다[O. Scherzer, J. Appl. Phys., 20, (1949), 20].

$$\left[\pi\lambda\left(C_s\lambda^2\frac{v_m{}^4}{2} + \Delta f_0 \nu_m{}^2\right)\right] + \frac{\pi}{2} = 0 \tag{9.16a}$$

$$\Delta f_0 = -\sqrt{C_s\lambda} \tag{9.16b}$$

위 조건의 defocus 값을 Sherzer defocus라고 부른다.

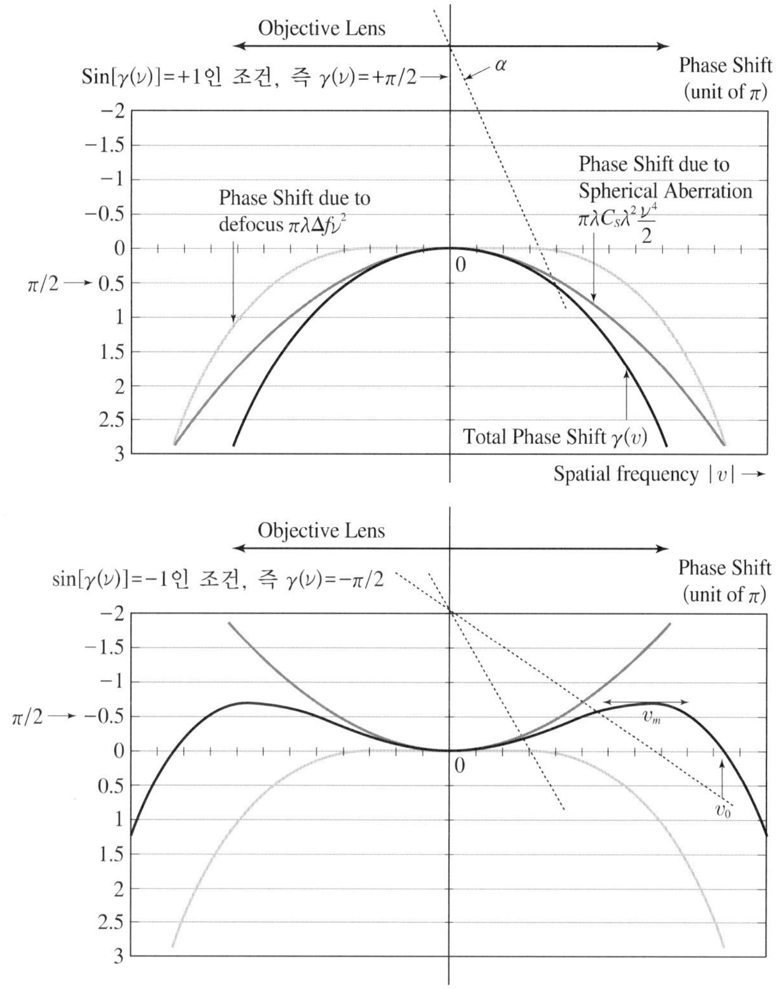

그림 9-8 • 최적 콘트라스트를 얻기 위한 Defocus 조정

위상 콘트라스트($\gamma(\nu)=-\pi/2$)는 $\nu_0(\gamma(\nu_0)=0)$에서 사라지게 되는데, 이때

$$\left[\pi\lambda\left(C_s\lambda^2\frac{{\nu_0}^4}{2}+\Delta f_0{\nu_0}^2\right)\right]=0 \tag{9.17}$$

이 되고, 이 식은 점분해능을 표현하는 식이 된다. 이때의 분해능, 즉 Sherzer 분해능은 다음과 같이 표현된다.

$$d_0\approx\frac{1}{\sqrt{2}}{C_s}^{1/4}\lambda^{3/4} \tag{9.18}$$

한편 좀 더 최적 조건을 조사해 보면 위상차 $\gamma(\nu_m)$이 $-2\pi/3$에서 ν_0 지점이 더 높은 spatial frequency 쪽으로 이동하게 되면서 분해능이 좀 더 개선되는데, 이 조건이 고분해능 영상 획득의 최적 조건식이 된다. 그러므로 defocus와 분해능은 최종적으로 다음과 같이 표현된다.

$$\Delta f_{optimal}=\Delta f_s\approx-1.2\sqrt{(C_s\lambda)} \tag{9.19}$$

$$d_s\approx0.66{C_s}^{1/4}\lambda^{3/4} \tag{9.20}$$

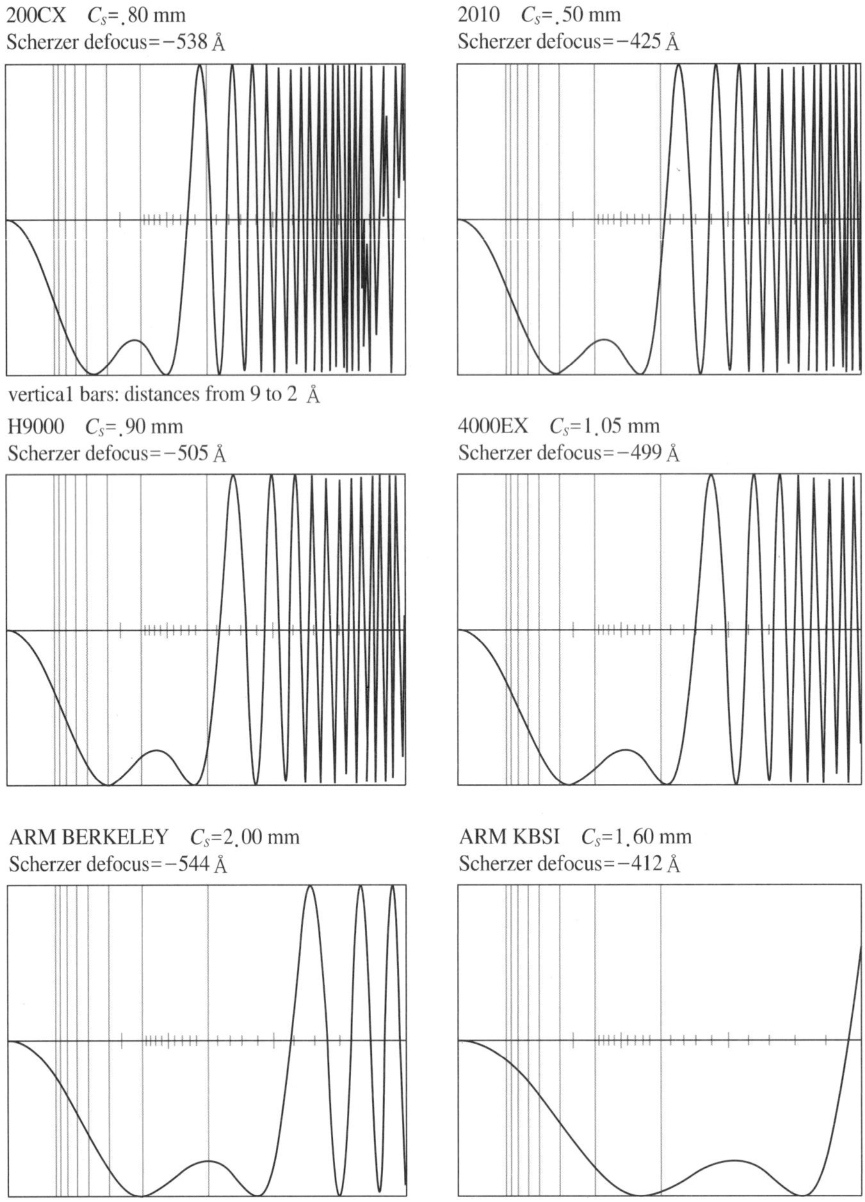

그림 9-9 • 현미경 기종별 전달함수 모습. 위로부터 Jeol 200CX, JEOL20100F 또는 Tecnai F20, H9000, 4000EX, ARM 800kV(Berckeley), ARM 1.25MeV(KBSI)

지금까지 기술된 내용의 이해를 돕기 위하여 앞의 식의 몇 TEM 기종별 예를 몇 defocus 값을 따라 그림 9-9에 나타내었다.

3. Partial coherence effect

전자빔이 완전히 coherent한다면 HREM 영상은 단일 파동함수(single wave function)로 설명할 수 있다. 매우 얇은 시편 조건과 매우 작은 전자파 Source로 전자빔이 거의 coherent 수준이 될 수 있지만, 완전한 coherent beam은 현실적으로 불가능하다고 할 수 있다. 실제로 전달함수는 이 coherence의 불완전성 때문에 영향을 받게 되어 점분해능 이후의 spatial frequency 영역에서 급격히 떨어지게 된다(콘트라스트 급격 강하). coherence를 불완전하게 하는 용어로는 partial coherence로 부르며, 나타나는 원인에 따라서 temporally partial coherence 또는 spatial partial coherence로 설명할 수 있다.

(1) Temporally partial coherence

전자파의 전압과 전류의 유동(fluctuation) 때문에 나타나는 초점의 흐트러짐(spread of focus) Δ는 다음 식으로 표현할 수 있다.

$$\Delta = C_c((\delta V/V)^2 + (\delta I/I)^2 + (\delta E/E))^{1/2}$$

여기서 C_c는 색수차계수(coefficient of chromatic aberration), δV는 가속 전압 변화, δI는 렌즈의 전류 변화, 그리고 δE는 전자빔의 에너지 변화이다. df만큼의 defocus로 시편에 도달하는 전자빔(무한 평면파)는 df를 중심으로 $\delta f(-\infty$에서$+\infty)$ 만큼 빔 강도는 Gaussian 분포를 따라 분산된다고 볼 수 있다[J.O. MALM & M.A. O'KEEFE, (1993), Proc. 51st Ann. Meet. MSA,G.W. Bailey & C.L. Rieder, San Francisco Press, pp. 974-975].

Transfer Function에 미치는 효과는 다음과 같이 표현될 수 있다.

$$\mathrm{CTF}_{\delta f}(\upsilon) = \sin[\gamma_{\Delta f} + \delta f(\upsilon)]\left\{\exp\left[-\frac{|\delta f|}{2\Delta^2}\right]\right\}^{1/2} \qquad (9.21)$$

이 식은 temporally partial coherence 조건에서 다시 쓰면,

$$\mathrm{CTF}_{temp.}(\upsilon) = \sum_{\delta f=-\infty}^{+\infty} \sin[\gamma_{\Delta f} + \delta f(\upsilon)]\left\{\exp\left[-\frac{|\delta f|}{2\Delta^2}\right]\right\}^{1/2} \qquad (9.22)$$

위 식은 Taylor 전개를 통하여 temporally partial coherence에 기인한 transfer function의 damping function으로 쓰면 다음과 같다.

$$\mathrm{G}_{temp}(\upsilon) = \exp\left[(-\pi^2\lambda^2\Delta^2)\frac{\upsilon^4}{4}\right] \qquad (9.23)$$

그림 9-11은 위 식의 transfer function에 대한 적용을 나타내었다.

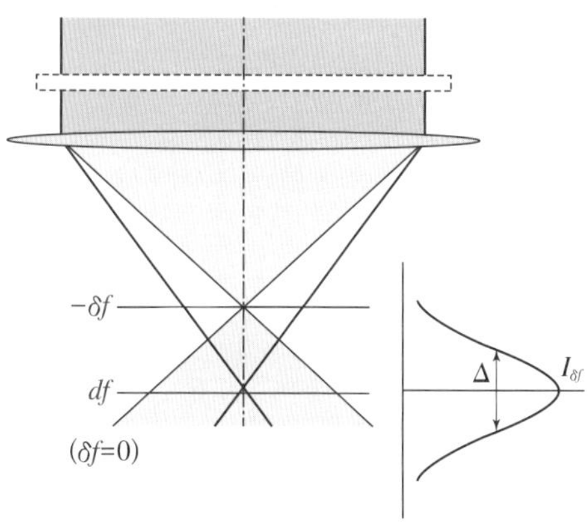

그림 9-10 • Temporally partial coherence로 인한 전자빔 강도 분포 모습

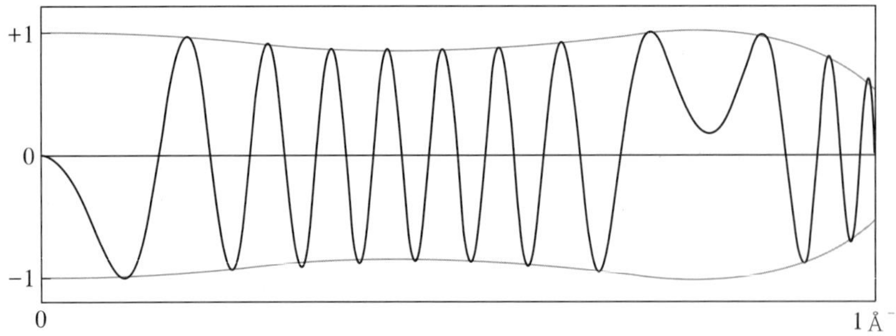

그림 9-11 • temporary partial coherence $G_{temp}(v)$와 nominal defoucs df에서의 total $CTF_{temp.}(v)$ of CTF $\delta_f(v)$(현미경 가속 전압 200 kV, C_s=0.5 mm, D=30 Å, defocus F=−2,000 Å).

(2) Spatial partial coherence

spatial partial coherence는 전자빔 소스(source)의 퍼짐 현상이 원인이다. 단색광 소스로 발생한 입사파는 이상적인 집속 렌즈 시스템을 가정한다면 평면파가 될 것이다. 아니면 집속 렌즈가 시편에서 최고의 강도를 갖기 위하여 Focus 된 경우 시편 가까이에서 coherent spherical wave가 될 것이다. 이런 경우 시편에서 나오는 파도 0도에서 집속 렌즈 조리개에 의하여 정해진 최댓값까지 변화하는 convergent angle에 따라서 coherent하다. 전계 방출 전자총을 사용하는 현미경의 경우 매우 작은 전자파 크기(~40 Å)와 밝은 소스를 갖기 때문에 빔이 coherent하다고 할 수 있다. 그러나 어디까지나 기존의 LaB6, W 열전자 방출보다 coherent한 것이지 이상적인 것은 아니다. 그림 9-12에 위에서 설명한 spatial partial coherence의 개략도를 나타내었다. 현미경의 전체 spatial coherence 즉 lateral coherence 길이보다 작은 분해

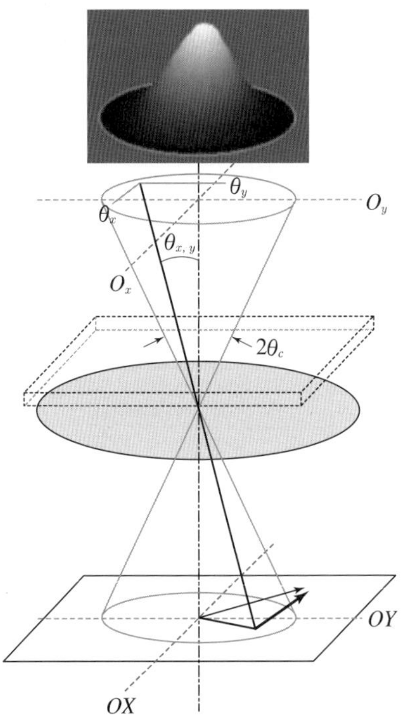

그림 9-12 • spatially partial coherence로 인한 전자빔 강도 분포 모습

거리(l_s)는

$$l_s = \lambda / 2\pi\theta_c,\ \theta_c \text{는 semi convergence angle} \tag{9.24}$$

로 표현되고, partial spatial coherence로 인한 분해 거리는

$$l_s \le d \le \lambda / \theta_c \tag{9.25}$$

이다. 광학축에서 θ_c 각도로 입사하는 무한 평면파는 시편에 $2\theta_c$로 illumination되어 강도는 Gaussian 분포를 따라서 형성되어 $\sigma_c = 0.77\theta_c$[J.O. MALM & M.A. O'KEEFE, (1993), Proc. 51st Ann. Meet. MSA, G.W. Bailey & C.L. Rieder, San Francisco Press, pp. 974-975]. $\theta_{x,\ y}$로 기울어진 파들이 transfer function에 영향을 표현하면

$$\mathrm{CTF}_{\theta_{x,\ y}}(\nu) = \sin[\gamma_{\Delta f}(\nu_{x,\ y})]\left\{\exp\left[-\frac{\theta_{x,\ y}}{2{\sigma_c}^2}\right]\right\}^{1/2} \tag{9.26}$$

이 된다. 이 식을 temporally partial coherence 조건에서 다시 쓰면

$$\mathrm{CTF}_{spat}(\nu) = \sum_{\theta_x = -\theta_c}^{+\theta_c} \sum_{\theta_y = -\theta_c}^{+\theta_c} \sin[\gamma_{\Delta f}(\nu_{x,\ y})]\left\{\exp\left[-\frac{\theta_{x,\ y}}{2{\sigma_c}^2}\right]\right\}^{1/2} \tag{9.27}$$

앞의 식을 Taylor 전개를 통하여 spatially partial coherence에 기인한 transfer function의 damping function으로 쓰면 다음과 같다.

$$\mathrm{G}_{spat}(\nu) = \exp[-\pi^2 {\sigma_c}^2 (\Delta f + \lambda^2 C_s \nu^2)^2 \nu^2] \tag{9.28}$$

그림 9-13에 위 식의 transfer function에 대한 적용을 나타내었다.

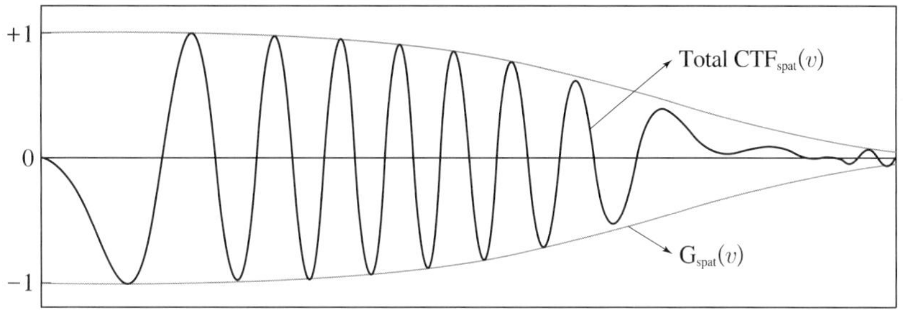

그림 9-13 • spatially partial coherence $\mathrm{G}_{spat}(\nu)$와 $2\theta_c$로 illumination된 $\mathrm{CTF}_{\theta x,\ y}(\nu)$의 합인 total $\mathrm{G}_{spat}(\nu)$ (현미경 가속 전압 200 kV, C_s =0.5 mm, D=30 Å, defocus f = −2,000 Å).

4. 현미경의 modulation function

현미경의 시스템을 보다 총체적으로 묘사하기 위해서는 흔히 modulation function[$M(v)$]을 도입하여 표현한다. partial coherence(temporally partial coherence, spatially partial coherence) 효과와 대물렌즈의 수차에 기인하는 함수이다. 이 함수로 현미경의 시스템을 총체적으로 묘사한다고 생각할 수 있다. 고분해능 영상 simulation 프로그램을 이용할 때 넣어야 하는 인자들이 이 함수에 포함되어 있다.

$$M(\nu) = G_{coh}(\nu)\exp[-i\gamma_{df}(\nu)] \tag{9.29}$$

단, $G_{coh.}(\nu) = G_{spat}(\nu)\, G_{temp}(\nu)$

위 식은 약위상체 가설이 성립하는 경우에만 적용되는 함수임을 잊지 말아야 한다. $M(v)$를 그래프로 나타내면 다음과 같다.

modulation function의 변화에서 볼 수 있듯이 실제 현미경은 가속 전압은 물론 전자빔 Source, Objective 렌즈의 질에 따라서 많이 다른 것을 볼 수가 있다. 먼저 LaB6 같은 전자빔 Source를 쓸 경우 고분해능 영상의 콘트라스트는 점분해능 이후 거의 콘트라스트가 없어지지만, 반면 전계 방출 전자총(FEG)을 사용하는 현미경의 경우에는 콘트라스트가 지속됨을 알 수 있다. 이는 전자 beam의 coherence의 개선 덕택이다. 또한 전자빔 coherence 개선은 매우 큰 defocus 조건에서 오히려 콘트라스트의 transfer가 증가하는 것도 흥미 있는 점이다. 뒤에서 더 다루겠지만 수차 보정기(Aberration Corrector) 장착 현미경으로, 이 전달함수는 점분해능 지점이 partial coherence로 콘트라스트가 없어지는 지점까지 이동하게 되어 점분해능과 정보 한계의 구분이 없게 된다.

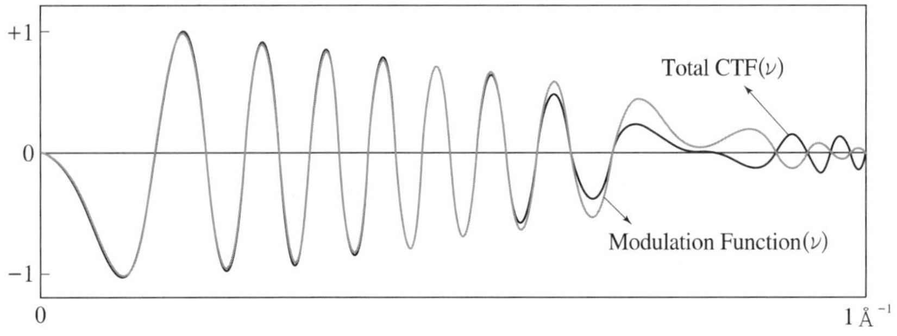

그림 9-14 • modulation function $M(v)$와 spread of focus(Δ)와 전자 source의 퍼짐 현상으로 형성된 $2\theta_c$의 illumination cone을 고려한 결과로 얻은 CTF(ν). (현미경 가속 전압 200 kV, C_s =0.5 mm, D= 30 Å, defocus f = −2,000 Å).

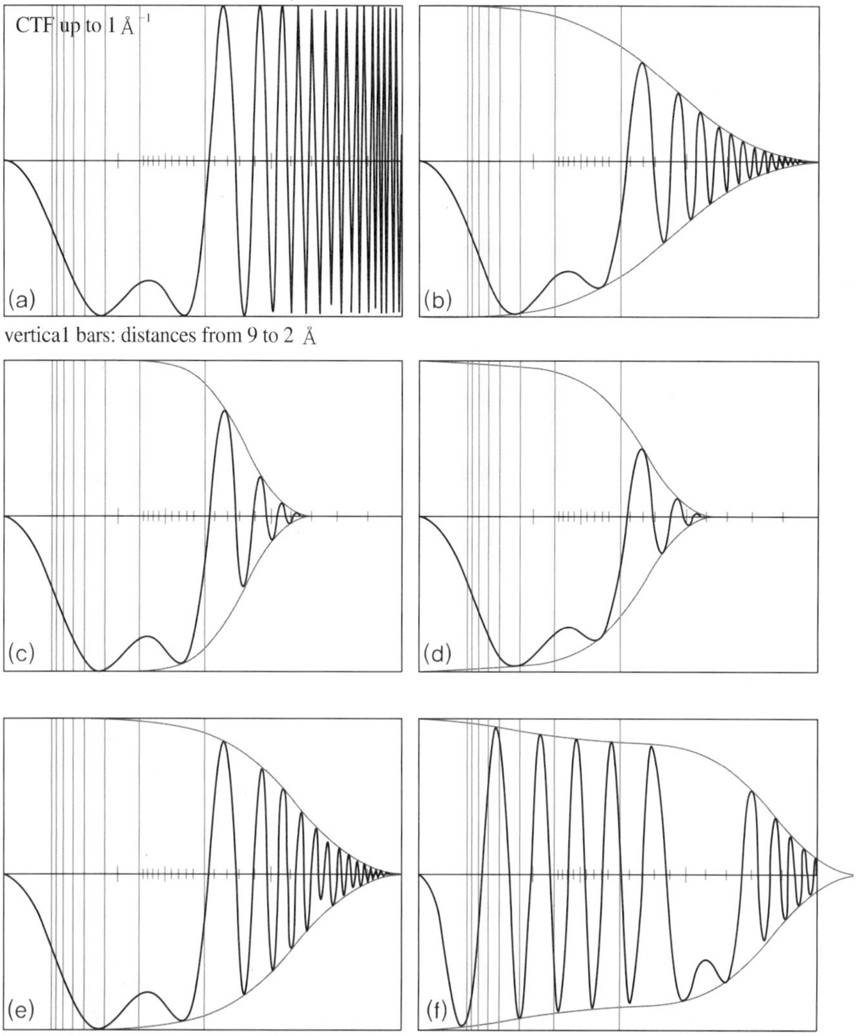

그림 9-15 • 현미경 전자총, Defocus에 따른 modulation function 변화의 예

(a) partial coherence 없는 transfer function, 200 kV(LaB_6)의 Scherzer defocus $dfS = -425$ Å, $C_s = 0.5$ mm

(b) (a)와 같으나 temporally partial coherence 포함($\Delta = 54$)

(c) (a)와 같으나 spatially partial coherence 포함($\theta_c = 0.8$ rad)

(d) (a)와 같으나 모든 partial coherence 포함[(b)+(c)]

(e) (d)와 같으나, FEG 현미경 $\Delta = 25$ Å, $\theta_c = 0.3$ mrad

(f) (e)와 같으나 $df = -1,642$ Å(아주 높은 frequency까지 콘트라스트 형성)

3 | 분해능의 개념

앞의 두 절에서 현미경의 분해능에 영향을 미치는 요소들을 살펴보고 현미경을 묘사하는 함수들을 살펴보았다. 본 절에서는 투과 전자 현미경에서 정의하는 분해능의 개념들을 살펴보고자 한다.

1. 점분해능

전달함수로 본 현미경의 분해능은 sin[$\gamma(\nu)$]가 $\pm 1(\gamma(\nu) = \pm\pi/2)$이 되는 조건(그림 9-16이다. df_0 조건에서 얻어진다. 그림에서 보는 바와 같은 분해능 d_0, df_0는 다음과 같다.

$$d_0 = 1/\sqrt{2}\, C_s^{\ 1/4} \lambda^{3/4} \tag{9.30a}$$

$$df_0 = -\sqrt{(C_s \lambda)} \tag{9.30b}$$

실제로는 이보다 더 최적화된 조건은 $\gamma(\upsilon) = \pm 2\pi/3$가 되는 조건으로 그림에서 보는 바와 같다. 이때의 식은 [O. Scherzer, J. Appl. Phys., 20, (1949), 20]

$$d_{scherzer} = d_s \approx 0.66\, C_s^{\ 1/4} \lambda^{3/4} \tag{9.31a}$$

$$df_s \approx -1.2\sqrt{(C_s \lambda)} \tag{9.31b}$$

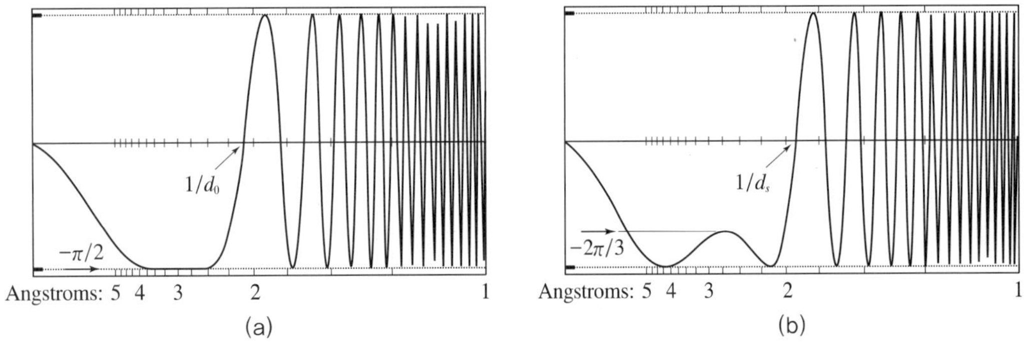

그림 9-16 • (a) 200 kV, λ=0.025 Å, C_s=0.5 mm, Defocus-362 Å($\gamma(\upsilon) = \pm\pi/2$) 조건에서의 전달함수
(b) 200 kV, λ=0.025 Å, C_s=0.5 mm Defocus-434Å($\gamma(\upsilon) = \pm 2\pi/3$) 조건에서의 전달함수

2. 정보 한계

현미경의 Condenser 렌즈 조리개를 충분히 작게 하여 half convergence angle을 작게 만들면 일차적으로 전자파를 coherent하게 할 수 있다. 이제 남은 incoherent 요소는 색수차에 의한 것이 된다. HREM에서 정의되는 다른 분해능은 바로 이 색수차에 의존하는 정보 한계라 부르는 분해능이며, d_i는 전자파의 partial coherence에 의존하는 것이다. d_i를 다소 주관적인 방법으로 정해지며, 간섭된 fringe가 보이는 정도가 최대 콘트라스트의 약 13.7% 정도에 해당된다(그림 9-17 참조). 즉, temporally partial coherence $G_t(\nu)$=exp(−2)≈13.7%이며, d_i는

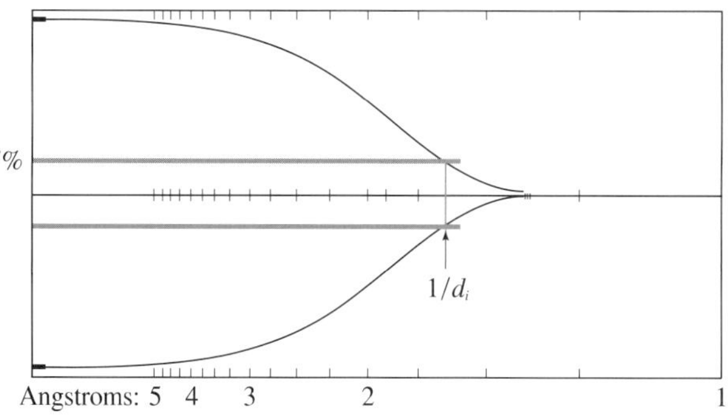

그림 9-17 • 정보 한계의 정의

$$d_i = 1/g_i = \sqrt{(\pi\lambda\Delta/2)} \tag{9.32}$$

다른 조건이 가장 좋은 경우 defocus spread는 에너지 변화만 고려되어,

$$\Delta_{min} = C_c(\delta E/E) \tag{9.33}$$

시료가 매우 얇은 경우 emission의 형태에만 의존하고 200 kV 현미경의 경우 색수차는 mm order로,

열전자 방출 현미경에서는, $\delta E \approx 1$ eV, $\Delta_{min} = 50$ Å, $d_i \approx 1.4$ Å

전계 방출형 현미경에서는, $\delta E \approx 0.3$ eV, $\Delta_{min} = 25$ Å, $d_i \approx 0.99$ Å

이 된다.

4 | 수차 보정 투과 전자 현미경

고분해능 영상 분해능을 개선하기 위한 노력은 계속되고 있다. 가장 최근 분해능 개선에 가장 획기적인 것으로 구면 수차 보정기를 들 수가 있다. 구면 수차 보정기에는 STEM 분해능 개선을 위한 probe corrector와 영상 분해능 개선을 위한 image corrector가 있다. 본 장은 영상으로 제한되어 있으므로, 주로 image corrector로 개선된 사항에 대한 내용을 주로 다루고자 한다. 그림 9-18에 수차 보정기를 묘사하는 개략도를 보였다.

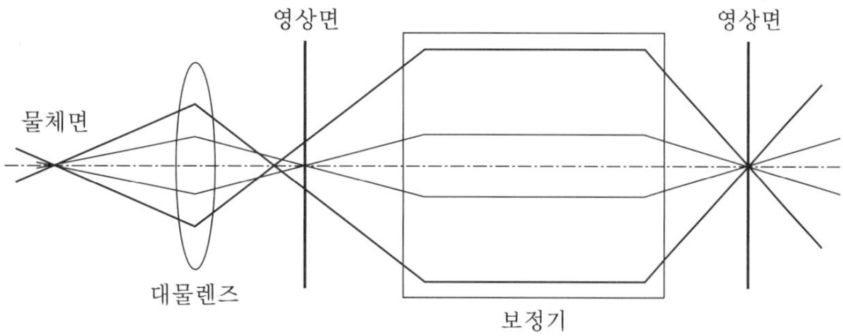

그림 9-18 • image corrector의 개략도. 구면 수차의 영향으로 물체면의 점이 대물렌즈 직후의 영상면에서는 분산되고 수차 보정기 직후 영상면에서는 다시 일치한다.

표 9-2 • image corrector에 의하여 구별되는 수차들의 리스트(CEOS Notation)

수 차	내 용	보정 여부
C1	defocus	가능
A1	2축 비점 수차	가능
B2	axial coma	가능
A2	3축 비점 수차	가능
C3	구면 수차(C_s)	가능
S3	star aberration	가능
D4	3-lobe aberration	A1G 연계
C5	구면 수차(C_s)	B2G 연계
A5	6축 비점 수차	기계적 보정
A1G	off-axial astigmatism	공장 보정
B2G	off-axial coma	공장 보정

그림 9-18에서 보는 바와 같이 수차 보정기는 그간의 구면 수차로 인한 초점의 분산이 보정기를 통하여 일치시키는 것으로, 실제로는 그림에서 보는 것처럼 간단하지 않다. 수차 보정의 주목적은 대물렌즈의 구면 수차를 감소하는 것이다. 사실 구면 수차는 다른 여러 요소들로 완성되는데, 대부분의 다른 수차들은 보정기 자체의 부수 효과로 볼 수 있다. 표 9-2에 현재까지 알려진 그리고 보정 가능한 수차를 나열하였다.

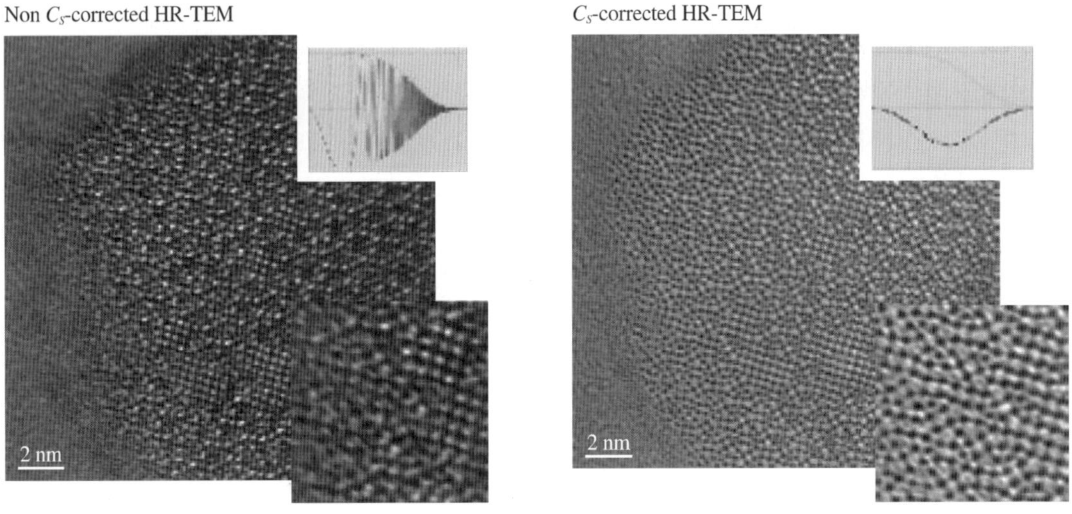

Comparison of HR-TRM images on the same area of $Nb_7N_{10}O_{47.5}$ at 300 kV. The determination of the atomic position in the corrected images is easier, because every atomic distance is transferred with the same contrast(see the contrast transfer function).

Image: B.Freitag(EFL)

그림 9-19 • $Nb_7N_{10}O_{47.5}$에서 얻은 300 kV TEM의 고분해 영상

표 9-2에서 볼 수 있듯이 이 수차들의 전부가 보정기로 보정되지는 않는다. 보정이 가능한 것도 있고 기계적으로 보정해야 하는 것도 있다. 그리고 공장에서 직접 보정해야 하는 것도 있다. 수차 보정의 과정은 일련의 영상들을 set로 얻어 이를 조합하여 수행된다. 일단 CCD로 고분해 영상을 얻고 각각 영상의 diffractogram(FFT of image)을 계산하여 최소 자승법으로 fitting하여 얻는 방식이다.

그림 8-19에 수차 보정기를 통하여 얻은 고분해능 영상과 보정 없는 고분해능 영상의 예를 비교하였다. 가장 확실한 차이점으로 콘트라스카 균일하고 원자들의 위치를 확실이 정할 수 있음을 알 수 있다.

5 | 약위상체의 고분해능 영상 해석

투과 전자 현미경에 사용되는 시편은 기본적으로 얇아야 한다. 전자파가 투과해야 하기 때문이다. 수십 나노미터 정도의 두께도 고분해능 영상을 얻기에는 두꺼운 편에 속한다. 고분해능 영상으로 보이는 그대로가 원자들의 배열과 같게 되기 위해서는 시편을 통과한 전자파의 경로가 한 번의 상변화를 겪고 시편을 빠져나올 수 있는 두께가 될 것이다. 전자파의 시편 투과 과정에서 이 한 번의 상변화가 가능한 두께를 가진 물체를 weak 위상체라고 한다. 고분해능 영상의 계산 시에 시편이 weak 위상체라는 가설을 이용하는 것이 기본이 된다. 본 절에서는 이 가설을 바탕으로 고분해능 영상을 이해해 보고자 한다.

■ Sherzer 조건에서의 고분해능 영상법

(1) 약위상체

시편 두께가 충분이 얇은 경우, 전자파의 시편 투과 전후의 위상 변화는 1번이라고 생각할 수 있을 때 전자파 파동함수 $\phi_{s(}\boldsymbol{r})$은

$$\phi_s(\boldsymbol{r}) = \phi_0(\boldsymbol{r})\ \exp[-i\xi(\boldsymbol{r})] \tag{9.34}$$

상대성 이론 미적용 시에 정전기 포텐셜이 일정한 매우 단순한 시료에서는 위상차가 이 포텐셜과 관계가 있다. 고에너지에 의하여 가속된 입사 전자는 de Broglie의 식에 의하여 주어진 파장으로 진공에서 전파된다. 이때 de Brogle 파장은

$$\lambda = h/\sqrt{(2m\varepsilon)} \tag{9.35}$$

단, $\varepsilon = eE$(입사 포텐셜 에너지), h: 플랑크상수, m: 전자 질량

물체 내에서 이 에너지가 포텔셜 v_0를 만나게 되면

$$\varepsilon' = eE + ev_0 \tag{9.36}$$

이때의 파장은

$$\lambda' = h/\sqrt{(2m\varepsilon')} \tag{9.37}$$

진공에 대한 굴절지수 $n = \lambda/\lambda'$는 만일 v_0가 E에 비하여 매우 작다면,

$$n \approx 1 + v_0/2E \tag{9.38}$$

위상차는 다음과 같다.

$$\xi = 2\pi(n-1)t/\lambda = (\pi/\lambda E)v_0 t \tag{9.39}$$

$\pi/\lambda E$를 σ로 놓으면 $\xi = \sigma v_0 t$가 된다.

$$\sigma = \pi/\lambda E = 2\pi me/h \tag{9.40}$$

σ를 상호작용상수라 부른다.

일반적으로 결정체는 포텐셜 $V(r)$이 원자의 줄(atomic column)과 함께 변화한다고 할 수 있다. 물체를 빠져나온 파동함수는

$$\phi_s(\boldsymbol{r}) = \phi_0(\boldsymbol{r})\exp[-i\xi(\boldsymbol{r})] = \phi_0(\boldsymbol{r})\exp[-i\sigma\int_0^t V(\boldsymbol{r})\,dz] \tag{9.41}$$

여기서, $\int_0^t V(\boldsymbol{r})\,dz = V_p(\boldsymbol{r})\Delta t$, Δt는 결정의 두께이며, 상대성 term으로 σ를 쓰면

$$\sigma = 2\pi m_e e\lambda/h^2(1 + eE/m_e c^2) \tag{9.42}$$

단, m_e =전자 정지 질량

$V_p(\boldsymbol{r})$은 결정의 투영된 포테셜이며, 퓨리에 전개로 표현이 가능하여 다음과 같다.

$$V_p(\boldsymbol{r}) = v_0 + \Sigma v_g \exp(2i\pi \boldsymbol{gr}) \tag{9.43}$$

단, $v_g = g$번째의 퓨리에 계수로서 구조인자 F_g이다.

$$v_g = (h^2/2\pi m_e e\Omega)F_g \approx 47.878F_g/\Omega \text{ (}\Omega\text{은 격자의 체적)}$$

만일 물체가 매우 얇을 경우, 약위상체 가설을 적용하여

$$\phi_s(\boldsymbol{r}) = \phi_0(\boldsymbol{r})\{1 - i\sigma V_p(\boldsymbol{r})\Delta t\} \tag{9.44}$$

(2) 고분해능 영상의 형성

고분해능 영상의 강도 $I_{im}(\boldsymbol{r})$은 배율을 1이라고 가정할 때 투영 포텐셜 $\phi(\boldsymbol{r})$로 표현하며, 다음과 같다.

$$I_{im}(\boldsymbol{r}) = \phi(\boldsymbol{r})\phi^*(\boldsymbol{r}) \tag{9.45}$$

$\phi(\boldsymbol{r})$은 대물렌즈의 초점면상에 있는 전체파 $\phi(\boldsymbol{\nu})$의 퓨리에 역변환이다. 즉

$$\phi(\boldsymbol{r}) = TF^{-1}[\phi(\boldsymbol{\nu})] \tag{9.46}$$

$\phi(\upsilon)$는 다음과 같이 주어진다.

$$\phi(\boldsymbol{\nu}) = A(\boldsymbol{\nu})\,M(\boldsymbol{\nu})\,\phi_{exit}(\boldsymbol{\nu}) \tag{9.47}$$

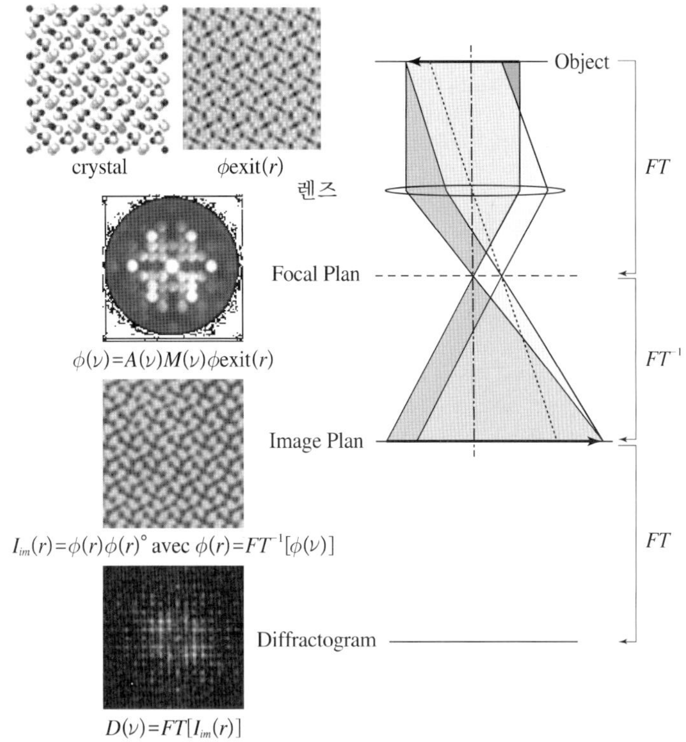

그림 9-20 • 고분해능 영상 형성 원리

여기서 $A(\nu)$는 조리개의 크기이고, $M(\nu)$는 Modulation 함수, $\phi_{exit}(\nu)$는 전자파 파동함수 $\phi(r)$의 푸리에 변환이다.

Modulation 함수 $M(\nu)$는 2항의 곱으로 표현한다.

$$M(\nu) = G(\nu)\exp[i\gamma(\nu)] \tag{9.48}$$

단, $G(\nu)$는 앞 절에서 본 것처럼 partial coherence damping 함수로 spatial 효과와 temporary 효과를 포함하고 있다.

$$G_{spat}(\nu) = \exp[-\pi^2 \sigma_c{}^2(\delta f + \lambda^2 2C_s\nu^2)^2\nu^2 \tag{9.49a}$$

$$G_{temp}(\nu) = \exp[-\pi^2\lambda^2\Delta^2\nu^2/2] \tag{9.49b}$$

여기서 λ, C_s, δf는 각각 전자파의 파장, 현미경의 구면수차계수, 초점 이탈 거리 이다. σ_c는 $2\theta_c$로 열린각의 조영 강도의 분포를 가우시안 표준분포로 가정한 양으로 $0.77\theta_c$이다. Δ는 색수차 때문에 생긴 초점의 불확실 거리의 강도 분포를 역시 가우시안 표준분포로 가정한 것으로 다음과 같다.

$$\Delta = C_c\{(\delta\varepsilon/\varepsilon)^2 + (\delta E/E\varepsilon)^2 + (\delta I/I)^2\}^{1/2} \tag{9.50}$$

여기서 C_c는 색수차계수, $\delta\varepsilon$, δE, δI는 각각 대물렌즈의 전류 변화, 전자파의 에너지 변화, 고전압 변화이다. $\exp[i\gamma(\nu)]$는 대물렌즈의 transfer 함수이다. 비점 수차가 없다고 가정하면,

$$\gamma(\nu) = \pi\lambda\{\lambda^2 C_s\nu^4/2 + \delta f\nu^2\} \tag{9.51}$$

고분해능 영상의 퓨리에 변환, 즉 diffractogram $D(\nu)$는 다음과 같이 쓸 수 있다.

$$D(\nu) = TF[I_{im}(\mathbf{r})] = TF[\phi(r)\phi(\mathbf{r})^*] = \phi(\nu) \otimes TF[\phi(\mathbf{r})^*] \tag{9.52}$$

$TF[\phi(\mathbf{r})^*] = \phi^*(\nu)$의 성질을 적용하여 다시 쓰면

$$D(\nu) = \phi(\nu) \otimes \phi^*(-\nu) \tag{9.53}$$

위 식을 더 전개하기 전에 시편 출구에서의 파동함수 $\phi_{exit}(\mathbf{r})$을 먼저 정리할 필요가 있다. weak 위상체 가설을 적용했을 때 앞 절에 보았던 것처럼 $\phi_{exit}(\mathbf{r})$은

$$\phi_{exit}(\mathbf{r}) = 1 - i\sigma V_p(r)\Delta t \text{ (수직으로 입사한 파로 가정)} \tag{9.54}$$

$\mathcal{V}_p(\nu)$를 $v_p(\mathbf{r})$의 푸리에 변환으로 쓰면,

$$\phi_{exit}(\nu) = TF[\phi_{exit}(\mathbf{r})] = \delta(\nu) - i\sigma\mathcal{V}_p(\nu)\Delta t \tag{9.55}$$

$\phi(\nu)$는 $G(\nu)\exp[i\gamma(\nu)]\phi_{exit}(\nu)$로 쓸 수 있으므로 Dirac 함수의 성질을 이용하면,

$$\phi(\nu) = \delta(\nu) - i\sigma\mathcal{V}_p(\nu)\Delta t\ G(\nu)\exp[i\gamma(\nu)] \tag{9.56}$$

식 $\phi^*(-\nu)$가 $D(\nu)$ 계산에 들어가게 하였을 때 다음 식을 쓸 수 있다.

$$\phi^*(-\nu) = \delta^*(-\nu) + i\sigma\mathcal{V}_p{}^*(-\nu)\Delta t G^*(-\nu)\exp[-i\gamma(-\nu)] \tag{9.57}$$

Partial Coherence Damping은 Real Part와 imaginary part로 이루어져 있다. $\gamma(\nu)$sms pair 함수이고 $\mathcal{V}_p{}^*(-\nu) = \mathrm{TF}[v_p(-\mathbf{r})]^* = \mathrm{TF}[V_p(\mathbf{r})]$이며, 투영 포텐셜도 역시 pair 함수이고 real part 이다. $\mathcal{V}_p{}^*(-\nu) = \mathcal{V}_p(\nu)$일 때

$$\phi^*(-\nu) = \delta(\nu) + i\sigma\mathcal{V}_p(\nu)\Delta t\ G(\nu)\exp[-i\gamma(\nu)] \tag{9.58}$$

결과로 $D(\nu)$는,

$$\begin{aligned} D(\nu) &= [\delta(\nu) - i\sigma\mathcal{V}_p(\nu)\Delta t\ G(\nu)\ \exp\{i\gamma(\nu)\}] \otimes [\delta(\nu) + i\sigma\mathcal{V}_p(\nu)\Delta t\ G(\nu)\ \exp\{-i\gamma(\nu)\}] \\ &= \delta(\nu) \otimes \delta(\nu) - [i\sigma\mathcal{V}_p(\nu)\Delta t\ G(\nu)\ \exp\{i\gamma(\nu)\}] \otimes \delta(\nu) \\ &\quad + [i\sigma\mathcal{V}_p(\nu)\Delta t\, G(\nu)\ \exp\{-i\gamma(\nu)\}] \otimes \gamma(\nu) \\ &\quad - \sigma^2\Delta t^2[\mathcal{V}_p(\nu)\ G(\nu)\ \exp\{i\gamma(\nu)\}] \otimes [\mathcal{V}_p(\nu)\ G(\nu)\ \exp\{-i\gamma(\nu)\}]\} \end{aligned} \tag{9.59}$$

마지막 항은 1차수 전개에서 무시하게 되며, $f \otimes \delta$는 f이므로

$$\begin{aligned} D(\nu) &\approx \Delta(\nu) - i\sigma\mathcal{V}_p(\nu)\Delta t\ G(\nu)[\exp\{i\gamma(\nu)\} - \exp\{-i\gamma(\nu)\}] \\ &= \delta(\nu) + 2\sigma\mathcal{V}_p(\nu)\Delta t\ G(\nu)\sin\{\gamma(\nu)\} \end{aligned} \tag{9.60}$$

Sherzer 영상 조건에서 weak 위상체는 $G(\nu)\ \sin\{\gamma(\nu)\}$는 $|\nu_s| = 1/d_s(d_s =$점분해능)까지 -1의 값을 가지게 된다. transfer function은 그림 9-21과 같이 나타나게 됨을 알 수 있다.

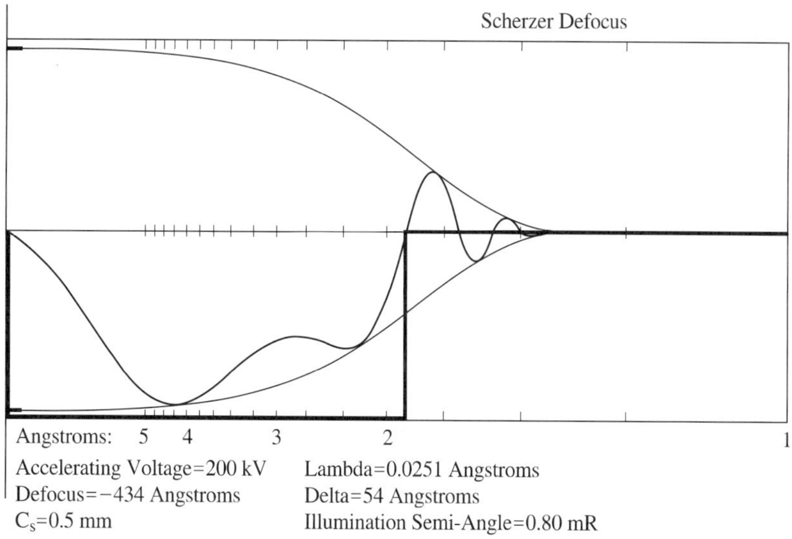

그림 9-21 • Scherzer Defocus에서의 콘트라스트 전달함수

최종적으로 $I_{im}(\boldsymbol{r}) = \mathrm{TF}^{-1}\{D(\nu)\}$는 다음과 같이 쓸 수 있다.

$$I_{im}(\boldsymbol{r}) \approx 1 - 2\sigma V_p(\boldsymbol{r})\Delta t \tag{9.61}$$

위 식의 의미는 고분해능 투과 전자 현미경의 영상이 결정의 투영된 포텐셜에 직접 비례한다는 의미로 이야기할 수 있다. 단 이 모든 계산의 과정은 약 위상체 가설이 성립되어야 가능하다. 또한 수식의 전개에서 볼 수 있듯이 Sherzer 조건의 의미는, 전자파의 홀수 간섭만을 포함하고 있기 때문에 시편의 두께가 아주 약간 약위상체 조건을 벗어나는 경우에도 약 위상체 조건에 해당하는 영상을 얻는 조건이 된다.

6 | 고분해능 영상 시뮬레이션

본 절에서는 앞 절에서 기술되었던 내용을 바탕으로 고분해능 영상 시뮬레이션에 관하여 설명하고자 한다. 시뮬레이션을 하는 가장 큰 이유는, 고분해능 영상이 하나의 모습을 갖지 않기 때문에 같은 물질을 얻는다 하더라도 시편의 두께와 defocus에 따라서 다른 모습으로 나타나기 때문이다. 그림 9-22는 Al 4 nm와 15 nm 두께 시료에 대하여 고분해능 영상을 시뮬레이션한 것이다. Al 원자의 위치는 점선 원으로 표시하였다. 4 nm의 경우 원자 위치와 고분해능 영상이 일치하는 것을 볼 수 있다.

그러나 15 nm의 경우 원자들의 실제 위치와 고분해능 영상의 점들과 일치하지 않음을 볼 수 있다. 이는 잘 알려진 사실로 dynamical 효과 때문이다. 문제는 우리가 실험 시에 흔히 접하는 시료는 실제로 대부분이 15 nm 이상이고, 4 nm는 거의 도달이 불가능한 두께라는 점이다. 실제로 고분해능 영상으로 보이는 점들이 실제 원자 칼럼인지 아닌지의 판단은 시뮬레이션을 통해서만 알 수가 있다.

이와 같은 시뮬레이션의 필요성은 결정의 결함, 박막 계면 연구 등에서 필수적으로 이용되어야 할 매우 유용한 도구이다.

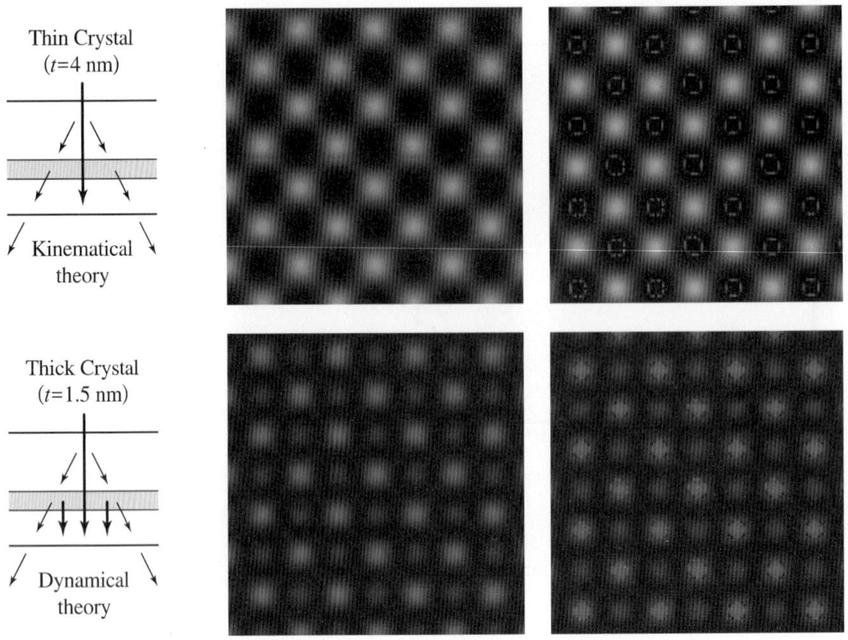

그림 9-22 • Al에 대한 고분해능 시뮬레이션 결과

1. 시뮬레이션의 원리

고분해능 영상 시뮬레이션은 크게 두 가지 단계로 이루어진다[P.G. SELF, M.A.O'KEEFE, P.R. BUSECK et A.E.C. SPARGO, Ultramicrosc., 11, (1983), 35-52]. 먼저 물체의 출구에서의 전자파 강도를 계산해야 한다. 그리고 다음 단계는 투과 전자 현미경의 modulation function을 convolution 하는 것이다. 첫 단계를 수행하는 방법으로는 2가지의 이론적 접근법이 모두 dynamical 이론에 바탕을 두고 있는 이론으로, 하나는 Bloch Wave 이론 방식이고 또 하나는 Multislice 이론 방식이다. Bloch Wave 방법은 완전한 결정을 시뮬레이션할 때 택할 수 있으며, Multislice 방법은 결함을 계산하거나 비정질의 고분해능 영상 시뮬레이션에서 많이 사용한다. Multislice 방법이 더 많이 사용되고 있으며, 계산 시간이 빠르고 컴퓨팅 메모리도 적게 사용하는 장점이 있다. 본 절에서는 Multislce 방법만 좀 더 기술하고자 한다.

2. Multislice Formulation

(1) 시뮬레이션의 방법

Multislice는 Cowely와 Moodie에 의하여 제안되었으며[Cowley J. M, Moodie A.F., the scattering of electrons by atoms and crystals. I., a new theoretical approach. Acta Crystallographica, 1957, Vol. 100, 609-619], 물리광학의 단순한 생각이 그 출발점이었다. 전자파 파동함수 $\phi(x, y, \varepsilon)$를, $z=0$에서부터 시작하여 $z=\varepsilon$까지의 거리에서, $\phi(x, y, 0)$으로부터 서로 독립적 2 operator의 적용으로 주어진다.

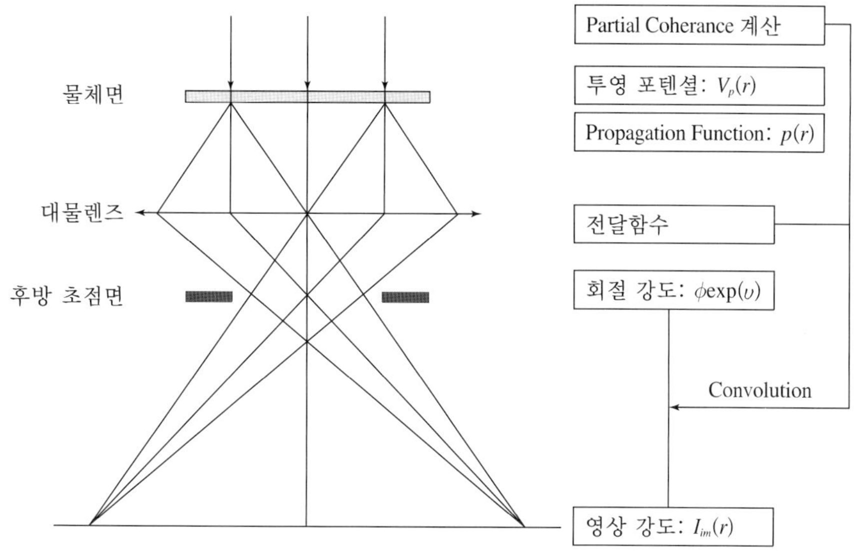

그림 9-23 • 시뮬레이션의 원리

$$\Delta = \frac{i}{2k^0}\nabla^2 \; et \; V_p = \frac{1}{\varepsilon}\frac{i}{2k^0}\int_0^{\varepsilon} V(r)dz \tag{9.62}$$

여기서,

$$\phi(x,\ y,\ \varepsilon) = \exp(\varepsilon[\Delta + V_p])\,\phi(x,\ y,\ 0) \tag{9.63}$$

또는 전개된 형태의 식으로

$$\phi(x,\ y,\ \varepsilon) = \exp\left(\frac{i}{2k^0}[\varepsilon\nabla^2 + \int_0^{\varepsilon} V(r)dz]\right)\phi(x,\ y,\ 0) \tag{9.64}$$

물리적으로 $\exp(\varepsilon[\Delta + V_p])$ 식에 함축된 operator들은 각각 propagation과 물체 내에서 전자파의 산란을 나타낸다. 전자파의 산란은 약위상체의 경우에 형성되는 위상차로 투영 포텐셜 $V_p(x,\ y)$에 해당한다. multislice의 주된 생각은 이 둘이 연속적으로 일어난다는 것이다. 즉,

$$\phi(x,\ y,\ \varepsilon) \approx \exp(\varepsilon\Delta)\,\exp(\varepsilon V_p)\,\phi(x,\ y,\ 0) \tag{9.65}$$

이 가설은 ε, Δ, V_p의 1차 order에서만 정확하다. 여기서 ε는 z 방향으로 통과하는 파의 거리이다. 이때 오차는 $1/2[\Delta,\ V_p]\varepsilon^2$이다. 이 오차를 줄이기 위하여 slice의 두께가 수 Å 수준으로 매우 작아야 한다. dynamic 산란강도를 계산하기 위해서는 이 계산을 반복하는 것이다. 이를 multislice라고 한다.

(2) 계산 단계

기본 slice는 구조 모델로부터 주어져야 한다. 대부분의 경우 이러한 모델은 실제 격자에서 주어진다. 결정의 경우 격자상수와 결정격자가 주어지고 또한 관찰 시 주어지는 zone axis도 주어져야 한다. 계산 결과가 정당성을 인정받으려면 slice 두께를 잘 정해야 한다. 충분히 작은 두께를 선정하는 것이 중요하다. space group, 다중인자 그리고 열진동상수 등의 인자들도 중요하다.

Slice가 모델로부터 정해지면 이제 투영 포텐셜을 퓨리에 전개식으로부터 얻어야 한다. 즉,

$$V_p(\boldsymbol{r}) = V_0 + \sum_{\nu \neq 0} v(\boldsymbol{\nu}) \exp[2i\pi v.\boldsymbol{r}] \tag{9.66}$$

각 퓨리에계수 $v(\nu)$는 그 자신이 구조인자 $F(\nu)$와 연계되어 있으며 다음과 같다.

$$v(\nu) = (\lambda/\sigma\Omega)\, F(\nu) = (\lambda/\sigma\Omega) \Sigma f_i(\nu) \exp(2i\pi(r \cdot r_j)) \tag{9.67}$$

slice를 이제 원하는 두께로 쌓는다(그림 9-24).

앞 페이지 식은 두께 ε의 slice를 통과하는 식이다. Huyghens-Fresnel 원리와 같이 i번째 slice 후 파동함수 $\phi_i(r)$은 앞의 slice의 것인 $\phi_{i-1}(r)$과 아래와 같이 연결된다.

$$\phi_i(r) = [\phi_{i-1}(r) \otimes p_i(r) \cdot q_i(r)] \tag{9.68}$$

단, $p_i(r) = i$와 $i+1$ slices 사이의 propagation function

$q_i(r) = i$번째 slice의 transmission function

위 식은 자주 물체가 역격자 격자점 위에 양자화되어 역격자 공간에서 계산이 된다.

$$\phi_i(\nu) = [\phi_{i-1}(\nu) \cdot p_i(\nu)] \otimes Q_i(\nu) \tag{9.69}$$

이같은 원리로 한 slice는 약위상체이다. 그리고 투과함수 $qi(r)$은 물체를 투과하는 전자파의 진폭 modulation을 나타낸다.

$$q_i(r) = \exp[-i\sigma V_p(r) \Delta t_i] \tag{9.70}$$

단, $V_p(r)$: 결정의 투영 포텐셜

Δt_i : i slice의 두께

$p_i(r)$은 i 번째 slice의 회절 전자 파동 g의 propagation 위상차가 되어

$$p_i(g) = \exp[-2i\pi\xi(g)\Delta t_1] \tag{9.71}$$

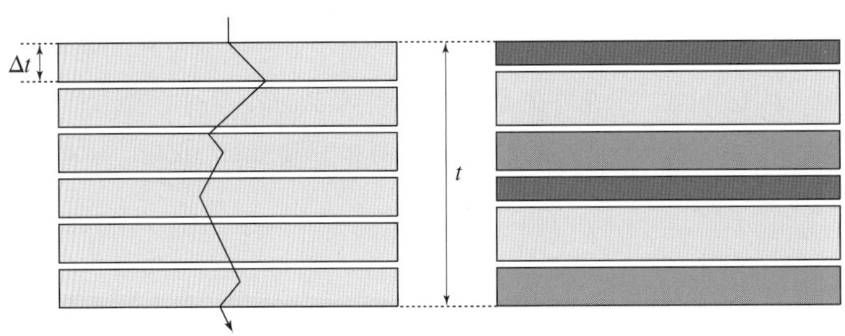

(a) 같은 두께로 쌓는 경우 (b) 다른 두께로 쌓은 경우

그림 9-24 • multislice 계산을 위한 slice의 중첩 모습

여기서 $\xi(g)$는 파 g의 excitation 오차로 Bragg deviation과 연결되는 값이다.

$$\xi(g) = \lambda g^2/2 \tag{9.72}$$

첫 번째부터 n 번째까지 계산을 되풀이하는 방법으로 물체의 두께 $t = n\Delta ti$에 대하여 파동함수를 계산해 낼 수 있다.

참고문헌

[RRG94]

[BCE92] P Buseck, J. M. Cowley, L. Eyring, High Resolution Transmission Electron Microscopy and Associated Techniques, Oxford Univ. Press(1992)

[WB09] D.B. Willams, C. Barry Carter, Transmission Electron Microscopy, Part 3: Imaging, Springer(2009)

[C81] J. M. Cowley, Diffraction Physics, North-Holland Publ. Co., Amsterdam(1981)

[ZHO11] X. Zou, S. Hovmoller, P. Oleynikov, Electron Crystallography, Oxford Science. Press(2011)

[SH98] D. Shindo, K. Hiraga, High Resolution Electron Microscopy for Materials Science, Springer(1998)

[M56] J.W. Menter, Direct Study by electron microscopy of crystal lattices and their imperfection. Proc. R. Soc. London. Ser. A 1956,. Vol. 326, p. 119-135

[S49] O. Scherzer. The theoretical resolution limit of the electron microscope. J. Appl. Phys. 1949, Vol. 20, p20-29.

Chapter

10 STEM 분석법

최시영_한국기계연구원 부설 재료연구소

1 | 개 요

지난 수십 년 동안 TEM은 재료의 나노 스케일에서 분석함에 있어서 가장 중요한 분석 기법이었다. 전통적으로 TEM은 고분해능 이미지 분석, 회절 패턴 분석, 화학적 조성 분석으로 재료의 계면 및 고상에서의 나노 단위의 분석을 가능하게 함으로써 재료 개발에 큰 공헌을 하였다. 1950년대에 이미 전자빔을 집속하여 시료의 표면을 이차원적으로 스캔하는 현재의 SEM(scanning electron microscopy)이 개발되었으나, SEM과 TEM의 개념을 모두 포함하는 STEM(scanning transmission electron microscopy)은 1970년대에 이르러 개발되었다. A. Crewe는 field emission gun(FEG)을 사용하여 0.4 nm 크기의 전자 probe를 형성하는 데 성공하였고[Cre70], annular detector를 사용하여 암시야상을 얻는 데 성공하여, 비정질 카본막에 토륨(thorium) 원자가 분산되어 있는 것을 확인할 수 있었다[Cre+70]. 그 이후에 STEM을 상용화하기 위한 연구와 개발이 활발하게 이루어졌고, 영국의 VG microscopes가 1974년에 dedicated STEM을 선보이게 되었다.

STEM의 가장 큰 장점은 전자빔이 시료를 스캔하면서 발생하는 각기 다른 회절 전자를 다른 형태의 검출기를 이용하여 동시에 영상화를 할 수 있는 것으로, bright field, dark field 등의 이미지를 동일한 위치에서 얻을 수가 있다[Yao05]. 그림 10-1에서 볼 수 있듯이, 전자빔은 FEG를 사용하고 3 kV 이상의 전기장을 가하여 전자총의 tip 부분에 전자 source를 발생시키게 된다. 이때 전자 source가 발생하는 유효 크기는 4~5 nm의 지름을 가지게 된다. 전자 tip 부분에서 100~300 kV의 가속 전압을 걸어서 전자 source를 가속시키게 된다. STEM에서는 집속 렌즈(condense lens)와 대물렌즈(objective lens)가 모두 전자빔을 시료 위의 한 점에서 집속시켜 주는 probe forming lens의 역할을 하게 된다. 높은 자장을 대물렌즈에 가하여 집속빔을 형성하게 되며, 전자 source를 시료에서 정교하게 집속시키는 역할은 대물렌즈가 하게 된다. 집속빔을 튜닝하고 보정하기 위해서 대물렌즈 위에 설치된 수 개의 집속 렌즈가 사용이 되며, 대물렌즈 위의 deflector가 집속빔이 시료를 스캔할 때 사용이 된다. 집속된 전자빔이 시료에 입사될 때, convergent beam electron diffraction(CBED) 패턴이 나타나게 되며 CBED가 나오는 영역, 즉 집속된 전자빔의 크기는 일반적으로 1 nm 이하가 되므로 nano beam diffraction(NBD)라고 칭하기도 한다. 형광 스크린에 나타나는 회절빔은 CCD(기존에는 TV와 VCR)로 기록이 된다. 이러한 CBED의 회절빔을 통

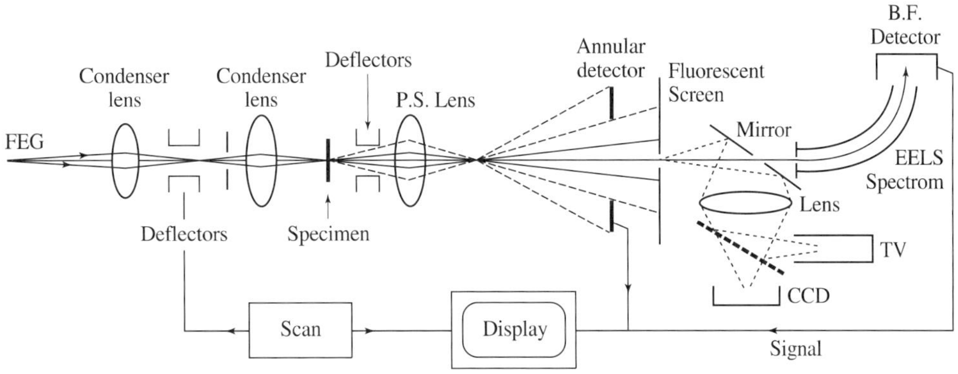

그림 10-1 • STEM의 모식도

해서 다양한 정보를 얻을 수 있는데, zero-loss 전자빔을 electron energy loss spectroscopy(EELS)를 이용하여 전자빔의 에너지 손실을 측정하여 화학적 정보를 얻을 수 있고, zero-loss 빔에 디텍터를 장입하여 bright field STEM 이미지를 얻을 수가 있다. 플라스몬 산란 또는 원자의 inner-shell과의 반응에서 발생한 electron energy가 크게 손실된 전자를 검출함으로써 dark field STEM이미지를 얻을 수 있다. 이러한 여러 종류의 산란 전자들은 post-specimen deflector coils에 의해 제어되어 검출할 수 있다. 최근에는 각기 다른 위치에 다양한 검출기를 장착한 형태가 일반적이며, 동일한 deflector 조건에서 dark field, bright field 등의 STEM 이미지를 동시에 얻을 수 있다.

2 | STEM 이미징

1. Principle of reciprocity

STEM 이미지의 contrast는 집속 전자빔이 위치하는 시료 표면 특정 부분에서 산란이 되는 전자량 또는 검출 전자량의 밀도에 의해 결정이 되는 것으로 받아졌으며, 따라서 incoherent imaging에 의해 해석이 되었다. 하지만 'Principle of reciprocity'를 적용하면 STEM의 이미징은 CTEM(conventional TEM)의 이미징과 유사한 공통점을 가지게 된다[Cow69, Zei70]. 전자 현미경에서 탄성 산란 전자를 생각해 볼 때, 모든 전자파는 동일한 에너지를 가지게 되며 이때 detector 면에서의 한 점은 전자빔 source로 대체될 수 있다. 또한 역으로 전자빔 source는 detector에 의해 대체가 가능하다. 이러한 개념을 적용하게 되면, 그림 10-2에서 볼 수 있듯이 전자빔이 시료를 통과하기 이전의 STEM 이미징은 CTEM에서 시료를 통과한 후의 이미징 개념이 유사하게 된다.

CTEM에서 coherent한 전자의 평면파가 시료에 입사가 되면, 통과된 파는 시료 밑의 렌즈들을 통과하면서 매우 높은 배율로 확대가 되어 이미지를 형성하게 된다. 전자빔이 진행 방향을 역으로 고려하게 되면 bright field STEM 이미징을 고려할 수 있는데, STEM에서의 전자 source는 CTEM에서 형성된 이미지의 한 pixel과 같이 간주할 수 있고, 시료 위에서 전자 source의 demagnified된 이미지를 형성하게 된다. 시료를 통과한 전자빔은 평면파로서 bright field STEM detector 면에서 확인이 된다. 'Principle of reciprocity'의 핵심은, 이미지 콘트라스트가 CTEM과 STEM에서 동일한 형태로 형성되어 전자빔의

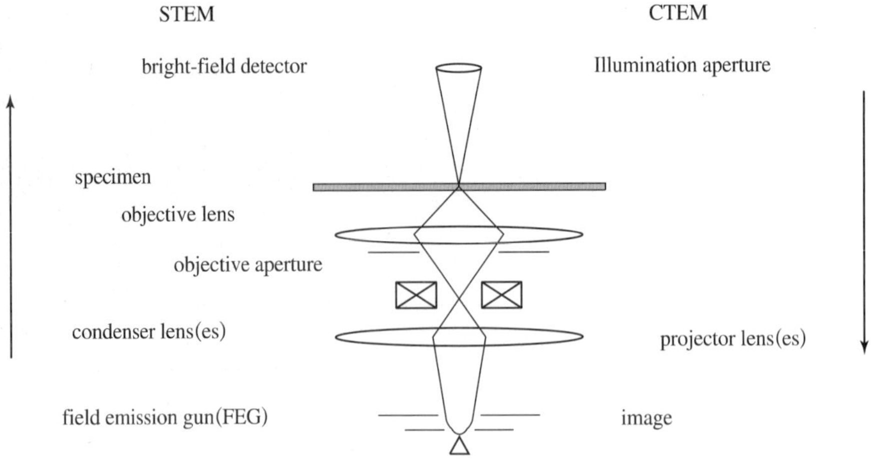

그림 10-2 • STEM과 conventional TEM의 'principle of reciprocity'에 따른 모식도

진행 방향을 역으로 바꾸게 되면 STEM과 CTEM의 이미징을 구현할 수가 있다. VG에 이어서 dedicated STEM을 개발하고 있는 Nion사는 전자빔의 집속력과 안정성을 증가시키기 위해서 일반적인 TEM보다 더 고진공의 chamber를 제작하고 STEM 이미징, STEM diffraction에서 더 강한 장점을 보이고 있다. 그렇지만 JEOL社, FEI社 등의 TEM/STEM은 bright field, dark field 이미징을 TEM, STEM 모드에서 활용할 수 있으며, 이러한 다양성이 STEM의 분석기술을 보급하고 일반화하는 데 큰 역할을 하고 있음을 부인할 수 없다. 특히 최근에는 구면 수차 보정기, 단색 수차 보정기 등의 개발과 함께 0.1 nm 이하의 분해능을 달성하였으며, STEM 기술을 더 확고히 하게 되어 STEM은 나노 입자, 나노 튜브, 나노 와이어, 나노 계면 등의 저차원에서 소재를 관찰하고 해석하는 데 이상적인 형태로 진화를 하고 있다[Pen11]. 본격적인 나노 과학 기술의 발전과 함께 새로운 세대의 전자 현미경이 최근 수년 동안 개발되었으며, 현재의 나노 과학 기술에 크게 이바지를 하고 있다. STEM은 그 주요한 새로운 세대의 분석 장비라고 할 수 있으며, 최근 수년 동안 원자 단위로 재료를 분석함에 있어서 가장 강력한 장비로 대두되면서 개개 원자의 원자 배열, 경원소 원자 검출 그리고 심지어 점결함 배열을 분석까지 가능하게 하였다.

2. STEM 이미징의 원리

STEM 이미지의 가장 기본적인 형태는 shadow-imaging(point-projection imaging)으로 불리는 것으로, 그림 10-3에서 보는 바와 같이 샘플 주위에서 집속빔의 cross-over가 발생할 때 생기는 시료의 contrast이다.

집속빔이 cross-over가 되는 위치에 따라 shadow 이미지에서는 다양한 정보가 함축되게 되는데, 일반적으로 구면 수차가 존재하는 경우에서 under-focus, over-focus의 정보가 포함된다. 그림 10-3에서는 구면 수차에 의해 위의 세 가지가 모두 함께 Ronchigram에서 보이는 것을 알 수 있다. Ronchigram 또는 Ronchi-fringe라는 것은 집속빔이 결정성 또는 방향성을 가지는 시료에 입사될 때, 렌즈의 수차에 의해서 distortion이 발생하는 shadow 이미지를 말하는 것이며 이를 이용하면 렌즈의 수차를 측정할 수 있다[Ron64]. 따라서 STEM에서는 three order의 구면 수차에 의해 이미지 정보가 크게 왜곡이 되고 분해능을 결정짓는 요소가 된다. 그림 10-3에서와 같이 구면 수차가 존재하는 경우, cross-over가 시료의

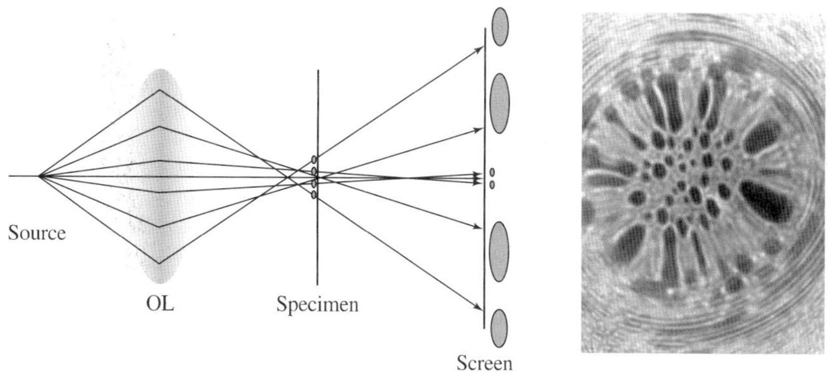

그림 10-3 • 구면 수차를 가지는 경우의 shadow(point-projection) 이미지의 모식도

아래쪽에 존재하는 경우에 Ronchigram 이미지의 중앙 부분의 축소가 되어 나타나며, 빔의 진행축에서 큰 각도로 입사되는 전자빔은 시료의 앞에서 cross-over가 일어나며 이때는 확대가 일어난다. 특정한 전자빔은 시료의 한 점에서 cross-over가 일어나게 되는데, 이때의 배율은 무한대(infinite)라고 할 수 있다. 이를 3차원적으로 고려하게 되면 그림 10-3의 Ronchigram에서와 같이 환 형태의 영상이 나타나며, 하나의 빔의 반지름이 infinite radial magnification에 의해 나타나고 다른 반지름이 infinite circumferential magnif- ication에 의해 나타난다. 즉, Ronchigram의 환 형태를 집속 렌즈와 대물렌즈의 astigmatism을 주어진 defocus에서 제어하여 등방적으로 만들고, 넓고 균일한 형태의 콘트라스트를 가지는 infinite magnification 영역을 만듦으로써 렌즈의 수차를 효과적으로 조절할 수가 있다. 따라서 Ronchigram은 집속빔을 사용하는 STEM에서 전자광학을 제어하고 얼라인할 수 있는 매우 유용한 도구가 된다.

일반적으로 bright field TEM 이미징에서 wave function은 다음과 같이 표시가 된다.

$$\Psi(x) = q(x) \otimes t(x) = \int q(X) \cdot t(x - X) \cdot dX \tag{10.1}$$

얇은 시료에서의 transmission function은 $q(x)$로 표시하고 spread function을 $t(x)$로 표시할 때 렌즈의 수차를 결정짓는 요소는 spread function으로, 위의 식에서 convolution integral로 표시한 바와 같이 $q(x)$를 delta function으로 가정할 때 spread function은 delta function의 broadening을 유발하게 된다. 실제 기록되는 빔의 intensity는 파동함수의 제곱이 된다. 이때 lens transfer function, $T(u)$(u는 angular variable로 $2/\lambda \cdot \sin(\phi/2)$임)을 함께 고려하고, $q(X) \cdot t(x - X)$ term을 $Q(U)$로 표시하게 되면 이미지의 intensity는 다음과 같이 표시할 수 있다.

$$I(X) = \int |Q(u) \otimes [T(u) \exp\{2\pi i u\}]|^2 \cdot D(u)\, du \tag{10.2}$$

$D(u)$는 detector function으로, TEM bright field에서 'Principle of Reciprocity'를 적용한 것과 같다. TEM에서와 같이 detector funtion을 delta function으로 가정한다면, STEM의 이미지는 TEM과 같은 형태인,

$$I(X) = \left| \int Q(U) \cdot T(U) \cdot \exp\{2\pi i UX\} \cdot dU \right|^2 = |q(X) \otimes t(X)|^2 \tag{10.3}$$

으로 나타낼 수 있다. 따라서 Ronchigram에 기준한 STEM의 이미징은 실제 TEM 이미징과 유사한 형태로 나타내며, 이때 detector의 구조와 형상에 따라서 STEM 영상을 선택적으로 영상화할 수 있다. Bright field나 최근에 소개된 annular bright field와 같은 STEM 이미징은 TEM 이미지와 같이 $q(X) \otimes t(X)$ term에 의해서 나타내어 집속빔의 형태와 시료 내에서의 atomic scattering에 의한 coherency scattering을 고려하게 된다. 반면에, annular dark field의 경우에는 $q(x)$에서의 각 원자 위치에서 coherency를 매우 약하게 간주하여 $D(u)$를 1로 보게 될 때, dark field STEM 이미지의 intensity는

$$I(X) = |q(X)|^2 \otimes |t(X)|^2 \tag{10.4}$$

로 나타낼 수 있게 된다. 따라서 단순하게 집속빔의 정보를 원자 위치에 convolution하는 형태의 incoherent 이미지가 dark field STEM 이미지에서 나타나게 된다. 이러한 incoherent STEM 이미지는 시료에서의 x 위치에서의 원자의 산란강도에 의존하여 소위 원자 번호에 따라서 intensity가 달라지는 Z-contrast 영상이 얻어진다.

STEM에서의 incoherent 이미지는 전자의 elastic scattering과 inelastic scattering에 의해 모두 영향을 받게 되며, elastic scattering은 Rutherford scattering과 유사한 형태로 영향을 미치는 반면에 inelastic scattering은 재료의 결정 구조, 원자의 고유 특성에 따라서 원자 번호에 따라 linear한 형태로 의존성을 보여 주지 않는다. 따라서 Z-contrast 이미지에서의 elastic scattering과 inelastic scattering에 대한 부분의 구별은 EELS를 이용하여 inelastic scattering의 기여도를 확인함으로써 가능하다. 또한 전자의 scattering은 결정성과도 연관이 있는데, 비정질막에 분포된 금속 입자를 STEM으로 관찰한 결과 금속 입자에서 뿐만 아니고 비정질막이 결정화된 국부 영역에서도 유사한 강도의 contrast가 관찰이 된다 [How79]. 이러한 Z-contrast의 방해 요소는 high angle annular dark field(HAADF) STEM 이미징에 의해 피할 수 있다. 이러한 고각에서의 전자 산란은 thermal diffuse scattering(TDS)에 의해 발생하게 되므로, atomic vibration에 의한 inelastic scattering에 의존도성을 부각시킬 수 있다. 따라서 그림 10-4에서 볼 수 있듯이, elastic scattering에 의한 전자 산란은 산란 각도에 따라서 급격하게 감소하는 반면에 TDS

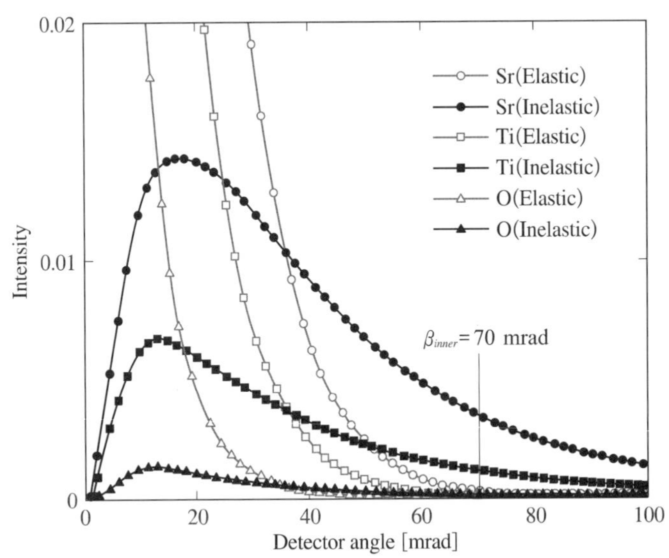

그림 10-4 • $SrTiO_3$에서 Sr, Ti, O의 elastic scattering과 TDS에 의한 inelastic scattering의 산란 기여도

에 의한 inelastic scattering은 더 큰 산란 각도에서도 발생하게 되어, 70 mrad 이상의 inner angle을 가지는 annular dark field STEM 이미지는 incoherent하고 inelastic scattering되는 전자에 의한 Z-contrast 이미지가 된다[Kot10, Hill93]. STEM에서는 산란되는 전자에 대한 정보를 검출하는 분석 기술이므로, detector의 두께, inner angle, outer angle, detector 내에서의 위치 등과 같은 detector의 geometry에 의해 다양한 정보를 검출할 수 있다.

실제 STEM 이미징은 dynamic diffraction effect에 영향을 받게 된다. 시료의 두께에 따라서 coherent multiple scattering이 발생하며, 금(Au)의 경우 100 keV의 가속 전압에서 2 nm의 두께에서 산란빔은 투과빔과 같은 강도를 보여 주게 된다. dynamic diffraction term을 고려하기 위해서는 multislice법, Bloch wave법 등을 이용하여 입사빔이 일정 두께에서 산란되어 나올 때의 amplitude의 합을 고려하고, 이를 또 다른 입사빔에 고려하는 iterative 시뮬레이션이 필요하다. Annular dark field의 이미지의 경우에는 각 원자가 발생시키는 inelastic scattering에 의한 TDS를 계산하고 intensity를 유도함으로써 가능하며, dynamic scattering을 고려한 multiple TDS scattering을 고려한 시뮬레이션도 가능하다[Rez00]. 하지만 실제 HAADF STEM 이미지에서의 detector는 first order Laue zone(FOLZ)를 포함하게 되며, 따라서 이에 의한 coherency 영향에 대한 고려가 또한 필요하다.

위에서 설명된 바와 같이, STEM의 장점은 시료를 스캔을 하면서 나오는 위치에서의 다양한 산란 전자를 다양한 형태의 디텍터를 활용하여 동시에 이미지 정보를 얻을 수 있을 뿐만 아니라, EELS, EDS와 결합하여 화학적인 정보를 또한 스캔 이미지를 통해서 얻을 수 있다는 것이다. TEM에서는 전자빔과 시료의 상호 작용에 의해 coherent diffraction 이미지 정보가 나오지만, defocus와 시료의 두께 등과 같은 diffraction의 정보에 영향을 주는 요소들에 의해서 매우 난해한 결과를 나타낼 수 있는 반면에 STEM의 경우보다 직관적인 정보를 나타낼 수 있다는 것이 또한 장점이라고 할 수 있다.

3. Electron probe와 Ronchigram

앞서 설명한 바와 같이 STEM에서의 분해능은 전자 probe의 사이즈와 직결되어 있다. 구면 수차(C_s)가 존재하는 경우에는 전자파의 경로차이에 의해 cross-over가 발생되는 위치가 달라지며, 이로 인해서 probe는 디스크의 형태로 형성되어 분해능의 저하가 발생한다. 구면 수차의 영향을 억제하기 위해 그림 10-5와 같이 조리개를 사용하여 경로차이를 최소화하는 것이 필요하다. 구면 수차에 따른 probe의 분해능은 다음 식 (10.5)와 같이 표현된다. 전자빔의 경로차이를 최소한으로 줄이기 위해서는 조리개의 크기를 줄이는 것이 바람직하다.

$$d_s = \frac{1}{2} C_s \alpha^3 \tag{10.5}$$

그러나 조리개의 크기가 작아지게 되면 조리개에 의한 전자파의 회절 수차의 영향이 발생하게 되며 식 (10.6)으로 표현할 수 있다.

$$d_d = \frac{0.61\lambda}{\alpha} \tag{10.6}$$

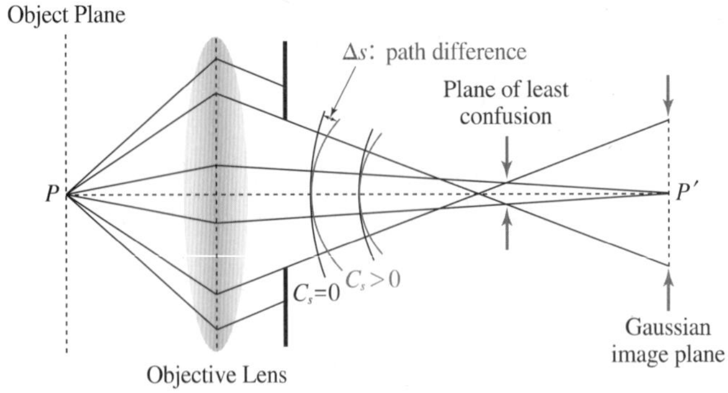

그림 10-5 • 구면 수차에 의한 전자 probe 분해능의 영향

회절 수차에 따른 영향은 구면 수차와는 반대로 조리개 크기가 작을수록 probe 분해능에 악영향을 미치게 되며, 그림 10-6과 같이 최적화된 probe의 조건은 구면 수차와 회절 수차의 영향이 최소화되는 조리개 크기에서 결정이 된다.

최적화된 조리개의 크기는 전자파의 위상차가 최소화되는 Scherzer defocus의 조건에서 결정이 되며 이때 최적의 조리개 크기는,

$$\alpha_{opt} = \left(\frac{4\lambda}{C_s}\right)^{1/4} \tag{10.7}$$

로 유도되고, 이때 최적의 probe의 분해능은,

$$d_{opt} = \frac{0.61\lambda}{\alpha_{opt}} = 0.43(C_s\lambda^3)^{1/4} \tag{10.8}$$

이 된다. C_s =0.5 mm인 200 kV의 STEM의 경우에서는 최적의 probe 분해능은 0.13 nm이며, 최적의 조리개 크기는 11.9 mrad이 된다. 따라서 조리개 크기가 큰 경우에서는 구면 수차 영향에 의해, 조리개 크기가 작은 경우에는 회절 수차의 영향에 의해 probe의 분해능이 저하된다.

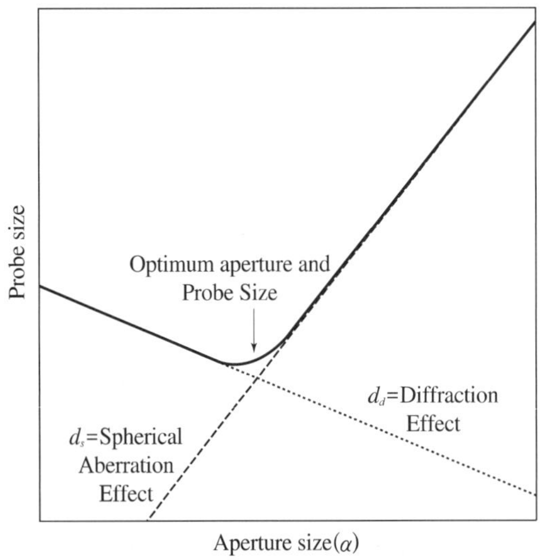

그림 10-6 • 구면 수차와 회절 수차에 따른 probe 분해능의 영향

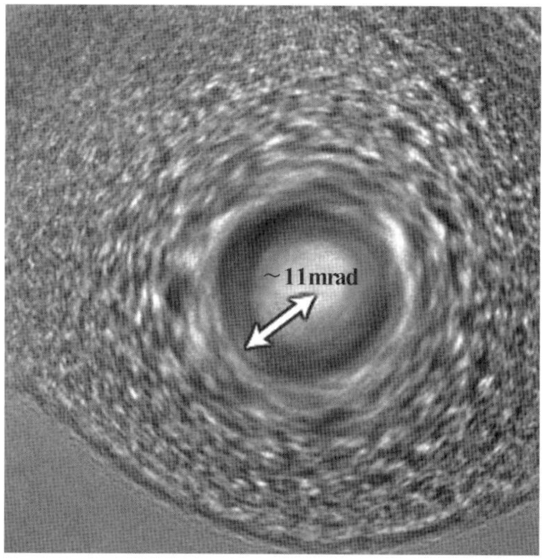

그림 10-7 • STEM에서 분해능을 반영하는 Ronchigram

앞에서 언급한 바와 같이 실제로 STEM에서의 분해능은 Ronchigram에 의해서 확인이 가능하다. 대물렌즈의 중심부를 통과하는 전자빔은 $\pi/2$의 작은 위상차 내에서 균일한 콘트라스트를 나타내며, 따라서 이 flat한 위상 콘트라스트(Cs-free disk)의 크기는 구면 수차에 따라 결정된다. Ronchigram은 구면 수차와 샘플의 영향이 함께 나타날 때 생성되는데, 샘플에서의 회절 현상이 발생하지 않으면 Ronchigram은 관찰되지 않기 때문에 시료의 shadow image라고 부르기도 한다. 그림 10-8에서의 radial circle은 실선으로 표현된 경로를 지나는 전자빔에 의해서 생성되고, azimuthal circle은 점선으로 표현된

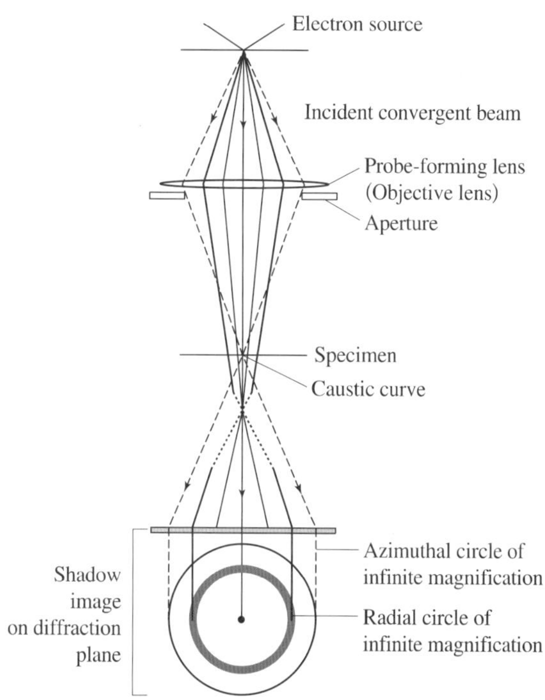

그림 10-8 • STEM에서의 Ronchigram 형성 모식도[Kim03].

off axis로 벗어난 전자빔에 의해 형성이 된다. Ronchigram의 역할은 집속 렌즈의 수차를 보정하고 초점 변화에 따른 axial 수차(coma)를 보정하는 데 사용될 수 있다. 집속 렌즈의 수차가 최소화되는 조건에서 Ronchigram은 원형의 형태로 나타난다. axial 수차의 경우에는 Cs-free disk가 초점을 바꾸면서 azimuthal circle과 radial circle의 중심에 있도록 조건을 잡고, 조리개를 두 circle들 사이에 장입함으로써 coma가 제거된 환경을 확인할 수 있다.

수차가 보정된 경우에는 원형의 대칭성이 사라지게 되는데, 이는 Cs-corrector 내의 hexapole 또는 octupole 렌즈에 의해 육각 또는 팔각 형태의 Ronchigram이 나타나게 된다. 또한 쉽게 예상할 수 있듯이, 한 점에서 수렴이 되는 전자빔이 많아지게 되므로 Cs-free disk의 크기는 커지게 되고 따라서 전자빔의 convergence angle이 증가하게 된다. Ronchigram을 통해 인간의 눈으로 확인할 수 있는 수차는 coma(2차원 수차)나 집속 렌즈 수차(1차원 수차)와 같은 저차원 수차 등을 보정할 수 있지만, 발전된 계산 인프라를 이용하여 5차원 이상의 고차원 수차를 측정하는 것이 또한 가능해졌다[Saw08].

4. Probe corrector in STEM

1990년대 말부터 원자 단위의 분석 기술 개발을 위해 미국, 유럽 중심의 R&D를 수행하였으며, 그림 10-9에서와 같이 2000년대에 현미경의 새로운 turning point를 실현시킬 수 있었다.

이러한 R&D 프로젝트를 통하여 50 pm(0.05 nm) 크기의 분해능을 구현하였으며, 가장 작은 원자인 수소의 크기가 25 pm, 리튬이차전지의 전하 매체인 리튬의 크기가 145 pm임을 감안할 때, 매우 막강한 분석 인프라를 구축할 수 있었다. 이러한 수차 보정은 이미 1940년경에 Schezer[Sch36, Sch47]에 의해 제안이 되었으며, 이 후에 Rose[Ros94]와 Crewe [Cre76]에 의해 시뮬레이션에 의해 검증이 되었다. aberration corrector는 multipole의 종류에 따라서 quadropole-octupole corrector와 hexapole corrector의 두 종류가 제안이 되어 있다. 여기서 multipole의 이름은 rotational symmetry에 따라서 이름이 명명되며,

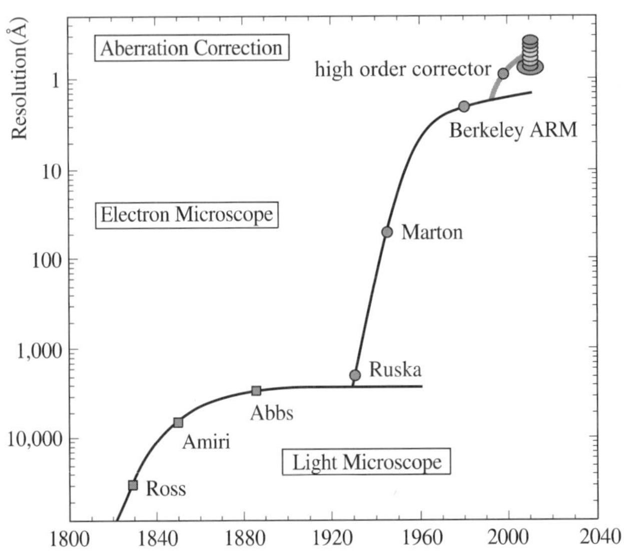

그림 10-9 • 전자 현미경의 분해능 발전 양상

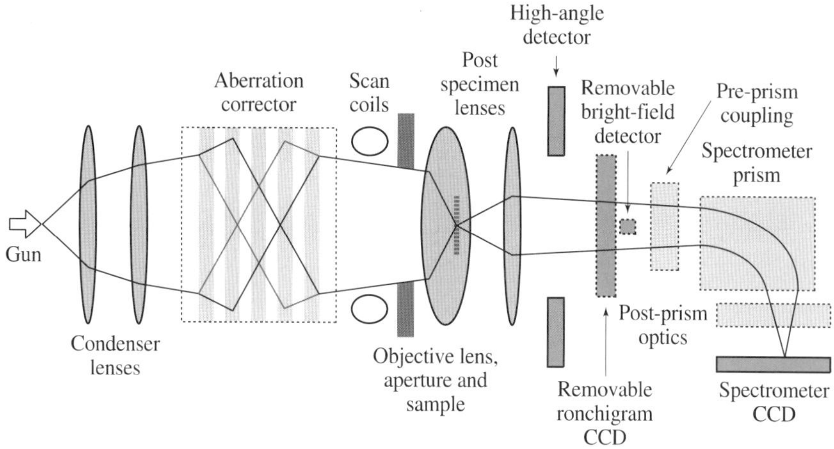

그림 10-10 • 수차 보정된 STEM의 모식도[Var05]

chromatic aberration corrector의 경우 multipole 렌즈는 electromagnetic과 electrostatic의 두 가지 모든 모드를 포함하는 반면, spherical aberration의 경우에는 electromagnetic 렌즈의 특성만 활용한다.

Quadropole-octupole corrector의 경우에는 구면 수차와 유사하게 off-axis에서의 거리에 따라서 octupole이 magnetic field를 형성하게 되고, 따라서 quadropole에 의해서 전자빔의 distortion이 유발이 되면 이에 발생하는 구면 수차를 측정하여 octupole이 반대되는 구면 수차값으로 보정하게 된다. Hexapole corrector의 경우에는 Beck[Bec79]에 의해 제안되었으며, quadropole-octupole corrector와는 달리 off-axis에서의 수차를 증폭시키지 않고 구면 수차를 보정할 수 있다. 일반적으로 STEM의 경우 quadropole-octupole corrector에 의해서 three order 수차인 구면 수차까지 효과적으로 보정이 된다. 최근에는 더욱 복잡한 multipole 렌즈의 설계와 계산에 의해 fifth order의 수차까지 보정이 되는 보고가 있다.

그림 10-11은 구면 수차 보정에 의한 수차 보정의 효과를 단적으로 보여 주는 예이다. 앞서 설명한 바와 같이 STEM에서의 Ronchigram은 수차를 보정하고 확인하는 가장 효과적인 shadow image이며, 이를 이용하여 구면 수차의 값을 수치화하고 분해능을 결정할 수 있다. 그림 10-11 (a)에서 나타낸 바와 같이 구면 수차가 보정이 되지 않은 경우에서는, 전자빔의 진행 중심축에서 벗어난 off-axis의 경로를 가지는 전자빔이 cross-over가 시료의 앞에서 발생하여 over-focus가 된다. 이때, Ronchigram은 중앙 부분에서 infinite magnification 영역이 10 mrad 정도의 크기를 가지면서 균일한 콘트라스트를 보이지만, 그 이상에서는 전자빔의 왜곡이 나타난다. 200 kV의 TEM의 경우에, 집속 렌즈 조리개를 사용하여 사용 가능한 수렴각(α)은 10 mrad 정도로 제한이 되고, 이때의 구면 수차는 약 0.5 mm가 된다. 반면에 구면 수차가 보정이 된 경우에는 off-axis의 위치와는 무관하게 시료의 한 초점에서 집속빔이 모여지게 되고, infinite magnification 영역은 50 mrad까지 확대가 된다. 따라서 적용 가능한 수렴 각도는 50 mrad으로 확대되게 되며, 이때의 구면 수차는 0.001 mm가 된다. 위의 경우에서 구면 수차가 보정되지 않은 경우의 분해능은 대략 0.15 nm이며, 구면 수차가 보정된 경우에는 0.09 nm가 된다. 실제로 0.15 nm 정도의 집속빔의 크기는 시료의 원자 이미징을 하는 데 크게 무리가 없는 분해능이지만, 수차 보정기를 사용하지 않는 경우, 고분해능 STEM 이미징에 필수적으로 보정을 해야 하는 1st order 수차(two fold astigmatism)와 2nd order 수차(axial astigmatism)를 보정하기 힘들 정도로 Ronchigram의 컨트라스

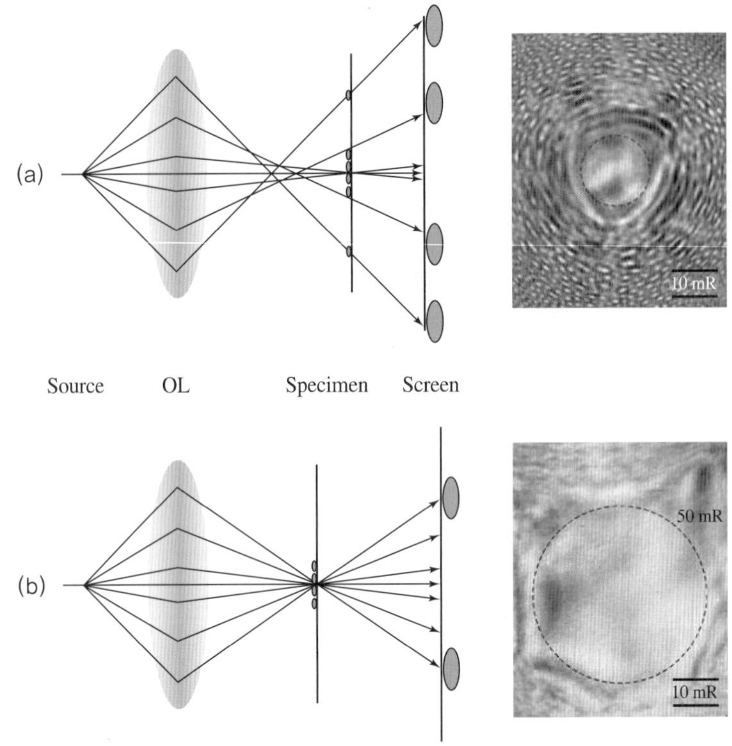

그림 10-11 • 구면 수차 보정 전 (a)와 후 (b)의 STEM에서의 Ronchigram

트와 크기가 충분한 정보를 제공하지 못하며, 또한 구면 수차가 큰 경우에는 Ronchigram의 변화가 1st order와 2nd order 수차의 의존성에 약하기 때문에 많은 경험을 바탕으로 숙련된 기술이 필요하다. 수차 보정기를 활용하게 되면 매우 빠른 시간에 수차를 보정하고 Cs-corrected STEM 기술을 다양한 소재에 활용할 수 있으므로, 이와 함께 STEM의 보급이 활발하게 이루어지고 있음을 부인할 수 없다.

구면 수차 보정은 STEM 이미지의 분해능을 향상시킬 수 있을 뿐만 아니라, analytical electron microscopy의 기능을 강화시키는 데 도움을 준다. 그림 10-12에서와 같이, 계산된 집속빔의 형태를 보면, 수차 보정에 의해 분해능이 향상될 뿐만 아니라, 집속빔의 전류 밀도도 크게 향상되는 것을 보여준다. 이는 Cs-corrected STEM은 원자 이미징에서 강점을 부각할 수 있지만, 빠르고 효과적인 화학적인 정보를 얻는 데도 활용될 수 있다. 반도체 회사에서는 원자 이미징보다는 후자의 화학적인 정보

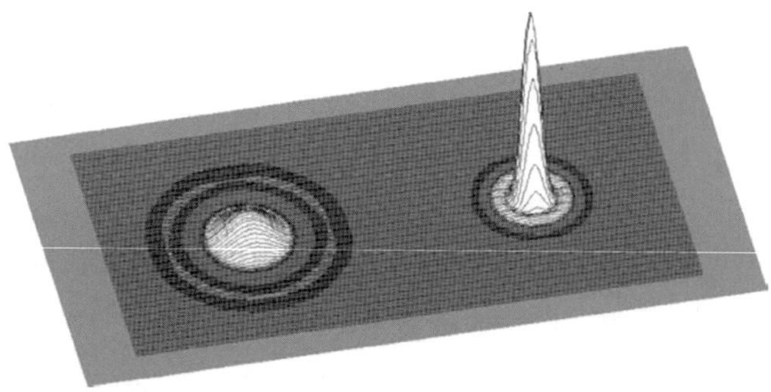

그림 10-12 • 구면 수차 보정 전후의 집속빔 intensity 계산 결과[Var05]

를 효과적으로 얻는 데 수차 보정된 STEM을 다각도로 활용하고 있다. 이러한 전류 밀도의 증가는 channeling이 적은 매우 소량의 첨가 원소를 이미징하거나 EDS, EELS과 결합하여 효율적인 화학 정보를 얻는 데 큰 역할을 한다.

3 | STEM을 이용한 활용 예

1. Coherent STEM imaging: Bright field and annular bright field STEM imaging

coherent STEM 이미징은 탄성 산란이 된 전자를 검출하는 detector를 사용하는 것이다. 일반적으로 bright field와 annular bright field는 동일한 개념이지만, annular bright field의 경우에는 강한 투과빔을 제외함으로써 원자 위치 정보에 더 민감한 contrast 정보를 얻는 데 있다. 앞서 설명한 바와 같이 STEM에서의 영상은 CBED와 같은 diffraction pattern에서 시작이 된다. 이때 detector의 위치를 그림 10-13에 표시한 바와 같이, 10 mrad 이내의 디스크 형태로 장착하게 되면 Bright Field STEM 이미지를 검출할 수 있다. 여기서의 bright field 이미지는 TEM과 같은 영상 정보이므로 집속빔의 수렴각을 크게 하여 투과빔와 회절빔의 간섭 효과가 존재해야만 한다.

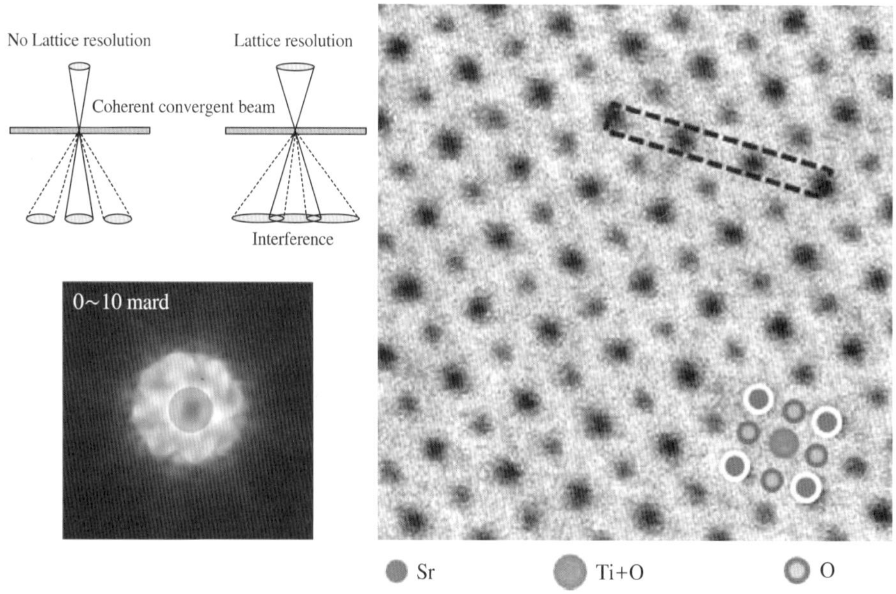

그림 10-13 • Bright Field STEM의 원리와 그 예 [Oku12]

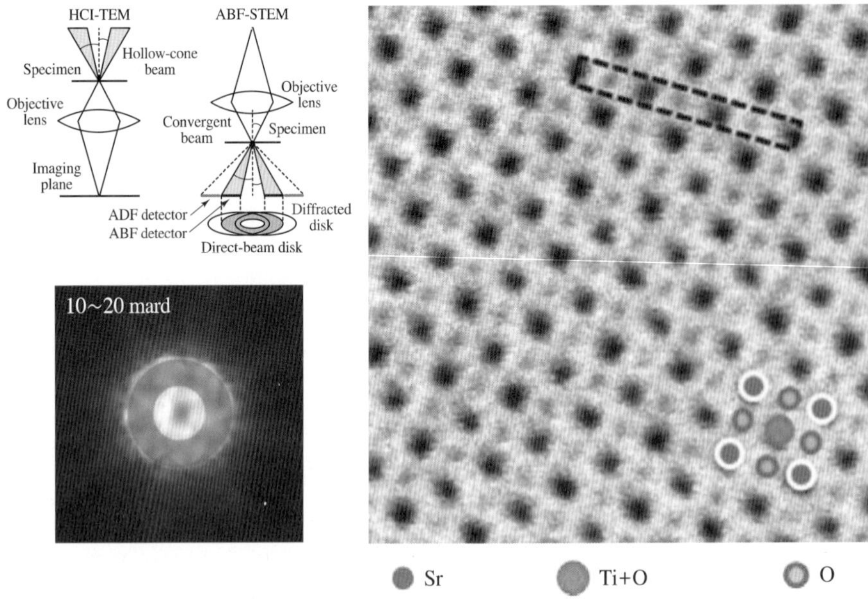

그림 10-14 • Annular Bright Field STEM의 원리와 그 예 [Oku12]

그림 10-14에서는 hollow cone의 형태의 이미지 디텍터를 이용하여 STEM에서의 최대 단점인 가벼운 원자를 검출하는 한계를 극복하는 새로운 형태의 annular bright field 이미지를 보여 주고 있다. detector는 inner와 outer angle이 10, 20 mrad 정도의 환 형태를 가지고 있으며, 강한 투과빔은 포함하지 않는 형태가 된다. 이때, 그림 10-13의 bright field STEM 이미지에서는 보이지 않는 산소 원자의 위치 정보가 나타나며, 따라서 dark field STEM의 단점인 light element에 대한 정보가 검출되지 않는 것을 annular bright field STEM을 이용하여 극복할 수 있다. 따라서 그림 10-15에서 보는 바와 같이, annular bright field STEM을 이용하여 YH_2 결정에서 원자 번호 1번인 수소의 위치 정보를 확인할 수 있다.

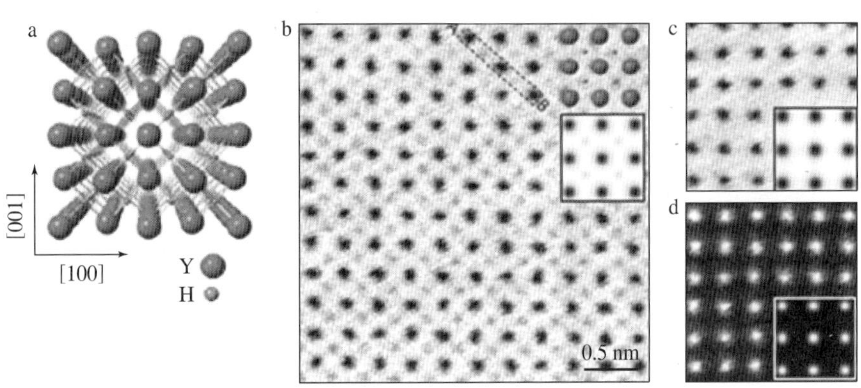

그림 10-15 • Annular Bright Field STEM에 의한 수소 원자 관찰 결과 [Ish11]

2. Incoherent STEM imaging: Low-angle annular dark field and high-angle annular dark field STEM imaging

low-angle annular dark field는 coherency 영향을 포함함과 동시에 Z-contrast의 incoherency 영향을 함께 포함하는 경우이며, 이는 크게 두 가지 측면으로 활용이 가능하다. 가장 널리 알려진 효과는 원자의 dechanneling 영향은 낮은 산란 각도에서 확인이 가능한데, 이러한 dechanneling은 원자 결함이 다량 존재하거나 strain이 국부적으로 존재할 때 발생하게 되므로 low angle annular dark field STEM을 이용하게 되면 그림 10-16에서 볼 수 있듯이, 산소 공공에 의해 발생하는 dechanneling 효과를 관찰할 수 있다. 그림 10-16의 위의 그림에서 화살표는 기판으로 사용된 $SrTiO_3$로 환원 분위기에서 증착된 $SrTiO_3$ 박막 사이의 계면을 표시하는 것이며, 산소 공공이 다량 성장된 박막에 존재하는 것을 보여 주고 있다[Mul04]. 그림 10-16의 아래 그림은 twist boundary를 가지고 있는 $SrTiO_3$의 bi-crystal의 입계를 관찰한 결과로, dislocation core 사이에 strain에 의한 additional contrast가 관찰이 된다[Fit06].

low-angle annular dark field의 다른 예는 원자 번호가 낮은 원소로 이루어진 소재의 경우에 적용된다[Har12]. 원자 번호가 낮은 경우에는, 낮은 핵력에 의한 산란 효과가 낮으므로 저각에서의 환 형태의 detector가 요구된다. 그림 10-17에서와 같이 C, N, Cl 등과 같이 원자 번호가 낮은 경우에는 scattering 전자 밀도가 50 mrad 이하에서 이미 크게 감소가 되어, inner angle이 70 mrad 정도인 일반적인 high-angle annular dark field detector로는 검출되지 않는다. 이때, inner angle을 40 mrad 이하로 낮추게 되면 경원소가 포함된 소재에서도 Z-contrast 이미지를 얻을 수 있으며, 실제 생체 소재와 같이

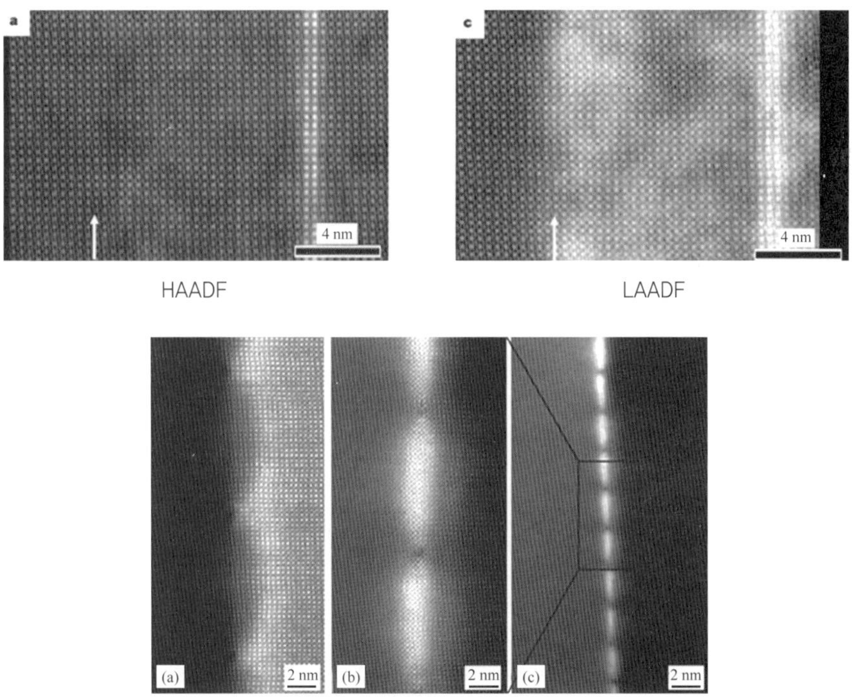

그림 10-16 • low-angle annular dark field STEM을 이용한 $SrTiO_3$ 분석 결과(위), 산소 공공에 의한(아래) strain에 의한 dechanneling 효과

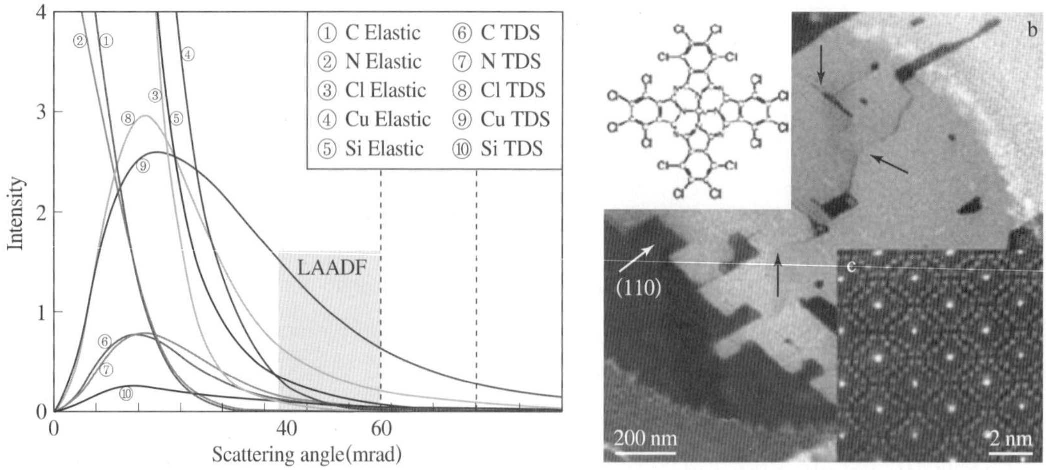

그림 10-17 • low-angle annular dark field STEM을 활용한 $Cl_{16}CuPc$의 원자 이미지

경원소가 포함된 소재를 분석하는 데 활용이 된다. 따라서 low-angle annular dark field STEM을 활용하는 경우, strain 또는 원자 결함에 의한 dechanneling의 정보를 얻는 데 사용할 수 있고, 또한 일반적인 high-angle annular dark field로는 Z-contrast를 얻을 수 없는 경원소에 의해 구성된 소재의 원자 이미징을 얻는 데 적용할 수 있다.

high-angle annular dark field는 가장 널리 알려진 STEM 분석 기술로, 70 mrad 이상의 inner angle을 가지는 환 형태의 detector를 사용하여 Z-contrast를 얻는 방법이다. 고각의 경우에서는 앞서 설명한 바와 같이, Z-contrast 해석에 confusion을 발생하는 요소를 모두 제거하여 순수하게 incoherent scattering인 TDS에 대한 영향을 고려하는 데 있다. 그림 10-18은 가장 일반적이 예로 많이 사용되고 있는 $SrTiO_3$의 Z-contrast 이미지를 보여 주는데, 콘트라스트가 강한 spot은 Sr, 약한 것은 Ti-O의 원자 위치를 나타내고 있다. 페롭스카이트에서 B-site 원자의 rocksalt 형태의 ordering을 나타내는 Sr_2FeReO_6의 경우, 110 방향의 projection으로 관찰할 경우, Re과 Fe의 원자가 구분이 되어 Z-contrast에 의한 원자 ordering 구조가 확인된다.

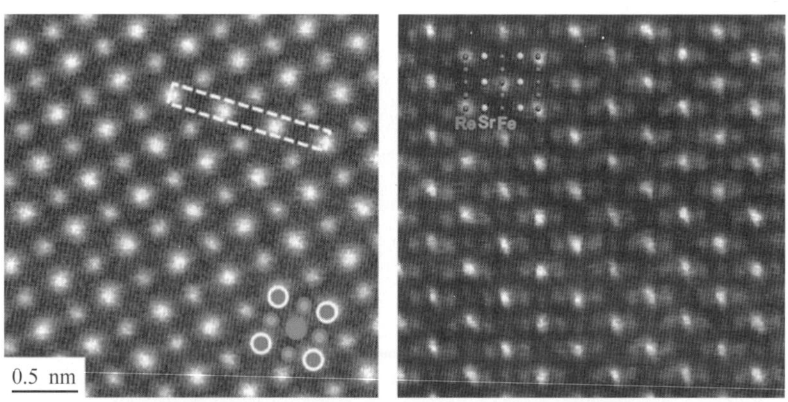

$SrTiO_3$ Sr_2FeReO_6

그림 10-18 • high-angle annular dark field STEM을 이용한 $SrTiO_3$, Sr_2FeReO_6 페롭스카이트 산화물의 Z-contrast 이미지

3. Chemical analysis

(1) STEM-EELS

dark field STEM의 가장 큰 장점은 투과빔을 그대로 통과시켜 EELS를 이용하여 분석할 수 있는 것이다. 즉 물리적인 위치 정보는 dark field detector를 이용해서 확인하면서 동시에 화학적인 정보를 같은 영역에서 검출을 하는 것이다. 그림 10-19는 Mn_3O_4의 스피넬 산화물을 EELS를 이용하여 mapping한 것을 보여 준다[Tan+11]. 스피넬 구조는 octahedral과 tetrahedral site에 전이 금속이 위치하여 각기 다른 valence state를 가지게 된다. Mn의 원자가수가 변할 경우 Mn L_3 peak에서 shift가 발생하게 되는데, 이를 매핑함으로써 Mn^{2+}, Mn^{3+}가 구분된 형태의 화학적 정보를 얻을 수가 있다.

STEM-EELS의 단점은 집속빔이 각 pixel을 이동하면서 일정 시간 동안 EELS 정보를 얻게 되므로 시료에 매우 큰 damage를 가하게 되고, 검출되는 에너지 영역대도 1000 eV 이하에서 peak이 뜨는 원소에만 제한적으로 사용 가능하였다. 하지만 최근에 개발된 EELS는 검출 능력이 크게 향상되어 짧은 노출 시간에서 뿐만 아니라 2000 eV 이상에서 발생하는 electron energy loss이 확인이 가능하게 되어, 최근에 그 활용도가 크게 넓어지고 있다.

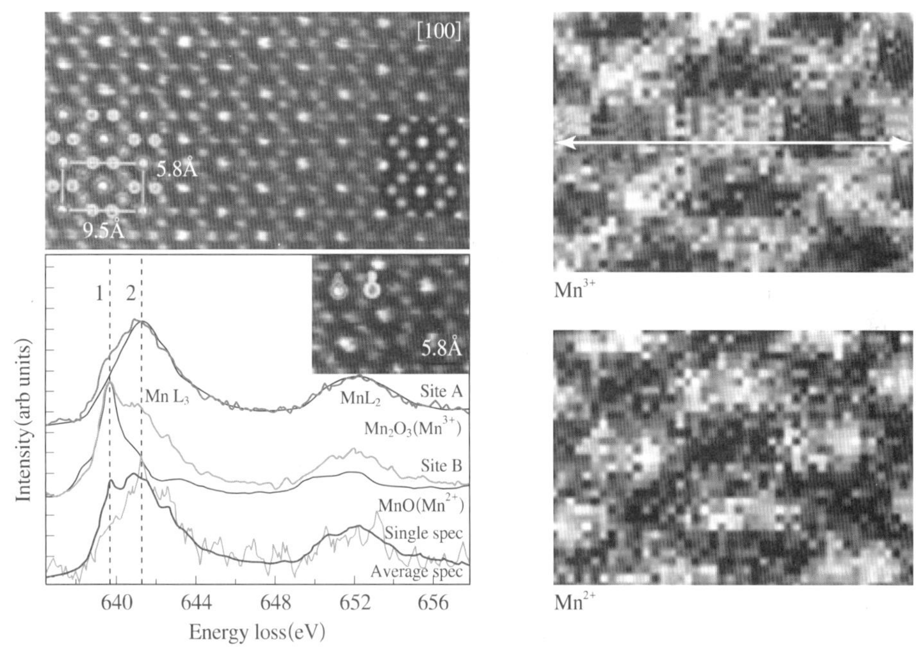

그림 10-19 • EELS를 이용한 Mn_3O_4 스피넬 산화물의 chemical mapping. 왼쪽 상단 STEM 이미지 내 표시한 unit cell에서 밝은 spot은 Mn^{2+}, 어두운 spot은 Mn^{3+}을 나타낸다.

(2) STEM-EDS

EELS의 검출 능력이 크게 향상이 되었음에도 불구하고, EDS를 활용하여 원자 단위에서 mapping을 하는 것은 매우 powerful하다. EELS로는 검출이 불가능한 원소들이 분명 존재하며 낮은 원자 번호를 제외하면 EDS를 이용하면 대부분의 화학적 정보를 얻을 수가 있다. EDS 원자 매핑은 현재로서도 매우 힘든 분석 스킬 중 하나로, 수차 보정에 의해 전자빔의 전류 밀도가 크게 향상되었음에도 불구하고 STEM-EDS mapping은 얻기가 매우 힘들다. 이를 보완하기 위하여 최근에는 $80mm^2$ 이상의 큰 EDS detector를 장착하거나 2개 이상의 EDS detector를 STEM column에 장착하여 검출 효율을 높이고 있다. 그림 10-20은 $SrTiO_3$를 STEM-EDS를 활용하여 mapping한 결과로서, 밝은 spot은 Sr, 어두운 spot은 Ti로 나타난다. EELS를 적용할 경우, Sr L edge는 1940 eV에서, Sr M edge는 133 eV에서 loss가 발생하기 때문에 일반적인 STEM-EELS mapping의 방법으로 화학적 정보를 검출하는 것은 쉽지 않다. 이에 반해 EDS를 사용하는 경우에, Sr의 화학적인 정보를 매우 효과적으로 얻을 수가 있다.

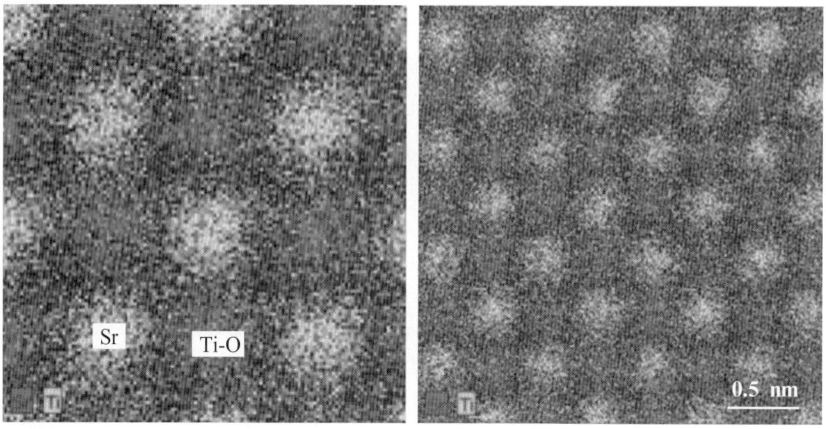

그림 10-20 • STEM-EDS를 이용한 $SrTiO_3$의 chemical mapping(FEI, Chemi-STEM)

참고문헌

[Bec79] V. Beck, A hexapole spherical aberration corrector. Optik 53; 241-255, 1979.

[Cow69] J. M. Cowley, Image contrast in a transmission scanning electron microscope, Appl. Phys. Letts., 15; 58-59, 1969.

[Cre70] A. V. Crewe and J. Wall, A scanning microscope with 5 Å resolution, J. Mol. Biol., 48; 375-393, 1970.

[Cre+70] A. V. Crewe, J. Wall and J. Langmore, Visibility of single Atom, Science, 168; 1338-1340, 1970.

[Cre76] A. V. Crewe and N. W. Parker, Correction of third-order aberrations in the scanning electron microscope, Optik, 46; 183-194, 1976.

[Fit06] L. Fitting, S. Thiel, A. Schmehi, J. Mannhart, and D. A. Muller, Subtleties in ADF imaging and spatially resolved EELS: A case study of low-angle twist boundaries in $SrTiO_3$. Ultramicroscopy, 106; 1053-1061, 2006.

[Har12] M. Haruta and H. Kurata, Direct observation of crystal defects in an organic moecular crystals of copper hexachlorophthalocyanine by STEM-EELS. Scientific Reports, 2; doi:10.1038/srep00252, 2012.

[Hil93] S. Hillyard and J. Silcox, Thickness effects in ADF STEM zone axis images, Ultramicroscopy, 52; 325-334, 1993.

[How79] A. Howie, Image contrast and localised signal selection techniques, J. Microscopy, 117; 11-23, 1979.

[Ish11] R. Ishikawa, E. Okunishi, H. Sawada, Y. Kondo, F. Hosokawa, and E. Abe, Direct imaging of hydrogen-atom columns in a crystal by annular bright-field electron microscopy, Nature Mater., 10; 278-281, 2011.

[Kim03] K. Kimoto, K. Ishizuka, N. Tanaka, and Y. Matsui, Practical procedure for coma-free alignment using caustic figure, Ultramicroscopy, 96; 219-227, 2003.

[Kot10] Y. Kotaka, Essential experimental parameters for quantitative structure analysis using spherical aberration-corrected HAADF-STEM, Ultramicroscopy, 110; 555-562, 2010.

[Mul04] D. A. Muller, N. Nakagawa, A. Ohtomo, J. L. Grazul, and H. Y. Hwang, Atomic-scale imaging of nanoengineered oxygen vacancy profiles in $SrTiO_3$, Nature, 430; 657-661, 2004.

[Oku12] E. Okunishi, H. Sawada, and Y. Kondo, Experimental study of annular bright field imaging using aberration-corrected scanning transmission electron microscopy, Micron, 43; 538-544, 2012.

[Pen11] S. J. Pennycook and P. D. Nellist. *Scanning Transmission Electron Microscopy*. Springer, 2011.

[Rez00] P. Rez, Can high-angle annular dark field scattering be represented by a local operator?, Ultramicroscopy, 81; 195-202, 2000.

[Ron64] V. Ronchi, Forty years of history of a grating interferometer, Appl. Optics, 3; 437-451 1964.

[Ros94] H. Rose, Correction of aberrations, a promising means for improving the spatial and energy resolution of energy-filtering electron microscopes, Ultramicroscopy, 56; 11-25, 1994.

[Saw08] H. Sawada, T. Sannomiya, F. Hosokawa, T. Nakamichi, T. Kaneyama, T. Tomita, Y. Kondo, T. Tanaka, Y. Oshima, Y. Tanishiro and K. Takayanagi, Measurement method of aberration from Ronchigram by autocorrelation function, Ultramicroscopy, 108; 1467-1475, 2008.

[Sch36] O. Scherzer, Uber einige Fehler von Elekronenlinsen, Zeit. Phys. 101; 593-603, 1936.

[Sch47] O. Scherzer, Sparische und chromatische Korrektur con Elektronen-Linsen, Optik, 2; 114-132, 1947.

[Tan+11] H. Tan, S. Turner, E. Yücelen, J. Verbeeck, and G. V. Tendeloo, 2D atomic mapping of oxidation states in transition metal oxides by scanning transmission electron microscopy and electron energy-loss spectroscopy, Phy. Rev. Lett. 107; 107602, 2011.

[Var05] M. Varela, A. R. Lupi9ni, K. van Benthem, A. Y. Borisevichi, M. F. Chrisholm, N. Shibata, E. Abe, and S. J. Pennycook, Materials characterization in the aberration-corrected scanning transmission electron microscope, Ann. Rev. Mater. Res. 35; 539-569, 2005.

[Yao05] N. Yao and Z. L. Wang. *Handbook of Microscopy for Nanotechnology. Springer*, 2005.

[Zei70] E. Zeitler and M. G. R. Thompson, Scanning transmission electron microscopy, Optik, 31; 258-359, 1970.

Chapter 11

에너지 분산형 X-선 분광 분석법(EDS)

양철웅_성균관대학교 신소재공학부

1 | 에너지 분산형 X-선 분광 분석(EDS)의 기본 원리

1. TEM에서의 X-선 분광 분석

특정 원소가 방출하는 특성 X-선(characteristic X-ray)들은 고유의 파장이나 에너지를 가지고 있다. 그렇기 때문에 TEM에서 시료로부터 방출되는 특성 X-선을 검출하여 특성 X-선이 어떤 원소에 의해 생성된 것인지를 알아낸다거나(정성 분석), 좀 더 나아가 시료 내에 그 원소가 얼마나 들어있는지 알아내는(정량 분석) 화학 분석이 가능하다. 어떤 원소가 방출하는 특정 계열의 특성 X-선은 특정한 에너지 값 또는 파장을 가지고 있다. 따라서 어떤 원소로부터 생성된 특성 X-선인지를 구분하기 위해서는 특성 X-선의 에너지나 파장을 알 수 있어야 한다. 특성 X-선을 검출하는 방법으로 크게 두 가지를 들 수 있다. 하나는 에너지의 함수로, 특성 X-선을 검출하는 에너지 분산형 X-선 분광 분석(energy dispersive X-ray spectrometry, EDS)이고, 다른 하나는 파장의 함수로서 X-선을 검출하는 파장 분산형 X-선 분광 분석(wavelength dispersive X-ray spectrometry, WDS)이다. EDS는 X-선의 검출에 반도체 소자를 사용하여 X-선의 에너지를 감지하며, 특성 X-선의 검출에 가장 널리 이용되는 장치이다. 기본적으로 조작이 간단하고 WDS와 달리 검출 가능한 모든 원소를 한 번에 검출하여 분석 시간이 짧으며, 분석 시 이동부가 없어 안정적이고 낮은 전자빔 전류로도 분석이 가능한 것이 장점이다. 반면 WDS는 X-선의 검출에 특정한 면간 거리를 가지는 단결정(LiF, PET 등)을 이용하여 Bragg 회절에 의해 X-선을 파장으로 분별한다. WDS는 EDS에 비해 에너지 분해능이 높아 피크 중첩이 덜하고 P/B(peak/background)비가 높아 원소 검출 한계도 높다. SEM에는 이 두 분광기 모두가 적용 가능하지만, TEM에서는 시편이 폴피스 내의 좁은 공간 안에 위치하므로 공간상의 제약으로 인해 복잡한 기하학적 구조와 움직이는 부품이 있는 WDS는 적용이 어렵다.

2. 전자빔-시편 반응에 의한 X-선 생성

X-선은 입사빔 전자와 시료를 구성하는 원자 간의 비탄성 산란 과정에서 생성된다. 시료로부터 방출되는 X-선은 크게 연속 X-선(continuous X-ray)과 특성 X-선으로 나눌 수 있다. 연속 X-선은 입사

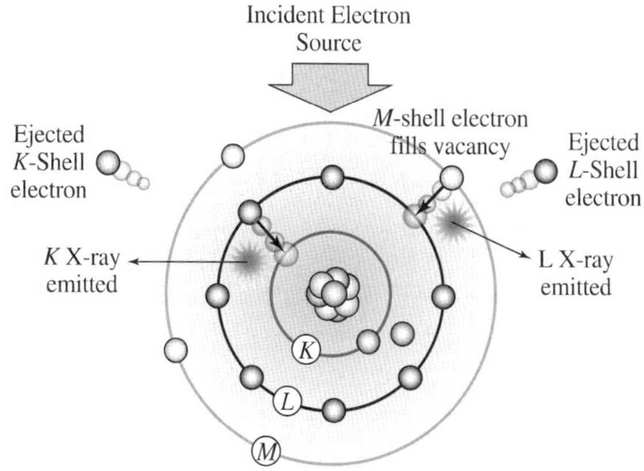

그림 11-1 • X-선의 생성 과정

전자가 양전하의 원자핵과 음전하의 내각 전자에 의해 형성된 쿨롱장(Coulombic field)에서 감속되고, 이에 따른 에너지 손실이 전자기 에너지 광자로 방출되는 것을 말한다. 연속 X-선은 백색 X-선 또는 bremsstrahlung(제동 방사선)이라고도 한다. 연속 X-선 에너지의 범위는 0부터 입사빔 에너지까지 전 범위에 걸친 어떤 값을 갖게 되어 연속적인 전자기 스펙트럼을 형성한다. 연속 X-선은 화학 분석에 있어 유용한 정보를 제공하지 않으며, X-분석에서 배경값으로 작용하여 원소의 최소 측정량을 제한한다.

그림 11-1은 특성 X-선의 생성을 나타낸 모식도이다. 입사 전자가 원자핵과 결합되어 있는 내각 전자와 반응하여 원자에 속해 있던 전자를 방출시키면 방출된 내각 전자의 자리에는 공공이 생기고, 원자는 이온화되거나 들뜬(excited) 상태가 된다. 이런 내각 전자 이탈에 의한 이온화 과정이 선행되면 후속적으로 공공을 채우기 위해 약 10^{-12} 초 이내의 짧은 시간에 외부 전자각 전자의 천이를 통해 원래의 바닥 상태로 되돌아가게 된다. 이때 전자가 다른 전자각으로 천이하면서 발생하는 여분의 에너지는 전자기파인 광자의 형태로서, 즉 특성 X-선으로 방출되거나 오제(Auger) 전자가 방출된다. 전자기파의 에너지는 전자의 천이에 관여한 전자각들 사이의 에너지 차이와 같다. 이온화 작용에 따른 원자의 재들뜸 작용 과정에서 전자의 천이에 의해 방출되는 X-선의 에너지와 파장은 들뜬 특정 원소의 특성을 나타내므로 이를 특성 X-선이라고 한다. 특성 X-선의 형태로 에너지가 방출되는 비율을 형광 수율(fluorescence yield, ω)이라 하며, 오제 전자의 방출 비율(Auger yield, a)과 함께 $\omega + a = 1$의 관계를 가진다. 원자 번호가 높은 원소일수록 형광 수율 ω가 커지는 경향이 있어 X-선 분석의 신호 수집 효율에 있어 좀 더 유리하다. 특성 X-선의 생성은 입사 전자 중 약 0.1% 만이 관여할 정도로 전자빔-시편 반응에서도 매우 드문 반응이다. 따라서 통계학적으로 의미 있는 결과를 얻기 위해서는 충분한 입사빔 전류를 공급하여 충분한 수의 X-선 광자를 생성시킬 필요가 있다.

그림 11-2는 특성 X-선의 에너지 준위를 보여 준다. 특성 X-선의 생성은 ① 내각 이온화, ② 전자 천이의 2단계 과정을 거친다. 첫 단계 과정을 위해서는 원자핵과 내각 전자의 결합을 끊을 수 있는 에너지의 공급이 필요하다. 예를 들어 K각을 들뜨게 하기 위해 E_K만큼의 에너지가 공급되면 K각의 이온화를 기대할 수 있다. 이온화가 선행되면 다음 단계로 외각 전자의 천이가 일어나 특성 X-선의 생성을 기대할 수 있다. 이때 생성되는 X-선을 K-계열 X-선이라고 한다. 여기서 L각의 전자가 천이하여

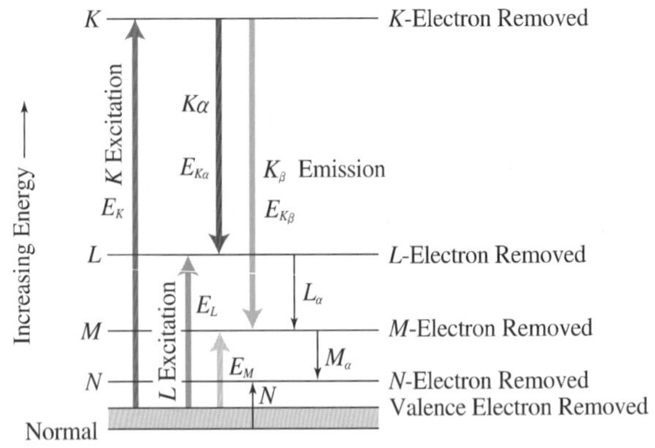

그림 11-2 • 특성 X-선의 에너지 준위

특성 X-선을 생성한다면 이를 K_α X-선이라고 부르며, 에너지는 전자각들의 에너지차만큼인 $E_{K\alpha}$를 가진다. 또한 M각의 전자가 천이하여 특성 X-선을 생성할 수도 있는데 이를 K_β X-선이라고 부르고, 에너지는 전자각들의 에너지차만큼인 E_{K_β}를 가지며 E_{K_α}보다 큰 값을 가진다.

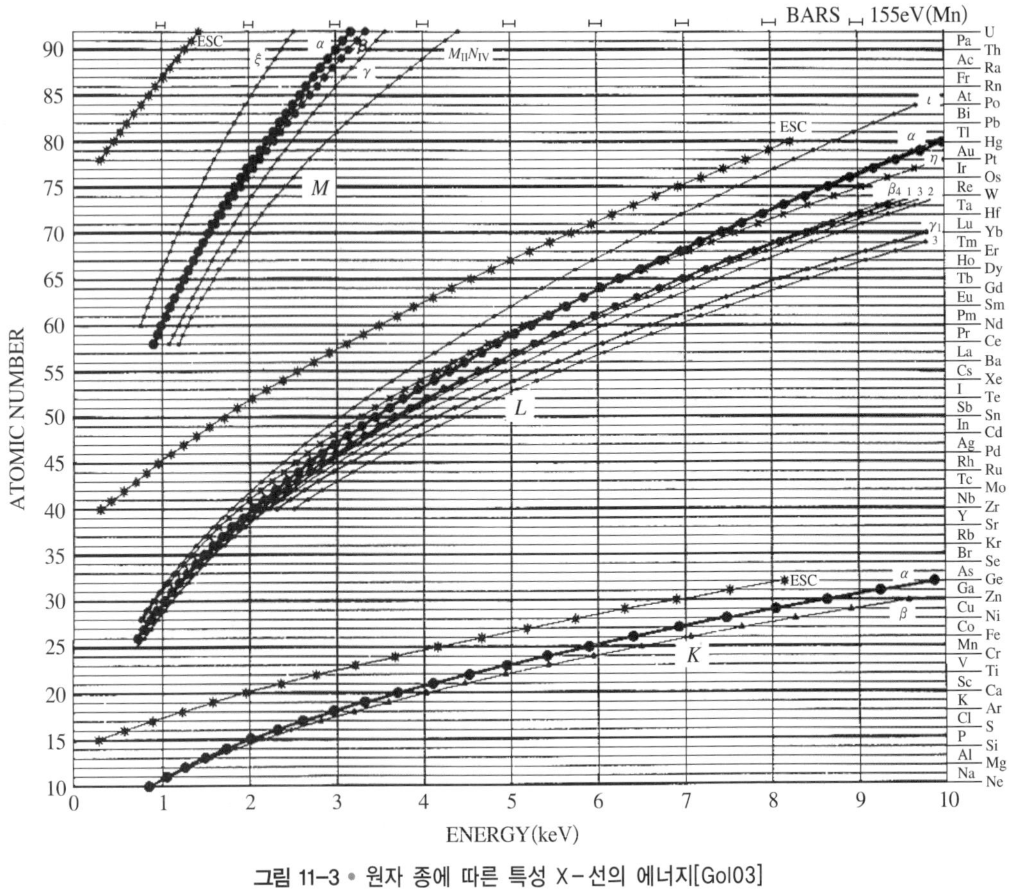

그림 11-3 • 원자 종에 따른 특성 X-선의 에너지[Gol03]

X-선의 에너지는 아래 식을 이용하여 파장으로 변환할 수 있다.

$$\lambda(\text{nm}) = \frac{hc}{eE} = \frac{1.2398}{E(\text{keV})}$$

따라서 특성 X-선의 에너지는 원자의 종류에 따라, 특성 X-선의 계열에 따라 정해진 값을 가지게 되며, 이를 그림으로 나타내면 그림 11-3과 같다. 시료에 전자빔을 조사하여 특성 X-선을 발생시키고, 이를 검출하여 시료로부터 방출된 특성 X-선의 에너지값이 얼마인지 알 수 있다면 시료를 구성하는 원소들이 무엇인지 쉽게 알 수 있을 것이다. 이것이 TEM에서 특성 X-선을 이용한 EDS 화학 분석 방법의 기본 원리이다.

그림 11-3을 보면 원자 번호가 증가하면 각 계열의 특성 X-선의 에너지가 증가하는 것을 알 수 있다.

3. EDS의 X-선 검출

(1) EDS 분광기의 구조

EDS의 주요 구성을 크게 세 부분으로 나누어 보면

① **검출부**: 입사한 X-선의 에너지에 비례하여 전자-공공쌍을 생성하여 전하(charge) 펄스를 발생시키는 검출기

② **처리부**: 펄스를 전압 신호로 변환시키고, 증폭 과정을 거쳐 아날로그-디지털(analog-to-digital) 변환기가 신호를 인식한 후 특정 채널에 신호를 배정하는 펄스 처리 장치

③ **표시부**: 배정된 채널에 신호를 누적 막대 형태로 표시하여 보여 주는 다채널 분석(MCA) 표시 장치로 나눌 수 있다.

주로 TEM에서 사용되는 검출기는 다시 반도체 소자의 종류에 따라 Si(Li) 검출기, 실리콘 드리프트 검출기(silicon drift detector, SDD), Ge 검출기로 나누어진다. 그림 11-4는 Si(Li) 검출기의 세부 구성을 보여 준다. 검출기는 둘러싸고 있는 금속 튜브와 X-선이 입사해 신호가 생성되는 Si(Li) 반도체 소자, 전류 펄스를 1차적으로 증폭하여 주 증폭 장치로 전송하는 FET(field effect transitor), 검출기의 냉각을 위한 cold finger, X-선이 입사할 수 있는 창으로 이루어져 있다. Si(Li) 반도체와 FET는 열적 잡음의 최소화를 위해 저온(80~90K)으로 냉각되어야 한다. X-선 입사창은 X-선은 통과시키며, 검출기 내부

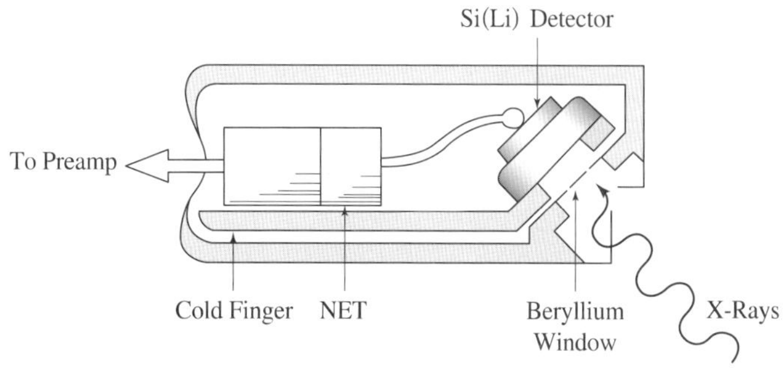

그림 11-4 • Si(Li) 검출기의 세부 구성[Gol03]

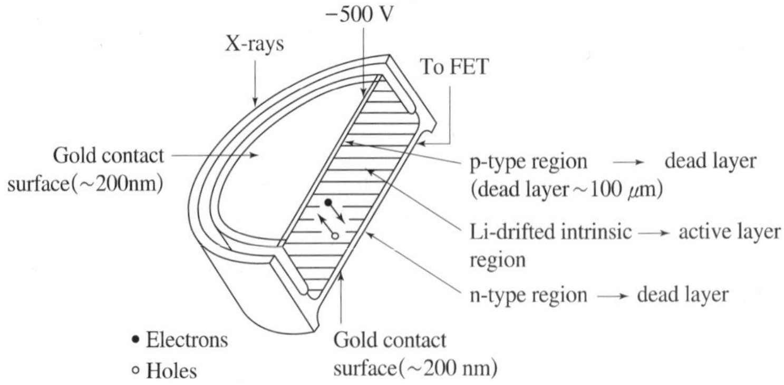

그림 11-5 • Si(Li) 반도체 검출기 소자의 개략도[Gol03]

의 진공을 유지해 금속 튜브 내외를 열적으로 차단하는 역할을 한다. X-선 입사창은 실제로는 X-선의 흡수 문제를 발생시킨다. 창의 종류에 따라 Be window, UTW(ultra thin window), windowless EDS로 구분하기도 한다. 최근에는 주로 UTW가 사용되며, ^{5}B 이상의 원자 번호를 가지는 원소들의 검출이 가능하다. Si(Li) 반도체 소자는 p형 Si 단결정에 Li을 확산시킨 것으로, 그림 11-5에서와 같이 역바이어스의 p-i-n 구조를 가진다. 즉 Au 코팅 (~20 nm)된 p형 쪽에 (−) 바이어스가 부과되며, 반대편 n형 쪽이 (+)극이 되어 전류 펄스의 전달이 이루어진다. 전극을 위한 코팅층 아래에는 약 100 μm 두께의 불감응층이 형성된다.

(2) EDS 검출기의 작동 원리

그림 11-6은 Si(Li) 반도체 소자를 이용한 X-선 검출기의 작동 원리를 보여 준다. 특정 에너지를 가진 X-선이 검출기창을 통해 Si(Li) 반도체 소자로 진입하게 되면, 오른쪽 그림에서와 같이 X-선에 의한 광전 효과로 전자-공공쌍이 만들어진다. 이때 전자-공공쌍의 에너지는 약 3.8 eV/쌍으로, 생성되는 전자-공공쌍의 수는 입사 X-선 에너지를 3.8로 나눈 값과 같을 것이다. 예를 들면, 5 keV의 X-선에 의해 약 1,300개의 전자-공공쌍이 생성될 수 있다는 의미이다. 이렇게 생성된 전자-공공쌍은 바이어스 전압에 의해 각각 (+), (−)극 방향으로 이동하게 되어 전기 신호를 만들게 된다.

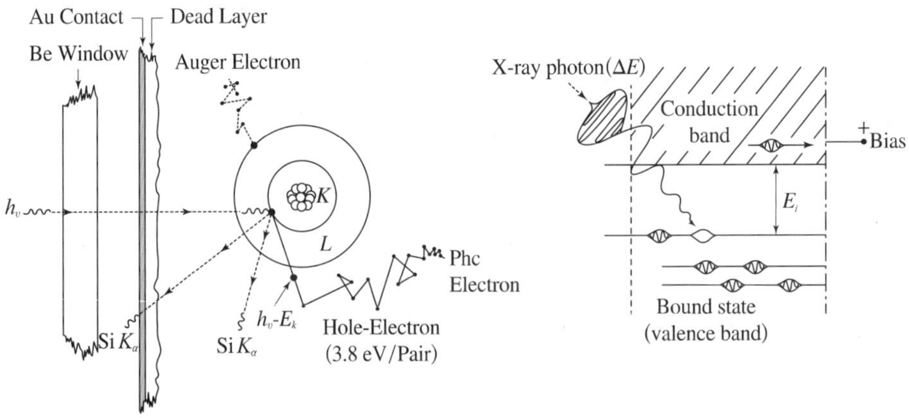

그림 11-6 • Si(Li) 반도체 검출기 소자의 작동 원리[Gol03]

(3) 실리콘 드리프트 검출기(SDD)

그림 11-7은 최근 보급되고 있는 실리콘 드리프트 검출기(SDD)의 구조를 보여 주는 단면도로, 중앙에 원형의 n^+ 양극이 있으며 상부에 동심원 형태의 전극은 p^+ 층으로 최외곽 링을 제외하고는 전압이 인가되어 있지 않다. 최외곽 링은 접지이다. 하부 전극 역시 p^+ 이며 보통 전압을 인가하지 않고 사용한다. X-선 광자가 입사하여 전자-공공쌍을 생성하는 것은 Si(Li) 검출기에서와 마찬가지이다. 그러나 SDD에서는 X-선 광자에 의해 생성된 전자가 발생 위치에 따라 이동 시간이 달라 순차적으로 처리가 가능하다. 따라서 단위시간당 보다 많은 X-선을 처리할 수 있어 빠른 계수 속도(count per second, cps)를 얻을 수 있다. 이는 X-선 매핑과 같이 많은 계수가 필요한 작업에 적합하다. 이 외에도 SDD는 상온에서도 비록 에너지 분해능이 떨어지기는 하지만 동작이 가능할 정도로 열 잡음에 안정적이며, 펠티어(Peltier) 냉각만으로도 Si(Li) 검출기와 비슷한 수준의 에너지 분해능을 얻을 수 있다는 장점이 있다. 하지만 저에너지 잡음에 의해 경량 원소 분석에 제약이 있다는 단점이 있다. 그럼에도 불구하고 냉각 장치의 간소화와 높은 계수 속도(cps) 등의 장점들로 인해 최근에는 SDD가 널리 보급되고 있다.

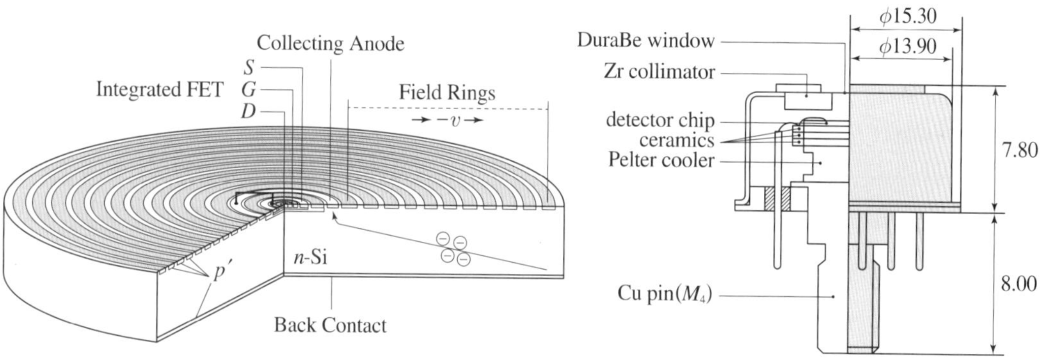

그림 11-7 • 실리콘 드리프트 검출기(SDD)의 구조

4. EDS 스펙트럼

(1) EDS 스펙트럼의 형태 및 작업 변수

검출기에서 검출한 X-선은 펄스 처리 장치에 의해 에너지를 분별하여 MCA 표시 장치(모니터)에 스펙트럼으로 표시하게 되는데, 가로축을 X-선의 에너지, 세로축을 X-선의 세기(계수)로 하여 나타낸다. 이때 표시하고자 하는 X-선의 에너지 범위와 채널수를 결정하게 된다. 예를 들어 스펙트럼의 표시 에너지 범위를 20 keV로 하고 채널수를 2048 채널로 하면 채널당 10 eV가 된다. 즉 측정된 X-선의 에너지를 10 eV 크기로 분별하여 해당 채널에 그림 11-8과 같이 누적 막대그래프 형태로 스펙트럼을 작성하게 된다.

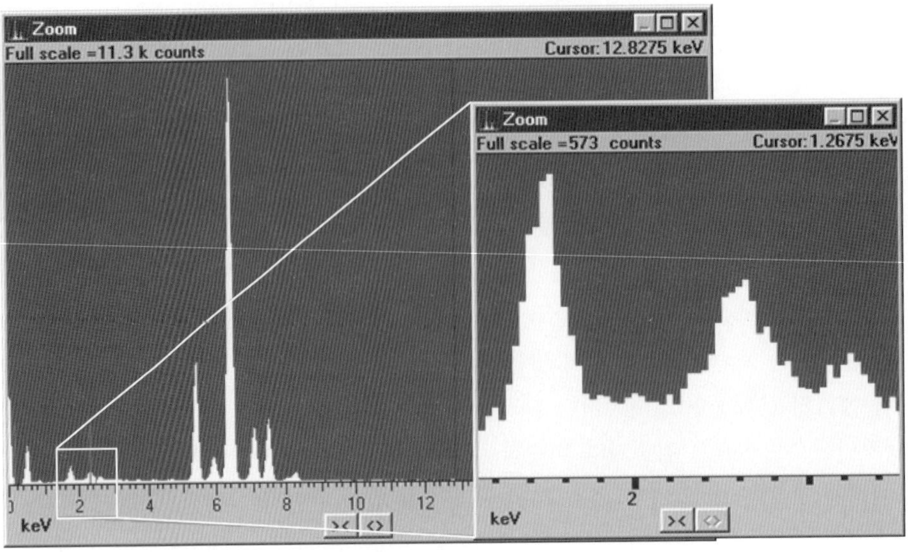

그림 11-8 • 누적 막대그래프 형태의 EDS 스펙트럼의 예

펄스 프로세서가 각 펄스의 크기를 분석하기 위해서는 일정한 시간이 필요한데, 이를 시간상수(time constant)라 하며, EDS 분석을 할 때 분석자가 선택할 수 있는 변수 중의 하나이다. 일반적으로 약 10~50 ms 정도의 시간이 필요한데, 짧은 프로세스 시간은 단위시간당 보다 많은 신호를 처리한다는 의미이며 그만큼 에너지 분해능의 저하를 가져온다. 또 한 가지 분석자가 선택할 수 있는 변수 중에 신호 폐기율 또는 불감응 시간(dead time, %)이 있다. 이는 펄스 프로세서가 각 펄스를 분석하기 위해 검출기가 꺼져 있는 시간 비율을 말하며, 아래 식과 같이 나타낼 수 있다. 이는 시간상수와 밀접한 관계가 있을 뿐만 아니라 입사 X-선의 양과도 밀접한 관계가 있다. 빔 전류를 높여 X-선의 발생을 증가시키면 신호 폐기율은 증가한다.

$$\text{Dead time in } \% = \left(1 - \frac{R_{output}}{R_{input}}\right) \times 100\% \quad (R\text{: count rate})$$

$$= \left(\frac{\text{clock time} - \text{live time}}{\text{clock time}}\right) \times 100\%$$

(2) 스펙트럼의 왜곡 및 가짜 피크

시료 내에 어떤 원소의 존재는 EDS 스펙트럼에서 그 원소의 특성 X-선 에너지의 위치에서 피크를 보인다. 이상적으로는 스펙트럼상에 시료 내에 존재하는 원소들의 피크들만 나타나고, 각 피크들의 크기는 원소들의 상대 조성을 반영하는 비율로 나타나야 한다. 그러나 실제 EDS에서 얻는 스펙트럼은 이상적인 모습과는 상당히 다르다. 이제 스펙트럼이 왜곡되는 착란 효과(artifact)와 가짜 피크들에 대해 알아보기로 한다.

① 에너지 분해능

EDS 스펙트럼상의 특성 X-선 피크는 검출 후 펄스 처리기, 다채널 분석기를 거치면서 그림 11-9에서와 같이 원래 특성 X-선이 가질 수 있는 에너지 변동폭보다 상당히 큰 폭을 가지는 정상분포 형태를

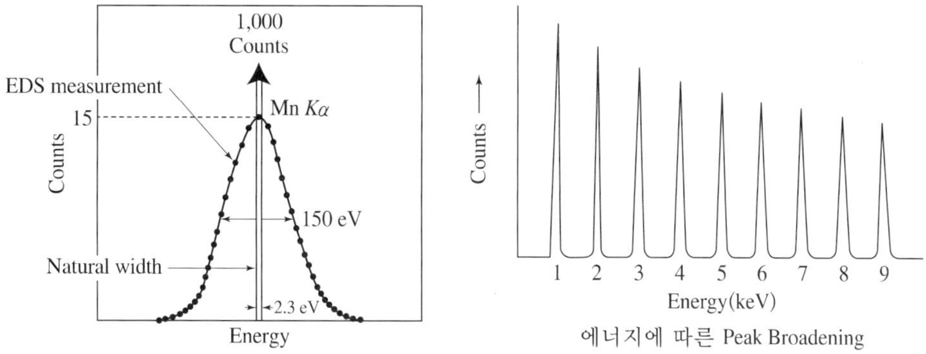

그림 11-9 • 정상분포 형태의 Mn K_α(5.9 keV) 특성 X-선 피크와 에너지 분해능

보인다. 피크의 에너지폭이 커지면 인접한 원소의 피크와 중첩되어 서로 구분하기 어려워지는 문제를 야기한다. 이는 특정 EDS의 성능과도 밀접한 관계를 가지며, 이를 에너지 분해능(energy resolution)으로 나타낸다. 이런 피크의 퍼짐 현상은 X-선 에너지가 커질수록 심해지는 경향을 보인다. 일반적으로 에너지 분해능은 Mn K_α(5.9 keV) 피크의 반가폭(FWHM)으로 결정한다. 통상 120~150 eV 범위의 값을 보이며, 최근 출시되는 EDS는 점점 향상된(작은) 값을 보인다.

② 연속 X-선 백그라운드

EDS 스펙트럼상의 특성 X-선 피크는 연속 X-선에 의한 백그라운드 위에 드러나게 된다. 연속 X-선은 입사 전자의 비탄성 산란에 의해 발생하는 것으로, 특정한 파장 또는 에너지값을 가지지 않는다. 이런 연속 X-선은 그림 11-10과 같은 에너지 분포를 보이며, 스펙트럼의 백그라운드를 형성한다. 실제 관찰되는 스펙트럼상의 낮은 에너지 영역에서 연속 X-선의 감소는 검출기창에 의한 흡수 현상에 기인한다. 연속 X-선에 의한 백그라운드는 피할 수 없는 현상이지만 정량 분석 시 반드시 소거해야 하는 부분이다.

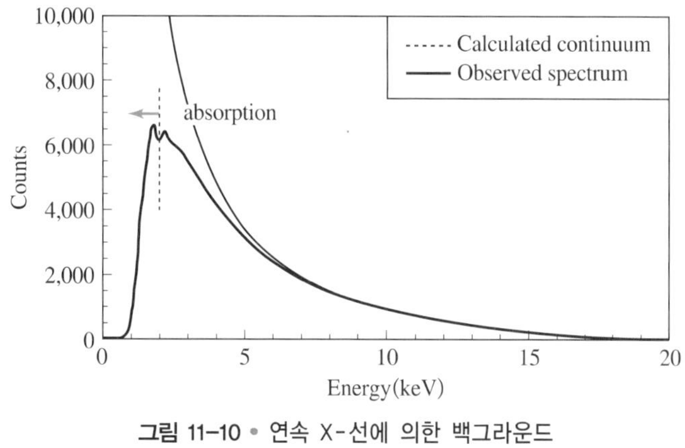

그림 11-10 • 연속 X-선에 의한 백그라운드

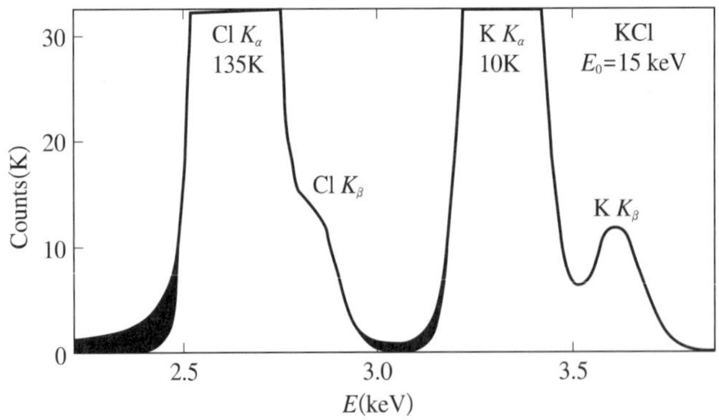

그림 11-11 • 저에너지 꼬리(불완전 전하 수집) 현상[Gol03]

③ 불완전 전하 수집(incomplete charge collection, ICC) 현상

앞서 언급했듯이 EDS 스펙트럼상의 특성 X-선 피크는 좌우 대칭의 정상분포를 보여야 한다. 그러나 검출기 내의 결함이나 전극/반도체 계면(불감응층, dead layer)에서 전자와 공공의 재결합이 일어나게 되면 수집되는 전하(charge)의 수가 감소하게 되고, 피크의 낮은 에너지 쪽에 꼬리가 생겨 피크가 비대칭적으로 변하게 된다. 이를 저에너지 꼬리(low energy tail) 현상 또는 불완전 전하 수집(incomplete charge collection, ICC) 현상이라고 한다(그림 11-11). 이 꼬리 부분은 정량 분석 시 원래 피크에 포함시켜 계산해야 한다. 한편 이 현상은 검출기의 사용 기간이 길어지고 노후화될수록 발생 확률이 높아지므로 검출기 상태의 확인에 응용할 수 있다. Mn 또는 Cr K_α 피크에서 FWTM/FWHM의 비가 ~1.82 정도를 유지하는지 확인하면 된다. ICC 현상이 심해지면 위의 비율값이 증가하게 된다.

④ 이탈 피크(escape peak)

다음은 가장 흔한 가짜 피크인 이탈 피크(escape peak)에 대하여 알아보기로 한다. 그림 11-12에 나타냈듯이 이탈 피크는 입사 X-선에 의해 검출기의 Si 원자가 이온화되고, Si K_α X-선(1.74 keV)이 발생하는 2차 형광 X-선 발생에 기인한다. 이렇게 생성된 Si K_α X-선이 검출기를 이탈하게 되면 그

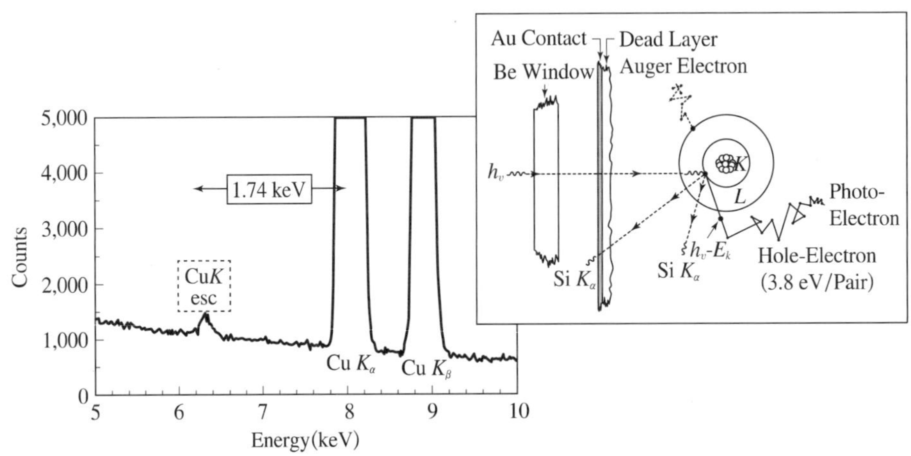

그림 11-12 • 이탈 피크(escape peak)

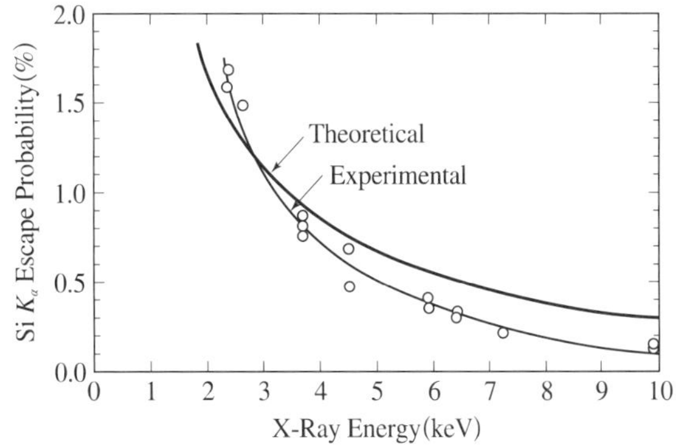

그림 11-13 • 이탈 피크의 생성 확률

만큼 적은 양의 전자-공공쌍이 생성될 것이며, EDS는 원래 입사 X-선보다 1.74 keV 낮은 에너지를 가진 X-선이 입사한 것으로 인식하게 될 것이다. 즉 이탈 피크는 원소의 종류에 상관 없이 항상 원래 입사 X-선 에너지보다 1.74 keV 낮은 위치에 피크가 나타나게 되며, 입사 X-선의 피크 강도는 이탈 피크만큼 감소하게 된다. 물론 이 경우에도 정량 분석 시 원래 피크에 합해 주어야 한다. 이탈 피크가 생길 확률은 그림 11-13의 그래프에서 보듯이 X-선 에너지가 증가함에 따라 감소한다.

⑤ Si 내부 형광 피크(internal fluorescence peak)

다른 경우로 입사 X-선에 의해 발생된 Si K_α X-선이 검출기를 완전히 빠져나가지 않고 검출기의 불감응층(dead layer)에 흡수되었다가 다시 방출되는 경우, EDS는 시료로부터 Si K_α X-선이 방출되어 검출기로 진입하는 경우와 구분할 수 없고, 시료 내 Si의 존재 여부와 관계없이 스펙트럼에서 1.74 keV 위치에 피크가 나타나게 된다. 이를 내부 형광 피크(internal fluorescence peak)라고 한다. 이는 EDS만으로 시료 내 미량의 Si의 존재 여부를 확인하는 것이 현실적으로 어려울 수 있다는 의미이기도 하다.

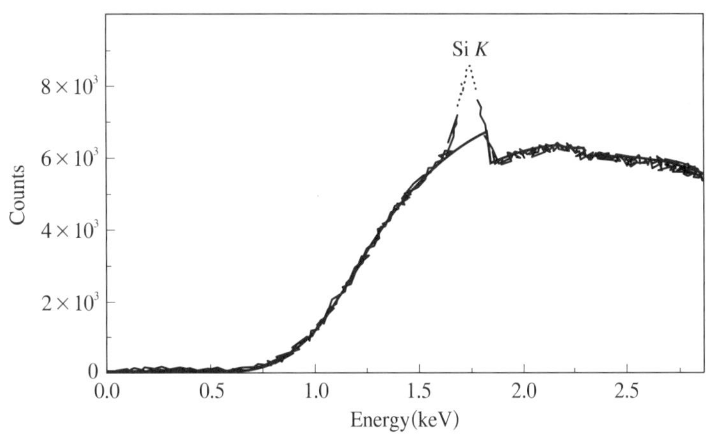

그림 11-14 • Si 내부 형광 피크(internal fluorescence peak)

⑥ 합 피크(Sum Peak)

현실적으로 EDS 검출기에는 다양한 X-선 광자들이 무작위로 진입하게 되며, 검출기로 진입하는 광자들 간의 시간 간격도 무작위라고 할 수 있다. EDS 검출기에 거의 동시에(ns보다 짧은 시간 동안) 두

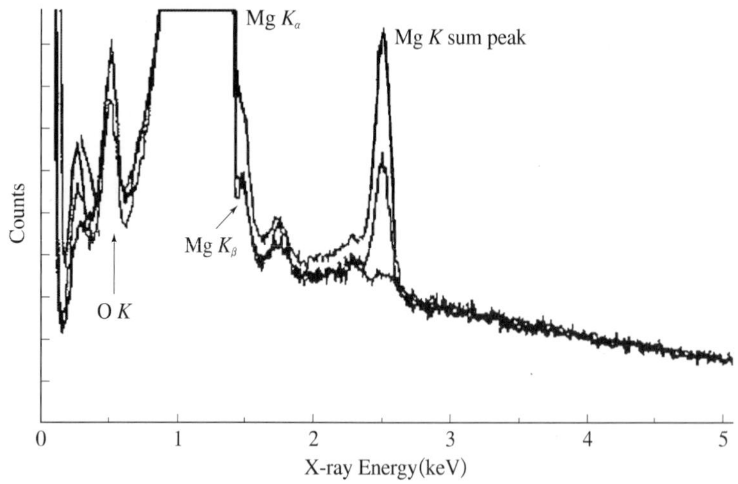

그림 11-15 • 합 피크(sum peak)

개 이상의 X-선이 입사하는 경우 FET는 각각의 X-선을 구별하지 못하고 하나의 신호로 인식하게 되며, 스펙트럼에는 각 X-선의 에너지 합만큼의 높은 에너지 위치에 피크가 나타난다. 이를 합 피크(sum peak)라고 한다. 일반적으로 같은 종류의 X-선에 대하여 두 배의 에너지 위치에 완만한 피크가 나타난다. X-선의 검출 속도가 증가하면 합 피크가 나타날 확률도 증가하며, 검출 속도가 5,000 cps일 때 합 피크가 나타날 확률은 약 5% 정도이다.

⑦ EDS 스펙트럼의 해석

EDS 스펙트럼상에 나타나는 일반적인 착란 효과들을 그림 11-16에 정리하였다. 그림 11-16의 스펙트럼은 100% Ti 시료에서 얻은 것으로, 이상적으로는 연속 X-선 백그라운드 위에 Ti 특성 X-선 피크들(Ti K_α와 Ti K_β)만이 있어야겠지만 ICC, 이탈피크, Si 내부 형광 피크, 합 피크 등이 나타나며 시료 챔버를 구성하는 물질로부터 발생한 시스템 피크들도 하나의 스펙트럼상에 나타나게 된다.

즉 그림 11-17에서 보듯이 시료 내부에서 생성된 X-선은 a 스펙트럼과 같이 연속 X-선 백그라운드 위에 폭이 좁고 강도가 강한 특성 X-선 피크만 존재하는 이상적인 모습을 가지고 있다. 그러나 시료

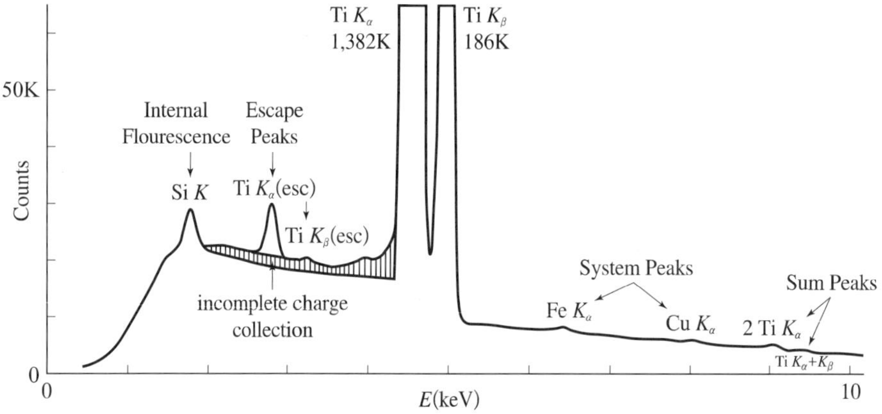

그림 11-16 • EDS 스펙트럼상에 나타나는 가짜 피크들

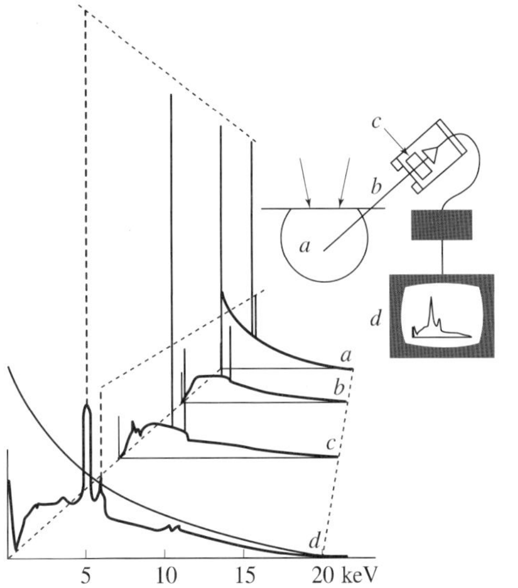

그림 11-17 • 위치에 따른 EDS 스펙트럼의 변화[Gol03]

내부를 거쳐 시료를 빠져나온 상태에서는 낮은 에너지 쪽의 흡수에 의해 b와 같이 스펙트럼이 변형되기 시작함을 알 수 있다. 이런 X-선이 검출기를 거치게 되면 c와 같이 이탈 피크, Si 내부 형광 피크 등 검출기에 관련된 착란 효과들이 개입되기 시작하고, 펄스 처리기를 거쳐 최종적으로 MCA에 표시되는 스펙트럼은 d(또는 그림 11-16)와 같이 모든 착란 효과들이 개입되고 특성 X-선의 피크도 퍼진 형태를 가지게 된다. 분석자는 이런 스펙트럼을 보고 원래 a의 스펙트럼을 유추해 낼 수 있어야 하겠다. 그러기 위해서는 스펙트럼의 왜곡 현상과 가짜 피크들에 대한 이해가 절실하다.

⑧ 검출기의 관리

아울러 EDS 검출기의 상태를 정기적으로 확인하는 일도 중요하다. 높은 에너지를 가지는 X-선이 과도하게 검출기로 입사하게 되면, 반도체 소자의 진성 영역에 치명적인 손상을 입히게 되고 에너지 분해능이 저하된다. 또한 Si(Li) 검출기에서 액체 질소 냉각 방식을 사용한다면 액체 질소의 버블링(bubbling)에 의해서도 에너지 분해능이 저하될 수 있다. 에너지 분해능은 앞서 설명하였듯이 Mn 또는 Cr K_α 피크에서 반가폭(FWHM)을 측정하여 주기적으로 비교한다. ICC(그림 11-11)의 경우도 검출기의 상태를 확인하는 데 유용하다. 이는 피크의 중간 높이에서의 폭(FWHM)과 1/10 높이에서의 폭(FWTM)을 비교하여 판단한다. 일반적으로 Mn 또는 Cr K_α 피크에서 FWTM/FWHM의 비가 시간에 따라 어떻게 변하는지를 측정하고 기록하여 비교하는 것이 좋다. 끝으로 그림 11-18에서와 같이 오랜 사용 기간 중에 검출기창이 탄화수소나 진공 오일 등으로 오염되거나, 창에 미세한 구멍이 생겨 검출기 반도체 소자 표면에 얼음막이 덮이게 되는 경우 낮은 에너지를 가진 X-선들의 흡수가 뚜렷하게 나타난다. 이는 Ni 또는 Cr에서 K_α/L_α의 비를 비교 관찰하면 된다. 오염 문제가 발생하면 상대적으로 에너지가 낮은 L_α 피크 강도의 감소가 나타나게 되며, K_α/L_α의 비는 증가하게 된다.

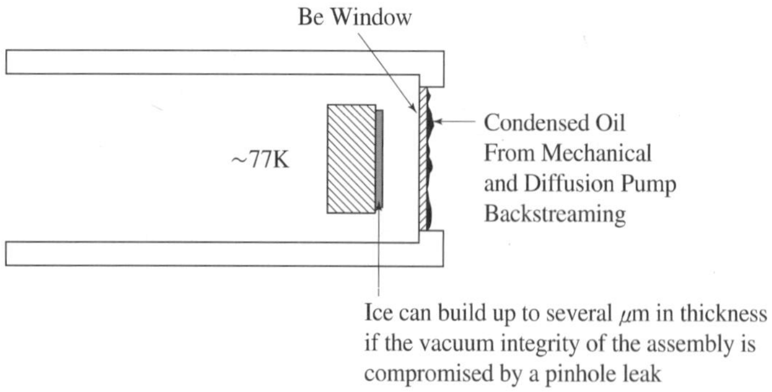

그림 11–18 • 검출기의 오염은 저에너지 X–선의 흡수 문제를 야기함

2 | EDS 정성 분석

정성 분석(qualitative analysis)은 시료 내에 어떤 화학종이 있는지를 알아내는 작업이다. 앞서 1절의 그림 11-3에서 보았듯이 모든 원소의 특성 X-선은 특정한 에너지값을 가지고 있다. 따라서 시료로부터 X-선 스펙트럼을 얻어 원소들의 특성 X-선의 에너지값과 비교하면 된다. 예를 들어 그림 11-19와 같이 시료로부터 얻은 스펙트럼은 그림 11-3과 비교하면 원자 번호 29번 Cu의 특성 X-선들의 위치와 잘 일치함을 알 수 있다. 따라서 각 피크들의 이름을 붙여 줄 수 있게(동정, peak identification) 되고 시료가 Cu임을 확인할 수 있다. 이 과정이 EDS 정성 분석 과정이다.

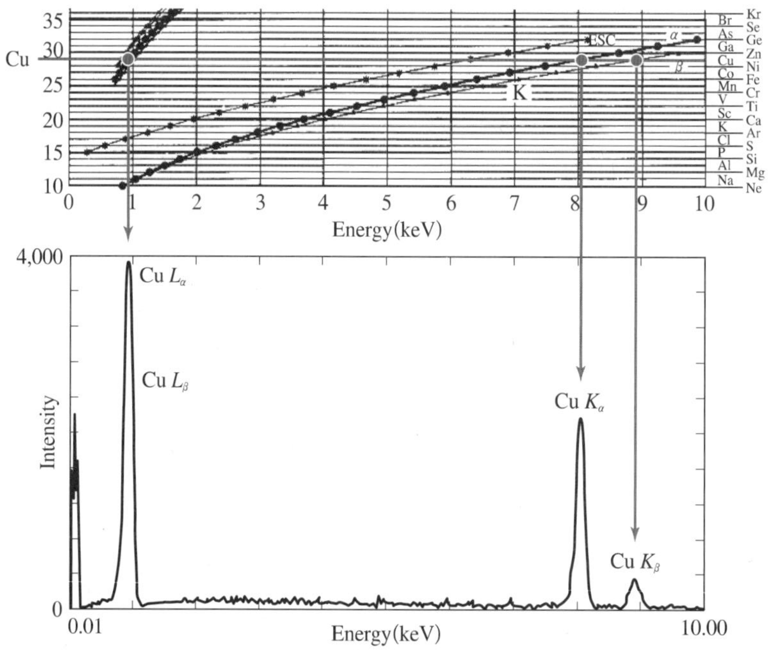

그림 11–19 • EDS 정성 분석의 원리

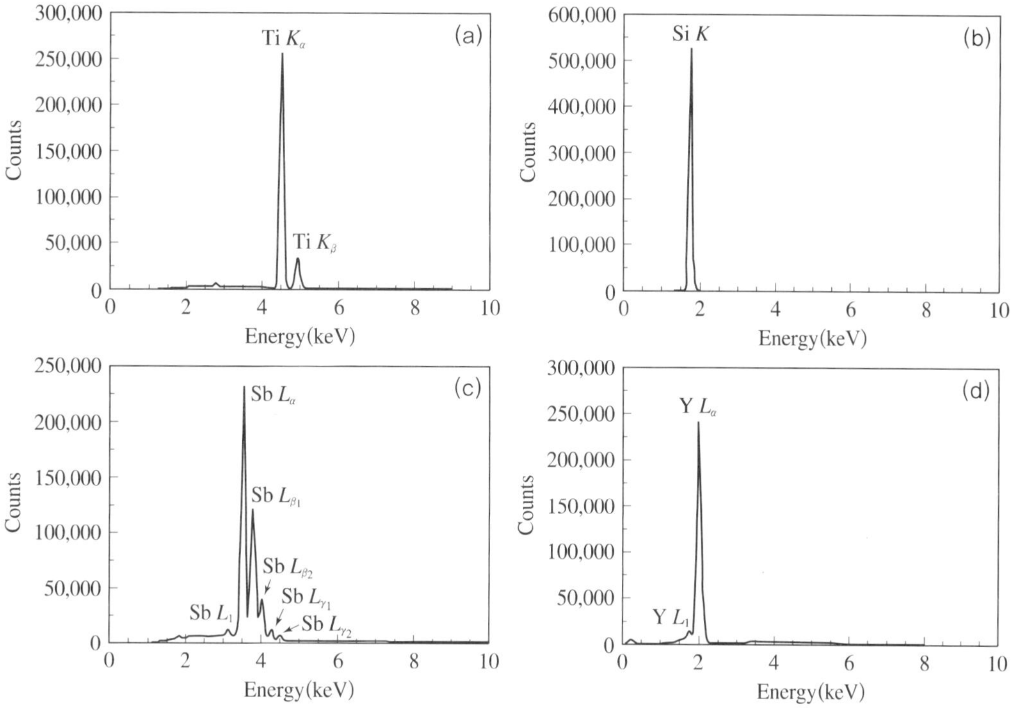

그림 11-20 • 특성 X-선 계열별 구성원 피크

정성 분석 절차는 미지의 시료로부터 스펙트럼을 얻는 후 스펙트럼상의 높은 에너지 쪽부터, 강한 피크로부터 차례로 피크를 확인하고 이름을 붙인다. 이때 고려해야 할 몇 가지 사항들은 아래와 같다.

① 그림 11-20 (a)에서와 같이 K_α가 있다면 반드시 상응하는 K 계열의 구성원 K_β가 존재한다. 단 (b)의 Si과 같이 원자 번호가 낮아져 특성 X-선의 에너지가 낮아지면 K_α와 K_β의 에너지차가 작아져 겹쳐 보이게 된다. 이는 (c), (d)에 나타냈듯이 L 계열을 비롯한 다른 모든 계열의 특성 X-선에서도 마찬가지이다.

② 계열 내 구성원 피크들의 상대 세기(표 11-1)를 고려해야 한다. 예를 들어 $K_\alpha : K_\beta \approx 10 : 1$ 이다.

표 11-1 • 동일 계열 내 구성원들 간의 상대 세기비 [Wil09]

Family	Approximate intrafmily weghts
K	$K_\alpha = 1$, $K_\beta = 0.1$
L	$L_\alpha = 1$, $L_{\beta_1} = 0.7$, $L_{\beta_2} = 0.2$, $L_{\gamma_1} = 0.08$, $L_{\gamma_2} = 0.03$, $L_{\gamma_3} = 0.03$, $Ll = 0.04$, $L_\eta = 0.01$
M	$M_\alpha = 1$, $M_\beta = 0.6$, $M_\zeta = 0.06$, $M_\gamma = 0.05$, $M_{II}N_{IV} = 0.01$

③ 그림 11-21에서와 같이 고에너지 K_α/K_β 계열의 피크들이 맞는다면 반드시 저에너지 L 계열의 피크들이 존재해야 한다. 마찬가지로 L 계열이 맞는다면 M 계열이 존재해야 한다. 물론 MCA의 고에너지 계열은 에너지 표시 범위 내에 있을 경우에만 보이며, 저에너지 계열의 피크들은 중첩에 의해 분간이 어려울 때가 많다.

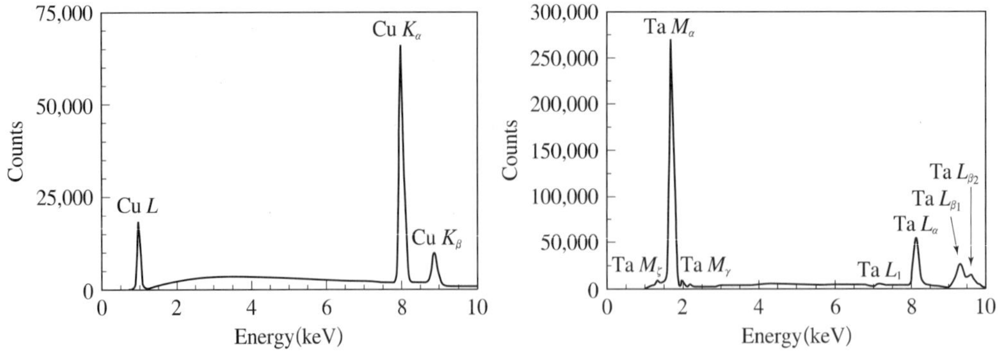

그림 11-21 • 저에너지 계열과 고에너지 계열의 공존 관계

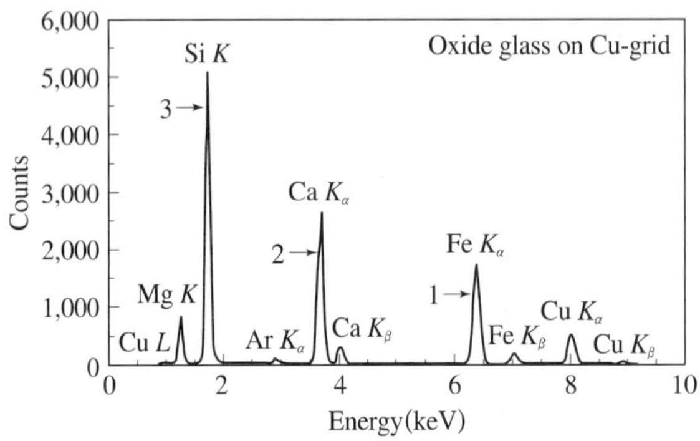

그림 11-22 • EDS 스펙트럼의 정성 분석

다음으로 남은 피크들 중 큰 피크부터 분석을 순차적으로 진행하여 그림 11-22와 같이 모든 피크들에 대한 동정을 완성하여 정성 분석을 마친다. 실제 정성 분석의 대부분의 과정은 컴퓨터의 도움으로 수월하게 진행할 수 있으나 피크 중첩, 이탈 피크, 합 피크 등의 모든 착란 효과들에 대해 고려와 피크 동정의 최종 결정은 분석자의 몫이다. EDS에서는 에너지 분해능의 한계로 인해 피크 중첩이 빈발하며, 대표적인 예는 아래와 같다(그림 11-23의 주기율표와 표 11-2 참조).

- Z K_β와 $Z+1$ K_α X-선의 겹침: Ti, V, Cr, Mn, Fe, Co, Ni 등
- K_α X-선과 L_α X-선의 겹침: S K_α와 Mo L_α
- K_α X-선과 M_α X-선의 겹침: Si K_α와 W M_α

피크 중첩이 있는 경우 겹치지 않는 다른 특성 X-선을 이용하여 분석하거나 피크 디컨벌루션 과정을 통해 분리한다.

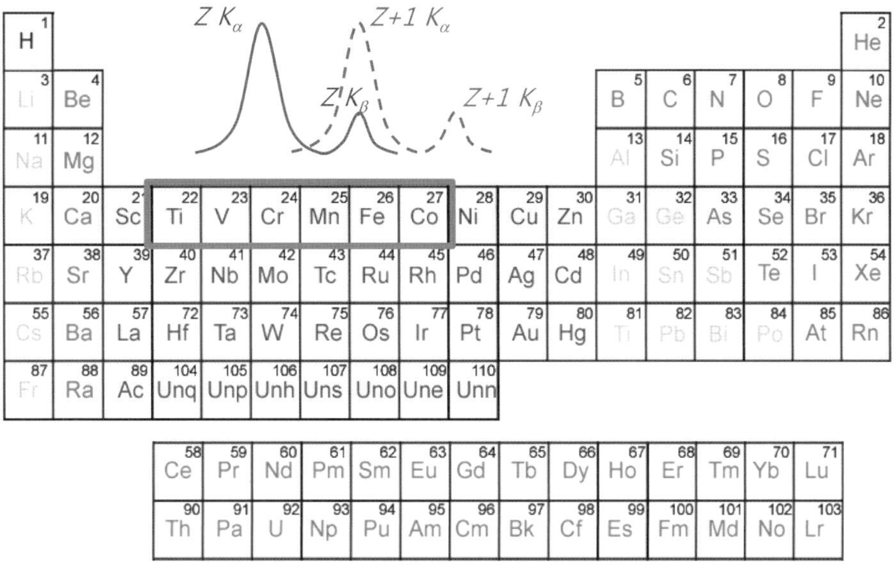

그림 11-23 • EDS에서 피크 중첩이 심한 영역

표 11-2 • EDS에서 피크 중첩이 심한 예

Element	Interfering X-ray line	Interferes with	X-ray line interfered with
Ti	K_β	V	K_α
V	K_β	Cr	K_α
Cr	K_β	Mn	K_α
Mn	K_β	Fe	K_α
Fe	K_β	Co	K_α
Pb	M_α	S	K_α
		Mo	K_α
Si	K_α	Ta	M_α
Ba	L_α	Ti	K_α

3 | EDS 정량 분석

1. EDS 정량 분석의 기본 원리

EDS 정량 분석(quantitative analysis)은 시료 내에 특정 화학종이 얼마나 존재하는가를 분석하는 과정으로, 최근 보급되고 있는 EDS에서는 점차 정량화 계산 과정 중 사용자들이 접근할 수 있는 영역이 줄어들고 있으므로, 본 교재에서는 복잡한 계산 과정을 배제하고 기본 원리에 충실하도록 한다.

전자 현미경에서의 X-선 분석은 전자빔이 관통되는 얇은 시료가 아닌 전자빔이 완전히 흡수되어 버리는 두꺼운 시료의 연구로부터 시작되었다. 초점을 맞춘 전자빔에 의해 시료로부터 생성된 X-선을 이용하여 시료 내의 원소에 대한 정보를 얻을 수 있다는 가능성은, Hiller와 Baker[Hil44]가 처음으로 제안하였고 Castaing(1951)에 의해 그 틀이 완성되었다. Castaing은 시편 내의 원소 i의 함량 C_i는 특정 세기의 특성 X-선들을 발생시킨다고 가정하였다[Cas51]. 이것이 EDS 정량 분석의 근간이 되는 기본 틀이며, 아래 식과 같이 표현할 수 있다.

$$C_i = K_i \cdot I_i$$

그러나 시료 내에서 생성된 X-선의 세기를 실제 측정하는 것은 매우 어려워 원소 i를 위해 조성 $C_{(i)}$를 알고 있는 표준물을 선택할 것을 제안하였다. 그리고 세기 비$(I_i/I_{(i)})$를 측정한다. 여기서 I_i는 시편을 빠져나온 X-선의 측정된 세기이고, $I_{(i)}$는 표준물로부터 나온 X-선의 측정된 세기이다. Castaing이 제안한 근사식은 아래와 같다[Cas51].

$$\frac{C_i}{C_{(i)}} = [K]\frac{I_i}{I_{(i)}} = [ZAF]\frac{I_i}{I_{(i)}}$$

위 식에서 K는 미지의 시료와 표준물 모두에 대한 생성된 X-선과 측정된 X-선 간의 차이를 고려한 민감도 인자로 원자 번호(Z), 시료 내 X-선의 흡수(A), 시료 내 X선의 형광(F) 세 가지 효과를 고려한 인자이다. 두꺼운 시료의 분석에서 이런 보정 절차를 종종 ZAF 보정이라 부르며, 필요한 계산 과정은 상당히 복잡하여 컴퓨터로 처리한다.

만약 전자들이 투과할 수 있는 얇은 시편을 쓴다면 위 근사식에서 A와 F 인자들은 무시될 수 있고, 단지 Z 보정만 필요해질 것이기 때문에 두꺼운 시편에 비해 보정 과정이 무척 간단해질 수 있다. 게다가 얇은 시편의 경우 분석하는 부피가 상당히 줄어들어 보다 좋은 공간 분해능을 얻을 수 있게 된다. Cliff와 Lorimer는 Castaing의 비례식을 단순화시켜 정량 분석이 가능함을 보였고, 이 식에서 표준물로부터의 강도 데이터를 얻을 필요 없이 단지 EDS에서 동시에 얻은 두 원소의 강도비만으로도 정량화가 가능함을 보였다[Cli75].

2. Cliff-Lorimer 비례법

2원계에서 두 원소 A와 B에 대해 Cliff-Lorimer 비례법을 적용하려면, 백그라운드 세기를 뺀 특성 피크의 세기 I_A와 I_B를 동시에 측정해야 한다. 이는 EDS에서 간단한 일이며, 따라서 표준물로부터 강도를 측정할 필요가 없다. 그리고 어떤 흡수나 형광도 무시할 수 있을 정도로 시편이 충분히 얇다고 가정한다. 이 가정을 "박편 조건(thin-foil criterion)"이라고 부른다. 이제 각 원소의 함량(wt %) C_A와 C_B는 Cliff-Lorimer 비례식이라고 불리는 아래와 같은 식에 의해 측정된 세기와 관계 지을 수 있다.

$$\frac{C_\mathrm{A}}{C_\mathrm{B}} = k_\mathrm{AB}\frac{I_\mathrm{A}}{I_\mathrm{B}}$$

여기서 k_AB항은 종종 Cliff-Lorimer 인자라고 불린다. 이 값은 실제로 상수값이 아니다. 이 값은

TEM/ EDS 시스템과 가속 전압(kV)에 따라 변하는 일종의 민감도 인자라고 할 수 있다. 흡수와 형광의 효과를 무시하였기 때문에 k_{AB}는 Castaing의 원래 비례식의 원자 번호 보정인자(Z)와 관계가 있게 된다. 이제 C_A와 C_B의 절댓값을 얻기 위해서 두 번째 식이 필요하게 된다. 2원계에서 간단히 원소 A와 B가 시편의 100%를 이룬다고 가정하자. 그러면

$$C_A + C_B = 1 \ (100\%)$$

이 식들은 아래 식과 같은 추가적인 식을 이용해서 간단하게 3원계 또는 그 이상의 시스템으로 확장할 수 있다.

$$\frac{C_B}{C_C} = k_{BC}\frac{I_B}{I_C}$$

와

$$C_A + C_B + C_C = 1$$

여기서 AB, BC 등과 같은 다른 쌍의 원소들에 대한 k 인자들은 아래와 같은 상관관계가 있다.

$$k_{AB} = \frac{k_{AC}}{k_{BC}}$$

3. k-인자의 결정

앞서 언급했듯이 k-인자값은 상수가 아니다. 이는 X-선 검출기, 전자 현미경, 분석 조건뿐만 아니라 어떤 백그라운드 소거법과 피크 세기 계산법을 선택하였느냐에 따라서도 변할 수 있는 민감도 인자이다. 따라서 k-인자값들은 오직 이들이 동일한 조건에서 얻어졌을 경우에만 서로 비교가 가능하다.

k-인자를 결정하는 데는 ① 표준물을 이용한 실험적 결정, ② 계산에 의한 결정 등의 두 가지 방법이 있다. 첫 번째 방법은 느리고 많은 노력이 들지만 가장 정확한 값을 제공한다. 두 번째 방법은 빠르고 쉽지만 결과에 대한 신뢰도가 떨어진다.

(1) 실험에 의한 방법

조성(C_A, C_B 등)을 아는 박편 시료가 있다면, 원칙적으로 단지 시편을 현미경에 넣고 스펙트럼을 얻어 I_A, I_B 등의 값을 얻어 이들 값들을 Cliff-Lorimer식에 대입하기만 하면 된다. C_A와 C_B값은 이미 알고 있으므로 유일하게 모르는 것은 k_{AB}값뿐이다.

$$k_{AB} = \frac{I_B}{I_A}\frac{C_A}{C_B}$$

그러나 이 과정에서 주의해야 할 몇 가지 사항들이 있다. 표준물은 반드시 잘 알려진 시료이어야 하며, 일반적으로 단일상의 재료가 가장 적합하다. 우선 표준물은 반드시 전자가 투과될 수 있고 원소 A, B 등으로부터 우려할 만한 X-선의 흡수나 형광이 없도록 박편 제작이 가능해야 한다. 아울러 박편 제작 과정이 어떤 화학적 변화도 초래하지 않음을 확신할 수 있어야 한다. 뿐만 아니라 전체 시료의 특성

을 대표하는 얇은 영역의 선택이 가능해야만 하고, 분석에 사용된 가속 전압의 전자빔 하에서 박편 시료가 안정하다고 확신할 수 있어야 한다.

Cliff와 Lorimer는 분쇄한 광물을 표준물로 이용하였다. 분쇄 과정은 화학 조성에 영향을 미치지 않으며 화학량(stoichiometry)이 잘 알려져 있다. 또한 광물질은 규소를 함유하므로 k_{ASi} 인자 형태의 k-인자 시리즈를 만들어 사용할 수 있다. 그러나 광물질은 종종 하나 이상의 상을 함유하며 본질적으로 비화학량론적 화합물일 수도 있다는 단점이 있다. 또한 Si K_{α} X-선은 약 1.74 keV에서 EDS 검출기 내에 쉽게 흡수되기 때문에 검출기에 따라 결정된 k-인자값에 일련의 차이가 나타날 수 있다. 끝으로 규화(silicate) 광물은 빔에 의한 결합의 파괴에 따른 화학 변화를 나타내기도 한다. 따라서 Wood(1981) 등은 Si 흡수와 전자빔에 민감한 문제를 극복하기 위해 k_{AFe} 시리즈를 만들었다[Woo81]. 또한 NIST (national institute standards and technology)의 SRM#2063 표준물은 Mg, Si, Ca, Fe, O 등의 원소를 함유하는 대표적인 표준물이다.

표준물의 화학 조성값은 누구나 수용할 수 있는 어떤 방법, 즉 EPMA(electronprobe micro-analyzer), 원자 흡수 분광기(atomic absorption spectroscopy), 습식 분석 등에 의해 결정되어야 한다. 위의 방법들은 상대적으로 많은 부피의 재료를 분석하기 때문에 표준물은 단일상이면 좋다. 그러나 위의 어떤 방법도 마이크로미터 이하 수준에서 시편의 균질 정도를 평가할 수는 없다. 이 균질 정도를 알 수 있는 유일한 방법은 TEM을 통해 많은 분석을 행하여 분석 결과 내의 어떤 변동이 X-선의 통계학적 변동의 기댓값 내에 있는지를 확인하는 것이다. 따라서 전형적인 k-인자 결정법은 박막 표준물 내의 여러 다른 부위로부터 많은 스펙트럼을 얻어 시료의 균질성과 안정성을 검토하는 과정을 포함해야 한다. k-인자 결정에서의 상대 오차가 ±5% 이하, 가능하다면 ±3% 이내가 되도록 하기 위해서는 각 스펙트럼의 주 관심 피크에서 충분한 X-선 계수를 얻어야 한다.

(2) 계산에 의한 방법

다른 TEM/EDS 장비에서 얻은 k-인자값이 서로 같을 수 있는 유일한 조건은 동일한 가속 전압과 동일한 검출기 배치 하에서, 동일한 표준물을 사용하여 동일한 피크 세기 계산법과 백그라운드 소거법을 사용할 경우에 한한다. 이런 경우라도 X-선이 검출기에 흡수되거나 너무 에너지가 강해 검출기를 투과하는 경우에는 X-선들이 100% 검출기 효율을 가지고 수집되지 않아 차이가 있을 수 있다.

실제 실험을 하는 과정에서 때로는 적절한 표준물을 구하기 어려울 수도 있다. 비화학량론적 상들이 존재하는 시스템을 다루거나 정확도는 그리 중요하지 않으나 신속한 분석이 요구되는 경우가 있을 수도 있다. 이때는 k-인자 근삿값을 계산할 수 있다. k_{AB}를 계산하는 데 필요한 프로그램은 컴퓨터에 내장되어 있어 몇 분의 1초 내에 k값을 제시한다. 계산된 값은 ±20% 상대 오차 내에 있게 되므로 k-인자를 계산하는 것은 신속한 해답이 필요하나 정확도는 그리 중요하지 않을 경우에나 추천할 만한 방법이다.

4. 흡수 보정

스펙트럼 내 한 원소로부터의 X-선의 선택적인 흡수란 발생된 X-선 세기보다 검출된 X-선 세기가 낮음을 의미하는 것으로, C_A는 더 이상 I_A에 단순 비례하지 않는다. 따라서 이 I_A의 감소를 고려하기 위해 k-인자를 보정해 주어야 한다. 이는 시편이 너무 두껍다거나, 하나 또는 그 이상의 특성 X-선이 ~1 keV(즉 경량 원소 분석) 이하일 경우에 문제가 된다. k_{AB}를 시편 두께 $t=0$일 때 실제 민감도 인자로 정의한다면 흡수가 일어나는 시편에 대한 유효 민감도 인자는 아래 k^*_{AB}로 주어진다.

$$k^*_{AB} = k_{AB}(ACF)$$

여기서 흡수 보정 인자(ACF, absorption corection factor)는 아래와 같다[Wil09].

$$ACF = \left(\frac{\left.\frac{\mu}{\rho}\right]^{A}_{spec}}{\left.\frac{\mu}{\rho}\right]^{B}_{spec}}\right)\left(\frac{1-\exp\left\{-\left(\left.\frac{\mu}{\rho}\right]^{B}_{spec}\rho t \operatorname{cosec}\alpha\right)\right\}}{1-\exp\left\{-\left(\left.\frac{\mu}{\rho}\right]^{A}_{spec}\rho t \operatorname{cosec}\alpha\right)\right\}}\right)$$

이 식에서 $\mu/\rho]^{A}_{spec}$는 시편에 의한 원소 A의 X-선의 질량흡수계수이고 α는 검출기 이륙각, ρ는 시편의 밀도, t는 두께이다. 이 기하학적 관계를 그림 11-24에 나타내었다. 일반적으로 μ/ρ의 단위는 cm^2/gm이므로, SI 단위를 쓰기보다는 ρ는 gm/cm^3, t는 cm 단위를 이용해야 함에 유의해야 한다. 물론 흡수가 없을 경우 ACF값은 1이다. ACF값이 > 10%라면 흡수가 상당한 것이다.

시편이 그림 11-25에서와 같이 쐐기형 단면을 가지는 시편(일반적으로 금속 디스크 시편을 전해 연마한 경우)의 경우, 검출기의 위치에 따라 시편 내에서 발생한 X-선이 시편을 빠져나가 검출기로 향하기까지 시편 내를 지나야 하는 경로의 길이에 차이가 발생하게 된다.

예를 들어 그림 11-26에서와 같이 쐐기형 단면을 가지는 NiAl 시편에서 1번 위치와 2번 위치는 구멍으로부터의 거리가 각각 550 nm, 450 nm로 서로 100 nm 떨어진 인접한 위치이다. 따라서 시편의 두께도 272 nm와 257 nm로 불과 15 nm의 차이만을 보인다. 그러나 그림에 나타낸 바와 같이 1번 위치에서 X-선을 수집할 때는 구멍 쪽에 검출기가 위치하도록 하고, 2번 위치에서 X-선을 수집할 때는 검출기의 위치를 180도 바꾸어 측정을 하면, 시편의 단면이 쐐기 모양을 하고 있기 때문에 각 위치에서

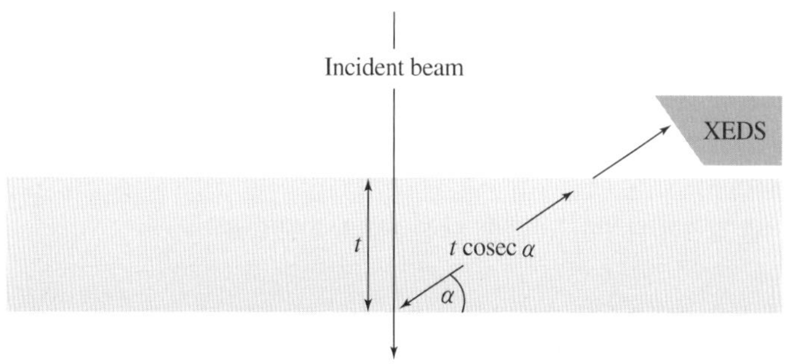

그림 11-24 • 시편 두께 t, 검출기 이륙각 α인 경우 X-선 진행 경로 길이(path length)

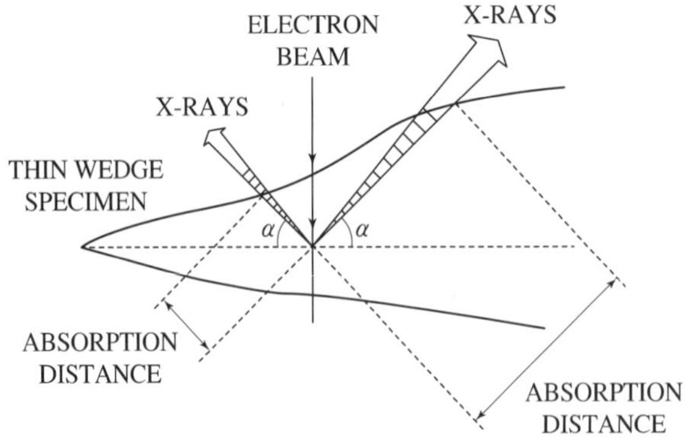

Geometry of thin wedge specimens for X-ray microanalysis

그림 11-25 • 쐐기형 단면을 가지는 시편에서의 X-선 진행 경로(흡수가 일어나는 길이)

발생한 X-선이 시편을 빠져나가 검출기로 향하기까지 시편 내를 지나야 하는 경로의 길이에 표 11-3에 나타낸 것처럼 약 400 nm의 차이가 발생하게 된다. 즉 흡수 현상에 있어 큰 차이를 보이게 된다. 그 결과 X-선 세기비(Ni K_α/Al K_α)는 균질한 시료이고 비슷한 두께의 위치에서 측정했음에도 불구하고, Al $K\alpha$의 흡수 증가로 인해 2.64에서 5.18로 두 배 가량 커지게 된다. 쐐기형 단면을 가지는 시편에서 측정을 할 때는 이 문제를 염두에 두어야 한다.

실제 시편 내 특정 원소 A의 X-선의 흡수는 원소 A 자체에 의한 흡수(self absorption), 그리고 실험에서 그리 중요하지 않은 원소들에 의한 흡수, 심지어는 검출이 불가능한 X-선들을 발생하는 물질들

LOCATION	FOIL THICKNESS	DISTANCE FROM HOLE
A	4 750 Å	12 200 Å
B	3 910 Å	8 100 Å
C	1 650 Å	3 100 Å
1	2 720 Å	5 500 Å
2	2 570 Å	4 500 Å

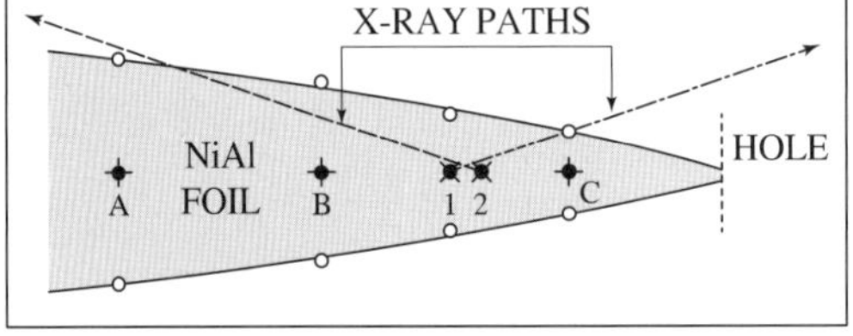

Geometry of NiAl thin foil cross-section[56]

그림 11-26 • 쐐기형 단면을 가지는 시편에서의 분석 위치에 따른 실제 NiAl 시편 두께[Gli81]

표 11-3 • 그림 11-26의 1번 및 2번 위치에서 측정한 X-선 세기의 비교[Gli81]

Analysis	$I_{\mathrm{Ni}\,K_\alpha}/I_{\mathrm{Al}\,K_\alpha}$	Foil thickness(nm)	Path length(nm)	
			calculated	actual
No.1	2.64	270	398	270
No.2	5.18	260	376	670

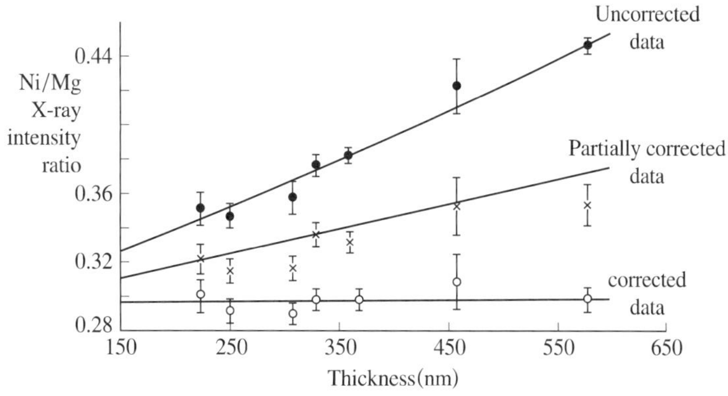

그림 11-27 • NiO-MgO 시편에서 시편 두께에 따른 Ni/Mg X-선 세기비의 변화와 흡수 보정 효과[Ben80]

에 의한 흡수까지를 포함한다. 한 예로 균질한 NiO-MgO에서 마그네슘을 정량화할 때 나타나는 흡수 문제를 들어 보겠다. 산소의 검출에 관심이 없거나 O K_α X-선이 Be 창 때문에 검출되지 않을지라도 Mg K_α X-선은 산소에 의해 흡수가 일어난다. 이 효과는 그림 11-27에 나타내었다. 여기서 X-선 세기비(Ni K_α / Mg K_α)가 시편 두께의 함수로 증가하고 있는데, 이는 Mg K_α X-선의 흡수가 시편 두께 증가에 따라 증가하기 때문이다. Ni에 의한 흡수를 보정하면 직선의 기울기는 감소하게 되지만, 산소에 의한 흡수까지를 고려해야만 균질 시료가 가져야 하는 기울기가 0°인 특성을 가질 수 있다[Ben80].

5. 정량 분석 절차

우선 세기 측정에 가급적 K_α선들만을 이용하도록 노력해야 한다(K_β는 K_α와 분리가 불가능할 경우 K_α와 합쳐진다). L 또는 M 계열 X-선들의 이용은 그 계열을 구성하는 피크들 간의 많은 중첩 때문에 보다 어렵다. 하지만 사용하는 Si(Li) 검출기에 대해 K_α선들이 너무 에너지가 높을 경우에는 그 이용이 불가피해진다. 정량 분석에서 주의해야 할 몇 가지 사항을 정리하면 아래와 같다.

① I_A, I_B 등의 특성 피크 내에 X-선 계수를 충분히 축적시킨다. 아래에서 설명하겠지만 적당한 수준의 오차를 위해서는 각 피크에서 백그라운드 위로 최소한 10,000 정도의 계수를 얻는 것이 바람직하다. 충분한 계수를 얻기 전에 시편의 표류, 손상 또는 오염 등이 분석에 제약을 줄 수도 있겠지만 원하는 공간 분해능이 유지되는 한 반드시 가장 큰 탐침 크기를 선택하여 대부분의 전류가 시편으로 가도록 해야 한다.

② 가짜 X-선 효과를 줄이기 위해 시편을 가능한 한 0°-기울임에 가깝게 유지한다.

③ 시편의 구멍 근처의 얇은 부분이 검출기를 향하도록 배열하여 X-선 흡수를 최소화한다.

④ 분석하고자 하는 영역이 강한 두 개 빔 동력학적 회절(two-beam dynamical-diffraction) 조건에 가깝다면 시편을 살짝 기울여 운동학적(kinematical) 조건이 되도록 한다.

4 EDS 분석의 실제

1. 수집각(collection angle)

검출기 수집각(Ω)은 검출기 전면의 검출 영역(active area)에 의해 시편의 분석 위치에 호접한 입체각(solid angle)을 말한다. 수집각은 그림 11-28에 나타내었으며, 다음과 같이 정의된다.

$$\Omega = \frac{A\cos\delta}{S^2}$$

여기서 A는 검출기의 검출 영역, S는 분석점으로부터 검출기면까지의 거리, δ는 검출기면에 수직한 선과 검출기에서 시편까지를 잇는 선과의 각도이다. 많은 EDS 시스템에서 검출기 크리스탈은 시편을 향해 기울어져 있어 $\delta=0$이고 따라서 $\Omega = A/S^2$가 된다.

Ω을 최대화하기 위해서는 가능한 한 검출기를 시편에 가깝게 두어야 한다. Ω값은 X-선 미소 분석의 질을 결정하는 가장 중요한 인자이다. 대개의 경우, 특히 열전자 방출 방식의 장비에서 실험의 정확도를 제한하는 것은 낮은 X-선 계수(count)이다. 현재 시판 중인 EDS에서 A는 10~30 mm^2로 변하며 결과적으로 Ω값은 0.3에서 0.03 sr 범위에 있게 된다. ωUTW 검출기는 Be창 또는 창이 없는 검출기에 비해 낮은 Ω값을 갖는다. 이는 고분자 창은 지지망(일반적으로 etched Si)이 필요하기 때문이며, 이에 따라 수집각이 ~20% 정도 줄어들게 된다. 따라서 Ω은 기껏 해야 전체 특성 X-선 발생 입체각(4π sr)의 작은 부분에 지나지 않게 된다. 즉 시편으로부터 발생하는 X-선은 그림 11-29에서와 같이 사방으로 방사하며, 0.3 sr의 작은 수집각으로 인해 전체 특성 X-선 발생의 1% 미만만을 수집하게 되는 것이다. 이는 EELS가 대부분의 에너지 손실 전자 신호들을 수집하는 높은 효율을 가지는 것에 비교될 만하다. Ω값의 크기는 대물렌즈의 상부 폴피스(polepiece)에 의해 수집기의 위치가 한정되기 때문에(S를 제약함) 제약을 받게 된다. 이 제약을 없애려면 폴피스 간격을 넓혀야 한다. 그러나 이는 최대 빔 전류값을 낮추게 하고 이미지 분해능을 떨어뜨리는 문제를 일으킨다. 최근에는 구면 수차 보정을 통해 이런 문제를 상당히 개선할 수 있다. Ω값을 키우는 또 다른 대안으로 A를 증가시키는 것이 있다. 그러나 검출기 면적을 증가시키면 에너지 분해능을 다소 떨어뜨리게 된다. 이미 언급하였듯이 약간의 희생

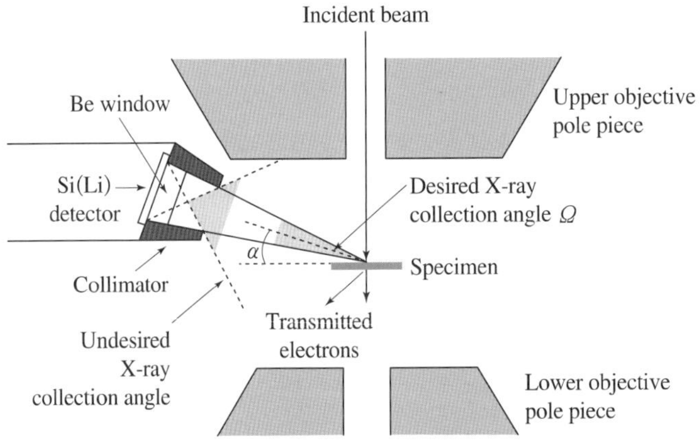

그림 11-28 • EDS 검출기의 수집각 및 이륙각[Wil09]

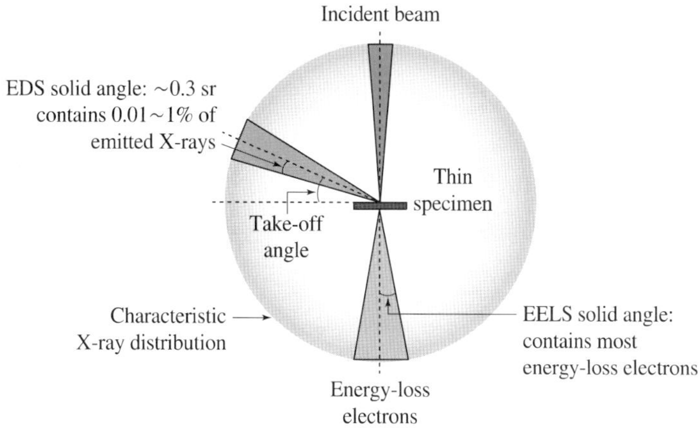

그림 11-29 • EDS와 EELS의 신호 수집 효율 비교

을 감수하더라도 계수율을 늘려야 할 경우가 있다. 최근에는 50~80 mm^{2}의 SDD 검출기를 사용해 에너지 분해능상의 큰 손실 없이도 1 sr 이상의 수집각을 얻을 수 있다.

2. 수집기(Collimator)

그림 11-28에서 알 수 있듯이 EDS는 검출기 앞부분에 수집기를 가지고 있다. 수집기는 현미경의 스테이지 영역으로부터 방출되는 원하지 않는 X-선과 후방 산란 전자(BSE)의 진입을 차단하는 역할을 한다. 수집기는 또한 검출기의 수집각을 결정하고 검출기로 들어오는 X-선들의 평균 이륙각(take-off angle)을 결정한다. 일반적으로 수집기는 W, Ta, Pb 등의 높은 원자 번호 물질로 제작하며 Al, C 또는 Be과 같은 낮은 원자 번호 물질들로 내·외부가 코팅되어 있다. 경량 원소 코팅은 수집기 내로 들어오는 BSE에 의해 X-선이 발생되는 것을 최소화하며, 중량 원소는 고에너지 연속 X-선을 흡수한다. 또한 수집기의 내부는 BSE가 X-선을 발생시켜 검출기 내로 들어오는 것을 막기 위한 방지 장치(baffle)를 갖추어야 한다. 이러한 구성을 그림 11-30에 나타내었다.

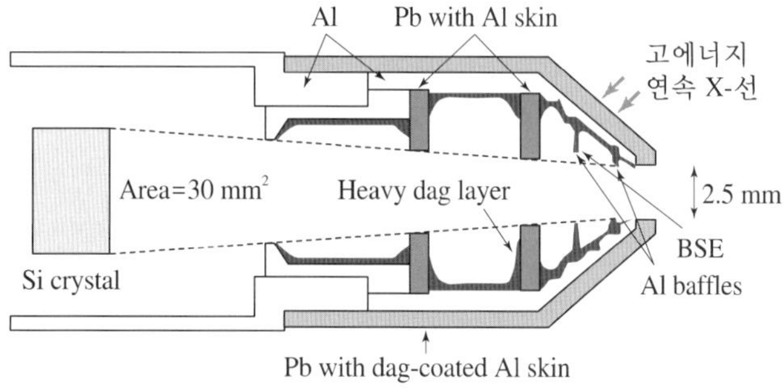

그림 11-30 • 수집기(Collimator)의 구조

3. 이륙각(take-off angle)

이륙각 α는 그림 11-28, 29에서 보듯이 시편 표면(0도 기울기에서)과 검출기 중앙을 잇는 선 사이의 각도를 말한다. 때로는 투과빔과 검출기를 잇는 선 사이의 각도, 간단히 ($90° + \alpha$)로 정의되기도 한다. 전통적으로 EPMA에서는 X-선이 두꺼운 시편을 통과하면서 흡수되는 것을 최소화하기 위해 높은 α값을 유지한다. 불행히도 α를 최대화하는 대가는 Ω의 감소이다. 그러려면 검출기는 상부 대물 폴피스 (objective polepiece) 위에 위치해야만 하며, 폴피스 내의 구멍을 통해 X-선을 수집할 수밖에 없다. 따라서 검출기가 시편으로부터 더 멀리 떨어지게 된다. EPMA에서는 두꺼운 시편으로부터 항상 충분한 X-선이 방출되므로 낮은 Ω은 문제가 되지 않는다. 그러나 TEM/EDS에서는 가능한 한 큰 Ω이 필수적이다.

검출기가 대물 폴피스를 통해 내려다 보게되어 큰 이륙각을 가지게 되나 낮은 Ω를 갖는 TEM/EDS에서는 낮은 X-선 계수율 때문에 정량분석에 훨씬 많은 시간이 소요된다. 검출기를 폴피스 아래에 두는 것은 α의 최대치를 약 20°까지로 제한하게 된다. 그러나 대개의 경우 두꺼운 시료를 분석하는 EPMA와는 달리 박편 시료를 분석하는 TEM/EDS의 주요 장점 중 하나가 흡수가 무시될 수 있다는 것이기 때문에, TEM/EDS의 경우는 이러한 작은 α값이 그리 큰 문제가 아니다. 그러나 만약 시편에서 흡수가 문제가 된다면 시료를 검출기 쪽으로 기울여(α를 증가) X-선이 시편 내에서 이동하는 거리를 줄여 줄 수 있다. 그러나 이 기울임이 뒤에 언급할 가짜 X-선 문제를 증가시킬 수도 있으며, 또한 일반적으로 스펙트럼상에서 P/B(peak-to-background)를 떨어뜨리는 원인인 될 수 있다. 따라서 시편을 기울일 때는 항상 위의 두 사항을 절충하여 실행해야 한다.

4. 검출기와 시편의 정렬

검출기는 거의 대물 폴피스에 닿을 정도의 위치에 삽입되며 시편은 정중앙에 위치하고(eucentric), 기울임이 없어 광축상에 있고 검출기가 그 시편의 한 부위를 보고 있는 상황이 가장 이상적이라고 할 수 있다. 이는 EDS의 설치 단계에서부터 주의해야 할 사항이며, 시스템이 잘 정렬되었는지 확인하기 위해서 Cr 박막과 같은 균질 시료를 통해 저배율 X-선 지도를 만들어 볼 수 있다[Nic92]. 만약 검출기가 광축에 위치하지 않는다면 지도는 비대칭적인 강도 분포를 보이게 된다.

TEM 또는 STEM 이미지에 대하여 검출기의 위치를 아는 것 또한 매우 유용하다. 미소 분석을 위한 부위에 빔을 위치시키기 위해 TEM이나 STEM 이미지를 볼 때, 그림 11-31에서 보듯이 검출기가 시편의 두꺼운 부분을 향하기보다는 얇은 부분을 향하는 것이 좋다. 이 위치는 X-선의 시편 내 통과 거리를 줄여 주어 흡수를 감소시킨다. TEM-모드에서 BF 이미지가 배율 변화에 따라 회전한다면, 스크린상의 BF 이미지에 대한 검출기의 방향은 배율에 따라 변하게 된다. STEM 모드에서는 이미지의 회전이 없다. 따라서 이미지에 대한 검출기의 상대적 방향은 고정된다. 검출기축(y-축)이 스테이지의 주이동축(x-축)에 수직인가를 확인하는 것은 간단하다. 시편이 컬럼 내에 있을 때 홀더의 끝을 누르게 되면 이미지는 $+x$ 방향으로 움직일 것이다. 그러면 간단히 TEM 이미지의 $+x$ 방향에 대해 검출기가 보고 있는 방향($+y$ 또는 $-y$)을 결정할 수 있다. STEM에서 이미지는 때로 TEM 이미지에 대해 180° 회전하는 경우가 있다. 따라서 이 점을 고려해야 한다. 간단히 시편 내 식별 가능한 부분의 TEM 이미지와

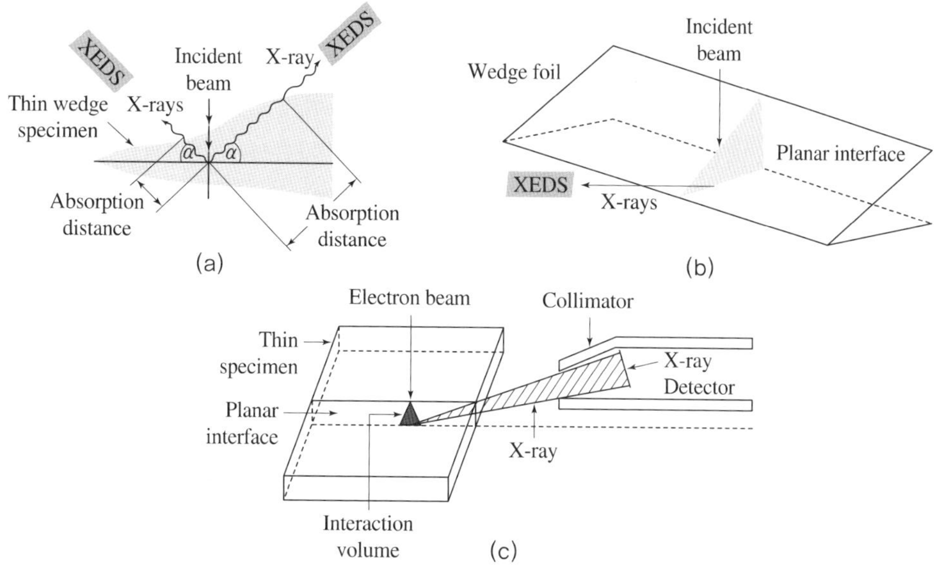

그림 11-31 • 검출기와 시편의 정렬[Wil09]

STEM 이미지를 검토하기를 바란다.

계면을 가로지르는 미소 분석을 행한다면 그림 11-31 (b), (c)에서와 같이 계면이 검출기축과 나란하고 전자빔의 입사방향과도 평행하도록 시편을 정렬할 필요가 있다. 이를 위해서는 기울임과 동시에 회전이 가능한 시편 홀더(tilt rotation holder)가 최적이겠으나, EDS 전용 홀더로 제작된 것이 없으므로 일반적으로는 계면이 바로 배열될 때까지 수동으로 시편을 재위치 시킬 필요가 있다. 검출기는 반드시 시편의 얇은 에지를 바라보고 있어야 하며, 분석하고자 하는 어떤 평면 계면과도 나란하게 정렬되어 있어야 한다(그림 11-31 참조).

5. 시스템 X-선(system X-rays)과 가짜 X-선(spurious X-rays)

EDS 분석에서 가장 이상적인 상황은 모든 스펙트럼이 시편 내의 선택된 영역만의 정보를 담고 그 특성을 나타내는 것이라고 할 수 있다. EPMA에서와 같이 두꺼운 시편의 분석이 이에 근접하나 TEM/EDS에서는 몇 가지 인자들이 결합하여 거짓 정보를 스펙트럼에 개입시킨다. 이런 거짓 정보들은 그 위험을 알거나 문제를 분별하고 최소화할 뚜렷한 예방 조치를 취하지 않는다면 정성, 정량 분석 모두에 심각한 오류를 불러일으킬 수 있다. TEM/EDS는 상당히 높은 가속 전압을 사용하기 때문에 전자빔 조사 시스템 내에 상당량의 표류 X-선(stray X-rays)들과 전자들을 생성시킬 수 있고, 협소한 TEM 스테이지 공간 내에 있는 얇은 시편에 의한 고에너지 전자들과 X-선들의 산란 등에 의해 이런 문제를 일으킬 수 있다.

원칙적으로 X-선들은 시편의 잘 정의된 반응 체적으로부터만 방출되어야 하며, 시편에 입사되는 전자빔에 의해서만 X-선이 발생되어야 한다. 그러나 실제로는 전자빔 조사 시스템이 높은 에너지의 연속 X-선(hard X-ray)들과 시준되지 않는 전자들을 발생시킨다. 이들은 전자빔 조사 영역과는 상관없이 시편의 어느 부분과도 반응할 수 있으며, 전자빔 조사 영역으로부터 방출된 것들과 구분할 수 없는 가짜 X-선들을 만들게 된다. 대부분의 분석하고자 하는 시편들은 불균질하기 때문에 스펙트럼상에 상당량의 가짜 X-선들이 존재한다는 것은 정량화 과정에서 잘못된 결과를 도출시킬 수도 있다는 의미이다. 이 문제의 해결책은 전자 시준을 좋게 하기 위해 구멍을 약간 좁아지게 가공한 "중절모(top-hat)" 형태의 매우 두꺼운(수 mm) 백금 조리개를 사용하여 hard X-선을 차단하는 것이다.

전자빔 조사 시스템으로부터의 표류 방사(stray radiation)를 탐지하는 표준 방법은 시편의 빈 구멍에 초점을 맞춘 전자빔을 위치시키고, 시편의 특성 X-선 스펙트럼이 나타나는지를 관찰하는 것이다. 이를 "구멍계수(hole count)"라고 한다. 정량적이고 재연성 있는 구멍계수의 측정을 위해서는 Cr 막과 같이 두께가 일정하고 얇은 시편을 사용해야 한다. 이 박막은 저에너지(<~3keV) L선과 고에너지(>~15 keV) K선을 가지는 Mo 또는 Au 그리드로 지지되어 있는 것을 사용한다. 전자빔을 구멍에 맞춘 상태에서 탐지한 Mo K_α 또는 Au L_α 세기는 전자빔을 Cr 시편 위에 두고 얻은 Cr K_α 세기의 1% 미만이어야 한다.

전자 현미경 컬럼에서 시편 위치의 상단에서 생기는 이런 문제들 이외에 전자빔이 시편과 반응하는 과정 또는 그 하단에서 발생하는 문제들도 있다. 전자들은 시편과 반응한 후 탄성 또는 비탄성적으로 산란된다. 얇은 시편으로부터 탄성 또는 비탄성적으로 산란되는 정도가 진행 방향 쪽으로 크기는 하지만 일부 후방 산란하기도 하며, 시편 홀더의 어떤 부위나 대물 폴피스 또는 현미경 스테이지 내의 다른 물질과 충돌할 정도의 큰 각도를 가지고 산란되기도 한다. 이 효과는 미소 분석 중에 대물 조리개를 제거하지 않으면 심각하게 커진다. 산란된 전자들은 직접 EDS 검출기 내로 들어가 전자-공공쌍을 생성시키거나 시편 내 분석하고자 하는 부위에서 떨어진 곳으로부터 시편의 가짜 특성 X-선을 발생시킬 수도 있다. 그림 11-32에 후-시편 산란에 의한 가짜 X-선들의 모든 가능한 발생원들을 시료의 형태(a : 디스크형 시편, b: 그리드 위의 필름형 시편)에 따라 나타내었다.

전자 산란과 더불어 시편 내에서 생성된 연속 X-선이 있다. 이 X-선들의 세기 또한 빔 진행 방향 쪽으로 크다(그림 11-32의 빗금친 부분). 연속 X-선은 전 스펙트럼 에너지를 가지기 때문에 그들이 충돌하는 어떤 물질로부터도 특성 X-선을 발생시킨다. 따라서 X-선들이나 시편에 의해 산란된 전자들과의 반응으로 인해 그리드로부터 방출된 특성 피크를 볼 수 있게 된다. 이 문제는 Be-그리드를 사용함으로써 제거할 수 있다. 왜냐하면 Be K_α X-선은 일반적으로 탐지가 불가능하기 때문이다. 그러나 Be 그리드를 사용하는 것은 단지 눈에 보이는 효과만을 제거하는 것이지 근본적인 해결은 되지 못한다. 그러므로 그리드 피크가 없다고 할지라도 후-시편 산란은 여전히 분석 영역 밖으로부터 시편의 특성 X-선들을 발생시킬 것이다.

산란의 효과를 최소화하기 위해서는 시편을 기울이지 않은 상태로 유지해야 한다(빔에 수직). 실험적으로 약 10° 이내로 기울일 경우 백그라운드 세기의 증가는 미소하다. 이 조건 하에서 시편은 전방 진행(forward-directed) X-선이나 BSE와 최소한의 반응만을 한다. 시편을 0°-기울기로 유지하는 것 이외에도 시편을 경량 원소로 둘러 줌으로써 후-시편 산란 효과를 줄일 수 있다. 낮은 원자 번호 물질의 사용은 또한 스펙트럼에서 현미경 부품에 의한 특성 피크를 제거시킬 수 있다. 앞에서 언급하였듯이 이 목적에는 Be이 가장 적합하다. X-선 미소 분석에는 Be 시편 홀더와 Be 지지 그리드가 최적이다. 그러나 어떠한 주의를 기울이더라도 산란된 전자들과 X-선들은 늘 존재하며, 이들은 미소 분석에 어떤 제약을 주게 된다.

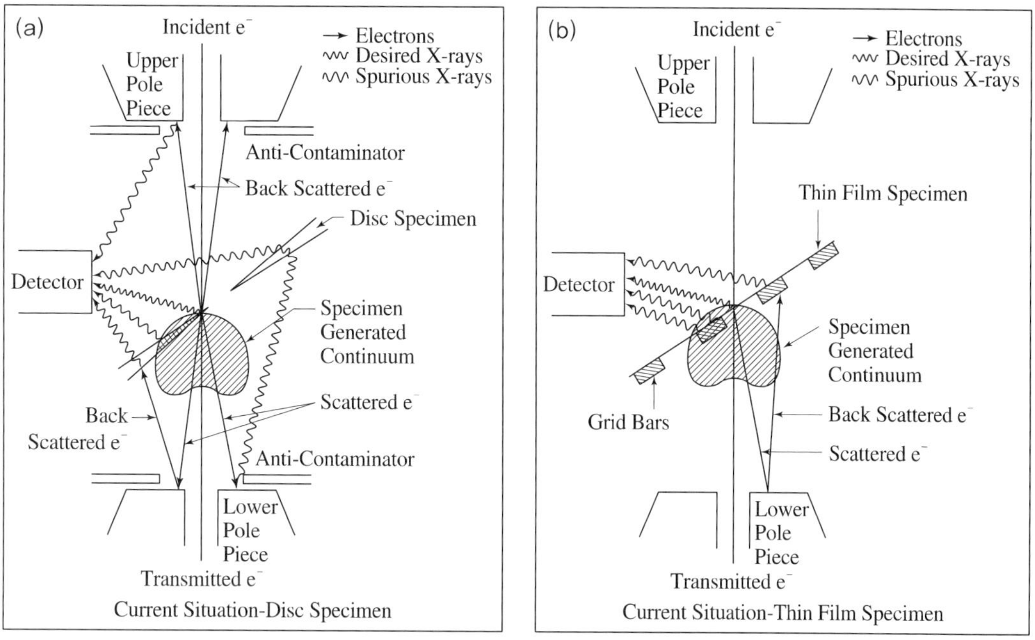

그림 11-32 • 후-시편 산란에 의한 가짜 X-선들의 모든 가능한 발생원

6. 시편 구성의 기하학적 조건과 전자빔 퍼짐(beam broadening)

석출물이나 개재물과 같은 작은 입자를 분석할 경우 기지(matrix) 물질과의 기하학적 관계와 전자빔의 퍼짐을 고려해야 한다. 그림 11-33에 다양한 경우를 나타내었다.

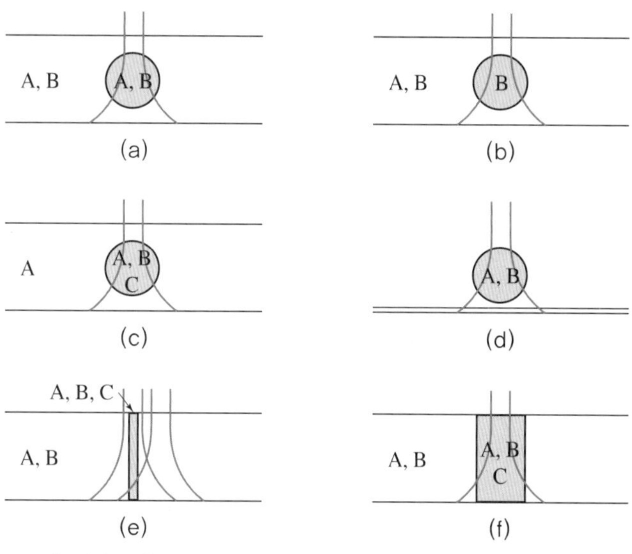

그림 11-33 • 기지(matrix) 내의 석출물이나 기재물이 존재하는 다양한 형태와 전자빔 퍼짐에 의한 분석 한계

우선 입자의 크기가 TEM 시편의 두께보다는 작고 전자빔의 크기보다는 큰 (a)~(c)의 경우를 살펴보자. (a)와 같이 입자도 기지도 모두 A와 B 원소로 이루어져 있는 경우 아무 정보도 얻을 수 없다. 즉 입자의 A, B 조성이 다를 수도 있으나 알 수가 없다. 입자의 위치에서 B/A의 비가 증가한다면 (b)의 경우와 같이 입자가 순수한 B일 수도 있다. (c)와 같은 경우라면 B/C의 비를 알 수 있다. 그러나 입자가 시편 두께보다 작은 한 어떤 경우라도 입자 내에 기지 원소 A의 포함 여부는 알 수 없다. 이런 경우에는 (d)와 같이 레플리카(replica) 추출로 입자만을 분리해 분석하는 것이 최선이다. 석출물이나 개재물이 시편 두께보다 두껍더라도 폭이 얇다면 여전히 문제가 존재한다. (e)와 같이 석출물이나 개재물의 두께가 전자빔의 크기보다 얇다면 원소 C의 분포 정도를 알 수 있을 것이다. (f)와 같이 두께가 전자빔의 크기보다 큰 경우라도 전자빔의 퍼짐 현상을 고려해야 한다.

참고문헌

[Ben80] B.A. Bender, D.B. Williams, and M.R. Notis. Absorption Effects in STEM Microanalysis of Ceramic Oxides. J. Am. Ceram. Soc., 63; 149-151, 1980.

[Cas51] R. Castaing. Application des Sondes Electroniques a une Methode d'Analyse Ponctuelle Chimique et Cristallographique Theses, Universite de Paris ONERA Publication #55 Paris, 1951.

[Cli75] G. Cliff and G.W. Lorimer. The Quantitative Analysis of Thin Specimens, J. Microsc. 103; 203-207, 1975.

[Gar03] A.J. Garratt-Reed and D.C. Bell. Energy Dispersive X-ray Analysis in the Electron Microscope. BIOS Scientific Publisher Ltd. 2003.

[Gli81] R.W. Glitz, M.R. Notis, D.B. Williams, and J. I. Goldstein. Considerations of X-ray Absorption for STEM X-ray Microanalysis of Ni-Al Foils, Microbeam Analysis-1981, ed. R. H. Geiss, San Francisco Press, 309-312. 1981.

[Gol03] J.I. Goldstein, D.E. Newbury, D.C. Joy, C.E. Lyman, P. Echlin, E. Lifshin, L. Sawyer, and J.R. Michael. Scanning Electron Microscopy and X-ray Microanalysis. 3rd Ed. Springer, 2003.

[Hil44] J. Hillier, and R.F. Baker. Microanalysis by Means of Electrons. J. Appl. Phys. 15; 663-675, 1944.

[Joy86] D.C. Joy, A.D. Romig,Jr., and J.I. Goldstein. Principles of Analytical Electron Microscopy. Plenum Press, 1986.

[Nic92] W.A.P. Nicholson and A.J. Craven. The accurate alignment of EDX detectors for quantitative microanalysis. J Microsc. 168; 289-300, 1992.

[Wil09] D.B. Williams, and C. B. Carter. Transmission Electron Microscopy, 2nd Ed. Springer, 2009.

[Woo81] J.E. Wood, D.B. Williams, and J.I. Goldstein. Determination of Cliff-Lorimer k Factors for a Philips EM400T in Quantitative Analysis with High Spatial Resolution. Eds. G.W. Lorimer, M.H. Jacobs and P. Doig, The Metals Society London, 24-30, 1981.

Chapter

12 전자 에너지 손실 분광 분석법(EELS)

박주철_서울대학교 신소재공동연구소

이전 장에서 다룬 회절 현상이나 이미지법에서는 주로 탄성 산란된 전자를 이용한 분석법들을 다루었다. 이번 장에서는 비탄성 산란 전자들의 특성과 이를 이용하여 어떠한 정보를 얻을 수 있는지에 대하여 알아보고자 한다.

비탄성 전자를 이용한 분석 방법 중 대표적인 것은 전자 에너지 손실 분석법(electron energy loss spectroscopy)이다. 입사 전자가 박막 시편을 빠른 속도로 통과할 때 에너지를 잃게 되는데, 그 에너지 손실량을 측정하여 시편의 조성 및 화학 결합 상태를 분석하는 방법을 EELS라고 한다.

EELS 분석법은 크게 두 가지로 나누어진다. 비교적 낮은 에너지(< 30 keV)의 전자를 재료의 표면에 입사시켜 반사되는 전자의 에너지를 분석하는 표면 EELS 방법과, 높은 에너지(>100 keV)의 전자를 박막 시편에 입사시켜 투과되는 전자의 에너지를 분석하는 투과 EELS 방법이 있다. 본 장에서는 TEM을 이용한 투과 EELS 방법에 대하여 설명하고자 한다.

1 | 비탄성 산란과 빔 손상(beam damage)

높은 에너지의 전자를 박막 시편 내에 입사시켰을 때 일어나는 비탄성 산란 현상을 일차 과정(primary process)과 이차 과정(secondary process)으로 나눌 수 있다. 일차 과정이란 시편을 통과하면서 에너지를 일부 잃은 입사 전자를 검출하는 것을 말하며, EELS는 일차 과정을 이용한 분석 기술이다. 이차 과정이란 입사된 전자로부터 에너지를 받아 시편으로부터 발생하는 신호들을 검출하는 것을 말한다. 이차 과정으로 발생되는 것들을 다시 크게 세 가지로 분류할 수 있는데, 그것은 X-선, 이차 전자, 집단 상호 작용이다. 이중 가장 발생 확률이 높은 것은 전자의 집단 상호 작용에 의해 발생하는 플라스몬이다.

X-선은 특성 X-선과 연속 X-선으로 나눌 수 있는데, 이중에서 특성 X-선의 발생은 이차 과정으로 발생된 것이며 연속 X-선은 일차 과정으로 발생된다.

유용한 정보를 주는 특성 X-선 발생 과정을 자세히 살펴보자. 먼저 입사된 전자가 시편의 내각 전자를 여기(이온화)시킴으로써 핵심 구멍(core hole)을 만들게 된다. 다음으로 원자는 본래 상태로 돌아가

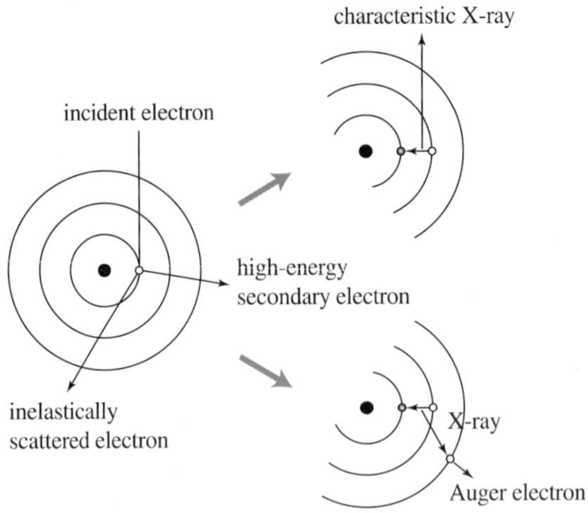

그림 12-1 • 전자의 비탄성 산란 과정

기 위해 외각 전자가 핵심 구멍을 채우게 되는데, 이때 여분의 에너지가 특성 X-선으로 발생된다(그림 12-1). 특성 X-선은 스펙트럼 내에서 피크로 나타나며, 피크의 에너지는 각 원소의 고유한 특성이므로 성분 분석이 가능하다. 또한 시편 내 원자를 이온화시키고 투과한 입사 전자를 이온화(또는 비탄성) 전자라고 하며, 이를 이용하여 EELS 성분 분석을 하게 된다. 한편, 연속 X-선은 스펙트럼 내에 배경으로 나타나며, X-선 에너지가 감소함에 따라 급격하게 증가하지만 시편과 검출기로 인해 대부분 2 keV 이하에서 흡수가 된다.

비탄성 산란으로 발생되는 두 번째 것은 시편 내에 있었던 이차 전자와 Auger 전자이다. 이 전자들은 시편 내에서 있었던 위치에 따라 분류할 수 있다. 이차 전자는 전도 전자대(conduction band) 또는 원자가 전자대(valence band)에서 비교적 자유스럽게 있다가 시료 표면 밖으로 나온 전자를 말한다. 그 전자들 대부분은 5 eV 정도의 에너지를 가지고 있고, 최대 50 eV 이하의 에너지를 가지고 있다. Auger 전자는 전도대보다 내부에 존재하는 특정 궤도에 있었던 전자들이며 X-선이 발생될 수 있는 상황에서 X-선 대신 발생되는 전자이다(그림 12-1). Auger 전자와 X-선 발생 확률은 상호 보완적이며, Augeer 전자는 낮은 원자 번호 물질에서 많이 발생되고, X-선은 높은 원자 번호 물질에서 많이 발생한다. 따라서, Auger 전자를 이용한 분석법은 EDS에 비하여 비교적 원자 번호가 낮은 원소 분석에 유리하다.

셋째로는 집단 상호 작용으로 발생하는 플라스몬(plasmon)과 포논(phonon)이 있다. 플라스몬은 가속된 전자가 시편의 자유 전자들을 지나갈 때 경로를 중심으로 집단적인 진동으로 인해 발생하며, 마치 연못에 돌을 던지면 동심원이 발생하는 것에 비유할 수 있다(그림 12-2). 그 동심원의 지름은 약 10 nm이다. 포논은 가속된 전자가 결정격자와 충돌하였을 때 격자가 흔들리기 때문에 발생하며, 마치 철펜스에 돌을 던지면 흔들리는 것에 비유할 수 있다. 포논은 대부분 시편을 가열시키는 데 소모되며, 에너지 손실은 0.1 eV 이하이다. 또한 포논은 회절 패턴에서 점들 사이에 확산 배경으로 나타난다.

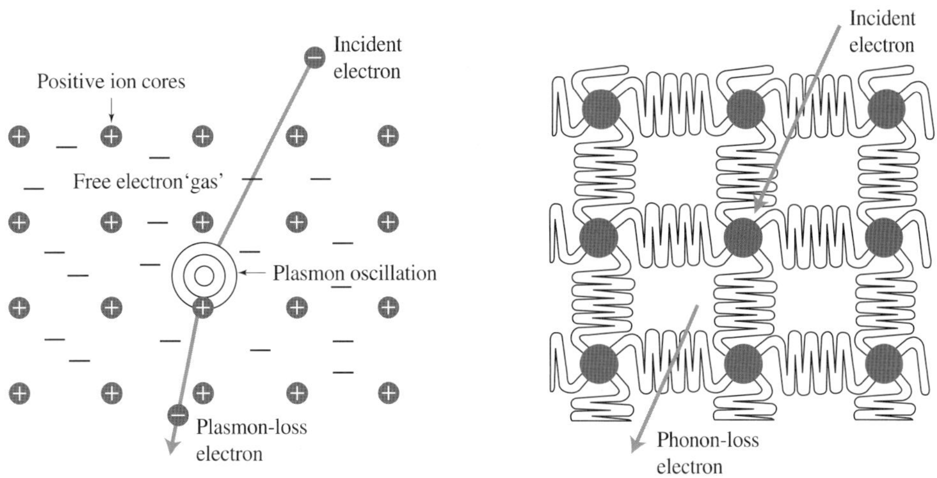

(a) 플라스몬(plasmon) (b) 포논(phonon)

그림 12-2 • 집단 상호 작용에 의한 비탄성 산란

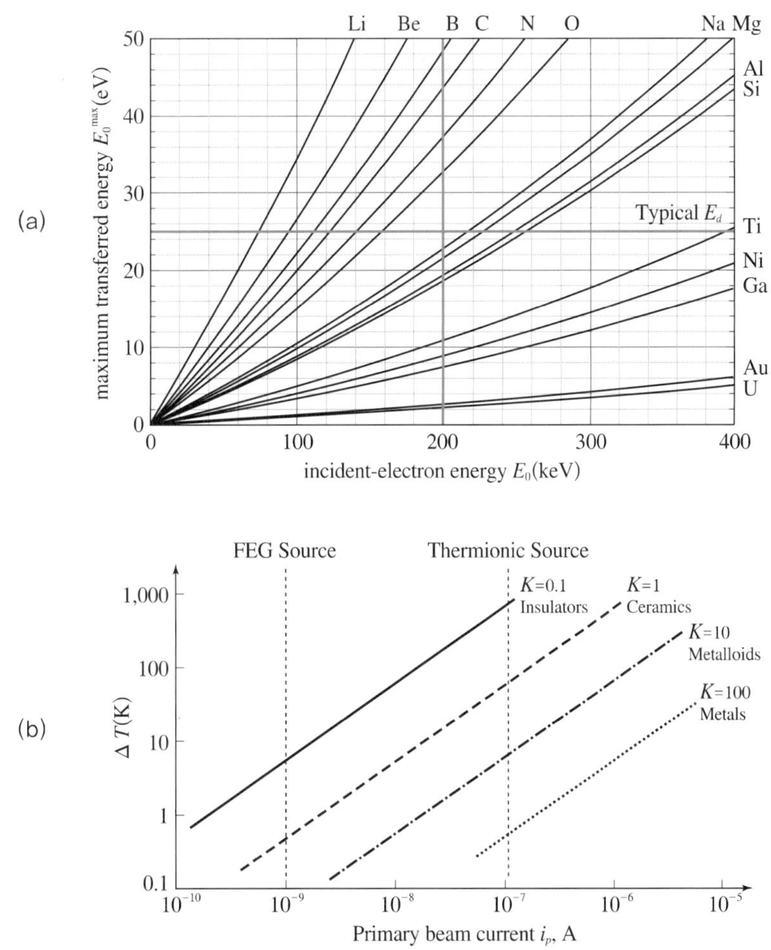

그림 12-3 • (a) 가속 전압이 녹온 손상(knock-on damage)에 미치는 영향[EMW+10]
(b) 열팽창계수가 가열 손상(heating damage)에 미치는 영향[LIA06]

또한 시편에 전자빔을 조사하면 전자빔에 의해 시편이 손상된다. 전자빔 손상은 크게 3가지 즉 방사선 분해(radiolysis), 녹온 손상(knock-on damage), 가열(heating)로 분류할 수 있다. 첫 번째로 방사선 분해는 주로 전자와 전자의 상호 작용으로 인해 폴리머와 할로겐화 알칼리와 같은 물질의 화학 결합이 파괴되는 현상을 말한다. 또한 공유 결합이나 이온 결합을 갖는 세라믹 및 광물의 경우에도 방사선 분해로 인해 밴드 간 전이(interband transition)와 전자-정공 결합(electron-hole recombination)이 일어나 점결합이 발생할 수 있어, 결국 그 단단한 결합을 하고 있는 물질들도 방사선 분해로 인해 비정질화될 수 있다. 따라서 방사선 분해가 연속적으로 일어나면 시편의 화학적 성질과 결정 구조를 변화시킬 수 있다. 두 번째로 녹온 손상은 가속된 전자와 결정격자의 원자가 충돌했을 때 원자가 결정격자로부터 이탈하여 점결함이 형성되는 현상을 말한다. 만약 시료 표면의 원자가 전자와의 충돌로 인해 시료 밖으로 나온다면 우리는 이를 스퍼터링(sputtering)이라고 부른다. 녹온 손상은 금속 물질의 대표적인 빔 손상 원인이다. 세 번째 손상인 가열은 앞에서 언급하였듯이 포논으로 인해 발생하며 폴리머나 생체 조직을 손상시키는 주요한 원인이다.

먼저 가속 전압의 영향을 받는 녹온 손상에 대하여 좀 더 상세히 알아보기로 하자. 그림 12-3 (a)는 TEM의 가속 전압이 증가함에 따라 전자가 물질에 전달할 수 있는 전달 에너지(transferable energy, E_t)가 증가하며 원자 번호가 낮은 물질일수록 더 많은 에너지가 전달됨을 보여 준다. 예를 들어, 가속 전압이 400 keV일 때 입사 전자는 C에는 80 eV 이상의 에너지를 전달하고, Ti의 경우에는 25 eV 정도의 에너지를 전달한다. 이때 원자의 이탈 에너지(displacement energy, E_d)는 물질마다 약간씩 다르지만, 만약 물질의 평균 E_d가 ~25 eV라고 가정하면 C의 경우 녹온 손상이 매우 심각하게 발생하지만 Ti보다 높은 원자 번호의 물질인 경우는 녹온 손상이 심하지 않을 것이라고 예상할 수 있다. 그림 12-3 (a)는 녹온 손상이 심한 물질을 분석 시 그 물질에 적합한 가속 전압을 예측하고자 할 때 유용하다. 한편 그림 12-3 (b)는 입사빔의 전류가 증가할수록 가열 온도가 증가함을 보여 주고, 동일한 입사빔 전류에서는 물질의 열전도도가 낮을수록 가열 온도가 증가함을 보여 준다.

2 | EELS 스펙트럼의 원리 및 응용

EELS 분석 기술은 가속된 전자가 박막 시편을 투과할 때 발생하는 비탄성 산란 전자들의 에너지 손실을 측정함으로써 미소 부위의 원소, 조성 및 화학 결합 상태 등의 원하는 정보를 얻는 방법이다. TEM의 EELS 장비를 이용하여 얻은 대표적인 에너지 손실 스펙트럼은 그림 12-4와 같다. EELS 스펙트럼은 에너지 손실이 증가함에 따라 비탄성 산란의 확률 분포가 감소함을 보여 주며, 그 확률은 시편의 이온화 전이(ionization transition)에 해당하는 손실 에너지에서 급상승함을 알 수 있다.

EELS 스펙트럼은 크게 저손실 영역과 고손실 영역으로 나눌 수 있으며, 가속된 전자와 시편 사이의 다양한 상호 작용을 통하여 두 영역은 각각의 고유한 특성을 나타낸다. 본 절에서는 EELS의 원리를 보다 자세히 이해하기 위하여 스펙트럼의 각 영역에 해당하는 상호 작용과 응용에 대하여 검토하고자 한다.

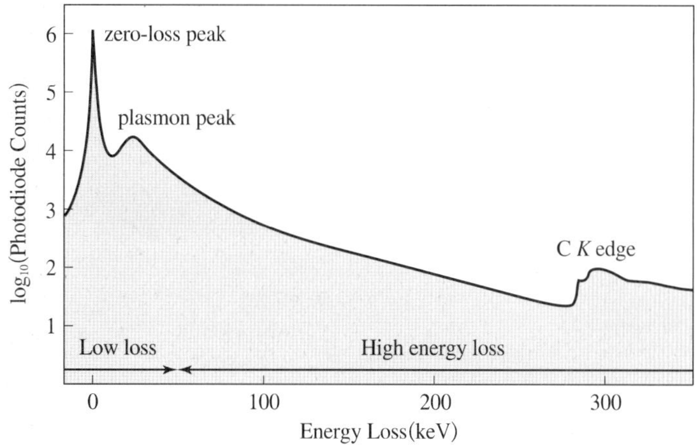

그림 12-4 • 전형적인 EELS 스펙트럼의 저손실 영역과 고손실 영역

1. EELS 조작 및 구성 요소

EELS 분석기는 비탄성 전자의 에너지를 에너지 손실량에 따라 분리시켜 주는 역할을 하며, TEM 컬럼 내에 장착되어 있기도 하고 TEM 컬럼 하단에 부착되어 있기도 하다.

국내에서 널리 사용되고 있는 컬럼 하단에 부착된 EELS 분석기를 예를 들어 설명하고자 한다. EELS 스펙트럼은 TEM 회절 모드와 TEM 이미지 모드에서 얻을 수 있고, 또한 STEM 모드에서도 얻을 수 있다. STEM 모드는 프로브 크기(probe size)가 작은 빔을 이용한 회절 모드라고 할 수 있다. TEM 이미지 모드에서는 EELS 분석기의 입사 조리개에 해당되는 이미지 부분이 분석 영역이고, TEM 회절 모드에서는 제한 시야 회절(selected area diffraction, SAD) 조리개에 의해 제한되는 부분 또는 전자빔 영역이 분석 영역이 된다. 그리고 STEM 모드에서는 전자빔 크기가 분석 영역이 되므로 나노 영역을 분석하기 위해서는 STEM 모드를 이용한다.

EELS 분석기는 조리개, 초점 장치, 자기 프리즘, 투영 렌즈 그리고 CCD 카메라 등으로 구성되어 있다(그림 12-5(a)). 조리개는 EELS 분석의 중요한 요소인 수집각(collection angle)을 결정하고 에너지 분해능(energy resolution)을 조절하는 데 사용된다. 조리개가 작을수록 에너지 분해능은 좋아지지만 집속각 및 신호/잡음비는 감소한다. 초점 장치는 Quadrupole과 Sextupole 자석을 이용하여 전자빔을 에너지별로 정렬해 주는 역할을 하며, 에너지 분해능에 영향을 준다. 가장 핵심적인 구성 요소는 자기 프리즘(magnetic prism)이며, 이 장치는 전자들을 일정한 자장 속을 통과하게 하면서 빛이 무지개색으로 분리되는 것처럼 전자들을 에너지별로 분리해 주는 역할을 한다(그림 12-5 (b)). 투영 렌즈는 EELS 스펙트럼 또는 이미지을 선택적으로 CCD에 전달해 주는 역할을 한다. CCD 카메라는 TEM에서 이미지를 얻기 위해 일반적으로 사용되는 검출기와 동일한 것이며, 자기 프리즘에 의해 분리된 전자들을 각각 다른 위치로 YAG 신틸레이터(scintillator)에 입사시켜 빛으로 바꾼 후 이를 광섬유를 통해 광검출기 배열(photodiode array)로 옮겨 강도를 분석함으로써 전자들의 에너지 분포를 측정한다.

EELS 분석 시 가장 많이 사용하는 조작인자는 조리개, 분산(dispersion), 그리고 스펙트럼의 시작 에너지이다. 원하는 스펙트럼의 시작 에너지를 설정하고 스펙트럼 넓이를 결정해 주는 분산을 선택하면

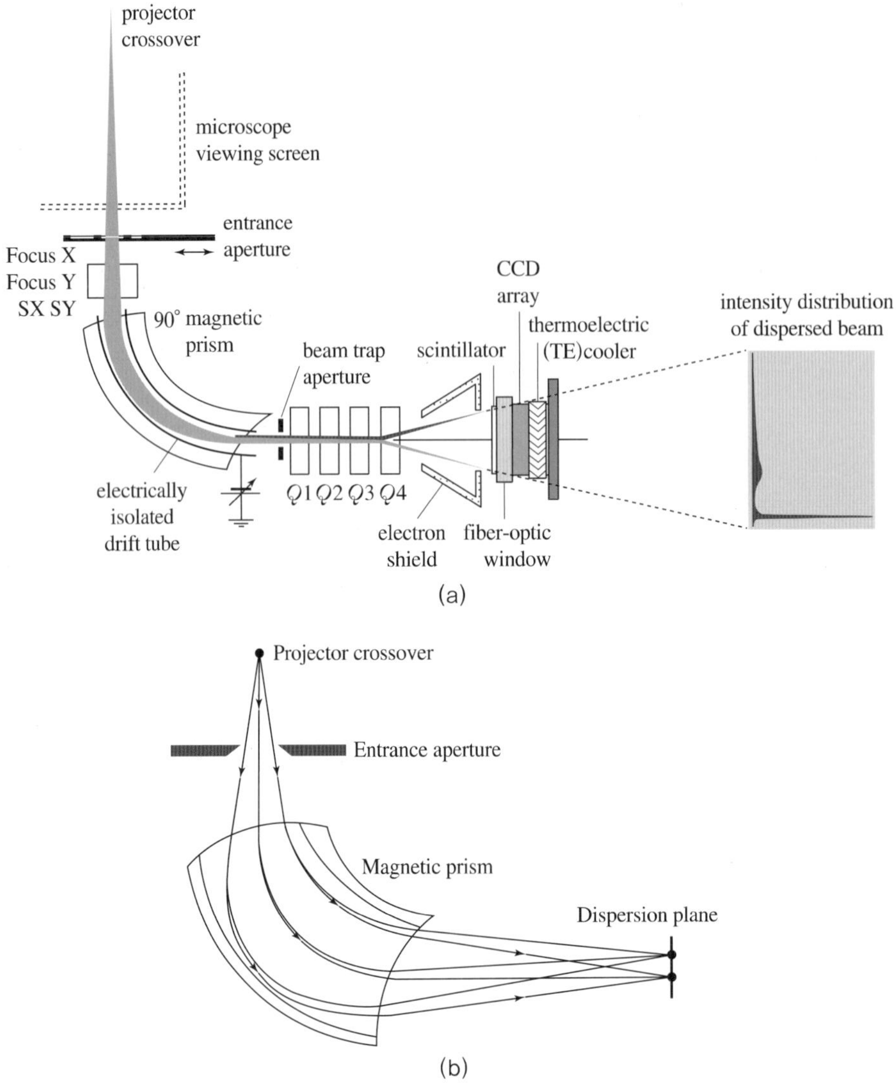

그림 12-5 • EELS 분석기 모식도

그 스펙트럼의 최종 에너지가 결정된다. 앞에서 언급하였듯이 조리개는 에너지 분해능, 수집각, 검출 효율을 결정하는 매우 중요한 요소이다. 저손실 EELS 분석 시에는 검출 효율이 높으므로 조리개를 가장 작은 것을 선택하여 에너지 분해능을 높이는 것이 바람직하다. 고손실 EELS 분석의 경우, 분석하고자 하는 원소의 특성 에너지에 따라 최적의 수집각(collection angle) 및 검출 효율을 선택해야 하므로 적당한 크기의 조리개를 선택해야 한다. 수집각은 조리개 크기뿐만 아니라 카메라 길이(camera length)에 의존하며 카메라 길이가 작을수록, 조리개 크기가 클수록 커진다.

2. 저손실(low-loss) EELS 스펙트럼의 응용

EELS 스펙트럼의 0~50 eV에 걸친 에너지 손실 영역을 저손실 영역이라 하며, 이 영역의 신호는 전체 신호의 대부분을 차지한다. 이 영역 내에는 크게 영손실 피크(zero-loss peak)와 플라스몬 피크

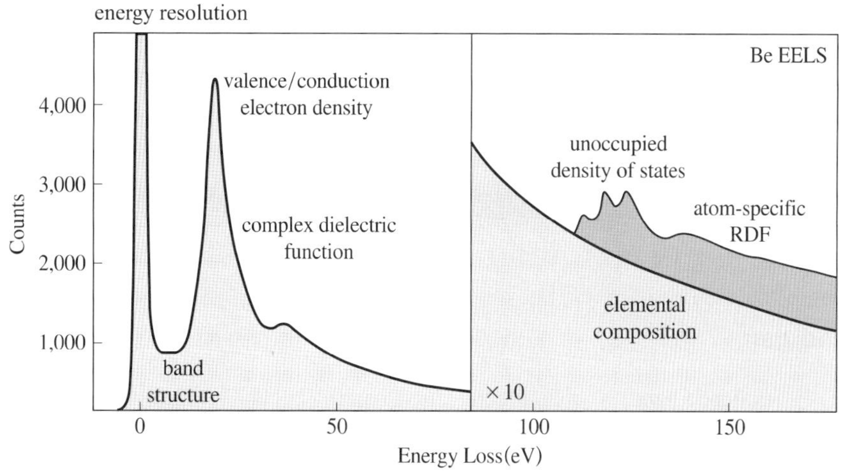

그림 12-6 • EELS 분석의 응용 분야

(plasmon peak)로 구성되어 있다(그림 12-6). 영손실 피크는 EELS 스펙트럼에서 첫 번째로 나타나고 신호 강도(signal intensity)가 가장 높고 폭이 좁은 피크이며, 플라스몬 피크는 10~40 eV 사이에서 폭이 넓고 비교적 완만하게 분포하는 피크이다. 또한 시료 원자 내에서 전자의 밴드 간(interband) 또는 밴드 내부 전이(interband transition)로 인하여, 비교적 적은 에너지를 잃은 전자들이 이 저손실 영역에 포함되어 있다. 이 영역의 전자들을 이용하여 얻을 수 있는 정보는 에너지 분해능, 밴드 갭, 플라스몬 에너지, 시편의 두께, 유전율 측정 등이 있다.

(1) 에너지 분해능

영손실 피크(zero-loss peak)는 시편을 통과하면서 에너지를 잃지 않은 투과 전자들과 탄성 산란 전자들에 의해 발생되며, 이상적으로는 하나의 선으로 나타나야 하지만 실제로는 영을 중심으로 에너지 퍼짐(energy spread)을 보인다. 시편이 없는 진공에서 영 손실 피크를 얻어 그 반폭치(full-width-at-ha1f-maximum, FWHM)를 측정함으로써 사용하고 있는 TEM의 중요한 특성인 에너지 분해능을 알 수 있다(그림 12-7).

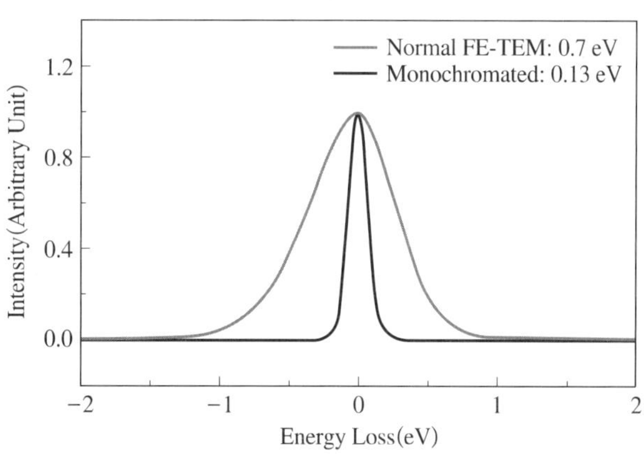

그림 12-7 • EELS를 이용한 에너지 분해능 측정[PHC+09]

TEM 장비의 에너지 분해능에 가장 큰 영향을 주는 것은 전자총(electron gun)의 성능이며, 또한 TEM의 전압 안정성과 EELS 검출기의 성능도 영향을 준다. 일반적으로 전계 방사형 전자총의 에너지 분해능은 0.7~1.0 eV이며, 단색기(monochromator)를 부착하면 0.1 eV 이하의 에너지 분해능을 얻을 수 있다. 그러나 이러한 값들은 이상적인 환경에 TEM이 설치되어 있을 때 얻을 수 있으며, 주변에서 전자기장이나 진동이 영향을 주는 이상적이지 않은 환경에서는 에너지 분해능이 심각하게 저하될 수 있으므로 환경이 매우 중요한 요소라고 할 수 있다.

(2) 밴드 갭(band gap)

밴드 갭은 원자가대(valence band)와 전도대(conduction band) 사이의 간격(gap)이며, 밴드 갭 내에 전자 준위가 존재하지 않아 비교적 전류가 흐르기 어려운 물질인 반도체나 부도체에서만 존재한다. 저손실(low loss) EELS 스펙트럼에서 영손실 피크를 제거한 스펙트럼의 시작 에너지가 밴드 갭에 해당된다. 밴드 갭은 반도체의 경우 0.6~5 eV 정도이고 부도체의 경우 4~9 eV 범위에 있다. 따라서 에너지가 비교적 적으므로 밴드 갭 측정 시에는 에너지 분해능이 우수한 단색기(monochromator)가 달린 TEM을 사용하는 것이 정확한 밴드 갭 측정에 유리하다.

밴드 갭은 물질의 고유한 특성(표 12-1)이며, 물질의 조성 변화에 따라 밴드 갭도 변한다(그림 12-8). 한편, 나노 입자인 경우 입자의 크기가 감소함에 따라 밴드 갭이 증가한다. 밴드 갭은 가시광선, 자외선의 에너지에 해당하여 물질의 광학 특성을 해석하는데 밴드 갭 정보가 유용하다. 밴드 갭은 광학적, 전기적으로 측정 가능하지만 TEM EELS를 이용하면 나노 스케일의 국부적인 영역에서 측정 가능하다는 장점이 있다.

TEM EELS를 이용하여 밴드 갭을 측정할 때, 시편이 두꺼워 발생하는 복수 산란(multiple scattering), 체렌코프 방사선(Cerenkov radiation) 또는 표면 플라스몬(surface plasmon)을 제거하고 밴드 갭을 측정하는 것이 바람직하다.

표 12-1 • 여러 재료의 유전율과 밴드 갭

구 분	K	Gap(eV)	구 분	K	Gap(eV)
Si	11.9	1.1	CrO_2	25	5.8
SiO_2	3.9	9	HfO_2	25	5.8
Si_3N_4	7	5.3	$HfSiO_4$	11	6.5
Al_2O_3	9	8.8	La_2O_3	30	6
Ta_2O_5	22	4.4	Y_2O_3	15	6
TiO_2	80	3.5	$a \cdot LaAlO_3$	30	5.6
$SrTiO_3$	2,000	3.2			

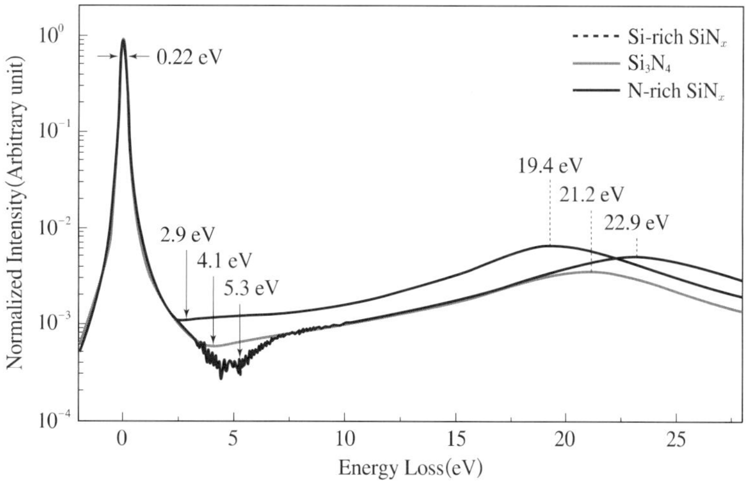

그림 12-8 • Si_3N_4의 조성비에 따른 저손실 EELS 스펙트럼 변화

(3) 플라스몬 에너지(plasmon energy)

플라스몬 피크(plasmon peak)는 가속된 전자가 시료를 통과하면서 시료 내부 자유 전자들의 평형 상태를 깨뜨리고 자유 전자들의 집합적 진동(collective oscillation), 즉 플라스몬을 여기함으로써 발생하는 손실을 나타낸다. 플라스몬 에너지는 플라스몬 주파수에 비례하고, 플라스몬 주파수는 시료의 자유 전자 밀도에 비례하므로 식 (12.1)로 표현될 수 있다.

$$E_p = \frac{hw_p}{2\pi},\ w_p = \sqrt{\frac{4\pi ne^2}{m}} \tag{12.1}$$

$$E_p \approx \sqrt{\frac{ne^2h^2}{\pi m}} \propto \sqrt{n}$$

여기에서 n은 원자가대/전도대의 전자 밀도, e는 전자 전하, h는 플랑크상수, m은 전자 효과 질량이다. 따라서 플라스몬 피크가 확실히 보이는 시편의 경우 원칙적으로 그 피크들을 시료의 성분 분석에 사용할 수 있으며, 시료의 조성이 변화되면 플라스몬 피크가 이동하므로 이를 이용하여 조성 변화도 어느 정도는 정량적으로 측정할 수 있다. 플라스몬 에너지는 EELS 스펙트럼에서 플라스몬 피크의 에너지에 해당한다. 앞에서 언급하였듯이 플라스몬 에너지는 각 원소 및 화합물의 고유한 특성이며, 5~30 eV 정도이다(그림 12-9). 이 영역에 속하는 전자들의 각도 분포는 5~10 mrad 정도에 걸쳐 있으므로, 수집각(collection angle)을 10 mrad 이상으로 하여 스펙트럼을 얻도록 한다.

EELS 스펙트럼의 저손실 영역에서 관찰되는 플라스몬 피크는 시료의 특성이며, 시료 자유 전자 밀도의 제곱근(root)에 비례하므로, 금속으로부터 합금으로 변할 때 자유 전자 밀도가 변화하는 것을 피크 에너지를 측정함으로써 정량적으로 분석할 수 있다. 이 방법은 EELS 분석기의 분해능이 충분하고 정밀한 표준 시편이 사용된 경우에는 상당히 정밀하면서 일관성 있는 결과가 얻어진다. 그러나 플라스몬 에너지가 충분히 구분이 되는 경우에 유용하게 사용될 수 있다.

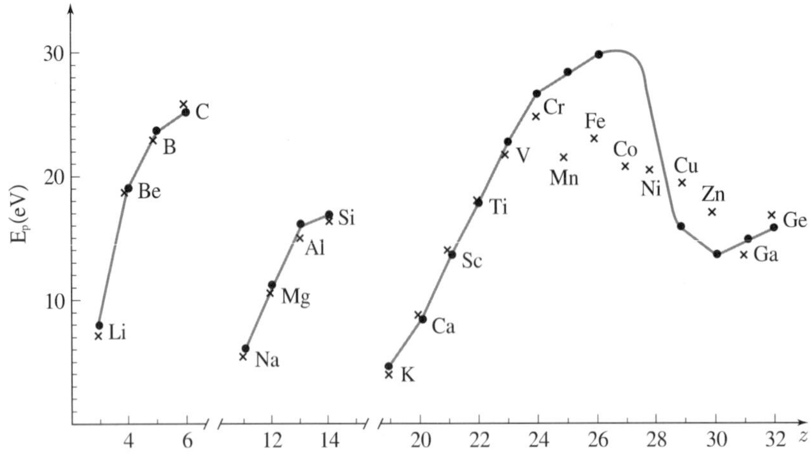

그림 12-9 • 원소별 플라스몬 에너지

(4) 시편 두께

TEM 분석 시 시편의 두께는 분석 정확도에 매우 중요한 영향을 미친다. 일반적으로 EELS 분석 시에는 시편이 얇을수록 유리하기 때문에 시편의 두께를 알고 EELS 분석을 할 필요가 있다. 시편 두께가 충분히 얇으면 한 개의 플라스몬 피크가 여기되며, 이 두께에서 EELS 분석을 하는 것이 바람직하다. 그러나 시편의 두께가 상대적으로 두꺼우면 한 개의 전자가 여러 개의 플라스몬을 여기시킬 수 있다(그림 12-10). 이때 두 번째 플라스몬 에너지는 첫 번째 플라스몬 에너지의 2배에 해당되며, 나머지 플라스몬 에너지들은 그 정수배에 해당된다. 전자가 m개의 플라스몬을 여기시킬 확률은 Poisson 통계로 구할 수 있으며, [시편 두께/p1asmon mean free path(λ_p)]^{m}에 비례하므로 λ_p를 알고 있는 경우 영손실 피크와 첫 번째 플라스몬 피크의 면적비(I_p/I_0)로부터 시편의 두께를 측정할 수 있다. EELS 분석을 위해서는 이 면적비가 약 1/10 정도일 때 이상적이며, 이때 두께는 약 20 nm이다. 보다 일반적인 두께 측정 방법은 식 (12.2)와 같이 스펙트럼의 전체 면적(I_t)과 영손실 피크 면적(I_0)의 비율을 이용하는

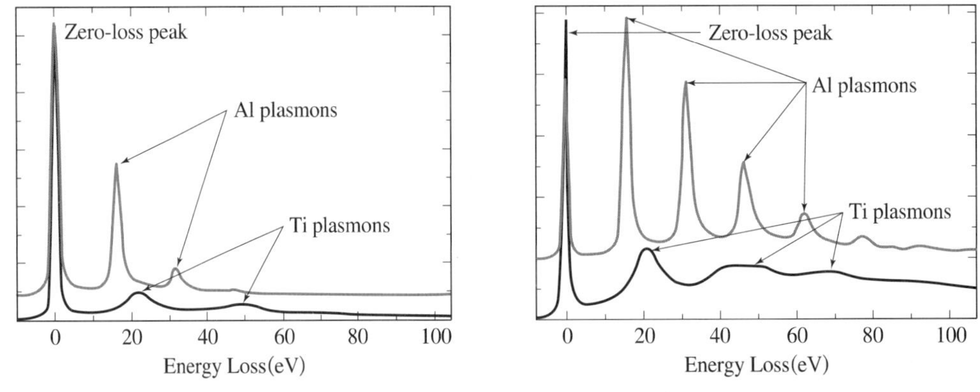

(a) 90 nm thick area (b) 270 nm thick area

그림 12-10 • 시편 두께에 따른 저손실 EELS 스펙트럼의 변화

방법이며, 재료의 비탄성 평균 자유 경로(inelastic mean free path, λ)를 알면 두께를 쉽게 구할 수 있다.

$$\frac{t}{\lambda} = \ln\left(\frac{I_T}{I_0}\right) \tag{12.2}$$

(5) 유전상수(dielectric constant)

전기적 관점에서 물질을 나누면 도체(conductor)와 유전체(dielectric material)로 나눌 수 있다. 도체는 자유 전자가 있어서 전기가 잘 통하는 물질이고, 유전체는 전기가 잘 통하지 않는 물질이다. 유전율(permittivity)이란 어떤 물질(유전체)에 전기장이 가해질 때 전하 사이에 있는 물질이 분극(polarization)이 되어 전기장에 영향을 주는 정도라고 할 수 있다(그림 12-11).

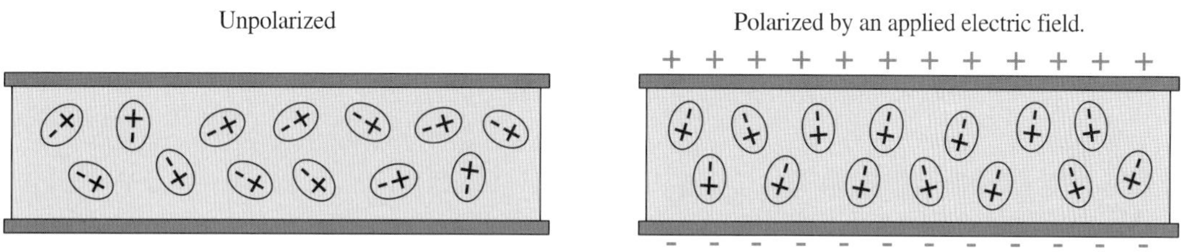

그림 12-11 • **분극 현상**(polarization)**과 유전율**(permittivity)

물질의 유전율은 진공의 유전율에 대한 상대적인 값으로 표시되며, 상대 유전율(relative permittivity)이라고도 하고 유전상수(dielectric constant)라고도 한다. 물질의 실제 유전율을 구하려면 상대 유전율(ε_r)에 진공의 유전율(ε_0)을 곱하면 된다.

$$\varepsilon = \varepsilon_r \, \varepsilon_0 \tag{12.3}$$

한편, 물질이 외부 전기장에 반응할 때는 전기장의 주파수가 중요하게 작용한다. 게다가 물질은 외부 장 자체에만 반응하는 것이 아니라, 외부 장이 가해진 이후 발생하는 일련의 변화에도 반응한다. 따라서 물질의 유전율은 단순한 상수가 아니라 외부 장의 주파수에 대한 복소함수로 나타나게 된다. 물질의 유전율이 외부 전기장의 주파수에 따라 어떻게 반응하는지 양자역학적으로 설명할 수 있다. 왜냐하면 넓은 범위의 주파수 영역대에서 발생하는 원자 혹은 분자 간 미시적 상호 작용들이 유전율이라 부르는 거시적 거동으로 나타나게 되기 때문이다(그림 12-12). 저주파수 영역인 마이크로파의 에너지는 분자를 회전시키는 데 이용되며, 열의 형태로 물질 속에 흡수된다. 예를 들어 물의 경우 마이크로파 영역과 원자외선 영역에서 전자기파를 강하게 흡수한다. 이것이 전자레인지가 물을 포함하고 있는 물질을 가열하는 원리이다. 중간 주파수 영역인 적외선과 가시광선의 주파수는 회전 운동에 이용되기에는 너무 커서 그 에너지는 분자의 진동 운동 형태로 흡수된다. 자외선 이상의 고주파 영역에서는 주파수가 너무 커서 분자들이 흡수하지 못하고 대신 원자들이 흡수하게 된다. 이렇게 흡수된 에너지는 원자 내 전자를 여기시키는 데 사용된다. TEM EELS에 사용되는 전자빔은 이 영역의 에너지에 해당되며, 전자의 분극으로 인해 흡수(손실)가 일어난다.

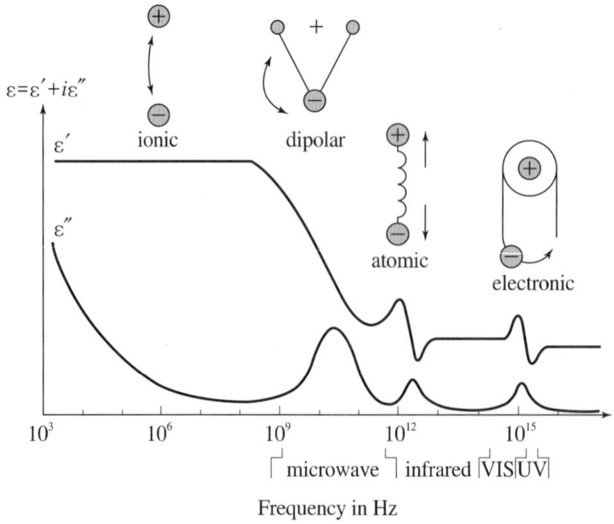

그림 12-12 • 주파수에 따른 복소 유전율 변화

물질의 유전율은 다양한 방법으로 측정할 수 있다. 저주파 영역(10^{-5}~10^{6} Hz)의 경우에는 평행판 축전기를 만들어서 그 전기 용량(capacitance)를 임피던스 분석기를 이용하여 측정함으로써 주파수에 따른 유전율을 측정할 수 있다. 고주파 영역(10^{13}~10^{16} Hz)에서는 광학적인 방법(ellipsometer)과 EELS를 이용하여 복소 유전율 측정이 가능하다.

EELS를 이용하여 측정하는 방법을 그림 12-13에 나타내었다. 먼저 저손실 영역에서 EELS 스펙트럼을 얻고, EELS 스펙트럼으로부터 영손실 피크를 제거한다. 그 다음 시편 두께로 인한 복수 산란의 영향을 푸리에 로그 디컨볼루션(Fourier-log deconvolution)으로 제거하면 단일 산란 분포(single scattering distribution, SSD)를 얻을 수 있다(그림 12-14 (a). 그리고 물질의 굴절률을 기준으로 스케일링(scaling)하여 SSD로부터 복소 유전율의 허수부인 에너지 손실함수를 구한다. 마지막으로 복소 유전율의 허수부

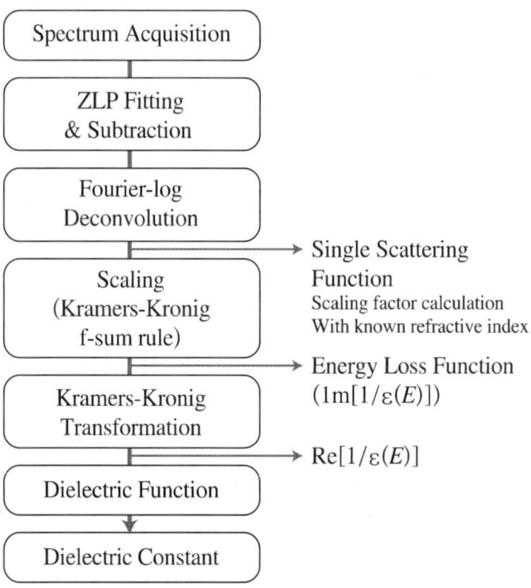

그림 12-13 • EELS를 이용한 유전율 측정 방법 순서도

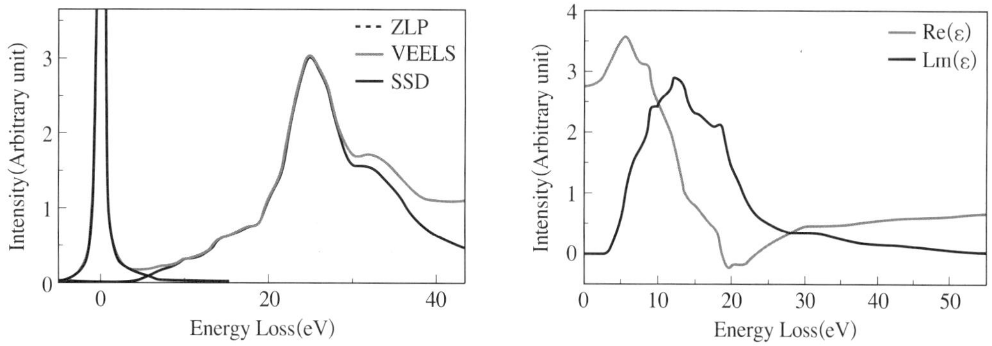

(a) ZLP 제거 및 단일 산란 분포 (b) 유전율의 실수부와 허수부 곡선[PY09]

그림 12-14 • 유전율 측정

를 KK 전이(Kramers-Kronig transformation)하여 복소수 유전율의 실수부를 구하면, 에너지에 따른 완전한 복소수 유전율을 얻게 된다(그림 12-14 (b). 그리고 손실 에너지가 0일 때 y 절편이 물질의 대표적인 유전상수(dielectric constant)에 해당한다.

3. 고손실 EELS 스펙트럼의 응용

EELS 스펙트럼의 약 50 eV 이상 에너지 손실 부분을 고손실 영역이라고 하며, 이 영역에는 가속된 전자가 시료를 구성하는 원소에 비탄성 산란하여 형성된 이온화 에지(ionization edge)들이 존재한다. EDS에서는 특정 원소에 해당하는 피크(peak)를 이용하여 정성, 정량 분석을 하듯이, EELS에서는 피크 모양이기보다는 에지(edge) 모양을 하고 있는 이온화 에지를 이용하여 정성, 정량 분석을 한다. 또한 이온화 에지의 에너지로부터 50 eV 영역에 걸친 영역에는 미세한 구조들이 있는데 이들을 이용하여 원소의 전자 구조 및 화학 결합 상태를 분석할 수 있다.

고손실 EELS 영역의 신호 강도는 저손실 영역보다 매우 낮아서 일반적으로 노출 시간을 늘려 신호 강도를 증가시켜야 하며, 특히 시편 두께가 증가함에 따라 스펙트럼 배경 (background)의 강도가 증가하므로 이온화 에지를 명확히 보기 위해서는 시편의 두께가 상당히 얇아야 한다.

(1) 정성 분석

이온화 에지(ionization edge)의 강도는 어떤 임계 에너지(critical energy)에서 비교적 급격하게 증가하기 시작하여 삼각형 또는 완만한 피크를 이루고 서서히 감소하는 경향을 보인다. 정성 분석에 이용되는 중요한 정보인 그 임계 에너지는 이온화가 시작되는 에너지이므로 시작 에너지(onset energy)라고도 불린다. 다시 말해서 시작 에너지는 가속된 전자가 시료 원자의 내각 전자를 전도대의 빈 준위(empty state)로 여기시키기 시작하는 데 소모한 손실 에너지라고 할 수 있다. 내각 전자의 준위 에너지는 모든 원소의 고유한 특성이므로, 그 준위 에너지에 해당하는 임계 에너지도 모든 원소의 고유한 특성이다. 따라서 각각의 임계 에너지를 측정하면 미지 시료를 구성하는 원소를 동정(identification)할 수 있다(그림 12-15).

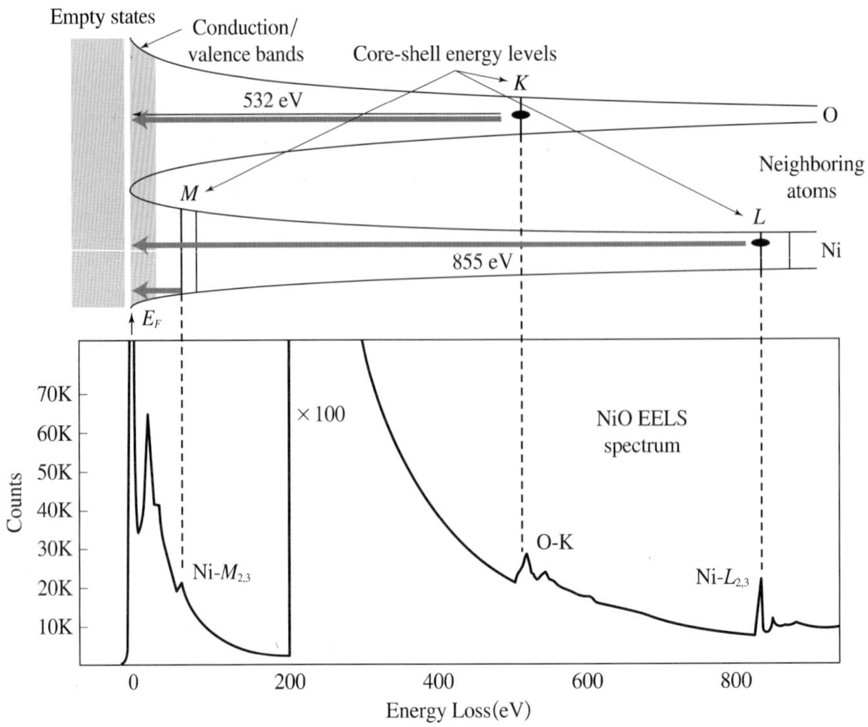

그림 12-15 • EELS 정성 분석 개념도

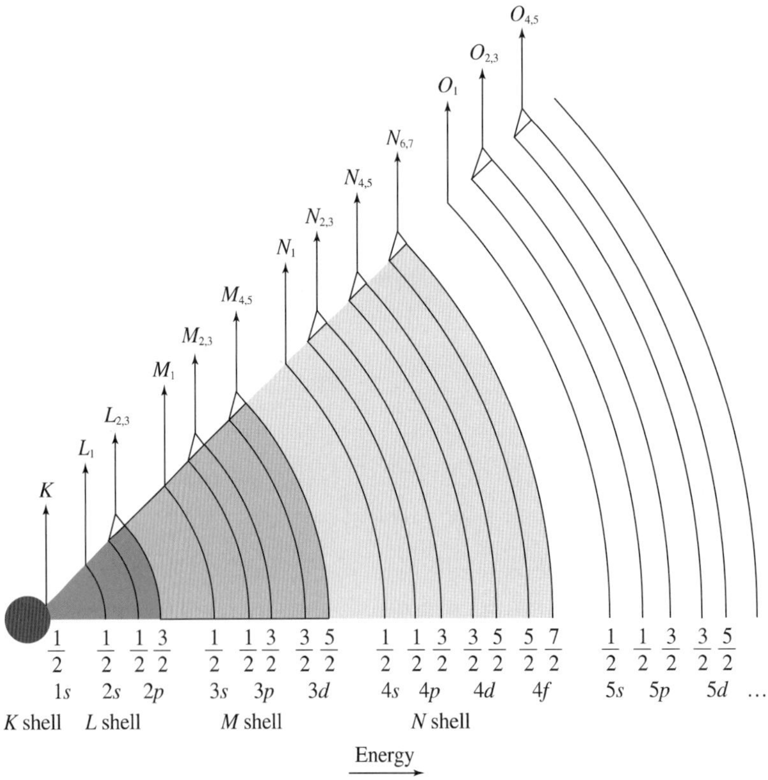

그림 12-16 • EELS 에지의 명명법

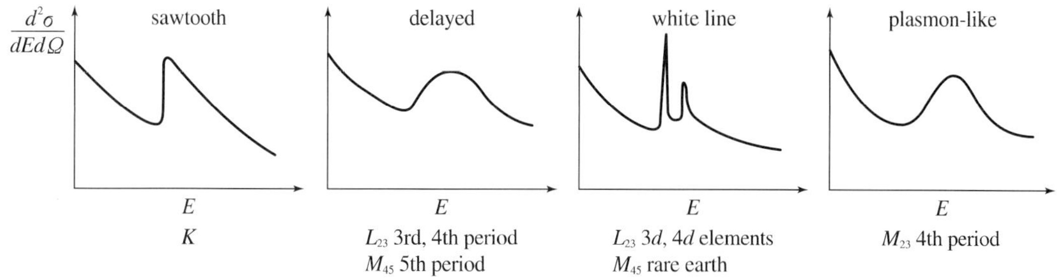

그림 12-17 • EELS 에지 모양의 종류

원소 내 각(shell)의 종류는 K각, L각, M각 등이 있으며 각을 구성하고 있는 궤도함수는 s, p, d, f 등이 있다. EELS에서 나타나는 에지는 각각의 전자 궤도 각운동량(l)과 스핀 각운동량(s)의 결합(j)의 합($j-j$ coupling)으로 형성되며, 각각의 이온화 에지의 이름은 그림 12-16과 같이 명명된다. 이온화 에지의 모양은 주로 내각의 종류에 의존하며 K각, L각, M각의 모양은 그림 12-17과 같다. K각의 경우 톱니 모양을 하고 있으며, L_{23}, M_{45} 각은 전체적으로 완만한 톱니 모양을 갖는다. M_{23} 에지는 마치 플라스몬 피크 모양을 하고 있다. 한편, L_{23}과 M_{45} 에지 내에 날카로운 피크가 존재하는데, 이를 백색선(white line)이라고 한다.

(2) 정량 분석

① EELS 스펙트럼 배경 제거 및 신호의 적분

이온화 에지보다 높은 에너지를 잃은 입사 전자들은 다음 이온화 에지의 배경으로 작용하게 된다. 따라서 일반적으로 첫 번째 이온화 에지의 스펙트럼 배경은 주로 플라스몬 손실이나 원자가 밴드(valence band)의 전자의 여기에 의한 것이며, 두 번째 에지부터는 주로 이전 에지의 꼬리 부분의 신호가 배경이 된다.

EDS에서와 마찬가지로 EELS 정량 분석을 위해서는 스펙트럼 배경이 먼저 제거되어야 하나, EELS 스펙트럼의 배경은 그 생성 원인이 EDS보다 훨씬 복잡하여 배경 제거할 때 고려되어야 할 점들이 EDS보다 몇 가지 더 있다. 따라서 EELS 스펙트럼의 배경의 제거는 이론에 근거를 두기보다는 실험적인 방법을 사용하는데, 배경의 강도를 $I = A^* E^{-r}$(power law)의 식으로 나타낼 수 있다. 여기서 A는 스케일링상수(scaling constant)이고, r은 경사지수(slope exponent)이며 2~5이다(그림 12-18). 일반적으로 특정 이온화 에지(E_k) 이전의 어느 에너지 범위($E_{be} - E_{bs} = \Gamma$)를 이용하여 스펙트럼 배경을 피팅(fitting)한 후 이온화 에지 아래의 배경을 제거하게 된다. 에너지 범위 Γ는 배경 제거에 영향을 미치므로, Γ를 대체로 E_{be}가 E_{bs}의 1.5배 또는 E_k의 30% 이하가 되도록 하고 E_{be}와 E_k의 간격은 5 eV 이상이 바람직하다.

이온화 에지의 면적은 신호 적분 범위 내의 모든 신호를 적분하여 얻어진다. 신호의 양에 영향을 주는 신호 적분 범위(Δ)는 에지의 미세 구조의 영향을 최소화되도록 하는 것이 바람직하며, 배경 제거에 사용된 에너지 범위(Γ)보다 작게 하여 E_k의 5~10%가 되게 한다. 이때 이온화 에지의 시작점은 기울기가 급격히 증가하는 점을 선택하고, 기울기가 완만하여 불분명한 경우에는 시작과 피크의 중간 정도를 시작점으로 한다.

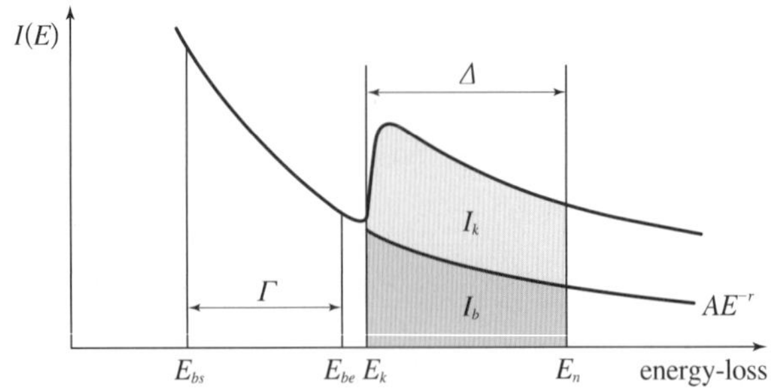

그림 12-18 • EELS 배경 제거 방법(Power-law 방법)

② 단면적의 계산 및 성분비 계산

각 이온화 에지의 면적이 결정되면 이를 이용하여 해당 원소의 농도를 결정할 수 있다. EELS 이온화 에지의 면적과 실제 원소의 농도 관계는 복잡하지만, 비교적 간단한 K각 여기에 의한 K에지의 경우 대개 원자 개수 N_K는

$$N_K = \frac{I_K(\beta,\ \Delta)}{I_L(\beta,\ \Delta)\sigma_K(\beta,\ \Delta)} \tag{12.4}$$

로 나타낼 수 있다. 여기서 I_K는 에지의 면적, I_L는 영손실 및 저손실 영역의 면적, σ_K는 K각 여기를 위한 부분 이온화 단면적(partial ionization cross-section)이다. 이들은 모두 EELS 분석기의 수집각(β)과 신호 적분 범위(Δ)의 함수이다. 따라서 σ_K가 계산되면 원소의 개수 N_k가 결정될 수 있다. 현재까지 보고된 σ_K의 계산 방법은 비교적 계산이 단순한 SIGMAK이라는 컴퓨터 프로그램을 사용하는 "hydrogenic" 계산 방법과 보다 광범위한 계산을 하는 "Hartree-Slater" 방법의 두 가지가 있으며, 모든 원소에 대해 만족할 만한 결과를 보이지 못하므로 선택적으로 사용한다. L 에지와 M 에지의 경우 비슷한 시도들이 있으나 K 에지의 경우 보다 정확도가 못 미친다. 이러한 부분 단면적값 및 배경 제거의 부정확성으로 인하여 위 식을 이용한 성분 분석은 아직까지 준 정량 분석 정도의 의미를 갖는다고 할 수 있다.

시편이 너무 두꺼운 경우 기본적으로 두께로 인한 복수 산란(plural scattering)을 푸리에 디컨볼루션(Fourier deconvolution)으로 제거하여 단일 산란 스펙트럼(single scattering spectrum)을 얻어야 정확한 정량 분석을 할 수 있다. 한편, 두 개 이상의 이온화 에지가 겹쳐 있는 경우, 각각의 원소의 기준 이온화 에지를 이용하여 스펙트럼을 피팅(fitting)함으로써 각각의 조성을 구하는 다중 최소 자승법(multiple least square method)을 사용한다.

다성분 시편의 경우 보다 신뢰성 있는 성분 계산 방법은 비율법(ratio method)이며, 두 원소에 대하여 각각의 위 식의 비는 다음과 같은 식으로 얻을 수 있다.

$$\frac{N_B}{N_A} = \frac{I_A(\beta,\ \Delta)\sigma_B(\beta,\ \Delta)}{I_B(\beta,\ \Delta)\sigma_A(\beta,\ \Delta)} \tag{12.5}$$

이것을 이용하면 두 원소의 성분비를 비교적 쉽고 정확하게 결정할 수 있다.

③ EELS 분석의 검출 한계 및 전자빔 크기

EELS 분석의 검출 한계(detection limit)는 최소 검출 원자 비율(minimum detectable atomic fraction, MAF)과 최소 검출 원자수(minimum detectable number, MDN)의 두 가지 관점에서 생각해 볼 수 있으며, TEM의 종류 및 시편에 따라 달라진다. 검출 한계를 높이기 위해서는 에지 강도, 신호/배경 비, 신호 검출 효율, 분석 시간 등의 최적화가 필요하다. 일반적으로 단위면적당 전자빔의 밀도가 증가할수록, MAF와 MDN이 감소한다(그림 12-19). 그러나 전자빔의 밀도가 일정한 경우 전자빔의 크기가 증가하면 MAF는 감소한다. MAF는 이론적으로 0.1~1% 정도이지만 이온환 단면적의 부정확성, 배경 제거 및 신호 적분 범위의 부정확성 및 시편 두께로 인한 신호/배경 비(S/N ratio)의 감소 등의 원인으로 인해 실제적으로는 수 % 정도이다. 반면 MDN을 감소시키기 위해서는 전자빔의 크기를 줄여야 한다. 구면

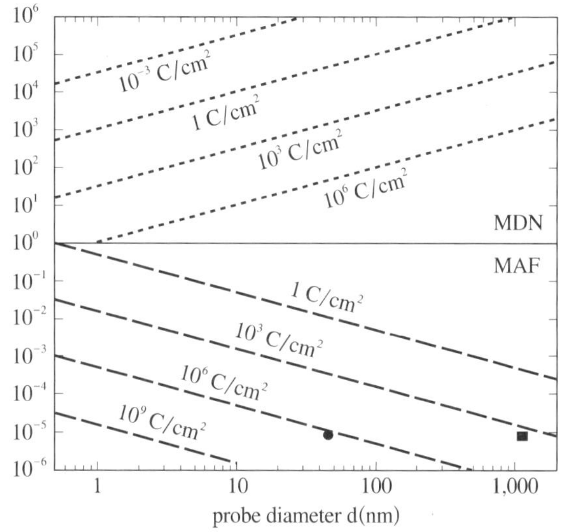

그림 12-19 • 최소 검출 원자 비율(minimum detectable atomic fraction, MAF)과 최소 검출 원자수(minimum detectable number, MDN)에 미치는 전자빔 크기와 밀도의 영향[Ege11]

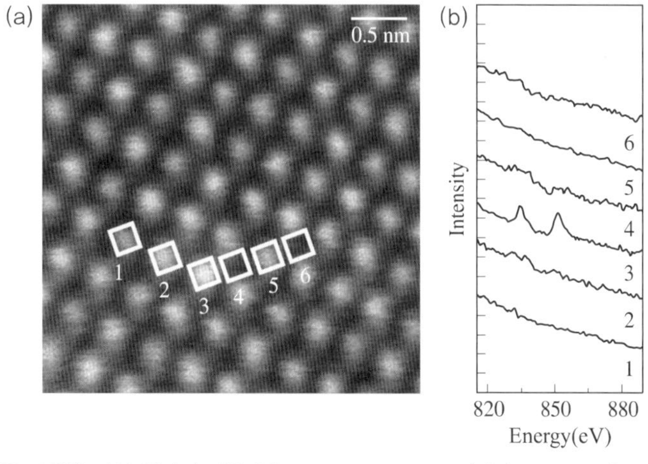

그림 12-20 • EELS를 이용한 단일 원자의 검출 (a) Z-contrast image와 (b) EELS 스펙트라. 이미지를 얻는 데 사용된 전자빔으로 La 단원자를 EELS 분석으로 동정함[VFL+04]

수차 보정 STEM은 원자 단위의 전자빔 크기를 가지며, 그에 따라 단일 원자의 MDN의 구현이 가능하다(그림 12-20).

(3) 원자의 결합 상태 및 배위수 분석

이온화 에지의 미세 구조는 에너지 손실 에지 근방 구조(energy-loss near-edge structure, ELNES)와 연장된 에너지 손실 미세 구조(extended energy-loss fine structure, EXELFS)로 이루어져 있다(그림 12-21). 이온화 에지 시작으로부터 30~50 eV 안에서 진폭 변화가 큰 영역을 ELNES라 하며, 50 eV부터 수백 eV에 걸쳐 진폭 변화가 약하고 넓게 분포하고 있는 영역을 EXELFS라고 한다. ELNES로부터 이온화된 원자의 전자 상태 밀도(density of states, DOS) 및 결합 상태를 알 수 있으며, EXELFS로부터는 특정 원자를 중심으로 주위 원자의 배위수를 알 수 있다.

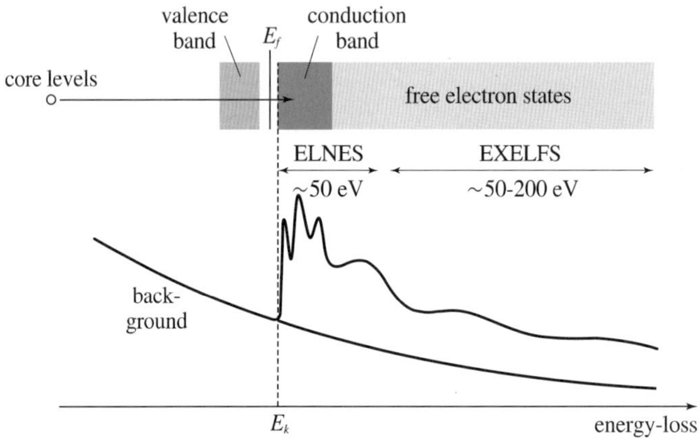

그림 12-21 ● 이온화 에지의 미세 구조

① 에너지 손실 에지 근방 구조(ELNES)

한 원자가 이온화될 때 내각 전자는 입사 전자로부터 에너지를 받아 내각에 구멍을 남기며, 페르미 에너지(E_f) 위의 비어 있는 준위(level)로 올라가게 된다. 이때 제거된 전자에 전달될 수 있는 가능한

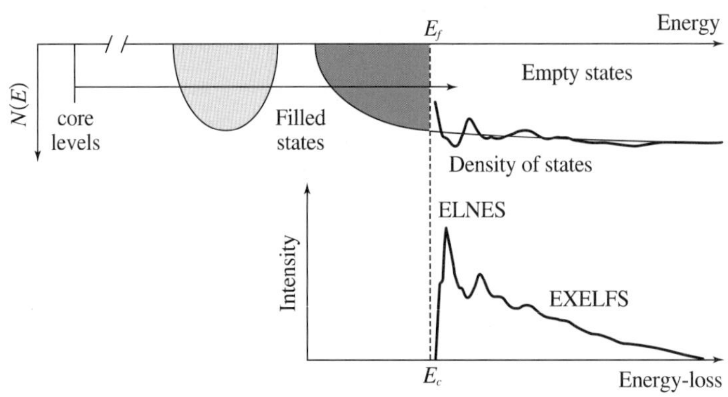

그림 12-22 ● ELNES와 DOS와 상관관계

에너지값들은 비어 있는 준위의 분포에 의해서 결정된다. 따라서 이온화 에지의 임계 에너지(E_c) 이상의 수십 eV 영역에 걸쳐 있는 ELNES의 미세 구조 변화는 비어 있는 전자 상태 밀도(density of unfilled states, DOS)를 효과적을 반영한다고 할 수 있다(그림 12-22). DOS는 원자의 결합 상태 변화에 매우 민감하게 변화하기 때문에 결합 상태에 영향을 주는 원자가 상태나 배위수를 ELNES를 이용하여 분석 가능하다.

EELS 스펙트럼을 이론적으로 나타내면 식 (12.6)과 같다.

$$I(E,\ \theta) \propto \frac{d^2\sigma}{dE\,d\Omega} = \underbrace{\frac{4\gamma^2}{{a_0}^2 q^4} * \frac{1}{\theta^2 + {\theta_E}^2}}_{\text{Amplitude factor}} * \underbrace{\sum_f |< f|\exp(iqr)|i >|^2}_{\text{Inelastic form factor}} * \underbrace{N_f(E)}_{\text{DOS}} \qquad (12.6)$$

EELS 스펙트럼의 신호 강도는 이중 미분 산란 단면적(double differential cross-section)에 비례하며, 크게 3가지 요소로 구성되어 있음을 알 수 있다. 첫 번째 인자는 진폭 요소(amplitude factor)라고 하는데, 비탄성 산란의 기하학적 관계로 설명될 수 있으며 입사 전자의 영향을 받는다. 두 번째 요소는 비탄성 형태인자(inelastic form factor)라고 하며, Fermi's golden rule에 의해 서술되는 초기 상태와 최종 상태 사이의 가능한 모든 전이를 합함으로써 구해진다. 이 형태인자의 전이 행렬 요소(transition matrix element)는 최종 상태가 동일한 원자 위치의 초기 상태와 충분히 국부적으로 중첩된 성분을 가질 때 중요한 크기를 갖는다. 따라서 ELNES 정보는 특정 원자에 국부적임을 알 수 있다. 또한 전이 행렬 요소를 테일러 시리즈(Taylor series)로 풀어 보면 초기 상태와 최종 상태의 궤도의 각운동량 양자수의 차이(Δl)가 ±1일 경우에만 0이 아님을 알 수 있다. 이것을 쌍극자 선택 규칙(dipole selection rule)이라고 한다. 예를 들어 L_1 에지는 s 궤도에서 p 궤도로의 천이로 생기며 L_{23} 에지는 p 궤도에서 s, d 궤도로의 천이로 생긴다. 따라서 EELS 모양은 전이 행렬 요소에 의해 결정되며, 초기 궤도와 최종 궤도의 모양이 반영되어 대칭-투영(symmetry-projection)됨을 알 수 있다. 세 번째 인자는 최종 상태 밀도(density of final states, DOS)이다. 이 인자는 앞에서 간단히 설명한 대로 비어 있는 전도대의 모양을 반영한다. 전도대의 DOS는 이웃 원자의 외각 전자들과의 중첩을 고려하기 때문에 DOS는 원자의 주위 환경과 결합을 반영한다. 따라서 DOS는 ELNES의 미세 구조에 영향을 주게 된다. ELNES 미세 구조의 모양 변화를 이용하여 화학 결합 상태와 특정 원자의 배위수 정보 해석의 대표적인 사례를 그림 12-23에 나타내었다. 그림 12-23은 실리콘 원자 주위에 몇 개의 산소가 결합하고 있는지에 따라 ELNES 미세 구조가 어떻게 변하는지 이론적으로 계산된 결과를 보여 준다. 실리콘만 있는 경우보다 산소 4개가 결합한 SiO_2의 경우 임계 에너지도 수 eV 이동하였음을 알 수 있다. 이러한 현상을 화학적 이동(chemical shift)이라고 하며, 시편을 동정(identification)하는 데 사용할 수 있다.

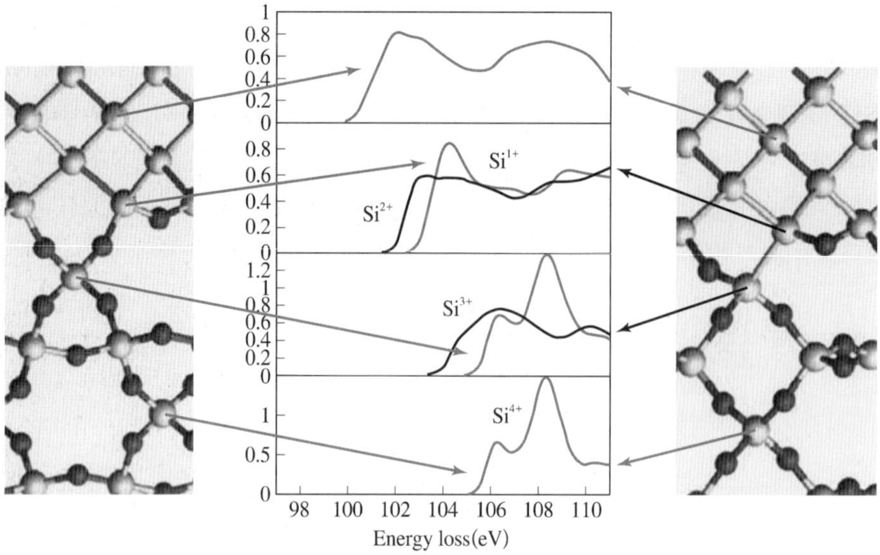

그림 12-23 • Si의 화학 결합 상태에 따른 ELNES 미세 구조 변화 [WLL04]

ELNES의 가장 대표적인 예는 이온화 에지 위에 날카로운 피크로 나타나는 백색선(white line)이다. 이들은 전이 금속의 L_{23} 에지(그림 12-24)와 희토류 원소의 M_{45} 에지에서 볼 수 있으며, d 궤도 또는 f 궤도의 빈자리로의 전이로 인해서 발생한다. 쌍극자 선택 규칙(dipole selection rule)에 의해 초기 상태가 p인 경우 허락된 최종 상태는 s 또는 d이나 s 궤도는 수가 적기 때문에 주로 d 궤도로 천이가 일어나며, d 궤도의 점유율이 변하면 백색선의 모양이 변한다. 이 백색선의 모양 변화를 이용하여 금속의 산화 또는 합금화에 대한 정보를 얻을 수 있다. 예를 들면, Cu 금속은 $3d$ 궤도가 모두 채워져 있어 백색선이 없으나, Cu 금속이 산화되면 $3d$ 전자가 산소로 이전(transfer)되어 $3d$ 궤도에 빈자리가 만들어져 백색선이 나타난다(그림 12-25 (a)). 그리고 전자 이전(electron transfer)으로 인하여 이온화 에너지가 변화하여 이온화 에지 임계 에너지값이 약간 감소하였음을 알 수 있다. 한편 Ti 금속의 경우 백색선이 2개였지만 TiO_2로 산화된 후에는 4개로 분리되었음을 알 수 있다(그림 12-25 (b)). 이 현상은 결정장 이론(crystal field theory)으로 설명할 수 있다. Ti와 주위의 산소와의 결합으로 발생하는 정전기적 상호작용(electrostatic interaction)에 의해 Ti 원자의 d 궤도가 2개로 분리되고 이에 따라 Ti 백색선 L_2, L_3

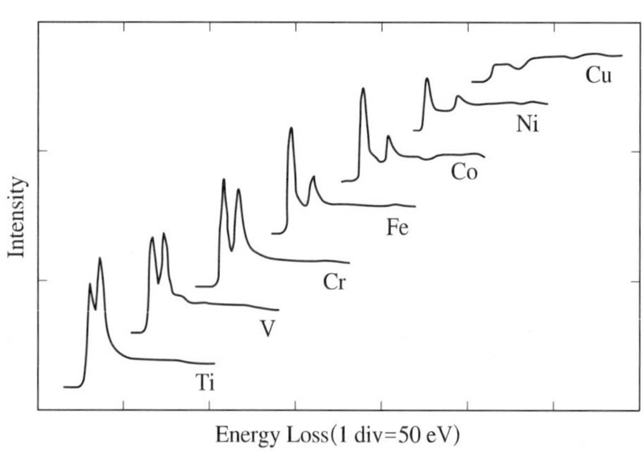

그림 12-24 • 전이 금속의 L_{23} 에지와 백색선(white line) [PAF93]

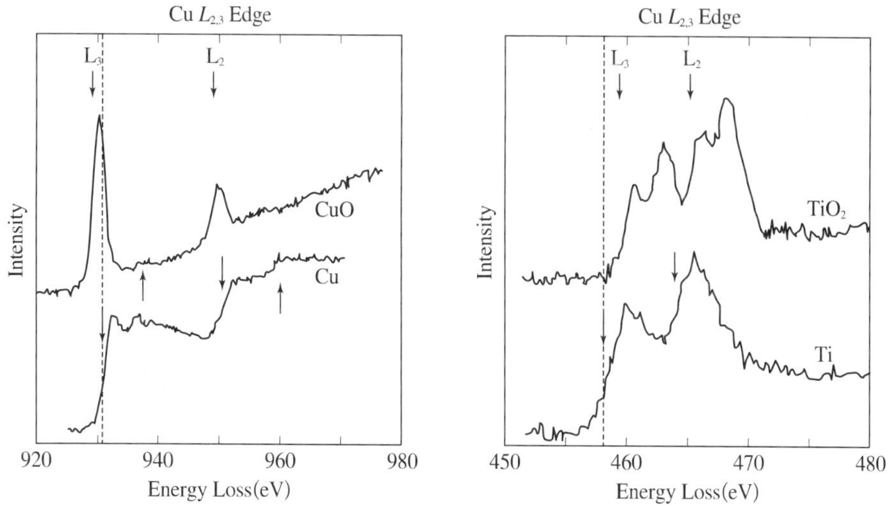

(a) (b)

그림 12-25 • (a) Cu와 (b) Ti의 산화에 따른 백색선의 변화 [LGF82]

가 각각 2개로 분리되어 형성된다. 또한 전이 금속의 2개의 백색선 신호 강도 비율을 이용하여 전이 금속의 원자가 및 합금정도를 결정하는 데에도 사용된다.

한편 ELNES 모양은 또한 결정 좌표와 운동량 전이(momentum transfer, q)의 방향 관계에 따라 변한다. 이를 이용하여 이방성의 원자 구조를 갖는 물질의 경우 EELS 수집각을 변화하거나 물질을 기울여 물질 이방성을 분석할 수 있다.

② 연장된 에너지 손실 미세 구조(EXELFS)

가속된 전자가 원자를 이온화시키고, 이때 제거된 전자가 전도대(conduction band)의 빈자리 상태(unoccupied state)를 채우지 않고 원자 바깥으로 탈출하면, 그 전자는 50 eV 이상의 에너지를 갖는 자유 전자처럼 행동한다. 이 탈출 전자파는 잉여 에너지(excess energy)를 갖는 전자파라고 할 수 있고 주위

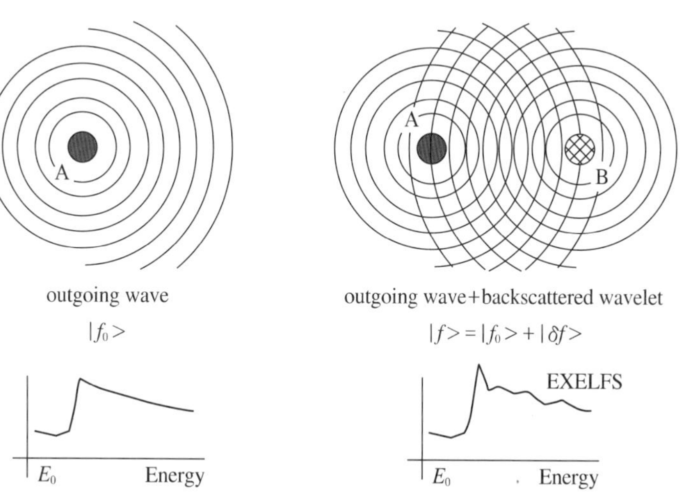

(a) (b)

그림 12-26 • (a) 제거된 전자파와 (b) 제거된 전자파와 후방 전자파의 간섭

원자들에 의해 산란된 전자들과 간섭이 일어 날 수 있다. 이때 단일 산란으로 가정하면 이 회절로 인해 이온화 에지에 변동을 일으키며, 이러한 변동을 연장된 에너지 손실 미세 구조(EXELFS)라고 한다(그림 12-26). EXELFS는 제거된 전자의 파장과 이웃 원자와의 거리에 따라 변하기 때문에 몇 개의 국부적인 이웃 원자의 배열에 대한 위치 정보를 제공한다. 방사광 X-선을 이용한 EXAFS(Extended X-ray Absorption Fine Structure) 분석법과 유사하다고 할 수 있다. EXELFS는 EXAFS 보다 사용 가능한 K-에지가 비교적 적고, 연장된 미세 구조(extended fine-structure)의 범위도 좁기 때문에 정확도가 떨어지는 단점이 있으나 국부적인 영역의 원자 구조 정보를 알 수 있다는 장점이 있다.

EXELFS 분석을 위해서는 고품질의 에지 데이터가 필요하다. EELS 분석기로 고분해능의 에지를 얻은 후 복수 산란에 의한 부분을 제거하기 위해 디컨볼루션(deconvolution)을 하고 배경도 제거한다. 이후의 데이터 프로세싱 방법을 그림 12-27에 나타내었다. 먼저 약 50 eV 이후의 연장된 에지의 미세 구조를 그림 12-27 (b)와 같이 추출한 식 (12.7)을 이용하여 다음 x축 단위를 에너지 손실에서 전자의 파벡터(wave vector, k)로 변환한다.

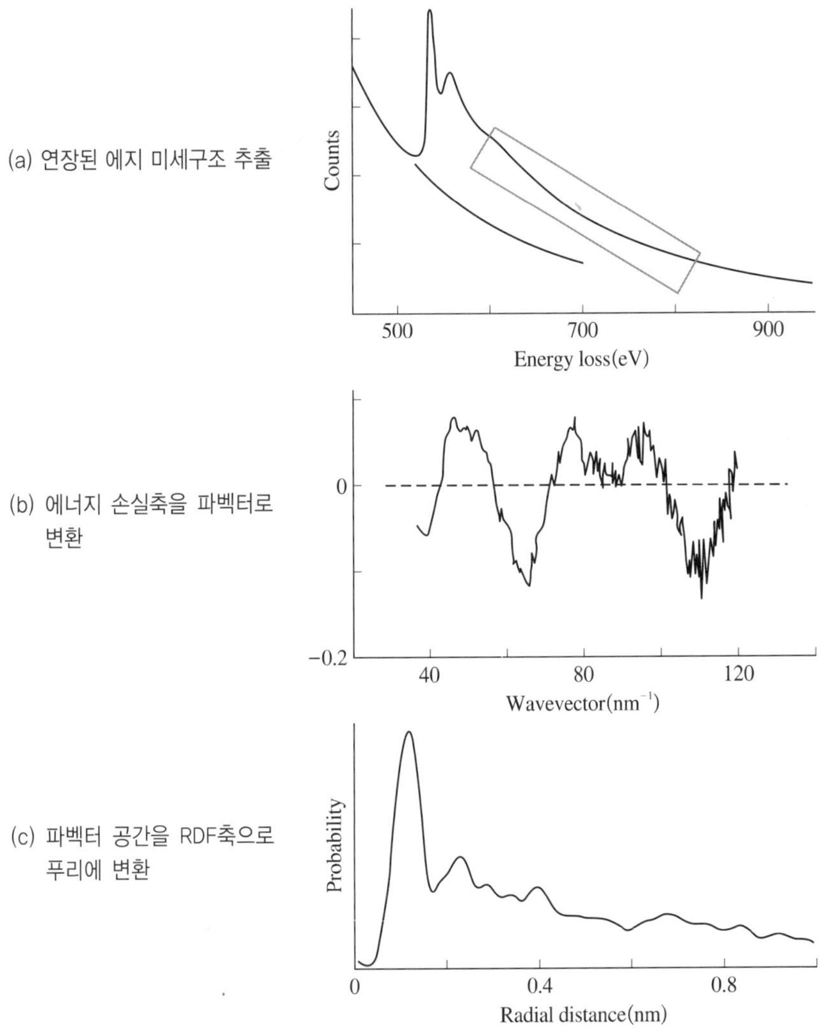

그림 12-27 • EXELFS 데이터 프로세싱 과정

$$k = \frac{[2m_0(E-E_K)]^{1/2}}{h} \tag{12.7}$$

여기서 E_k는 임계 에너지, E는 제거된 전자의 에너지이고 나머지는 일반적인 상수이다. 그 다음 푸리에 변환(Fourier transformation)을 이용하여 파벡터(k) 변동을 RDF(radial distribution function)로 변환하면 원자간 거리를 얻을 수 있다.

3 | EDS와 EELS의 비교

STEM 이미지법의 장점은 시편의 이미지를 보면서 에너지 분산 X-선 분석법(EDS)과 전자 에너지 손실 분광 분석법(EELS)을 이용하여 원하는 나노 영역의 성분, 조성 및 화학 결합 상태를 동시에 분석할 수 있다는 것이다. 앞 장에서 언급되었듯이 EDS는 시편의 상부 표면 위로 발생되는 특성 X-선의 에너지를 측정하여 분석하는 장비이고, EELS는 시편을 투과한 비탄성 산란 전자의 에너지를 측정하여 분석하는 장비이다.

EDS 분석법에 비하여 EELS 분석법의 가장 두드러진 장점은 시편의 전자 구조 분석이 가능하고 화학 결합 상태를 알 수 있다는 것이다. EELS를 이용한 전자 구조 분석이 가능한 가장 큰 원인은 EELS의 에너지 분해능이 EDS에 비하여 매우 우수하기 때문이라고 할 수 있다. EDS의 경우 에너지 분해능이 약 125 eV인 반면, EELS의 경우 일반적인 FE-TEM의 EELS 에너지 분해능은 0.8 eV이고 단색기(monochromator)를 부착하는 경우 0.1 eV까지 내려가 EDS에 비하여 약 1,000배 우수하다. 그림 12-28은 NiO의 EDS와 EELS 스펙트럼을 보여 준다. 이 그림으로부터 EELS 스펙트럼이 EDS보다 더욱 정교한 피크를 보여 주고 있음을 알 수 있으며, 이는 에너지 분해능의 차이에 기인한 것이라고 할 수 있다.

또 다른 중요한 분석 요소인 공간 분해능은 전자빔의 퍼짐 현상 (broadening)에 의해 제약받는 EDS에 비하여 EELS가 우수하다. EELS에서 분석 가능한 최소 면적은 STEM의 경우 입사 전자빔의 크기, TEM의 경우 분석기 조리개 크기와 배율의 비에 의해 결정된다. EELS 분석 시 시편 원자의 여기 현상이 거의 원자 크기 정도의 반지름에 걸쳐 매우 국부적으로 일어나며, 인접 원자의 여기 현상(delocalization)의 영향이 크지 않으므로 nm 이하의 미세 분석이 가능하다는 장점이 있다. 그러나 최근에 TEM의 발전으로 EELS뿐만 아니라 EDS도 구면 수차 보정 STEM을 이용하여 원자 단위의 공간 분해능으로 성분 분석을 한 결과들이 보고되고 있어 공간 분해능의 차이가 줄어들고 있는 추세이다.

EDS의 경우 입사 전자에 의해 여기된 원자들이 기저 상태(ground state)로 돌아가면서 방출된 X-선의 에너지를 측정하는 2차적인 과정(secondary process)을 이용하므로 그 측정 효율이 매우 낮은 반면, EELS의 경우에는 입사된 전자가 시편을 투과하여 시편 원자에 전달한 에너지를 측정하는 1차적 과정(primary process)을 이용하므로 검출 효율이 1에 가깝다. EDS의 X-선 형광 수율(fluorescence yield)은 원자 번호가 감소함에 따라 감소하고 X-선 검출 효율 또한 원자 번호가 낮은 원소에서 특히 감소하기 때문에, 일반적으로 원자 번호 30 이하의 가벼운 원소의 성분 분석에 있어서는 EDS에 비해 EELS가 유리하다고 할 수 있다(그림 12-29).

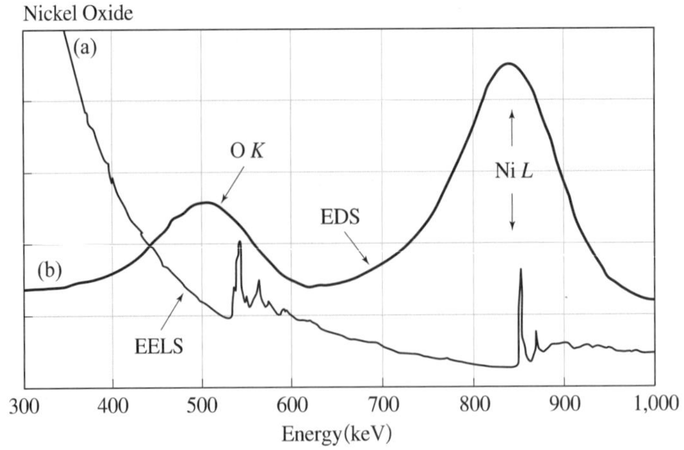

그림 12-28 • EELS와 EDS의 에너지 분해능 비교 (a) EELS: 0.2~1 eV (b) EDS: >100 eV

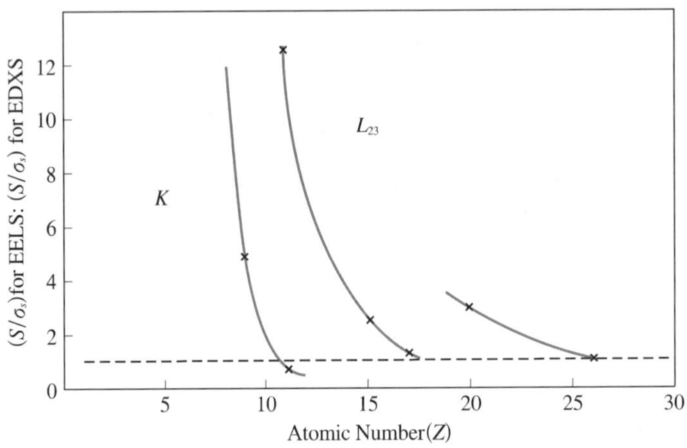

그림 12-29 • EELS와 EDS의 미량 분석 신호/배경비 비교[LH91]

EELS는 제한적이지만 EDS와 같이 넓은 에너지 범위 내에 존재하는 여러 가지 원소를 일회에 동시에 분석이 가능할 뿐만 아니라, 특정 원소의 정교한 스펙트럼을 얻기 위해 좁은 에너지 범위를 선택하여 분석할 수 있다. 그러나 EELS의 경우 에너지 범위를 선택할 때마다 분석기 정렬이 필요하므로 EDS보다 조작이 어려운 단점이 있다. EELS와 EDS의 장단점 비교를 표 12-2에 정리하였다.

표 12-2 • EDS와 EELS의 특성 비교

item	EDS	EELS
signal	X-ray	inelastic electron
information	elemental	elemental, chemical and dielectric
collection efficiency	low(small solid angle)	higher(~90%)
energy resolution	>100 eV(frequent overlaps)	0.3~2 eV(far fewer overlaps)
sensitivity	good for high-Z elements	best for low-Z elements(large signals)
peak/background ratio	good	poor(in thick samples)
operation	simple	more complex

4 | 에너지 필터링 TEM(energy-filtering TEM)

EELS에 에너지 선택용 슬릿(slit)을 부착하여 비탄성 산란된 전자는 제거하고 탄성 산란 전자만을 통과시켜 콘트라스트가 향상된 이미지이나 회절 패턴을 얻을 수 있다. 반면 특정 에너지의 비탄성 산란 전자만을 슬릿으로 통과시켜 이미지를 얻음으로써 원소 매핑 이미지(elemental mapping image)를 얻을 수 있다. 이와 같이 에너지 필터로 에너지를 분리시켜 특정 에너지의 전자를 선택적으로 이용하여 이미지나 회절 패턴을 향상시키거나 화학 성분 매핑 분석을 할 수 있는 기술을 에너지 필터링 TEM 영상법이라고 한다. 이 방법의 원리는 그림 12-30에 나타낸 바와 같이, TEM 이미지를 적당한 자기 프리즘(에너지 필터)을 사용하여 이미지를 이루는 전자들을 에너지에 따라 분리한 후 에너지 선택용 슬릿으로 특정 에너지의 전자만을 통과시켜 이미지를 만드는 방법이다. 이때 자기 프리즘의 기능은 TEM 회절 모드에서의 대물렌즈 기능과 유사하다고 생각할 수 있으며, 단지 전자들을 각도가 아닌 에너지에 따라 분리한다는 점이 다르다.

에너지 필터에는 두 가지 종류가 있으며, TEM 컬럼 내에 장착되어 있는 오메가 형태의 컬럼 내 필터(in-column filter)와 TEM 하단에 부착되는 L 자 형태의 컬럼 후 필터(post-column filter)가 있다. 국내에서 일반적으로 많이 사용되고 있는 컬럼 후 필터는 자기 프리즘을 에너지 필터로 활용한 것이며, 개략적으로 그림 12-30과 같다. TEM의 형광판 아래에 위치하여 전자빔을 정렬해 주는 초점 렌즈가 있고, 그 아래 EF-TEM의 에너지 분광기로 사용되는 자기 프리즘이 있다. 자기 프리즘에서 분리된 전자빔의 특정 에너지를 선택할 수 있는 슬릿이 있고, 슬릿 뒤에는 이미지와 스펙트럼을 선택적으로 투영할 수 있는 몇 개의 전자기 렌즈가 부착되어 있다. 투영 렌즈를 통과한 특정 에너지의 전자들의 2차원 분포를 이미지로 기록할 수 있는 고성능 CCD 카메라가 EELS 분석기 끝단에 부착되어 있다.

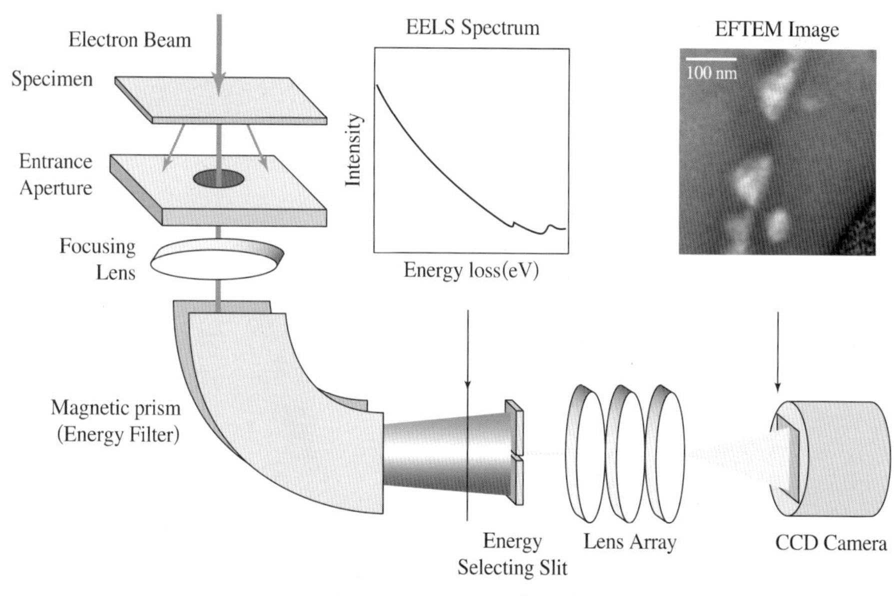

그림 12-30 • EF-TEM의 구성도

1. 단일-윈도우 방법(one-window method)

그림 12-30에서와 같이 에너지 선택 슬릿을 EELS 스펙트럼의 특정 에너지 범위에 위치하게 하여 선택된 에너지 범위의 전자만으로 이미지를 형성할 때, 슬릿을 단 한 번만 사용하는 방법을 단일-윈도우(one-window) 방법이라고 한다. 슬릿을 사용하지 않고 이미지를 얻으면 탄성 산란된 빔과 비탄성 산란된 빔이 기여한 통상적인 TEM 이미지가 형성된다(그림 12-31 (a)). 한편 슬릿으로 영손실 피크(zero-loss peak)를 선택하여 탄성 산란 전자빔만 통과시켜 EF-TEM 이미지를 형성하거나(그림 12-31 (b)), 특정 에너지 손실 범위를 선택하여 비탄성 산란 전자빔만으로 EF-TEM 이미지를 형성하여(그림 12-31 (c)) 통상적인 TEM 이미지보다 회절 콘트라스트가 향상된 EF-TEM 이미지를 얻을 수 있다. 이와 같은 원리는 회절 패턴에도 적용되며, 슬릿으로 영손실 피크를 선택하여 비탄성 산란 전자들을 제거하면 그림 12-32 (c)와 같이 선명한 탄성 산란 회절 패턴을 얻을 수 있어 보다 정확한 스트레인 분석이 가능하다.

한편 앞에서 언급하였듯이 플라스몬 피크는 물질의 고유한 특성이기 때문에 어느 정도의 성분 분석이 가능하며 따라서 슬릿으로 특정 플라스몬 피크를 선택하면 성분 매핑 이미지를 얻을 수 있다. 그림 12-33은 SiO_2 위에 Si 나노 결정을 형성시킨 시료에서 얻은 플라스몬(plasmon) EF-TEM 이미지와 고

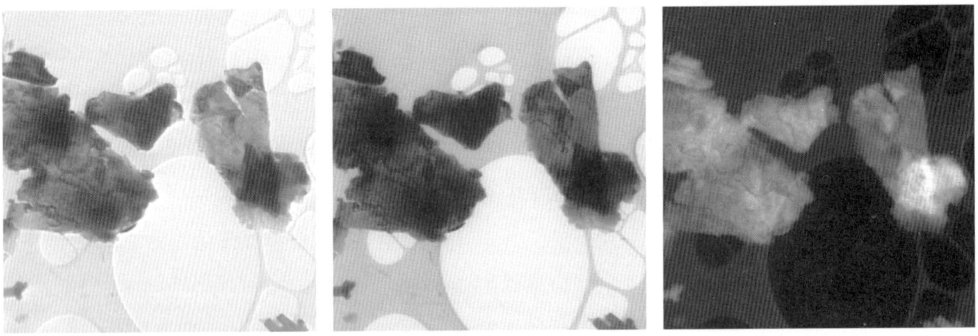

(a) Unfiltered(0 to 1,000 eV) (b) Filtered(−10 to 10 eV) (c) Filtered(540 to 560 eV)

그림 12-31 • 단일 윈도우 방법(one-window method)으로 얻은 EF-TEM 이미지

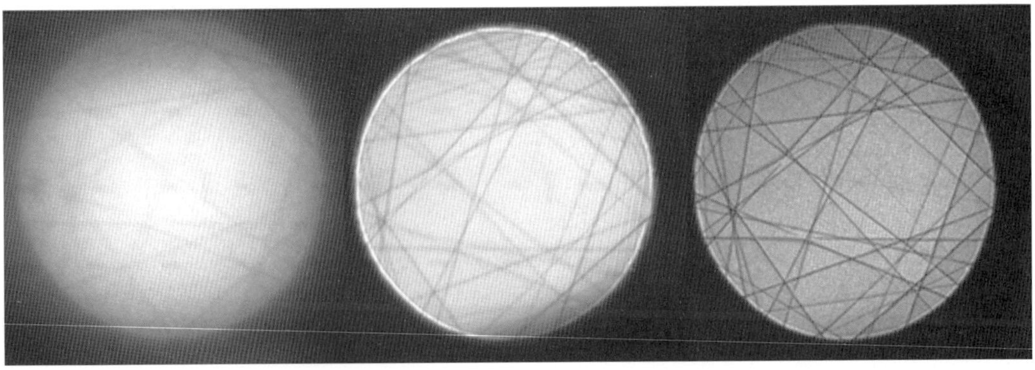

Strained region Unstrained region

(a) Unfiltered pattern (b) Filtered pattern (c) Filtered pattern

그림 12-32 • EF-TEM으로 얻은 Si CBED 패턴

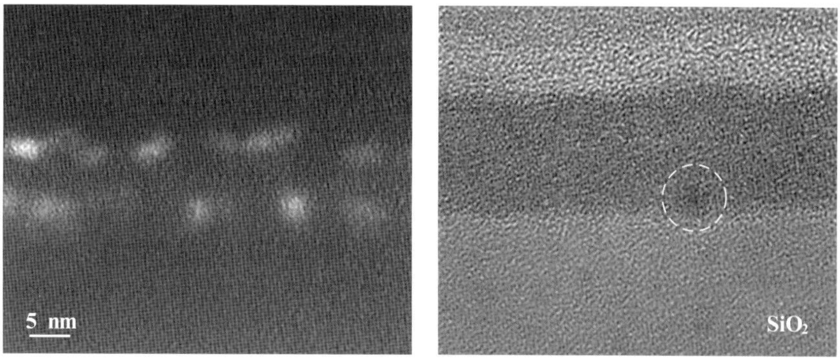

(a) Plasmon imaging (b) HREM image

그림 12-33 • Si 나노 결정의 플라스몬 이미지와 HR-TEM 이미지 비교

분해능 TEM 이미지를 보여 준다. 고분해능 TEM 이미지에서는 Si 나노 결정이 한 개만 관찰되었으나, 플라스몬 EF-TEM 이미지에서는 십여 개의 나노 결정이 관찰되어, 나노 결정의 밀도를 측정할 때 EF-TEM 이미지가 보다 신뢰성이 있음을 알 수 있다.

2. 2개 윈도우 방법(two-window method, jump ratio method)

EF-TEM의 중요한 기능은 특정 원소의 2차원 분포를 보여 주는 것이며, 이를 위해서는 이온화 에지 전후에 최소한 2개의 이미지가 필요하다. 이온화 에지의 최대 피크의 에너지에서 얻은 이미지를 에지 전 배경 에너지에서 얻은 이미지로 나누어서 원소 분포 이미지를 얻는 기술을 점프 비율법(jump-ratio method)이라 하고, 2개의 이미지를 이용하므로 2개 윈도우 방법이라고도 한다(그림 12-34). 이 방법의 특징은 시편의 미세한 두께 변화와 회절 조건에 민감하지 않고 회절 콘트라스트가 적다는 것이다. 그림 12-35에서와 같이 점프 비율법으로 얻은 이미지는 영손실 이미지에 비하여 회절 콘트라스트가 현저히 감소하였음을 알 수 있다. 그러나 점프 비율법은 에지가 분명히 보이고 점프 비율이 클 때 사용해야 하며, 시편 두께가 $<0.1\lambda$(inelastic mean free path)이고 회절 조건이 비교적 일정할 때 신뢰성이 있다. 시편이 약간 두꺼우면 복수 산란으로 인한 배경의 영향으로 정량적이지 못해 정성 분석에 그치는 단점이 있다.

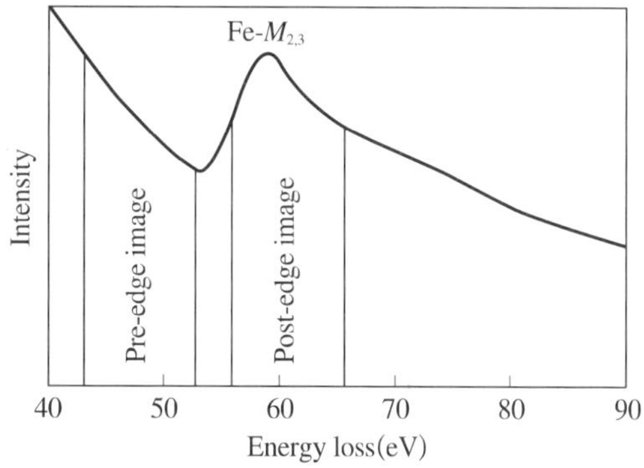

그림 12-34 • 2개 윈도우 방법(two-window or jump-ratio method)의 개념도

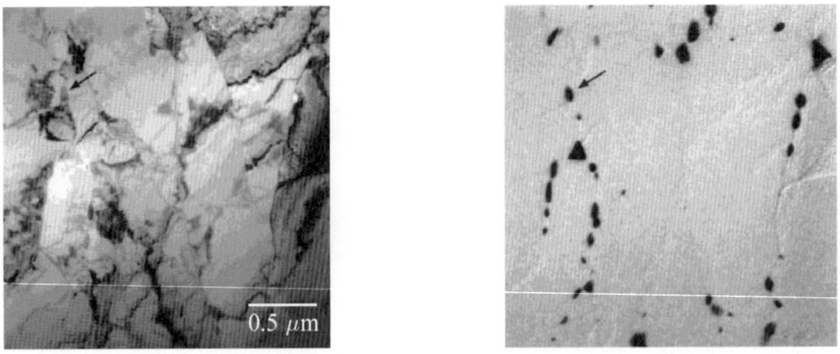

(a) 영손실(zero-loss) 이미지 (b) Fe-M_{23} 점프 비율(jump-ratio) 이미지 [GHW+00]

그림 12-35 ● 10% Cr steel의 이미지

3. 3개-윈도우 방법(three-window method)

특정 원소의 분포를 정량적으로 보여 주는 이미지를 얻기 위해서는 EELS 스펙트럼 정량 분석하듯이 각 픽셀(pixel)에서 배경을 제거하고, 에지를 적분하고 최종적으로 이온화 단면적 비율을 곱해 주면 된다. 그 과정은 배경을 제거하는 방법만 약간 다를 뿐 EELS 스펙트럼 정량화와 큰 차이가 나지 않는다.

EF-TEM 원소 매핑에서 배경 제거를 위한 가장 직접적인 방법은 3개 윈도우 방법이다. 이 기술은 거듭제곱법칙(power law, $A \times E^{-r}$)을 가정한 것이므로 이온화 에지 앞에 있고, 에너지가 다른 두 개의 프리 에지(pre-edge 1, 2) 이미지로부터 배경을 계산하여 거듭제곱법칙의 계수 A와 r값을 구한다.

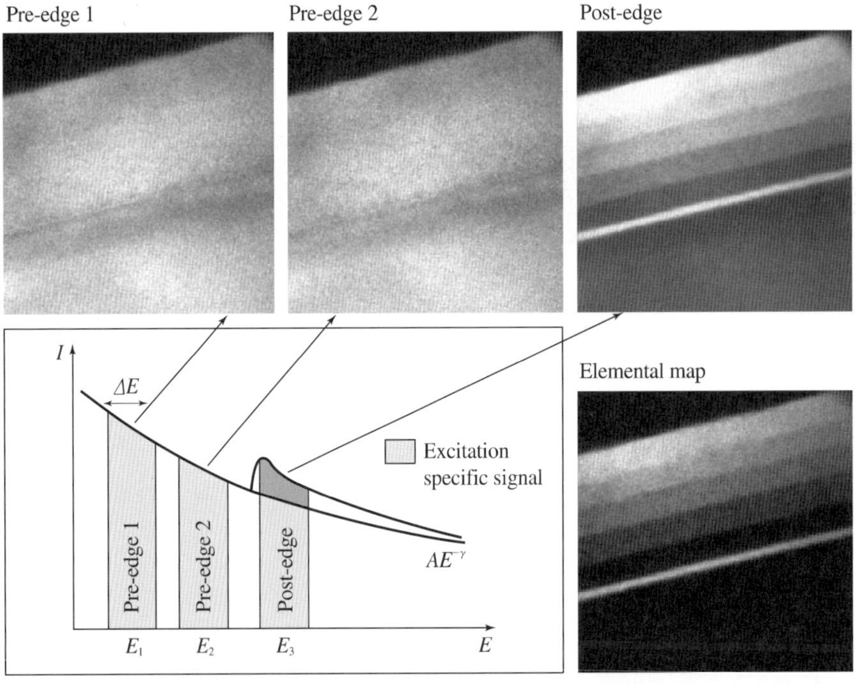

그림 12-36 ● 3개 윈도우 방법을 이용한 Pr의 정량적 EF-TEM 이미지 매핑. 시편은 $SrTiO_3$ 기판 위에 $Pr_xCa_{1-x}MnO_3$ 다층막(x=1, 0, 0.25, 0.5, 0.75, 1.0) [VVanDVanT04]

두 계수를 가지고 배경을 외삽(extrapolation)하여 세 번째 윈도우(post-edge window)에서의 에지로부터 배경을 뺀다. 남아 있는 순수한 에지 신호로 얻은 이미지가 원소 매핑(elemental mapping) 이미지이다(그림 12-36). EF-TEM에서는 각 픽셀(pixel)의 강도가 직접적으로 특정 원소의 원자수와 관련이 있기 때문에 정량적인 매핑으로 전환될 수 있다.

5 | 스펙트럼 영상법(spectrum imaging)

스펙트럼 영상법(spectrum imaging, SI)은 관찰 이미지 영역의 모든 위치에 대하여 스펙트럼 정보를 얻는 것이다. 다시 말하면 EELS 스펙트럼으로부터 얻을 수 있는 밴드 갭, 플라스몬 에너지, 원소 이미지 등의 정보들을 이미지 내의 위치를 함수로 하여 분석 가능하여 그에 해당하는 이미지 매핑이 가능하다. 스펙트럼 영상법의 데이터는 2차원의 이미지가 에너지 손실 차원을 축으로 적층되어 있는 3차원의 데이터 큐브(data cube)로 표현될 수 있다(그림 12-37). 스펙트럼 영상법(SI) 데이터는 두 가지 방식으로 얻을 수 있으며, STEM으로 이미지를 얻으면서 각 픽셀에서 EELS 스펙트럼을 얻는 방법(STEM SI)과 EF-TEM으로 각각의 에너지에서 일련의 이미지를 얻은 방법(EF-TEM SI)이 있다.

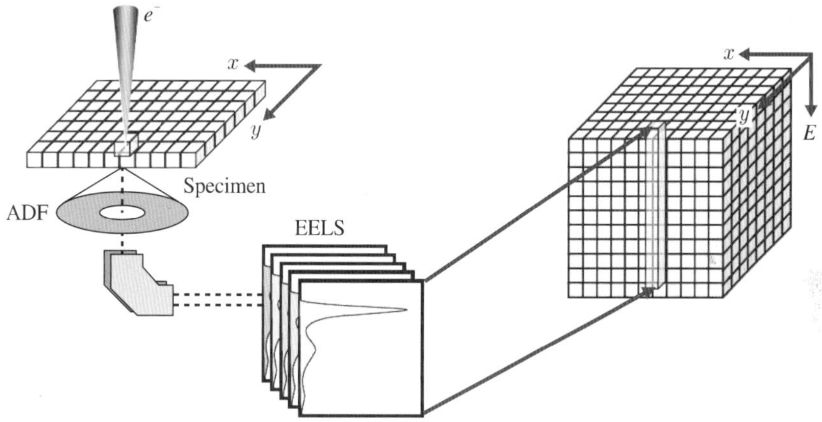

(a) STEM-SI

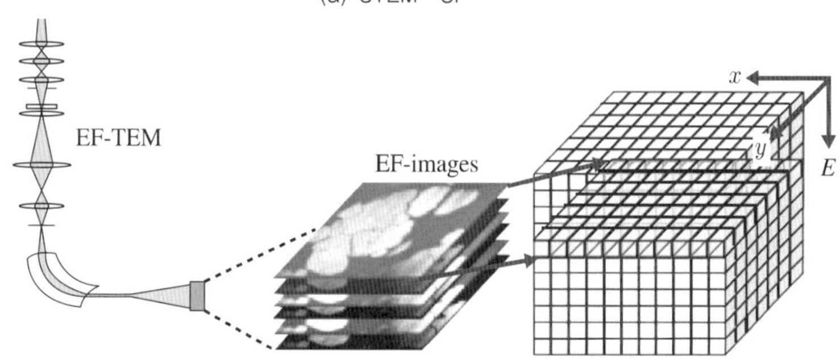

(b) EF-TEM SI [MYT09]

그림 12-37 • 스펙트럼 영상법(spectrum imaging)으로 데이터를 얻는 두 가지 방법

이와 같은 방법으로 얻어진 2가지의 데이터 큐브(data cube)는 이미지 각 포인트에서 EELS 스펙트럼을 보여 준다. 따라서 원래는 EELS 스펙트럼에 적용되었던 많은 데이터 분석 기술들을 SI 데이터에 적용할 수 있게 된다. EELS의 대표적인 데이터 분석 기술은 복수 산란 디컨볼루션(plural-scattering deconvolution), MLS 피팅(multiple least-squares fitting)에 의한 배경 제거, 중첩 에지(overlapped edges)의 분리, 시편 두께 결정, 원소 동정(identification) 등이다.

STEM SI와 EF-TEM SI 기술의 장단점을 비교해 보자(그림 12-38). STEM을 이용하여 각 픽셀에서 일반적인 EELS 스펙트럼을 연속적으로 얻는 방법인 STEM EELS SI는 우수한 에너지 분해능으로 보다 넓은 에너지 손실 범위(energy-loss range)의 스펙트럼을 얻을 수 있다. 그러므로 작은 영역에 대하여 넓은 에너지 범위의 스펙트럼을 얻을 수 있어 스펙트럼의 미세한 변화를 이용하여 많은 정보를 얻고자 할 때 우선적으로 사용된다. 반면 EF-TEM SI는 STEM SI에 비해서 더 넓은 영역을 우수한 공간 분해능으로 비교적 짧은 시간에 데이터 큐브(data cube)를 얻을 수 있다. 그러므로 비교적 넓은 영역에 대하여 에너지 분해능이 낮아도 스펙트럼의 변화를 보여 주는 플라스몬 피크나 이온화 에지 등을 매핑하고자 할 때 우선적으로 사용된다.

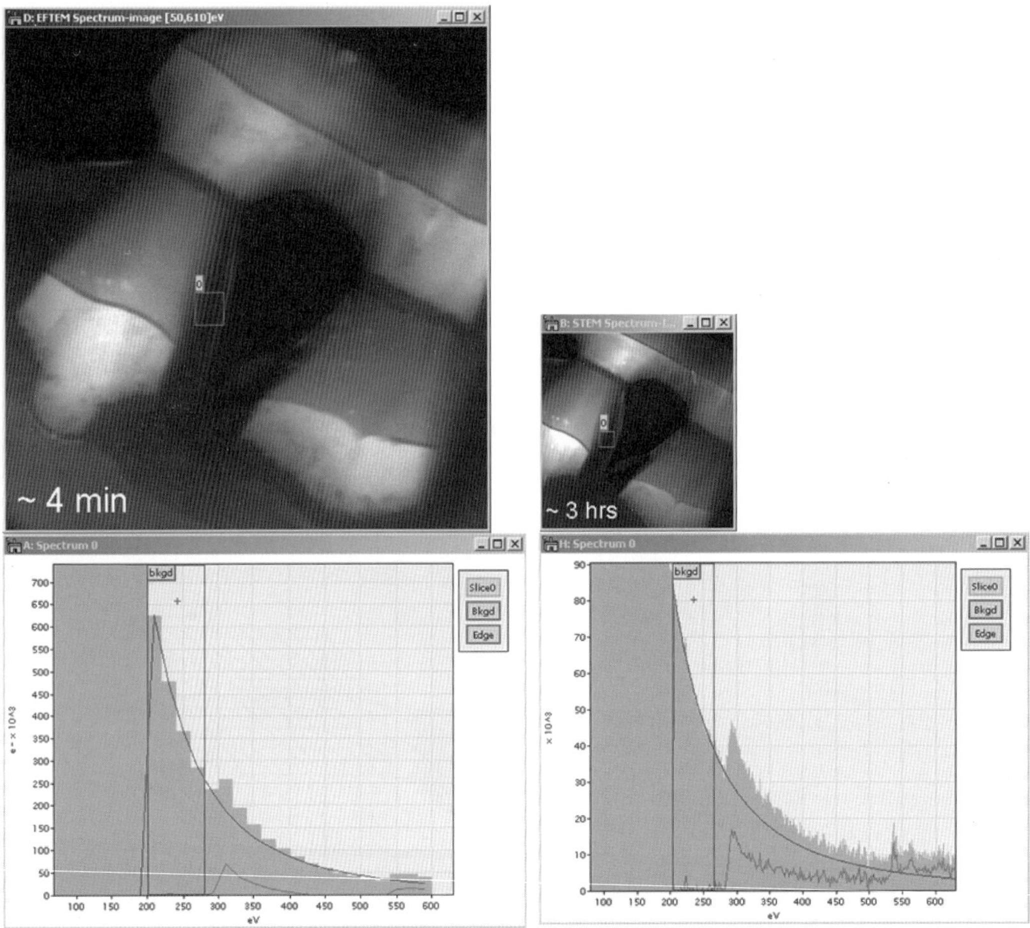

(a) EF-TEM SI　　　　(b) STEM-EELS SI

그림 12-38 ◦ EF-TEM SI와 STEM-EELS SI의 이미지와 스펙트럼 비교

스펙트럼 영상법으로 일단 데이터 큐브를 얻으면 많은 데이터를 이용하여 여러 가지 정량적인 점, 선, 면 분석 등 여러 가지 정보를 얻을 수 있지만 데이터 큐브를 얻는 데 많은 시간이 걸린다는 단점이 있다. 데이터 얻는 시간이 오래 걸리면 시편의 이동(spatial drift), 에너지 변화(energy drift), 전자빔 전류의 변화(current drift), 이미지 왜곡(image distortion) 등의 부작용들이 발생한다. 따라서 데이터 큐브를 얻을 때 혹은 얻은 후에 이러한 불안정성 인자들의 영향을 보정하는 것이 중요하다.

참고문헌

[Bat96] P.E. Batson, Atomic Resolution Electronic Structure in Silicon-Based Semiconductors, J. Electron. Microsc. 45, 51, 1996.

[Che97] J.G. Chen, NEXAFS investigations of transition metal oxides, nitrides, carbides, sulfides and other interstitial compounds, Surface Science Reports 30: 1-152, 1997.

[Ege09] R.F. Egerton, Electron energy-loss spectroscopy in the TEM, Rep. Prog. Phys. 72, 016502, 2009.

[Ege11] R.F. Egerton, Electron Energy-Loss Spectroscopy in the Electron Microscope, 3rd edition, Springer, 2011.

[EMW+10] R.F. Egerton, R. McLeod, F. Wang, M.Malac, Basic questions related to electron-induced sputtering in the TEM, Ultramicroscopy, 110:991-997, 2010.

[GBT+10] A. Gubbens, M. Barfels, C. Trevor, R. Twesten, P. Mooney, P. Thomas, N. Menon, B. Kraus, C. Mao, B. McGinn, The GIF Quantum,a next generation post-column imaging energy filter, Ultramicroscopy, 110: 962-970, 2010.

[GHW+00] W. Grogger, F. Hofer, P. Warbichler, and G. Kothleitner, Quantitative Energy-filtering Transmission Electron Microscopy in Materials Science, Microsc. Microanal. 6, 161-172, 2000.

[RM08] P. Rez and D.A. Muller, The Theory and Interpretation of Electron Energy Loss Near-Edge Fine Structure, Annu. Rev. Mater. Res., 38: 535-58 2008.

[HW91] J.A. Hunt, D.B. Williams, Electron energy-loss spectrum-imaging, Ultramicroscopy 38, 47,1991.

[KH03] G. Kothleitner, F. Hofer, Elemental occurrence maps: a starting point for quantitative EELS spectrum image processing, Ultramicroscopy, 96,491-508, 2003.

[KSB+01] V.J. Keast, A.J. Scott, R. Brydson, D.B. Williams, J. Bruley, Journal of Microscopy, Electron energy-loss near-edge structure-a tool for the investigation of electronic structure on the nanometre scale, vol.203, 135-175, 2001.

[LGF82] R.D.Leapman, L.A. Grunes and P.L. Fejes, Study of the L_{23} edges in the 3d transition metals and their oxides by electron-energy-loss spectroscopy with comparisons to theory, Physical Review B, 26: 614-635, 1982.

[LH91] R.D. Leapman and J.A. Hunt, Comparison of detection limits for EELS and EDXS, Microsc. Microanal. Microstruct. 2: 231-244, 1991.

[Kun08] M. Kundmann, Review of EELS and EFTEM Fundamentals, Gatan EELS Imaging and Analysis School, 2008.

[MSS98] D.A. Muller, D.J. Singh, J. Silcox, Physical Review B, Connections between the electron-energy-loss spectra, the local electronic structure, and the physical properties of a material: A study of nickel aluminum alloys, Vol 57, 8181-8202, 1998.

[MYT09] S. Muto, T. Yoshida and K. Tatsumi. Diagnostic Nano-Analysis of Materials Properties by Multivariate Curve Resolution Applied to Spectrum Images by S/TEM-EELS, Materials Transactions, Vol. 50(5): 964-969, 2009.

[PAF93] D.H. Pearson, C.C. Ahn and B. Fultz, White lines and d-electron occupancies for the 3d and 4d transition metals, Physical Review B, 47(14): 8471-8478, 1993.

[PHC+09] J.C. Park, S. Heo, J.G. Chung, H.K. Kim, H.I. Lee, K.H. Kim and G.S. Park, Bandgap measurement of thin dielectric films using monochromated STEM-EELS. Ultramicroscopy 109; 1183-1188, 2009.

[PY09] J.C. Park and M. Yang, Determination of complex dielectric functions at HfO2/Si interface by using STEM-VEELS. Micron 40, 365-369, 2009.

[Sig05] W. Sigle, Analytical transmission electron microscopy, Annu. Rev. Mater. Res. 35: 239-314, 2005.

[SKG06] B. Schaffer, G. Kothleitner, W. Grogger, EFTEM spectrum imaging at high-energy resolution, Ultramicroscopy 106;1129-1138, 2006.

[VFL+04] M. Varela1, S.D. Findlay, A.R. Lupini, H.M. Christen, A.Y. Borisevich, N. Dellby, O.L. Krivanek, P.D. Nellist, M.P. Oxley, L.J. Allen, and S.J. Pennycook, Spectroscopic imaging of single atoms within a bulk solid. Phys. Rev. Lett. 92: 095502, 2004.

[VVanDVanT04] J. Verbeeck, D. Van Dyck, G. Van Tendeloo, Energy-filtered transmission electron microscopy: an overview, Spectrochimica Acta Part B: Atomic Spectroscopy, Volume 59, 1529-1534, 2004.

[WC09] D.B. Williams and C.B. Carter, Transmission Electron Microscopy-A Textbook for Materials Science, Plenum Press, New York and London, 2009.

[WHHL06] P. Warbichler, F. Hofer, P. Hofer and E. Letofsky, On the application of energy-filtering TEM in materials science: III. Precipitates in steel. Micron 29; 63-72, 2006.

[WLL04] W. Windla, T. Lianga, S. Lopatinb, G. Duscherb, Modeling and characterization of atomically sharp "perfect" Ge/SiO_2 interfaces, Materials Science and Engineering B, 114-115:156-161, 2004.

Chapter 13

원자 탐침 단층 촬영 분석법(APT)

박찬경_포항공과대학교 신소재공학과

원자 탐침 단층 촬영 분석법(atom probe tomography, APT)은 시료 표면의 단원자에 대한 위치 및 농도를 결정하는 국소 분석 장치로, 크게 전계 이온 현미경(field ion microscope, FIM)과 비행시간형 질량 분석기(time of flight mass spectrometer)로 이루어져 있다. APT 분석은 Sub-nm의 공간 분해능과 수십 ppm 수준의 detection limit을 가지며, 이를 통하여 시편의 원자 분포를 3차원으로 재현하여 형상 및 조성 정보를 얻을 수 있다.

APT는 1951년 펜실베이니아 주립대의 Müller에 의해 발명된 FIM으로부터 시작하여 이후 지속적인 기술 개발 끝에 각광받는 최신 분석 기술로 발전해 왔다[Mül51]. 초기의 APT는 철강 재료를 포함하여 다양한 금속 재료에서 나노 단위의 미세 조직 해석에 많이 응용되었다. 특히 나노 영역에서 B, C, N, O 같은 경원소(light element)들의 정량 분석(quantitative analysis), 재료 내에 분산되어 있는 미세 석출물(micro-or nano-precipitates)의 정량적인 해석에 결정적인 역할을 하였으며, APT를 통해 중수소를 사용한 재료 내 수소의 분포를 분석한 사례도 보고된 바 있다[Tkk+10]. 최근에는 APT가 더욱 발전되어 femto-second 수준의 초단시간 laser를 도입하여 반도체 및 비전도성(non-conductive) 물질의 전계 증발이 가능해짐에 따라[Gvb+05, Gvv+06]. APT 분석법은 금속계 재료는 물론 세라믹 및 반도체 관련 연구 분야로 그 응용이 급속히 확대되었다[Gvv+06]. 특히, 기존의 분석법으로는 더 이상 공정을 따라 잡을 수 없는 한계에 부딪힌 반도체 분야에서, APT는 그 한계를 극복할 수 있는 유일한 분석 장비로 각광받고 있다.

현재까지도 레이저 성능 향상 및 질량 분해능(mass resolution) 향상 등 지속적으로 발전 중인 APT는 세계적으로 널리 보급되어 가고 있으며, 다양한 분야에서 그 성과를 보이고 있다. 국내에는 2007년도에 포항 나노기술집적센터에 최초로 설치되어 현재까지 운용 중에 있으며, 국내 유수의 기업에서도 이를 연구에 활용하고 있다.

본 해설에서는 우선 atom probe 분석의 기본이 되는 전계 이온화와 전계 증발의 기초 이론을 소개하고, 그것을 응용한 전계 이온 현미경(FIM)의 원리, 주요 장치 및 이미지 해석 방법을 소개한다. 다음으로 APT 장치 및 분석법을 소개하고, 나아가 최근에 보고되고 있는 여러 소재의 나노 조직 분석에 응용 사례를 살펴보고자 한다.

1 | 전계 이온 현미경(FIM)

1. FIM의 원리

50 nm 이하의 반지름을 가지는 침상 시편(needle type specimen)에 수 kV 이상의 전압을 걸면, 침의 끝에는 대단히 높은 전계(electric field)가 걸리게 되고 이와 같이 높은 전계가 걸린 시편 선단에서는 전계 전자 방사(field electron emission), 전계 이온화(field ionization), 전계 증발(field evaporation or desorption) 등의 물리적 현상이 일어나게 된다. FIM은 침상의 시편에 20 kV가량의 고전압을 인가하여 시편 표면의 결상 가스를 이온화시키고 이때 방출되는 결상 이온을 형광판에 충돌시켜 시편 표면의 원자 구조 정보를 얻는 장치이며, 이를 분석 기법으로 보다 진화시킨 것이 atom probe이다.

FIM의 분석 시에 시편 끝단(tip, apex)의 곡률반지름(radius of curvature)이 r인 침상 시편에 전압 V를 가했을 때 시편 표면에 형성되는 전계 강도(field strength) F는 다음과 같이 표현된다.

$$F = \frac{V}{\beta r}(\mathrm{V/m}) \tag{13.1}$$

β는 시편의 형상에 따른 상수로 2~5 정도의 값을 가진다.

FIM은 고전계 하의 결상 가스의 전계 이온화 현상을 이용하기 때문에, 초고진공 중에 He, Ne, H_2 등의 결상 가스를 10^{-3} Pa 정도로 도입할 필요가 있다. 양의 높은 전계가 걸렸을 때의 시편 표면의 potential 변화는 그림 13-1과 같으며, 이때 시편으로부터 거리 x에 있는 터널링(tunneling) 전자의 포텐셜 장벽(potential barrier) $V(x)$는

$$V(x) = \phi - \frac{\varepsilon^2}{16\pi\varepsilon_n x}\frac{1}{x} + eFx + \frac{e^2}{4\pi\varepsilon_n|x_i - x|} + \frac{e^2}{4\pi\varepsilon_n(x_i - x)} \tag{13.2}$$

로 기술된다. 여기서 x_i는 흡착(absorption)된 양이온 중심으로부터 시편까지의 거리이며, 둘째 항은 전자의 image potential, 넷째 항은 시편의 포텐셜 우물(potential well)에 해당하며, 마지막 항은 금속 내의 image ion에 의한 척력에 해당한다. 이제 60K 이하로 냉각된 시편에 의해 운동 에너지를 잃어버린 결상 가스가 금속 표면에서 x_c 만큼의 거리에 도달할 때, 그 결상 가스 입자는 터널링(tunneling)에 의해 전자를 시편에 잃어버리며 양이온이 된다. 이때 결상 가스의 전계 이온화에 요구되는 전계는 He의 경우 4.4×10^{10} V/m, Ne은 3.7×10^{10} V/m, H_2의 경우는 2.3×10^{10} V/m 정도이기 때문에, 이온화를 실현하기 위한 시편의 곡률반지름은 식 (13.1)에 의해 50 nm가 되어야 한다[Mül56]. 그림 13-2는 FIM 시편의 표면에서 일어나는 전계 이온화(field evaporation) 현상의 다단계 생성 과정을 보여 주고 있다. 시편에 높은 양의 전압이 걸리면, 결상 가스 원자는 분극화(polarized)되어, 시편 표면에 강하게 끌리며(attracted), 높은 전계에 있는 시편에 충돌(collision)한다. 즉 분극화된 가스 원자가 높은 운동 에너지로 금속 표면에 끌어당겨져 충돌하면, 시편이 냉각되어 있기 때문에 가스 원자도 열적응(thermal accommodation)을 거쳐 운동 에너지를 잃어 가면서 반발적으로 튀어나갔다가 다시 시편에 끌려 충돌하는 hopping motion을 되풀이한다. 그리하여 서서히 에너지를 잃어버리며, 결국에는 전계가 국부적으로 높은 terrace형 원자면의 ledge부에 있는 돌출 원자들에 전계 흡착(field absorption)한다. 즉 결상 가스 원자가 그림 13-1의

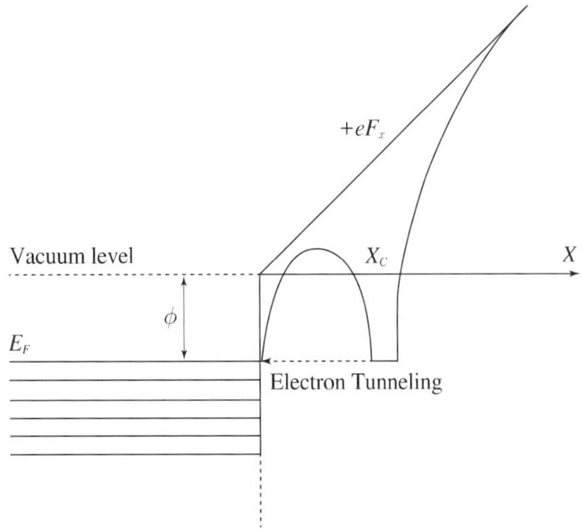

그림 13-1 • Potential energy diagram for field ionization by electron tunneling, observed at the metal surface-vacuum boundary.

표면 근처의 x_c의 위치에 왔을 때, 터널링(tunneling)에 의해 시편에 전자를 잃어버리고 양이온이 된다. 이들 이온은 시편과 접지되어 있는 스크린(screen)의 높은 음의 전계에 의해 가속되고, 형광 스크린(fluorecent screen)에 충돌하여 밝은 휘점(bright spot)을 형성한다.

시편 표면의 전계 분포는 일반적으로 균일하지 않다. 그림 13-2에 노란색의 ledge나 kink 위치에 있는 돌출 원자 부분에서 국부적으로 전계가 높고, 따라서 가스 원자의 전계 이온화 확률도 높아진다. 이 때 매초당 $10^3 \sim 10^4$개의 결상 가스 원자가 이온화되는 것에 의해 형광 screen에 하나의 휘점이 형성된다고 여겨진다. 그 결과로 반구상의 시편 선단에서 terrace형 원자면의 ledge형 돌출 원자들이 형광판에 투영되는 위치에 밝은 점들로 구성되는 FIM image가 형성되는 것이다.

FIM에서는 결상 가스의 전계 이온화를 이용하기 때문에, 이미지를 얻기 위해서는 이온화 전계 이상의 높은 전계를 시편 표면에 가하지 않으면 안 되고, 이와 같은 높은 전계 하에서는 시편을 구성하는 원자 자체가 이온화되는 전계 증발이 일어난다. 이 때문에 결상 가스의 전계 이온화 강도(field strength for ionization)가 시편의 전계 증발 강도(field strength for evaporation)보다 낮은 것이 좋은 FIM 상을 얻기 위한 필수 조건이 된다. 일반적으로 고융점 금속의 전계 증발 강도는 높다. 저융점 금속의 경우는, 전계 증발 강도가 He 가스의 전계 이온화 강도보다 낮기 때문에, He 가스로는 image 관찰이 되지 않는다. 이와 같은 경우, 전계 이온화 강도가 낮은 결상 가스를 다시 골라야 하지만 전계 증발은 열활성(thermally active)이기 때문에, 시편을 극저온(cryogenic temperature)으로 냉각하면 전계 증발 강도가 높아져 He 가스로도 FIM image 관찰이 가능하게 된다. 따라서 FIM 분석은 일반적으로 10^{-5} Pa 이상의 진공(APT의 경우 10^{-10} Pa) 및 60K 이하의 저온으로 유지되고 있는 분석 챔버 내에서 이루어지게 된다.

FIM 상의 시야각(field of view, FOV)은 약 100°이며, ±40° 이내에서는 FIM 상에서 이미지 왜곡은 거의 발생하지 않고, 결정의 표준 투영도(standard stereographic projection)와 대체로 잘 일치한다고 알려져 있다. 이때 FIM 상의 배율 M은

$$M = \frac{d}{\varepsilon r} \tag{13.3}$$

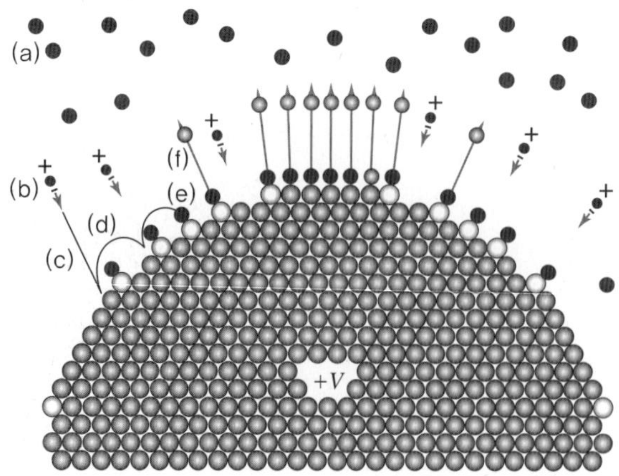

그림 13-2 ◦ Field ion image formation. When image gas atoms (a) approach the surface of the positively biased specimen, they become polarized (b) These atoms are then attracted (c) to the specimen where they make a series of collisions (d) before they become thermally accommodated (e) to the cryogenic temperature of the specimen. When the atoms are ionized, they are radially repelled form the specimen (f) towards the imaging screen [Mur86].

으로 주어진다. 여기서 d는 시편과 스크린(screen) 사이의 거리, ε는 투영 중심의 위치 별로 상의 확대 정도를 보정하는 압축지수(compression factor)이며, r은 시편 선단의 곡률반지름이다. 전형적 FIM 시편의 곡률반지름은 50 nm 정도이며, 시편과 형광판의 거리가 5 cm라면, 상의 배율은 대개 10^6 배 정도가 된다.

2. FIM 이미지 해석

그림 13-3 (a)는 He가스로 얻은 bcc 구조의 텅스텐 단결정의 FIM 이미지, (b)는 결상 가스 원자가 반구형 시편의 terrace edge에 돌출한 원자들 위치에서 전계 이온화되어 밝은 점의 이미지를 형성한다는 시뮬레이션 결과이며, (c)와 (d)에서는 관찰되는 FIM 상은 bcc 결정의 특정한 정대축(crystal zone axis)으로 관찰되는 투영도(stereographic projectio)와 거의 같다는 사실을 보여 주고 있다. 그림 13-3 (a)에 보이는 FIM 이미지는 저지수면(low index planes)에서는 여러 개의 동심원(concentric rings) pattern을, 고지수면(high index plane)에서는 개개의 원자가 분해되어 있는 양상을 보여 준다. 이들 동심원들은 여러 facet면으로 구성되는 결정질 재료의 특성에 기인하며, 그 중심은 이들 facet면에 수직하는 극점(pole)에 해당한다. 그림 13-2에서 보는 바와 같이 같은 ball model 원자로 구성되는 반구형 시편 선단에서 terrace 원자면과 반구형 시편의 교차선을 평판 screen에 투영한 것이 동심원 형태의 FIM 이미지에 해당한다. 따라서 저지수면의 ledge형 원자열은 FIM 이미지상에서 원자 step(또는 원자 면간 거리)의 특성을 나타내는 여러 개의 동심원을 보여 준다. 이 동심원을 이루는 개개의 밝은 점들의 강도(intensity)는 결상 가스 원자의 전계 이온화 속도(rate)에 비례하기 때문에, 어떤 결정면의 중심에서 가장자리로 갈수록 spot의 상대적 밝기는 증가한다.

이와 같이 FIM image는 반구형 결정 선단의 terrace형 원자면의 가장자리에 있는 돌출 원자들이 평면 스크린에 투영된 것이기 때문에, 그림 13-3 (c)에서 보는 바와 같이 FIM 이미지는 각 원자면의 투영도

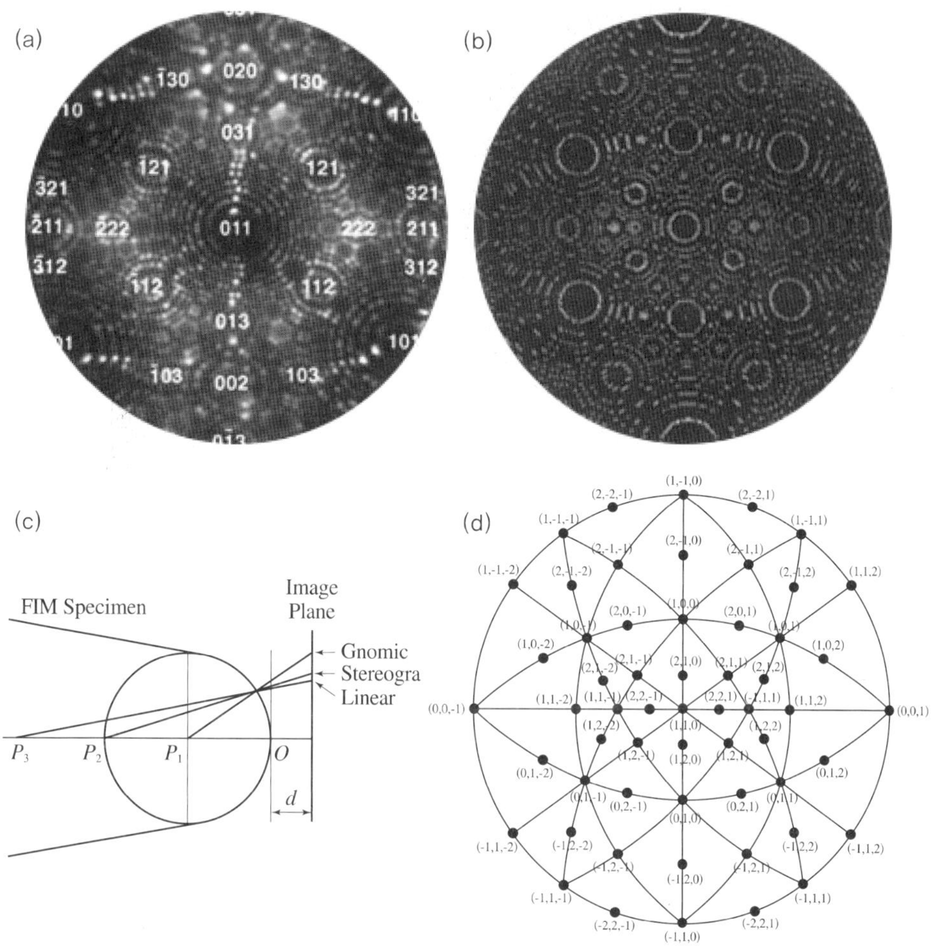

그림 13-3 • (a) An indexed FIM image of a BCC tungsten (b) ball model simulation of FIM image of the apex region of BCC crystal with an (011) pole, exhibiting the concentric rings formed by the atomic terraces (c) model of the stereographic projection from the FIM specimen, and (d) (011) standard stereographic projection[Mur86].

(stereographic projection)와 거의 같은 대칭성과 방향 관계를 보여 준다. 실제로 Miller 지수를 붙인 그림 13-3 (a)의 FIM 이미지는 그림 13-3 (d)의 [011] 투영도와 잘 일치하고 있다.

2 | 1차원 atom probe(1D; AP)

FIM에서는 시편 표면에서 전계 이온화(field ionization)된 결상 가스 이온을 이용하여 투영 원자상을 관찰하나, atom probe 실험에서는 앞에서 이미 언급한 전계 증발(field evaporation)이라 불리는 시편 원자 자체의 이온화를 이용한다. FIM에 질량 분석기(mass spectrometer)를 달아 개개 원자를 결정하는 prototype atom probe는 1967년 Műller 교수 등이[Mul 68] 처음으로 개발하였다.

1990년대 후반까지 사용되었던 atom probe의 대부분은 현재 '1차원 atom probe'로 불리는 장치로, 침상(needle shaped)의 시편 표면에서 전계 증발에 의해 이온화된 원자들 중 가운데의 probe hole이라고 불리는 분석용 조리개(aperture)를 빠져나가는 원자만을 선택적으로 검출하여 국소 영역의 질량 분석을 수행하였다. 시편은 그 끝의 곡률반지름이 50 nm 이하인 아주 뾰쪽한 침이다. 이 때문에 침의 표면에서 전계 증발하는 이온들은 방사상(radial direction)으로 음극 스크린(anode screen) 쪽으로 비행한다. 앞에서 언급하였듯이, FIM 이미지의 확대 배율은 약 10^6, 즉 100만 배에 가깝기 때문에 2 mm 크기의 probe hole은 시편 표면에서의 지름 2 nm에 해당된다. 즉 1차원 atom probe에서는 조리개를 빠져나가는 시편 표면부 2nm 정도의 영역으로부터의 이온들의 비행 시간을 측정함으로써 이온들의 질량/전하 비(mass-to-charge ratio)를 구할 수 있다. 즉, 전계 증발하기 전의 이온의 위치 에너지(potential energy)와 전계 증발한 후 비행하는 이온의 운동 에너지(kinetic energy)가 같다고 가정하면, 다음과 같은 에너지 관계식을 얻을 수 있다.

$$ne(\alpha V_{dc} + \beta V_p) = \frac{1}{2} m V^2 \tag{13.4}$$

여기서 n은 시편의 전계 이온화 과정에 관여하는 전자수, e는 전자의 전하이다. 시편에 거는 양의 고전압을 V_{dc}, 전계 증발을 동기하기 위한 펄스의 최대 전압을 V_p라 하면 $(V_{dc} + V_p)$는 원자가 이온화될 때 초기 위치 에너지 및 최종 운동 에너지에 해당한다. 여기서 α, β는 각각 전계 증발에 필요한 정전압과 펄스 전압의 효율을 나타내는 매개 변수(parameter)들이다. 시편 선단에서 검출기까지 이온의 비행 거리 L과 비행시간 t를 고려하면 위 식은

$$\frac{m}{n} = 2e(\alpha V_{dc} + \beta V_p)\left(\frac{t}{l}\right)^2 \tag{13.5}$$

이 되고, 비행시간 t를 측정함으로써 이온의 질량/전하 비, m/n을 결정·비교함으로써 검출기에 부딪힌 이온의 종류를 결정할 수 있다.

3 | 3차원 atom probe(3D-AP; APT)

1. 3D-AP

1988년에 Oxford 대학의 Cerezo 등은[Cer88] atom probe에 위치 민감형 검출기(position-sensitive detector)를 도입하여 개개 이온의 질량 정보와 2차원 위치 정보를 동시에 결정하는 위치 민감형 atom probe(position-sensitive atom probe: POSAP)를 개발하였다. 이 장치에 의해서 표면에 존재하는 합금의 모든 구성 원소를 원자 수준으로 2차원 mapping하는 것이 가능하게 되었다. 원자는 항상 시편 표면에서만 이온화되기 때문에, 연속적으로 원자를 채집함으로써 이 2차원 mapping을 시편의 길이 방향으로 축적(accumulation)해 갈 수가 있다. 즉 모든 검출 이온의 시간별 질량과 좌표를 컴퓨터(computer)에 축적하여 graphic workstation으로 3차원적으로 표시하면 합금 중의 원자 분포를 3차원 실공간에서 원자 수준의 분해능(resolving power)으로 재현할 수가 있게 되었다. 이 기법은 종래의 1차원 atom probe법으로는 분석 영역이 probe hole에 해당하는 극히 미세한 영역(~2 nm)에 한정된다는 단점을 극복할 수 있을 뿐 아니라, 개개 원자의 위치를 나노미터 이하 수준의 분해능으로 표시할 수 있는 새롭고 독특한 기법

으로, 원소 분포를 3차원적으로 재현하는 것이 가능하기 때문에 atom probe tomography(APT) 또는 3차원 atom probe(3DAP)라 불리고 있다.

APT는 조리개를 쓰지 않으면서 개개 원자의 위치와 질량을 동시에 검출하는 장치이다. 즉 시편 표면에서 전계 증발한 양이온들이 시편 표면에서 검출기로 비행할 때, 1차원 atom probe와 마찬가지로 비행시간을 측정하여 질량/전하 비를 결정하지만, 그와 동시에 위치 민감형 검출기(position-sensitive proportional counter; PSPC)에 의해 이온의 위치 좌표(position coordinates)도 구하는 장치이다. 그림 13-4는 3차원 atom probe의 비행시간형 질량 분석 검출의 원리를 보여 주는 모식도이다. 극저온으로 냉각된 침상 시편의 선단(apex) 근방에는 원형의 대항 전극(counter electrode)이 존재하고, 따른 쪽에는 단원자 검출용 위치 민감형 검출기가 위치한다. 이 검출기로 active size에 비례하는 분석 부피(analyzed volume) 내의 모든 원자들의 2차원 공간좌표(spatial coordinates)와 질량/전하 비 정보를 얻는다. 시편 내의 이온의 좌표(X_i, Y_i)는 검출기 위의 충돌좌표(X_d, Y_d)와 다음의 관계를 보인다.

$$X_i = \frac{X_d}{M}, \; Y_i = \frac{Y_d}{M} \tag{13.6}$$

여기서 M은 배율이다. 원자의 이온화에 의한 전계 증발은 시편의 가장 바깥 표면부터 일어나기 때문에, 수십~수백 ps의 시간 간격으로 연속적으로 이온의 2차원 좌표를 수집하고, 이 비행시간 정보로부터 원소를 결정하고, 나아가 집적된 개수에 대응하는 z 방향 좌표를 줌으로써 3차원 좌표로 확장할 수 있다. 어떤 분석 부피(analyzed volume) 내 정보를 3차원으로 재구성(reconstruction)하여 color code된 3차원 원자 분포지도(3D-atom map)로 나타낼 수 있다.

APT에서 얻을 수 있는 전형적 분석 부피(analyzed volume)는 10×10 nm^2 내지 60×60 nm^{2}의 면적에 100~250 nm 정도의 깊이를 지닌 부피로서, 깊이 방향은 가하는 전압에 의존하여 그 크기는 전압에 비례하며 증가하고 대개 10^5~10^6의 원자들을 포함한다. 시편의 저지수면에서는 terrace형 원자면 ledge에서 비교적 규칙적으로 전계 증발이 일어나기 때문에, 3차원 원자 분포지도는 ~0.2 nm 분해능으로 z 방향의 원자면 정보를 분해할 수 있다.

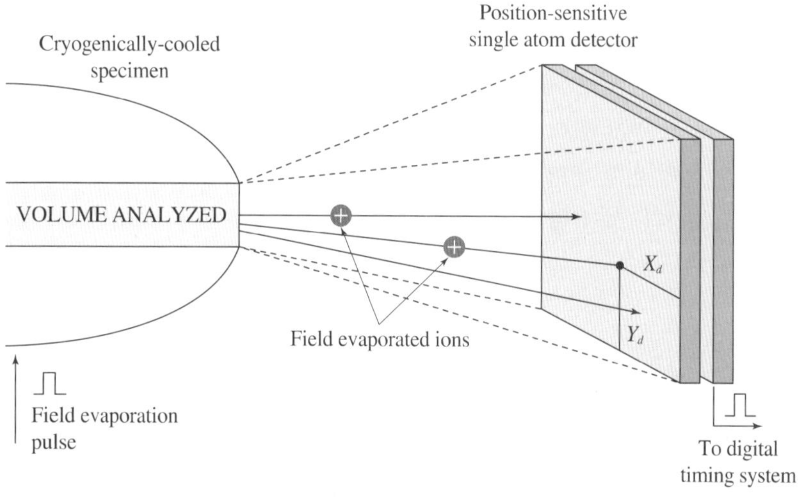

그림 13-4 • Schematic diagram of the time-of-flight mass spectrometer used in a three-dimensional atom probe.

2. Energy compensated atom probe tomography

3차원 atom probe에 부착되는 위치 민감형 검출기는 여러 형태로 개발되어 왔다. 즉 MCP의 뒷면의 전하(charge)를 여러 개의 wedge & strip 형태의 양극(anode)을 써서 측정하는 방법(Position-sensitive atom probe형[Cer88]), 고속화된 CCD 카메라로 MCP의 형광판에 비친 밝은 점의 좌표를 취하는 방법(optical atom probe형[Mil91]), 나아가 고속화된 펄스(pulse)에 대응되는 검출기로서 서로 수직한 지연선(delay lines)을 쓴 방식(Tomographic atom probe형[Bdb+93, Drd+98])으로 실용화되어 왔다. MCP 뒤쪽의 위치 검출 방식은 atom probe 분석법을 이해하는 데 본질적 문제가 되지 않기 때문에 자세한 것은 생략하지만, 검출기의 변천에 대해서는 Miller의 text에[Mill00] 자세히 기술되고 있다.

위치 민감형 검출기의 중요한 특성은 첫째, '이온이 동시에 2개의 장소에 도달해도 각각 다른 원자 위치로 결정할 수가 있는가' 하는 문제이다. 초기의 3차원 atom probe에서는 2개 이상의 이온이 동시에 검출기에 도달하면 위치 정보를 얻을 수가 없었다[Cer88]. 그러나 최근의 위치 민감형 검출기에서는 동시에 도달하는 이온의 위치도 잘 결정할 수 있도록 개선되었다[Bdb+93]. 둘째, '검출기의 원자 획득 속도(acquisition rate)'를 높여야 한다. 이를 통해 분석 부피 내 원자 수를 10^7개 정도까지 증가시킬 수 있고, 검출 시간도 15분 이내로 줄일 수 있다. 셋째로 중요한 특성은, 질량 분해능(mass resolution)을 높여야 하며, 아울러 매트릭스 효과(matrix effect)를 잘 걸러서 질량 분석의 신뢰성을 높여야 한다는 것이다[Bdb+93].

3차원 atom probe가 처음 개발될 당시에는 비행시간 측정에 에너지 보상기(energy compensator)를 도입하지 않았다. 그 이유는 넓은 분석 영역에서 전계 증발하는 이온에 에너지 보상을 실시하면 '위치 정보가 정확히 유지되지 않을 수 있다'는 위험성이 제기되었었기 때문이다. 그러나 Cerezo 등은 리플렉트론(reflectron)을 사용하여 이온의 에너지 보상을 수행하여도, 위치 정보의 실용적 장애를 일으킬 정도의 오차는 발생하지 않는다는 것을 실험적으로 보이고, 이어 에너지 보상형 3차원 atom probe를 개발하였다[Cer88].

원자를 전계 증발시키기 위해 시편에 고전압을 가할 경우 이 에너지가 시편 표면의 원자에 모두 같은 양으로 전달되지는 않는다. 따라서 같은 전계 펄스에 증발된 같은 종류의 이온 간에도 수 % 이내의 에너지 결손이 발생하여 정확한 질량/전하 비율을 결정할 수 없게 된다. 이는 질량 분해능의 저하로 이어지며, Si와 N, Fe와 Mn과 같은 유사한 질량/전하 비율을 가지는 원소를 구분해 낼 수 없게 된다. 따라서 높은 질량 분해능을 얻기 위해서는 에너지 보상기를 도입하여 에너지 결손을 보상해 주어야 한다. 에너지 보상기는 이온의 비행 방향에 정전 반사판 역할을 수행하는 전극을 부착하여 비행하는 이온을 반사하는 방식을 이용한다. 정전 반사판에는 이온이 가지는 최고 에너지보다 수 % 높은 전압을 인가하여, 높은 에너지를 가지는 이온은 깊은 위치에서, 낮은 에너지를 가지는 이온은 얕은 위치에서 반사가 일어나도록 한다. 그 결과 높은 에너지의 이온보다 낮은 에너지의 이온이 비행 거리가 짧아지게 되어 최종적으로 같은 비행시간을 가지게 되어 질량 분해능의 향상을 가져온다.

3. Laser assisted atom probe tomography

높은 전도성을 가진 금속 시료는 전계 증발을 이용한 APT법으로도 충분히 분석이 가능하다. 반면 낮은 전도성과 금속에 비해 높은 전계 증발 강도를 가지는 반도체 및 절연체 등을 금속 재료와 같이 높은 고전압 하의 전계 펄스(voltage pulse)를 이용해 분석을 실시하면, 시편에 전계 강도의 제곱(F^2)에 비례하는 전계 응력이 발생하여 시편의 파단 가능성이 커진다. 이러한 문제는 비저항이 큰 산화물(oxide), 반도체 재료 또는 다층 박막과 같은 재료의 분석에서 빈번히 발생하는데, 특히 다층 구조 계면의 접합 강도가 좋지 않기 때문에 앞서 말한 문제들이 많이 발생하게 되는 것으로 보고된다. 이러한 문제들을 해결하기 위해 Kellogg 및 Tsong[Kel80]은 레이저 펄스(laser pulse)를 전계 펄스를 대체할 새로운 에너지 펄스원으로 사용하여 1980년 Pulsed Laser Atom Probe(PLAP)를 학계에 처음 보고하였다[Kel80]. PLAP는 강전계로 인한 시편의 전계 응력을 최소화할 수 있는 것으로 알려져 있다. 초기 레이저 광원의 불안정성 및 레이저 펄스를 이용한 이온화의 조절이 어려운 점 등이 문제로 제기되었으나 꾸준한 발전을 통해 현재 Cameca사의 LA-WATAP(Laser Assisted Wide Angle Tomographic Atom Probe) 및 Imago사의 LEAP(Local Electrode Atom Probe)의 기본적인 구성 요소로 자리잡게 되었다(그림 13-5 (a), (b)).

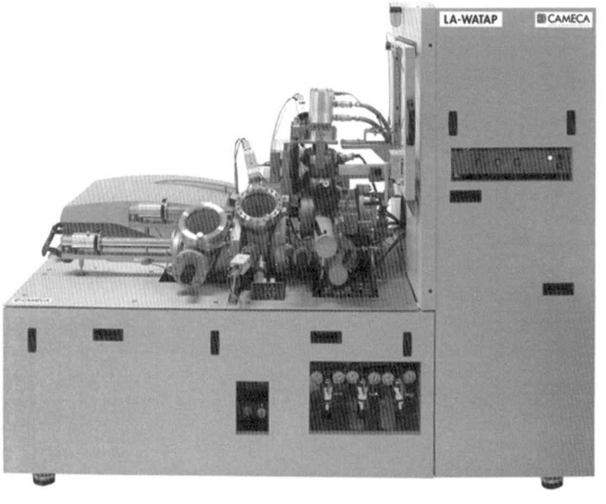

(a)

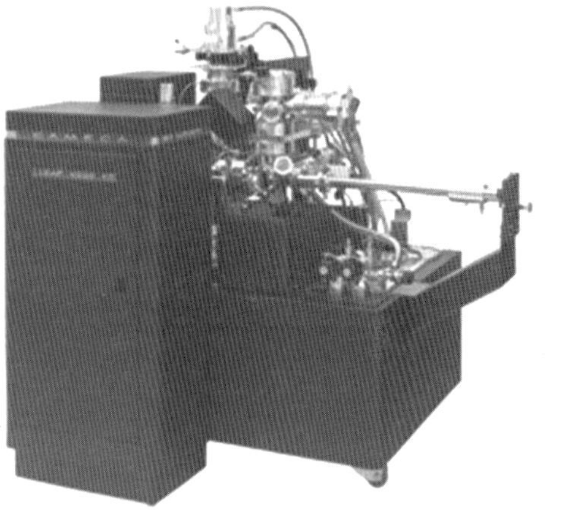

(b)

그림 13-5 • (a) Laser-assisted wide angle tomography(LAWATAP)
(b) Local electrode atom pobe(LEAP 4,000X)

2006년에 개발된 femto-second 레이저 펄스가 APT에 도입됨에 따라 전계 응력의 감소를 유도하여 침상 시편의 파열(rupture) 가능성을 줄여 비전도성(non-conductive) 물질의 분석도 가능하게 되었으며, 검출 데이터의 질량 분해능이 크게 증가하고, 배경의 노이즈 레벨(noise level)도 크게 감소시킬 수 있게 되었다. 뿐만 아니라 분석 속도 향상 및 신뢰도 향상에 비약적인 발전을 가져와 금속계 재료는 물론 세라믹(ceramics) 및 반도체(semiconductors) 관련 연구 분야로 그 응용이 급속히 확대되었다[Gvv+06].

시편 위에 조사되는 레이저 펄스는 표면 원자의 에너지를 순간적으로 높여 원자의 증발을 돕는다. 순수 전계 증발과 레이저를 이용한 전계 증발의 상관관계가 그림 13-6에 나타나 있다. 레이저를 사용

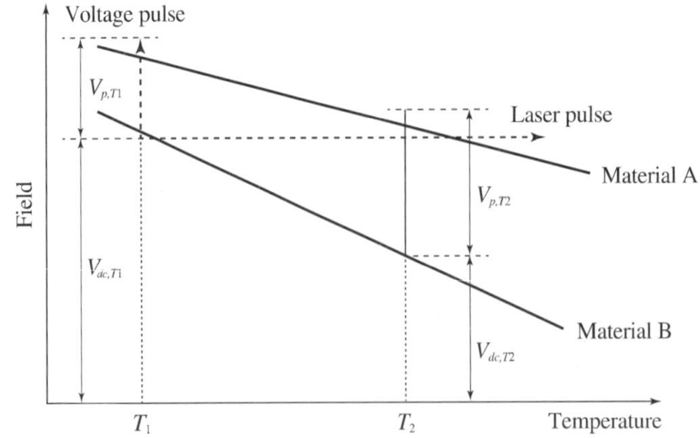

그림 13-6 • Effect of voltage and laser pulse on the different materials depending on electric field and temperature. As specimen temperature decrease, standing voltage increases and voltage pulse fraction decreases. Using Laser pulse can evaporate without additional voltage pulse causing stress on the specimen.

한 이온화는 기존의 전계 펄스를 사용한 이온 증발법에 비해 많은 장점을 가지고 있으며, 특히 장파장보다는 UV 영역의 단파장 레이저를 사용하는 것이 더 높은 분해능을 얻을 수 있는 것으로 알려져 있다.

그림 13-7은 레이저의 파장에 따른 질량 분해능의 변화를 보여 주고 있다. 파장이 짧아질수록 mass spectrum이 뚜렷해져 질량 분해능(FWHM, $M/\Delta M$)이 좋다는 것을 보여 준다. 그러나 레이저 펄스의 사용으로 인한 표면 원자의 진동은 공간 분해능의 저하를 가져온다. 따라서 PLAP 분석 시 일반적으로 시편에 걸린 정접압, V_{dc}에 대한 펄스의 최대 전압 V_p의 비(V_p/V_{dc}; pulse fraction)가 20% 이상이 되면 분석상 오류를 가져오기 때문에 그 이하로 유지해야 한다. 이는 에너지를 받은 원자가 증발 전 표면에서 이동하는 현상으로 인해 야기된다[Bol+07].

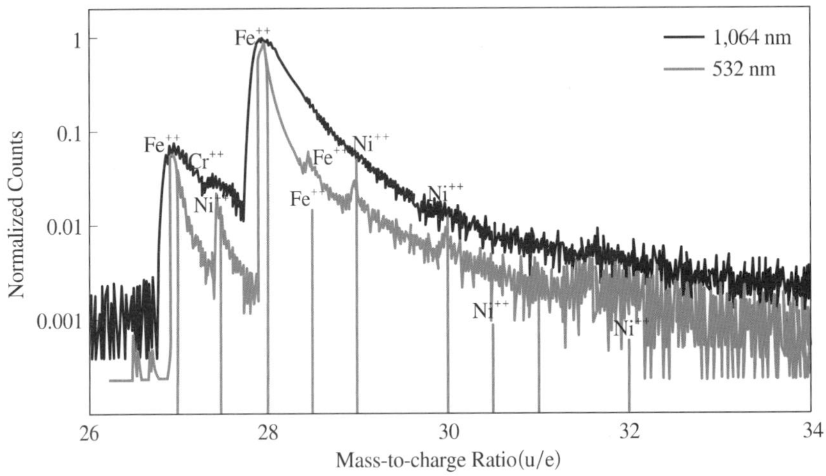

그림 13-7 • Mass resolving power in mass spectrums strongly dependent on the laser wavelengths with femtosecond pulses. [Bol+07]

4 | APT 시편 제작법

APT 분석을 하기 위해서는, 분석하고자 하는 영역을 뾰족한 선단부에 잘 포함하는 침상 시편을 제작하는 것이 매우 중요하다. APT 시편으로 제작하는 데 가장 적합한 시료의 형상은 끝단의 곡률반지름이 50 nm 이하인 그림 13-9 (i)와 같은 형상을 가져야 한다.

금속 시료의 경우 전해 연마(electro-polishing)법을 사용하면 비교적 간단히 제작이 가능하다. 전해 연마를 위한 가장 이상적인 금속 시료의 형태는 0.2 mm 정도의 지름을 가지는 와이어이지만, 벌크 시료의 경우 1×1 mm^2 이하의 단면을 가지는 직육면체로 가공한 후 전해 연마법에 의해 침상 시편으로 마무리한다. 이 경우 중요한 것은 각기둥의 단면이 정확하게 정사각형이 되어야 하는 것이고, 단면이 직사각형이 되면 전해 연마 후에 편평(elliptic)한 침상 시편으로 마무리되고 만다. 많은 금속 재료에서는 이와 같이 단순한 전해 연마법으로 충분히 뾰족한 침상 시편을 만들어낼 수 있다. 또, 보다 효율적으로 뾰족한 시편으로 전해 연마하기 위해 많이 쓰이는 방법은 그림 13-8 (b)에 보이는 micro 전해 연마(micro-electropolishing)라 불리는 기법이다[Mel91]. 백금선(platinum wire)으로 지름 3 mm 정도의 고리 전극(loop electrode)을 제작하고, 그 안에 표면 장력(surface tension)으로 전해액(electrolyte)을 담아 유지시킨다. 예비 연마된 침을 이 고리 안에 넣어 광학 현미경으로 관찰하면서 마무리 연마를 한다. 이때 연마되는 것은 전해액에 잠겨 있는 0.5 mm 정도의 영역만이기 때문에, 시편 stage를 좌우로 이동시켜 임의의 영역을 선택하여 연마할 수 있다. 전해 연마로 얻은 침상 시편을 200배 정도의 광학 현미경으로 관찰할 때, 그 끝을 거의 볼 수 없을 정도로 뾰족하게 마무리 된 침의 선단은 대개 곡률반지름이 약 50 nm 정도이다.

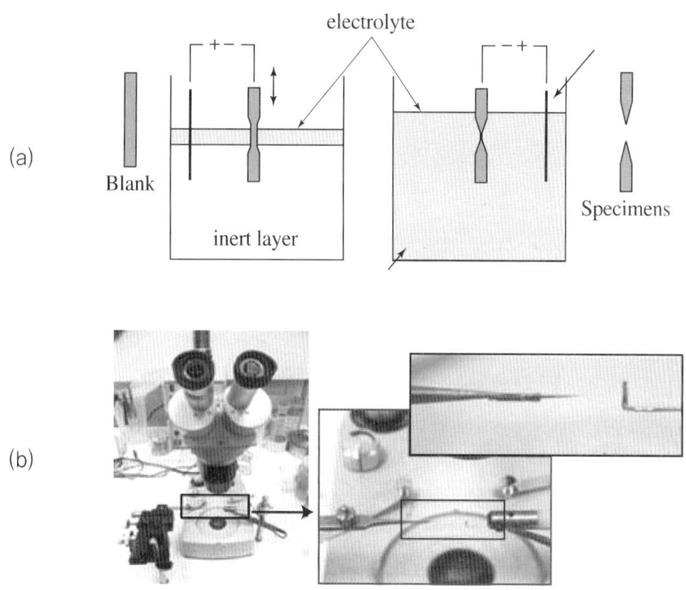

그림 13-8 • Typical APT sample preparation method by electro polishing. (a) typical apparatus, and (b) micro-electropolishing method.

일반적으로 금속 재료는 전해 연마법으로 비교적 간단하게 APT 시편으로 제작할 수가 있다. 그러나 금속 재료의 결정립계(grain boundary)나 이상 계면(different phase boundary)을 관찰하거나 여러 종류의 박막(thin film)이나 반도체, 전도체 물질 등 전해 연마가 불가능한 시료일 경우는, 전해 연마법 이외의 다른 방법에 의한 시편 제작이 요구된다. 또한 기계적 milling이나 기계적 합금 분말(mechanical alloying) 등으로 제작한 분말(powder) 소재의 시편 제작이나 자성 박막(magnetic thin film), 다층 박막(multi-layer thin film) 등의 이종 소재에 대한 APT 분석 요구도 증대되고 있다. 주로 이와 같은 소재에 적용되는 시편 제작법이 집속 이온빔(focussed ion beam; FIB)을 이용한 시편 제작법이다.

이 FIB 법은 Larson 등이[Lfp+99, Mil05, Tll+07] 처음으로 금속 다층 박막의 단면 시료를 제작하기 위해 시도한 방법으로, Ga(gallium) 이온을 시편 표면에 조사(照射)시키고, 이때 발생하는 2차 전자(secondary electron)로 이미지를 얻을 수 있기 때문에(SEM 이미지), 시편을 관찰함과 동시에 임의의 시편 영역을 뾰족하게 연마할 수가 있다. SEM 이미지에서는 결정립계의 대비(contrast)는 나타나지 않지만, Ga 이온에 의한 스퍼터(sputter) 속도는 결정 방위(crystal orientation)에 따라 달라지기 때문에, FIB에 의한 2차 전자 이미지에서는 결정립계 부분에 다른 대비(contrast)가 나타나 잘 관찰할 수가 있다. FIB를 이용하여 특정 부위에서 시편을 가공하는 방법이 그림 13-9에 나타나 있다. (a-c) 시편의 가공하고자 하는 영역을 마이크로 수준에서 선택, 가공(milling)하고, (d) 침상 프로브(needle probe)에 부착하여 들어올려(lift-out), (e-f) 텅스텐 기둥(post)에 Pt로 붙이고, (g-i) 분석을 원하는 영역이 시편의 끝단에 위치할 때까지 Ga 이온 빔(beam)으로 환형 가공(annular milling)하는 'lift-out' 가공법[Tll+07, Cku+04, Gia05]이 많이 사용되고 있다.

FIB법은 고배율의 SEM 이미지와 이온 이미지를 통해 분석하고자 하는 특정 영역을 선택할 수 있어 시편을 제조하는 데에 매우 유용하며 반도체, 자성 박막, 다층 박막, 분말 또는 귀금속류 등 전해 연마법을 적용하기 곤란한 다양한 시료에서 폭넓게 적용될 수 있다. 특히 FIB법은 복잡한 구조의 메모리 소자와 같은 3차원 나노 구조를 갖는 반도체 소자의 분석에 필수적이며, 보호막을 증착하면 시료 극 표면 영역의 분석 또한 가능하기 때문에 주로 대부분의 구조가 표면 수백 nm에 구현되어 있는 LED에서도 사용된다. 뿐만 아니라 금속재료에서도 특정한 결정립계나 석출물 등의 특정 영역 분석이 필요한 경우 FIB법을 사용해야 한다. 이 밖에도 서로 다른 상이 혼재하는 철강 재료의 경우 결정립 간의 식각률이 매우 다르기 때문에 시료에 micro-전해 연마법을 사용하면 표면 요철이 발생하게 되는데, 전해 연마를 마친 시편에 FIB법을 추가로 적용하여 선단을 매끄럽게 환형 연마하는 과정을 거치기도 한다.

특히, 전자 소자의 경우 일반적인 분석 목표는 게이트 전극(gate electrode), 터널 산화막(tunneling oxide) 등 복잡한 3차원 구조 내 수십 nm 안에 있는 구조물이므로, FIB를 이용한 시편 제작 시 목표 분석 영역의 정확한 x, y, z 포지션이 필요하다. 따라서 일반적으로 전자 소자의 APT 분석에는 먼저 TEM 분석을 통해 이를 알아내는 것이 중요하다. 이와 같은 TEM을 이용한 선행 분석은 FIB를 통한 시편 준비를 도울 뿐만 아니라 APT 결과의 재구성(reconstruction) 시에도 필수적으로 요구되는 참고 자료로 사용된다.

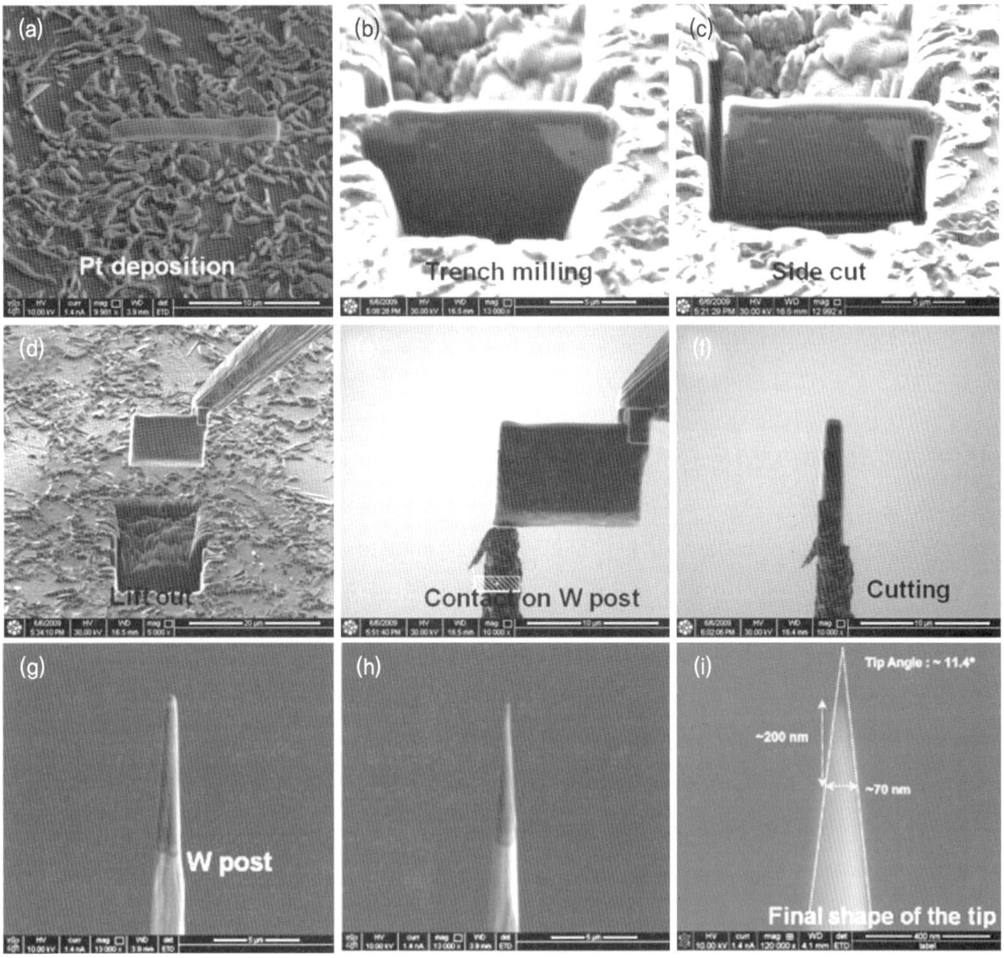

그림 13-9 • APT specimen preparation method combined with 'mocro-polising', 'lift-out', 'deposition to W post' and 'annular milling' by FIB.

5 | APT의 기본 원리와 분석 방법

APT 분석의 기본 원리는 그림 13-10을 통해 살펴볼 수 있다. 끝단의 곡률반지름이 50 nm 이하인 침상의 시편에 양의 전압과 레이저 펄스를 걸면 시편 표면의 원자층이 한 층씩 순차적으로 이온화되어 증발하게 된다. 이온들이 TOP-위치 민감형 검출기(position-sensitive proportional counter; PSPC)에 도달함에 따라 이온의 비행시간, 시편에 가해진 정전압(V_{dc}), 펄스 전압(V_p), 펄스 수(數)가 기록되고, 3차원 atom probe에서는 이 정보에 검출기상의 2차원 좌표(two-dimensional coordinates)가 더해진다. 이 획득한 데이터에서 각 이온의 질량/전하 비(mass-to-charge ratio)를 계산하여 원소를 결정하고, 검출기에 충돌한 충돌좌표(X_d, Y_d)를 배율(M)로 나눈 원자의 각 펄스별 원소 위치 좌표(X_i, Y_i)(식 3.1)를 더해 2차원 원소 분포지도를 구성한다. 누적된 2차원 데이터를 3차원으로 재구성하면 시편 내 원자의 3차원 원자 분포지도를 얻을 수 있다.

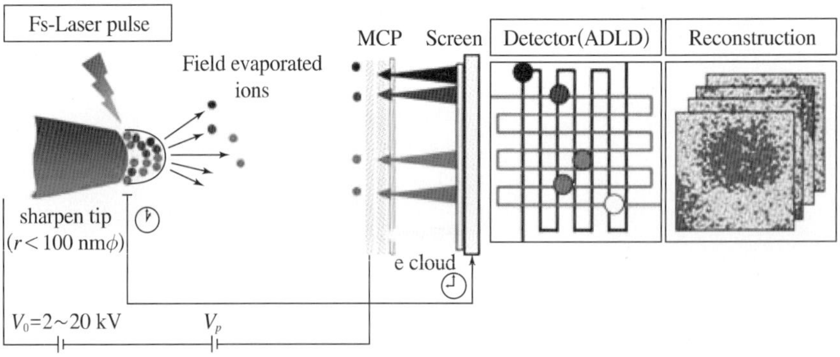

그림 13-10 • Schematic diagram showing the principle of APT.

일반적인 APT의 분석 영역은 시편의 구성 물질 및 가공 상태에 크게 의존하나 대체로 X, Y축으로 100 nm 이하 깊이 방향으로는 수백 nm 정도이며, 수평 방향으로는 0.3 nm, 수직 방향으로는 0.2 nm의 공간 분해능을 가진다[Gmg+09]. 10^7개 이상의 원자의 3차원 지도는 시편의 구조 정보를 시각적으로 바로 볼 수 있을 뿐만 아니라 각 원소별 mapping이 가능하며, 통계 처리를 통해 10 ppm 정도의 정확도를 갖는 조성 정보 및 국소 영역의 조성 정보를 제공해 준다. 그림 13-12는 대표적인 APT 분석 결과를 보여 준다[Sgn+10]. 그림 13-11 (a)는 시편을 구성하고 있는 각 원소를 선택적으로 표시한 3차원 원자 분포지도로, 이미지를 통해 B와 C가 상 내부 및 상경계에 편석된 것을 직관적으로 보여 주고 있다. 보다 정확한 수치를 그림 13-11(b)와 같이 상경계를 가로지르는 10×10×30 nm^3의 선택 영역에서 수행된 조성 프로파일 분석 결과를 통해 제공해 준다.

APT로 분석한 한정된 분석 부피(analyzed volume) 내의 어떤 원소의 평균 농도(average composition)는 각 용질 원자(solute atom) 수(數)를 검출한 전체 원자수로 나누어 얻을 수 있지만, 높은 공간 분해능(spatial resolution)으로 국부적 농도(local composition)를 구하기 위해서는, 100개 정도의 검출 원자 중에 포함되는 용질 원자의 수를 세어 하나의 농도점(濃度点)을 결정한다. 이와 같이 한정된 원자 개수를 가지고 농도를 결정하는 APT의 data에는 필연적으로 통계 오차가 포함된다. 즉 N개의 검출 원자로 x at.% 농도를 결정했을 때, 그 표준 오차(standard error) σ는 다음과 같다.

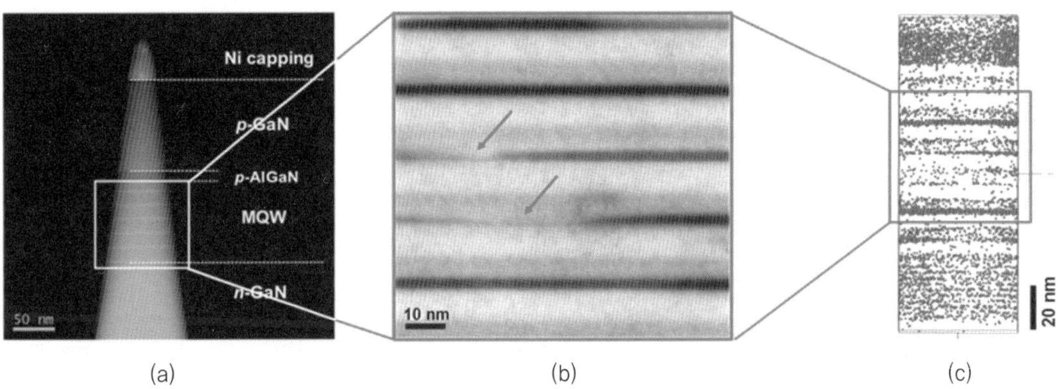

그림 13-11 • (a), (b) Scanning transmission electron images and (c) 3D atom map of same LED specimen containing multi quantum well structure. [Gu09]

$$\sigma = \sqrt{\frac{x(100-x)}{N}} \tag{13.7}$$

예를 들어 합금의 국부적 농도 10 at.%를 100개의 원자 영역에서 구하는 경우, $\sigma=3$ at.%가 되기 때문에 2σ 를 통계 오차(statistical error)라 하면 실제 농도는 10±6at.%가 된다. 이와 같이, APT는 개개 원자의 개수를 세어 농도를 결정하는 분석 기법이기 때문에, APT 데이터의 신뢰성(reliability)은 '분석 부피 내의 검출 원자수가 얼마나 되는가'하는 문제와 '검출된 데이터의 통계 오차를 어떻게 평가하는가' 하는 문제에 크게 의존한다. 즉 검출 원자수가 많지 않을 경우, 단순한 통계 오차를 농도 변조(composition modulation or variation)로 해석할 가능성이 있기 때문에, 실험에서 측정한 데이터를 과대 평가하지 말아야 하는 주의가 요한다. 따라서 통계 오차가 큰 APT 데이터에서 믿을만한 농도 변화를 검출하기 위해서는, 되도록이면 분석 부피 내의 검출 원자수를 증가시키고, 또한 자세한 통계적 검증(statistical verification)이 뒤따라야 한다.

APT는 원소별 3차원 분포지도, 농도 프로파일 이외에도 국소 영역에서의 농도 변화를 보여 줄 수 있는 다양한 방법들을 제공한다. 같은 조성을 가지는 위치를 연속적으로 연결하여 하나의 면으로 보여 주는 Iso surface analysis, 수 나노 사이즈의 용질 원자 응집체 분석에 용이한 Cluster identification, 분석 영역 내의 농도 변화를 등고선과 같은 색상의 변화로 보여 주는 Iso curve mapping, 특정 관심 영역만을 선택 및 추출하여 분석할 수 있도록 하는 Square selection 등이 가능하다[Mil00]. APT가 제공하는 이 같은 국소 영역에서의 조성 정보는 나노 구조 석출물의 조성, 스피노달 분해 등으로 형성되는 합금 내의 나노 조직 형상 및 조성, 다결정 재료의 입계 및 다층 박막에서의 계면 등에 폭넓게 응용되고 있다.

그러나 APT 분석으로는 결정상(phase)의 구조를 결정할 수 없기 때문에, TEM 및 XRD와 같은 구조를 결정할 수 있는 분석 기법을 병행해야 한다[Gor07, Ggs08].

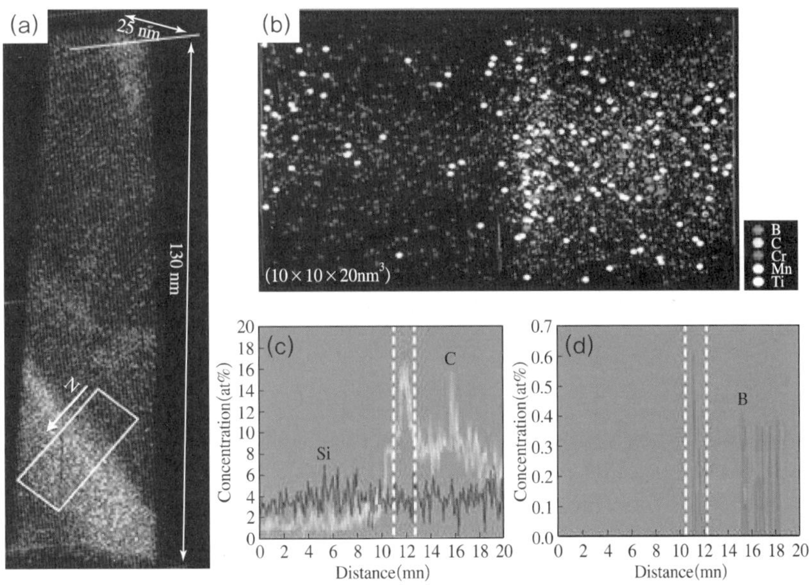

그림 13-12 • The result obtained by APT analysis. (a) 3D Atom map of Boron steel containing 100 ppm Boron and (b) Separated atom map of selected square at the grain boundary (c), (d) Composition profile showing solute segregation within retained austenite and grain boundary. [Sgn+10]

그림 13-12는 LED 소자에 대한 APT 분석 결과를 보여 주고 있다. TEM 이미지로부터 얻을 수 있는 층간 거리는 APT 분석 결과를 재구성할 때 참고 자료로 사용된다. 이와 같이 TEM 분석을 통해 얻을 수 있는 시편의 구조 정보는 APT에서 얻어진 2차원 원자지도를 3차원으로 재구성하는 데 중요한 요소가 된다. 또한 SIMS를 통해 얻어지는 마이크로 스케일에서의 조성 정보는 나노 스케일에서 이루어지는 APT 조성 분석의 신뢰성을 높이는 방법으로 사용된다[Gor07]. 따라서 신뢰성 있는 APT 분석을 위해서는 FIB 및 TEM, SIMS를 사용한 종합적 분석이 수행되어야 하며, 이는 특정 국소 영역의 3차원 구조 및 조성을 원자 수준에서 결정할 수 있는 유일한 방법이라고 할 수 있다.

6 | APT의 응용

재료는 구조 및 조성 분포에 따라 그 특성이 크게 달라지며, 또한 재료의 크기가 나노 수준으로 작아지게 되면 bulk 상태와는 다른 특성을 나타내기도 한다. 특히 소자의 축소화가 물리적인 한계에 이른 반도체 산업에서는 미량의 경원소들이 소자의 신뢰성에 지대한 영향을 미치기도 한다. 따라서 물질의 미세 구조 및 국소 부위에서 미량 원소의 거동에 대한 정확한 분석은 재료 연구에 있어서 매우 중요한 일이며, 이를 위한 원자 수준에서의 조성 및 3차원적인 구조 분석을 할 수 있는 차별화된 새로운 기술이 절실히 요구되고 있다.

현재까지는 투과 전자 현미경(transmission electron microscope, TEM), 2차 이온 질량 분광기(secondary ion mass spectroscopy, SIMS), X선 회절 분석기(X-ray diffractometer, XRD), 주사 탐침 현미경(scanning probe microscope, SPM) 등이 각각의 고유 영역에서 강력한 성능을 발휘해 왔으나 나노 재료 소자 연구의 활성화로 인하여 점차 그 한계가 드러나고 있다. 일례로, 기존의 TEM을 이용한 분석은 2차원 이미지를 통하여 3차원 구조를 해석해야 하는 한계를 가지며, 에너지 손실 분광법(electron energy loss spectroscopy, EELS)은 조성 분석이 수 at.% 이상의 함량이 있어야만 가능하여 ppm 레벨의 극소량의 도펀트(dopant)나 불순물(impurity) 분석에 취약하다는 단점이 있다. 또한 SIMS는 ppb 수준의 조성 분석이 가능하지만, 공간 분해능이 수백 nm 이상으로 나노 재료의 분석에는 제한적이며 2차원 조성 분석에 특화되어 있어 3차원 정보를 제공해 주지 못한다는 문제점을 가지고 있다[Pmh+11,Tfr+07].

나노미터 이하 수준의 공간 분해능과 수십 ppm 수준의 검출 한계(detection limit)를 통해 기존의 분석법으로는 불가능했던 원자 스케일에서 원소의 위치와 농도를 결정할 수 있는 APT는 금속 재료에서 반도체 및 세라믹 재료까지 폭넓게 적용할 수 있으며, 나노 스케일 분석과 경량 원소의 정량 분석, 특히 Focused Ion Beam(FIB)을 통해 시편을 가공할 경우 특정 선택 영역에서의 분석이 가능하므로, 계면 분석, 재료 내 존재하는 미세 석출물과 원소의 입계 편석, 나노 소자 및 구조 분석 등 나노 영역에서의 정량 분석에 결정적인 역할을 하고 있다.

1. 금속 재료에의 응용

APT는 나노미터 이하 단위의 높은 공간 분해능과 ppm 수준의 검출 한계(detection limit)를 가짐에 따라, 이전에 행해지지 않았던 많은 구조 재료의 현상 연구에 유용하게 사용되고 있다. 구조 재료는 기본적으로 다양한 원소들이 포함되어 있는 다상 조직으로 이루어져 있다. 따라서 이러한 구조 재료의 연구에 있어 APT 분석은 상 계면에서의 현상이나 용질 원자의 조성 분포 등에 효과적으로 적용할 수 있으며, EBSD, TEM, SIMS 등의 다른 분석 장비와 함께 종합적인 분석이 이루어진다면 매우 강력한 시너지 효과를 얻을 수 있을 것으로 기대된다.

(1) 합금강의 입계 편석

일반적으로 템퍼링은 강의 취성을 저하시키기 위해 행해지는 열처리이나, 특정 온도에서 템퍼링 시 오히려 강의 취성이 증가되는 현상이 발생하게 되며, 이를 템퍼링 취성이라고 한다. 템퍼링 취성이 발생한 강의 파편은 주로 입계 파괴의 형태를 띠는데, 그 원인은 첫째, prior 오스테나이트의 결정립계에 편석된 P와 S등 불순물 원자의 편석, 둘째로 prior 오스테나이트 결정립계를 따라 석출되는 얇은 탄화물로 알려져 있다[Gut75]. 이를 밝히기 위해 과거 결정립계에서 편석되는 불순물 원소나 석출되는 탄화물들을 관찰하기 위한 연구가 지속되어 왔지만 직접적인 관찰은 이루어지지 않았다. 특히 결정립계 내에 100 ppm 이하로 편석된 P와 S 등의 불순물 원자의 분석은 기존 분석 기기로는 명확한 한계를 보였다. APT 분석은 앞서 설명하였듯이 나노미터 이하 수준의 공간 분해능과 수십 ppm 수준의 검출 한계(detection limit)를 가짐으로써 이와 같은 입계 연구에 매우 큰 강점을 가진다. 다음은 APT를 이용해 템퍼링 취성의 원인을 직접적으로 분석한 사례이다.

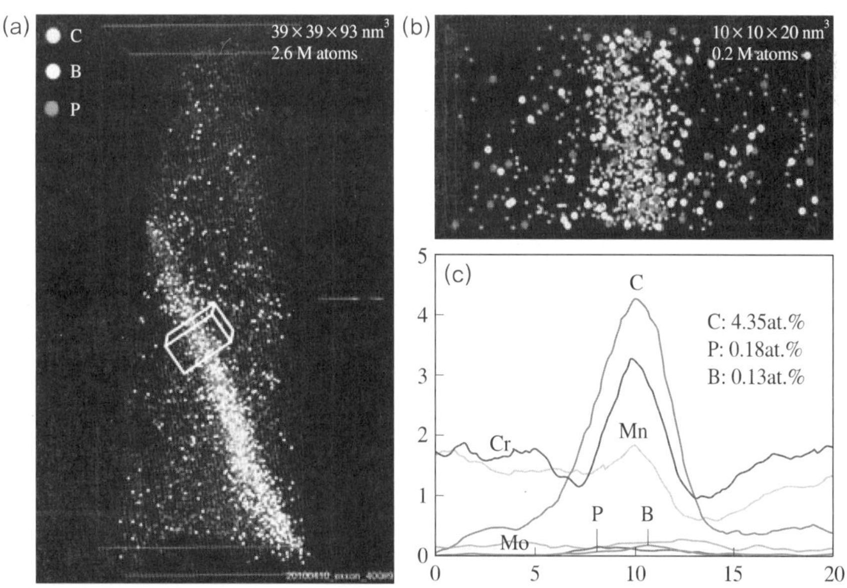

그림 13-13 • (a) APT atom map of surrounding grain boundary in 4340 steel. (b) Separated atom map of selected square at the grain boundary and (c) composition profiles of (b) [Lbd+12]

그림 13-13은 4340합금강의 결정립계를 분석한 APT결과로 초록색, 노란색, 분홍색의 점들은 각각 C, B, P 원자를 나타낸다. 그림 13-13 (a)의 원자지도를 살펴보면 C, B, P 등의 경원소들이 편석된 결정립계가 뚜렷하게 나타난다. 결정립계를 좀 더 자세히 관찰하기 위해 결정립계의 특정 영역(흰색 상자)을 그림 13-13 (b)에 확대하여 도시하였고, 그 영역에서의 조성 분포(composition profile)를 그림 13-13 (c)에 나타내었다. 결정립계에 존재하는 원소들의 양을 정량적으로 확인한 결과 C는 4.35 at.%로 일반적으로 결정립계에 편석된 양을 나타내며, P와 B가 각각 0.18at.%, 0.13at.%의 농도로 편석된 것을 확인할 수 있다. 템퍼링 취성이 발생하지 않은 시편과 비교한 결과, 템퍼링 취성이 발생한 시편에서 입계의 결합력을 저하시키는 P의 비율이 더 높은 것을 확인 할 수 있고, 이는 P의 입계 편석이 템퍼링 취성의 원인이라는 것을 직접적으로 밝힌 사례로 볼 수 있다[Lbd+12].

(2) 고탄소 미세 강선에서의 시멘타이트 분해

고탄소 미세 강선은 고강도와 우수한 연성으로 인해 타이어의 카카스, 벨트 부위의 보강재인 타이어 코드로 사용된다. 스틸 코드는 가혹한 조건에서 신선 가공 되는데, 이때 시멘타이트의 C 원자가 페라이트로 내 전위로 이동하는 시멘타이트 분해 현상이 발생한다[Ggd+72]. 이러한 시멘타이트 분해 현상은 TEM을 통해 관찰될 수는 있으나, 시멘타이트 분해의 정량적인 정보는 얻을 수 없다. 시멘타이트의 화학 양론적 조성은 Fe_3C로서 25%의 탄소 농도를 갖는다. 따라서 APT를 통해 상 내 C 농도를 분석하면 시멘타이트의 분해 정도를 정량적화할 수 있고, 분해 현상 또한 3차원으로 시각화하여 관찰할 수 있다.

다음은 APT를 이용해 미세 층상 펄라이트 구조 내에서 페라이트와 시멘타이트의 C 함량을 정량적으로 분석하여, 신선 가공량과 C 함량에 따른 시멘타이트 분해 거동을 확인한 사례이다[Yan09]. 그림 13-14는 신선 가공량에 차이를 두어 제조된 1.02 wt.%C 스틸 코드의 C 원자지도이다. C 원자들이 모여

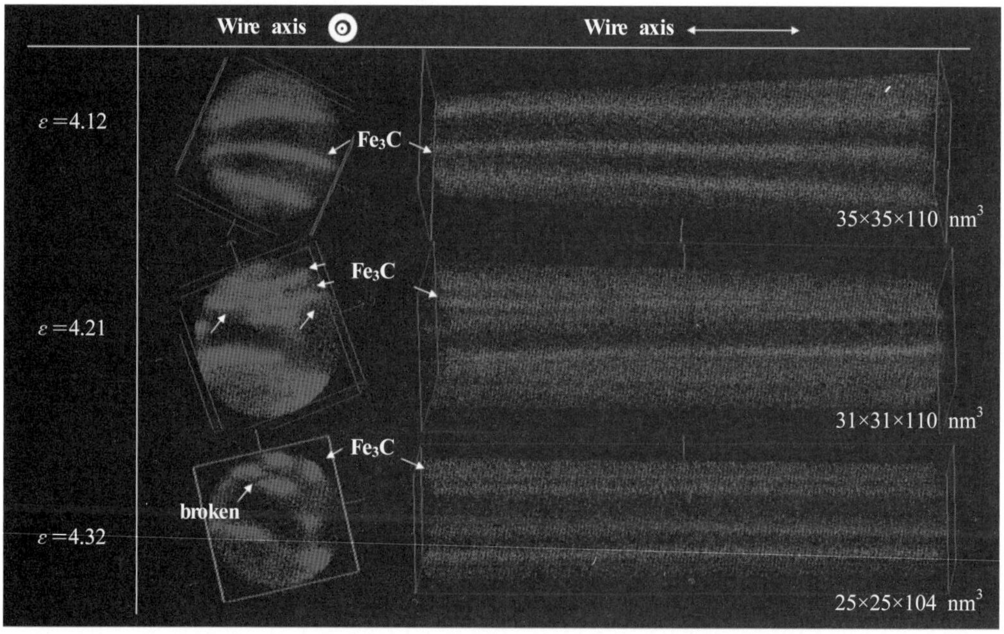

그림 13-14 • Carbon atom maps showing the cementite lamellae in the steel wire with 0.82wt.% C depending on drawing strain. [Yan09]

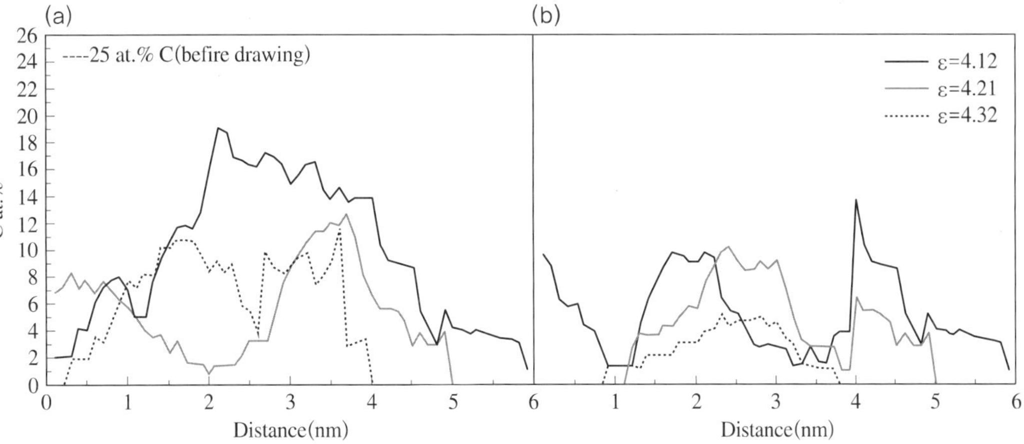

그림 13-15 • Carbon concentration profiles in cementite lamellae of the steel wires with (a) 0.82 wt.% C and (b) 1.02 wt.% C. [Yan09]

있는 영역은 시멘타이트, 상대적으로 결핍되어 있는 영역은 페라이트 영역으로 볼 수 있다. 신선 가공량이 증가할수록 시멘타이트가 끊어지거나 부서지는 것을 직접 확인할 수 있으며 신선 가공량 4.32에서는 판상 시멘타이트가 모두 무너져 페라이트 영역에서 다수의 탄소가 관찰되는 마르텐사이트와 같은 조직을 보여 준다. 그림 13-15는 0.82 wt.%와 1.02 wt.% 시편의 정량 분석 결과를 도시한 것이다. 0.82 wt.% 미세 강선의 경우 신선 가공량이 4.12에서 4.32로 증가할 때 시멘타이트 내에 존재하는 탄소 함량이 약 20 at.%에서 12 at.%까지 줄어든 것을 확인할 수 있다. 1.02 wt.%C의 시편에서도 비슷한 경향을 확인할 수 있으나 0.82 wt.%의 시편보다 상대적으로 낮은 탄소량을 보인다. 결과적으로 가공량이 증가할수록 시멘타이트의 분해가 증가하며 또한 탄소 함량이 증가되면 동일한 가공량에서도 시멘타이트의 분해가 활발히 일어난다는 사실을 알 수 있다.

(3) 변태 유기 소성(transformation induced plasticity, TRIP)강의 잔류 오스테나이트 분석

다른 강에 비해 우수한 강도와 연성을 가지는 TRIP(transformation induced plasticity)강은 잔류 오스테나이트가 하중 하에서 마르텐사이트로 변태하며 발생하는 가동 전위로 인해 강도와 연성을 동시에 향상시키는 변태 유기 소성(TRIP) 현상을 이용한 것으로, 자동차용 강재로서 널리 쓰이고 있다[Dec04, Jgh+01]. 변태 유기 소성을 이용함에 따라 마르텐사이트 변태를 위한 적절한 잔류 오스테나이트의 안정성 확보가 요구되고, 이를 위해 잔류 오스테나이트의 전반적인 거동을 이해하는 것이 주요한 사안이라 할 수 있다. 잔류 오스테나이트의 안정성은 잔류 오스테나이트의 크기, 형상, 상 내 합금 원소들의 화학적 조성에 의해 결정되는데, 이에 대한 연구는 APT를 포함한 다른 분석 기기들을 이용하여 효과적으로 진행할 수 있다.

그림 13-16은 형상에 따른 잔류 오스테나이트의 APT 분석 결과로서 (a)는 둥글고 큰 blocky type, (b)는 얇고 긴 형상의 film type의 잔류 오스테나이트를 나타낸다. 형상에 따른 잔류 오스테나이트 내부의 탄소 함량 조성 분석 결과 film type 내의 잔류 오스테나이트에서 탄소의 농도가 blocky type의 경우보다 높은 것으로 나타나는데, (film type : 6.07 at.%, blocky type : 4.38 at.%) 이는 film type이 형태상 탄소가 쉽게 확산할 수 있는 체적 대 표면적 비가 크고 확산 거리는 짧아 인접상으로부터 오스테나이트

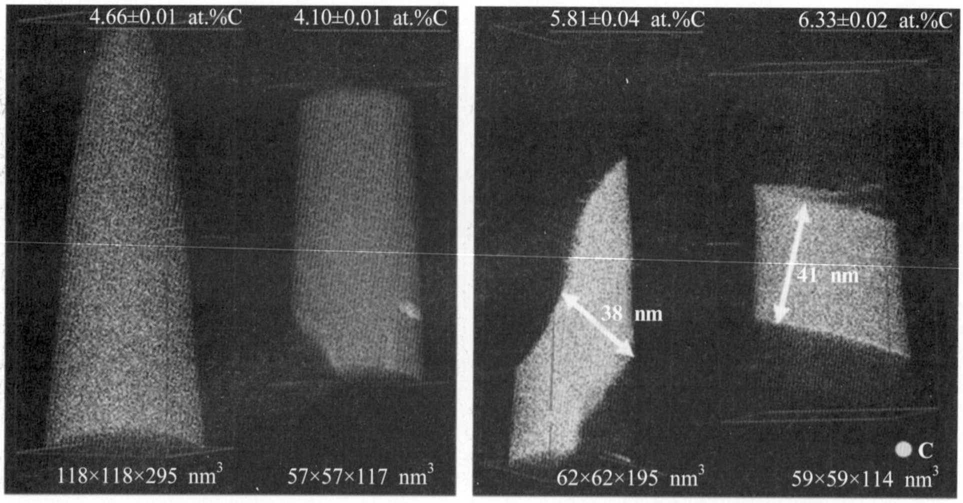

(a) blocky type (b) film type, respectively

그림 13-16 • Carbon atom maps and carbon content in retained austenite with various morphologies. [Lim12]

로의 탄소 농축에 유리하기 때문이라고 볼 수 있다. APT 분석 결과로부터 탄소 함량이 높은 film type의 잔류 오스테나이트가 blocky type보다 안정할 것으로 판단되며, 마르텐사이트로의 변태 시 더 많은 하중이 필요할 것으로 예측할 수 있다[Lim12].

그림 13-17은 이를 알아보기 위해 nano indentation 실험을 진행한 것을 나타낸 것으로, EBSD를 통해 규명된 blocky type과 filme type의 각 상에 하중을 가한 결과 blocky type에서는 Pop-in 현상이 나타났고, film type의 잔류 오스테나이트에서는 Pop-in 현상이 나타나지 않았다. Pop-in 현상은 마르텐사이트 변태를 보여 주는 것으로, 잔류 오스테나이트가 마르텐사이트로 변태할 시 압축 방향(z)으로 수축됨에 따라 indenter 팁이 하중의 증가 없이 들어감에 의해 발생한다. 즉 Pop-in 현상이 일어나지 않은 film type의 잔류 오스테나이트의 경우 안정성이 높아 마르텐사이트 변태가 일어나지 않은 것으로 볼

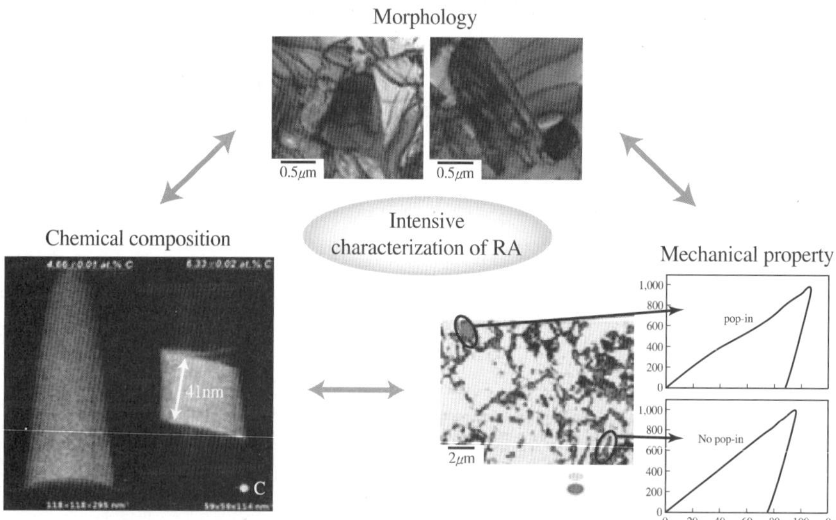

그림 13-17 • Combined analysis of the mechanical stability of retained austenite depending on their morphology and carbon concentration by using TEM, APT and EBSD.

수 있다. 이 결과는 APT를 통한 잔류 오스테나이트 내 조성 분석 결과와 잘 일치한다. TEM을 통한 분석에서도 blocky type의 잔류 오스테나이트는 상 내 전위 또는 적층 결함을 많이 포함하고 있어 잔류 오스테나이트의 안정성이 더 낮을 것으로 예측된다. 그림 13-17은 APT 결과를 해석함에 있어 EBSD, TEM 등의 분석 결과들은 APT의 분석 결과에 신뢰성을 더욱 높여 준다는 것을 보여 준다. 이처럼 APT 분석법은 다른 분석 방법과 같이 사용될 경우 더욱 강력한 분석법이 될 수 있다.

2. 반도체 및 부도체 재료에의 응용

우수한 성능에도 불구하고 그동안 APT는 반도체 재료에 적용이 어려웠다. 전계 펄스를 이용한 기존의 APT 분석은 전도성이 낮은 반도체나 부도체 물질의 분석 시, 인가되는 전압이 시편 끝 단까지 전달되지 않고 시편에 걸리게 되는 전계 응력으로 시편이 쉽게 파손되었다. 그러나 최근 레이저를 이용하여 물질의 증발을 돕는 Pulsed Laser assisted Atom Probe(PLAP)의 개발은 APT의 적용 분야를 반도체 재료, 절연 재료, 고분자 재료 등으로 폭넓게 확장시켰다[Kel80]. 또한 주사 전자 현미경(Scanning Electron Microscope, SEM) 및 이차 이온 이미지를 통해 시료를 관찰하고 가공하는 집속 이온빔(Focused Ion Beam, FIB)을 이용한 시편 준비법의 개발로, 수 nm의 미세 패턴 소자에서의 원하는 영역의 선택 및 시편 가공이 가능하게 되었고 APT의 활용 가능성이 크게 높아졌다[Lfp+99]. 지금까지 APT를 활용한 분석은 MOSFET, GaN LED 및 나노 와이어 등 다양한 소자의 분석에서 응용되어 그 동안 미제로 남아 있던 다양한 문제들을 해결하는 등 괄목할 만한 성과를 나타내었고 이러한 연구는 가속화되고 있다.

(1) Si 기반 소자 분석

고성능, 저전력, 저비용의 소자를 구현하기 위해서 Si을 기반으로 하는 MOSFET 소자는 그 크기가 지속적으로 축소화되었으며, 끊임없는 기술 개발로 현재 20 nm급 공정에 접어든 상태이다. 그러나 소자의 축소화가 지속되면서 나노 단위로 작아진 소자에 쓰이는 물질이 벌크 상태였을 때와 그 특성이 다르게 나타나 예측하기 어려워지고 B(boron), As(arsenic), P(phosphorus) 등의 미량의 도펀트(dopant)들이 소자의 신뢰성에 미치는 영향이 커지고 있다. 따라서 이와 같은 현상들의 원인을 파악하고 제어하기 위한 3차원적 구조 및 정량 분석법이 현재 Si 기반 MOSFET 개발에 있어 절실히 요구되고 있다. 현재의 APT는 실리콘을 기반으로 하는, 전도체뿐만 아니라 고유전체인 gate oxide의 분석에도 적용이 가능하며 B, As, P와 같은 dopant들의 1D, 2D, 3D 분포 등을 높은 분해능으로 지도화(mapping)할 수 있다.

그림 13-18은 APT를 이용한 fin-FET 내에 있는 도펀트를 분석한 결과이다[Kpp+12]. 그림 13-18 (a), (b)는 각각의 원소별 원자지도로, 왼쪽의 TEM 이미지에 붉은 점선으로 표시된 fin-FET 구조의 바닥(bottom)과 측벽(sidewall)에서 각각 얻어진 결과로, Fin-FET 구조와 도펀트들의 위치를 확인할 수가 있다. 그림 13-18 (c), (d)는 바닥과 측벽에서의 조성 분포 결과로, 이를 통해 구조물의 표면에 존재하는 As의 양을 알 수가 있다.

이러한 국소 영역에서 수십 ppm 수준의 농도 프로파일은 APT만이 가지는 특징으로, 반도체 소자 내의 경량 원소들을 분석하는 데 있어서도 APT는 매우 유용하게 사용될 수 있다.

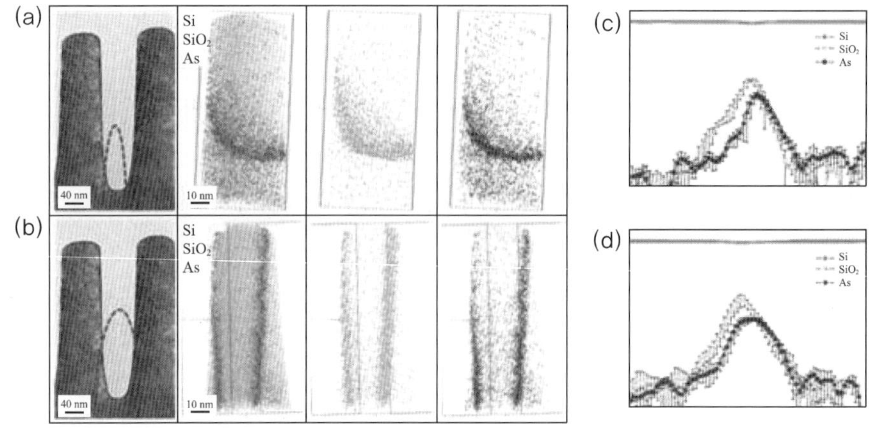

그림 13-18 • (a), (b) 3D atom maps of As doped fin-FET and TEM images of the observed regions. Dashed lines indicate the (a) bottom region and (b) sidewall region of the fin-FET structure. 1D concentration profiles of Si, SiO_2, and As in the (c) bottom and (d) sidewall regions[Kpp+12].

그림 13-19는 $CoSi_2$에서의 탄소(C)의 입계 편석을 분석한 사례이다. 소스/드레인 및 게이트의 접촉 저항(contact resistance)을 줄이기 위해 사용되는 접촉 전극은 소자의 전기적 성능에 큰 영향을 미치는 요소로, 일반적으로 $CoSi_2$는 소스 및 드레인 전극에 에피택셜 $CoSi_2$를 사용하고 게이트 전극은 다결정 $CoSi_2$를 사용한다. 이때 다결정 $CoSi_2$는 CVD를 이용하여 성장된 다결정 실리콘 박막 위에 Interlayer-Mediated Epitaxy (IME) 방법으로 성장시키는데, 다결정 실리콘 박막 내 탄소의 양과 위치에 따라서 밴드 갭 및 전기적 특성에 영향을 미치는 것으로 알려져 있다[Rhe99]. 여기서 탄소는 CVD 박막 증착 시 소스로부터 유입되는데, 박막 증착 후 잔류 탄소의 양이 다결정 실리콘의 전기적 특성에 영향을 미친다. 기존의 TEM 및 SIMS 등으로는 결정립계 내 혹은 계면에 분포하는 극미량의 불순물을 분석할 수 없으나, APT로는 계면 내 탄소의 석출 유무의 평가가 가능하다.

그림 13-19는 형성된 $CoSi_2$를 TEM 및 APT를 통해 분석한 결과를 보여 준다[Ghk+08]. 그림 13-19 (a)는 FIB법을 이용해 준비된 시편의 STEM 명시야상(BF) 이미지이며, 제작된 AP 시편의 구조를 보여 준다. 그림 13-19 (b)는 동일 시편으로 APT 분석을 통해 얻은 원자 분포지도이며, 분석 영역은 그림 13-19 (a)에 표기되었다. APT 원자지도 이미지만으로도 탄소의 입계 편석 정보를 확인할 수 있다. 그림 13-19 (c)는 보다 정확한 분석을 위해 상경계에 수직한 방향으로 수행된 조성 프로파일 분석 결과이며, 입계에서 C의 조성이 1 at.% 이상으로 증가하는 것을 보여 준다.

비록 Laser-assisted APT가 고유전체인 gate electrode 분석도 가능하게 하였지만 APT를 통한 반도체 소자의 분석에 있어서 아직까지 oxide 물질은 취약하다. 특히나 복잡한 구조 속에 존재하는 oxide는 분석 과정 중 시편 파단의 주원인이 되고 있다. SiO_2는 8.9 eV에 이르는 넓은 band gap을 가질 뿐만 아니라 강한 이온 결합(ionic bonding) 및 공유 결합(covalent bonding)으로 인해서 APT 분석 시 시편 표면에서의 이온화 및 전계 증발의 확률이 매우 낮게 된다. 또한 유전체 물질이기에 유전 변위(dielectric displacement)로 인해 시편에 충분한 전계가 전달되지 않는 악순환이 일어나기 때문에 원자의 이온화나 증발이 제대로 되지 못한다. 이러한 상황에서 원자를 이온화시키고 증발시키기 위해 인가 전압을 높일 경우 시편의 파단이 일어나 C가 과도하게 검출되는 등의 데이터의 왜곡이 발생하게 된다. 이러한 현상

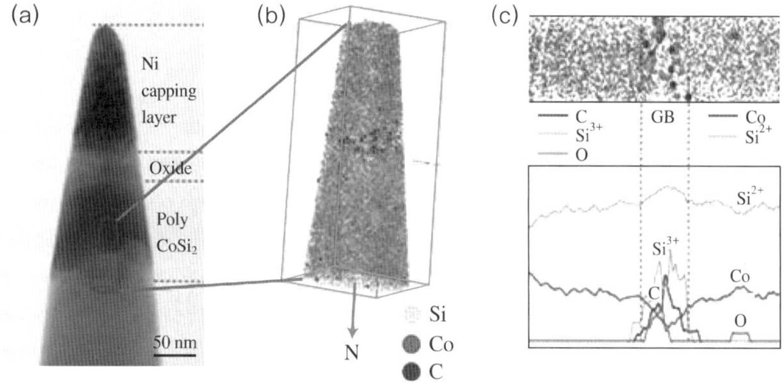

그림 13-19 • (a) STEM bright field image of APT specimen and (b) 3D atom map of Si(Green), Co(red) and C(blue). (c) Composition profiles show grain boundary segregation of carbon atoms. [Gu, Unpublished data]

은 매우 복잡한 구조를 갖는 시편에서도 발생하는 각각 다른 물질 간의 전기적 성질이나 evaporation field 차이에 의한 evaporating rate 차이로 인해 시편의 왜곡 및 파단 현상이 나타나는 것으로 추정된다. 이를 극복하는 방법으로 샘플 제작 시 분석 방향과 구조가 수직하게 만들어 하나의 원자면에서 evaporating rate을 비교적 비슷하게 만들어 줄 수가 있다. 이 방법은 시편의 왜곡 및 파단 가능성을 낮추었지만 여전히 데이터 왜곡 및 오류는 존재한다. 그림 13-20은 실제 oxide 다층 박막을 APT로 분석하여 reconstruction한 결과이다. 유전체인 SiN와 유전체인 SiO의 계면은 왜곡이 되지 않았지만 반도체인 Poly-Si과 유전체인 SiO층이 만나는 부분이 심하게 왜곡된 것을 확인 할 수 있다. 이와 같은 문제의 원인인 evaporation field 차이는 APT를 이용하여 반도체 시편을 분석 시 최대의 난관으로, 아직까지 해결해야 할 문제점으로 남아 있다.

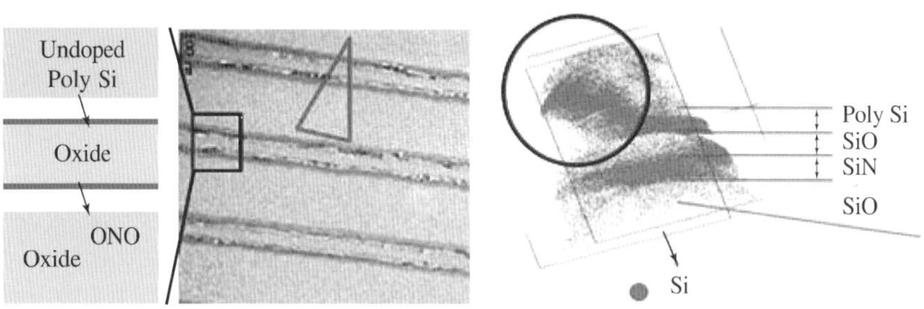

그림 13-20 • APT analysis results of oxide multi-layer. Left hand side image is schematic diagram and TEM image of sample structure and right hand side is Si atom map of detected region. [Kim, Unpublished data]

(2) LED 소자 분석

InGaN 기반의 LED는 녹색에서 UV까지 다양한 영역대의 파장을 가지며 우수한 발광 효율로 차세대 LED 소자로 각광을 받아 왔다. 특히, 사파이어 기판 위에 자라는 GaN은 큰 격자상수 불일치로 인해 비발광 센터로 여겨지는 통과 전위의 농도($\sim 10^{7\sim 9}/cm^2$)가 매우 높음에도 우수한 내부 양자 효율을 보이는 것이 그 특징이다[Nak98]. 학계에서는 그 원인 중의 하나로 양자 우물 내에서의 국부적 저에너지 준위에서의 엑시톤 응집 현상이 제시되었으며, 이는 In이 과포화된 InGaN 다층 양자 우물(Multi Quantum Wells, MQWs)의 국부적 In 조성 불균일에 의한 것으로 알려져 왔다. In의 조성 불균일 현상의 원인은 여러 가지 가설에도 직접적인 증명이 이루어지지 못하고 있었다. 그동안의 InGaN 분석은 TEM을 통해 이루어져 왔으나 적은 양의 전자빔 노출에도 쉽게 이동하는 In의 특성 때문에 그 데이터의 신빙성에 의견들이 분분하였다[Skb+03].

In의 조성 불균일 현상을 분석하기 위한 새로운 대안으로, 전자빔에 의한 영향이 없으며 원자의 조성 변화를 3차원적으로 관찰할 수 있는 APT법이 제시되었다[Gu09]. 그림 13-21은 GaN계 청색 LED의 APT 분석 결과로, In(황색)과 Al(적색)을 선택하여 n-type GaN에서부터 MQW, p-GaN으로 이어지는

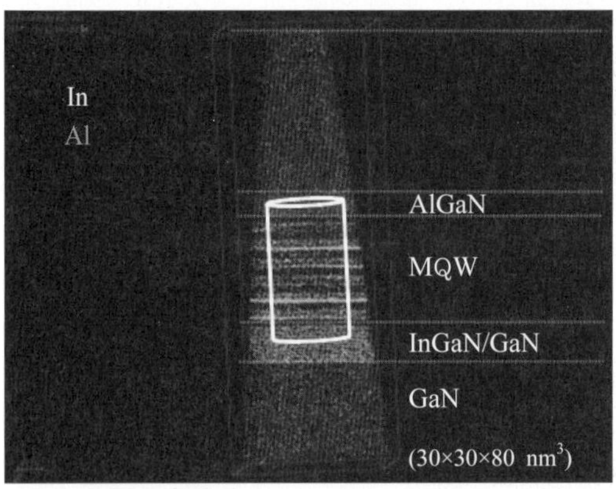

(a)

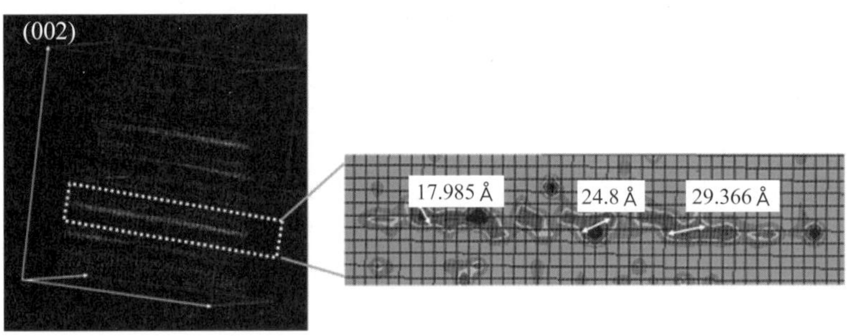

(b) (c)

Iso conc.(%)	color
0~6	Green
6~12	Orange
12~15	Yellow
15~18	Red
18~25	Biue
25 <	Block

(d)

그림 13-21 • (a) 3D atom map of InGaN/GaN MQW structure in blue LED. (b) 3D atom map of In in InGaN/GaN MQWs. (c) Iso curve mapping of In compositions in the InGaN layer on the two dimensional plane(y-z) at given x. (d) Colors for iso concentration range of In used in. [Gu09]

영역의 원자 분포를 보여 준다. In 원자의 조성 변화를 좀 더 자세히 알기 위해서 그림 13-21 (b)의 한 QW layer의 조성 분포를 특정 x에서 yz 평면으로 잘라 등고선과 같이 특정 범위 안에 있는 조성들을 같은 색상으로 표시하는 Iso curve mapping 방법으로 분석을 수행하였고, 그 결과가 그림 13-21 (c)에 있다. 각 색상이 의미하는 조성 영역은 그림 13-21 (d)에 나타나 있다. Iso curve mapping 분석은 2차원 평면에서 변화하는 조성을 등고선과 같이 임으로 지정한 조성 영역을 하나의 색상으로 표현하는 방식으로 한눈에 조성 정보를 판단하기 용이하다. 이 QW가 가지는 전체 In 조성은 약 18%로 SIMS 결과와 잘 일치하였으나, 층 전체적으로 In의 분포가 고르지 못하고 부분적으로는 농도가 25% 이상 올라가는 곳이 있는 것을 알 수 있다. 아직 In 조성의 불균일이 Random한 분포에서 오는 것인지 응집 현상에서 오는 것인지는 학계에서 논의가 계속되고 있으나, APT를 이용한 MQW 분석은 이 현상을 직접적으로 보여 준 유일한 증거라고 할 수 있다[Gok+07].

(3) 저차원 소재의 분석

나노와이어(nanowire)는 1차원 구조를 가지는 대표적인 저차원 소재로서 수십 nm의 지름과 극단적으로 높은 길이/지름 비율을 가지며, 저차원 소재에서 관찰되는 양자 구속 효과(quantum confinement effect), ballistic 전도 등의 특성을 나타낸다. 나노와이어의 이러한 특성들은 MOSFET뿐만 아니라 LED, 태양 전지, 센서 등 다양한 분야에서 기존의 소자 특성을 뛰어넘는 차세대 나노 소자로의 응용 가능성을 보여 주고 있다[Dkq+06, Pat05].

이러한 저차원 소자에서는 재료 내 미량의 도펀트에 대한 정보를 분석하는 것이 매우 중요한데, 이는 APT가 제공하는 가장 강력한 기능 중의 하나이며, 나노와이어의 형태 및 크기는 APT 분석에 있어 매우 이상적이기 때문에 APT는 나노와이어 분석에 매우 적합한 분석 방법이다.

Au 촉매를 사용한 Vapor-Liquid-Solid(VLS) 성장을 통해 길러진 Ge 나노와이어의 P 도펀트 분포 분석은 주목할만한 결과를 보여 준다[Phs+09]. 그림 13-22 (a), (b) 원자지도에서는 P의 분포가 외경 주위로 O과 함께 모여 있는 것을 알 수 있다. 또한 그림 13-22 (c) 나노와이어 측면의 원자지도와 그림 13-22 (d)의 SEM이미지로부터는 촉매 사이즈에 의해 일정한 두께로 자라는 일반적인 VLS 성장과 다르게 전체적으로 경사진 바늘 모양을 가지고 있는 것을 볼 수 있다. 그림 13-22 (e)의 길이 방향으로의 조성 분석 결과에서는 시편 선단에서 멀어질수록 P의 농도가 선형으로 높아지는 것을 보여 준다. 이는 VLS 성장 과정에서 Vapor-Solid(VS) 성장이 동시에 일어난 것으로, 그림 13-22 (c)에서 성장축에서 일정 반지름 내에서는 낮은 P 분포를 나타내고, 그 이외의 경사진 외경부에서 P가 높게 분포하는 것을 통해 이해할 수 있다. 이와 같이 서로 다른 영역에서의 도펀트 분포 및 농도 분석을 통해 나노와이어의 성장 메커니즘을 밝혀낸 연구 사례는 APT 분석의 강점을 잘 보여 준다.

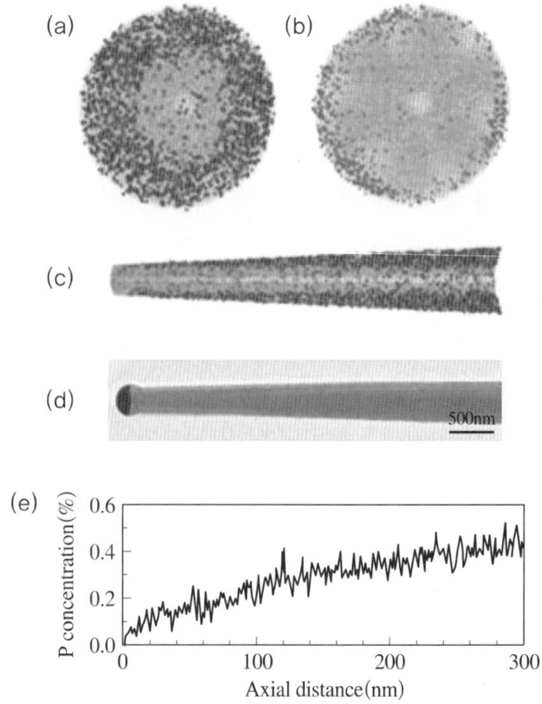

그림 13-22 • (a), (b) End-on-view 3D atom map of Ge(blue), P(gray) and O(light blue) (43nm in diameter). (c) 3D atom map is well matched with (d) SEM image. (e) P concentration profiles along the growth direction of Ge nanowire. [Phs+09]

(4) 전도성 고분자의 분석

laser-assisted atom probe는 APT 분석법의 적용 분야를 낮은 전도성을 가지는 반도체 재료, 절연 재료로 확장시켰지만, soft matter와 biological matter의 분석은 아직 연구되어야 할 분야로 남아 있다. 과거 polypyrrole[Nis86], polystyrene[Mnh+88], polythiophene[Wkn06]과 같은 다양한 polymer가 주로 전계 이온 현미경(field ion microscope, FIM)에 의해 분석되어져 왔으며, 최근에는 APT를 이용한 polymer의 연구가 시도되고 있다. APT는 차세대 electrical devices의 구성 요소로 사용될 수 있는 전도성 고분자(conducting polymer)의 구조와 조성을 관찰하는 데 실용적인 분석법이 될 수 있다. polymer가 결합이 약한 fragment ion으로 이온 증발한다면, fragment ions의 mass spectrum은 polymer의 결합에 대한 정보를 포함하기 때문이다. 다음은 APT를 통해 self-assembling monolayers(SAMs)를 분석한 사례이다[Sos+11].

그림 13-23은 alkane chain과 플루오르를 화합시킨 alkane chain의 질량 스펙트럼(mass spectrum)을 비교한 결과로, 두 종류의 SAMs가 완전히 다른 evaporation 특성을 나타냄을 보여 준다. 플루오르화된 SAMs의 mass spectrum의 경우, 주로 alkane chain에서 관찰되는 S와 Au의 결합은 거의 관찰되지 않으며, S 원자는 대부분 9개의 탄소 체인에 결합하여 증발하는 것으로 관찰되었다.

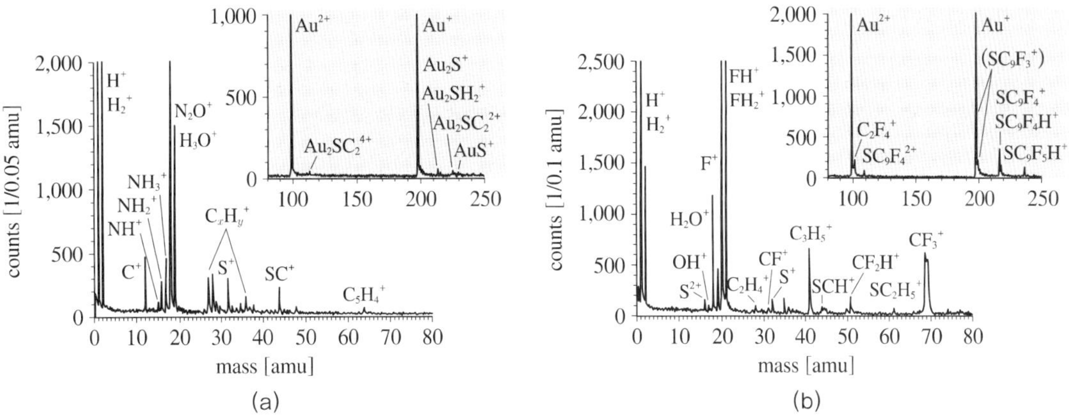

그림 13-23 • Direct comparison of mass spectra of (a) 11-amino-1-undecane SAM and (b) 1H, 1H, 2H, 2H-perfluoro-decane SAM as obtained by APT. [Sos+11]

그림 13-24는 APT로 fluorinated SAMs를 분석한 결과를 나타낸 것이다. (a)는 3차원으로 재구성(reconstruction)된 fluorinated SAMs의 원자지도이나, 이는 실제 유기층 내의 구조가 아니므로 실제 기하학 구조로 해석해서는 안 된다. 이러한 사실은 (b)에서 볼 수 있듯이, 각 분자종이 evaporation에 필요한electric field가 다름에 기인한다. 원자지도를 통한 유기층 구조의 직접적인 관찰은 어렵지만 이 결과를 통해 evaporation이 일어나는 과정을 알 수 있다. 우선 분자의 head group인 CF_3가 우선적으로 증발한 후 다수의 FH 분자가 증발한다. 그 후 backbone 부분까지 완전히 증발하고 마지막으로 Au 기판이 증발한다. 이와 같이 유기 분자의 전계 증발(field evaporation)에 대한 이해가 지속적으로 연구된다면, 머지 않아 APT를 통해 화학적 구조를 3차원적으로 재구성(reconstruction)하는 것도 가능할 것이다.

APT를 유기물 분석에 적용하여 정확한 정보를 얻기 위해서는 다음과 같은 어려움이 해결되어야 한다.

- 유기물 자체의 soft한 물질 특성으로 인해 시편 제조에서부터 FIB로 인한 심각한 시편 손상이 일어날 수 있다.

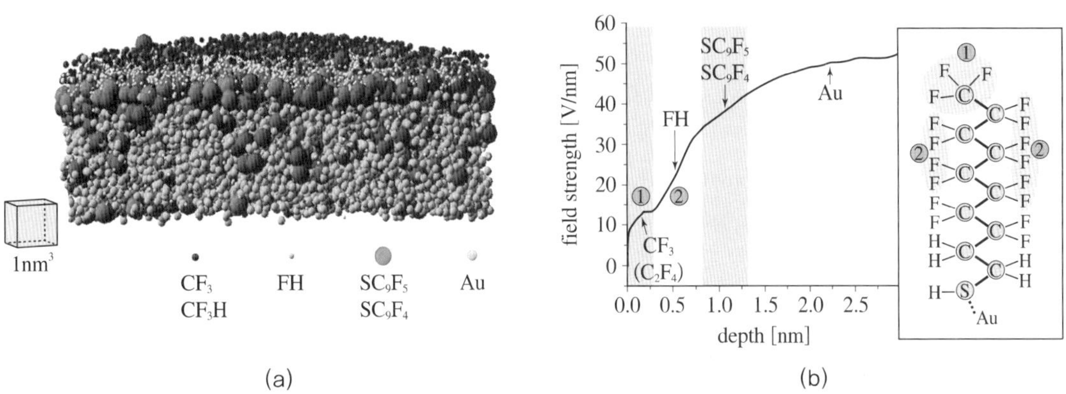

그림 13-24 • (a) Atom map of fluorinated SAMs on top of a Au tip. (b) Field strength required for the field desorption of various fragments of the fluorinated SAM. [Sos+11]

- 소자에서 분석을 시도할 경우 evaporation 특성 차이가 큰 유기 물질과 무기 물질의 경계의 존재로 분석 성공률이 좋지 않다.
- 높은 전계 펄스 조건에서 시편의 안정성이 확보되어야 한다.
- 레이저 펄스에 따라 유기물 결합의 분리가 달라질 수 있고 다양한 fragmentation이 가능하므로 질량 스펙트럼(mass spectrum) 해석에 어려움이 있다.

APT를 활용한 유기물 분석은 현재 시작 단계이므로 확립된 지식이 충분하지 않다. 위에서 언급한 유기물 분석에서의 예상되는 어려움을 해결해 나간다면 APT는 유기 박막(organic thin films)에서도 강력한 능력을 보이는 분석 방법으로 이용될 것이다.

참고문헌

[Bdb+93] D. Blavette, B. Deconihout, A. Bostel, J.M. Sarrau, M. Bouet, and A. Menand, Rev. Sci. Instrum., 64, 2911-2919, 1993.

[Bol+07] J.H. Bunton, J.D. Olson, D.R. Lenz, T.F. Kelly, Advances in Pulsed-Laser Atom Probe: Instrument and Specimen Design for Optimum Performance, Microsc. Microanal. 13, 418-427, 2007.

[Cer88] A. Cerezo, T.J. Godfrey and G.D.W. Smith, Performance of an energy-compensated three-dimensional atom probe, Rev Sci. Instrum., 59, 862-866, 1988.

[Cku+04] H.O. Colijn, T.F. Kelly, R.M. Ulfig, R.G. Buchheit, Site-Specific FIB Preparation of Atom Probe Samples, Microscopy and Microanalysis, 10(suppl.2) 1150-51, 2004.

[Dec04] B.C. De Cooman, Structure-properties relationship in TRIP steels containing carbide-free bainite, Current Opinion in Solid State and Materials Science, 8, 285, 2004.

[Dkq+06] P. Deb, H. Kim, Y Qin, R Lahiji, M. Oliver, R. Reifenberger, T. Sands T, GaN Nanorod Schottky and p−n Junction Diodes, Nano lett 6, 2893-2898, 2006.

[Drd+98] B. Deconihout, L. Renaud, G. Da Costa, M. Bouet, A. Bostel and D. Blavette, Implementation of an optical TAP, Ultramicroscopy, 73, 253-260, 1998.

[Ggd+72] V. N. Gridnev, V. G. Gavrilyuk, I. Ya. Dekhtyar, Yu. Ya. Meshkov, P. S. Nizin, V. G. Prokopenko, Investigation of carbide phase in strained steel by the method of nuclear gamma resonance, Phys. Stat. Sol. A, 14, 689-694, 1972.

[Ggs+08] B. Gault, F. Geuser, L. T. Stephenson, M. P. Moody, B. C. Muddle, S.P. Ringer, Estimation of the Reconstruction Parameters for Atom Probe Tomography, Microsc. Microanal, 14, 296-305, 2008.

[Ghk+08] G. H. Gu, H. B. R Lee, H. J. Kim, C. G. Park, Atomic structure and composition at the interface of epitaxial CoSi2 on Si(001), The 9th Asia-Pacific Microscopy Conference, p11, JeJu, 2008.(Abstract)

[Gia05] L.A. Giannuzzi, R. Geurts, and J. Ringnalda, 2 keV Ga+FIB Milling for Reducing Amorphous Damage in Silicon, Microscopy and Microanalysis, 11(suppl.2) 828-829, 2005.

[Gmg+09] B. Gault, M. P. Moody, F. Geuser, D. Haley, Origin of the spatial resolution in atom probe microscopy, Appl. Phys. Lett., 95, 034103, 2009.

[Gok+07] M. J. Galtrey, R. A. Oliver, M. J. Kappers, C. J. Humphreys, Three-dimensional atom probe studies of an InxGa1−xN/GaN multiple quantum well structure: Assessment of possible indium clustering, Appl. Phys. Lett. 90, 061903, 2007.

[Gor07] B. Gorman, Atom probe reconstruction refinements by pre-and post-analysis TEM structure quantification, Microsc Microanal, 13, 1616-1617, 2007.

[Gu09] G. H. Gu, C.G. Park, K.B. Nam, Inhomogeneity of a highly efficient InGaN based blue LED studied by three-dimensional atom probe tomography, P hys. Status Solidi RRL 3, 100-102, 2009.

[Gut75] M. Guttmann, Equilibrium segregation in a ternary solution: A model for temper embrittlement, Surface Science, 53, 213-227, 1975.

[Gvb+05] B. Gault, F. Vurpillot, A. Bostel, A. Menand, B. Deconihout, Appl, Phys. Lett., 86, 094101, 2005.

[Gvv+06] B. Gault, F. Vurpillot, A. Vella,, M. Gilbert, A. Menand, D. Blavette, and B. Deconihout, Rev. Sci. Instrum., 77, 043705, 2006.

[Jgh+01] P. Jacques, E. Girault, P. Harlet, F. Delannay, The developments of cold-rolled TRIP-assisted multiphase steels. Low silicon TRIP-assisted multiphase steels, ISIJ international, 41, 1061-1067, 2001.

[Kel80] G.L. Kellogg, T.T. Tsong, Pulsed-laser atom-probe field-ion microscopy, J. Appl. Phys, 51 : 1884-1193, 1980.

[Kpp+12] B. H. Kim, S. M. Park, S. W. Park, Y. B. Park, H. J. Kim and C. G. Park, Investigation of plasma-doped fin structure and characterization of dopants by atom probe tomography, Appl. Phys. Lett. 101, 213113, 2012.

[Lbd+12] Nam Suk Lim, Chan Woo Bang, Sanjeev Das, Hyun Woo Jin, Raghavan Ayer, Chan Gyung Park, Metals and Materials International, 18, 87-94, 2012.

[Lfp+99] D. J. Larson, D. T. Foord, A. K. Petford-Long, H. Liew, M. G. Blamire, A. Cerezo, G. D. W Smith, Field-ion specimen preparation using focused ion-beam milling, Ultramicroscopy, 79, 287-293, 1999.

[Lfp+99] D.J. Larson, D.T. Foord, A.K. Petford-Long, H. Liew, M.G. Blamire, A. Cerezo, and G.D.W. Smith, Field-ion specimen preparation using focused ion-beam milling, Ultamicroscopy, 79, 287-293, 1999.

[Lim12] N.S.Lim, Ph.D. Thesis, POSTECH, 2011.

[Mel91] A.J. Melmed, The art and science and other aspects of making sharp tips, J. Vac. Sci. Technol., B 9, 601, 1991.

[Mil05] M.K. Miller, K.F. Russell, G.B. Thompson, Strategies for fabricating atom probe specimens with a dual beam FIB, Ultramicroscopy, 102, 287-298, 2005.

[Mil91] M.K. Miller, Concepts in atom probe designs, Surface Science, 246, 428-433, 1991.

[Mill00] M.K. Miller, Atom Probe Tomography: analysis at the atomic level, Kluwer Academic, 2000.

[Mül51] E.W. Müller, The field ion microscope, Z. phys. 131, 136-142, 1951.

[Mül56] E.W. Müller, DG Brandon, Field ionization of gases at a metal surface and the resolution of the field ion microscope, Physical review 102, 624-631, 1956.

[Mül68] E.W. Műller, J.A. Panitx and S.B. McLane, The Atom-Probe Field Ion Microscope, Rev. Sci. Instrum., 39, 83, 1968.

[Mur86] Y. Murakami, Stress Intensity Factor Hand Book. Perganom, 1986.

[Mnh+88] T Maruyama, T Nishi, Y Hasegawa: Interfaces in Polymer, Ceramic and Metal Matrix Composites, Elsevier, Amsterdam, 73-77, 1988.

[Nak98] S. Nakamura, The Roles of Structural Imperfections in InGaN-Based Blue Light Emitting Diodes and Laser Diodes , Science, 281, 956-961, 1998.

[Nis86] O Nishikawa, H Kato: Atom-probe study of a conducting polymer: The oxidation of polypyrrole, The Journal of Chemical Physics 85, 6758-6764, 1986.

[Pat05] F. Patolsky, C. M. Lieber, Nanowire nanosensors, Meterials today, 8, 20-28, 2005.

[Phs+09] D. E. Perea, E. R. Hemesath, E. J. Schwalbach, J. L. Lensch-Falk, P. W. Voorhees, L. J. Lauhon, Direct measurement of dopant distribution in an individual vapour–liquid–solid nanowire, Nature Nanotechnology, 4, 315-319, 2009.

[Pmh+11] A. Portavoce, D. Blum I Mangelinck, K. Hoummada, L. Chow, V. Carron, J. L. Labar, Boron clustering in implanted NiSi, Scripta Materialia, 64, 828–831, 2011.

[Rhe99] H. S.Rhee, T.W. Jang, B. T. Ahn, Epitaxial growth of a (100) CoSi2 layer from carbonic cobalt films deposited on (100) Si substrate using an organometallic source, Appl. Phys. Lett, 74, 1003-1005, 1999.

[Sgn+10] J.B. Seol, G.H. Gu, N.S Lim, S. Das, C.G. Park, Atomic scale investigation on the distribution of boron in medium carbon steels by atom probe tomography and EELS, Ultramicroscopy, 110, 783-788, 2010.

[Skb+03] T.M. Smeeton, M. J. Kappers, J. S. Barnard, M. E. Vickers, C. J. Humphreys, Electron beam-induced strain within InGaN quantum wells: False indium ''cluster'' detection in the transmission electron microscope, Appl. Phys. Lett. 83, 5419-5421, 2003.

[Sos+11] A Stoffers, C Oberdorfer, G Schmitz: Controlled Field Evaporation of Fluorinated Self-Assembled Monolayers, Langmuir 28, 56-59, 2011.

[Tfr+07] K. Thompson, P. L. Flaitz, P. Ronsheim, D.J. Larson, T. F. Kelly, Imaging of Arsenic Cottrell Atmospheres Around Silicon Defects by Three-Dimensional Atom Probe Tomography, Science ,317, 1370-1374, 2007.

[Tkk+10] J. Takahashi, K Kawakami, Y Kobayashi, T Toshimi: The first direct observation of hydrogen trapping sites in TiC precipitation-hardening steel through atom probe tomography, Scripta Materialia 63, 261–264, 2010.

[Tll+07] K. Thompson, D. Lawrence, D.J. Larson, J.D. Olson, T.F. Kelly and B. Gorman, In situ site-specific specimen preparation for atom probe tomography, Ultrmicroscopy, 107, 131-139, 2007.

[Wkn06] LRC Wang, HJ Kreuzer, O Nishikawa: Polythiophene in strong electrostatic fields, Organic Electronics 7, 99-106, 2006.

[Yan09] Y.S. Yang, J.G. Bae, C.G. Park : Nanostructure and mechanical properties of heavily cold-drawn steel wires, Mat. Sci. Eng. A, 508, 148-155, 2009.

부록 1 • 물리상수

Name	Symbol	Value	Unit
Number π	π	3.14159265358979323846	
Number e	e	2.71828182845904523536	
Elementary charge	e	$1.60217733 \cdot 10^{-19}$	C
Speed of light in vacuum	c	$2.99792458 \cdot 10^{8}$	m/s(def)
Permittivity of the vacuum	ε_0	$8.854187 \cdot 10^{-12}$	F/m
Permeability of the vacuum	μn	$4\pi \cdot 10^{-7}$	H/m
Planck's constant	h	$6.6260755 \cdot 10^{-34}$	Js
Dirac's constant	$\hbar = h/2\pi$	$1.0545727 \cdot 10^{-34}$	Js
Bohr radius	a_0	0.52918	Å
Rydberg's constant	Ry	13.9595	eV
Avogadro's constant	N_A	$6.0221367 \cdot 10^{23}$	mol^{-1}
Boltzmann's constant	$k = R/N_A$	$1.380658 \cdot 10^{23}$	J/K
Electron mass	m_e	$9.1093897 \cdot 10^{-31}$	kg
Proton mass	m_p	$1.6726231 \cdot 10^{-27}$	kg
Neutron mass	m_n	$1.674954 \cdot 10^{-27}$	kg

부록 2 • 금속 원소 및 화합물의 소멸 거리(100 kV, Å)

• 면심입방결정(FCC)의 금속 원소

Reflection	Al	Cu	Ni	Ag	Pt	Au	Pb
111	556	242	236	224	147	159	240
200	673	281	275	255	166	179	266
220	1,057	416	409	363	232	248	359
311	1,300	505	499	433	274	292	418
222	1,377	535	529	455	288	307	436
400	1,672	654	652	544	343	363	505
331	1,877	745	745	611	385	406	555
420	1,943	776	776	634	398	420	572
422	2,190	897	896	724	453	477	638
511	2,363	985	983	792	494	519	688
333	2,363	985	983	792	494	519	688
440	2,637	1,126	1,120	901	558	587	772
531	2,798	1,206	1,196	964	594	626	822
600	2,851	1,232	1,221	984	606	638	838
442	2,851	1,232	1,221	984	606	638	838

• 체심입방결정(BCC)의 금속 원소

Reflection	Fe	Nb
110	270	261
200	395	367
211	503	457
220	606	539
310	712	619
222	820	699
321	927	781
400	1,032	863
411	1,134	944
420	1,231	1,024
332	1,324	1,102
422	1,414	1,178
510	1,500	1,251
431	1,500	1,251
521	1,663	1,390

• 조밀육방결정(HCP)의 금속 원소

Reflection	Mg	Co	An	Zr	Cd
$\bar{1}100$	1,509	467	553	594	519
$11\bar{2}0$	1,405	429	497	493	438
$\bar{2}200$	3,348	1,027	1,180	1,151	1,023
$\bar{1}100$	1,001	306	351	379	324
$\bar{2}201$	2,018	620	704	691	608
0002	811	248	260	317	244
$\bar{1}102$	2,310	702	762	837	683
$11\bar{2}2$	1,710	524	578	590	501
$\bar{2}202$	3,917	1,215	1,339	1,333	1,140

• 입방정계의 비금속 원소 및 화합물

Reflection	Diamond	Si	Ge	LiF	MgO
111	476	602	430	1,717	2,726
200	–	–	–	645	461
220	665	757	452	942	662
311	1,245	1,349	757	2,199	11,797
222	–	–	–	1,210	852
400	1,215	1,268	659	1,463	1,033
331	1,972	2,046	1,028	3,352	10,756
420	–	–	–	1,710	1,201
511	2,613	2,645	1,273	–	–
333	2,613	2,645	1,273	–	–
440	2,151	2,093	1,008	–	–

• $L1_2$ 결정 구조의 금속간 화합물

Reflection	Type of Reflection	Ni_3Al	Cu_3Au	Ni_3Mn
100	S	3,362	820	10,300
110	S	3,205	930	10,600
111		369	209	250
200		425	238	293
210	S	3,501	1,290	14,900
211	S	3,680		
220		632		
300	S	4,346		
311		777		
331		1,160		
420		1,211		
422		1,422		
511		1,592		

* S는 초격자 회절벡터를 나타냄.

• B_2 결정 구조의 금속간 화합물

Reflection	Type of Reflection	CuZn	Fe_3Al
100	S	22,700	2,470
110		256	302
111	S	30,200	3,020
200		376	450
210	S	36,300	3,860
211		481	585

• DO_{19} 결정 구조의 금속간 화합물

hkl	Type of Reflection	Mg_3Cd	Ti_3Sn	Ti_3Al
$10\bar{1}0$	S	2,700	2,903	13,351
$10\bar{1}1$	S	1,613	1,917	5,809
$11\bar{2}0$	S	1,461	1,810	4,689
$20\bar{2}0$		991	633	772
0002		531	336	415
$20\bar{2}1$		646	408	506
$10\bar{1}2$	S	3,477	4,512	9,518
$12\bar{3}0$	S	3,791	1,938	10,067
$11\bar{2}2$	S	1,969	2,561	5,185
$12\bar{3}1$	S	2,342	3,045	6,134
$20\bar{2}2$		1,457	916	1,165
$10\bar{1}3$	S	2,750	3,537	7,132
$22\bar{4}0$		872	548	705
$20\bar{2}3$		1,118	702	911
$40\bar{4}0$		2,644	1,293	1,234
$22\bar{4}2$		1,050	661	861

- 입방: $\frac{1}{d^2} = \frac{h^2 + k^2 + l^2}{a^2}$

- 정방: $\frac{1}{d^2} = \frac{h^2 + k^2}{a^2} + \frac{l^2}{c^2}$

- 육방: $\frac{1}{d^2} = \frac{4}{3}\left(\frac{h^2 + hk + k^2}{a^2}\right) + \frac{l^2}{c^2}$

- 능면: $\frac{1}{d^2} = \frac{(h^2 + k^2 + l^2)\sin^2\alpha + 2(hk + kl + hl)(\cos^2\alpha - \cos\alpha)}{a^2(1 - 3\cos^2\alpha + 2\cos^3\alpha)}$

- 사방: $\frac{1}{d^2} = \frac{h^2}{a^2} + \frac{k^2}{b^2} + \frac{l^2}{c^2}$

- 단사: $\frac{1}{d^2} = \frac{1}{\sin^2\beta}\left(\frac{h^2}{a^2} + \frac{k^2\sin^2\beta}{b^2} + \frac{l^2}{c^2} - \frac{2hl\cos\beta}{ac}\right)$

- 삼사: $\frac{1}{d^2} = \frac{1}{V^2}(S_{11}h^2 + S_{22}k^2 + S_{33}l^2 + 2S_{12}hk + 2S_{23}kl + 2S_{13}hl)$

위의 삼사점계에서,

V = 단위 격자의 부피

$S_{11} = b^2c^2\sin^2\alpha$

$S_{22} = a^2c^2\sin^2\beta$

$S_{33} = a^2b^2\sin^2\gamma$

$S_{12} = abc^2(\cos\alpha\cos\beta - \cos\gamma)$

$S_{23} = a^2bc(\cos\beta\cos\gamma - \cos\alpha)$

$S_{13} = ab^2c(\cos\gamma\cos\alpha - \cos\beta)$

부록 4 • Photon energies, in electron volts, of principal K–, L–, and M–shell emission lines.

Element		$K\alpha_1$	$K\alpha_2$	$K\beta_1$	$L\alpha_1$	$L\alpha_2$	$L\beta_1$	$L\beta_2$	$L\gamma_1$	$M\alpha_1$
3	Li	54.3								
4	Be	108.5								
5	B	183.3								
6	C	277								
7	N	392.4								
8	O	524.9								
9	F	676.8								
10	Ne	848.6	848.6							
11	Na	1,040.98	1,040.98	1,071.1						
12	Mg	1,253.60	1,253.60	1,302.2						
13	Al	1,486.70	1,486.27	1,557.45						
14	Si	1,739.98	1,739.38	1,835.94						
15	P	2,013.7	2,012.7	2,139.1						
16	S	2,307.84	2,306.64	2,464.04						
17	Cl	2,622.39	2,620.78	2,815.6						
18	Ar	2,957.70	2,955.63	3,190.5						
19	K	3,313.8	3,311.1	3,589.6						
20	Ca	3,691.68	3,688.09	4,012.7	341.3	341.3	344.9			
21	Sc	4,090.6	4,086.1	4,460.5	395.4	395.4	399.6			
22	Ti	4,510.84	4,504.86	4,931.81	452.2	452.2	458.4			
23	V	4,952.20	4,944.64	5,427.29	511.3	511.3	519.2			
24	Cr	5,414.72	5,405.509	5,946.71	572.8	572.8	582.8			
25	Mn	5,898.75	5,887.65	6,490.45	637.4	637.4	648.8			
26	Fe	6,403.84	6,390.84	7,057.98	705.0	705.0	718.5			
27	Co	6,930.32	6,915.30	7,649.43	776.2	776.2	791.4			
28	Ni	7,478.15	7,460.89	8,264.66	851.5	851.5	868.8			
29	Cu	8,047.78	8,027.83	8,905.29	929.7	929.7	949.8			
30	Zn	8,638.86	8,615.78	9,572.0	1,011.7	1,011.7	1,034.7			
31	Ga	9,251.74	9,224.82	10,264.2	1,097.92	1,097.92	1,124.8			
32	Ge	9,886.42	9,855.32	10,982.1	1,188.00	1,188.00	1,218.5			
33	As	10,543.72	10,507.99	11,726.2	1,282.0	1,282.0	1,317.0			
34	Se	11,222.4	11,181.4	12,495.9	1,379.10	1,379.10	1,419.23			
35	Br	11,924.2	11,877.6	13,291.4	1,480.43	1,480.43	1,525.90			
36	Kr	12,649	12,598	14,112	1,586.0	1,586.0	1,636.6			
37	Rb	13,395.3	13,335.8	14,961.3	1,694.13	1,692.56	1,752.17			
38	Sr	14,165	14,097.9	15,835.7	1,806.56	1,804.74	1,871.72			
39	Y	14,958.4	14,882.9	16,737.8	1,922.56	1,920.47	1,995.84			
40	Zr	15,775.1	15,690.9	17,667.8	2,042.36	2,039.9	2,124.4	2,219.4	2,302.7	
41	Nb	16,615.1	16,521.0	18,622.5	2,165.89	2,163.0	2,257.4	2,367.0	2,461.8	
42	Mo	17,479.34	17,374.3	19,608.3	2,293.16	2,289.85	2,394.81	2,518.3	2,623.5	
43	Tc	18,367.1	18,250.8	20,619	2,424	2,420	2,538	2,674	2,792	
44	Ru	19,279.2	19,150.4	21,656.8	2,558.55	2,554.31	2,683.23	2,836.0	2,964.5	
45	Rh	20,216.1	20,073.7	22,723.6	2,696.74	2,692.05	2,834.41	3,001.3	3,143.8	
46	Pd	21,177.1	21,020.1	23,818.7	2,838.61	2,833.29	2,990.22	3,171.79	3,328.7	
47	Ag	22,162.92	21,990.3	24,942.4	2,984.31	2,978.21	3,150.94	3,347.81	3,519.59	
48	Cd	23,173.6	22,984.1	26,095.5	3,133.73	3,126.91	3,316.57	3,528.12	3,716.86	

(계속)

Element		$K\alpha_1$	$K\alpha_2$	$K\beta_1$	$L\alpha_1$	$L\alpha_2$	$L\beta_1$	$L\beta_2$	$L\gamma_1$	$M\alpha_1$
49	In	24,209.7	24,002.0	27,275.9	3,286.94	3,279.29	3,487.21	3,713.81	3,920.81	
50	Sn	25,271.3	25,044.0	28,486.0	3,443.98	3,435.42	3,662.80	3,904.86	4,131.12	
51	Sb	26,359.1	26,110.8	29,725.6	3,604.72	3,595.32	3,843.57	4,100.78	4,347.79	
52	Te	27,472.3	27,201.7	30,995.7	3,769.33	3,758.8	4,029.58	4,301.7	4,570.9	
53	I	28,612.0	28,317.2	32,294.7	3,937.65	3,926.04	4,220.72	4,507.5	4,800.9	
54	Xe	29,779	29,458	33,624	4,109.9	–	–	–	–	
55	Cs	30,972.8	30,625.1	34,986.9	4,286.5	4,272.2	4,619.8	4,935.9	5,280.4	
56	Ba	32,193.6	31,817.1	36,378.2	4,466.26	4,450.90	4,827.53	5,156.5	5,531.1	
57	La	33,441.8	33,034.1	37,801.0	4,650.97	4,634.23	5,042.1	5,383.5	5,788.5	833
58	Ce	34,719.7	34,278.9	39,257.3	4,840.2	4,823.0	5,262.2	5,613.4	6,052	883
59	Pr	36,026.3	35,550.2	40,748.2	5,033.7	5,013.5	5,488.9	5,850	6,322.1	929
60	Nd	37,361.0	36,847.4	42,271.3	5,230.4	5,207.7	5,721.6	6,089.4	6,602.1	978
61	Pm	38,724.7	38,171.2	43,826	5,432.5	5,407.8	5,961	6,339	6,892	–
62	Sm	40,118.1	39,522.4	45,413	5,636.1	5,609.0	6,205.1	6,586	7,178	1,081
63	Eu	41,542.2	40,901.9	47,037.9	5,845.7	5,816.6	6,456.4	6,843.2	7,480.3	1,131
64	Gd	42,996.2	42,308.9	48,697	6,057.2	6,025.0	6,713.2	7,102.8	7,785.8	1,185
65	Tb	44,481.6	43,744.1	50,382	6,272.8	6,238.0	6,978	7,366.7	8,102	1,240
66	Dy	45,998.4	45,207.8	52,119	6,495.2	6,457.7	7,247.7	7,635.7	8,418.8	1,293
67	Ho	47,546.7	46,699.7	53,877	6,719.8	6,679.5	7,525.3	7,911	8,747	1,348
68	Er	49,127.7	48,221.1	55,681	6,948.7	6,905.0	7,810.9	8,189.0	9,089	1,406
69	Tm	50,741.6	49,772.6	57,517	7,179.9	7,133.1	8,101	8,468	9,426	1,462
70	Yb	52,388.9	51,354.0	59,370	7,415.6	7,367.3	8,401.8	8,758.8	9,780.1	1,521.4
71	Lu	54,069.8	52,965.0	61,283	7,655.5	7,604.9	8,709.0	9,048.9	10,143.4	1,581.3
72	Hf	55,790.2	54,611.4	63,234	7,899.0	7,844.6	9,022.7	9,347.3	10,515.8	1,644.6
73	Ta	57,532	56,277	65,223	8,146.1	8,087.9	9,343.1	9,651.8	10,895.2	1,710
74	W	59,318.24	57,981.7	67,244.3	8,397.6	8,335.2	9,672.35	9,961.5	11,285.9	1,775.4
75	Re	61,140.3	59,717.9	69,310	8,652.5	8,586.2	10,010.0	10,275.2	11,685.4	1,842.5
76	Os	63,000.5	61,486.7	71,413	8,911.7	8,841.0	10,355.3	10,598.5	12,095.3	1,910.2
77	Ir	64,895.6	63,286.7	73,560.8	9,175.1	9,099.5	10,708.3	10,920.3	12,512.6	1,979.9
78	Pt	66,832	65,112	75,748	9,442.3	9,361.8	11,070.7	11,250.5	12,942.0	2,050.5
79	Au	68,803.7	66,989.5	77,984	9,713.3	9,628.0	11,442.3	11,584.7	13,381.7	2,122.9
80	Hg	70,819	68,895	80,253	9,988.8	9,897.6	11,822.6	11,924.1	13,830.1	2,195.3
81	Tl	72,871.5	70,831.9	82,576	10,268.5	10,172.8	12,213.3	12,271.5	14,291.5	2,270.6
82	Pb	74,969.4	72,804.2	84,936	10,551.5	10,449.5	12,613.7	12,622.6	14,764.4	2,345.5
83	Bi	77,107.9	74,814.8	87,343	10,838.8	10,730.91	13,023.5	12,979.9	15,247.7	2,422.6
84	Po	79,290	76,862	89,800	11,130.8	11,015.8	13,447	13,340.4	15,744	–
85	At	81,520	78,950	92,300	11,426.8	11,304.8	13,876	–	16,251	–
86	Rn	83,780	81,070	94,870	11,727.0	11,597.9	14,316	–	16,770	–
87	Fr	86,100	83,230	97,470	12,031.3	11,895.0	14,770	14,450	17,303	–
88	Ra	88,470	85,430	100,130	12,339.7	12,196.2	15,235.8	14,841.4	17,849	–
89	Ac	90,884	87,670	102,850	12,652.0	12,500.8	15,713	–	18,408	–
90	Th	93,350	89,953	105,609	12,968.7	12,809.6	16,202.2	15,623.7	18,982.5	2,996.1
91	Pa	95,868	92,287	108,427	13,290.7	13,122.2	16,702	16,024	19,568	3,082.3
92	U	98,439	94,665	111,300	13,614.7	13,438.8	17,220.0	16,428.3	20,167.1	3,170.8
93	Np	–	–	–	13,944.1	13,759.7	17,750.2	16,840.0	20,784.8	–
94	Pu	–	–	–	14,278.6	14,084.2	18,293.7	17,255.3	21,417.3	–
95	Am	–	–	–	14,617.2	14,411.9	18,852.0	17,676.5	22,065.2	–

부록 5 • Photon energies and relative intensities of K–, L–, and M–shell lines shown in Fig. 1–1, arranged by increasing energy. An intensity of 100 is assigned to the strongest line in each shell for each element.

Energy (eV)	Element	Line	Relative intensity
54.3	3 Li	$K\alpha_{1,2}$	150
108.5	4 Be	$K\alpha_{1,2}$	150
183.3	5 B	$K\alpha_{1,2}$	151
277	6 C	$K\alpha_{1,2}$	147
348.3	21 Sc	Ll	21
392.4	7 N	$K\alpha_{1,2}$	150
395.3	22 Ti	Ll	46
395.4	21 Sc	$L\alpha_{1,2}$	111
399.6	21 Sc	$L\beta_1$	77
446.5	23 V	Ll	28
452.2	22 Ti	$L\alpha_{1,2}$	111
458.4	22 Ti	$L\beta_1$	79
500.3	24 Cr	Ll	17
511.3	23 V	$L\alpha_{1,2}$	111
519.2	23 V	$L\beta_1$	80
524.9	8 O	$K\alpha_{1,2}$	151
556.3	25 Mn	Ll	15
572.8	24 Cr	$L\alpha_{1,2}$	111
582.8	24 Cr	$L\beta_1$	79
615.2	26 Fe	Ll	10
637.4	25 Mn	$L\alpha_{1,2}$	111
648.8	25 Mn	$L\beta_1$	77
676.8	9 F	$K\alpha_{1,2}$	148
677.8	27 Co	Ll	10
705.0	26 Fe	$L\alpha_{1,2}$	111
718.5	26 Fe	$L\beta_1$	66
742.7	28 Ni	Ll	9
776.2	27 Co	$L\alpha_{1,2}$	111
791.4	27 Co	$L\beta_1$	76
811.1	29Cu	Ll	8
833	57 La	$M\alpha_1$	100
848.6	10 Ne	$K\alpha_{1,2}$	150
851.5	28 Ni	$L\alpha_{1,2}$	111
868.8	28 Ni	$L\beta_1$	68
883	58 Ce	$M\alpha_1$	100
884	30 Zn	Ll	7
929.2	59 Pr	$M\alpha_1$	100
929.7	29 Cu	$L\alpha_{1,2}$	111
949.8	29 Cu	$L\beta_1$	65
957.2	31 Ga	Ll	7
978	60 Nd	$M\alpha_1$	100
1,011.7	30 Zn	$L\alpha_{1,2}$	111
1,034.7	30 Zn	$L\beta_1$	65
1,036.2	32 Ge	Ll	6
1,041.0	11 Na	$K\alpha_{1,2}$	150
1,081	62 Sm	$M\alpha_1$	100
1,097.9	31 Ga	$L\alpha_{1,2}$	111
1,120	33 As	Ll	6
1,124.8	31 Ga	$L\beta_1$	66
1,131	63 Eu	$M\alpha_1$	100
1,185	64 Gd	$M\alpha_1$	100
1,188.0	32 Ge	$L\alpha_{1,2}$	111
1,204.4	34 Se	Ll	6
1,218.5	32 Ge	$L\beta_1$	60
1,240	65 Tb	$M\alpha_1$	100
1,253.6	12 Mg	$K\alpha_{1,2}$	150
1,282.0	33 As	$L\alpha_{1,2}$	111
1,293	66 Dy	$M\alpha_1$	100
1,293.5	35 Br	Ll	5
1,317.0	33 As	$L\beta_1$	60
1,348	67 Ho	$M\alpha_1$	100
1,379.1	34 Se	$L\alpha_{1,2}$	111
1,386	36 Kr	Ll	5
1,406	68 Er	$M\alpha_1$	100
1,419.2	34 Se	$L\beta_1$	59
1,462	69 Tm	$M\alpha_1$	100
1,480.4	35 Br	$L\alpha_{1,2}$	111
1,482.4	37 Rb	Ll	5
1,486.3	13 Al	$K\alpha_2$	50
1,486.7	13 Al	$K\alpha_1$	100
1,521.4	70 Yb	$M\alpha_1$	100
1,525.9	35 Br	$L\beta_1$	59
1,557.4	13 Al	$K\beta_1$	1
1,581.3	71 Lu	$M\alpha_1$	100
1,582.2	38 Sr	Ll	5
1,586.0	36 Kr	$L\alpha_{1,2}$	111
1,636.6	36 Kr	$L\beta_1$	57
1,644.6	72 Hf	$M\alpha_1$	100
1,685.4	39 Y	Ll	5
1,692.6	37 Rb	$L\alpha_2$	11
1,694.1	37 Rb	$L\alpha_1$	100
1,709.6	73 Ta	$M\alpha_1$	100
1,739.4	14 Si	$K\alpha_2$	50
1,740.0	14 Si	$K\alpha_1$	100
1,752.2	37 Rb	$L\beta_1$	58
1,775.4	74 W	$M\alpha_1$	100
1,792.0	40 Zr	Ll	5
1,804.7	38 Sr	$L\alpha_2$	11
1,806.6	38 Sr	$L\alpha_1$	100
1,835.9	14 Si	$K\beta_1$	2

(계속)

Energy (eV)	Element	Line	Relative intensity
1,842.5	75 Re	$M\alpha_1$	100
1,871.7	38 Sr	$L\beta_1$	58
1,902.2	41 Nb	Ll	5
1,910.2	76 Os	$M\alpha_1$	100
1,920.5	39 Y	$L\alpha_2$	11
1,922.6	39 Y	$L\alpha_1$	100
1,979.9	77 Ir	$M\alpha_1$	100
1,995.8	39 Y	$L\beta_1$	57
2,012.7	15 P	$K\alpha_2$	50
2,013.7	15 P	$K\alpha_1$	100
2,015.7	42 Mo	Ll	5
2,039.9	40 Zr	$L\alpha_2$	11
2,042.4	40 Zr	$L\alpha_1$	100
2,050.5	78 Pt	$M\alpha_1$	100
2,122	43 Tc	Ll	5
2,122.9	79 Au	$M\alpha_1$	100
2,124.4	40 Zr	$L\beta_1$	54
2,139.1	15 P	$K\beta_1$	3
2,163.0	41 Nb	$L\alpha_2$	11
2,165.9	41 Nb	$L\alpha_1$	100
2,195.3	80 Hg	$M\alpha_1$	100
2,219.4	40 Zr	$L\beta_{2,15}$	1
2,252.8	44 Ru	Ll	4
2,257.4	41 Nb	$L\beta_1$	52
2,270.6	81 Tl	$M\alpha_1$	100
2,289.8	42 Mo	$L\alpha_2$	11
2,293.2	42 Mo	$L\alpha_1$	100
2,302.7	40 Zr	$L\gamma_1$	2
2,306.6	16 S	$K\alpha_2$	50
2,307.8	16 S	$K\alpha_1$	100
2,345.5	82 Pb	$M\alpha_1$	100
2,367.0	41 Nb	$L\beta_{2,15}$	3
2,376.5	45 Rh	Ll	4
2,394.8	42 Mo	$L\beta_1$	53
2,420	43 Tc	$L\alpha_2$	11
2,422.6	83 Bi	$M\alpha_1$	100
2,424	43 Tc	$L\alpha_1$	100
2,461.8	41 Nb	$L\gamma_1$	2
2,464.0	16 S	$K\beta_1$	5
2,503.4	46 Pd	Ll	4
2,518.3	42 Mo	$L\beta_{2,15}$	5
2,538 4	3 Tc	$L\beta_1$	54
2,554.3	44 Ru	$L\alpha_2$	11
2,558.6	44 Ru	$L\alpha_1$	100
2,620.8	17 Cl	$K\alpha_2$	50
2,622.4	17 Cl	$K\alpha_1$	100
2,623.5	42 Mo	$L\gamma_1$	3
2,633.7	47 Ag	Ll	4
2,674	43 Tc	$L\beta_{2,15}$	7
2,683.2	44 Ru	$L\beta_1$	54
2,692.0	45 Rh	$L\alpha_2$	11
2,696.7	45 Rh	$L\alpha_1$	100
2,767.4	48 Cd	Ll	4
2,792	43 Tc	$L\gamma_1$	3
2,815.6	17 Cl	$K\beta_1$	6
2,833.3	46 Pd	$L\alpha_2$	11
2,834.4	45 Rh	$L\beta_1$	52
2,836.0	44 Ru	$L\beta_{2,15}$	10
2,838.6	46 Pd	$L\alpha_1$	100
2,904.4	49 In	Ll	4
2,955.6	18 Ar	$K\alpha_2$	50
2,957.7	18 Ar	$K\alpha_1$	100
2,964.5	44 Ru	$L\gamma_1$	4
2,978.2	47 Ag	$L\alpha_2$	11
2,984.3	47 Ag	$L\alpha_1$	100
2,990.2	46 Pd	$L\beta_1$	53
2,996.1	90 Th	$M\alpha_1$	100
3,001.3	45 Rh	$L\beta_{2,15}$	10
3,045.0	50 Sn	Ll	4
3,126.9	48 Cd	$L\alpha_2$	11
3,133.7	48 Cd	$L\alpha_1$	100
3,143.8	45 Rh	$L\gamma_1$	5
3,150.9	47 Ag	$L\beta_1$	56
3,170.8	92 U	$M\alpha_1$	100
3,171.8	46 Pd	$L\beta_{2,15}$	12
3,188.6	51 Sb	Ll	4
3,190.5	18 Ar	$K\beta_{1,3}$	10
3,279.3	49 In	$L\alpha_2$	11
3,286.9	49 In	$L\alpha_1$	100
3,311.1	19 K	$K\alpha_2$	50
3,313.8	19 K	$K\alpha_1$	100
3,316.6	48 Cd	$L\beta_1$	58
3,328.7	46 Pd	$L\gamma_1$	6
3,335.6	52 Te	Ll	4
3,347.8	47 Ag	$L\beta_{2,15}$	13
3,435.4	50 Sn	$L\alpha_2$	11
3,444.0	50 Sn	$L\alpha_1$	100
3,485.0	53 I	Ll	4
3,487.2	49 In	$L\beta_1$	58
3,519.6	47 Ag	$L\gamma_1$	6
3,528.1	48 Cd	$L\beta_{2,15}$	15
3,589.6	19 K	$K\beta_{1,3}$	11
3,595.3	51 Sb	$L\alpha_2$	11
3,604.7	51 Sb	$L\alpha_1$	100

(계속)

Energy (eV)	Element	Line	Relative intensity
3,636	54 Xe	Ll	4
3,662.8	50 Sn	$L\beta_1$	60
3,688.1	20 Ca	$K\alpha_2$	50
3,691.7	20 Ca	$K\alpha_1$	100
3,713.8	49 In	$L\beta_{2,15}$	15
3,716.9	48 Cd	$L\gamma_1$	6
3,758.8	52 Te	$L\alpha_2$	11
3,769.3	52 Te	$L\alpha_1$	100
3,795.0	55 Cs	Ll	4
3,843.6	51 Sb	$L\beta_1$	61
3,904.9	50 Sn	$L\beta_{2,15}$	16
3,920.8	49 In	$L\gamma_1$	6
3,926.0	53 I	$L\alpha_2$	11
3,937.6	53 I	$L\alpha_1$	100
3,954.1	56 Ba	Ll	4
4,012.7	20 Ca	$K\beta_{1,3}$	13
4,029.6	52 Te	$L\beta_1$	61
4,086.1	21 Sc	$K\alpha_2$	50
4,090.6	21 Sc	$K\alpha_1$	100
4,093	54 Xe	$L\alpha_2$	11
4,100.8	51 Sb	$L\beta_{2,15}$	17
4,109.9	54 Xe	$L\alpha_1$	100
4,124	57 La	Ll	4
4,131.1	50 Sn	$L\gamma_1$	7
4,220.7	53 I	$L\beta_1$	61
4,272.2	55 Cs	$L\alpha_2$	11
4,286.5	55 Cs	$L\alpha_1$	100
4,287.5	58 Ce	Ll	4
4,301.7	52 Te	$L\beta_{2,15}$	18
4,347.8	51 Sb	$L\gamma_1$	8
4,414	54 Xe	$L\beta_1$	60
4,450.9	56 Ba	$L\alpha_2$	11
4,453.2	59 Pr	Ll	4
4,460.5	21 Sc	$K\beta_{1,3}$	15
4,466.3	56 Ba	$L\alpha_1$	100
4,504.9	22 Ti	$K\alpha_2$	50
4,507.5	53 I	$L\beta_{2,15}$	19
4,510.8	22 Ti	$K\alpha_1$	100
4,570.9	52 Te	$L\gamma_1$	8
4,619.8	55 Cs	$L\beta_1$	61
4,633.0	60 Nd	Ll	4
4,634.2	57 La	$L\alpha_2$	11
4,651.0	57 La	$L\alpha_1$	100
4,714	54 Xe	$L\beta_{2,15}$	20
4,800.9	53 I	$L\gamma_1$	8
4,809	61 Pm	Ll	4
4,823.0	58 Ce	$L\alpha_2$	11
4,827.5	56 Ba	$L\beta_1$	60
4,840.2	58 Ce	$L\alpha_1$	100
4,931.8	22 Ti	$K\beta_{1,3}$	15
4,935.9	55 Cs	$L\beta_{2,15}$	20
4,944.6	23 V	$K\alpha_2$	50
4,952.2	23 V	$K\alpha_1$	100
4,994.5	62 Sm	Ll	4
5,013.5	59 Pr	$L\alpha_2$	11
5,033.7	59 Pr	$L\alpha_1$	100
5,034	54 Xe	$L\gamma_1$	8
5,042.1	57 La	$L\beta_1$	60
5,156.5	56 Ba	$L\beta_{2,15}$	20
5,177.2	63 Eu	Ll	4
5,207.7	60 Nd	$L\alpha_2$	11
5,230.4	60 Nd	$L\alpha_1$	100
5,262.2	58 Ce	$L\beta_1$	61
5,280.4	55 Cs	$L\gamma_1$	8
5,362.1	64 Gd	Ll	4
5,383.5	57 La	$L\beta_{2,15}$	21
5,405.5	24 Cr	$K\alpha_2$	50
5,408	61 Pm	$L\alpha_2$	11
5,414.7	24 Cr	$K\alpha_1$	100
5,427.3	23 V	$K\beta_{1,3}$	15
5,432	61 Pm	$L\alpha_1$	100
5,488.9	59 Pr	$L\beta_1$	61
5,531.1	56 Ba	$L\gamma_1$	9
5,546.7	65 Tb	Ll	4
5,609.0	62 Sm	$L\alpha_2$	11
5,613.4	58 Ce	$L\beta_{2,15}$	21
5,636.1	62 Sm	$L\alpha_1$	100
5,721.6	60 Nd	$L\beta_1$	60
5,743.1	66 Dy	Ll	4
5,788.5	57 La	$L\gamma_1$	9
5,816.6	63 Eu	$L\alpha_2$	11
5,845.7	63 Eu	$L\alpha_1$	100
5,850	59 Pr	$L\beta_{2,15}$	21
5,887.6	25 Mn	$K\alpha_2$	50
5,898.8	25 Mn	$K\alpha_1$	100
5,943.4	67 Ho	Ll	4
5,946.7	24 Cr	$K\beta_{1,3}$	15
5,961	61 Pm	$L\beta_1$	61
6,025.0	64 Gd	$L\alpha_2$	11
6,052	58 Ce	$L\gamma_1$	9
6,057.2	64 Gd	$L\alpha_1$	100
6,089.4	60 Nd	$L\beta_{2,15}$	21
6,152	68 Er	Ll	4
6,205.1	62 Sm	$L\beta_1$	61

(계속)

Energy (eV)	Element	Line	Relative intensity
6,238.0	65 Tb	$L\alpha_2$	11
6,272.8	65 Tb	$L\alpha_1$	100
6,322.1	59 Pr	$L\gamma_1$	9
6,339	61 Pm	$L\beta_2$	21
6,341.9	69 Tm	Ll	4
6,390.8	26 Fe	$K\alpha_2$	50
6,403.8	26 Fe	$K\alpha_1$	100
6,456.4	63 Eu	$L\beta_1$	62
6,457.7	66 Dy	$L\alpha_2$	11
6,490.4	25 Mn	$K\beta_{1,3}$	17
6,495.2	66 Dy	$L\alpha_1$	100
6,545.5	70 Yb	Ll	4
6,587.0	62 Sm	$L\beta_{2,15}$	21
6,602.1	60 Nd	$L\gamma_1$	10
6,679.5	67 Ho	$L\alpha_2$	11
6,713.2	64 Gd	$L\beta_1$	62
6,719.8	67 Ho	$L\alpha_1$	100
6,752.8	71 Lu	Ll	4
6,843.2	63 Eu	$L\beta_{2,15}$	21
6,892	61 Pm	$L\gamma_1$	10
6,905.0	68 Er	$L\alpha_2$	11
6,915.3	27 Co	$K\alpha_2$	51
6,930.3	27 Co	$K\alpha_1$	100
6,948.7	68 Er	$L\alpha_1$	100
6,959.6	72 Hf	Ll	5
6,978	65 Tb	$L\beta_1$	61
7,058.0	26 Fe	$K\beta_{1,3}$	17
7,102.8	64 Gd	$L\beta_{2,15}$	21
7,133.1	69 Tm	$L\alpha_2$	11
7,173.1	73 Ta	Ll	5
7,178.0	62 Sm	$L\gamma_1$	10
7,179.9	69 Tm	$L\alpha_1$	100
7,247.7	66 Dy	$L\beta_1$	62
7,366.7	65 Tb	$L\beta_{2,15}$	21
7,367.3	70 Yb	$L\alpha_2$	11
7,387.8	74 W	Ll	5
7,415.6	70 Yb	$L\alpha_1$	100
7,460.9	28 Ni	$K\alpha_2$	51
7,478.2	28 Ni	$K\alpha_1$	100
7,480.3	63 Eu	$L\gamma_1$	10
7,525.3	67 Ho	$L\beta_1$	64
7,603.6	75 Re	Ll	5
7,604.9	71 Lu	$L\alpha_2$	11
7,635.7	66 Dy	$L\beta_2$	20
7,649.4	27 Co	$K\beta_{1,3}$	17
7,655.5	71 Lu	$L\alpha_1$	100
7,785.8	64 Gd	$L\gamma_1$	11
7,810.9	68 Er	$L\beta_1$	64
7,822.2	76 Os	Ll	5
7,844.6	72 Hf	$L\alpha_2$	11
7,899.0	72 Hf	$L\alpha_1$	100
7,911	67 Ho	$L\beta_{2,15}$	20
8,027.8	29 Cu	$K\alpha_2$	51
8,045.8	77 Ir	Ll	5
8,047.8	29 Cu	$K\alpha_1$	100
8,087.9	73 Ta	$L\alpha_2$	11
8,101	69 Tm	$L\beta_1$	64
8,102	65 Tb	$L\gamma_1$	11
8,146.1	73 Ta	$L\alpha_1$	100
8,189.0	68 Er	$L\beta_{2,15}$	20
8,264.7	28 Ni	$K\beta_{1,3}$	17
8,268	78 Pt	Ll	5
8,335.2	74 W	$L\alpha_2$	11
8,397.6	74 W	$L\alpha_1$	100
8,401.8	70 Yb	$L\beta_1$	65
8,418.8	66 Dy	$L\gamma_1$	11
8,468	69 Tm	$L\beta_{2,15}$	20
8,493.9	79 Au	Ll	5
8,586.2	75 Re	$L\alpha_2$	11
8,615.8	30 Zn	$K\alpha_2$	51
8,638.9	30 Zn	$K\alpha_1$	100
8,652.5	75 Re	$L\alpha_1$	100
8,709.0	71 Lu	$L\beta_1$	66
8,721.0	80 Hg	Ll	5
8,747	67 Ho	$L\gamma_1$	11
8,758.8	70 Yb	$L\beta_{2,15}$	20
8,841.0	76 Os	$L\alpha_2$	11
8,905.3	29 Cu	$K\beta_{1,3}$	17
8,911.7	76 Os	$L\alpha_1$	100
8,953.2	81 Tl	Ll	6
9,022.7	72 Hf	$L\beta_1$	67
9,048.9	71 Lu	$L\beta_2$	19
9,089	68 Er	$L\gamma_1$	11
9,099.5	77 Ir	$L\alpha_2$	11
9,175.1	77 Ir	$L\alpha_1$	100
9,184.5	82 Pb	Ll	6
9,224.8	31 Ga	$K\alpha_2$	51
9,251.7	31 Ga	$K\alpha_1$	100
9,343.1	73 Ta	$L\beta_1$	67
9,347.3	72 Hf	$L\beta_2$	20
9,361.8	78 Pt	$L\alpha_2$	11
9,420.4	83 Bi	Ll	6
9,426	69 Tm	$L\gamma_1$	12
9,442.3	78 Pt	$L\alpha_1$	100

(계속)

Energy (eV)	Element	Line	Relative intensity
9,572.0	30 Zn	$K\beta_{1,3}$	17
9,628.0	79 Au	$L\alpha_2$	11
9,651.8	73 Ta	$L\beta_2$	20
9,672.4	74 W	$L\beta_1$	67
9,713.3	79 Au	$L\alpha_1$	100
9,780.1	70 Yb	$L\gamma_1$	12
9,855.3	32 Ge	$K\alpha_2$	51
9,886.4	32 Ge	$K\alpha_1$	100
9,897.6	80 Hg	$L\alpha_2$	11
9,961.5	74 W	$L\beta_2$	21
9,988.8	80 Hg	$L\alpha_1$	100
10,010.0	75 Re	$L\beta_1$	66
10,143.4	71 Lu	$L\gamma_1$	12
10,172.8	81 Tl	$L\alpha_2$	11
10,260.3	31 Ga	$K\beta_3$	5
10,264.2	31 Ga	$K\beta_1$	66
10,268.5	81 Tl	$L\alpha_1$	100
10,275.2	75 Re	$L\beta_2$	22
10,355.3	76 Os	$L\beta_1$	67
10,449.5	82 Pb	$L\alpha_2$	11
10,508.0	33 As	$K\alpha_2$	51
10,515.8	72 Hf	$L\gamma_1$	12
10,543.7	33 As	$K\alpha_1$	100
10,551.5	82 Pb	$L\alpha_1$	100
10,598.5	76 Os	$L\beta_2$	22
10,708.3	77 Ir	$L\beta_1$	66
10,730.9	83 Bi	$L\alpha_2$	11
10,838.8	83 Bi	$L\alpha_1$	100
10,895.2	73 Ta	$L\gamma_1$	12
10,920.3	77 Ir	$L\beta_2$	22
10,978.0	32 Ge	$K\beta_3$	6
10,982.1	32 Ge	$K\beta_1$	60
11,070.7	78 Pt	$L\beta_1$	67
11,118.6	90 Th	Ll	6
11,181.4	34 Se	$K\alpha_2$	52
11,222.4	34 Se	$K\alpha_1$	100
11,250.5	78 Pt	$L\beta_2$	23
11,285.9	74 W	$L\gamma_1$	13
11,442.3	79 Au	$L\beta_1$	67
11,584.7	79 Au	$L\beta_2$	23
11,618.3	92 U	Ll	7
11,685.4	75 Re	$L\gamma_1$	13
11,720.3	33 As	$K\beta_3$	6
11,726.2	33 As	$K\beta_1$	13
11,822.6	80 Hg	$L\beta_1$	67
11,864	33 As	$K\beta_2$	1
11,877.6	35 Br	$K\alpha_2$	52

Energy (eV)	Element	Line	Relative intensity
11,924.1	80 Hg	$L\beta_2$	24
11,924.2	35 Br	$K\alpha_1$	100
12,095.3	76 Os	$L\gamma_1$	13
12,213.3	81 Tl	$L\beta_1$	67
12,271.5	81 Tl	$L\beta_2$	25
12,489.6	34 Se	$K\beta_3$	6
12,495.9	34 Se	$K\beta_1$	13
12,512.6	77 Ir	$L\gamma_1$	13
12,598	36 Kr	$K\alpha_2$	52
12,613.7	82 Pb	$L\beta_1$	66
12,622.6	82 Pb	$L\beta_2$	25
12,649	36 Kr	$K\alpha_1$	100
12,652	34 Se	$K\beta_2$	1
12,809.6	90 Th	$L\alpha_2$	11
12,942.0	78 Pt	$L\gamma_1$	13
12,968.7	90 Th	$L\alpha_1$	100
12,979.9	83 Bi	$L\beta_2$	25
13,023.5	83 Bi	$L\beta_1$	67
13,284.5	35 Br	$K\beta_3$	7
13,291.4	35 Br	$K\beta_1$	14
13,335.8	37 Rb	$K\alpha_2$	52
13,381.7	79 Au	$L\gamma_1$	13
13,395.3	37 Rb	$K\alpha_1$	100
13,438.8	92 U	$L\alpha_2$	11
13,469.5	35 Br	$K\beta_2$	1
13,614.7	92 U	$L\alpha_1$	100
13,830.1	80 Hg	$L\gamma_1$	14
14,097.9	38 Sr	$K\alpha_2$	52
14,104	36 Kr	$K\beta_3$	7
14,112	36 Kr	$K\beta_1$	14
14,165.0	38 Sr	$K\alpha_1$	100
14,291.5	81 Tl	$L\gamma_1$	14
14,315	36 Kr	$K\beta_2$	2
14,764.4	82 Pb	$L\gamma_1$	14
14,882.9	39 Y	$K\alpha_2$	52
14,951.7	37 Rb	$K\beta_3$	7
14,958.4	39 Y	$K\alpha_1$	100
14,961.3	37 Rb	$K\beta_1$	14
15,185	37 Rb	$K\beta_2$	2
15,247.7	83 Bi	$L\gamma_1$	14
15,623.7	90 Th	$L\beta_2$	26
15,690.9	40 Zr	$K\alpha_2$	52
15,775.1	40 Zr	$K\alpha_1$	100
15,824.9	38 Sr	$K\beta_3$	7
15,835.7	38 Sr	$K\beta_1$	14
16,084.6	38 Sr	$K\beta_2$	3
16,202.2	90 Th	$L\beta_1$	69

(계속)

Energy (eV)	Element	Line	Relative intensity
16,428.3	92 U	$L\beta_2$	26
16,521.0	41 Nb	$K\alpha_2$	52
16,615.1	41 Nb	$K\alpha_1$	100
16,725.8	39 Y	$K\beta_3$	8
16,737.8	39 Y	$K\beta_1$	15
17,015.4	39 Y	$K\beta_2$	3
17,220.0	92 U	$L\beta_1$	61
17,374.3	42 Mo	$K\alpha_2$	52
17,479.3	42 Mo	$K\alpha_1$	100
17,654	40 Zr	$K\beta_3$	8
17,667.8	40 Zr	$K\beta_1$	15
17,970	40 Zr	$K\beta_2$	3
18,250.8	43 Tc	$K\alpha_2$	53
18,367.1	43 Tc	$K\alpha_1$	100
18,606.3	41 Nb	$K\beta_3$	8
18,622.5	41 Nb	$K\beta_1$	15
18,953	41 Nb	$K\beta_2$	3
18,982.5	90 Th	$L\gamma_1$	16
19,150.4	44 Ru	$K\alpha_2$	53
19,279.2	44 Ru	$K\alpha_1$	100
19,590.3	42 Mo	$K\beta_3$	8
19,608.3	42 Mo	$K\beta_1$	15
19,965.2	42 Mo	$K\beta_2$	3
20,073.7	45 Rh	$K\alpha_2$	53
20,167.1	92 U	$L\gamma_1$	15
20,216.1	45 Rh	$K\alpha_1$	100
20,599	43 Tc	$K\beta_3$	8
20,619	43 Tc	$K\beta_1$	16
21,005	43 Tc	$K\beta_2$	4
21,020.1	46 Pd	$K\alpha_2$	53
21,177.1	46 Pd	$K\alpha_1$	100
21,634.6	44 Ru	$K\beta_3$	8
21,656.8	44 Ru	$K\beta_1$	16
21,990.3	47 Ag	$K\alpha_2$	53
22,074	44 Ru	$K\beta_2$	4
22,162.9	47 Ag	$K\alpha_1$	100
22,698.9	45 Rh	$K\beta_3$	8
22,723.6	45 Rh	$K\beta_1$	16
22,984.1	48 Cd	$K\alpha_2$	53
23,172.8	45 Rh	$K\beta_2$	4
23,173.6	48 Cd	$K\alpha_1$	100
23,791.1	46 Pd	$K\beta_3$	8
23,818.7	46 Pd	$K\beta_1$	16
24,002.0	49 In	$K\alpha_2$	53
24,209.7	49 In	$K\alpha_1$	100
24,299.1	46 Pd	$K\beta_2$	4
24,911.5	47 Ag	$K\beta_3$	9
24,942.4	47 Ag	$K\beta_1$	16
25,044.0	50 Sn	$K\alpha_2$	53
25,271.3	50 Sn	$K\alpha_1$	100
25,456.4	47 Ag	$K\beta_2$	4
26,061.2	48 Cd	$K\beta_3$	9
26,095.5	48 Cd	$K\beta_1$	17
26,110.8	51 Sb	$K\alpha_2$	54
26,359.1	51 Sb	$K\alpha_1$	100
26,643.8	48 Cd	$K\beta_2$	4
27,201.7	52 Te	$K\alpha_2$	54
27,237.7	49 In	$K\beta_3$	9
27,275.9	49 In	$K\beta_1$	17
27,472.3	52 Te	$K\alpha_1$	100
27,860.8	49 In	$K\beta_2$	5
28,317.2	53 I	$K\alpha_2$	54
28,444.0	50 Sn	$K\beta_3$	9
28,486.0	50 Sn	$K\beta_1$	17
28,612.0	53 I	$K\alpha_1$	100
29,109.3	50 Sn	$K\beta_2$	5
29,458	54 Xe	$K\alpha_2$	54
29,679.2	51 Sb	$K\beta_3$	9
29,725.6	51 Sb	$K\beta_1$	18
29,779	54 Xe	$K\alpha_1$	100
30,389.5	51 Sb	$K\beta_2$	5
30,625.1	55 Cs	$K\alpha_2$	54
30,944.3	52 Te	$K\beta_3$	9
30,972.8	55 Cs	$K\alpha_1$	100
30,995.7	52 Te	$K\beta_1$	18
31,700.4	52 Te	$K\beta_2$	5
31,817.1	56 Ba	$K\alpha_2$	54
32,193.6	56 Ba	$K\alpha_1$	100
32,239.4	53 I	$K\beta_3$	9
32,294.7	53 I	$K\beta_1$	18
33,034.1	57 La	$K\alpha_2$	54
33,042	53 I	$K\beta_2$	5
33,441.8	57 La	$K\alpha_1$	100
33,562	54 Xe	$K\beta_3$	9
33,624	54 Xe	$K\beta_1$	18
34,278.9	58 Ce	$K\alpha_2$	55
34,415	54 Xe	$K\beta_2$	5
34,719.7	58 Ce	$K\alpha_1$	100
34,919.4	55 Cs	$K\beta_3$	9
34,986.9	55 Cs	$K\beta_1$	18
35,550.2	59 Pr	$K\alpha_2$	55
35,822	55 Cs	$K\beta_2$	6
36,026.3	59 Pr	$K\alpha_1$	100
36,304.0	56 Ba	$K\beta_3$	10

(계속)

Energy (eV)	Element	Line	Relative intensity
36,378.2	56 Ba	$K\beta_1$	18
36,847.4	60 Nd	$K\alpha_2$	55
37,257	56 Ba	$K\beta_2$	6
37,361.0	60 Nd	$K\alpha_1$	100
37,720.2	57 La	$K\beta_3$	10
37,801.0	57 La	$K\beta_1$	19
38,171.2	61 Pm	$K\alpha_2$	55
38,724.7	61 Pm	$K\alpha_1$	100
38,729.9	57 La	$K\beta_2$	6
39,170.1	58 Ce	$K\beta_3$	10
39,257.3	58 Ce	$K\beta_1$	19
39,522.4	62 Sm	$K\alpha_2$	55
40,118.1	62 Sm	$K\alpha_1$	100
40,233	58 Ce	$K\beta_2$	6
40,652.9	59 Pr	$K\beta_3$	10
40,748.2	59 Pr	$K\beta_1$	19
40,901.9	63 Eu	$K\alpha_2$	56
41,542.2	63 Eu	$K\alpha_1$	100
41,773	59 Pr	$K\beta_2$	6
42,166.5	60 Nd	$K\beta_3$	10
42,271.3	60 Nd	$K\beta_1$	19
42,308.9	64 Gd	$K\alpha_2$	56
42,996.2	64 Gd	$K\alpha_1$	100
43,335	60 Nd	$K\beta_2$	6
43,713	61 Pm	$K\beta_3$	10
43,744.1	65 Tb	$K\alpha_2$	56
43,826	61 Pm	$K\beta_1$	19
44,481.6	65 Tb	$K\alpha_1$	100
44,942	61 Pm	$K\beta_2$	6
45,207.8	66 Dy	$K\alpha_2$	56
45,289	62 Sm	$K\beta_3$	10
45,413	62 Sm	$K\beta_1$	19
45,998.4	66 Dy	$K\alpha_1$	100
46,578	62 Sm	$K\beta_2$	6
46,699.7	67 Ho	$K\alpha_2$	56
46,903.6	63 Eu	$K\beta_3$	10
47,037.9	63 Eu	$K\beta_1$	19
47,546.7	67 Ho	$K\alpha_1$	100
48,221.1	68 Er	$K\alpha_2$	56
48,256	63 Eu	$K\beta_2$	6
48,555	64 Gd	$K\beta_3$	10
48,697	64 Gd	$K\beta_1$	20
49,127.7	68 Er	$K\alpha_1$	100
49,772.6	69 Tm	$K\alpha_2$	57
49,959	64 Gd	$K\beta_2$	7
50,229	65 Tb	$K\beta_3$	10
50,382	65 Tb	$K\beta_1$	20

Energy (eV)	Element	Line	Relative intensity
50,741.6	69 Tm	$K\alpha_1$	100
51,354.0	70 Yb	$K\alpha_2$	57
51,698	65 Tb	$K\beta_2$	7
51,957	66 Dy	$K\beta_3$	10
52,119	66 Dy	$K\beta_1$	20
52,388.9	70 Yb	$K\alpha_1$	100
52,965.0	71 Lu	$K\alpha_2$	57
53,476	66 Dy	$K\beta_2$	7
53,711	67 Ho	$K\beta_3$	11
53,877	67 Ho	$K\beta_1$	20
54,069.8	71 Lu	$K\alpha_1$	100
54,611.4	72 Hf	$K\alpha_2$	57
55,293	67 Ho	$K\beta_2$	7
55,494	68 Er	$K\beta_3$	11
55,681	68 Er	$K\beta_1$	21
55,790.2	72 Hf	$K\alpha_1$	100
56,277	73 Ta	$K\alpha_2$	57
57,210	68 Er	$K\beta_2$	7
57,304	69 Tm	$K\beta_3$	11
57,517	69 Tm	$K\beta_1$	21
57,532	73 Ta	$K\alpha_1$	100
57,981.7	74 W	$K\alpha_2$	58
59,090	69 Tm	$K\beta_2$	7
59,140	70 Yb	$K\beta_3$	11
59,318.2	74 W	$K\alpha_1$	100
59,370	70 Yb	$K\beta_1$	21
59,717.9	75 Re	$K\alpha_2$	58
60,980	70 Yb	$K\beta_2$	7
61,050	71 Lu	$K\beta_3$	11
61,140.3	75 Re	$K\alpha_1$	100
61,283	71 Lu	$K\beta_1$	21
61,486.7	76 Os	$K\alpha_2$	58
62,970	71 Lu	$K\beta_2$	7
62,980	72 Hf	$K\beta_3$	11
63,000.5	76 Os	$K\alpha_1$	100
63,234	72 Hf	$K\beta_1$	22
63,286.7	77 Ir	$K\alpha_2$	58
64,895.6	77 Ir	$K\alpha_1$	100
64,948.8	73 Ta	$K\beta_3$	11
64,980	72 Hf	$K\beta_2$	7
65,112	78 Pt	$K\alpha_2$	58
65,223	73 Ta	$K\beta_1$	22
66,832	78 Pt	$K\alpha_1$	100
66,951.4	74 W	$K\beta_3$	11
66,989.5	79 Au	$K\alpha_2$	59
66,990	73 Ta	$K\beta_2$	7
67,244.3	74 W	$K\beta_1$	22

(계속)

Energy (eV)	Element	Line	Relative intensity
68,803.7	79 Au	$K\alpha_1$	100
68,895	80 Hg	$K\alpha_2$	59
68,994	75 Re	$K\beta_3$	12
69,067	74 W	$K\beta_2$	8
69,310	75 Re	$K\beta_1$	22
70,819	80 Hg	$K\alpha_1$	100
70,831.9	81 Tl	$K\alpha_2$	60
71,077	76 Os	$K\beta_3$	12
71,232	75 Re	$K\beta_2$	8
71,413	76 Os	$K\beta_1$	23
72,804.2	82 Pb	$K\alpha_2$	60
72,871.5	81 Tl	$K\alpha_1$	100
73,202.7	77 Ir	$K\beta_3$	12
73,363	76 Os	$K\beta_2$	8
73,560.8	77 Ir	$K\beta_1$	23
74,814.8	83 Bi	$K\alpha_2$	60
74,969.4	82 Pb	$K\alpha_1$	100
75,368	78 Pt	$K\beta_3$	12
75,575	77 Ir	$K\beta_2$	8
75,748	78 Pt	$K\beta_1$	23
77,107.9	83 Bi	$K\alpha_1$	100
77,580	79 Au	$K\beta_3$	12
77,850	78 Pt	$K\beta_2$	8
77,984	79 Au	$K\beta_1$	23
79,822	80 Hg	$K\beta_3$	12
80,150	79 Au	$K\beta_2$	8
80,253	80 Hg	$K\beta_1$	23
82,118	81 Tl	$K\beta_3$	12
82,515	80 Hg	$K\beta_2$	8
82,576	81 Tl	$K\beta_1$	23
84,450	82 Pb	$K\beta_3$	12
84,910	81 Tl	$K\beta_2$	8
84,936	82 Pb	$K\beta_1$	23
86,834	83 Bi	$K\beta_3$	12
87,320	82 Pb	$K\beta_2$	8
87,343	83 Bi	$K\beta_1$	23
89,830	83 Bi	$K\beta_2$	9
89,953	90 Th	$K\alpha_2$	62
93,350	90 Th	$K\alpha_1$	100
94,665	92 U	$K\alpha_2$	62
98,439	92 U	$K\alpha_1$	100
104,831	90 Th	$K\beta_3$	12
105,609	90 Th	$K\beta_1$	24
108,640	90 Th	$K\beta_2$	9
110,406	92 U	$K\beta_3$	13
111,300	92 U	$K\beta_1$	24
114,530	92 U	$K\beta_2$	9

부록 6 • Principal EELS Edges

Z	Elemcnt	Edge	Energy
1	H	K	13.6
2	He	K	21.2
3	Li	K	54.7
4	Be	K	111.0
5	B	K	188.0
6	C	K	283.8
7	N	K	401.6
8	O	K	532
9	F	K	685
10	Ne	K	867
11	Na	K	1,072
12	Mg	K	1,305
13	Al	K	1,560
		$L_{2,3}$	73.1
14	Si	K	1,839
		$L_{2,3}$	99.2
15	P	$L_{2,3}$	132.2
16	S	$L_{2,3}$	164.8
17	Cl	$L_{2,3}$	200.0
18	Ar	$L_{2,3}$	245.2
19	K	$L_{2,3}$	293.6
20	Ca	$L_{2,3}$	346.4

(계속)

Z	Elemcnt	Edge	Energy
21	Sc	$L_{2,3}$	402.2
22	Ti	$L_{2,3}$	455.5
23	V	$L_{2,3}$	513
24	Cr	$L_{2,3}$	574
25	Mn	$L_{2,3}$	640
26	Fe	$L_{2,3}$	708
27	Co	$L_{2,3}$	179
28	Ni	$L_{2,3}$	854
29	Cu	$L_{2,3}$	931
30	Zn	$L_{2,3}$	1,020
31	Ga	$L_{2,3}$	1,115
32	Ge	$L_{2,3}$	1,217
33	As	$L_{2,3}$	1,323
34	Se	$L_{2,3}$	1,436
35	Br	$L_{2,3}$	1,550
36	Kr	$L_{2,3}$	1,674
		$M_{4,5}$	88.9
37	Rb	$L_{2,3}$	1,804
		$M_{4,5}$	110.3
38	Sr	$L_{2,3}$	1,940
		$M_{4,5}$	133.1
39	Y	$L_{2,3}$	2,080
		$M_{4,5}$	157.4
40	Zr	$L_{2,3}$	2,222
		$M_{4,5}$	180.0
41	Nb	$L_{2,3}$	2,370
		$M_{4,5}$	204.6
42	Mo	$L_{2,3}$	252
		$M_{4,5}$	227.0
44	Ru	$M_{4,5}$	279.4
45	Rh	$M_{4,5}$	307.0
46	Pd	$M_{4,5}$	334.7
47	Ag	$M_{4,5}$	366.7
48	Cd	$M_{4,5}$	403.7
49	In	$M_{4,5}$	443.1
50	Sn	$M_{4,5}$	484.8
51	Sb	$M_{4,5}$	527
52	Te	$M_{4,5}$	577
53	I	$M_{4,5}$	619
54	Xe	$M_{4,5}$	672
55	Cs	$M_{4,5}$	725
56	Ba	$M_{4,5}$	781
57	La	$M_{4,5}$	832
58	Ce	$M_{4,5}$	883
59	Pr	$M_{4,5}$	931
60	Nd	$M_{4,5}$	978
62	Sm	$M_{4,5}$	1,080
63	Eu	$M_{4,5}$	1,131
64	Gd	$M_{4,5}$	1,185
65	Td	$M_{4,5}$	1,241
66	Dy	$M_{4,5}$	1,295
67	Ho	$M_{4,5}$	1,351
68	Er	$M_{4,5}$	1,409
69	Tm	$M_{4,5}$	1,468
70	Yb	$M_{4,5}$	1,528
71	Lu	$M_{4,5}$	1,588
72	Hf	$M_{4,5}$	1,662
73	Ta	$M_{4,5}$	1,735
74	W	$M_{4,5}$	1,809
75	Re	$M_{4,5}$	1,883
76	Os	$M_{4,5}$	1,960
77	Ir	$M_{4,5}$	2,040

(계속)

Z	Elemcnt	Edge	Energy
78	Pt	$M_{4,5}$	2,122
79	Au	$M_{4,5}$	2,206
80	Hg	$M_{4,5}$	2,295
81	Tl	$M_{4,5}$	2,389
82	Pb	$M_{4,5}$	2,484

Z	Elemcnt	Edge	Energy
83	Bi	$M_{4,5}$	2,580
90	Th	$N_{6,7}$	335.2
		$O_{4,5}$	87.9
92	U	$N_{6,7}$	380.9
		$O_{4,5}$	96.3

INDEX 찾아보기

ㄱ

ㄴ

ㄷ

ㅇ

ㅈ

ㅊ

ㅋ

ㅌ

ㅍ

ㅎ

A

B

C

D

E

F

G

H

I

K

L

M

N

O

P

Q

R

S

T

U

V

W

X

Y

Z

투과전자현미경 이론과 응용

2013년 7월 15일 1판 1쇄 펴냄 | 2022년 5월 31일 1판 3쇄 펴냄
지은이 김긍호 · 박주철 · 박찬경 · 백현석 · 신기삼 · 안재평 · 양철웅 · 이확주 · 최시영
펴낸이 류원식 | **펴낸곳 교문사**

편집팀장 김경수

주소 (10881) 경기도 파주시 문발로 116(문발동 536-2)
전화 031-955-6111~4 | **팩스** 031-955-0955
등록 1968. 10. 28. 제406-2006-000035호
홈페이지 www.gyomoon.com | **E-mail** genie@gyomoon.com
ISBN 978-89-6364-180-5 (93500)
값 27,000원